AF402255

LES
OEVVRES
DE
NICOLAS ABRAHAM
DE LA FRAMBOISIERE,
SIEVR DVDIT LIEV,

Conseiller & Medecin ordinaire
du Roy, & premier des
Bendes de France.

Auec vn Estat general des matieres y contenuës,
dressé par l'Autheur.

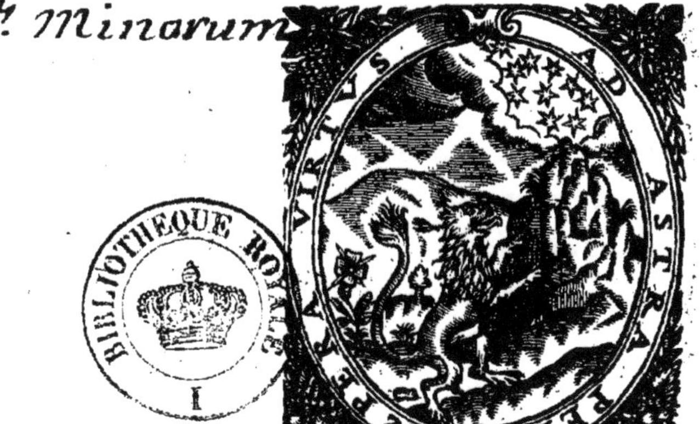

A PARIS,

Chez la veufue MARC ORRY, ruë sainct Iacques,
au Lyon rampant.

M. DC. XIII.
AVEC PRIVILEGE DV ROY.

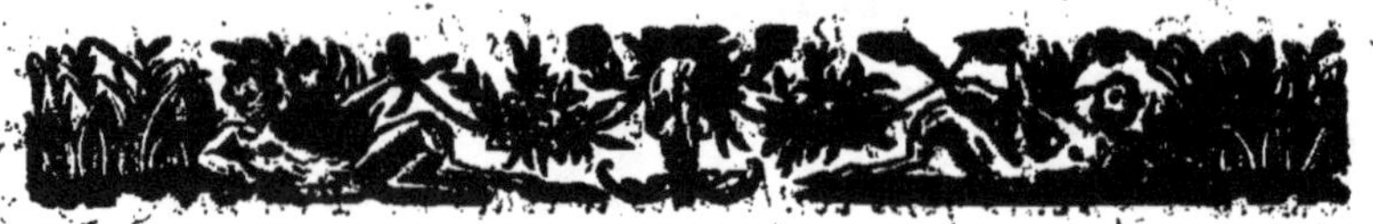

LES OEVVRES
DE LA FRAMBOISIERE,
REPRESENTEES EN FORME
DE REPVBLIQVE.

A
MONSEIGNEVR LE DVC
D'ESPERNON, PAIR ET
Colomnel General de France.

MONSEIGNEVR,

Ie ne vous viens pas presenter icy quelque parcelle de mes Oeuures, mais bien vous les representer comme en vn miroir toutes par ordre.
I'ay tort de les appeller miennes. Car ie les ay
donné à la Communauté. Chacun y a part auiourd'huy. Elles
doiuent donc porter le nom de REPVBLIQVE. Vous y re-
marquerez au preallable, vne PRINCIPAVTE qui n'est
pas de petite estendüe, ny depuis peu erigee, ains la plus grande,
& la plus antique de l'Vniuers. Vousprendrez plaisir à veoir
comme en vn tableau racourci les singularitez du monde y contenües. Vous descouurirez ensuyte vn GOVVERNEMENT
non d'vne ville, ny d'vne prouince, ains de la vie Humaine. On
y apprend à manier les armes de Nature, afin qu'elles soyent
defensiues & non offensiues de la Santé. Vous recognoistrez
apres, des LOIX salutaires à tout le genre humain, ausquel-

ẽ ij

les les Empereurs, les Roys & tous les Potentats sont subiects,
plus stables & constantes que les Loix des Monarques,
d'autant qu'elles sont conformes à celles de Nature, & ne
dependent ny de la volonté, ny de la puissance des grands.
Au surplus vous obseruerez des ORDONNANCES non
seulement politiques, ains militaires. Vous y apperceurez vn
arcenal muni de toutes sortes d'armes necessaires pour attaquer & deffaire les cruels tyrans de nos corps, pour combattre & chasser les ennemis iurez de nostre santé, qui nous
viennent à chaque bout de champ dresser des embuscades, pour
nous surprendre, & qui font mesme la guerre ouuerte pour em-
pieter sur nous, & troubler l'estat de nostre disposition naturelle. Ce ne sont point toutefois les armes de Mars, mais d'A-
pollon : Elles n'ostent point la vie, mais rembarrent la mort.
Apres les auoir repolies, ie les ay adiancees chacunes en leur
rang, pour s'en ayder en temps & lieu, quand & où la necessité le requerra. Au partir de là, vous admirerez vne COV-
RONNE, non Imperiale, ny Royale, ny Ducale, ains
Doctorale, où sont naifuement depeintes les Graces d'Apollon,
auec les Ars Liberaux qui donnent lustre à l'entendement, comme les brillans au corps. Et pour monstrer qu'il n'y a ny desor-
dre, ny confusion en ceste Republique, vous y trouuerez dés
le commencement la police bien establie en l'ordre des matieres
traictees les vnes apres les autres, chacune au ressort de sa iuris-
diction naturelle : & sur la fin vn ESTAT, non Democra-
tic, ny Aristocratic, & encore moins Monarchic, ains Al-
phabetic, pour entendre incontinent la decision de chaque subiect
qui se rencontre. MONSEIGNEVR, depuis que vous
m'auez faict l'honneur de me choisir entre plusieurs autres de
ma profession pour seruir le Roy aux Bendes Françoises sous

voſtre authorité, ie me ſuis employé à r'allier ces labeurs çà & là eſcartez, & les reduire par methode tous en vn gros, pour l'vtilité publique. C'eſt pourquoy mon deuoir m'obligeoit à vous en donner la declaration. Auſſi ne les pouuois-ie mieux adreſſer, puis qu'ils ſont deſtinez pour le ſeruice des François, qu'à vous, MONSEIGNEVR, qui eſtes le ſouſtien & l'appuy de la Monarchie Françoiſe, & pour ceſte cauſe qualifié de ce beau titre, de Colomnel general de France, & qui eſtes admiré & reſpecté de tout le monde, pour la grandeur de voſtre fortune, la viuacité de voſtre eſprit, & l'excellence des vertus, que le Ciel vous a liberalement eſlargi, pour orner & accroiſtre voſtre bon-heur. Voſtre ſageſſe ſe recognoiſt à vos diſcours ſerieux. Voſtre prudence paroiſt en toutes vos actions, & ſingulierement aux affaires d'Eſtat, en la police de l'Infanterie, & en l'œconomie de voſtre maiſon. Chacun ſçait que la perfection de l'art Militaire vous eſt de long-temps acquiſe, par la practique & experience que vous en auez faicte, ſouuentefois au peril de voſtre vie. Vos heroïcs exploits d'armes, ont rendu par tout teſmoignage de voſtre valeur. Bien que voſtre table ſoit des plus magnifiques, ſi eſt ce qu'il n'y a perſonne plus ſobre que vous. Le ſoin que vous auez que le droict ſoit rendu à chacun, monſtre combien vous eſtes amateur de la iuſtice. Outre les vertus humaines, on voit encore reluire en vous les Diuines. Voſtre ardant zele à la pieté & religion ſe remarque en la defenſe de la Foy Catholique, en la ferme eſperãce que vous auez en Dieu, & en la Charité Chreſtienne que vous practiquez iournellement. Au ſurplus vous auez touſiours extrememement affectionné le ſeruice de nos Roys, & la conſeruation de leur Eſtat. Qui eſt cauſe que vous auez eſté tant cheri de leur Maieſté, & prouueu des plus honorables charges, deſquelles vous vous acquittez ſi dignemens, que vous obligez tous les gens de bien à ſupplier

le Tout-puissant de vous laisser jouïr d'vne longue & heu-
reuse vie en ce monde, & de la felicité eternelle en l'autre.
Receuez (s'il vous plaist) d'vn œil fauorable ceste offrande,
pour arres du fidele seruice que vous rendra toute sa vie,

MONSEIGNEVR.

Vostre tres-humble & tres-affectionné
seruiteur, & Medecin,
LA FRAMBOISIERE.

De vostre hostel à Paris,
ce 1. iour de l'an
M. DC. XIII.

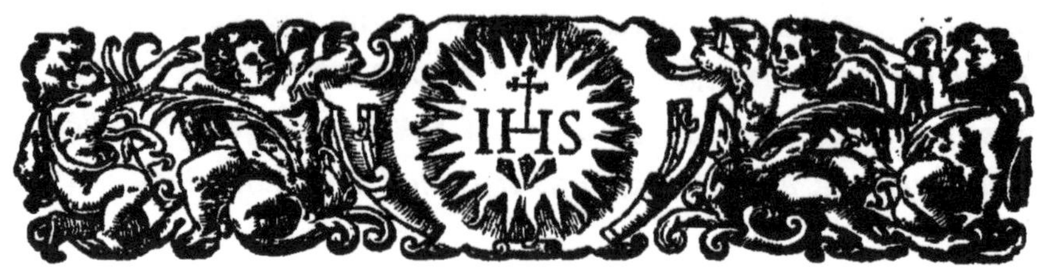

SVMMO
DOMINO DOMINORVM
REGIQVE REGVM
DEO OPT. MAX.

NICOLAVS ABRAHAMVS FRAMBESARIVS
Suas in Medendi arte excolenda lucubrationes
iamdiu votas nunc tandem confecrat.

VM mentis meæ aciem acriùs inten-
do, ad opera tua præclariſſima accuratè contemplanda (ſumme rerum omnium Domine) immenſam bonitatem, ſapientiam, potentiámque tuam
non poſſum vehementer non admira-
ri, & ad nominis tui gloriam perpetuò celebrandam
inflammari. Ecquis enim pulcherrimum omnibus ſuis
partibus mundum luſtrans, tanti opificij authorem ac
moderatorem ſummis laudibus non efferat? Nónne
cœli vndique ſyderibus ornati, immutabiles aſtrorum
ordines, diſpares conuerſiones, & multiplices curſus
continenter laudes tuas prædicant, & vniuerſos mor-
tales ad cultum & venerationem numinis tui mirabi-
liter accendunt, omnéſque nationes cogunt eſſe gra-

á ij

tas? Nónne diei noctísque viciſſitudines, alterna accre-
tio & diminutio, perpetuáque conſtantia, clamant atque teſtantur tantorum operum laudem fortunæ ac
temeritati non eſſe tribuendam? ſed aliquem præeſſe
qui hæc vniuerſa ab initio conſtituerit, & ſempiternis
ſeculorum ætatibus omnia moderetur atque conſer-
uet? Quid Sole ſyderum cunctorum duce præclarius,
quid pulchrius, quid iucundius, quid vtilius? qui can-
dore ſuo ſplendidiſſimo tenebras fugat, rebus caducis
ſalutarem & maximè vitalem calorem cunctas natu-
ras augentem, nutricantem, ſenſúque afficientem lar-
gitur, terras exhilarat, & inſatiabili quadam lætitia &
voluptate omnium animantium oculos atque animos
complet? Cuius circumuectio tanta celeritate ab extremo oriente fertur ad extremum occidentem, atque inde ad dexteram cœli regionem reuoluitur, vt vno integro circuitu diem noctémque conficiat, modo ſubli-
mis pulcherrimos radios nobis oſtentans, modo ſub
pedibus ab oculis noſtris obliteſcens? An non incre-
dibilis ſapientiæ bonitatíſque tuæ monumentum eſt
ſempiternum ad gloriam tuam per vniuerſas terrarum
oras infinitis ſeculorum ætatibus longè latéque pro-
pagandam? Cum verò hominem ſublunariú omnium
principem attentius cóſydero, nihil illo admirabilius,
nihil præſtantius, nihil perfectius, nihil denique diui-
nius in toto terrarum orbe animaduerto. Tu quippè
illum ad tui numinis effigiem condidiſti, adeò vt tua in
eo conſpiciatur ſculptura, non aliter atque in numiſ-
mate charagma Cæſaris: illúmque in hoc medio mundi globo tanquá mortalem aliquem Deum collocaſti,

vt oculos vndique circumferens ad confyderandum
tanti ædificij artificium architectũ fufpiceret ac vene-
raretur: atq; omnia quæcumq; cœli & terræ complexu
coërcētur, fub eius poteftatem ditionémq; fubiunxifti.
Quin & cœlum ipfum & admirabiles illos fyderũ ful-
gores, nedum ea quæ gignuntur in terris, ad illius vfus
& commoditates creauifti, eiufdémque imperio & po-
teftati permififti tot genera támque difparia beftiarum
cicurum ferarúmque, & omnes aërias animantes, &
quæ fluminibus & mari beluæ occultantur. Imò & in
eo magni iftius mundi formam tanquá in fpeculo aut
parua tabella adumbratam oculis fpectandam propo-
fuifti. Vnde non immeritò μικρόκοσμος à veteribus eft nũ-
cupatus. Neq; folùm homini animam præftantiffimis
facultatibus præditá, corpúfq; varijs ad quafq; animæ
functiones obeundas organis fagaciffimè conftructũ
tribuifti, fed eius etiam faluti ac commodis tanta beni-
gnitate confulis ac prouides, vt nihil illo tibi charius,
nihil maiori curæ fuiffe videatur. Cùm enim humana
natura ob fœdá peccati luem primi parentis culpa có-
tractam, effet vinculis & compedibus vitiorum obftri-
cta, mortíq; fempiternę addicta, ac afperrimo Diaboli
imperio fubiecta, vnigená filium tuum IESVM CHRI-
STVM è cœlo in terrá demififti mortalitaté noftram in-
duendũ, flagitiáq; noftra facrificio fui corporis & purif-
fimi fanguinis effufione expiandũ, vt immortalitatem
fuam nobis impertiret, nófq; à denfis fcelerũ tenebris,
ac crudeliffima Diaboli tyránide liberatos, ad beatiffi-
mam regni fui lucem ac libertatem traduceret. Et quo-
niá corporis natura fragilis & caduca, variífque mor-

á iij

borum generibus obnoxia est, ne protinùs succumbe-
ret ac corrueret, vitáve miserè & calamitose transige-
retur, cùm cæteras artes vitæ humanæ necessarias, tùm
Medicinam imprimis tua singulari beneuolentia mor-
talibus concessisti, ad corporis salutem tuendam, ac
morbos infestissimos humani generis hostes propul-
sandos, vitámque incolumem ab omni ærumna & languore liberam quam diutissimè tutandam. Nec modò
præclara quondam ingenia ad præstantissimam medendi artem instituendam suscitasti, sed noua in dies
accendis ad illam excolendam perpoliendámque. Etsi
enim multi olim Medici industrij & solertes, optimè
de vniuersò mortalium genere merendi desiderio ducti, in inueniendis singularibus remedijs, ac salutari-
bus medendi præceptis in artem redigendis plurimùm
elaborarunt, recentiores tamen nostra tempestate plu-
rimi in arte magnificentiùs augenda & exornanda
egregiam nauarunt operam. Quorum vestigia sequu-
tus, quantum mihi otij à quotidiana praxi impetrare
licuit, id totum ad theoriæ studium, scribendíque operam contuli, vt aliquod laboris mei monumentum,
Reipublicæ salutiferum posteritati relinquerem. Verumenimuerò si quid in eo minus ornatum, nec satis
elaboratum sit, id omne métis meæ tenuitati assignan-
dum : si quid prædicabile & commédatione dignum,
id totum liberalitati tuæ attribuendum. Quæcumque
enim bona, pulchra, vtiliáque sunt in omnibus rebus,
ab vberrimo tuæ benignitatis fonte permanant, nihíl-
que nos animo cogitare, aut loqui, aut rectè agere possumus, quod optimo iure non sit referendum tibi bo-

norum omnium authori ac largitori acceptum, nihíl-
que propterea noftræ prudentiæ, virtuti, viribúfque
noftris temerè arrogandum. Tu quippè rationis vim
ad res quafque cognofcendas, ac loquendi facultatem
ad exprimenda animi fenfa nobis impertifti. Tu mentem noftram fpiritu tuo illuminas, voluntaté inflam-
mas, viréfque fuppeditas, eóque tanquam manu nos
ducis, dum quid boni molimur, adeò vt fine tuo auxilio omnes noftri conatus atque labores irriti fint. Quę
cùm ita fe habeant, nónne cófentaneum eft, vt omnia
ftudia, operáque noftra ad tui nominis gloriam diriga-
mus? Quocirca labores ad illuftrandam medendi artem à me exantlatos, tuo auguftiffimo numini confe-
crandos effe putaui, tuóque aufpicio in lucem profe-
rendos, vt animi nec ingrati, nec immemoris & gratia,
& memoria perfpecta fit atque cognita. Et cùm ex-
ploratiffimum habeam, eam femper fuiffe bonitatem
tuam vt nunquam eos deftitueres qui ad te fuppliciter
confugiffent, & in præfidio tuo omnes fpes fuas col-
locaffent, ego me vltrò, fcriptáque mea in tutelam tibi
trado, & in clientelam committo, beneuolentiáque
tua tanquam fcuto firmiffimo quæ mifericordiæ tuæ
credidi te protecturum, & à fycophantarum calumniis
vindicaturum effe fpero. Confidant alij viribus fuis,
amicorum opibus & gratia nitantur, ego certè in te
vnum fpecto, te vnum inuoco, te mihi omnium mea-
rum rerum defenforem propugnatorémque adopto,
nec aliud vllum me puto habere perfugium, cùm cætera omnia præfidia pro nihilo ducam. Ne quæfo Domine fpes me fallat, quam in tua clementia fixam &

locatam habeo, néve permitte, vt irrideant me inimici mei ope tua deſtitutum. Tu me iuuandum, tuendum atque ornandum perpetuò ſuſcepiſti, núquam ſupplices manus tetendi ad fidem tuam humiliter implorandã, quin aures attentas ad preces meas adhibueris. Itaque tàm firmo præſidio munitus, támque ſalutare & propitium numen expertus, deponam omnem animi curam & ſolicitudinem, & quieta atque tranquilla mente conſiſtam, neque me Zoilorum obtrectationes vnquam territabunt. Tu Domine qui iam ſeruo túo benignè facere cœpiſti, adde mihi animum, quandiu in hoc terrarum orbe lucis vſuram dabis, ad te munificentiſſimun parentem, dominúmque noſtrum ſingulari reuerentia adorandum, ſumma pietate colendum, totis viribus diligendum, & ad ſummas laudes tuas ſingulis diebus lingua labiiſque meis celebrandas, immortaléſque gratias pro tuis innumerabilibus in nos beneficijs agendas referendáſque, & ad aliquid perpetuò moliédum, quod ad gloriam tuam, ac mortalium omnium ſalutem ſit redundaturum, vt mihi tandem pateat aditus ad domú illam tuam cæleſtem omnibus bonis & gaudijs affluentem, vbi tecum habitans beatus æuo fruar ſempiterno.

IN PRÆCLARA

N. AB. FRAMBESARII
Medici Regij Opera,

ODE.

INsanientis quòd sapientiæ
Ritus profanos quis Medicus probet,
    Et gentis humanæ parentem
    Nesciat, orbis & architectum,
Quòd tale portentum ordo salutifer
Sua Medentûm proferat è schola,
    Non credo: quòd quis Lucianus
    Hippocratis bene norit artem,
Si quando dicunt, tùm mihi Sequanam
Retrò relabi, nare super vada
    Rupes leuatas, lata montes
    Currere in æquora fabulantur.
Non sic neganti à Principe Galliam
Hanc temperari clara reclamitat
    Quam cerno Maiestas, & auro
    Lilia texta, niténsque sceptrum,
Dogma vt nefandi Diagoræ impium
Compago neruorum, ipsa rotunduli
    Symmetria ossis, turbinatum
    Cor, geminúmque flabrum refutat.
Quòt membra toto corpore dissecat,
Tot exaratos ars pia codices
    Euoluit, impressósque libros,
    Dædalam vbi legit, & potentem
Hæc molientis cuncta Dei manum.
Quis mille cùm miracula perspicit,
    Quæ testa gyro claudit arcto,
    Non flagrat intùs, & obstupescit?
Quis nil videnti sacrilegus Deæ
Tam cæcus illum deserat ordinem?
    Tantámne vim Fortuna, tantum
    Ingeniúmne habet atque numen?

At sanitatis pollicitæ loco.
Est portitorem qui premit inferum
    Vespillo, maturátque diræ
    Clinicus ora, manúsque Parcæ.
Vtramque FRAMBESARIVS hanc notam
Terget, salubrique Ordine decutit.
    Quam dat docendo, & quam medendo,
    Qui facilem methodum sequetur,
Et prouidentem suspiciet DEVM:
Et reddet ægris lumen amabile,
    Quos iam sepultos nocte longa
    Tartareus Phlegethon premebat.

IOANNES MORELLVS Scholæ Remensis in
Academia Parisiensi Gymnasiarcha.

IN AVREOLOS N. ABRAHAMI
FRAMBESARII LIBROS.

PRodîte, Abrahami aurei libelli,
Docti, suauiloqui, laboriosi,
Queis nec ipsa salus magis salubres
Possit Pæoniæ dedisse turbæ.
Prodîte, & faciles volate in auras,
Apollo iubet hoc pater Medentûm,
Vt (cui vos genuit parens honori)
Det lucem capere, & frui, perennem,
Et lucis dator, & perennitatis.
At tu pessima pestis, à libellis
Actutùm, Inuide, Tu ne tàm probatos?
Phœbi pumice, & arte perpolitos?
Rumpêris tumidus, nisi caninum
Compescas labium, sciésque demùm
Impunè an Medicos sit oblatrasse,
Fratres queis sociat pater Poëtas.

IOANNES GAVTERIVS Remorum Ecclesiastes.

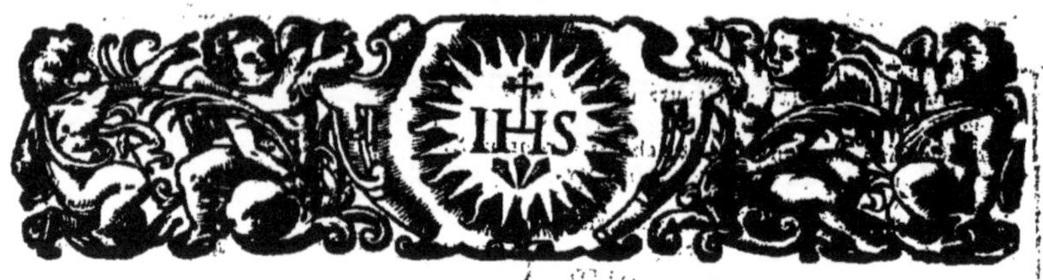

L'ORDRE
DES OEVVRES DV SIEVR
DE LA FRAMBOISIERE
representé en Tables.

L'Autheur voulant aussi clairement que succinctemét traiéter tout cequi appartiét à la profession, a industrieusement descrit

1. La Nature, en LA PRINCIPAVTÉ DE L'HOMME sur toutes les creatures du Monde. — Tome I.

2. l'Art de

- Medecine, au GOVVERNEMENT necessaire à chacun pour viure longuement en Santé. — II.
- aux LOIX, que les Medecins doiuent exactement obseruer, pour proceder methodiquemét à la guarison des maladies internes. — III.
- Chirurgie, aux LOIX, que les Chirurgiens doiuent inuiolablement garder, pour paruenir à la guarison des maladies externes. — III.
- Pharmacie, és ORDONNANCES DES MEDICAMENS, que les Apothicaires doiuent tenir preparez en leurs boutiques, tant pour la preseruation, que pour la guarison des maladies internes & externes. — IIII.

afin de restablir la santé perduë

3. la Grace

- de bien entendre, la Logique.
- de bien parler, en l'Oratoire, en la Rhetorique, la Grammaire Latine, Greque, Frāçoise, pour paruenir à LA COVRONNE DOCTORALE. — V.
- de bien viure, la Morale.

L'ordre de l'histoire Naturelle descrite au I. Tome.

LA PRINCIPAVTÉ de l'Homme est declaree

- generalement, en l'histoire de la Nature vniuerselle. — TRAICTÉ I.
- particulierement en l'histoire
  - des Cieux. — II.
  - des Elemens. — III.
  - des Meteores. — IV.
  - des Mineraux. — V.
  - des Plantes. — VI.
  - des Animaux. — VII.

L'histoire de la Nature vniuerselle môstre

- l'origine / la grandeur / l'antiquité } de la Principauté de l'Homme.
- La definition du monde & des choses y contenuës.
- Les Principes de Nature, { 1. Dieu. 2. { matiere, forme, } priuation. }
- Les mouuemens naturels, { en la substance, { generation, corruption. } aux accidens de { quantité, { accroissement, décroissement. } qualité, alteration. lieu, remüement. } }
- Les sortes de corps naturels, { simples { les Cieux. les Elemens. } mixtes { Imparfaits. Parfaits. } }

L'histoire des cieux traicte

- Generalement { de la nature & des qualitez } du Ciel.
- Particulierement
  - du Ciel Empirée.
  - du premier mobile.
  - du ciel crystallin.
  - du firmament.
  - de la difference des estoilles.
  - Pourquoy les vnes sont appellees fixes, les autres errantes.
  - des cieux des sept planetes.
  - de leur ordre.
  - En combien de temps chaque planete fait son cours.
  - Pourquoy l'vne a son mouuement plus tardif ou hastif que l'autre.
  - Pourquoy Venus & Mercure ont le leur esgal à celuy du Soleil.
  - Comment les corps celestes eschauffent par leur mouuement & lumiere.
  - Comment les cieux ont esté créez pour le seruice de l'homme.

L'histoire des elemens enseigne

1. leurs qualités { premieres, { chaleur, froideur, humidité, secheresse. } secondes, { legereté, pesanteur, mollesse, dureté. } }
2. Pourquoy il y en a quatre { le feu, l'air, l'eau, la terre. }
3. leur disposition.
4. la similitude & dissimilitude des vns aux autres.
5. leur changement.
6. leur meslange.
7. Comment ils entrent en la composition du corps humain.
8. Comment ils ont esté créez pour le seruice de l'Homme.

L'histoire des Meteores contient

1. les impressions de feu, qui se formét en la
   - haute region de l'air, comme les
     - clochers ardens.
     - lances flamboyantes.
     - cheures sautelantes.
     - estoiles volantes.
     - cometes.
   - moyenne region de l'air, comme le
     - tonnerre.
     - esclair.
     - foudre.
   - basse region de l'air, qui paroissent sur
     - la mer, comme les feux volages, qui voltigent par le mas & antannes des vaisseaux.
     - la terre, comme les feux qu'on voit aucunefois sur les cemetieres & voiries.

2. les impressions d'air, comme
   - les vents,
     - Orientaux,
       - principal, Est.
       - collateraux, { Sud-est. Nord-est.
     - Occidétaux,
       - principal, Oest.
       - collateraux, { Sud-oest. Nord-oest.
     - Meridionaux,
       - principal, Sud.
       - collateraux, { Sud-sud-est. Sud-sud-oest.
     - Septentrionaux,
       - principal, Nord.
       - collateraux, { Bize. Galerne.

     Lesquelles se font toutes, pour le salut du genre humain.
   - les tourbillons appellez en Grec
     - Ecnephias.
     - Typhon.

3. les impressions d'eau, qui s'engendrent en la
   - moyenne region de l'air, comme
     - les nuées, où se forment diverses representations, comme
       - la couronne autour { du Soleil de la Lune.
       - l'arc en ciel.
     - la pluye.
     - la neige.
     - la gresle.
   - basse region de l'air, côme
     - le brouillard.
     - la rosee.
     - la bruine.
     - la glace.

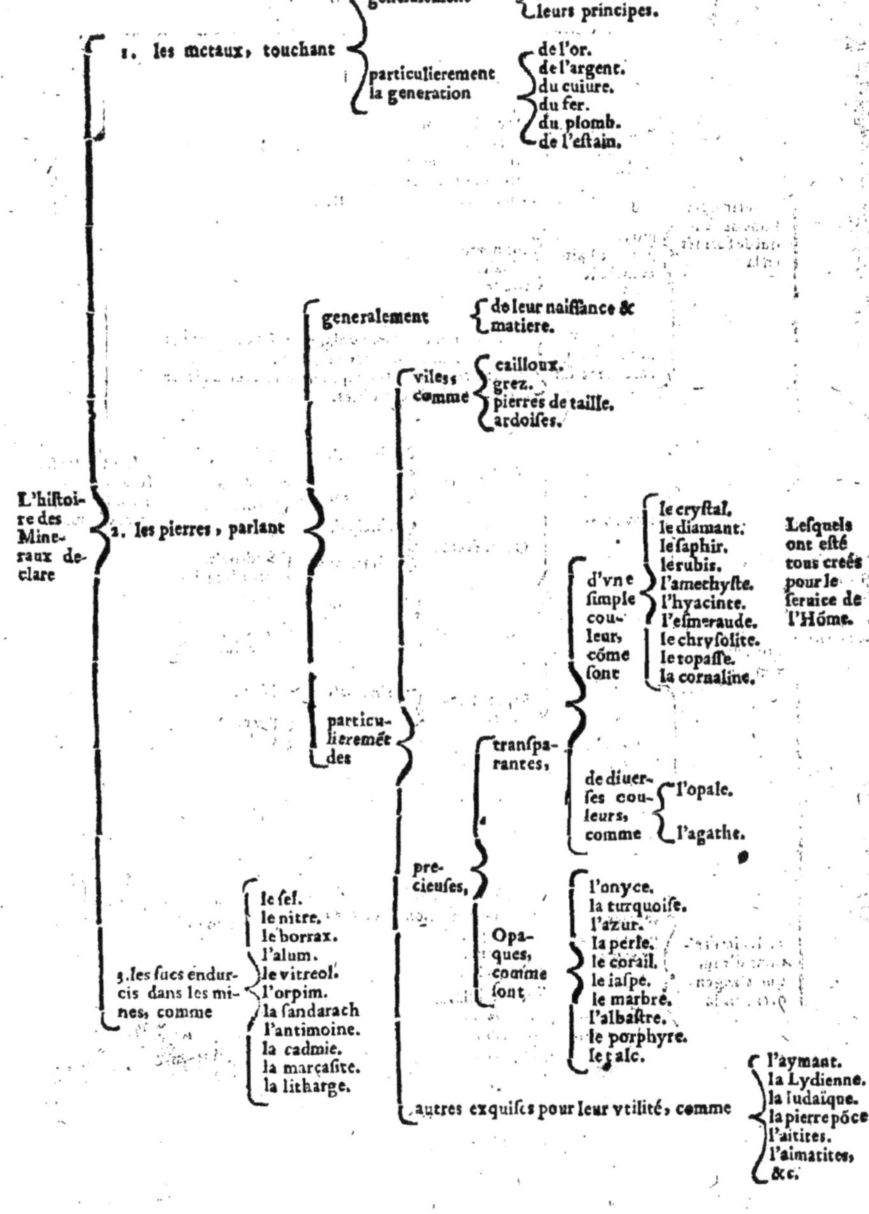

generalement
leur naissance &
leurs principes.

1. les metaux, touchant

particulierement
la generation
de l'or.
de l'argent.
du cuiure.
du fer.
du plomb.
de l'estain.

generalement
de leur naissance &
matiere.

viles, comme
cailloux.
grez.
pierres de taille.
ardoises.

L'histoire des Mineraux declare

2. les pierres, parlant

le crystal.
le diamant.
le saphir.
le rubis.
l'amethyste.
l'hyacinte.
l'esmeraude.
le chrysolite.
le topasse.
la cornaline.

Lesquels ont esté tous creés pour le seruice de l'Hóme.

d'vne simple couleur, cóme sont

particulieremét des

transparantes,

de diuerses couleurs, comme
l'opale.
l'agathe.

precieuses,

Opaques, comme sont
l'onyce.
la turquoise.
l'azur.
la perle.
le corail.
le iaspe.
le marbre.
l'albastre.
le porphyre.
le talc.

le sel.
le nitre.
le borrax.
l'alum.
le vitreol.
l'orpim.
la sandarach
l'antimoine.
la cadmie.
la marçasite.
la litharge.

3. les sucs endurcis dans les mines, comme

autres exquises pour leur vtilité, comme
l'aymant.
la Lydienne.
la Iudaïque.
la pierre póce
l'aitites.
l'aimatites,
&c.

L'histoire des plantes explique

1. les facultez de l'ame vegetatiue:
   - nourrissante, à la quelle seruent: l'attractiue. la retentiue. la digestiue. l'expulsiue.
   - accroissante.
   - procreante.
2. les parties des vegetaux:
   - la racine.
   - la tige ou le tronc.
   - les branches.
   - les fueilles.
   - les fleurs.
   - le fruict.
3. leur vertu.
4. le denombrement des plátes:
   - chaudes
   - froides
   - seches
   - humides
   } au 1.2.3.4. degré.
5. la proprieté specifique des:
   - purgatiues de chacune humeur.
   - corroboratiues de chacune partie.

Lesquelles ont esté toutes creées pour le seruice de l'Homme.

L'histoire des animaux descrit

1. les facultez de l'ame:
   - animale:
     - sensitiue, où est discouru des sens:
       - exterieurs: de la veuë. de l'oüye. de l'odorat. du goust. de l'attouchement.
       - interieurs: du sens cõmun. de l'imaginatiõ. de la memoire.
       } le repos desquels s'apelle sommeil.
     - motiue, où est traicté:
       - de l'appetit: concupiscible, irascible, } d'où dependent les affections de l'ame, { ioye. desir. tristesse. crainte.
       - du remuëmens.
   - vitale, assistee:
     - de la respiration: inspiration. expiration.
     - du peuls: diastolé. systolé.
   - naturelle: nourrissante. accroissante. procreante.
2. les parties du corps, en l'Anatomie.
3. Les especes d'animaux:
   - les bestes:
     - oyseaux: de proye. de riuiere. des bois, &c.
     - poissons couuers: d'vne simple peau. d'escailles. de coquilles &c.
     - bestes à quatre pieds: terrestres qui ont ou { la corne du pied entiere. le pied fourchu. des pattes. } aquatiques, appellees amphibies.
   - l'Homme, où est declaree son excellence selon: le corps. l'ame.

Lesquelles sont toutes creées pour le seruice de l'Homme.

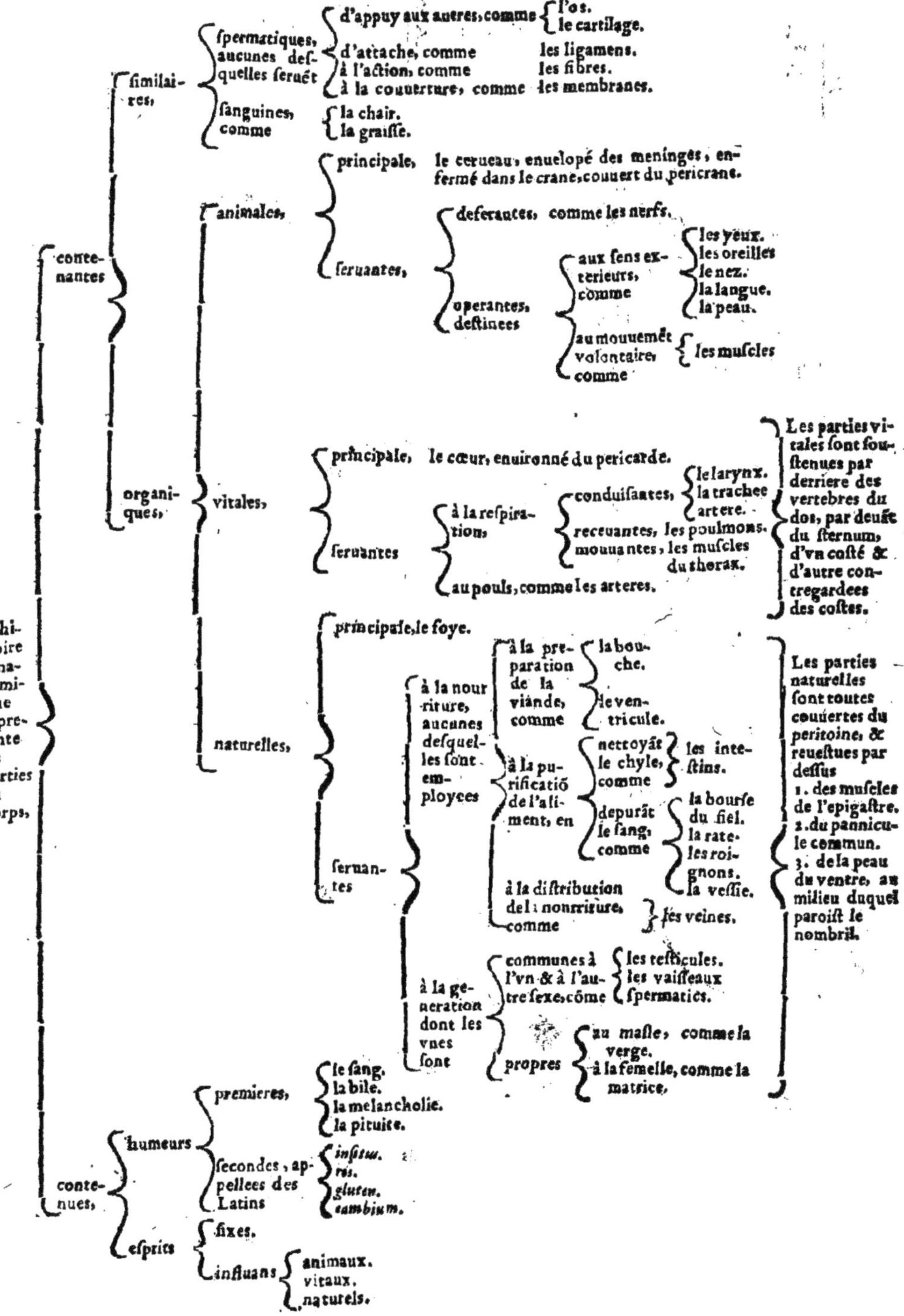

L'hi-stoire Ana-tomi-que repre-sente les parties du corps,

conte-nantes

organi-ques,

conte-nues,

similai-res,

spermatiques, aucunes des-quelles seruét

d'appuy aux autres, comme
l'os.
le cartilage.

d'attache, comme — les ligamens.
à l'action, comme — les fibres.
à la couuerture, comme — les membranes.

sanguines, comme
la chair.
la graisse.

animales,

principale, le cerueau, enuelopé des meninges, en-fermé dans le crane, couuert du pericrane.

deferantes, comme les nerfs.

seruantes,

operantes, destinees

aux sens ex-terieurs, comme
les yeux.
les oreilles
le nez.
la langue.
la peau.

au mouuemét volontaire, comme
les muscles

vitales,

principale, le cœur, enuironné du pericarde.

seruantes

à la respira-tion,

conduisantes,
le larynx.
la trachee artere.

receuantes, les poulmons.
mouuantes, les muscles du thorax.

au pouls, comme les arteres.

Les parties vi-tales sont sou-stenues par derriere des vertebres du dos, par deuát du sternum, d'vn costé & d'autre con-tregardees des costes.

naturelles,

principale, le foye.

seruan-tes

à la nour-riture, aucunes desquel-les sont em-ployees

à la pre-paration de la viande, comme
la bou-che.
le ven-tricule.

à la pu-rificatió de l'ali-ment, en

nettoyát le chyle, comme
les inte-stins.

depurát le sang, comme
la bourse du fiel.
la rate.
les roi-gnons.
la vessie.

à la distribution de la nourriture, comme
les veines,

à la ge-neration dont les vnes sont

communes à l'vn & à l'au-tre sexe, côme
les testicules.
les vaisseaux spermatics.

propres
au masle, comme la verge.
à la femelle, comme la matrice,

Les parties naturelles sont toutes couuertes du peritoine, & reuestues par dessus
1. des muscles de l'epigastre.
2. du pannicu-le commun.
3. de la peau du ventre, au milieu duquel paroist le nombril.

humeurs

premieres,
le sang.
la bile.
la melancholie.
la pituite.

secondes, ap-pellees des Latins
insitus.
ros.
gluten.
cambium.

esprits

fixes.

influans
animaux.
vitaux.
naturels.

L'ordre

L'ordre des Liures & Titres du 3. Tome.

LES LOIX DE

MEDECINE enseignent la methode Diagnoſtique, Prognoſtique & Therapeutique

generale

- pour diſcerner
  - la partie malade
    - de ſon propre vice.
    - par compaſſion d'vne autre.
  - la maladie
    - Similaire.
    - Organique.
    - Commune.
  - la cauſe
    - interne
      - antecedente
        - Plethore.
        - Cacochymie
          - colerique.
          - melācholique.
          - phlegmatique.
      - coniointe.
    - externe.
- pour predire par les ſignes tirez des choſes
  - naturelles,
  - non naturelles,
  - contre nature,
- pour penſer la maladie
  - ſelon les indications
  - auec les remedes
    - conuenables à la guariſon.

ſi la maladie doit toſt ou tard receuoir guariſon ; ou ſi elle eſt mortelle, ou dāgereuſe, ou ſans danger.

LIVRE I.

Particuliere, pour proceder par ordre à la guariſon des maux qui viennent par dedans aſſaillir

les parties

- animales,
  - le chef, en attaquant
    - la ſubſtance du cerueau, comme
      - Phreneſie.
      - Manie.
      - Melancholie.
      - Lethargie.
    - ſes ventricules, comme
      - Vertige.
      - Incube.
      - Epilepſie.
      - Apoplexie.
      - Paralyſie.
      - Catharre.
    - ſes membranes, cōme Douleurs de teſte.
  - les organes des ſens,
    - les yeux, comme
      - Ophthalmie.
      - Amauroſe.
      - Cataracte.
    - les oreilles, cōme
      - Surdité. &
      - Dureté d'ouye.
    - le nez, comme
      - Hemorrhagie.
      - puanteur d'haleine.
    - la gorge, comme
      - Squinance.
- vitales,
  - le cœur, comme Fieures.
  - les poulmons, comme
    - Aſthme.
    - Peripneumonie.
    - Hemoptyſie.
    - Phthiſie.
  - le thorax, comme
    - Pleureſie.
    - Empyeme.
- naturelles,
  - le foye, cōme
    - Hydropiſie.
    - Iauniſſe.
  - l'eſtomac, comme Cholera.
  - les inteſtins, comme
    - Flux de ventre.
    - Colique.
    - Iliaque.
  - le fondement, cōme Hemorrhoides.
  - la rate, comme Tumeur ſkirrheuſe.
  - les reins & la veſſie, comme
    - Nephritique.
    - Iſchurie, dyſurie, & Strangurie.
  - les teſticules, cōme Gonorrhee.
  - la matrice, comme
    - Flux exceſſifs de l'amarry.
    - Suppreſſion des mois.
    - Suffocation hyſterique.
- les iointures, comme
  - Chiragre.
  - Podagre.
  - Iſchiatique.
  - & autres ſortes de Gouttes.

LIVRE II.
Titre 1.
2.
3.
4.
5.
6.
7.
8.
9.
10.
11.

LIVRE III.
Titre 1.
2.
3.
4.
5.
6.

7.

LIVRE IV.
Titre 1.
2.
3.
4.
5.
6.
7.

Liv. V. Tit. 1.
2.
3.
4.
5.
6.
7.
8.
9.
10.
11.
12.
13.
14.

LIVRE VI.

CHIRVRGIE monſtrent la meſme methode, pour paruenir à la guariſon des maladies, qui viennent au dehors bleſſer le corps humain, comme

- Tumeurs contre nature,
  - Phlegmon.
  - Eryſipele.
  - Oedeme.
  - Skirrhe.
- Playes & Vlceres.
- Fractures & Luxations.

LIVRE VII.

LIVRE VIII.

LIVRE IX.

L'Ordre des Liures du 4. Tome.

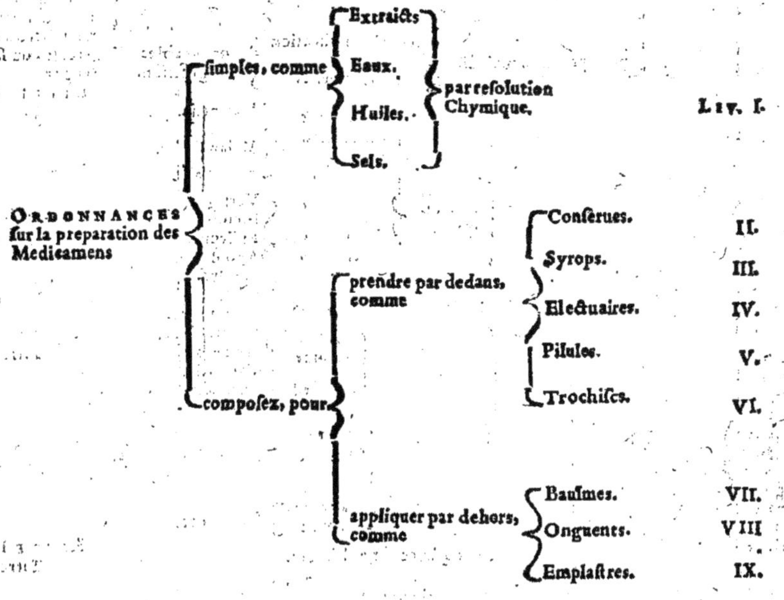

L'Ordre des Ars Liberaux traiclez au 5. Tome.

Dialectique est l'art de bien raisonner. Elle a 2. parties,

- **Inuétion des raisons tirées des lieux**
  - cõmuns,
    - premiers,
      - simples,
        - accordans, comme
          - Cause & Effect.
            - efficiente
              - 1. { procreante. / conseruante. }
              - 2. { seule. / accompagnee. }
              - 3. { par soy. / par accident. }
            - materielle,
            - formelle.
            - finale.
          - Subiect & Adioint.
        - discordans, comme Opposez
          - contraires, { Relatifs. / Aduersaires. / Priuatifs. / Contredisans. }
          - repugnans.
      - comparez, en
        - quantité, { pareils. / majeurs. / mineurs. }
        - qualité, { semblables. / dissemblables. }
    - issus des premiers,
      - Definition
        - du nom, { Notation. / Coniugaison. }
        - de la chose, auec genre & difference, { parfaicte. / imparfaicte, appellee Description. }
        - du nom, nommé Distinction.
      - Diuision
        - de la chose, comme la Distribution par les { causes, où excelle la partition de l'entier en ses membres. / effects, où est comprise celle du genre en ses especes. / subiects. / adioincts. }
    - propres, appellez Tesmoignages { diuins. / humains. }
- **Disposition des raisons inuétees auec la matiere proposee. Il y en a 3. sortes,**
  - Enunciation, laquelle est en consideration
    - des accidens
      - 1. { simple. / conditionnelle. }
      - 2. { affirmatiue. / negatiue. }
      - 3. { commune. / propre. }
    - de la matiere
      - 1. { vraye. / faulse. }
      - 2. { essentielle. / non essentielle. }
      - 3. { reciproque. / non reciproque. }
  - Argumétation,
    - Syllogisme, qui
      - a trois parties, { Proposition. / Assumption. / Conclusion. }
      - est
        - Simple, duquel y a trois formes, appellees figures { la premiere a six modes. / la seconde a pareillement six modes. / la troisiesme en a huict. }
        - Composé, { Conditionnel, duquel y a deux especes. / Disionctif, dont y a deux especes. }
    - Enthymeme, où manque la proposition, ou assumption, ou conclusion.
  - Methode, de { Sapience. / Prudence. }

L'Ordre de la Rethorique.

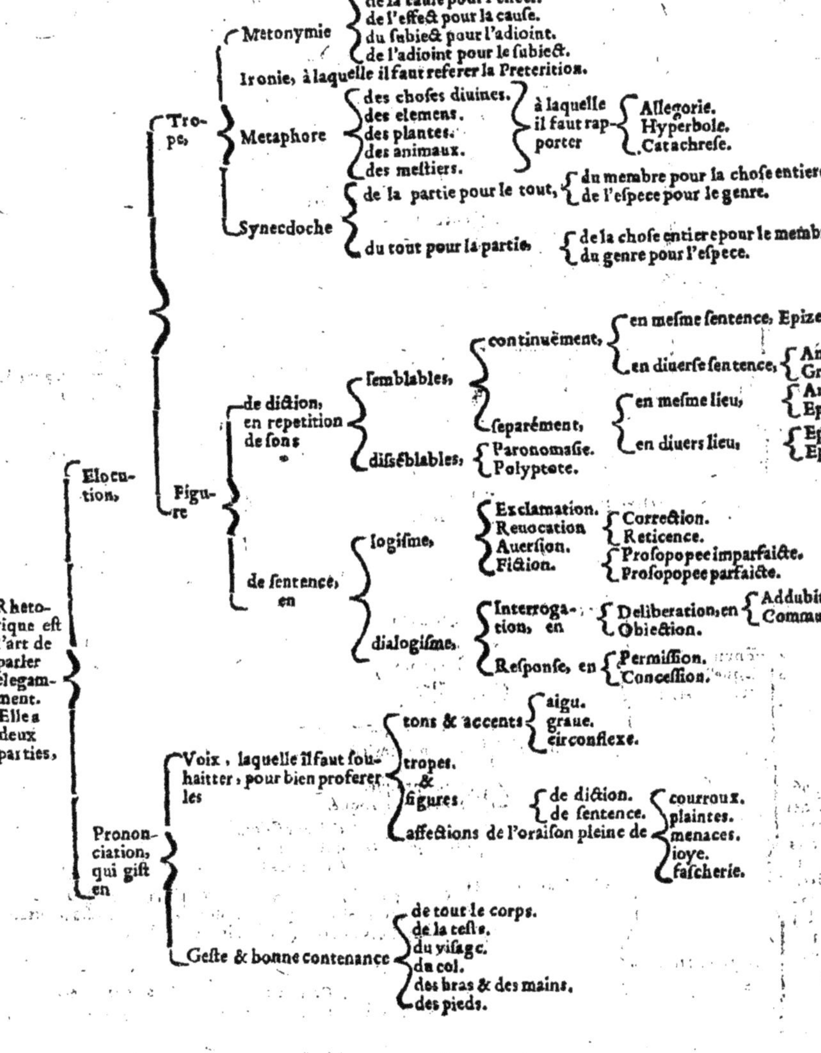

L'Ordre de la Grammaire Latine.

Grammaire est l'art de parler proprement. Elle a deux parties,

- **Etymologie, qui declare les proprietez des mots: desquels il faut considerer les**
  - **parties**
    - les lettres
      - Voyelles, comme a, e, i, o, u, y.
      - consonnes,
        - demivoyelles, comme l, m, n, r, s.
        - muettes, comme b, c, d, f, g, k, p, q, t. } doubles { x / z
    - les syllabes, aufquelles faut regarder
      - la quantité, pour sçauoir si elles sont { brefues. / longues.
      - l'accent { aigu, / graue, / circonflexe.
  - **accidens commans,**
    - l'espece, pour sçauoir s'ils sont { primitifs. / deriuatifs.
    - la figure, pour sçauoir s'ils sont { simples. / composez.
  - **differences**
    - Declinables auec nõbre singulier & plurier
      - Nom
        - substantif { propre. / appellatif
        - adiectif { positif / côparatif / superlatif } auec
          - genre { masculin. / feminin. / meslé. / neutre. / commun. / vniuersel.
          - cas { nominatif. / genitif. / datif. / accusatif. / vocatif. / ablatif.
        - La declinaison
          - du nom { parisyllabe / imparisyllabe
          - du verbe, dicte coniugaison en { bo {... / am {...
      - Verbe en
        - o { actif / neutre
        - or { passif / deponét
        - fini { indicatif / imperatif / optatif / côionctif
        - infini { infinitif / gerondif / supin. } auec
          - temps { present. / preterit { imparf. / parfait. / futur. }
          - personne { 1. / 2. / 3.
    - Indeclinables,
      - Aduerbe de
        - quantité en { nombre / ordre / temps / lieu
        - qualité, en { interrogation / affirmation / negation / demõstration / exhortation / souhait / similitude } Sous l'aduerbe sont comprises
          - l'Interiection.
          - la Preposition { inseparable. / separable.
      - Conionction employee à
        - l'enunciation pour
          - assembler { copulatiue. / connexiue.
          - diuiser { discretiue. / disionctiue.
        - l'argumentation { causatiue. / ratiocinatiue.
- **Syntaxe, qui enseigne la maniere de bien adiancer les mots. Elle consiste en**
  - conuenance
    - 1. { du nom auec le nom, en { nombre, genre & cas. / du verbe auec le nom, en { nombre & personne.
    - 2. { de l'aduerbe. / de la conionction.
  - gouuernement
    - 1. { du nom { substantif. / adiectif. / du verbe { fini & personel. / infini & impersonel.
    - 2. des aduerbes, auec celuy des { interiections, / prepositions.

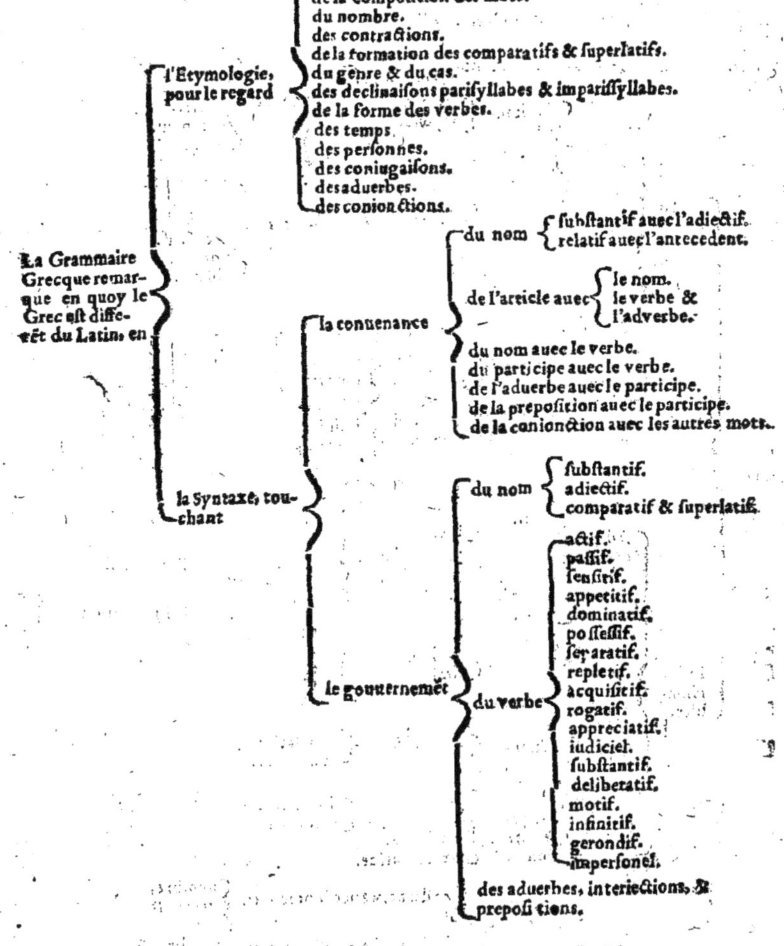

L'Ordre de la Grammaire Grecque.

La Grammaire Grecque remarque en quoy le Grec est differēt du Latin, en

l'Etymologie, pour le regard
des lettres & syllabes.
de la composition des mots.
du nombre.
des contractions.
de la formation des comparatifs & superlatifs.
du genre & du cas.
des declinaisons parisyllabes & imparissyllabes.
de la forme des verbes.
des temps.
des personnes.
des coniugaisons.
des aduerbes.
des conionctions.

la Syntaxe, touchant

la conuenance
du nom
substantif auec l'adiectif.
relatif auec l'antecedent.
de l'article auec
le nom.
le verbe &
l'adverbe.
du nom auec le verbe.
du participe auec le verbe.
de l'aduerbe auec le participe.
de la preposition auec le participe.
de la conionction auec les autres mots.

le gouuernemēt
du nom
substantif.
adiectif.
comparatif & superlatif.
du verbe
actif.
passif.
sensitif.
appetitif.
dominatif.
possessif.
separatif.
repletif.
acquisitif.
rogatif.
appreciatif.
iudiciel.
substantif.
deliberatif.
motif.
infinitif.
gerondif.
impersonel.
des aduerbes, interiections, & prepositions.

L'Ordre de la Grammaire Françoise.

La Grammaire Françoise confere le langage François auec le Latin & le Grec, en

- l'Etymologie des mots, specialement
  - du nom.
  - de l'article.
  - du pronom.
  - du verbe.
  - du participe.
  - de l'aduerbe, &
  - de la conionction.
- la Syntaxe des mots, particulierement en la conuenance
  - du nom auec le nom.
  - de l'article auec le nom, le pronom, le verbe & l'aduerbe.
  - du nom auec le verbe.
  - du pronom auec le verbe.
  - du participe auec le verbe.
  - de l'aduerbe auec le verbe.
  - de la conionction auec les autres mots.

L'Ordre de la Morale.

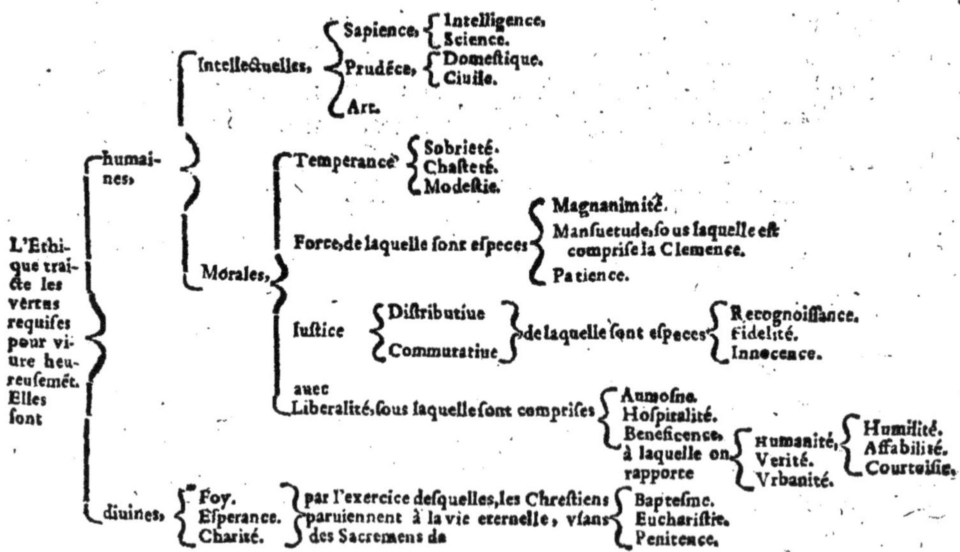

ΕΙΣ ΝΙΚΟΛΑΟΝ ΑΒΡΑΑΜΟΝ
Φραμβοισέριον, τὸν φιλόσοφον ἢ ἰατρὸν κλειγότατον.

Ἄφθονοι εἰσὶ θύραι Μουσῶν ἀνεῳγμέναι αἰεί,
  Ὡς λόγος ὠγύγιος φησὶ παροιμιακῶς.
Εἰ ἐπὶ τῶν νοερῶν φώτων τόδε ῥηθὲν ἄρηρε,
  Σοὶ μάλα συμβαίνει, τρικλεὲς Ἀβράαμε.
Πιερίδων σὺ θύρας πρόφρων κλειδοῦχος ἀνοίγεις,
  Τάς τε νέους ἐσάγεις εἰς ἄδυτον σοφίης,
Νοῦ κ' ἀκεστείης ἐεικυδέος ἄμβατα θήκας
  Βένθεα πρὶν νεαροῖς δύσβατα φοιβοπόλοις.
Τοῖος ἐὼν, οἷος Φοῖβος, κληθήσεαι ἔνθεν
  Οὐ Φραμβοισέριός γ', ἀλλὰ φεραμβέρτατος.

N. Γυλώνιος.

PETRI PENÆ MEDICI REGII
HEXASTICON.

PErtractat varias dum FRAMBESARIVS artes,
  Et sua scripta libens spargit in ora virûm,
Insignis Medicúsque, Sophúsque, è corpore nostro
  Morborum omne genus pellit, & ex animo.
Principis hoc etiam indulsit Fortuna, quod aucta
  Hoc Chirone nouo gratuler Aula tibi.

RESPONSE

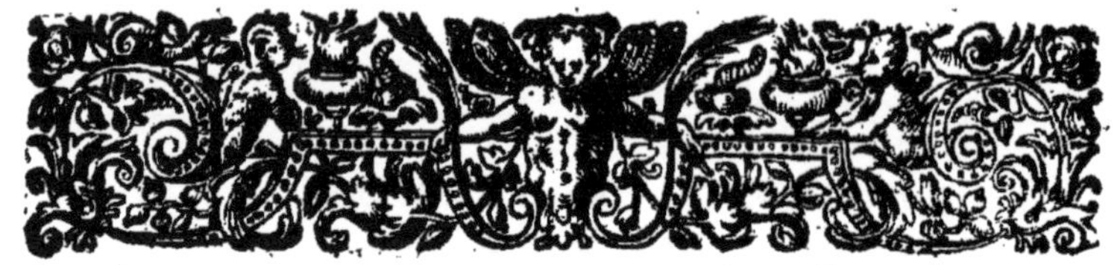

RESPONSE DE L'AVTHEVR,
AVX CENSEVRS DE SES OEVVRES.

POVR laisser à la posterité vn fidel tesmoignage du desir extreme que i'ay tousiours eu de profiter au public, apres auoir employé le printemps de mon aage à l'estude des bonnes lettres, ie me suis mis à escrire premierement en Latin, tant sur la Medecine de laquelle ie fais profession, que sur les Ars Liberaux qui seruent à l'intelligence de ses preceptes, Puis par le commandement du Roy defunct, i'ay tourné mes Oeuures Latines en François, afin qu'elles puissent seruir en France à toutes sortes de personnes. Quelques Medecins plus curieux de leur profit que du commun, trouueront mauuais que i'aye descri les regles de nostre Art en langage vulgaire. Mais ceux qui ont le cœur bien assis preferent le bien public à leur particulier: attendu qu'en s'estudiant de bien faire à chacun, on s'approche de Dieu, qui a soin de tout le monde, comme on s'esloigne des bestes qui ne se soucient que d'elles-mesmes. Aussi ne sçauroit-on donner preuue plus signalee de la noblesse de son ame, qu'en faisant paroistre qu'on n'est point né pour soy seulement, ains pour tous ses semblables. Quoy? Hippocrate, Galien, Celsus, Auicenne, & les autres Medecins anciens n'ont-ils pas tous publié la Medecine en leur langue? Pourquoy donc ne nous sera-il pas permis de l'expliquer en la nostre? Ie n'empesche pas pour cela les estudians de lire les Autheurs de Medecine Grecs & Latins: Au contraire ie leur ay enseigné l'art d'apprendre aisément & en peu de temps l'vne & l'autre langue, pour les bien entendre. Mesmes pour sçauoir la signification des mots Arabes qui sont encores auiourd'huy en frequent vsage, ie les aduise d'oüyr Monsieur Hubert Medecin & Lecteur ordinaire du Roy en la langue Arabesque, qui pour en auoir vne parfaicte intelligence, & la fidelement interpreter aux François, a expressément voyagé és pays où elle a esté autrefois vulgaire. Les plus seueres Cen-

ii

seurs paraduenture m'accuseront d'auoir prins dans les bons Autheurs
qui ont escri deuant moy, la plus grand' part des matieres que i'ay traicté. Ie confesse voirement auoir effleuré tout ce que i'ay veu de plus exquis appartenant à mon subiect dans les iardins des Medecins, Philosophes, Theologiens, Astrologues, Cosmographes, Orateurs, Poëtes, &
autres Escriuains Grecs, Latins, Arabes & François, tant anciens que
modernes, pour l'adiancer par beaux compartimens dans mon parterre,
duquel les portes sont ouuertes à chacun, pour en aller gouster le fruict.
Mais i'ay expreßément nommé ceux de qui ie me suis aydé. Ce n'est pas
larcin d'emprunter de nos deuanciers ce que nous trouuons propre à nostre vsage, moyennant que nous leur faßions cest honneur de le tenir
d'eux. Eux-mesmes l'ont ainsi faict à l'endroit de ceux qui les ont precedé. Cela s'est practiqué de tout temps entre les Autheurs qui ont escri
les vns apres les autres: Iaçoit que les premiers ayent bien trauaillé, les
derniers n'ont laißé de mettre la main à la plume apres eux, pensans adiouster quelque chose dauantage; ou mieux arranger ce qui auoit esté
desia traicté par les autres; ou le coucher plus briefuement ou plus clairement par escrit; ou en plus beau style; ou en meilleur langage. Quiconque
lira attentiuement mes Oeuures, il y trouuera beaucoup de choses de mon
inuention, outre celles que i'ay colligé çà & là: il y verra vne methode
außi claire que succincte, & vn style fort aise. Et si le langage n'est tant
poly & orné qu'on pourroit souhaitter, du moins est-il propre & intelli-
gible. Encore ay-ie vsé en certains endroits de tropes & de figures, pour
donner plus de grace au discours. Vray est que i'ay esté contraint d'vser
quelquefois de mots rudes à l'oreille, pour estre plus significatifs: mais il
s'en faut prendre au subiect, qui n'eust pas esté si proprement exprimé en
autres termes. Aucuns me taxeront d'inconstance, d'auoir apporté du
changement en la disposition des matieres si bien adiancees aux precedentes editions. Mais ils doiuent considerer que ie ne l'ay point faict
sans raison. Car r'alliant mes Escrits ensemble, il estoit raisonnable de
donner le premier rang à l'histoire de Nature, le second aux Liures de
Medecine, & le dernier au discours des Ars Liberaux qui luy sont seruans. Mesme apres auoir industrieusement descrit les parties du corps,
selon l'ordre des facultez de l'ame, en premier lieu les principales, & en
suite celles qui sont destinees à leur seruice, il estoit expedient de suiure
la mesme methode en la description des maladies, afin qu'il y eust par

toutes mes Oeuures vne conformité & correspondance des vnes aux autres. I'en preuoy d'autres, qui de prime face, sans auoir recogneu mon
deßein, diront, qu'ayant desia faict plusieurs fois imprimer mes Liures,
chacun à part, ie ne les deuois pas reduire tous en vn, d'autãt que c'est vne
confusion de mesler tant de matieres differêtes enseble. Mais ie m'asseure
quand ils auront diligemment consideré l'ordre que i'ay gardé en la re-
duction de toutes mes Oeuures en vn volume, qu'ils changeront aussi tost
d'aduis, & en feront vn autre iugement. N'entendez-vous pas en la
Musique de quatre tons differens retentir vne douce harmonie? Ne iu-
gez-vous pas la beauté d'vne maison, à la multitude des pauillons industrieusement bastis auec dimension, & à la diuersité de la structure des
salles, chambres, cabinets, cheminees, galleries, escaliers, portes & fenestres? Ne trouuez-vous pas plus agreable vn Parc, où auec le bois, il y
a vn parterre, vn vergier, vn pré, des vignes, des fontaines, & diuersité
d'allees & de pallissades? Ne prenez-vous pas plaisir à voir en vn tableau des villes, des chasteaux, des maisons, des iardins, des prairies, des
riuieres, des forests, des montaignes, des collines, des vallons, & des
champs naifuement representez par le peintre? Voila ce qui m'a induit
à rediger par methode toutes mes Oeuures en vn corps, pour gratifier aux
François, qui naturellemẽt se plaisent en la varieté. Car ils y trouueront
dequoy contenter leur esprit en la lecture tantost d'vne matiere, tantost
d'vne autre. Ie sçay bien neantmoins qu'il est impossible selon le sort
humain, de plaire à tout le monde. Car Dieu mesme (comme dit Home
re) ne le peut pas.

    Que Dieu face pluuoir, ou ne le face pas,
    Il ne peut contenter tous les hommes çà bas.

C'est pourquoy ie prie tous les gens d'honneur, en faueur desquels i'ay
entreprins cest ouurage, de le prendre en leur protection & sauuegarde,
afin que sous l'ombre de leurs aisles, il puisse à la barbe des mesdisans
marcher hardiment en campaigne: Et ie consacreray au temple de Santé
vn autel à leur memoire, sur lequel leur seront à iamais offers sacrifices
de loüange.

AVTHOR AD CENSOREM.

Cùm tua non edas, carpis mea Pragmata Cenfor,
    Carpere vel noli noftra, vel ede tua.
Candidus imperti meliora, yel vtere noftris,
    Aut alios noftro mitte labore frui.

AD ZOILVM.

Tentas Frambefarij incaffum extinguere nomen,
    Liuide, præclarum iam fuper aftra volat.
Cùm fua fcripta videt Cœli de vertice Phœbus,
    Laurum deponens, his ego vincor, ait.

M. LITERATVS.

ΔΟΣ
ΤΟΠΟΝ ΙΑΤΡΩ·
ΑΥΤΟΝ ΓΑΡ ΕΚΤΙΣΕ ΚΥΡΙΟΣ·
ΚΑΙ ΠΑΡΑ ΒΑΣΙΛΕΩΣ
ΛΗΨΕΤΑΙ ΔΟΜΑ·
ΒΚΚ.

A MONSIEVR DE LA FRAMBOISIERE,
Conseiller et Medecin ordinaire
du Roy, & premier des Bendes de France.

SONNET.

COMME *sur le Printemps nous voyons les auettes*
  Errer deçà delà, deçà delà voler,
L'esmail des belles fleurs de tous costez piller,
Et en faire leur miel, pour remplir leurs ruchettes:

Ainsi pour l'ornement de l'Art que tu proiettes,
  Tu viens subtilement des bons autheurs embler
Toutes les belles fleurs, & puis les assembler
 Par beaux compartimens dans tes Oeuures parfaites.

Tu nous en fais gouster la framboise des fruits,
  Dedans ta FRAMBOISIERE *heureusement produits,*
Docte fils d'Hippocrat, qui tant de biens nous donnes:

Si l'on t'offroit l'honneur que donnoient les Romains,
  Il faudroit t'honorer de cent mille couronnes,
  Toy de qui les Escrits sauuent cent mille humains.

I. GVILLEMEAV Chirurg. du Roy.

ē iij

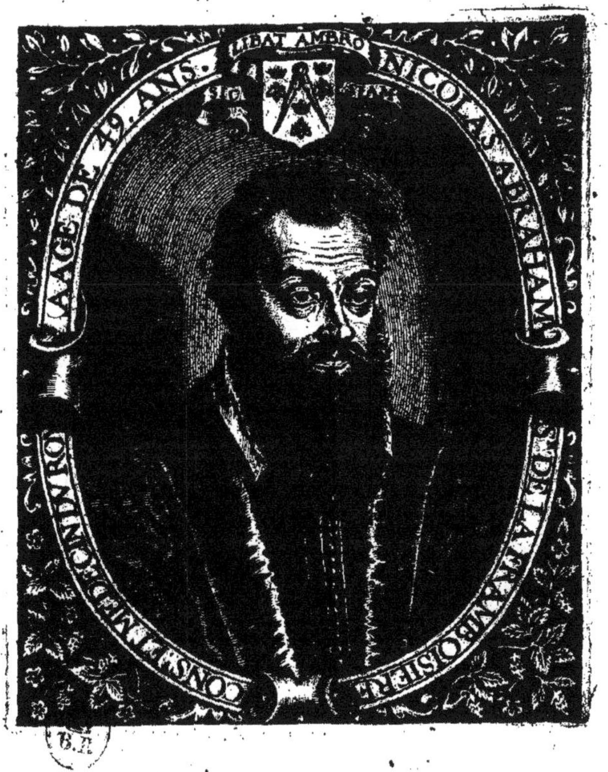

Tu vois la FRAMBOISIERE *icy representé,*
Defcriuant doctement la Nature en ce liure,
L'Art de nous conferuer, & rendre la Santé,
Et la Grace d'entendre, & bien dire, & bien viure.

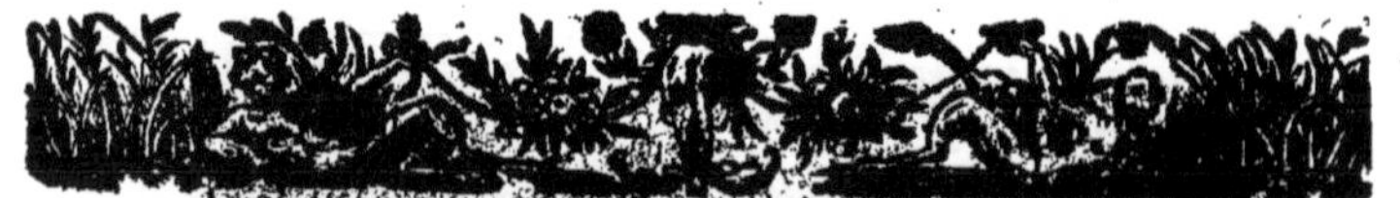

SVR LE PORTRAICT ET LES Oevvres de Monsieur de la Framboisiere, Medecin ordinaire du Roy, & premier des Bendes de France.

SONNET.

PEINTRE, qui nous fais voir en ta rare Pourtraict,
  Celuy qui peut guarir le mal plus incurable,
Tu fais voir d'Apollon le grand fils admirable,
Car en la FRAMBOISIERE Æsculape est pourtraict.

Lucian authorise, & mon dire & ton traict,
  Lors qu'il peint cestuy-la d'vn pinceau perdurable,
  Luy donnant au menton vn long poil venerable:
  Semblable à cestuy-cy & de grace & d'attraict.

Or quoy qu'en ce bel Oeuure on admire ta gloire,
  Nostre grand FRAMBOISIERE a sur toy la victoire:
  Car si tu l'y dépeins, il s'y dépeint aussi.

Et ce que tu dépeins, ce n'est qu'vn corps visible:
  Mais en ce qu'il dépeint, il te surpasse icy,
  D'autant qu'il y fait voir son Esprit inuisible.

G. BAVSSONNET Remois.

AD D. FRAMBOESARIVM, REGIS
Consiliarivm, Militiæqve
Gallicæ Archiatrvm.

Accipiens, Framboesari, tua dogmata Cœlo,
    Mellifluas dotes, Ambrosiásque dapes:
Mellis & Ambrosiæ tot pandis in Orbe medelas,
    Quot seris hîc libros, quot geris ipse fauos.
Dúmque tot è Diuum solio solatia quæris,
    Humanæ genti, fers mel & Ambrosiam.

C. Palliotivs Paris.

LA PRINCIPAVTE' DE L'HOMME, SVR TOVTES LES CREATVRES DV MONDE.

DECLAREE EN L'HISTOIRE NATVRELLE:

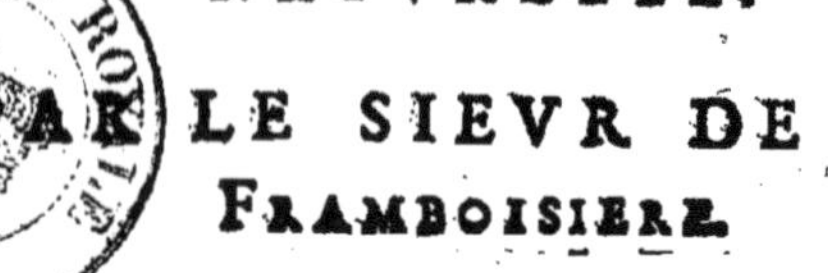

PAR LE SIEVR DE LA FRAMBOISIERE.

AV ROY.

Quiconque ignore la Principauté de l'Homme, ne merite pas de
porter le nom d'Homme. Car il
doit estre tenu au rang des bestes,
puis qu'il ne se soucie point de
sçauoir la prerogatiue qu'il a sur tant d'animaux
subiects à luy. Aussi faict il assez paroistre qu'il est de
nature brutale, en regardant la terre, sans esleuer ses
yeux au Ciel, pour rendre graces à son Createur de la
souueraineté qu'il luy a donné par dessus toutes les
autres creatures du monde. Il est aysé à iuger par là,
combien la cognoissance de ceste Principauté est requise à toutes sortes de gens, mais principalement
aux Princes souuerains que Dieu a esleué en dignité,
pour commander à vne infinité d'hommes naturellement rengez sous leur obeïssance. Car en representant à l'homme le droict naturel qu'il a sur les autres
creatures, elle monstre la puissance que les superieurs
ont obtenu sur les inferieurs, & l'obeïssance que les
inferieurs doiuent rendre aux superieurs, pour la

A ij

conſeruation des Republiques. C'eſt pourquoy la
diuine prouidéce a eſtably des Roys ſur la terre, pour
regir les peuples, & des Magiſtrats pour gouuerner
les perſonnes priuees. Tellement que la Principauté
naturelle ſert à l'intelligence des affaires d'Eſtat, &
pour acquerir la capacité de commander Royale-
ment à ſes ſubiects. Voyla qui m'a induit à deſcrire
l'hiſtoire du Monde, pour faire clairement veoir
l'Empire Humain en la contemplation de nature.
Dés y a trois ans, SIRE, je vous fis vne offrande de
ceſt œuure, où i'auois ſuccinctement traicté ce qui
me ſembloit conuenable alors à l'inſtruction de voſtre ieuneſſe: mais ie le viens maintenant preſenter à
voſtre Majeſté nouuellement reformé, y ayant ad-
iouſté l'Anatomie qui repreſente à l'œil la fabrique
admirable du corps, domicile de l'ame, & organe de
ſes fonctions: laquelle n'eſt pas ſeulement neceſſaire
au Medecin & à ſes Miniſtres pour cognoiſtre le
ſuject de leur art, ains à toutes perſonnes pour viure
vertueuſement. Car

> *Le vray commencement pour en vertu s'accroiſtre,*
> *C'eſt (diſoit Apollon) ſoymeſme ſe cognoiſtre:*
> *Celuy qui ſe cognoiſt, eſt ſeul maiſtre de ſoy;*
> *Et ſans autre Royaume, il eſt vrayement vn Roy.*

Or eſt il que la cognoiſſance de ſoy meſme s'acquiert par l'Anatomie. Voyla comment, SIRE,
ceſte hiſtoire Naturelle vous ſeruira d'inſtruction
aux affaires de voſtre Eſtat, & à la vertu, par l'exercice de laquelle voſtre Majeſté ſe peut aſſeurer de con-
querir la derniere Courône au Ciel, apres auoir faict

sous son regne long temps fleurir la Monarchie des François que Dieu luy a donné à regir, à l'aduancement de sa gloire, à l'ornement de vostre grandeur, & au repos de vostre peuple. Ie le supplie tres humblement de vous en faire la grace, & à moy de demeurer à iamais.

Vostre tres-humble, tres-obeyssant, & tres-fidel subiect, seruiteur & Mede-cin, LA FRAMBOISIERE.

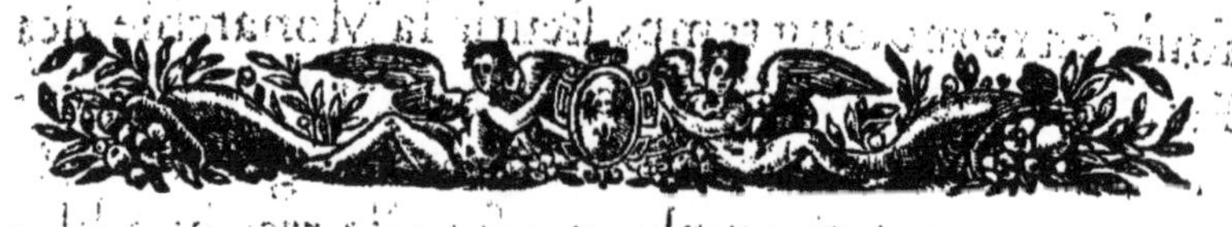

PREFACE
SVR LA PRINCIPAVTE'
DE L'HOMME.

A MONSEIGNEVR DE SILLERY,
Chancelier de France.

MONSEIGNEVR,

Les Philosophes qui ont à bon escient contem-
plé la nature de l'Homme, ont appris en l'eschole
de la Verité, qu'il est Prince de toutes les creatures du monde, pour auoir recogneu ce grand theatre basty pour
son vsage; le Ciel, les elemens, & tout ce qui en dépend, destinez
pour son seruice, & tous les autres animaux subiects à luy. Au
surplus ils ont remarqué tant de perfections en sa fabrique, &
tant de merueilles en ses effects, qu'ils n'ont peu trouuer en tout le
monde, à qui dignement le comparer, sinon le Monde mesme. De
façon qu'ils l'ont nommé [a] petit monde; d'autant qu'il est, comme
dit Plutarque,[b] le recueil de toutes les parties de l'Vniuers. Car il
est certain que Dieu qui en la creation de l'Vniuers, forma tout
le reste du monde, premier que l'Homme; quand il voulut en fin
proceder à la fabrique de ce dernier chef d'œuure, fit vne reflection
de sa diuinité, & vne reueüe de ses ouurages, afin d'imprimer en
ceste piece derniere & principale les crayons de toutes les creatures, & son image mesme. De sorte qu'il est vne recapitulation de

[a] μικρὸς κόσμος.
[b] ἄθροισμα
παντοδαπῶν.

tout le monde, comme tesmoigne S. Irenee en ces mots : *Il s'em-*
ploya à noftre creation, quand il eut recapitulé en foy mefme tout
ce qu'il auoit creé auparauant. Et ce afin que nous eussions deux liures, l'vn en grand, l'autre en petit volume, pour nous instruire
à la cognoissance de sa diuinité. C'est pourquoy les anciens ont
qualifié l'Homme de glorieux titres. Mercure Trismegiste l'a appellé [d] Dieu mortel, Galien [e] diuin animal, Epiphanius [f] le plus
beau des ouurages de Dieu, Platon [g] le miracle des miracles, &
Zoroaftre [h] l'ornement de la nature.   Mais comme l'Homme
furpaffe en dignité les autres creatures, ainfi le Magistrat excelle les hommes priuez. Or entre les Magistrats, Monseigneur,
voftre Excellence tient le premier rang, pour estre maintenant la
premiere employee au gouuernement de la plus floriffante Republique de l'Empire Chreftien. La Frāce vous eft infinimēt obligee,
d'auoir autrefois tāt trauaillé à la pacification des troubles paffez,
fous le regne de noftre tres-Augufte Monarque Henry le Grād
que Dieu abfoluë, & de vous porter auiourd'huy auec tant d'affection à la manutention de la paix, pour le fouftien de l'Eftat
Royal, & le repos du peuple, durant la minorité de noftre Roy
tres-Chreftien. Les nations eftrangeres où auec grand honneur
vous auez efté iadis Ambaffadeur, ont recogneu voftre fageffe,
pieté & fidelité. Auffi auez vous affez faict paroiftre voftre prudence & vigilance en noftre patrie, d'auoir trouué lieu à la con-
corde, en fi grande apparance de difcorde.   O bon-heur aux
François, en vn fiecle fi corrompu d'auoir vn fi digne perfonnnage,
pour donner ordre aux plus importantes affaires du Royaume!
Quel naturel plus doux, ny mieux compofé que le voftre, pourroit-on rencontrer? plus egal, moderé & raffis pour prefider aux
affaires d'Eftat, en vn temps fi fubiect au changement. Sçachant,
Monseigneur, combien vous affectionnez ceux qui s'eftudient de

[c] ἀνακεφα-
λαιῶσας εἰς
ἑαυτὸν, ἦλθεν
πρὸς ἡμᾶς.

[d] θεὸν θνητόν.
[e] ζῶον θεῖον.
[f] εὐπρεπέστα-
τον τέχνημα
τοῦ θεοῦ.
[g] θαῦμα θαυ-
μάτων.
[h] φύσεως
ἄγαλμα.

profiter au public, ie me fuis à croire, que vous me permet-
trez d'inscrire sur le frontispice de mes œuures, vostre celebre
nom, le respect duquel les garantira du blasme des enuieux, &
reiettera la honte sur leur visage. Opposez (s'il vous plaist) vostre authorité à leurs calomnies, vsant de vostre candeur accoustu-
mee à l'endroit de l'autheur, qui demeurera eternellement,

MONSEIGNEVR,

Vostre tres-humble seruiteur,
LA FRAMBOISIERE.

N. AB. FRAMBESARII
IN PHYSICAM
PRÆFATIO.

AD D. IOAN. HEROARDVM,
Valgriniosæ dominum, Regis Consiliarium,
Secretarium,primariumque Medicum.

ON te latet (vir clariffime) naturalium rerum cognitionem Principibus conuenientiffimam, iucundiffimam, vtiliffimam, appriméque Medicis neceffariam effe. Quid enim Physica fcientia nobilius? Quod fi is imperio dignus non eft habendus, qui eos non norit quibus præeft, profectò ingenui hominis eft, quem conftat eorum omnium quæ Mundus complexu fuo coërcet dominum effe conditum, omnia quæ cœlo, igne, aëre, aqua, terráque continentur, tenere. Quæ omnia qui teneat, an non cæteris hominibus tantum præitabit, quátum ipfe aliis animantibus antecellit? Quid verò dici excogitaríve poteft iucundius, quàm pulcherrimum Mundi τέχνασμα tam præclare fabrefactum, tantóque cultu ornatum contueri? Quanta obleetatio eft homini, magnificentiffimum perfpicere palatium in quo fuit à fummo opifice pofitus? Quid maiorem homini afferre poteft voluptatem, quàm fui ipfius cognitio? At hæc omnia oculis fubijcit Physica, vt doctrina non iucundiffima effe non poffit. Quid etiam ad falutem noftram vtilius admirabilium Dei operum contemplatione? At Physica doctrina nihil præter admiranda Dei Optimi Maximi opera profitetur. Cœlorum enim aftrorúmque motus, figuram, multitudi-

B

nem ac diſtinctionem:elementorum numerum,ſitum, quali-
tates atque vires explicat. Vnde & vbi quáque ratione gi-
gnantur flammæ ardentes,ſtellæ tranſcurrentes,cometæ,ful-
mina,fulgura,tonitrua,ventorum genera, procellæ, typho-
nes,quid halo,iris,parelius,paraſeline,quibus ex cauſis orian-
tur nubes,pluuia,nix,grando,nebula,ros,pruina,glacies,fon-
tes & flumina,exponit.De metallis,lapidibus cæteriſque foſ-
ſilibus,de plantis & animalibus, adeóque de hominis natura
diſſerit:ſingularum corporis partium temperamentum, con-
formationem,vſum deſcribit,omnes animæ facultates decla-
rat,de ſenſibus externis & internis, déque mentis functionibus diſputat,omnium denique naturalium corporum cauſas
& affectiones enucleat. Quid igitur piis viris Phyſicarum rerum ſpeculatione ſanctius?Nonne Regius vates ad hanc illos
hortatur,cùm cœlos Dei gloriam enarrare aſſerit?Quis igno-
rat totum mundi theatrum tanta arte conditum, tantáque
pulchritudine ornatum,quod Phyſica ob oculos ponit, illu-
ſtre eſſe de Deo opifice teſtimonium?Quis non videt in ſplé-
dido mundi domicilio hominem fuiſſe collocatum,vt oculos
circumferens ad conſiderandum tanti ædificij artificium,
agnoſcat eſſe Deum mentem æternam huius operis præſtan-
tiſſimi architectatricem atque conſeruatricem ? Rectè enim
Diuus Paulus ad Romanos inuiſibilia Dei per ea quæ facta
ſunt à mundi creatione intelligi ſcribit. Quod cùm ita ſit,ni-
hil ad animorum ſalutem Phyſica conſideratione vtilius repe-
riri vſquam poteſt. Ad ſanitatem verò corporibus ſanis con-
ſeruandam, ægriſque reſtituendam, ita Medicis cognitu ne-
ceſſaria eſt Phyſica,vt ſine hac Medicinam ritè neque intelli-
gere neque facere poſſint.Remedia enim quibus Medici ſanitatem tuentur,morbóſque propulſant,ab elementis, à foſſili-
bus,à ſtirpibus & animalibus petuntur, quorum omnium na-
turas & proprietates Phyſica vna explicat , vt qui Phyſicam
ignoret,remediorum etiam vires ignorare neceſſe ſit. Præterea vt cuiuſque artificis intereſt ſubiectam quam tractat materiam omninò perſpectam habere, quò expeditius in omnem artificij ſpeciem & decorem flectere illam poſſit & tor-
quere:ita & Medico humani corporis natura cognoſcenda

est omnibus suis partibus absoluta. At corporis hominis vt &
cæterorum animalium constitutio in Physicis traditur. Vnde
perspicuum est illos in perpetuæ obscuritatis latebram præci-
pites se deuoluere, qui in Physicis non satis superque versati,
ad Medicinam festinant. Hac causa inductus naturalem Ari-
stotelis campum iampridem perlustraui, in eoque fragrantes
Physicæ flores, vberrimum literarum studiosis fructum alla-
turos collegi, & in ordinem perspicuum digessi.   Sed succin-
ctissimum opus Physicum à me olim Latine in lucem editum,
ad Naturæ arcana Principibus nostris omnibusque eximiis
Galliæ ingeniis detegenda nunc demum est Gallicè redditum multò locupletius & illustrius, additis cùm grauissimis
recentiorum Philosophorum sententiis, tùm elegantissimis
illustrium Poëtarum Gallorum versibus. Cogitanti mihi (illustrissime Archiatre) quo officij genere, pro tua in me propensa voluntate, meam perpetuam in te obseruantiam testifica-
rer, in mentem subijt, vt hoc monumentum tibi offerrem,
quod æquo animo accipias, etiam atque etiam rogo. Vale. Parisijs, pridie Calend.   anno.

B ij

IN N. AB. FRAMBESARII ME-
DICI REGII PHYSICAM.

CVr Medica celeber sit FRAMBESARIVS arte,
    Ignôtum pridem, nunc mihi cauſſa patet.
Naturæ siquidem penetralia sacra volutans,
    Ornauit mentem dotibus eximijs.
Æthereis nouit quicquid spatiatur in oris,
    Et Lunæ quicquid clauditur orbe vago.
Et quot marmoreo fert monstra sub æquore Pòntus,
    Et quæ Plutonis sub ditione jacent.
Abdita Naturæ comprehendit ordine tanto,
    Vt breuitatem omnes vtilitate probent.
Omnia Pergamidæ voluit monumenta Galeni,
    Hipocratis Coï dogmata docta tenet.
Morborum magno cognoscit acumine cauſſas,
    Vt cunctis addat Pharmaca sana malis.
Qùi poterit Medica toties verſatus in arte,
    Et Sophia, medicas non adhibere manus?

P. MASVERIVS Lingonensis.

LA
PRINCIPAVTE
DE L'HOMME, SVR
TOVTES LES CREATVRES
DV MONDE, DECLAREE EN
L'HISTOIRE NATVRELLE.

Par le Sieur de la FRAMBOISIERE.

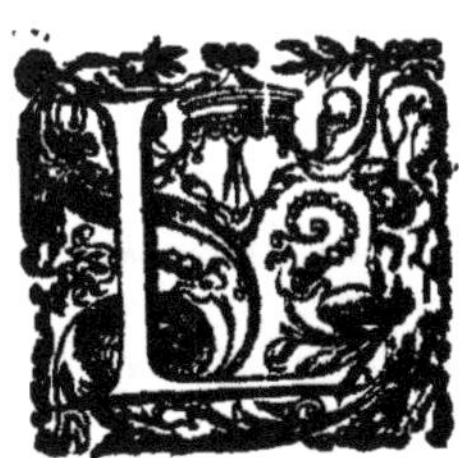

'ESCRITVRE saincte nous apprend que Dieu a créé l'Homme à son image, & l'a faict naistre Prince des autres creatures visibles, les assubiettissant toutes sous le joug de sa domination. Pour faire clairement veoir à chacun que ceste Principauté naturelle, est la plus grande & la plus ancienne de toutes les Souuerainetez de la terre, ie m'en vay premierement monstrer qu'elle s'estend par toutes les parties de l'vniuers, puis ie declareray comment elle a esté establie dés le commencement du Monde.

L'origine de la Principauté de l'homme.

Sa grandeur.

Son antiquité.

Le Monde est l'assemblage & l'ordre de tout ce que le Createur a créé. C'est pourquoy il est appellé vniuers. Or contient-il en soy les choses naturelles, desquelles la science s'appelle Physique. Les choses naturelles sont essences corporelles qui subsistent d'elles-mesmes, & resultent de l'vnion de la matiere auec la forme. Les principes & mouuemens des corps naturels doiuent estre bien considerez. Nous appellons icy principes les causes de quoy sont premierement faicts les corps naturels. Il y en a deux communs, l'vn externe, l'autre interne. Le premier est Dieu le Createur, esprit infiny, eternel, incomprehensible, qui gouuerne tout par sa puissance, sagesse & bonté.

Que c'est que le Monde.

Ce qu'il côtient.

Que c'est que Physique.

Choses naturelles.

Principes.

Le premier.

Le second est Nature qui consiste en la matiere de laquelle sont engendrés les corps naturels, & en la forme, qui les fait estre ce qu'ils

Le second.

B iij

font. Or eſt la matiere ſuſceptible de diuerſes formes, & n'a pas pluſtoſt perdu la forme qu'elle auoit, qu'elle en reprend vne autre. Mais
d'autant qu'elle n'en peut receuoir de nouuelle, ſi elle n'eſt priuee de
la precedente, le Philoſophe eſtablit trois principes, la matiere, la forme & la priuation.

Pourquoy Ari-
ſtote conſtitue
trois principes.

Toutesfois il y a grande difference entr'eux. Car la matiere & la
forme qui entrent en la compoſition du corps engendré ſont principes eſſentiels d'iceluy : mais la priuation qui n'eſt autre choſe que le
defaut & le deſlogement de la forme precedente, pour en introduire
vne autre, eſt vn principe ſeulement accidentaire. Les mouuemens
naturels, ſont actions qui procedent de la nature, comme de leur principe. Bien qu'au regard du corps qui les reçoit, on les appelle paſſions.
De ces mouuemens les vns ſont en la ſubſtance, les autres aux accidens. En la ſubſtance il y en a deux, generation & corruption, leſquels s'entre-ſuiuent touſiours. Car la generation de quelque choſe
que ce ſoit preſuppoſe la corruption d'vne autre : & reciproquement
la mort d'vne choſe eſt ſuiuie de la naiſſance d'vne autre.

Comment l'vn
eſt different des
autres.

Que c'eſt que
mouuemẽs na-
turels.
Leur differẽce.
Combien il y en
a en la ſubſtan-
ce.

Les mouuemens qu'on remarque aux accidens, ſont changemens
ou de quantité, comme accroiſſement & decroiſſement, ou de qualité, comme alteration, ou de lieu, comme remuëment d'vn lieu en autre, comme du haut en bas, ou du bas en haut, du coſté droit au gauche,
ou du gauche au droit, du Leuant au Couchant, du Midy au Septentrion, ou au contraire.

Aux accidens.

DV CIEL.

DEs corps naturels les vns ſont ſimples, les autres mixtes. Il y a
deux ſortes de corps ſimples, le Ciel & les elemens.

Le Ciel eſt vn corps ſimple, conſtant & lumineux, qui a ſon mouuement perpetuel en rond.

Les ſortes de
corps naturels.
Que c'eſt que le
Ciel.

Les Latins l'ont expreſſément appellé *Cælum, à calando,* comme qui
diroit graueure, d'autãt qu'il eſt richement graué, doré & comme mar-
queté de diuerſes eſtoiles, leſquelles nous voyons briller là haut, &
rouler ſans ceſſe parmy ces voutes azurées à pas ſi bien compaſſés,
qu'elles vont touſiours d'vn meſme train, d'vn meſme branſle, & à
meſme cadence.

Pourquoy il eſt
ainſi appellé.

Or d'autant que tout ce qui eſt peſant, naturellement tend en bas,
& ce qui eſt leger, en haut : il appert que le Ciel, qui a ſon mouuement
en rond, eſt exempt de peſanteur & legereté.

Auſſi n'a-il point de qualités contraires, comme les elemens. Car
s'il y auoit de la contrarieté és Cieux, ils agiroient les vns ſur les autres,
& reciproquement patiroient les vns des autres : par conſequent ils
s'altereroient, & ſe transformeroient les vns és autres, comme les elemens, ce qui n'arriue iamais.

Qu'il n'a ny
peſanteur, ny
legereté;
ny aucune qua-
lité contraire.

Il est certain que le Ciel est fini. Car s'il estoit infini, il ne se pour- *Qu'il est fini.*
roit moūuoir circulairement. Ioint que tout corps a certaine figure
qui le borne. Or l'infini ne peut estre borné. Dauantage s'il y auoit
quelque corps infini, il occuperoit la place de tous les autres corps, de
maniere qu'il faudroit qu'il fust seul; Autrement il seroit limité des
autres.

Il est pareillement necessaire que le Ciel soit rond, pource que la *Qu'il est rond.*
figure circulaire est plus propre au mouuement celeste. Ioint qu'elle
est la plus parfaicte, & la plus capable. Dauantage si le Ciel estoit
d'autre figure que ronde, comme angulaire, ou ouale, il s'ensuiuroit
qu'il y auroit du vuide entre les angles.

Apres auoir generalement parlé du Ciel, il faut venir au denombre- *Distinction des*
ment particulier des cieux : La plufpart defquels font ornés d'estoiles, *estoiles.*
aucuns, non. Les estoiles font errantes, ou fixes. Celles-là font fept en
nombre, & celles-cy, fans nombre. Les Grecs appellent les premieres
planetes, & les autres communément *astres*.

Les anciens Philofophes n'ont cogneu que huict cieux, ceux des *Le nombre des*
fept planetes, & celuy des estoiles fixes, nommé le Firmament. Mais *Cieux.*
les Aftrologues qui font venus depuis, en ont defcouuert au deffus du
firmament encore deux, où il n'y a point d'estoiles, dont l'vn s'appelle
premier mobile, l'autre cryftallin. Car ayans obferué trois mouuemens diuers au firmament, vn rapide, qui acheue iournellement fa carriere d'Orient en Occident, vn lent qui fe fait d'Occident en Orient,
& vn tremblant, qui tire par fois vers le Nord, par fois vers le Sud:
ils ont inferé qu'il y auoit de neceffité trois cieux, par deffus ceux des
planetes, d'autant qu'vn corps ne peut auoir de foy qu'vn mouuement
propre.

Les Theologiens tiennent d'vn commun confentement qu'au *Le ciel Empiree*
deffus de tous les cieux mobiles, il y a vn ciel immobile, qu'ils appellēt *Pourquoy ainsi*
Empirée, comme qui diroit de feu, à caufe de fa fplendeur, lequel est le *appellé.*
domicile de Dieu, de fes Anges & des ames bien-heureufes. Il appert *Son usage.*
par là que l'vnziefme ciel en ordre, est le premier en dignité, pource
qu'il est le plus haut, le plus grand, & le plus noble. C'est pourquoy il *Sa dignité.*
est quelquefois appellé en l'Efcriture par excellence *le Ciel des Cieux.* *Psalm. 113. &*
114.
Le dixiefme ciel, est appellé premier mobile, & encore mieux pre- *Le premier mo-*
mier mouuant, pource qu'il a vn mouuement fi roide & impetueux *bile.*
qu'il emporte quant & foy tous les autres cieux & corps celeftes d'O- *Pourquoy ainsi*
rient en Occident, en 24. heures. *appellé.*

Le neufiefme Ciel ainfi emporté du premier, a fon mouuement fpe- *Le ciel Cryftal-*
cial, en vertu duquel il porte lentement le ciel estoilé d'Occident en *lin.*
Orient. Il est appellé Cryftallin, parce que n'ayant point d'estoiles en *Pourquoy ainsi*
fon orbe, il est par tout vni, comme du cryftal, ou de la glace. *appellé.*

Le huictiefme ciel retient à foy le mouuement tremblant, par le- *Le firmament*
quel les estoiles s'aduancent & fe retirent doucement d'vn Pol à l'au-

Pourquoy ainsi appellé.

tre, tendans tantost vers Septentrion, tantost vers Midy. Il porte le nom de Firmament, pource que sa sphere est la base des estoiles fixes, y estans toutes attachées. Mais les planettes ont chacune vn globe à part, au dessous du firmament.

Different entre les estoiles, pour le regard de leur ciel.

Les estoiles fixes sont ainsi appellées, parce que roulant & tournant auec le firmament, elles demeurent tousiours à mesme distance & interualle les vnes des autres, sans iamais s'approcher, ny esloigner. Au

Pourquoy les vnes sont appellées fixes, les autres errātes.

contraire les estoiles errantes ont prins leur nom, non pas de ce qu'elles vaguent & se promenent par les cieux, comme les animaux sur la terre, ou les poissons dans la mer, ainsi que plusieurs des anciens ont imaginé: mais de ce qu'estans en diuers globes qui font leur cours plus lentement les vns que les autres, il faut de necessité que tantost elles s'esloignent, tātost elles s'approchent, & quelquefois se conioignent.

Les cieux des sept planetes. Leur ordre.

Ces globes s'embrassent les vns les autres, estans les plus petits contenus au dedans des plus grands. Le plus haut de tous c'est le globe de Saturne: Apres luy est le globe de Iupiter; puis celuy de Mars. Suit apres le globe du Soleil, au dessous duquel est celuy de Venus, puis

Comment l'ordre des planetes a esté remarqué.

celuy de Mercure, & plus bas celuy de la Lune. L'ordre des planetes a esté principalement remarqué par leurs eclipses. Car il faut de necessité que la planete qui nous en cache vne autre, soit plus basse, que celle qui est cachée. C'est pourquoy on a tres-bien iugé que la Lune est en vne sphere plus basse que le Soleil, parce qu'elle le fait eclipser, & nous empesche de le voir lors qu'elle se rencontre entre luy & nostre aspect.

En combien de temps chasque planete fait son cours.

Pour le regard du cours des planetes, les Astrologues demeurēt d'accord, que Saturne acheue le sien en trente ans, ou enuiron: Iupiter en douze ans: Mars en deux ans: Le Soleil en vn an: Venus & Mercure de mesme: La Lune en vingt-sept iours, & sept heures.

Pourquoy l'vne a son mouuement plus tardif, ou hastif, que l'autre.

Tellement que pour la proximité ou distance du plus haut ciel, les planetes ont leur mouuement plus tardif, ou plus hastif. Car tant plus elles sont voisines du premier mobile, tant plus de temps emploient-elles à faire leur cours, & d'autant plus qu'elles en sont esloignées, d'autant plus viste acheuent-elles leur carriere, comme tesmoigne du Bartas en ces vers,

> *Mais tant plus que chacun de ces planchers voisine*
> *L'inescroulable mur de la maison diuine,*
> *Il fait plus de chemin, & despend plus de iours*
> *A retrouuer le point où commence son cours.*

Parce que les planetes ont leur globe plus grand ou plus petit, selon qu'elles sont plus hautes ou plus basses. Or est-il qu'vn petit globe a bien plustost fait son tour, qu'vn grand.

Pourquoy Venus & Mercure ont le leur esgal à celuy du Soleil.

Toutesfois Venus & Mercure, par prouidence diuine, ont leur mouuement esgal à celuy du Soleil, pour ce que le Soleil (dit sainct Thomas d'Aquin) s'ayde de leur societé & accointance, pour la gene-

ration

ration & conseruation des choses inferieures.

Nous apperceuons tous les iours par experience que les corps ce- Comment les leles eschauffent les corps inferieurs, non pas pourtant qu'ils soient corps celestes es-
de nature ignée, ains par leur mouuement & lumiere.   Car le mouue- chauffent par
ment soudain & rapide des cieux eschauffe l'air qui est au dessous. Pa- leur mouuemēt
reillement les rayons des astres venans à heurter & rencontrer des & lumiere,
corps solides, rejalissent en haut, & par ce reialissement ou reuerberation eschauffent l'air qui nous enuironne çà bas : & d'autāt plus qu'ils
sont lumineux, d'autant plus ils eschauffent. C'est pourquoy le Soleil eschauffe plus que pas vne des autres estoiles. Et parce que la reflexion des rayons est plus forte, & bat plus rudement l'air, quand ils descendent à plomb, & en droite ligne sur nos testes, à ceste cause lors
que le Soleil s'esleue au plus haut de nostre hemisphere, dardant ses
rais directement sur la face de la terre, il fait plus chaud que quand il
les darde obliquement & de costé , par ce que la reflexion en estant
moins forte, l'air aussi en est moins eschauffé.

Il est certain que le ciel est cause vniuerselle non seulement de la ge- Comment les
neration, mais aussi de la conseruation de tous les corps inferieurs. cieux ont esté
Car sans le mouuement & l'influence de la vertu du Soleil, de la Lune creez pour le
& autres astres, il ne se produiroit rien icy bas : & tout ce qui a prins seruice de
naissance mourroit incontinent.   C'est pourquoy le Philosophe l'homme.
maintient que le Soleil & l'homme engendrent l'homme. Au surplus
l'homme ne peut viure sans nourriture.   Il la tire des plantes , des
fruicts & des bestes.   Or est-ce la chaleur celeste qui fait germer les
plantes, meurir les fruicts, & rend les bestes prolifiques, pour l'vsage de
l'homme.

Dauantage l'homme ne peut demeurer en santé, sans l'vsage alternatif du chaud, du froid, du sec & de l'humide, & sans l'exercice du
iour, & le repos de la nuict.   Or est-ce le mouuement du Soleil qui
nous apporte la diuersité des saisons, & la vicissitude du iour & de la
nuict.   Aussi apperçoit-on que l'humeur radicale est renduë plus fœ-
cunde par la force de la Lune. Nous voyons auec admiration qu'e-
stant pleine toutes choses ont plus de vigueur qu'à son declin : qu'il y
a plus grande quantité de cerueau en la teste des animaux , plus de
moüelle dedans leurs os: que les huistres & autres poissons à coquille sont plus plains, & meilleurs à manger.

C'est pourquoy pour semer, planter, couper le bois, vandāger, & faire toute sorte de mesnage des champs, on obserue principalement les
lunaisons, outre la constitution des autres estoiles.

Les Medecins pareillement suyuans la doctrine d'Hippocrate &
Galien, prennent garde aux astres, & sur tous au Soleil & à la Lune,
quand il est question de seigner, purger, & ordonner autre remede notable. Il appert par là que Dieu a basti les cieux qui ont mouuement,
pour le seruice de l'homme, se reseruant celuy qui est immobile pour
son throsne.   C

Passage aux elemens.

Que c'est que elemens.

Leurs qualitez premieres.

Nous auons assez discouru du ciel, descendons aux elemens. Les elemens sont corps simples, inconstans & muables, qui entrent en la composition des mixtes. Les qualitez des elemés sont premieres, ou secondes. Les premieres sont celles d'où toutes les autres tirent leur origine, par consequent les premieres causes du changement des choses naturelles. Il y en a quatre, deux actiues, la chaleur & la froideur, & deux passiues, l'humidité & la secheresse. Bien qu'elles soyent toutes agentes, entant que les elemens agissent les vns contre les autres, par le moyen d'icelles.

La chaleur.

Le chaud c'est ce qui rassemble les choses de mesme nature, & separe celles qui sont de nature differente.

La froideur.

Le froid c'est ce qui ramasse & entasse pesle mesle les choses qui sont de mesme & de diuerse sorte.

L'humidité.

L'humide c'est ce qui est difficilement retenu dans ses propres bornes, mais bien aysément dans celles d'autruy. Et le sec au côtraire, qui est fort aysément retenu dans ses propres bornes, & mal aysémét dans celles d'autruy.

La secheresse.

Qualitez secondes.

De ces premieres qualitez naissent immediatement les secondes. De la chaleur procedent la legereté, rareté & subtilité: de la froideur, la pesanteur, espoisseur & grosseur: de l'humidité la mollesse, douceur au toucher, & glissement: de la secheresse, la dureté, rudesse & aspreté.

Qualitez mouuantes.

Entre ces qualitez secondes, la legereté & la pesanteur, sont dites mouuantes, pour-ce qu'elles sont causes que les elemens se mouuent les vns en haut, les autres en bas. Car on appelle leger ce qui monte en haut, & pesant ce qui descend en bas.

Il appert par là que l'action des elemens depend des premieres qualitez, & leur mouuement des secondes.

Pourquoy il y a quatre elemens.

Or d'autant qu'il y a quatre premieres qualitez, il faut qu'elles ayent chacune leur propre subiect. Aussi est-il necessaire qu'il y ait vn corps absoluëment leger, vn autre absoluëment pesant, & deux moitoyens, l'vn leger, l'autre pesant à comparaison des autres. C'est

Le feu,

L'air,

L'eau,

La terre.

pourquoy il y a quatre elemens: deux qui tendent en haut, le feu & l'air: & deux en bas, l'eau & la terre, lesquels ont chacun vne des premieres qualitez dominante, auec vne autre qui l'accompagne, celle-là en degré extreme, & ceste-cy en degré moderé.

Comment chaque element a vne qualité dominante, accouplée à vne autre, en diuers degré.

Ainsi le feu qui est au dessus de tous les elemens est extrememént chaud & moderément sec: L'air qui suit, est extrememént humide & moderément chaud: l'eau qui est au dessous de l'air, est extrememént froide, & moyennement humide: la terre qui est au dessous de tous les elemens, est extrememént seche, & moyennement froide.

Ceste disposition des elemens est admirable, en ce qu'ils sont estalés en l'Vniuers auec vn si bel ordre qu'vne extremité n'est iamais ioincte à l'autre, de peur qu'elles ne s'entreheurtent par trop rudemēt, & que de tel conflict ne s'ensuiue leur ruine & destruction entiere : y ayant entre les deux extremités contraires vne qualité comme neutre qui les empesche de se choquer. Ainsi l'air auec son humidité extreme fait barriere entre le feu & l'eau, dont l'vn est extremément chaud, & l'autre extremément froide : de mesme l'eau auec son extreme froideur est placée en l'air & l'autre extrémement aride. La disposition des elemens remarquable, en ce que les contraires sont esloignés.

D'ailleurs par le moyen de ceste belle disposition, le feu par sa secheresse moderée reprime l'humidité extreme de l'air qui luy est voisin, luy estant aussi amy à cause de la chaleur qui leur est commune : & l'eau par son humidité moderée destrempe l'extreme secheresse de la terre sa voisine, luy estant d'ailleurs amie à cause de leur froideur commune : ainsi que le Poëte a naifuement representé en ces vers : Et que les amis sont voisins.

> *Neree comme armé d'humeur & de froidure,*
> *Embrasse d'vne main la terre froide & dure,*
> *De l'autre embrasse l'air : l'air comme humide chaud*
> *Se ioint par sa chaleur à l'element plus haut,*
> *Par son humeur à l'eau.*

Cecy est encore digne de remarque, que chaque element symbolise en l'vne ou l'autre de ses qualités auec deux autres elemens, & est contraire en toutes les deux au quatriesme. Ainsi le feu symbolise auec l'air en chaleur, auec la terre en secheresse, & est contraire en ses deux qualités à l'eau : parce qu'elle est froide & humide, & luy chaud & sec. L'air symbolise auec l'eau en humidité, & auec le feu en chaleur, & si est contraire à la terre en ses deux qualités, parce qu'elle est seche & froide, & luy humide & chaud. L'eau symbolise auec la terre en froideur & auec l'air en humidité, & si est contraire au feu en ses deux qualités, parce qu'il est chaud & sec, & elle froide & humide. La terre symbolise auec le feu en secheresse & auec l'eau en froideur, & si est contraire en ses deux qualités à l'air, parce qu'il est humide & chaud, & elle seche & froide. Que chaque element symbolise auec deux autres elemens, & est contraire au quatriesme.

Or ne faut-il point doubter que les qualités mouuantes des elemens ne dependent des agentes, parce qu'encore que les elemens soient tous d'vne mesme matiere, si est-ce qu'entant qu'elle est chaude & seche, elle est aussi simplement legere, comme le feu, lequel à ceste cause est placé au dessus de tous les autres elemens : entant que seche & froide, elle est aussi simplement pesante, comme la terre, qui est au dessous de tous : entant qu'humide & chaude, elle est plus legere que pesante, comme l'air, au dessous duquel il y a deux elemens plus pesans, l'eau & la terre, & au dessus vn seul plus leger, le feu : Entant que froide & humide, elle est plus pesante que legere, comme l'eau, au dessus de laquelle il y a deux elemens plus legers, le feu & l'air, & au dessous vn seul plus pesant, la terre. Tellement que l'air Comment les qualitez mouuantes dependent des agentes.

est leger, & l'eau pesante pour quelque respect , & non pas simplement.

Pourquoy les elemens sont subiects à mutation.

Il est certain que les elemens se peuuent tous changer & transfor-
mer l'vn en l'autre. Car d'autant qu'ils sont doüez de qualités agentes,
en agissant l'vn contre l'autre, celuy qui a plus de force & de vigueur,
rend en fin l'autre semblable à soy.

Mais ceux qui symbolisent en vne qualité, sont bien plus aisément
changez & transformez, que ceux qui sont contraires en leurs deux
qualités. La raison y est apparente. Car au changement de ceux-là,
il n'y a qu'vne qualité contraire à vaincre, & au changement de terre,
dont l'vn est extrémément humide, & ceux-cy, il faut vaincre tous
les deux ensemble, comme a bien remarqué Du-Bartas en ces vers:

> *La flamme chaude-seche en l'onde froide humide,*
> *La terre froide-seche, en l'air chaud & liquide,*
> *Ne se muë aisément, à cause qu'inhumains*
> *Ils combattent ensemble & de pieds & de mains.*
> *Mais bien la terre & l'air vistement se reduisent*
> *L'vne en l'eau, l'autre en feu, d'autant qu'ils symbolisent*
> *En l'vne qualité : si bien qu'à chacun d'eux*
> *Est plus aisé de vaincre vn ennemy que deux.*

Or quoy que les elemens soyent muables , il ne faut-il pas penser
pourtant qu'vn element tout entier se transforme en vn autre, mais
bien quelque partie d'iceluy; Autrement le monde eust esté bien tost
peri.

Iusques icy nous auons parlé des elemens, entant qu'ils sont parties du monde, il les faut maintenant considerer, entant qu'ils sont
parties du mixte. Entendez au prealable comment se fait la mixtion.

Commēt se fait le meslange des elemens.

Premierement le ciel par la vertu de son mouuement & l'influence
de sa lumiere contribue la chaleur, qui comme cause efficiente, mesle
les elemens pour la generation des mixtes, sans y estre meslée. Or est-
il besoin que les elemens auant que se mesler se touchent. En se touchant ils agissent l'vn contre l'autre, & patissent reciproquement, à
cause de la repugnance de leurs qualitez. C'est pourquoy ils doiuent
estre aucunement esgaux en force, à fin qu'il y ait de la proportion
entre l'agent & le patient. Par mutuelle action & passion, leurs qualitez contraires s'alterent. La chaleur du feu se tempere par la froideur de l'eau , & la secheresse de la terre par l'humidité de l'air & de
l'eau. Quand il n'y a plus de contrarieté ny repugnance entre les
qualitez elementaires, les formes des elemens auparauant separées
& discordantes, viennent à s'vnir & s'accorder; de ceste vnion & accord, reüssit la forme du mixte.

Si les formes des elemens de-meurent au mixte.

Il y a vne grande dispute entre les Philosophes sur ce suject. Les
vns maintiennent que les formes des elemens demeurent au mixte,
les autres soustiennent qu'il n'y a que leurs qualitez, & pour le regard

de leurs formes qu'elles se corrompent en mesme temps qu'ils se
meslangent.

Du-Bartas n'a sceu à laquelle des deux opinions se resoudre, ains
les allegue comme indifferentes, quoy qu'elles soient fort differentes.

> *Or ces quatre elemens, ces quatre fils iumeaux,*
> *Sçauoir est l'air, le feu, & la terre, & les eaux,*
> *Ne sont point composez: ains d'iceux toute chose*
> *Qui tombe sous nos sens, plus ou moins se compose,*
> *Soit que leurs qualitez desploient leurs efforts*
> *Dans chaque portion de chaque meslé corps:*
> *Soit que de toutes parts confondans leurs substances*
> *Ils facent vn seul corps de deux fois deux essences.*

Mais il faut mieux se ranger à l'opinion de ceux qui tiennent que les *Raisons qui*
formes elementaires demeurent au mixte, d'autant qu'elle est fondée *confirment la*
sur des fortes & inuincibles raisons. La premiere, que la mixtion est *question.*
l'vnion des choses qui se peuuent mesler, par consequent que les
elemés dont les corps mixtes sont cõposés, ne se corrompent point,
ains demeurent au mixte apres leur meslange. La seconde que le Philosophe enseigne expressément en sa Physique que les elemens sont
la matiere des corps mixtes, tout ainsi que les lettres sont la matiere
des syllabes. Or est-ce chose trop manifeste que les lettres, demeurans lettres comme auparauant, entrent en la composition des syllabes. Il faut donc que de mesme les elemens entrent & demeurent en
la composition des corps mixtes. La troisiesme, que c'est vn axiome
tres-certain en Philosophie, que toutes choses se resoluent en ce dont
elles sont composées. Or les corps mixtes se resoluent actuellement
és quatre elemens. L'experience en rend tous les iours tesmoignage.

> *Cela se void à l'œil dans le bruslant tison:*
> *Son feu court vers le ciel sa natale maison,*
> *Son air vole en fumée, en cendre chet sa terre,*
> *Son eau boult dans ses nœuds,*   *dit le Poëte.*

Il faut donc conclure que les corps mixtes sont actuellement composez des quatre elemens.

Les aduersaires pour appuyer leur opinion, opposent qu'vne seule *Raison de ceux*
chose ne peut auoir qu'vne seule forme, & par ainsi que le mixte ne *qui soustiennẽt*
peut auoir en soy les quatre formes elementaires. Nous respondons *le contraire.*
qu'à la verité il n'y peut auoir qu'vne seule forme qui donne l'estre à *Response.*
la chose: mais qu'en la mixtion des elemens, ce n'est pas chaque forme elementaire, qui donne l'estre au corps mixte, ains toutes quatre
meslangées ensemble, faisant vne seule forme au composé: ny plus
ny moins que de plusieurs couleurs broyées & meslées ensemble,
il en resulte vne nouuelle composee d'icelle, les autres y demeurans
toutes confuses.

Or d'autant que la question precedente estoit difficile, d'autant

Comment les quatre elemens entrent en la composition des corps humains.

celle-cy est-elle aifee à refoudre, fi les elemens entrent tous en la compofition du corps humain. Car il y a deux principes apparans en la generation de l'homme, la femence & le fang menftruel, lefquels font compofez des quatre elemens, mais felon Galien, la femence tient plus de la nature du feu & de l'air, & le fang, de l'eau & de la terre. Dauantage la maffe fanguinaire contient les quatre humeurs, qui refpondent aux quatre elemens, la bile au feu, le fang à l'air, la pituite à l'eau, & la melancholie à la terre. Au furplus aucunes parties de noftre corps font de complexion & temperature chaudes, comme le cœur & le foye, autres froides, comme le cerueau, quelques vnes humides comme la moüelle, & quelques autres feches, comme les os. Ioint auffi que nous fommes compofez des mefmes chofes defquelles nous fommes nourris. Or eft-il que les elemens produifent ce qui fert à noftre nourriture.

Il n'y a donc point de doubte que le corps humain ne foit compofé des quatre elemens, & qu'il n'en foit pareillement entretenu. Car *Comment les elemens ont efté creez pour le feruice de l'homme.* nous ne nous pouuons paffer du feu materiel, qui refpond à l'elementaire. Sans ceffe nous humons l'air en refpirant, autrement nous eftoufferions. Nous vfons d'eau en mille façons, Nous habitons la terre, Elle eft noftre hofteffe, voire noftre mere nourrice. Bref nous tirons toutes nos neceffités des elemés. Tellemét que noftre nature, & noftre vie mefme en depend. Il faut donc conclure que Dieu a expreffément crée les elemens, pour le feruice de l'homme.

DES METEORES.

Paffage aux corps mixtes. Combien il y en a de fortes.

VOila les corps fimples expediez, s'enfuiuent les mixtes. Les corps mixtes font imparfaicts ou parfaicts. Les mixtes imparfaicts font corps fans ame, qui s'engendrent ou en l'air, comme les Meteores; ou dans la terre, comme les Mineraux.

Que c'eft que Meteores.

Les Meteores font corps inconftans & muables, qui s'engendrent d'exhalaifon ou vapeur efleuée en haut par la chaleur celefte. C'eft pourquoy ces mixtes font à bon droit appellez des Grecs μετέωρα, c'eft à dire fublimes, ou haut efleuez. Les Latins les ont nommez *impreffiones*, pource qu'ils font imprimez en l'air par la vertu des aftres. *Exhalaifon. Vapeur.* Exhalaifon eft vne fumée chaude & feche, qui fort de la terre: & vapeur, vne fumée chaude & humide extraicte de l'eau. Celle-là eft fubtile, deliée, & aifée à s'enflamer, mais celle-cy eft groffiere, efpoiffe, & retourne aifément en eau.

Les caufes des Meteores.

Or comme l'vne & l'autre eft la matiere des Meteores, ainfi le Soleil en eft-il la caufe efficiente, agiffant fur les deux inferieurs elemés, & attirant à foy les fumées, par le moyen de la chaleur qui procede de la reflexion de fes rais. Nous l'appercceuons tous les iours auffi manifeftement, que nous voyons monter en haut la fumée du bois qui brusle, & de l'eau qui boult dans vn vaisseau sur le feu.

L'air où se font les Meteores, bien qu'il soit naturellement chaud & humide, est toutesfois diuisé en trois regions differétes en qualité, par accident.

Pourquoy les regions de l'air où se font les Meteores, sont differentes en qualité.

La plus haute est chaude & seche pour la proximité du feu elementaire, & du mouuement des cieux.

La superieure.

La moyenne est froide & humide, à raison des vapeurs aqueuses qui y sont esleuees par la vertu des rais du Soleil, lesquelles venáns à s'espessir & congeler, refroidissent le lieu où elles sont. Et si ceste region est encore renduë plus froide en Esté, par antiperistase, c'est à dire par vn contraire effort, que fait vn contraire se fortifiant contre son contraire plus fort. Car tout ainsi qu'vn ennemy foible estant pressé de l'autre plus fort, s'enferme dans quelque place forte d'assiete, pour se mieux deffendre; de mesme le froid fuyant le chaud son contraire plus fort qui occupe les deux extremitez de l'air, est contraint de gaigner le milieu, où il se serre, & bande toutes ses forces pour sa defense, & comme dit Du-Bartas:

La moyenne.

> *Il presse estroitement son froid de toutes pars,*
> *Et son effort vny est plus roide qu'espars.*

La plus basse region de l'air est chaude en Esté, pour la reflexion des rais solaires dardez à plomb sur nos testes: & froide en Hyuer, pour l'esloignement du Soleil qui ne nous regarde plus que de costé; & tantost seche, tantost humide, pour la quantité des expirations seches qui y passent, ou des euaporations humides qui s'y font.

L'inferieure.

Des impressions de feu.

Il y a trois sortes d'impressions en l'air, les vnes sont de feu, aucunes d'air, les autres d'eau. Les impressions de feu, se font d'exhalaisons enflammees & ardantes en la haute, moyenne, ou basse region de l'air.

Combien il y a de sortes de matieres.

En la haute region de l'air se forment les clochers ardans, lances flamboyantes, cheures sautelantes, estoiles volantes, cometes, & autres impressions, qui reçoiuent diuers noms, pour la diuersité des choses qu'elles representent. Car comme a bien remarqué nostre Poëte.

Les impressions de feu qui se font en la haute regiõ de l'air. Au 1. liu. des Meteor.

> *Selon que la matiere est esparse ou serree,*
> *Qu'elle est ou longue ou large, ou spherique ou quarree,*
> *Esgale ou non esgale, elle figure en l'air*
> *Des pourtraits qui d'effroy font les hommes trembler,*
> *Vn clocher tout en feu de nuict icy flamboye:*
> *Icy le fier dragon à replis d'or ondoye:*
> *Icy le clair flambeau, icy le traict volant,*
> *La lance, le cheuron, le iauelot bruslant.*

> Sesclatent en rayons, & la theure paree
> De grand's boupes de feu, sous la voute etheree
> Bondit par-cy, par là.

Clocher ardãt. Clocher ardant, est vne impression de feu engendree d'exhalaison in-esgalement delice & espaisse, en laquelle ce qui est leger s'y esleue en pointe, & ce qui est pesant s'estend en large. C'est pourquoy aucuns l'appellent pyramide, d'autres feu perpendiculaire. Baïf le descrit ainsi :

> Lors que l'exhalaison sera d'vne matiere
> Faite inesgalement & subtile & grossiere,
> Ce qui sera subtil, en haut s'apointira,
> Le terrestre & pesant par bas s'eslargira.
> Ainsi le voyageur, s'il voit ceste fumee
> A l'approche du feu tout par tout allumee,
> Esbaïra les siens, s'il iure qu'il a veu
> L'eguille d'vn Clocher dans le Ciel tout en feu.

Lance flam-boyante. Iauelot brussãt. Cheurõ de feu. Traict de feu volant. Lance flamboyante, est vne impression de feu, engendree de matie-re esgalement subtile & espaisse, estenduë en long. Si elle est plus longue, on l'appelle vn iauelot bruslant, si elle est plus grosse vn che-uron de feu, & si elle est plus mince, vn traict de feu volant, selon la distinction de Baïf.

> Mais si la fumiere est esgalement espaisse
> Et fine esgalement, tant que ny l'vn s'abaisse,
> Ny l'autre ne se hausse, ains d'vn pareil compas
> Le gros & le menu tient le haut & le bas,
> Selon que la vapeur est ou grande ou petite,
> La flamme qui s'en fait de diuers noms est dite :
> Si la longueur est mince, vn traict de feu volant :
> Si elle estoit plus longue, vn iauelot bruslant :
> Si la matiere estoit en moyenne montance,
> Tu dirois auoir veu flamboyer vne lance :
> Si grosse elle s'estend, tu voudras estre creu,
> Qu'vn grand cheuron de feu te seroit apparu.

Cheure saute-lante. Cheure sautelante est vne impression de feu engendree d'exhalaison, inesgalement dispersee çà & là, mais plus en long qu'en large, telle-ment que la flamme sautant d'vne part à l'autre, semble ietter des estincelles de feu, lesquelles retirent à des Cheures qui s'entrecho-quent.

Estoile volãte. Mais quand la matiere estenduë en longueur, est esparse en plu-sieurs petites parcelles de grandeur & largeur esgale, on l'appelle estoile volante. Baïf a clairement monstré en ces vers, comment l'v-ne & l'autre se forme :

> Qui te diroit aussi que des Cheures sautassent
> Ardantes dans le Ciel, & qu'elles se creassent

Des terreſtres vapeurs, ne le croirois-tu pas?
Et tu vois tous les iours tout le meſme icy bas,
Quand le page maling, au flaſque de ſon maiſtre
Ayant robé la poudre, à l'eſcart ſe voit eſtre
Auec ſes compagnons pour y faire ſes ieux,
Par petits moncelets laiſſant des entre deux
Il range ſon amorce, & choiſit vne place
Qu'il nettoye deuant, où ſa poudre il entaſſe:
Et puis y met le feu, reſouflant le charbon
Qu'il auoit enfourché dans le bout d'vn baſton,
Soudain la flamme prend, & dont elle commence
De l'vn en l'autre ras à ſauts elle s'eſlance:
Tu dirois à les voir que ſeruient des moutons,
Ou des Cheures en feu qui ſe iettent à bons,
Telles Cheures auſſi dedans l'air figurees,
S'enflamment de vapeurs d'entre elles ſeparees:
Qui ſont comme en monceaux de pareille grandeur
L'vn pres l'autre rangez: & ſi toſt que l'ardeur
Dedans l'vne eſt eſpriſe, elle à bons s'achemine
Pour gaigner de ſon feu l'autre cheure voiſine.
Alors qu'elle s'allume, on la voit blueter,
Et des floccons de feu dehors de ſoy ietter,
Qui rapportans autour vn long flammeux pelage
Font ces houppeaux ardans reſſembler dauantage
Aux femmes à long poil des barbus eſtalons.
Mais de l'exhalaiſon ſi les nuages longs
Sont eſpars pres-à-pres en petites parcelles,
De largeur & grandeur égales par entre-elles,
Quand la flamme les fait de ſuite eſtinceler,
Les eſtoiles ſe font qui ſemblent ſauteler.

Comete eſt vne impreſſion de feu engendree d'exhalaiſon groſſe, eſ- **Comete.**
paiſſe, gluante, graſſe & huileuſe, qui s'amaſſe & s'enflamme peu à
peu, en la plus haute region de l'air. Aſſez ſouuent la Comete dure **Pourquoy elle**
deux ou trois mois, & quelquefois dauantage, pource que ſa matie- **eſt de longue**
re ne s'allume pas tout à coup, & qu'elle eſt entretenuë d'exhalai- **duree.**
ſon nouuelle, qui monte tous les iours en haut. Pour la diuerſité de **Combien il y en**
ſa figure, on remarque trois ſortes de Cometes. Si la matiere eſt amaſ- **a de ſortes.**
ſee en rond, & ſemble par tout enuironnee de cheueux, la Comete eſt
appellee cheueluë: Si elle a en bas la forme d'vne longue barbe, la
Comete eſt ſurnommee barbuë, & quand elle eſt eſtenduë en long,
on dit que c'eſt vne Comete à queüe. On tient que les Cometes ſont **Comment elles**
ſignes prodigieux de la vengeance diuine: **preſagent mal-**
heurs.

Qui nous vont menaçant de tumultes, d'alarmes,
De guerres, de combats & martiaux vacarmes,

D

De la deſtruction de maintes nations,
De la mort des grands Rois, & de ſeditions,

comme teſmoigne le Poëte Pontanus , apres la Sybille. Meſme que les Cometes ſont preſages de famine, & de peſte, d'autant qu'elles ne ſe peuuent engendrer, ny durer ſi long temps, ſans vne tres-grande quantité d'exhalaiſons, de l'attraction deſquelles la terre eſt extréme-ment deſſechee par des chaleurs extremes, de maniere que les fruicts de la terre ſe perdent la plus part, faute d'humidité, & encore le peu qui reſte ne vient il point à perfection. De là s'enſuit la cherté : de la cherté la famine : & de la famine, la mauuaiſe nourriture : de la mauuaiſe nourriture, la corruption des humeurs : & de la corruption des humeurs, auec l'infection de l'air, ſuruenues par les exhalaiſons puantes s'enſuit la peſte.   Tout cela rend les hommes triſtes, chagrins, phantaſques, querelleux & ſeditieux. Encore croit-on que les Cometes particulierement ſont meſſageres de la mort prochaine de quelque grand Roy ou Capitaine, pource que les courages des plus grands ſont plus ſuſceptibles de toutes impreſſions, & viuans plus delicatement, ſont plus ſubiects aux maladies aigues.

En la moyenne region de l'air, ſe font les tonnerre, eſclair & foudre, leſquels s'entreſuiuent le plus ſouuent, & ont meſme cauſe de generation.

Lors que l'exhalaiſon montant en haut, rencontre au milieu de l'air, vne nuee eſpaiſſe, qui l'empeſche de paſſer outre, & qu'il s'eſle-ue incontinent apres des vapeurs en la moyenne region de l'air, qui viennent auſſi toſt à ſe congeler par la froideur du lieu, & ſe tourner en nuee, l'exhalaiſon chaude encloſe & ſerree de tous coſtez entre deux nuees froides vnies enſemble, fuyant ſon contraire, fait tous ſes efforts pour eſchapper du lieu où elle eſt eſtroittement aſſiegee. Et comme elle taſche faire vne ſortie en haut, elle y trouue la froideur extreme, qui luy fait teſte, & qui la repouſſe rudemēt. Et voyant qu'elle ne peut faire breche à la nuë de ce coſté là, elle eſt contrain-cte de changer de batterie & de l'attaquer autre part. Sur le champ el-le r'allie toutes ſes forces, & s'en vient faire vne rude charge à l'autre coſté, pour ſe donner paſſage par bas, à trauers de ſon aduerſaire: ny plus ny moins que ceux qui ſont dans vne place reduits à l'extremité & au deſeſpoir font vne ſaillie à trauers de leurs ennemys pour ſe ſau-uer. Ce que Du-Bartas a voulu repreſenter en ces vers:

> *La chaude exhalaiſon ſe voyant reueſtuë*
> *De la froide eſpaiſſeur de ceſte humide nuë,*
> *Renforce ſa vertu, redouble ſes ardeurs,*
> *Et reioincte fait teſte aux voiſines froideurs.*

Or le choc de la chaleur enfermee contre le froid, qui la preſſe de toutes parts, eſt cauſe que l'exhalaiſon s'enflamme, & vient finale-ment à rompre la nuë par deſſous, & en eſclatant ſa priſon faict vn bruit effroyable, auec vne merueilleuſe lueur. Le bruit & tintamarre du furieux combat des deux contraires, qui d'vne ardente ſecouſſe, choquent l'vn contre l'autre, s'appelle tonnerre : & la lueur qui s'eſlance toutes les fois que l'exhalaiſon s'allume, ſe nomme eſclair. Et ſous le nom de foudre eſt entenduë l'exhalaiſon ardante, qui deſcend ça bas, quand la nuee eſt creuee. L'eſclair ordinairement ſuit le foudre, & ſi s'eſlance par fois tout ſeul ſans le foudre, pour autant que l'exhalaiſon chaude eſtrainte en la nuee froide eſtoit ſi ſubtile, qu'elle n'a peu s'eſpaiſſir en foudre. Et quoy que l'eſclair paroiſſe le premier, ſi eſt-ce qu'il ſuit le tonnerre, & neantmoins nous voyons pluſtoſt l'eſclair, que nous n'oyons le tonnerre, parce que la veüe eſt vn ſens beaucoup plus ſubtil que l'ouye, comme dit tres-bien Horace :

Des oreilles l'obiect eſt bien plus tard receu,
Que ce qui eſt des yeux clairs-voyans apperceu.

Ainſi voyons nous donner le coup, auant que le bruit paruienne à nos oreilles, quand quelqu'vn loing de nous couppe vn tronc d'arbre.

Entre les foudres l'vn eſt plus ſubtil, les autres plus groſſiers. Le premier pour la ſubtilité de l'exhalaiſon, dequoy il eſt cauſé, perce tout outre ce qu'il attouche, briſe ce qu'il rencontre de plus dur, & tout ce qui luy fait reſiſtence, & en vn tourne-main produit des effects merueilleux, elegamment exprimez par noſtre Poëte, en ces vers :

Son incroyable effort peut briſer tous nos os,
Sans bleſſer noſtre peau, peut fondre l'or enclos
Dans vn auare eſtuy, ſans que l'eſtuy ſe ſente
Intereſſé du choc d'vne ardeur ſi puiſſante :
Peut tronçonner l'eſtoc ſans ſa gaine toucher :
Peut foudroyer l'enfant ſans entamer la chair,
Ny les os, ny les nerfs de la mere, eſtonnee
Que ſa charge elle void pluſtoſt morte que nee :
Cendroyer les ſouliers ſans les pieds offencer,
Et vuider de liqueur le muy ſans le percer.

Des foudres plus groſſiers l'vn eſt engendré de matiere eſpaiſſe & viſqueuſe aucunement ſulphuree, qui bruſle & met le feu par tout où il paſſe, laiſſant au départ vne grande puanteur : L'autre eſt de nature terreſtre moins combuſtible, qui eſparpille ce qu'il rencôtre, & noircit plus qu'il ne bruſle.

Quelquefois ſans tonnerre precedent, l'exhalaiſon eſt pouſſee des nuës en bas d'vne telle impetuoſité que par l'alliſion de l'air elle s'enflamme. Ce Meteore s'appelle en Grec ωρηϛηϛ. Il a grande affinité auec le foudre, d'autant que l'vn & l'autre eſt vne exhalaiſon ardante, mais la cauſe de l'inflammation eſt differente.

Les impreſſions de feu qui s'engendrent en la baſſe region de l'air,

De feu remar-
quables en la
basse region de
l'air.

paroissent sur la mer, ou sur la terre. Sur la mer, commes les feux vo-
lages qui voltigent par le mas & antannes des vaisseaux. Sur la terre,
comme les feux qu'on void aucunefois sur les cemetieres & voirries,
prouenans des exhalaisons grasses & huileuses, qui s'esleuent de ces
lieux là par la reuerberation des rais du Soleil, lesquelles estans agitees par quelque tourbillon viennent à s'enflammer. Quelquefois
aussi par la seule agitation de l'air, telles exhalaisons s'enflamment à
l'entour de ceux qui courent la poste en Esté, pendant les nuicts
chaudes. Assez souuent aux armees durant la grande chaleur, des pareilles flammes se perchent au haut des picques des soldats, lors qu'ils
marchent le soir ou la nuict en esquadrons serrez, ces longs bois
rencontrans des exhalaisons aisees à s'enflammer par l'agitation de
l'air. De semblable matiere s'engendrent aussi sur la face de la terre,
des vermisseaux luisans & flamboyans, comme du feu.

Des impressions d'air.

Passages aux
impressions
d'air.
Comment s'en-
gendrent les
vents.

C'est assez parlé des impressions ignees, poursuiuons les aëriennes,
qui se forment encore d'exhalaison, mais sans inflammation, comme
les vents & les tourbillons. Les vents s'engendrent d'vne abondance
d'exhalaison chaude & seche esleuee de la terre en haut par la vertu
du Soleil & violemment repoussee en bas autour de la terre, par la
froideur de la moyenne region de l'air, qu'elle rencontre en son che-

D'où procedent
leur mouue-
ment.

min. De sorte que l'origine du mouuement des vents vient d'enhaut,
& la matiere d'enbas.

Or d'autant que la matiere montant droit en haut, y trouue son
contraire qui la rebute, & chasse ça & là, elle est contrainte de re-
brousser obliquement son cours en bas, & de tourner de costé & d'autre, frappant & agitant l'air. Les vents du commencement n'ont pas
grande force, mais elle accroist tousiours de plus en plus, à mesure
qu'ils soufflent loing, à cause des nouuelles exhalaisons qui se mes-
lent parmy, comme il aduient en la naissance des fleuues. Les vents
diametralement opposez les vns aux autres, sont contraires. Or les
vents contraires ne peuuent souffler ensemble. Car il faut que le plus
foible, cede tousiours au plus fort. Trop bien les contraires souf-
flent-ils en diuers temps. Mais il n'y a rien qui empesche ceux qui ne

Leur distinctiõ.

sont pas contraires de souffler ensemble. La distinction des vents est
prise des endroicts du Ciel, d'où ils commencent à souffler vers nous.
Car bien qu'ils soient tous creez de mesme matiere, si est-ce que la
diuersité des regions d'où ils prennent leur naissance, a donné à chacun diuers nom & temperament.

Leur nombre.

Les anciens ont recogneu quatre vents principaux, respondans aux
quatre coins du monde, assignez au Leuant, Couchant, Midy & Septentrion, lesquels sont gentiment comparez par nostre Poëte aux

quatre temps, humeurs, elemens, & aages.

Sentant les quatre vents, qui d'vn chemin diuers,
Marquent les quatre coins de ce grand Vniuers,
Ie remarque és effects de leurs bruyans passages,
Quatre temps, quatre humeurs, quatre elemens, quatre aages.
Cil qui naist chez l'Aurore, imite en qualité
L'aage tendre, le feu, la cholere l'Esté.
Cil qui seiche en venant l'Afrique solitaire,
L'aage plus fort, les airs, le sang, la Prime-vere.
Cil qu'on sent du Ponant moitement arriuer,
L'aage pesant & l'eau & le Phlegme & l'hyuer.
Cil qui part de la part où tousiours l'air frissonne,
L'aage flestri, les champs, l'humeur triste, & l'Automne.

Depuis on en a adiousté huict à ces quatre, tellement qu'à chaque coin du Monde on considere trois vents, vn principal & deux collateraux.

Le principal des vents Orientaux, qui vient du Leuant vernal est *Les vents Orientaux. Subsolanus.* appellé des Grecs *Apeliotes*, & des Latins *Subsolanus*, des François *Solaire*, & des mariniers *Est*, pource qu'il demonstre l'estre du Soleil, comme disent aucuns. Il est le plus temperé, pur, subtil, & salubre, & apporte le beau temps. Celuy qui sort du Leuant brumal, est nommé en Grec *Euros*, & en Latin *Vulturnus*, pource qu'il bruit fort, & *Eurus.* vole haut, comme le vautour. Les mariniers l'appellent *Sud-est*. Pource qu'il tire vers Midy, il est chaud & humide, mais moins que les vents Meridionaux. Il obscurcit le iour de brouillars espais, & amasse ordinairement des nuages.

Celuy qui part du Leuant d'Esté, est nommé *Hellespontius*, & des *Caecias.* Grecs *Caecias*, mot approchant de *Cacia*, qui signifie malignité, à cause qu'il est inconstant, attirant tousiours à soy les nuees, & pourtant maling. Les nochers l'appellent *Nord-est*.

Le Prince des vents Occidentaux, qui souffle à l'endroit du Ciel, *Les Occidentaux. Zephyrus.* où le Soleil se couche au temps de l'equinoxe, est le plus temperé de tous. C'est pourquoy il est appellé des Grecs *Zephyros*, comme qui diroit *Zoopheros*, c'est à dire Porte-vie, à cause qu'il viuifie & renouuelle au Printemps toute la terre. Les Latins le nomment *Fauonius*, à raison qu'il est doux, gracieux & fauorable. Les mariniers luy ont baillé nom *Ouest*.

Celuy qui vient du couchant brumal est appellé *Africain*, & des *Africus.* Pilotes *Sud-ouest*. Il est tempestatif & phlegmatic, & à cause qu'il voisine le *Sud*, par fois il amene des pluyes, tonnerres & maladies.

L'autre qui procede du couchant d'esté est appellé *Corus*, des Grecs *Corus.* *Argestes*, des mariniers *Nord-ouest*, des Italiens vent *Mestral*. Il est tourbilloneux, assez froid & humide, & engendre les gresles & les neiges.

Les Meridionaux. Auster.

Le Roy des vents Meridionaux souffle droit du Midy au Septentrion. Il est appellé des Grecs *Notos*, c'est à dire humide, & des Latins *Auster*, comme qui diroit puiseur, à cause qu'en venant il puise beaucoup de vapeurs sur la mer. Les François le nomment *l'Autan*. Les Pilotes *le Sud*, aucuns le vent Marin, les autres *Pluau*, pour son effect, qui est d'amener la pluye.

Euronotus.

Celuy qui l'accompagne du costé de l'Aurore, est appellé des Grecs *Euronotos*, des Mariniers *sud-sud-est*. Et l'autre qui le costoye de la part du Ponant, des Grecs *Libonotos*, des nochers *Sud-sud-oest*. Ils sont l'vn & l'autre pluuieux comme leur maistre.

Libonotus.

Les Septentrionaux, le Nord.

Le Cardinal des vents Septentrionnaux qu'on sent souffler à l'opposite de l'Autan, est nommé des Grecs *Aparctias*, c'est à dire vent de l'ourse, des mariniers *le Nord*, & des Italiens *la Tramontana*. Il estraint les nuës, & conuertit les eaux en glace, sans pluye. Il a pour compagnon du costé d'Orient le vent de *Bize* que les Grecs appellent *Boreas*, & les Latins *Aquilo*, qui esbranle les tours de son souffle terrible, qui ronge, qui flestrit par ses aspres froideurs des vignes & des vergers les bourgeons & les fleurs.

La Bize.

Le vent de Galerne.

Et a vers le Ponant le vent de *Galerne*, appellé des Grecs *Thracias* & des Latins *Circius*, *à vertigine*, à cause qu'il fait des tourbillons. Il apporte les neiges auec la Bize.

Que les vents collateraux dependēt tous des 4. principaux.

Les Pilotes modernes ont remarqué trente deux vents, & qui les voudroit encore subdiuiser, il s'en trouueroit vne infinité. Mais il est certain, qu'ils dependent tous des quatre premiers, comme maintient Du-Bartas en ces vers:

Non que iusqu'à present nous n'ayons apperceu
Plus de vents que l'Oest, le Nord, l'Est & le Su.
Celuy qui void sur mer or' l'vn, or' l'autre Pole,
En marque trente-deux sur la docte boussole:
Bien qu'ils soient infinis, comme infinis les lieux,
D'où sort l'exhalaison qui vente le Cieux.
Mais tous de quel costé que prompts ils se desbandent
Ainsi que de leurs chefs de ces quatre dependent.

Pourquoy le remuement des nuees prouient des vents.

Pourquoy les vēts & la pluye ne durent gueres ensemble.

Les exhalaisons dequoy sont creez les vents, ne cedent pas soudain aux nuees qu'elles rencontrent là haut, ains les combattent quelque temps, taschant à les forcer pour se faire voye & s'esleuer plus haut. De là vient qu'auāt que nous ressentions ça bas les vents, nous voyōs mouuoir là haut les nuages agitez par iceux. Et d'autant que les vents sont composez d'vne matiere contraire en qualitez à celle de la pluye, ils ne peuuent gueres durer ensemble, ains se liurent continuellement la guerre, iusques à ce que le plus fort ait destruit l'autre. Mais la pluye emporte ordinairement le dessus, si le vent n'est bien fort, & muny d'vne grande quantité de matiere.

Pourquoy les

Les vents ne peuuent non plus se maintenir contre l'ardeur des extremes chaleurs, ny contre la rigueur des extremes froideurs, parce que celle là les diffipe, & cefte-cy les congele & referre auec les nues, & les reduit apres en pluye.

Les tourbillons qui troublent, brouillent & agitent impetueufement l'air, s'engendrent lors que l'exhalaifon enclofe dans la nuee, bandant toutes fes forces pour fortir, fans toutesfois s'enflammer, à caufe de fon efpaiffeur, eft pouffee en bas auec impetuofité par fon contraire. Quand l'exhalaifon defcend de la nuë droit en bas, ruinant, gaftant & bouleuerfant tout ce qu'elle rencontre en fon chemin, ce tourbillon s'appelle en Grec *Ecnephias*, & en Latin *Procella*.

Mais fi l'exhalaifon iettee par force en bas, fur vne autre montant en haut, qui luy fait rebrouffer fon cours, vient en tournoyant fur la terre, & piroüettant ça & là, à arracher les arbres, abbatre les edifices, plier, tordre & fracaffer tout ce qu'elle rencontre, & renuerfer les vaiffeaux fur la mer, ce tourbillon s'appelle en Grec *Typhon*, en Latin *Vertex*.

Quand il arriue que telle exhalaifon eft enfermee dans les entrailles & creux de la terre; & qu'elle ne trouue point d'ouuerture pour fortir, elle bruit & tempefte fi fort là dedans, qu'elle fait trembler la terre, & en fe donnant paffage par force, l'efbranle quelquefois d'vne fi eftrange façon, que tout ce qui eftoit affis deffus, eft renuerfé & abyfmé, comme a bien remarqué noftre Poëte en ces vers, qu'il addreffe à Dieu:

Souuent ta main cholere eftoche vne parcelle
Et non le corps total de la terre rebelle,
S'aydant des Aquilons, qui comme emprifonnez
Dans ces creux inteftins grommelent forcenez:
La peur gele nos cœurs, & blefmit nos vifages,
Le vent fans faire vent fait trembler nos bofcages,
Les tours croulent de peur: & l'enfer irrité
Engloutit quelquefois mainte riche cité.

Des impreffions d'eau.

I'ay maintenant deduy par ordre, toutes les impreffions de feu & d'air, qui fe font d'exhalaifon: reftent les impreffions aqueufes, qui s'engendrent de vapeur, en la moyenne ou baffe region de l'air.

En la moyenne region de l'air, fe forment les nuees, la pluye, la neige & la grefle.

Les nuees fe font d'vn amas de vapeurs chaudes & humides efleuees en la moyenne region de l'air, efpaiffies par l'extreme froideur du lieu.

Elles demeurent quelque temps penduës en l'air, par la chaleur du Soleil qui les attire: & font fouuent agitees ça & là, en di-

vents ne font pas impetueux durant les extremes chaleurs & froideurs.

Comment s'engendrent les tourbillons.

Ecnephias. Typhon.

Commët fe fait le tremblement de terre.

Paffage aux impreffions d'eau.

Celles qui s'engendrent en la moyenne region de l'air.

Comment fe font les nuees. Qui les fouftiët & fait mouuoir.

uers quartiers, par le mouuement des vents.

D'où vient qu'elles sont tãtoſt blanches, tantoſt rouges, tantoſt noires.   Tout ainſi que la fumee rend la flamme rouge qui eſt d'elle-meſme claire & reluiſante, de meſme l'exhalaiſon fumeuſe qui ſe meſle parmy la vapeur, fait elle deuenir les nuees rouges, qui d'elles-meſmes ſont blanches : mais la vapeur trop eſpaiſſe les rend noires. Or eſt-il ayſé à voir que le rouge prouient du noir & du blanc, d'autant que la fumee eſtant oppoſee à la ſplendeur du feu, fait trouuer la flamme rouge. Voila pourquoy vn charbon allumé deuient rouge, & pourquoy le Soleil qui eſt blanc, rougit par l'interpoſition des fumees entre luy, & noſtre veüe.

Les impreſſions qui apparoiſſẽt és nues.   Es nues diuerſement illuſtrees du Soleil ou de la Lune, il ſe forme diuerſes repreſentations, qui ne ſont pas impreſſions reelles, ains ſeulement en apparence, comme la couronne qu'on void quelquefois à l'entour du Soleil & de la Lune, l'arc-en Ciel, & autres pareilles.

La couronne qui paroiſt au-tour du Soleil & de la Lune.   La couronne que les Grecs appellent *halon*, eſt vn cercle lumineux en vne nuee ronde, eſgalement eſpaiſſe, iuſtement ſituee entre noſtre aſpect, & l'aſtre qui darde ſur elle directement ſes rais. Du-Bartas la deſcrit clairement en ces vers:

> ————— *Quelquefois ie voy naiſtre*
> *Vn cercle tout en feu des rais clairement beaux*
> *De Phœbus, de la Lune, & des autres flambeaux,*
> *Qui regardans a plomb ſur le dos d'vne nuë*
> *Eſgalement eſpaiſſe & de ronde eſtenduë,*
> *Et ne pouuant faucer l'eſpaiſſeur de ſon corps,*
> *En couronne arrondis ſe reſpandent aux bords:*
> *Ainſi ou peu s'en faut qu'vne torche allumee*
> *Au coin d'vn cabinet dont la porte eſt fermee,*
> *Ne pouuant percer l'huis du luſtre de ſes rais,*
> *Les fait luire dehors par les bords de ſes aix.*

L'arc-en Ciel que c'eſt.   L'arc-en Ciel que les Grecs appellent *iris*, eſt vn demy-cercle de diuerſes couleurs paroiſſant en vne nuee rouſoyante, eſpaiſſe, obſcure & creuſe, par le moyen de la reflexion des rais du Soleil, qui luit à l'oppoſite. Du-Bartas declare comment il ſe fait, en ces vers:

Comment il ſe fait.

> *Mais quand vers ſon declin du Soleil le viſage*
> *Flamboye vis-à-vis d'vn humide nuage*
> *Qui ne peut ſouſtenir l'eau dont il eſt enceint*
> *Plus long temps dans le flanc, ſa claire face il peint*
> *Deſſus l'humide nuë, & d'vn pinceau bizarre*
> *La courbeure d'vn'arc ſur nos teſtes bigarre.*
> *Car l'oppoſé nuage, & qui premier reçoit*
> *Les traits de ceſt archer les repouſſe tout droit*
> *Sur la nuë voiſine, & ſon teint diuers meſle*
> *Auec l'or eſclatant d'vne torche ſi belle.*

Tout

> Tout ainsi que Phœbus frapant contre vn gobeau
> Sur la fenestre assis, tu vois soudain que l'eau
> Renuoye d'vn long traict ceste clarté tremblante
> Contre le haut plancher de ta salle brillante.

Quelquefois aussi vne nuee rousoyante, vnie & polie, comme vn miroir, se rencontrant à costé du Soleil ou de la Lune, reçoit leur image. Et d'autant qu'ils dardent quelquesfois leurs rais sur deux ou trois nuees prochaines ensemble, il aduient qu'on void deux ou trois Soleils, ou autant de Lunes. Les Grecs appellent l'image du Soleil *parelie*, & celle de la Lune *paraseline*. Du-Bartas les a gentiment exprimé en ces vers. *Les images du Soleil & de la Lune empreintes és nues.*

> D'autre-part si la nuë est assise à costé
> Non sous ou vis-à-vis, soit de l'astre argenté,
> Soit du doré brandon, & l'vn & l'autre forme:
> Par vn puissant aspect sa double ou triple forme
> Dans le nuage vni. Le peuple est estonné
> De voir en mesme temps par trois cochers mené
> Le beau char donne-iour, & qu'encor les nuicts brunes
> Reçoiuent à l'enuy pour roynes plusieurs Lunes.

La pluye se fait, quand les nuees se resoudent en eau, qui tombe goutte à goutte en bas, soit que le Soleil vienne à dissoudre les nuees par sa chaleur, ou que le vent les faisant choquer l'vne contre l'autre, soit cause qu'elles se creuent & fondent en eau, qui distile sur la terre à mesure qu'elles se liquefient: dont les gouttes sont par fois deliees, par fois plus grosses, tant pour l'esloignement ou proximité de la nuee rompuë que pour la diuersité de sa matiere, qui est tantost plus subtile, tantost plus grossiere. *Comment se fait la pluye.*

La neige s'engendre d'vne nuee rare gelee par le froid, auant qu'estre condensee, laquelle se dissoluant par l'agitation des vents, tombe à floccons, non pas si durs que la gresle, parce qu'ils ne sont pas si gelez. *La neige.*

> Quelquefois il aduient que la force du froid
> Gele toute la nuë, & c'est alors qu'on void
> Tomber à grands floccons vne celeste laine;

dit Du-Bartas à ce propos.

La gresle n'est autre chose que la pluye gelee en l'air, à mesure qu'elle descend de la nuee, comme tesmoigne le mesme Poëte en ces vers: *La gresle.*

> D'autrefois il aduient qu'aussi tost que la nuë
> Par vn secret effort en goute d'eau se müe
> Que de l'air du milieu l'excessiue froideur
> Les durcit en boulets, qui tombent de roideur.

Les nuees se resoluent pendant la grande froideur d'Hyuer, en neige; & durant l'extreme chaleur d'Esté, en gresle: par ce que tant plus la froidure de l'air est en Hyuer poussee en bas, tant moins fait-il froid *Pourquoy la neige tombe en Hyuer, & la gresle en Esté.*

en haut: & au contraire tant plus la chaleur de l'air en Esté est repouſ-
ſee en bas, tant plus froid fait-il en haut; qui est la cauſe pourquoy la
neige tombe en Hyuer, & la greſle en Esté. Il appert par là que la nuee
qui eſpard la greſle eſt plus froide, que celle d'où deſcend la neige.
Auſſi la greſle eſt-ce vne pluye extremement condenſee & congelee.
Comment elles different en forme & matiere.   Et la neige, vne pluye eſcumeuſe legerement congelee. Au reſte la
matiere de la neige eſt beaucoup plus rare & legere, qué celle de la
greſle, d'autant qu'il y a de l'air meſlé parmy la vapeur, comme il
appert par ſa blancheur admirable.   Car les choſes fort blanches, &
d'ailleurs fort legeres, ont beaucoup d'air enclos en elles, comme
l'eſcume & le cotton.

Les impreſſions d'eau qui s'engendrent en la baſſe region de l'air.   En la baſſe region de l'air ſe forment le broüillard, la roſee, la bruine & la glace.

Comment ſe fait le broüillard.   Le broüillard ſe faict d'vn tas de vapeurs groſſes & eſpaiſſes qui
troublent & obſcurciſſent l'air qui nous enuironne, ne pouuant à
cauſe de la foibleſſe des rayons du Soleil monter plus haut. De ſorte
En quoy il eſt different de la nuee.   qu'il n'eſt different du nuage que pour le regard du lieu de la generation. C'eſt pourquoy les Latins l'ont appellé *Nebula*. Auſſi les Grecs
nomment-ils l'vn & l'autre νεφέλη, autrement νέφος, mot compoſé de
νε qui denote priuation, & de φάος qui ſignifie lumiere. Ceſte etymologie eſt confirmee par Plutarque, au liure du premier froid, diſant,
νέφος ὁ συμπεσὼν ἡ πυχνωθεὶς ἀὴρ ἀπόφασις φωτὸς κέκληται. c. L'air reſerré & eſ-
paiſſi s'appelle νέφος, comme qui diroit priuation de clarté. Or comme des nuees procedent la pluye, la neige & la greſle: ainſi des broüil-
lards prouiennent la roſee, la bruine & la glace.

En quoy il con-uient auec elle.
Comment ſe fait la roſee.   La roſee ſe fait d'vne vapeur moite, qui en temps ſerain & paiſi-
ble, ne ſe pouuant eſleuer gueres haut, à cauſe de la foibleſſe de la chaleur, & de la fraiſcheur temperee de la nuict, ſe tourne en gouttelet-
tes d'ean, qui reluiſent comme des perles, à la cime des herbes & aux
A qui elle reſ-ſemble.   fueilles des arbres. La roſee reſſemble à la pluye. Mais la pluye ſe fait
d'vne grande quantité de vapeurs amaſſees de longue main, en vn lieu
ſpacieux: & la roſee d'vne petite quantité de vapeurs concreées toutes en vn iour, en peu d'eſpace.

Comment ſe fait la bruine.   La bruine procede d'vne vapeur humide, que le Soleil lors qu'il eſt
moins vigoureux, eſleue en la baſſe region de l'air, où elle s'arreſte,
& la nuict à raiſon de la froideur ſe gele, & tombant demeure à fleur
En quoy elle conuient auec la roſee.   des herbes. Mais la gelee n'arriue point, ſi le vent ſouffle. Car le vent
eſt cauſe que la vapeur ne ſe peut eſpaiſſir. Tellement que l'agitation
& mouuement de l'air diſſipe la bruine. C'eſt pourquoy elle conuient
auec la roſee, en ce qu'elle ne tombe iamais, que le temps ne ſoit
tranquille & ſerain. Car la ſerenité accompagne touſiours l'vne &
l'autre, pource que la matiere de la nuee eſt tombee en bas, n'ayant
peu monter plus haut. Ce qui rend le Ciel ſerain.

En quoy elle   Mais la bruine differe d'auec la roſee, en ce qu'elle ſe crée en temps

& lieux froids : & la rofee en temps doux & temperé. Ioint que la ro- *differe d'auec elle.*
fee fe refoud incontinent en eau : mais la bruine dure iufques à ce que
le Soleil ou quelqu'autre chofe l'ait fait fondre. Ordinairement aufsi
la bruine put, à caufe qu'il y a des exhalaifons chaudes forties quelquefois de quelque lieu infect de la terre, meflees parmy les vapeurs
humides iffuës des marefts. C'eft pourquoy elle gafte les fleurs & les
fruicts.

La bruine refpond à la neige. Car comme la neige fe fait lors que la *Comment elle*
nuee fe gele là haut, ainfi la bruine aduient-elle quand la vapeur fe *refpõd à la nei-*
gele çà bas. Mais d'autant que la neige tire fon origine de vapeurs plus *ge.*
fubtiles que la bruine, pour auoir efté efleuees plus haut par la chaleur, elle n'eft pas nuifible aux biens de la terre, comme la bruine. Car *En quoy elle*
il eft certain que la neige deffend & garantit les plantes, & fur tout les *differe d'auec*
bleds de l'iniure de l'air, & venant peu à peu à fe fondre, engraiffe les *elle.*
champs, & les rend fertils. Au contraire la bruine, quoy que froide
& humide (chofe admirable) neantmoins en vertu de quelque expiration cauftique enclofe dedans, feiche, ternit, & fait flaiftrir incontinent les fruicts de la terre, comme fi le feu auoit paffé par
deffus.

C'eft pourquoy les Latins l'ont tres-bien appellée *pruina*, *à peruren-* *Pourquoy les*
do, pource qu'elle brufle & reduit en cendres les tendres boutons des *Latins l'ont ap-*
vignes & des arbres fruictiers, & rend les efpics & le froment mef- *pellée pruina.*
me qui eft dedans noirs, comme charbons menuifez. Et n'y a point
de doubte que Dieu ne l'enuoye exprés pour la punition des mef- *Pourquoy Dieu*
chàns, qui par leur vie diffoluë fe rendent indignes des biens qu'il *l'ennoye.*
nous eflargit de fa main liberale, comme tefmoigne le Prophete
Royal au Pfalme 147. chantant ainfi :

Qui de neige veftit les monts, les vaux, la plaine,
Comme d'vn chaud habit de molle & blanche laine,
Quand les mortels humains ne mefprifent fa loy :
Mais fi en fes edicts inconftante eft leur foy,
Alors, comme la flamme, en terre fait defcendre
La bruine qui reduit l'honneur des champs en cendre.

La glace fe fait quand l'eau fe prend par la vehemence du froid qui la *Comment fe*
ferre. Mais il faut qu'il y ait des exhalaifons terreftres meflees *fait la glace.*
parmy.

La glace refpond à la grefle. Car l'vne & l'autre n'eft qu'eau gelee. *Comment elle*
Le different gift en ce que la grefle s'engendre en haut, & la glace en *refpond à la*
bas. Au refte la glace eft beaucoup plus dure que la blanche gelee. *grefle.*
Car d'autant que la vapeur a en foy la chaleur qui l'efleue en haut, el- *En quoy elle*
le ne peut iamais eftre fi fort gelee que l'eau qui eft plus froide & plus *differe de la*
efpaiffe. Il y a deux fortes de glace. Car l'vne fe fond au retour du So- *blanche gelee.*
leil fur noftre horizon, & à l'ayde des vents chauds : l'autre demeure *Qu'il y en a*
perpetuellement dure, comme le cryftal. *deux fortes.*

Ariftote tient que les fontaines & les fleuues s'engendrent de va- *Comment s'en-*

gendrent les
fontaines &
les fleuues.

peurs en la terre, comme les impreſſions aqueuſes en l'air ; d'autant
que les vapeurs encloſes dans les creux de la terre, auec l'air qui s'y
inſinuë par les conduits qu'il rencontre, venans à ſe prendre & con-
denſer par la froideur de la terre, elles ſe tournent en eau, laquelle
coulant par des canaux ſouſterrains, ſe fait en fin ouuerture en quelque endroit, & produit les ſources des fontaines, d'où ſont deriuez
les ruiſſeaux, & du ramas des ruiſſeaux les fleuues. Bien que le Philoſophe accorde que l'eau qui coule des fontaines & riuieres, a quelquefois ſon rapport de la collection des pluyes. Mais d'autres ne ſe
peuuent perſuader que toutes les fontaines & les riuieres du monde,
tirent leur origine, ny du changement des vapeurs & d'air en eau, ny
de la collection de l'eau qui tombe du Ciel : ains croyent que l'eau
des fontaines & riuieres vient de la mer par des canaux ſouſterrains,
par leſquels elle ſe deſpoüille de ſa ſaleure, en la longue traicte qu'elle
fait par le dedans des lieux pierreux & ſabloneux où elle paſſe. Et fon-

Ecclef. 1.

dent leur croyance ſur l'Eſcriture ſaincte, qui teſmoigne que tous les
fleuues entrent dans la mer, ſans qu'elle s'enfle aucunement pour cela, & qu'il faut qu'ils s'en retournent au lieu d'où ils ſont partis pour
couler derechef.

Comment les
Meteores ſont
creez pour le
ſeruice de l'hö-
me.

Voila les trois ſortes d'impreſſions qui ſe font en l'air, pour le ſalut
du genre humain. Celles de feu ſeruent à conſumer les fumees puantes & infectes qui s'eſleuent des corps putrefiez ſur la terre. Quoy ?
(dira quelqu'vn) les Cometes ſont preſages de malheur, & menaces
de la vengeance diuine. Il eſt vray. Mais quand Dieu eſt ſur les termes
d'executer ſa iuſtice, il eſt expedient que nous en ſoyons aduertis, afin
de penſer à noſtre conſcience, & d'auoir viſtement recours à ſa miſe-
ricorde, pour obtenir remiſſion de nos fautes. L'vtilité des vents eſt
ineſtimable. Car tantoſt ils moderent l'extreme chaleur, tantoſt l'extreme froideur de l'air : ores ils humectent l'air trop ſec, ores ils le deſſechent quand il eſt trop humide : aucunefois ils le chargent de nuees,
qu'ils y pouſſent d'ailleurs pour nous preparer de la pluye : & puis ils
l'en deſchargent, & chaſſant loing de nous tous les nuages, le balient,
l'eſpurent, & le purgent de toute infection. Ioint que ſans eux nous
n'aurions point de commerce auec les nations ſeparees de nous par la
mer, d'autant que le vent eſt l'ame de la nauigation. Les impreſſions
aqueuſes ne ſont pas moins profitables que les aëriennes. Les nuees,
par leur eſtenduë nous deffendent de la plus froide region de l'air. Elles nous donnét de la pluye. La pluye arrouſe & engraiſſe les champs.
Elle eſt cauſe de la production de tous les biens de la terre. Pareillement la roſee. Auſſi eſt la neige, meſme la glace par accident. Quant à
la greſle & la bruine, ce ſont verges de quoy Dieu nous chaſtie ſouuét,
afin que nous quittions nos deſbauches, & amendions noſtre vie deſ-
bordee. Il appert par là que les Meteores ſont tous creez de Dieu,
pour le ſeruice de l'homme.

DES MINERAVX.

LEs Mineraux ont grande affinité auec les Meteores, d'autant que En quoy les Mineraux côuiennent auec les Meteores. selon Ariftote, ils font compofez de mefme matiere. C'eft pourquoy il en traicte en fa Meteorologie. Car fuyuant fa doctrine, les Mineraux font corps conftans & permanens, engendrez des exhalaifons & vapeurs enclofes dans les entrailles de la terre, ainfi que les Que c'eft que Mineraux. Meteores és regions de l'air. Mais d'autres fans rechercher de fi loing les principes des Mineraux, tiennent qu'ils font formez par la chaleur celefte d'vne matiere terreftre & aqueufe, meflée enfemble dans les mines.

Cardan maintient que les Mineraux font corps viuans, pource Au 5. liu. de fa subtilité. qu'ils font animez, & que la vie eft vne operation de l'ame. Mais nous Refutation de l'opiniõ de Cardan, qui foustient que les Mineraux font corps viuans. nions qu'ils foient animez, & par confequent viuans. Il prouue qu'ils font animez, d'autant qu'ils font engendrez par la chaleur celefte, qui eft l'ame, ou le premier inftrument de l'ame. Mais il s'enfuyuroit de là, que les Meteores qui font creés par la chaleur celefte, feroient pareillement animez. Ce qui eft faux. Ioint auffi que la chaleur du Soleil, eft caufe efficiente externe des corps mixtes: & l'ame, caufe mouuante interne des corps viuãs. Il adioufte que les Mineraux ont des veines & des pores au dedans, pour le paffage de là nourriture que l'ame attire: & côclud par là qu'ils viuent. Nous refpondõs qu'aux plus precieux Mineraux qui fõt les plus parfaits & plus elabourez de nature, il ne s'y trouue aucunes veines. En l'or, il n'y a pores quelcõques, ny au diamant auffi. Si aux pierres viles il fe rencontre dauanture quelque cauité dans leur fubftance, cela arriue à raifon qu'elles aggrandiffent par addition de matiere, laquelle appliquée l'vne fur l'autre, n'eft pas par tout fi bien vnie & iointe, qu'il n'y demeure quelque efpace entre deux, en quelque endroit. Pour confirmer que les Mineraux viuent, il allegue que dans les mines, on remarque des racines, des troncs, des rameaux, des fueilles & des fruicts. Auffi fait-on bien des Croix, des teftes d'hommes, des cornes de cerf, & vne infinité d'autres figures. Les nuées donc viuront auffi, ou on void des reprefentations de cheures fautelantes, de dragons volans, & autres corps viuans. Il produit vn tas d'autres raifons friuoles, qui ont efté fubtilément refutées par Iulë. Cefar de l'Efcale fon Antagonifte, en l'Exercitation 102. 103. 104.

Des Metaux.

Il y a trois fortes de Mineraux, les Metaux, les pierres, & les fucs Combien il y a de Mineraux. condenfez dans les mines.

Les Metaux font mineraux qui fe peuuent fondre & eftendre auec Que c'eft que Metaux.

le marteau. Et d'autant qu'ils se rendent liquides par la chaleur, il est aysé à iuger qu'ils sont plus aqueux, que terrestres. Autrement ils s'endurciroient au feu, comme fait la terre. Le Philosophe tient que leur matiere sont les exhalaisons & vapeurs encloses dans les creux intestins de la terre, lesquelles se prennent ensemble, & se congelent par la froideur de la terre & des pierres. Car les vapeurs serrées & condensées par le froid, se tournent premierement en eau, & les exhalaisons en terre bruslée par la chaleur du Soleil, qui penetre iusques là ; puis venans à se mesler ensemble, & se consolider, engendrent les Metaux. C'est pourquoy ils sont potentiellement liquides, humides & aqueux; & actuellement durs, secs & terrestres.

Bodin tasche à renuerser l'opinion d'Aristote. Comment se pourroit-il faire (dit-il) que les Metaux qui sont si pesans, soient engendrez de vapeurs & exhalaisons si legeres ? Comme si le feu ne se transformoit point en air, l'air en eau, l'eau en terre ; & par consequent vn element pesant, ne tiroit pas son origine d'vn leger. Quoy ? ne voyons nous pas tous les iours d'vn leger principe, naistre vn pesant corps? Vn petit pepin ne produit-il pas vn grand arbre? Les plus lourds animaux ne sont ils pas engendrez de semence extrémement legere ? Parquoy Bodin ne fera pas quitter le champ de bataille à Aristote, pour ce coup.

Mais les Chymistes soustiennent que les Metaux sont composez de soulfre & de vif argent : parce que tous les deux se trouuent dans les mines ioignans les Metaux, & que d'ailleurs les Metaux se resoluent en l'vn & l'autre principe. Les Aristotelics respondent que le soulfre & le vif argent extraicts des Metaux, se resoluent apres en vapeurs & exhalaisons, & qu'elles sont par consequent la premiere & originaire matiere des Metaux.

Le soulfre est vne graisse endurcie dans les entrailles de la terre par la chaleur celeste. Quand il n'a point passé par le feu, les Grecs l'appellent ἄπυρον, nous le nommons soulfre vif. Il vaut mieux que celuy qui est artificiellement cuit au feu. Il est de substance tenuë, aërée, capable du feu, pourueu de faculté detersiue, attirante & digerante, d'odeur forte & desagreable, & de temperature chaude & seche. Il y en a de couleur jaunatre, roussatre, rougeatre & grisatre.

Le vif argent est vne eau visqueuse assemblée auec vne terre blanchatre tres-pure. Cestuy-là est comme germe paternel, & cestuy-cy comme semence maternelle des metaux qui se forment dans la matrice de la terre.

Il y a six Metaux, l'or, l'argent, le cuiure, le fer, le plomb & l'estain, qui sont compris en vn verset de la loy diuine. On n'y en trouuera pas dauantage. Les Chymistes neantmoins en comptent sept, qui respondent au nombre des sept planetes : l'or au Soleil, l'argent à la Lune, le cuiure à Venus, le fer à Mars, le plomb à Saturne, l'estain à Iupiter, & le vif argent à Mercure.

Mais le vif argent qu'ils appellent tout exprés Mercure, doit estre *Pourquoy le vif* exclud des Metaux parfaits, pource que cé n'est pas vn corps constant *argët n'est point* pour endurer le marteau.   Ioint que selon leur doctrine mesme c'est *parfait metail.* vn principe metallic.   Or y a il grande difference entre les principes & les corps qui en sont issus & composez.

Au reste le vif argent est tref-aqueux, mais moins pris & condensé *Sa nature.* que les Metaux. Car ce n'est presque rien que de l'eau congelée, non par le froid, car il seroit plus pris & serré qu'il n'est : ny par la chaleur aussi, parce qu'il seroit plus dur & solide: ains plustost par quelque petite portion terrestre, toutefois pure & subtile, qui est cause qu'il est ennemy du sec, & ne se peut arrester sur les choses arides, de peur de s'y prendre par son humeur gluante.

Les Metaux qui participent plus de l'eau, estans d'ailleurs fort so- *Qui sont les* lides, comme l'or & l'argent, sont plus excellens que ceux qui parti- *plus excellens* cipent plus de la terre, comme tous les autres, & principalement le *Metaux.* cuiure & le fer, ainsi qu'on peut iuger de ce qu'estans espurés par le feu, il laisse grande quantité de crasse & d'ordure terrestre.

Que si on obiecte qu'il semble que l'or doit estre fort terrestre à *Pourquoy l'or* cause de sa pesanteur : & le plomb & l'estain fort aqueux à cause *est si pesant & si* qu'ils sont ayfément fondus & dissous en liqueur : ie respons que l'or *mal ayfé à fon-* n'est pas pesant à cause de sa matiere, ains à cause de la solidité d'icel- *dre.* le, laquelle est si parfaitement cuite, qu'il ne peut estre rendu liquide qu'à grande force de feu. Mais le plomb est pesant à cause qu'il est *& le plomb si* fort terrestre, & neantmoins ayfé à fondre, comme aussi l'estain, à *pesant, & neāt-* cause qu'il est mal cuit, & d'vne matiere moins meslée & consolidée *moins ayfé* que les autres Metaux. Voulant declarer particulierement la genera- *à fondre.* tion des Metaux, ie commenceray aux plus purs.

Le plus parfait de tous les Metaux, c'est l'Or engendré de soulfre *Dequoy s'en-* rouge tres-pur & tres-subtil, & de Mercure tres-pur, rouge & non *gendre l'or.* bruslant. On en fait du fil & de la toile, & le met-on en feuilles ex- tremement deliées. Il s'en est trouué merueilleuse quantité de no- stre temps és mines du Peru, & d'autres pays de l'Inde Occiden- tale.

Le Metal qui suit l'or en bonté, c'est l'argent procreé de vif argent *L'argent.* pur, & de soulfre luisant & blanchatre. Il se polit & rend tres-clair, se laisse filer & tistre, & s'estend en lames fort deliees, à cause qu'il est d'vne substance fort tenüe. A raison de quoy aucuns ont dit que le fin argent estoit or imparfait.

Entre les Metaux qui ne sont pas si purs, aucuns reçoiuent plus grande quantité de soulfre que de vif argent, comme le cuiure & le fer: les autres ont dauantage de vif argent, que de soulfre, comme le plomb & l'estain.

Le cuiure est vn metal engendré de soulfre rouge & espais, & de vif *Le cuiure.* argent le moins espuré. Les Grecs l'appellēt χαλκός, les Latins *cuprum,*

An 34. liu. ch.
2. de l'hist. nat.
Ce qu'on appel-
le rosete.
Bronze.

quasi *as Cyprium*, pource qu'il a esté premierement trouué en l'Isle de Cypre, comme tesmoigne Pline. Le fin cuiure est rouge, & s'appelle *rosete*. Pour faire l'artillerie & les statuës, on adiouste six ou sept liures d'estain à chaque quintal de cuiure, & s'appelle *bronze*. Au metail des cloches on met du moins vingt liures d'estain, pour cent de cuiure. Du cuiure calciné & fondu auec de la calamine se fait *l'airain* iaune, qu'on appelle vulgairement *leton*, autrement *archal*, en Latin *aurichalcum*, pource qu'il retire en couleur à l'or. On en tire le fil, dont on fait les espingles, & beaucoup d'autres choses. La roüilleure de cuiure s'appelle vulgairement *verd-de-gris*, en Latin *ærugo*. Pour la recüeillir, on prend des lames de cuiure, & les couure-on de grappes de raisins fraichement exprimées, & apres les auoir laissées là quelques iours reposer, on les oste, & racle-on la roüilleure. Le verd-de-gris est acre, mordant & bruslant.

Airain.

Verd-de-gris.
Comment on le
recueille.
Sa vertu.

Dequoy s'en-
gendre le fer.
Comment on le
trouue.
Comment on le
prepare.
Que c'est qu'a-
cier.

Le fer est vn metal engendré de vif argent le plus impur, meslé auec soulfre espais, crasseux & bruslant. Le naturel se trouue és mines en grains & en masses. On le fond és forges, à force de feu, puis on le met en forme de barres, plaques, lames, enclumes & autres. Il y en a grande quantité en l'Europe, sur tout en Allemaigne.

L'acier, que les Grecs & Latins appellent *chalybs*, est vn fer, qui de sa nature est tres-dur, ou qui a esté endurcy par artifice.

Dequoy s'en-
gendrent le
plomb.

Le plomb est vn metal liuide, participant d'vn bien peu de blancheur, engendré de vif argent ord, crasseux & limoneux, & de soulfre pareillement impur.

L'estain.

L'estain est vn metal composé en sa superficie de vif argent blanc, & au dedans de vif argent rouge, & de soulfre.

Le bissemut.

La mixtion du plomb & de l'estain s'appelle *bissemut*.

Des Pierres.

Passage aux
pierres.
Que c'est.

C'Est assez parlé des Metaux, venons aux Pierres. Les Pierres sont mineraux qui ne se peuuent fondre, & estendre auec le marteau, comme les Metaux, ains seulement se fendre, briser & reduire en poudre. Vray est que les pierres ne naissent pas toutes dans les mines, il s'en engendre aussi dans les eaux, aux corps des animaux, & aux nuës.

Où elles s'en-
gendrent.

De quoy & cõ-
ment se con-
creent les pier-
res.
Dans les mines.

La generation des pierres se fait de matiere terrestre & aqueuse, endurcie par le moyen de la chaleur ou de la froidure : Les pierres minerales s'engendrent pour la plus-part de terre abbreuée d'eau, cuite dans les mines par la chaleur du Soleil.

Mais les pierres naissent dans les eaux d'vne terre limoneuse congelée par le froid : & le plus du temps se font de la racleure des pierres mesmes : Car ce que le flot violent d'vne eau courante a sapé,

rongé

rongé & raclé des rochers au frais de son cours, estât rassis au fond de l'eau, se caille & deuient pierre.

Les pierres qu'on trouue aux escreuisses, perches & autres poissons se forment pareillement par la froideur:& celles des animaux terrestres par la chaleur excessiue de la partie, qui endurcit l'humeur terrestre & visqueuse arrestée dans quelque conduit. Tout ainsi que le feu violent d'vn fourneau à potier cuit & endurcit l'ouurage de terre auparauant mollasse, la chaleur ayant chassé l'humide, n'y restât que le sec, cause que les pierres sont sans odeur & sans vie, ne pouuant receuoir aliment comme les plantes. *Au corps des animaux aquatics, & terrestres.*

Il n'y a que la pierre de la foudre, qui s'engendre en vn moment dans les nües des exhalaisons y contenuës, par la force admirable tant de la froideur, que de la chaleur. Car il n'y a point là d'autre matiere, de quoy elle puisse estre produite, que les exhalaisons terrestres, humectees des vapeurs aqueuses qui sont à l'entour, ny d'autre cause efficiente que l'extreme froideur du lieu, qui les ramasse & reserre, & l'ardeur de la flamme renforcee par son contraire qui les cuit & endurcit en vn instant. Voila comment la generation des pierres est diuerse, pour la diuersité des lieux où elles s'engendrent. *Aux nües.*

Des pierres les vnes sont viles, les autres precieuses. Les viles sont composees d'vne terre plus espaisse & grossiere, comme les cailloux, grez, queux, pierres de taille, ardoises. *Les sortes de pierres.* *Les viles.*

Les pierres precieuses sont creées d'vne matiere plus subtile, principalement les petites, que les Latins appellent *gemmæ*. Elles sont vicieuses, quand on y apperçoit des pailles & filandres, ou des durillons en façon de petits cloux, ou quelque ombre & nuage. On fait preuue de leur bonté, quand la lime, ou la queux ne peuuent mordre, ny prêdre dessus, encore qu'il y en ait des vrayes qui ne peuuent souffrir ny l'vne ny l'autre, estans tendres & molles de leur nature. On descoure les contrefaites à la veuë, au toucher, & au poids, outre la lime & la queux. A la veüe quand le lustre de la pierre n'est pur & net, ny agreable à l'œil: au toucher, quand elles sont plus aspres, scabreuses & grumeleuses: au poids, quand elles sont plus legeres que les naifues. Entre les pierres precieuses, les vnes sont transparantes, les autres obscures. Celles cy sont beaucoup plus terrestres, qu'aqueuses, estans composees d'vne terre destrempee de quelque humeur, comme fange. Mais celles là sont bien plus aqueuses que les autres pierres. Aussi quelques vnes se dissoluent-elles par la vehemence du feu. *Les precieuses.* *Leurs vices.* *Comment on recognoist les bonnes.* *A quoy on descoure les faulses.* *La difference des pierres precieuses.* *D'où prouient leur couleur.*

La couleur des pierres procede de la matiere, dont elles tirent leur naissance, & de la chaleur qui donne teinture differente à la matiere, selon l'assiete des terres & des minieres, où elles se forment, sur lesquelles le Soleil darde ses rais directement ou obliquement. C'est pourquoy entre les pierres exquises aucunes n'ont qu'vne couleur, pour estre creées d'vne simple matiere, d'autres ont diuerses couleurs, pour eſtre compoſees d'vne matiere meſlee & diuerſement bigaree.

Il y a force pierres tranſparantes d'vne ſimple couleur, comme le cryſtal, le diamant, le ſaphir, le rubis, l'amethyſte, l'hyacinte, l'eſmeraude, le chryſolite, le topaſſe, la cornaline.

Il y en a deux remarquables de diuerſes couleurs, l'opale & l'agathe. Les autres ſont opaques, mais luyſantes par le deſſus, comme l'onyce, la turquoiſe, le lapis, la perle, le corail, le iaſpe, le marbre, l'albaſtre, le porphyre, le talc. Dautres ſont plus exquiſes pour leur vtilité, que pour leur ſplendeur, comme l'aymant, la pierre de touche, la pierre Iudaïque, la pierre ponce, l'aëtites, l'hematites, & les pierres qui tirent leur extraction des beſtes, comme celle du taureau, d'arondelle, d'eſcreuiſſe, la Chelonite, la Batrachite, la Crapaudine, l'Alectorienne & la Bezahardique. On y peut encore rapporter les plus ſignalees ſortes de craye, bien que la craye ſoit vne pierre tendre & friable.

Le Cryſtal eſt vne pierre tres-claire qui ſe fait d'eau nette & fort peu de terre tres-ſubtile, congelee par vn froid vehement depuis pluſieurs annees aux plus hautes montaignes. On en trouue quantité és Alpes. On le polit & met-on en œuure puis apres en diuerſes façons, comme en verres, vaſes, miroërs, & autres choſes aſſez cogneuës. Belleau fait grand cas de la coupe de Cryſtal:

> *Le luſtre du vin eſt ſi beau*
> *Sur la glace de ce vaiſſeau,*
> *L'vn & l'autre honneur de la terre,*
> *Qu'œilladant ce vineux eſprit*
> *Ondoyant, vous diriez qu'il rit*
> *Dedans le Cryſtal qui l'enſerre.*

Le Diamant eſt appellé par les Grecs & Latins *Adamas*, comme qui diroit indomptable, pource qu'il reſiſte au fer & au feu, comme teſmoigne Belleau en ces vers:

> *Le Diamant, que le marteau*
> *Sur l'enclume ne ſçauroit rompre,*
> *Ny l'acier ny le feu corrompre,*
> *Ny conſommer dans le fourneau.*
> *O pierre vrayment indomptable,*
> *D'vne durté non violable !*

Il amenuiſe les plus dures choſes du monde. Car les graueurs auec les pointes de diamant grauent les autres pierres tant dures ſoient-elles. Neantmoins le ſang de bouc le diſſoult. Dequoy le meſme Poëte s'eſtonne:

> *Miracle eſtrange de Nature,*
> *De voir que ceſte pierre dure,*
> *Qui du marteau ne crainſt le coup,*
> *Ny de l'acier, ny de la trampe,*

Se ramollit & se destrempe
Au plonge dans le sang de bouc.

Le Saphir est vne pierre fort estimee pour sa couleur celeste & sa *Le Saphir.*
lumiere transparante. Car il n'y a rien plus plaisant à la veuë que la
couleur celeste, ny chose plus propre à recreer l'esprit. Voila pourquoy les choses belles sont appellees en Hebreu *Saphires*, & pourquoy *Ezech. c. 1.*
est dit en l'Escriture que le siege de Dieu retire au Saphir. Le Saphir *& 10.*
est doüé d'vne vertu cordiale. Ce que n'a pas oublié Belleau chantant
ainsi ses loüanges:

Pierre la plus precieuse
Qui se trouue dans le sein
De la terre plantureuse,
Pierre qui du ciel serein
Emprunte la couleur belle,
Et qui d'estrange pouuoir
Aux hommes se faisant voir,
Presque se monstre immortelle.
Et c'est pourquoy le renom
De sa force & de son nom,
La font surnommer sacree.   & vn peu apres.
Qui les corps vains & debiles
De sueur ou de chaleur
Rend prompts, dispos & habiles
En leur premiere vigueur.   & plus bas.
Qui sous vn air empesté
Contregarde la santé
Tant sa force est souueraine.

Le Rubis est vne pierre dequoy on fait grand cas, pour son beau teint *Le Rubis.*
vermeil. Belleau prefere bien au Rubis l'Escarboucle, duquel l'ar- *L'Escarboucle.*
dante lumiere est si penetrante qu'elle ebloüit la veüe de sa splendeur:
& le Balais qui seconde l'Escarboucle pour sa viue couleur pourprine *Le Balais.*
& son lustre brillant. Mais il donne la gloire au Rubis sur la Spinelle, *La Spinelle.*
& le Grenat, & descrit ainsi ses vertus: *Le Grenat.*

Le Rubis tant il est celeste,
Chasse les frayeurs de la nuit,
Repousse & destourne la peste,
Et l'air infecté qui nous nuit:
Met le resueur en allaigresse
Ennemy mortel de tristesse,
Repurgeant en toute saison
L'homme de la melancholie,
Sous l'asseurance que sa vie
Ne se peut noyer de poison.

L'Amethyste. L'Amethyste est vne pierre precieuse approchant de la couleur d'vn vin fort clairet, ainsi appellee, pource qu'elle est estimee empescher l'yuresse. C'est pourquoy Belleau feint que Bacchus amoureux d'Amethyste, la voyant conuertie en pierre, fit ceste ordonnance:

> *Ie veux à l'aduenir que ceste pierre fine,*
> *Nourrissant dedans soy ma colere diuine,*
> *Teinte de mes couleurs, engarde son porteur*
> *De iamais s'enyurer de ma douce liqueur,*
> *Attirant les vapeurs qui d'haleines fumeuses*
> *Vont troublant le cerueau de passions vineuses.*
> *Puis ie veux qu'elle rende agreable & gentil,*
> *Sobre, honeste, courtois, d'esprit prompt & subtil,*
> *Celuy qui dans le sein la portera celee,*
> *Ou dessus le nombril estroitement collee.*

L'Hyacinthe. L'Hyacinthe est bien plus vermeil que l'Amethyste,

> *Estant rouge sanguin, n'ayant la face triste*
> *De couleur violette ainsi que l'Amethyste.*

Mais il faut entendre le fin, & non pas l'autre, car

> *Le vray teint du Hyacinthe est le rouge vermeil,*
> *L'autre est rouge blaffart, en couleur tout pareil*
> *Au gain d'vne grenade, & rougissant & pasle.*

L'Esmeraude. L'Esmeraude est fort agreable pour la naifueté de sa couleur verde. Car comme tesmoigne Belleau,

> *Sa couleur rassemble & rallie*
> *La force des yeux affoiblie*
> *Par trop longs & soudains regards,*
> *En repaissant de flammes douces*
> *Les rayons mornes, las ou mousses*
> *De nostre œil, quand ils sont espars.*

Au surplus ceste pierre est cordiale. En vertu dequoy, comme il est dit apres:

> *En poudre ell' guarist les morsures*
> *Des serpens, & toutes piqueures*
> *D'aiguillon qui poingt & qui cuit.*

Le Chrysolite. Le Chrysolite est vne pierre precieuse qui tire sur le verd de mer, ou au ius de porreau.

Le Topasse. Et le Topasse vne pierre de couleur iaune qui reluit comme l'Or. *Au 7. l. de sa subt.* Mais Cardan appuyé de l'authorité de Pline soustient que le Topasse d'auiourd'huy, est le vray Chrysolite des Anciens: & que la pierre nommee maintenant Chrysolite, c'est celle qu'ils appelloient Topasse.

La Cornaline. La Cornaline est estimee pour sa vertu & pour son beau lustre. Car comme tesmoigne Belleau, elle

> *Estanche les coulans ruisseaux*
> *Du sang qui roule des naseaux.*

Elle est d'incarnate couleur,
Languissant d'vn peu de palleur,
La vraye & la naïfue est celle
Qui sans nuage se fait voir
Pure & nette, sans rien auoir
Qui ternisse sa face belle.

L'Opale est vne pierre precieuse de diuerses couleurs. Car il a le lustre *L'Opale.*
esclatant de l'Escarboucle, le pourpre resplendissant de l'Amethyste,
le verd gay de l'Esmeraude, & toutes les singularitez des autres pierres, comme tesmoigne Pline. Tellement qu'il retire en couleurs à
l'arc en ciel. Aussi Belleau feint-il que Iunon jalouse de l'amour qu'I-
ris la bigarree portoit à son amant Opale, le transforma en pierre entre les bras de sa maistresse. C'est pourquoy

Il porte ses couleurs pour memoire eternelle,
D'auoir baisé, mortel, vne Dame immortelle.

L'Agathe dite *Achates*, bien qu'elle ne soit guere luisante, neantmoins *L'Agathe.*
est excellente pour la varieté de ses couleurs. Car elle est merueilleusement bigarree. Elle represente quelquefois des arbres, des fleurs,
des forests, des prairies, des fleuues, des animaux. En l'Agathe du Roy
Pyrrhus tant celebree aux histoires, on voyoit les neuf Muses & Apollon au milieu tenant sa harpe, comme si nature eut prins plaisir à faire
ce rare chef-d'œuure sans burin, ny sculpture, pour remporter la gloire sur les peintres.

La pierre qui represente la forme de l'ongle, s'appelle *Onyce*: si elle *L'Onyce.*
est de la couleur de chair, *Sardoine*, & quand elle retire à la corne, *Car-* *La Sardoine.*
chedoine, comme tesmoigne Belleau en ces vers: *La Carche-*
   doine.

La pierre qui de l'ongle a le surnom encor,
Ongle de la Cypris plus precieux que l'or,
Ongle estant empierré cerné d'vne ceinture
Vermeille blanchissante, ou de grise teinture,
Qui tire sur le noir, ou dessus le vermeil,
Ou de l'ongle incarnat à nul autre pareil.
S'il a couleur de chair, on l'appelle Sardoine,
S'il retient de la corne, ou du miel, Carchedoine.

La Turquoyse quoy qu'elle soit opaque, est toutefois cherie pour sa *La Turquoise.*
couleur mignarde. On dit que selon la disposition de celuy qui la porte, elle paroist plus vifue ou plus blesme, comme si elle auoit quelque
sympathie, & ressentiment de son bien & de son mal. Voila pourquoy Belleau l'extolle si fort:

Turquoyse qui de couleur perse
Tient du bleu celeste esclarci,
Bleu turquin, mais qui ne traperse
Son corps tant il est espaissi.
Qui ne diroit que ceste pierre

Et vn peu apres.

N'euſt quelque doux allechemens
D'amitié, qui les cœurs enſerre
Par vn ſecret enchantemeut?
D'amitié ſi ſainĉte & ſi forte
A cil qui chaſtement la porte,
Qu'elle ayme trop mieux ſe froiſſer
En morceaux, que voir offenſer
Son porteur, au deſauantage
De ſa grace & de ſa beauté,
Portant la cheute & le dommage
De ſa trop ferme loyauté?   Et plus bas.
Si ſon porteur deuient malade,
Elle deuient malade auſſi;
S'il porte couleur iaune ou fade,
Elle a le teint morne & tranſi:
Quelquefois meſme ſe creuace,
Perdant les beautez de ſa face,
Le turquin & le luſtre beau
Qui farde l'honneur de ſa peau,
S'imprimant, tant elle eſt humaine
De ſon porteur l'affeĉtion:
S'il eſt ſain, la Turquoiſe eſt ſaine:
Malade, elle eſt en paſſion.

Le Lapis. La pierre d'azur dite communément *Lapis*, eſt de couleur bleuë, marquetee de taches dorees en forme d'eſtoiles. C'eſt pourquoy Meſué l'appelle *Lapis ſtellatus*.

La Perle. La perle eſt de nature differente d'auec les autres pierreries. Elle s'engendre dans des Conques, ſur le riuage de la mer. Car en temps ſerain elles s'ouurent pour receuoir la roſee du Ciel, dequoy la perle tire ſa naiſſance. Bellean la deſcrit gentiment en ces vers:

Belle & gentille creature,
Rare merueille de nature,
Threſor qu'on ne peut eſtimer,
Plus precieux qu'on ne veit oncques,
Priſonnier au fond de deux Conques
Sur le ſablon de l'Inde mer.
Diuine & celeſte ſemence,
Qui tient ſa premiere naiſſance
Du Ciel, & des aſtres voiſins,
Empruntant du ſein de l'Aurore
Son beau teint, quand elle colore
Le matin de ſes doigts roſins.
Ores qu'elle ſoit citoyenne
De la plaine Neptunienne,

Si n'y prend-elle ses appas :
Mais comme hostesse desdaigneuse,
Des eaux de la mer escumeuse,
Ingrate, ne s'abbreuue pas.
Car quand la saison plus gentille
A conceuoir se rend fertile
La Nacre s'ouure, & promptement
Ceste gourmande creature
Beant reçois la nourriture
De son perleus enfantement:
Qui vient de la douce rosee
Du grand Ciel, dont l'Huystre arrosee
S'engrosse & s'enyure au matin,
Ainsi que la leure tendrette
De l'enfant se paist & s'allaite
Suçotant le bout du tetin.
Aussi la Perle se colore
Ainsi que la flamme redore
Et donne teinture au matin :
S'elle est palle, elle est pallissante ;
S'elle est iaunastre, iaunissante :
Pure, son fard est argentin.

Et vn peu apres.

Et plus bas.

Le Corail est vn arbrisseau marin, conuerti en pierre. C'est pourquoy *Le Corail.* aucuns l'ont appellé *Lithodendron.* Dioscoride en met de deux sortes, du rouge & du noir. Mais nous en auons aussi du blanc, & d'autre couleur. Il a vne vertu astringente & refrigerante. On tient que le blanc refroidit dauantage que le rouge.

Il y a diuerses sortes de Iaspe, pour la diuersité de ses couleurs, mais *Le Iaspe.* le plus frequent en Medecine, c'est le verd piolé de taches rouges. Il est fort astringent. En vertu dequoy il estanche le sang, qui coule du nez, ou d'autre part.

Il se trouue vne infinité de sortes de Marbre, pour la varieté de ses *Le Marbre.* couleurs. La pierre qu'on appelle Ethiopique, est vne espece de marbre noir : l'Albastre, vne espece de marbre blanc. Le Porphyre pio- *L'Albastre.* lé de petites taches blanches & rouges, surmonte en dureté toutes les *Le Porphyre.* autres sortes de marbre. Le Talc est vne pierre squameuse, blanche & *Le Talc.* splendide. Aucuns le prennent pour la pierre speculaire, dite *Phengites.* Autre disent que c'est la fleur du plastre.

L'aymant dit en Latin *Magnes,* est vne pierre de couleur perse, qui *L'Aymant.* attire le fer & l'acier. C'est de quoy Belleau s'esmerueille.

Se voit-il sous le Ciel chose plus admirable,
Plus celeste, plus rare, & plus inimitable
Aux hommes inuentifs, que la pierre d'Aymant
Qui le fer & l'acier viuement animant.

Prompte les tire à soy, & de gente allegraiſſe
Ces metaux engourdis & roüillez de pareſſe
Eſleue haut en l'air, fait tourner & marcher,
Lespreſſe, les pourſuit, pour mieux les accrocher?

La Pierre de touche. La pierre de touche, dite Lidienne, eſt noire, reſplendiſſante de ſubſtance ſubtile, par le moyen de laquelle les Orfeures cognoiſſent la pureté de l'or & de l'argent.

La pierre Iudaïque. La pierre Iudaïque eſt blanche, tendre, & freſle, en forme de gland, ayant des lignes induſtrieuſement comparties, comme ſi elles auoient eſté façonnees au tour.

La pierre pôce. La pierre pôce, dite en Latin *Pumex*, eſt blãchatre, friable, ſpongieuſe, & ſi legere, qu'elle nage ſur l'eau, à cauſe de l'air enclos en ſes pores.

Aëtites. La pierre dite en Grec *Aëtites*, eſt vulgairement appellee pierre d'aigles, pource que les aigles la vont chercher iuſques aux Indes, & la portent en leurs nids, pour faire plus ayſement éclore leurs petits aiglons. Il y en a de diuerſe couleur & grandeur.

Ceſte pierre retient encloſe
Vne pierre dont elle eſt groſſe,
Que l'on ſent bouger au dedans,
Comme vne femme en ſa groſſeſſe
Sent remuer la petiteſſe
Du fruict qu'elle porte en ſes flancs:
Et fait aisé l'accouchement
De la femme, quand aſſaillie
Du trauail d'enfant on luy lie
Deſſus la cuiſſe eſtroitement.

L'Hæmatites. La pierre appellee en Grec *Hæmatites*, doit eſtre freſle, noire, vnie, ſans veines & ordure. Elle eſt aſtringente. Dioſcoride dit qu'elle eſt aucunement chaude, mais Galien tient qu'elle eſt froide. Trallian aſſeure l'auoir recogneu ſouueraine au flux de ſang.

La pierre du taureau. **D'Arondelle.** **D'Eſcreuiſſe.** **La Chelonite.** **La Batrachite.** **La Crapaudine.** **L'Alectorienne.** **La Bezahardique.** Entre les pierres qu'on trouue aux animaux, celle qui croiſt au fiel du taureau eſt recommandee, pour la iauniſſe: Celle qui s'engendre au ventre des ieunes arondelles, pour le mal caduc. Celle des eſcreuiſſes des fleuues, pour la grauelle & la diſſenterie: Les autres ſont eſtimees auoir vne ſinguliere vertu de reſiſter au venin, comme la Chelonite, qui ſe trouue aux tortues Indiques: La Batrachite, qui ſe trouue aux gronoüilles: La Crapaudine, qui ſe trouue en la teſte des vieux crapauds: l'Alectorienne, qui ſe trouue au giſier des vieux coqs. Mais la plus excellente de toutes, c'eſt celle qui croiſt dans l'eſtomach d'vn cheureau de Perſe, appellee des Arabes *Bezahar*, & des Hebrieux *Babalzehar*, c'eſt à dire, victorieuſe du venin; pource qu'elle eſt tenue pour vn ſouuerain antidote contre toutes ſortes de poiſons.

Pourquoy & comment il la faut eſprouuer. Toutesfois il ne s'y faut point fier, ſi elle n'eſt eſprouuee, d'autant que les Charlatans ſuppoſent ſouuent des drogues falſifiees, pour les vrayes.

rayes. Pour en faire l'efpreuue, on baillera de la poifon à deux chiés,
mis on fera aualler quant & quant à l'vn des deux, quelque peu de
efte pierre en poudre: s'il aduient qu'il demeure fain & fauue, & que
autre qui n'a point prins d'antidote meurt, on fera affeuré que la
ierre eft bonne, autrement non. Elle eft luifante, de couleur iaunatre
c blanchatre, & tire quelquefois fur le verd-clair.

Les plus remarquables fortes de crayes, font l'Ochre, la Rubrique, *Les plus remar-
Albique, le bol d'Armenie, & la terre figillee, lefquelles font diftin- quables fortes*
tes de la terre commune, par leur faueur, vertu & pefanteur. *de crayes.*

L'Ochre eft vne terre de couleur d'or, qui fe trouue és mines de *L'Ochre.*
lomb. On doit choifir la plus legere, qui eft parfaitement iaune &
riable. On fait auffi artificiellement l'Ochre du plomb, laquelle eft
eaucoup plus luifante que la naturelle.

La Rubrique eft vne terre fort rouge, efpaiffe & pefante. Diofcoride *La Rubrique.*
refere aux autres celle de Cappadoce appellée Sinopique. Elle retire
n couleur au bol vulgaire.

L'Albique eft vne terre blanchatre, graffe & vifqueufe, qui retire *L'Albique.*
ucunement à la terre Lemnienne.

Le bol d'Armenie, eft de couleur d'Ochre, & fi eft fort ayfé à redui- *Le bol d'Arme-
e en poudre deliee. Il eft aftringent, en vertu dequoy il eftanche le nie.*
ang, au furplus il refifte au venin.

La terre Lemnienne, (dite figillee, pource qu'on la met en paftilles *La terre Lem-
marquez du fean du grand Turc) a la couleur tantoft pafle, tantoft nienne.*
ouffe, & fi a quelque aftriction au gouft.

On a defcouuert depuis peu vne terre auprés de Blois femblable en *La Bléfienne.*
ertus à celle qu'on nous apporte de l'Ifle de Lemnos. Elles font tou-
es deux graffes, vifqueufes, fragiles, & fingulierement propres aux
yfenteries, crachemens de fang, vomiffemens, poifons & piqueures
e ferpens.

Des fucs condenfez dans les mines.

I Vfques icy nous auons traicté des Metaux & des Pierres, refte à *Paffage aux
parler des fucs endurcis dãs les mines. Diuerfes fortes de fucs s'en- moyens Mine-
durciffent dans la terre, comme le fel, le nitre, le borax, l'alum, le vi- raux.*
reol, l'orpim, la fandarach, l'antimoine, la cadmie, la marcafite, la li- *Le denombre-
harge. ment des fucs
Mineraux.*

Ils participét tous à la nature des Metaux, & des pierres, en ce qu'ils *Leur nature.*
ont compofez de mefme matiere : & neantmoins different des Me-
aux, en ce qu'ils ne font pas fi humides, & des pierres en ce qu'ils
e font pas fi terreftres, de forte qu'ils font de moyenne nature entre
es deux.

Le Sel eft naturel ou artificiel. Le naturel fe tire des mines de la ter- *Le Sel.*
e. Le meilleur c'eft celuy qui eft plus blanc, plus dur & plus tranfpa-

Gemmé.

Ammoniac.

Le Nitre.

La Chryfocolle.

L'Alum de roche.
Qui eft le meilleur.

L'Alum deplume.

Le Vitreol.
Combien ily en a defortes.

Qui eft lemeilleur.

Sa vertu.

L'Arfenic.

rant, qu'on nomme Sel Gemmé. Le Sel Ammoniac eft extremement acre & mordicant. Il fe prend aux deferts de Cyrene en Afrique, aupres de l'oracle de Iupiter Ammon. Ie n'ay point enuie de parler icy du Sel qu'on tire des eaux de la mer, des eftangs, des fontaines & de certains puys, ny de celuy qui fe fait artificiellement auec cendres, ou autres matieres, comme le fel Alcali.

Le Nitre naturel ne fe trouue plus. En fa place a fuccedé le Salpetre, qui fe trouue dâs les vieilles murailles, parmy les pierres & les roches: & qui fe fait auffi de la terre putrefiee imbue de l'vrine des animaux, meflee auec de l'eau, coulee à trauers d'vn linge, & tant boüillie apres, qu'elle vient en fin à s'efpaiffir & figer.

La Chryfocolle naturelle eft vne efpece de nitre, par le moyen de laquelle on foude l'or auec l'argent. La meilleure (dit Diofcoride) c'eft celle d'Armenie, qui eft verde comme vn porreau. Mais il ne s'en trouue guere de cefte couleur là. Celle qu'on vfe auiourd'huy reffemble au fuccre candi. On la conttefait artificiellement auec du cryftal & du fel ammoniac: ou bien auec de l'alum, du falpetre, & quelques autres ingrediens. Les Orfeures vfent tant de l'vne que de l'autre, & l'appellent *Borax*.

L'Alum de roche eft fort aftringent, C'eft pourquoy les Grecs l'appellent ςυπληεία. Outre ce qu'il refferre, il efchauffe, deffeche & nettoye: Matthiole declare comment on le tire de la roche, & comment on le prepare apres. Le meilleur c'eft celuy qui eft tranfparant, blanc, poly & net.

L'alum de plume eft appellé des Grecs *amiantos*, c'eft à dire, inuiolable, pource que le feu ne le peut offencer. Il croift en Cypre. De fes filamens on en faifoit anciennement de la toile, & d'icelle des voiles; mefme des napes, qu'on paffoit par le feu, quand on les vouloit nettoyer.

Le vitreol appellé vulgairement couprofe, en Grec *chalcanthum*, en Latin *atramentum futorium*, eft naturel ou artificiel. Le naturel eft vn fuc qui fe trouue dans les mines, ou condenfé au fond, ou pendant en haut en forme de gouttes d'eau gelees, lequel fe nomme ftillatic c, degouttant. Il fe fait artificiellement en deux manieres, l'vne en puifant l'eau vitreoleufe dans les cauernes de la terre, & la verfant dans des pifcines, où elle fe prend par le froid, ou bien s'endurcit par la chaleur du Soleil: L'autre, quand on fait boüillir l'eau vitreoleufe dans des chaudieres, iufques à tant qu'elle foit efpaiffie. Pour l'vfage de la Medecine le vitreol naturel eft preferé à l'artificiel. Le meilleur eft celuy qui eft luyfant, bleu, amaffé & pefant. Entre les artificiels le Romain emporte auiourd'huy le prix. Il eft extremement chaud, fec & aftringent.

L'Orpim dit en Latin *Auripigmentum*, en Grec *Arfenicum*, eft naturel ou artificiel. Le naturel eft vn fuc condenfé dans la terre. Le meilleur est de couleur d'or, crousteux, & se fend comme par escailles. Il vient de Ponte & Cappadoce. L'artificiel est blanc. Il se fait d'escume d'Orpim naturel pilé auec autant de sel mineral, & cuit l'vn auec l'autre, dans deux plats de terre plonquez bien lutez, iusques à ce qu'il s'esleue en haut, & adhere au vaisseau de dessus.

De l'Arsenic naturel & de l'artificiel cuits ensemble, on fait le Reagal, tout ainsi qu'on faict le Sublimé de sel ammoniac & de vif argent cuits ensemble, iusques à tant que l'vn & l'autre se soit amassé en haut. L'Arsenic est caustic, le Reagal encore plus. Mais il n'y a rien plus bruslant apres le feu, que le Sublimé. *Le Reagal. Le Sublimé.*

La Sandarach est vn mineral fort semblable à l'Arsenic. Elle se trouue és mesmes mines, & si est de mesme nature. De sorte que l'Arsenic estant bruslé, se conuertit en Sandarach. C'est pourquoy aucuns l'appellent Orpim rouge. Ceux-là donc font vne lourde faute, qui prennent la Sandarach pour le vernix, qui est la gomme de geneure. *La Sandarach.*

L'Antimoine autrement dit *Stibium*, est vne pierre metallique, qui se fond ay sément, & estāt fonduë degenere en la nature du verre. On l'estime bon, quand il est fort luysant, ay sé à rompre, & qu'il n'a point de terre, ny d'ordure meslée parmy. *L'Antimoine.*

La Cadmie naturelle vulgairement appellée Calamine, est vne pierre iaunatre, assez tendre, laquelle estant allumée iette vne fumée iaune. Les ouuriers qui trauaillent en cuiure, s'en seruent pour faire prendre couleur palle à la rosette rouge. Par ce moyen il se fait artificiellement de la Cadmie, aux fourneaux. Quand les forgerons calcinent & fondent le cuiure auec la calamine, pour faire l'archal, les estincelles & flammesches subtiles s'attachent à la voute de la fournaise, lesquelles si tost qu'on les touche, se reduisent en cendre deliée, comme farine blanche, que les Grecs appellent *Pompholyx*. Mais la cendre crousteuse, qui est plus grossiere & plus pesante, tombe en bas sur le paué de la fournaise, les Grecs la nomment *Spodium*, & les Arabes *Tuthie*, de laquelle les Apothicaires se seruent ordinairement au lieu de Pompholyx. *La Calamine. La Pompholyx. La Tuthie.*

Pyrites (qu'on appelle autrement Marcasite) est bien vne pierre, mais metallique. C'est pourquoy elle doit estre rapottée au rang des moyens mineraux, qui participent aucunement à la nature des pierres & des Metaux. Il y a autant de sortes de Marcasites, qu'il y a de meslanges naturels des pierres & des metaux, portant chacune le nom du metal qu'elle contient, comme Chrysites de l'or, Argirites de l'argēt, Siderites du fer, Chalcites du cuiure, Molybdites du plomb : lesquelles sont toutes contenuës sous le nom de Pyrites, comme sous leur genre, parce qu'elles font briller de tous costez les estincelles du feu, pour si peu qu'on les touche l'vne contre l'autre. *La Marcasite.*

La Litharge n'est autre chose que l'escume que rendent l'argent & *La Litharge.*

le plomb, quand on les separe dans la fournaise par la violence du feu.
Les ouuriers des miniers appellent celle qui est iaune, Litharge d'or,
& la blanche, Litharge d'argent. La iaune est estimée la meilleure, jaçoit que ceste couleur ne prouienne pas de l'or, ains de l'airain meslé
parmy ces Metaux.

Comment les Mineraux sont créez pour le seruice de l'homme.

Les Metaux ne sont pas seulement vtiles, ains necessaires à la vie
humaine. Bien que l'or & l'argent soient pernicieux à ceux qui en
abusent.

> *A raison que l'appast des chatoüilleux thresors*
> *Perd de l'homme meschant & l'esprit & le corps.*

Si sont-ils neantmoins tres-profitables à ceux qui en vsent bien. Car

> *L'Or dore les vertus, & nous donne des aisles,*
> *Pour nos cœurs esleuer iusqu'aux choses plus belles,*

comme tesmoigne Du-Bartas.

Ainsi le fer, quand on en vse bien, apporte-il des grandes commoditez à la Republique, encore qu'il soit cause de beaucoup de maux,
quan il est manié par l'homme meschant, comme represente le mesme Poëte en ces vers:

> *L'homme bien aduisé ne se sert seulement*
> *Du fer pour seillonner le champ donne froment,*
> *Il s'en sert au besoin pour defendre sa ville,*
> *Contre la tyrannie estrangere & ciuile,*
> *Mais iamais le meschant ne manie le fer,*
> *Que pour estre instrument des furies d'enfer,*
> *Pour voler le passant, pour esgorger son frere,*
> *Pour perdre son pays, pour massacrer son pere.*
> *Tout ainsi profanant vn don vray'ment diuin,*
> *L'yurogne sa raison noye dedans le vin:*
> *L'orateur corrompu s'aide de l'eloquence,*
> *Pour pallier le vice, & charger l'innocence.*
> *Et le Prophete faux se targue en temps & lieu,*
> *Pour tromper l'auditeur du sacré nom de Dieu.*
> *Car comme la vaisselle & puante & moisie*
> *Gaste de son odeur la Grecque Maluoisie:*
> *Les plus saincts dons de Dieu se changent en venins,*
> *Quand ils sont possedez par des homme malins.*

Personne n'ignore les commoditez qu'apportēt l'estain & l'airain fa-
çonnez en vaisselles, pots, bassins, chandeliers, & vne infinité d'autres
vtensils de mesnage; ny celles du plomb, dequoy on fait tant de choses necessaires à la maison. Il n'y a guere de metaux dont on ne tire
des remedes pour la conseruation ou restitution de la santé. On mesle les fueilles d'or & d'argent parmy les medicamens cordiaux. On
rend l'or potable, pour la prolongation de la vie. On prepare la
limeure de fer, qu'on appelle *crocus Martis*, pour les pasles couleurs. On

ſé ſert de cuiure & de plomb bruſlé, d’eſcaille & d’enroüilleure de
bronze, pour deterger, & cicatrizer les vlceres. L’vtilité des pierres
eſt notoire à chacun. Les groſſes ſont employées aux baſtimens, pauez & cloſtures: Les petites de prix à l’embelliſſement & ornement du
corps, & quelquefois au reſtabliſſement de la ſanté. Les ſucs conden-
ſez dans les mines, à la guariſon de pluſieurs maux. Il appert par là que
les Mineraux ſont creez de Dieu, pour le ſeruice de l’homme.

DES PLANTES.

APres auoir amplement diſcouru des mixtes imparfaicts, il faut
venir aux parfaits. Nous appellons mixtes parfaits, les corps
animez, d’autant que l’ame eſt la perfection des corps viuans. Car c’eſt
elle qui le viuifie, & ſi ſont inſtrumens deſquels elle ſe ſert, pour exercer ſes fonctions.

Il y a deux ſortes de corps animez, les plantes & les animaux. Les
plantes ſont corps doüez d’vne ame vegetatiue. Sous le nom de plantes ſont entenduës les herbes, arbres & arbriſſeaux. L’ame vegetatiue
c’eſt celle qui donne la vie au corps, par le moyen de la chaleur naturelle, qui ſe maintient & conſerue dans l’humeur radicale, comme le
feu dans vne lampe, tandis qu’il y a de l’huile.

L’ame vegetatiue a trois facultez, la nourriſſante, l’accroiſſante &
la procreante.

La nourriſſante eſt touſiours neceſſaire pour la conſeruation de la
vie. Car d’autant que le corps viuant eſt baſty d’vne matiere fluïde,
qui s’exhalle & conſume continuellement, il eſt beſoin à toutes heures de nourriture, pour reparer la ſubſtance qui ſans ceſſe ſe diſſipe. Le
nourriſſement eſt vne aſſimilation de l’aliment en la ſubſtance du
corps viuant: Sous le nom d’aliment eſt entendu tout ce qu’on prend
pour ſubſtanter le corps.

La faculté nourriſſiere a quatre ſeruantes au deſſous de ſoy, l’attractiue, la retentiue, la digeſtiue & l’expulſiue, auec l’ayde deſquelles
elle conuertit l’aliment en la ſubſtance du corps, par le moyen de la
chaleur naturelle, fortifiée par la celeſte. La faculté attractiue attire
l’aliment conuenable au corps: La retentiue le retient iuſques à tant
qu’il ſoit cuit, & par coction rendu ſemblable au corps: La digeſtiue
le digere & diſtribue par tout le corps: L’expulſiue pouſſe les ſuperfluitez dehors.

La faculté accroiſſante a lieu depuis la naiſſance iuſques à la vigueur de l’aage. Car d’autant que le corps n’eſt pas aſſez vigoureux
pour exercer entierement les facultez de l’ame, s’il n’a atteint ſa parfaite grandeur: la faculté accroiſſante excite tellement la chaleur naturelle au corps, qu’elle tourne grande quantité d’aliment en ſa ſubſtance: de ſorte qu’elle eſt ſuffiſante non ſeulement de reſtablir ce qui

G iij

s'eſcoule & ſe perd, mais auſſi d'accroiſtre le corps en toute dimen-
ſion, iuſques à tant qu'il ſoit paruenu à vne grandeur conuenable à
ſon eſpece.

La faculté pro-
creante.

Alors par vne prouidence de nature, la faculté accroiſſante cede ſa
place à la procreante, pour la propagation de l'eſpece. Car chaque
creature viuante ne pouuant en perſonne demeurer immortelle, eſtãt
en ſa force & vigueur, naturellement ſe plaiſt à engendrer ſon ſemblable, pour perpetuer ſon eſpece en la continuelle ſucceſſion. Mais
la faculté generatiue s'eſteind en la vieilleſſe, par le defaut de la chaleur naturelle.

Les parties des
plantes.

Les parties du corps des plantes ſont inſtrumens par le moyen deſquels l'ame vegetante y exerce ſes functions. Les principales ſont la
racine, la tige ou le tronc, les rameaux & les branchettes.

Comment les
plantes ſont
nourries.

Es plantes l'aliment eſt attiré de la terre par les racines, & de là porté
à la tige, ou au tronc, & apres y auoir eſté preparé par la chaleur naturelle, eſt diſtribué de tous coſtez par les branches, & conuerty en la
ſubſtance des principales parties, & le ſuperflu enuoyé tant aux fueilles qu'aux fruicts, & quelquefois ietté dehors, comme la mouſſe, la
gomme, & autre excrement adherant ou coulant autour de l'eſcorce.

Comment elles
ſont creées, pour
le ſeruice de
l'homme.

L'vſage des plantes eſt merueilleuſement neceſſaire à la vie humaine. Car les vnes nous ſeruẽt d'alimens, les autres de medicamens, eſtãs
employées tantoſt à l'entretenement, tantoſt au reſtabliſſement de
noſtre ſanté. Or comme l'aliment ſe conuertit en noſtre ſubſtance,
ainſi le medicament change-il la conſtitution naturelle de noſtre
corps.

D'où depend
leur vertu.

La vertu des plantes depend de leur matiere, ou de leur forme ſub-
ſtantielle. Car les vnes alterent manifeſtement noſtre corps par leurs
qualitez elementaires, les autres purgent les humeurs peccantes par
vne proprieté ſpecifique. Le plantes ſont toutes compoſées des quatre elemens, mais non pas en eſgale portion. Car il y en a des chaudes,
des froides, des ſeches, & des humides, au premier, ſecond, troiſieſme
ou quatrieſme degré, ſelon qu'elles participent plus à la nature du feu,
de l'air, de l'eau ou de la terre.

Les plantes
chaudes.
Au 1. degré.

Les plantes chaudes ouurent, attenuent, detergent, rarefient, digerent, attirent, plus ou moins ſelon le degré de leur chaleur. Celles qui
ſont chaudes au premier degré, eſchauffent inſenſiblement, comme la
piuoine, l'erynge, la betoine, l'agrimoine, l'abſynthe, la ſoucie, la ſco-
lopendre, la veronique, l'euphraſe, le mille-pertuis, la mercuriale, la
bete, la camomille, le melilot, le lin, les poix chiches.

Au 2.

Celles qui ſont chaudes au ſecond degré eſchauffent manifeſtemẽt,
comme l'aulnée, la bryoine, la garance, la gentiane, la ſerpentaire, le
ſouchet, l'ache, le perſil, l'armoiſe, la meliſſe, la mente, la ſaulge, le romarin, le baſilic, le houblon, la fumeterre, le marubin, l'oruale, la pinpernelle, la ſcabieuſe, la valeriane, le mors diable, le geneſte, chamæ-

pytis,atractylis,myrrhis,feseli,scordium,lithospermon.

Celles qui sont chaudes au troisiesme degré,eschauffent fort, com- *Au 3.*
me l'hariftoloche,iris,acorus,anonis,cyclamé,le cabaret,le porreau,
le rayfort,le fenoüil,l'hyffope, la farriette, le calament, l'origan , le
pouliot,la mariolaine,la ruë,l'auronne,l'angelique,la chelidoine, la
faxifrage,daucus,chamædrys,filipendula , fifymbrium , fmyrnium,le
fauinier,le laurier,l'anis,l'ammi, le genepre, le poiure, le carthame, la
nielle,l'yuroye,les lupins.

Celles qui sont chaudes au quatriesme degré bruflent,comme le py- *Au 4.*
rethre,le tithymal,les ails, oignons,la roquette, ranunculus, ftaphis
agria,lepidium,nafturtium,finapi,thlafpi,l'euphorbe.

Les plantes froides bouchent , espaiffiffent & repouffent plus ou *Les froides.*
moins felon le degré de leur froideur.

Celles qui sont froides au premier degré refroidiffent infenfible- *Au 1.degré.*
ment,comme le gramen,la ronce,la bourfe à pafteur,le treffe , le pas
d'afne,l'hepatique,le feneffon,les rofes,le myrte,les coings,les poyres,les feues.

Celles qui sont froides au fecond degré raffraichiffent manifefte- *Au 2.*
ment,comme le plantain,la morelle,la cichorée,l'efpine vinette,po-
lygonum,cynogloffum,pfyllium,les grenades aigres, les galles ,aca-
cia,fumach.

Celles qui sont froides au troisiesme degré ,refroidiffent extremé- *Au 3.*
ment,comme le pourpied,la ioubarbe,le iufquiame,la mandragore,le
nenuphar.

Celles qui sont froides au 4.degré,affopiffent & font perdre le fen- *Au 4.*
timent,comme la ciguë,le pauot,l'opium.

Les plantes feches endurciffent & refferrent. Aucunes deffechent *Les feches.*
legerement, comme l'afperge, l'hyeble, le fufin,le mille-fueille,le
mouron,le grateron,arondo,bellis adiantum, geranium,gnaphalion,
fœnugrecum:les autres deffechent fort, comme la centaure,la veruai-
ne,la queüe de cheual,le guefde,la tormétille,la quintefueille,le cerfueil,la pilofelle,le fenicle,le pied de lion ,la peruanche,la feuchiere,
la faulx,le fang de dragon,la cufcute,lagopus, dipfacus, pyrola, fym-
phytum,telephium,verbafcum,gallium, petafites,la lentille,la veffe,
l'ers,le millet,le cumin.

Les plantes humides amolliffent & relafchent,Aucunes humectent *Les humides.*
obfcuremēt,cōme la guimaulue,la maulue,la parietaire,les violiers,
la buglofe,les efpinards,la reglifte:les autres humectent apertement,
comme le concombre,le melon ,la courge,la citroüille,la laictüe,les
pruneaux.

Entre les plantes purgatiues , les vnes purgent l'humeur bilieufe, *Les purgatiues.*
comme la rheubarbe,la caffe, l'aloës, la fcammonée:les autres la pituite,comme l'agaric,le turbith,la colokynthe,le catapuce: aucunes
la malancholie,comme le fenné,l'epithyme,l'ellebore.

Les singuliers remedes tirez des plantes.

Au surplus l'experience nous a apprins qu'il y a des plantes propres à la teste, d'autres aux poulmons, d'autres au cœur, d'autres à l'estomach, d'autres au foye, d'autres à la rate, d'autres aux roignons, d'autres à la matrice, d'autres aux iointures. Tellement que les plus souuerains remedes contre toutes sortes de maladies tant vniuerselles que particulieres sont prins des plantes. L'Escriture mesme en rend tesmoignage, quand elle asseure que Dieu a crée les medicamens de la terre : A raison dequoy l'homme aduisé ne les doit point mespriser.

Au chap. 38. de l'Eccl.

La recreation d'esprit qu'on y prend.

Outre ce que les plantes deliurent nos corps de langueurs, il n'y a rien au monde qui recrée plus nos sens. Qu'y a-il sur la terre plus souëf que leur odeur? Qu'y a-il plus agreable à la veüe que la verdure des fueilles & des viues peintures des fleurs qu'elles portent? Qu'y a-il plus plaisant au goust que les fruicts qu'elles produisent? Est-il possible de trouuer vne plus grande recreation d'esprit, que de contempler en Esté non seulement les beaux parterres, mais aussi les champs, les bois, & les prez tapissez de mille sortes de plantes diaprées de l'esmail de tant de naïfues couleurs, & parfumées de si souëfues odeurs? N'est-ce pas vne extreme delectation durant l'ardante chaleur, de se rafraichir à l'ombre des arbres verdoyans? Du-Bartas venant à considerer les singularitez des plantes, est raui en admiration.

> *Bon Dieu, combien d'esprits, qui ia frayent le bord*
> *Du fleuue Stygean, rappellez par des herbes,*
> *De l'auare Pluton trompent les mains superbes!*   Et plus bas.
> *O plantes, qui tenez en vie nostre vie,*
> *Et qui la rappellez quand on nous l'a rauie,*
> *Ce ne sont vos liqueurs esparses dans nos corps*
> *Qui seulement font teste à tant & tant de morts:*
> *Ains vostre seule odeur, vostre seul voisinage,*
> *Contre dix mille assaux fortifient nostre aage,*
> *Produisant tant d'effects que celuy seul les croit,*
> *Qui de sa main les touche, & de son œil les void.*

Dequoy seruent les herbes venimeuses.

Vray est qu'il y a des plantes venimeuses, mais d'autant qu'elles seruent de poison aux bestes sauuages, qui font la guerre au genre humain, & de pasture aux autres qui se rengent sous nostre joug, il en reüssit par accident quelque vtilité à l'homme. Au demeurant combien les arbres fruictiers nous apportent-ils de commoditéz? Pour le

Et les arbres qui ne portent point de fruict.

regard de ceux qui ne portent point de fruict, les plus beaux sont ordinairement employez aux bastimens pour nous loger, les autres seruent de pasture au feu, pour nous eschauffer, pour cuire les viandes, & faire mille choses vtiles à la vie humaine. Il appert par là que les plantes sont creées de Dieu pour le seruice de l'homme.

DES

DES ANIMAVX.

VOila en peu de paroles la nature des Plantes declarée, il ne reste plus qu'à traicter succinctement des animaux. Les Animaux sont corps proueus d'vne faculté animale, outre la vegetale. La faculté animale c'est celle qui donne le sentiment & mouuement au corps. Aussi est-elle diuisée en deux branches, en la sensitiue & motiue. *Passage aux Animaux. Que c'est qu'Animaux. Quelle est la faculté animale. Ses branches.*

Des Sens.

Le sens est vne faculté par laquelle les Animaux apperçoiuent & cognoissent les choses sensibles. Les sens sont exterieurs ou interieurs. *Que c'est que sens.*

Il y en a cinq exterieurs, la veüe, l'oüye, l'odorat, le goust & l'attouchement, qui comme messagers de l'ame, luy rapportent & representent au dedans, les obiects qu'ils ont apperceus au dehors par leur organe. *Combien il y a de sens exterieurs. Leur office.*

Chacun fait sa fonction par vn moyen interposé entre l'organe & l'obiect. Des obiects sensibles les vns sont communs, les autres propres. Les communs sont ceux qui peuuent estre apperceus tant par vn sens que par l'autre, comme les dimensions, les distances, le nombre, le mouuement, le repos. Les propres sont ceux qui ne peuuent estre apperceus que par vn des sens. *Par quel moyë se fait leur fonction. Differëce d'obiects. Qui sont les cõmuns. Les propres.*

Mais il faut entendre que les obiects mesmes ne sont pas perceptibles par les sens, ains seulement leurs images, ny plus ny moins qu'vn cachet d'or ne demeure point imprimé en la cire, ains seulement sa graueure y est representee. *Que les sens n'apperçoiuent que leurs images.*

Or comme les obiects moderez recreent les sens, ainsi les extremes & violens les offensent-ils. *Les obiects agreables & nuisibles aux sens.*

De la Veüe.

La veüe emporte l'honneur par dessus tous les autres sens. Son excellence paroist en l'artifice plus qu'admirable de son organe, en la dignité de son obiect particulier, & la diuersité des choses qu'elle represente à l'ame, & en la promptitude & certitude de son action. *L'excellence de la veüe.*

La veüe sert non seulement à la recherche des choses vtiles, mais aussi pour fuyr celles qui sont nuisibles, & pour se conduire en seureté. *Son vsage.*

Les yeux qui comme miroërs de l'ame nous descouurent toutes ses passions, sont l'instrument de la veüe, & la couleur son propre obiect. Toutesfois l'œil ne peut voir la couleur sans la lumiere. C'est pourquoy la lumiere est le premier obiect de l'œil, d'autant qu'elle se *Son organe. Son obiect.*

presente premier à laveüe. Il est certain que les couleurs sont tousiours
visibles par puissance, mesme en tenebres, mais elles sõt veües actuellement par le moyen de la lumiere.   Car comme nous voyons les
obiects par le moyen de leurs couleurs, ainsi voyons nous les couleurs
par l'entremise de la lumiere.

Par quel moyẽ
se fait la veüe.
Or d'autant que la veüe ne se fait point par l'emission des rayons de
l'œil, comme pense Platon, ains par la reception des obiects,
côme soustient Aristote, il faut necessairemẽt que leurs images soient
portées dans l'œil par le moyen de l'air, ou de l'eau, ou autre corps
transparant esclarci de la lumiere. Car elles n'y peuuent estre receües
immediatement. Mesme si on approche l'obiect tout contre les yeux,
on ne le verra point, pource que trois choses sont requises pour la
perfection de la veüe, l'organe, l'obiect, & le moyen illuminé. Or
est-il expedient que le corps diaphane n'ait aucune couleur de soy, à
fin qu'il puisse naïfuement representer celle de l'obiect à la veüe.

La division des
couleurs.
Des couleurs, les vnes sont vrayes, les autres seulement apparentes.
Les vrayes dependent du meslange des premieres qualitez elementaires. Les apparantes procedent de la diuerse reflexion de la lumiere:
& à ceste cause sont changeantes, comme on peut voir au col d'vn
paon. Entre les vrayes couleurs, deux sont extremément contraires,
le blanc & le noir, les autres moyennes, comme le verd, le iaune, le

Pourquoy le
blanc gaste la
veüe.
bleu & le rouge. Mais le blanc gaste la veüe, ainsi qu'esprouuerent
les soldats de Xenophon, desquels plusieurs perdirent la veüe, pour
auoir cheminé quelques iournées par la neige; & ce à cause que la
blancheur dissipe grande quantité d'esprits visuels, selon aucuns: ou
plustost à cause que la blancheur reialit aux yeux vn trop grand esclat
de lumiere externe, qui esteint à la longue leur lumiere interne. Car
la trop grande lumiere esblouït, & offense extremément la veüe.

De l'Oüye.

La dignité de
l'Oüye.
Le plus noble sens apres la veüe, c'est l'Oüye. Car par son moyen
les Animaux parfaits sont disciplinables, & les imparfaits faute
d'Oüye, incapables de discipline & d'apprentissage.

Son vsage.
Son organe.
Son obiect.
Par quel moyẽ
se fait l'Oüye.
Tellement que l'Oüye sert à l'instruction, notamment à l'homme
qui est capable des sciences & des sacrez mysteres de la diuinité.
Les oreilles sont l'instrument, & le son le propre obiect de l'Oüye.
Le son prouient du coup violent de deux corps durs, qui s'entreheurtent. Car en frapant l'vn contre l'autre, ils poussent l'air exterieur,
par le moyen duquel le son est porté aux oreilles, & de là plus auant
par le moyen de l'air interieur agité par le battement de la membrane
tenduë, comme vn tambour, qui le tient enclos.   Nature auec
vne admirable prouidence a fait les conduits des oreilles sinueux, obliques & tortus, à fin que le son fust mieux retenu dedans, & aussi

ue l'air froid & le grand bruit y entrans petit à petit par ces deſtours *Ce qui l'offenſe.*
e les offenſaſt pas ſi toſt: Car le ſon eſclatant nuit merueilleuſement
l'Ouye, en frapant trop rudement le tympan de l'oreille. Le ſon *La diuerſité de*
omprend non ſeulement toute ſorte de bruit, ſoit eſclatant ou *ſons.*
urd, aigu, ou graue, mais auſſi la voix de tous les animaux qui reſ-
irent, ſoit articulée ou inarticulée.

Or ſe fait-elle pour exprimer leur imagination, par le battement *Pourquoy &*
e l'air reſpiré auec les organes propres à cela. Et quand le ſon rencon- *commment ſe*
ant quelque obſtacle, par la reuerberation de l'air, retourne d'où il *fait la voix.*
ient, on appelle ce ſon redoublé *Echo.* Il ſe fait principalement aux eſ- *L'echo.*
aiſſes foreſts, & és lieux creux & voutez.

De l'Odorat.

Le nez eſt l'inſtrument, & l'odeur le propre obiect de l'Odorat. *L'organe & ob-*
ous le nez ſont compris les nerfs mammillaires, qui en l'action de *iect de l'Odorat*
l'Odorat tiennent le premier rang, d'autant qu'ils ſont iuges des *D'où procede*
deurs. L'odeur procede du meſlange des quatre premieres qualitez *l'Odeur.*
lementaires, où le chaud & le ſec ſurmontent le froid & l'humide.
C'eſt pourquoy nous voyons que les contrées chaudes & ſeches,
omme l'Arabie & l'Afrique, ſont les plus aromatiques & abondan-
es en toutes choſes odotiferantes. Au contraire l'humidité predomi-
ante affoiblit ou eſteint l'odeur, comme nous remarquons és fleurs,
ors qu'elles ont eſté moüillées. Et pour ceſte cauſe ceux qui ſont fort
nrheumés ont l'odorat depraué, parce que l'inſtrument eſt humecté
ar la defluction.

Or comme les odeurs ſoëfues naiſſent de la temperature du chaud & *La differece des*
u ſec, ainſi les fortes & les puantes prouiennent-elles d'extreme cha- *bonnes & mau-*
eur iointe auec ſechereſſe, ou humidité ſuperfluë. Et comme les bou- *uaiſes odeurs.*
es odeurs recréent l'eſprit, ainſi les mauuaiſes offenſent-elles l'odo-
at. Tous les Animaux ſentent l'odeur par le moyen de l'air qui la por- *Par quel moyē*
e quant & ſoy aux nerfs mammillaires par les narines, en reſpirant: *on ſent l'odeur.*
Horſmis les poiſſons qui flairent par le moyen de l'eau. L'homme a *Pourquoy l'hō-*
l'Odorat plus debile que les beſtes, à cauſe qu'il a les nerfs qui ſeruent *me n'a pas l'o-*
à flairer plus petits, & neantmoins le cerueau plus ample. De ſorte que *dorat ſi ſubtil,*
le cerueau eſtant froid & humide, affoiblit la vertu des odeurs qui tiē- *que les autres*
nent plus du chaud & du ſec. De là vient que ceux qui ont le cerueau *animaux.*
plus chaud & ſec, ont meilleur odorat, la chaleur ſeruant beaucoup à
vne prompte conception des obiects, & la ſiccité à les retenir.

Du Gouſt.

LE Gouſt a eſté donné pour diſcerner l'aliment conuenable à la na- *L'vſage du*
ture du corps. La lague eſt l'organe, & la ſaueur l'objet du Gouſt. *Gouſt.*
Son organe.
Son obiect.

D'où prouient la saueur. La distinction des saueurs. La saueur resulte du meslange du sec terrestre auec l'humide, où tantost la chaleur, tantost la froideur domine. Car il y a des saueurs manifestement chaudes, comme l'acrimonie, l'amertume, & la saleure : d'autres froides, comme l'aspreté, la rudesse & l'aigreur : & quelcunes temperees, comme la douceur & la graisse : lesquelles sont aussi plaisantes au goust, que les intemperées sont desagreables.

Par quel moyë on les apperçoit La langue iuge des saueurs par le moyen de la saliue. Car estant seche ou trop humide, elle ne les apperçoit pas, pource que la qualité qu'elle a acquise, l'empesche de bien iuger d'vne autre, comme quand les malades trouuent tout ce qu'ils goustent amer, à cause de l'humeur bilieuse qui abonde en leur langue.

De l'Attouchement.

Cöbien l'attouchement est necessaire. L'Attouchement est vn sens si necessaire à l'animal, que bien qu'il ait perdu tous les autres, il demeure tousiours animal par le moyen de celuy-cy seul : & si la faculté de l'Attouchemement est suspendue par quelque maladie, il ne semble plus animal. Nature recognoissant sa necessité, l'a estendu par tout le corps, au lieu que les autres sens ont chacun vn certain organe particulier.

Son organe. La vertu de l'Attouchement gist és nerfs dispersez à la peau qui enuironne tout le corps. De sorte que la peau est le principal instrument du toucher, bien que la chair & les autres parties nerueuses soient aussi sensibles. De là vient que les animaux qui ont le cuir fort delié, comme les araignes & vermisseaux, ont le Tact plus exquis. Le chaud, le *Son obiect. Les qualitez tactiles. Par quel moyë se fait le tact. Ce qui l'offése.* froid, le sec, l'humide : Mesme le mol, le dur, le leger, le pesant, le rare, le serré, & autres semblables, sont les obiects du Tact. C'est pourquoy les premieres & secondes qualitez elementaires sont tactiles, c'est à dire maniables & palpables. Les nerfs touchent & sentent ces qualitez par le moyen de la chair auec la peau. Mais l'extreme chaleur & froideur, & les surfaces des corps trop raboteuses, ou poinctues offensent l'attouchement, parce qu'elles blessent la peau & la chair.

Du sens commun.

Combien il y a de sens interieurs. Passons maintenant des sens exterieurs aux interieurs. Il y en a trois interieurs, le sens commun, la phantasie, & la memoire.

Le siege du sens commun. Le sens commun est comme le Prince des sens exterieurs. Il a son siege au cerueau, où ils viennent tous aboutir, par le moyen des nerfs sensitifs, comme font toutes les lignes tirées de la circonference d'vn cercle à son centre, & ainsi que des courriers ou espions enuoyez de

tous coftez, luy viennent rendre compte de leurs obiects, afin qu'il en *En quoy il con-*
iuge, & les diftingue les vns des autres : de forte que c'eft luy qui nous *fifte.*
donne la cognoiffance de ce que les fens exterieurs luy ont rapporté.
Par le moyen de la veüe nous voyons , par le moyen de l'oüye nous
oyons : mais ce qui nous fait recognoiftre que nous voyons & oyons,
c'eft le fens commun. La veüe diftingue bien particulierement le blãc
du noir, l'oüye les fons aigus des graues , le flair les odeurs fouëfues
des puantes, le gouft les faueurs douces des ameres, l'attouchement le
chaud du froid, & le dur du mol : mais nul de tous ces fens là ne fçau-
roit difcerner & diftinguer toutes ces qualitez les vnes des autres, ains
feulement celles qui font propres à fon obiect : de maniere qu'il falloit *Pourquoy il eft*
de neceffité eftablir vn fens general pour en faire le iugement & la di- *ainfi appellé.*
ftinction : lequel à cefte caufe eft tres-bien appellé *le fens commun* , puis
que les obiects particulierement affectez à vn fens exterieur, font tous
de fa cognoiffance & iurifdiction.

Ce fens commun eftant comme le iuge de tous les fens exte-   *Pourquoy il*
rieurs, n'eft point affecté particulierement à certains obiects, com- *n'eft point par-*
me la veüe aux couleurs, & l'oüye aux fons, ains fa fonction & fa char- *ticulierement*
ge s'eftend generalement non à les perceuoir , ains à en iuger égale- *affecté à cer-*
ment & les difcerner les vns des autres.   En quoy nature s'eft mon- *tains obiects.*
ftree prouide. Car comme le Magiftrat qui eft vne perfonne publique
eftablie pour iuger des paffions des particuliers , ne peut exercer auec
equité fa charge, s'il n'eft luy mefme exempt de paffion : ainfi le fens
commun eftably au cerueau pour iuger également des obiects per-
ceus par les fens exterieurs, doit il eftre luy-mefme exempt du fentiment.

De la Phantafie.

LA Phantafie autrement dite imagination , examine & confidere *En quoy gift la*
plus exactement les chofes fenfibles, & de celles-là en conçoit & *Phantafie.*
apprehende d'autres qui ne font pas, comme le chien voyant prendre
vn bafton apprehende d'eftre battu : C'eft pourquoy il s'enfuit. Le cheual oyant fonner la trompette, penfe à la bataille ; qui eft caufe qu'il fe
remeut. Tellement que l'imagination fe reprefente non feulement les
images des chofes qui tombẽt és fens exterieurs, mais auffi vne infinité
d'autres qui ne font point, & aucunes qui ne peuuent eftre , & ce tant
en dormant qu'en veillant.

De la Memoire.

LA memoire eft comme le threfor de toutes ces images, concep- *L'office de la*
tions & penfees. Car felon que la phantafie les luy imprime & en *Memoire.*
graue, elle les retient & conferue. C'eft pourquoy nous oublions les

Diſtinction des ſens, par la diſſi-milikude de leurs obiects.

ch oſes auſquelles nous auons legerement penſé & comme par manie-re d'acquit. Les ſens exterieurs ſont ſeulement capables des obiects preſents. Le ſens commun diſcerne les eſpeces des choſes tant abſen-tes que preſentes. La phantaſie en imagine beaucoup de futures. Mais la Memoire eſt là gardienne des paſſees.

Du Sommeil.

Ce qui conſer-ue les ſens.

Que c'eſt que le Sommeil.

Sa cauſe.

L'A faculté des ſens eſt entretenuë par le repos qui ſuccede à l'exer-cice de leur charge. Ce repos s'appelle Sommeil. Le Sommeil eſt vne ſuſpenſion des ſens tant interieurs que exterieurs, ordonnee de nature pour le ſalut de tous les animaux. Car comme l'ame pendant la veille opere librement par les organes du corps: ainſi pendãt le ſom-meil les ſens ſont ils tellement arreſtez, qu'ils ne peuuent exercer leurs fonctions, à cauſe des vapeurs eſleuées de l'heſtomach au cerueau, qui eſtoupent les conduits de l'eſprit animal.

De l'Appetit ſenſuel.

Paſſages aux mouuemens.

Les ſortes de faculté mou-uante.

APres auoir parlé des ſens, il faut venir aux mouuemens. On remarque deux facultez mouuantes aux Animaux, l'v-ne appetante, l'autre remuante. Or comme le ſens excite l'appetit & rend l'ame encline à s'approcher ou s'eſloigner de l'obiect : ain-ſi l'appetit fait-il remuer le corps pour pourſuiure, ou fuyr l'ob-iect.

Que c'eſt que l'appetit ſéſuel. La faculté Cõ-cupiſcible.

l'Iraſcible. Les principales affections. D'où elles pro-cedent.

L'appetit donc eſt vne faculté de l'ame qui meut les animaux à pour-ſuiure ou fuyr ce que la phantaſie leur repreſente eſtre bon ou mau-uais. C'eſt pourquoy l'appetit ſenſuel eſt diuiſé en deux parties , dont l'vne s'appelle *Concupiſcible* , par laquelle ils pourchaſſent ce qui leur ſemble bon, l'autre *Iraſcible*, par laquelle ils reiettent ce qu'ils eſtiment mauuais. De ces deux facultez appetitiues naiſſent toutes les paſſions de l'ame, que nous appellons autrement *affections*. On en remarque quatre principales, la ioye, le deſir, la triſteſſe & la crainte, leſquelles prouiennent de l'opinion du bien ou du mal preſent ou aduenir.

Car nous nous reſiouiſſons du bien preſent, & deſirons le futur: auſſi nous cõtriſtons nous du mal preſent, & craignons le futur. Il n'eſt pas beſoin de s'arreſter dauantage aux mouuemés de l'ame, touchós main-tenant le mouuement du corps.

Que c'eſt que la faculté remu-ante.

Sa diuerſité. Les organes du remuement.

La faculté remuante c'eſt celle qui fait mouuoir les animaux d'vn lieu en autre , pour pourſuiure ou fuyr l'obiect qu'ils affection-nent.

Elle eſt diuerſe ſelon la diuerſité des animaux, parce que les vns mar-chent, les autres volent, aucuns rampent, ou nagent, ou ſe remuent en autre façon. Les muſcles ſont les organes du remuement. Et quoy

qu'ils soient cōposez de plusieurs parties similaires, toutefois les nerfs
contribuent le plus à la vertu motrice.

De la faculté vitale.

IVsques icy nous auons discouru de la faculté animale, ainsi appellée *Passage à la fa-* pource qu'elle est propre aux animaux : il ne reste plus qu'à re- *culté vegetale* marquer la faculté vegetale, qu'ils ont commune auec les plantes. *des animaux.* Mais il faut entendre que la faculté vegetale est simple aux plantes, & double aux animaux, l'vne s'appelle Vitale, l'autre Naturelle. La fa- *Que c'est que la* culté vitale, de laquelle les plantes sont priuées, c'est celle qui conser- *faculté vitale.* ue la vie aux animaux par l'influence des esprits vitaux deferans à tous les membres la chaleur naturelle temperee par l'ayde de la respiration *Pourquoy la* & du pouls. Aucuns tiennent que la respiration depend de la facul- *respiration ap-* té animale, pource qu'elle se fait par le moyen des muscles, & que *partient à la* nous la pouuons haster ou retarder pour quelque temps, quand nous *faculté vitale.* voulons. D'autres la rapportent à la faculté naturelle, pource que c'est vn mouuement necessaire, & que nous respirons en dormant, *Son vsage.* mesme quand nous ne voudrions pas. Mais d'autant qu'elle sert à la conseruation de la vie, sans doute elle appartient à la faculté vitale. Elle a deux parties, l'inspiration & l'expiration. Par l'inspiration nous attirons l'air frais, tant pour temperer la chaleur naturelle du cœur, que pour nourrir les esprits : par l'expiration nous iettons hors les excremens fumeux.

Le pouls est vn mouuement du cœur & des arteres, composé aussi de *Que c'est que* deux parties, dōt l'vne s'appelle en Grec *diastole*, c'est à dire dilatation, *le pouls.* qui sert pareillement à la temperature de la chaleur, & à la nourriture *Son vsage.* de l'esprit vital : l'autre *systole*, c'est à dire contraction qui sert à ietter
hors les excremens fuligineux.

De la faculté Naturelle.

LA faculté Naturelle est beaucoup plus parfaite aux animaux *L'excellence de* qu'aux plantes. *la faculté na-*
Aussi ses fonctions paroissent-elles bien plus excellentes en ceux- *turelle des ani-* là, qu'en celles-cy. Car iaçoit que tous deux ayent la vertu de se nour- *maux par des-* rir, de croistre & d'engendrer : si est-ce qu'il y a bien plus de façons en *sus celle des* la nourriture, croissance & generation des Animaux, qu'en celle des *plantes.*
plantes.

D'autant qu'il se fait vne perpetuelle dissipation de la triple substance des animaux, trois sortes d'alimens sont requises, la viande pour restablir la substance solide, le breuuage pour reparer l'humide, & l'air
pour recréer la spirituelle. Au surplus la faculté nourrissiere ne sçauroit tourner l'aliment en nostre substance, s'il n'est aupatauant cuit &

recuit, changé & rechangé en plusieurs manieres. Et si de chaque coction & changement reüssissent diuerses sortes d'excremens. C'est pourquoy nature a fabriqué vn grand nombre d'organes pour exercer les fonctions particulieres de la faculté nourrissante. La viande premierement est preparee dãs la bouche auec l'ayde des dents & de la langue : puis conduite de là par l'œsophage dans l'estomach, où receuant sa premiere coction, elle est chãgee en chyle. Le chyle apres par les veines mesaraïques est porté au foye, où receuant vne seconde coction, il est transformé en sang: lequel est distribué à tous les membres par les canaux de la veine caue, & apres auoir receu vne troisiesme coction en l'habitude du corps, est en fin conuerty en la propre substance de chaque partie. Les excremens de la premiere coction contenus aux gros intestins, sont poussez dehors par le siege. De la seconde coction naissent trois excremens pour la purification du sang, la serosité enuoyée des roignons par les vretaires dans la vessie: la cholere portee de sa vesicule par vn canal dans les boyaux; & la melancholie attiree par la rate. De la troisiesme coction prouient la sueur, auec l'ordure qui sort par les pertuis du cuir. Au demeurant la coction de l'aliment se fait par le moyen de la chaleur naturelle de la partie : mais l'attraction se faict aussi par l'ayde des fibres droites; la retention par celles qui sont obliques; & l'expulsion du superflu par celles qui sont en trauers. Voila comment les animaux prennent nourriture & accroissement.

La generation des animaux se fait de la semence du masle & de la femelle descenduë de toutes les parties du corps par les vaisseaux spermatics aux testicules, & de là iettée pendant la copulation dans la matrice, où estant retenuë, l'esprit enclos dedans doüé d'vne vertu alteratrice & formatrice, la change incontinent, & en forme l'embryon, en separant peu à peu les parties auparauant confuses. Mais incontinent apres que les premiers lineamens sont pourtraicts, le sang menstrual venant à la matrice paracheue le crayon des parties ebauchées. Par là il appert qu'il y a deux principes specifiez de la generation, la semence appellée des Grecs σπέρμα autrement γόνη, c'est à dire geniture, & le sang menstrual, d'où vient la difference des parties spermatiques & des sanguines. Car de la geniture de l'vn & l'autre sexe bien meslée & tempe̜rée l'esprit genital en forme, premierement les parties spermatiques toutes ensemble; & du sang menstrual qui succede par les veines hysteriques, en fait apres les sanguines. Si la semence masculine est plus puissante, il s'en engendre vn masle, & quand la feminine est plus efficacieuse, vne femelle.

La semence est definie des anciens, vn excrement bening de la tierce coction, prouenãt des restes de la derniere nourriture des parties spermatiques. Mais les modernes n'y apportent pas tous leur consentement. Car sans rechercher sa matiere de si loing, aucuns tiẽnent qu'elle est faite du pur sang de la veine caue, & des esprits portez par les vais-

seaux

Comment les
animaux pre-
nent nourritu-
re & accroisse-
ment.

Comment ils
sont engẽdrez.

Qu'il y a deux
principes de la
generation.

Que c'est que
semence.

Sa matiere.

seaux spermatics aux genitoires, où par coction elle acquiert sa blancheur, consistence & perfection, pour seruir en la generation de cause materielle, par le moyen de sa corpulence, & de cause efficiente, à raison de ses esprits, qui donnent le principe de vie. *Son vsage.*

Le sang Menstrual est vn excrement du dernier aliment des parties charneuses, employé à la generation & nourriture de l'animal, en la matiere, autrement nature en fait tous les ——————————————, qui est pour ceste cause appellé —— Menstrualle : A laquelle les masles ne sont pas subiects, ains seulement les femelles, pource qu'elles sont de temperament froid ; partant font plus grand amas d'humeurs cruës. *Que c'est que sang Menstrual. Pourquoy la purgation de ce sang est appellee Menstruelle. Pourquoy les femelles seules y sont subiettes.*

Elle abonde plus aux femmes qu'aux autres femelles, pource qu'elles vsent de viandes plus humides, & sont plus oyseuses & sedentaires. Ioint qu'aux autres femelles ceste humeur excrementeuse se conuertit, ou en poils, ou en cornes, ou en plumes, ou en escailles, ou autres armures du corps. Qui est cause que les iumens ont moins de purgation Menstrualle que les femmes, & les vaches moins que les iumens. *Pourquoy elle est plus abondante aux femmes, qu'aux autres femelles.*

DES PARTIES DV CORPS.

POur bien comprendre les facultez & fonctions de l'ame, tout ainsi que pour cognoistre les maladies du corps, & y apporter les remedes salutaires, il faut necessairement sçauoir l'Anatomie. *Pourquoy l'Anatomie est necessaire.*

Anatomie est vne exacte diuision du corps de l'animal, pour declarer la nature de toutes ses parties par ordre. *Que c'est qu'Anatomie.*

Le corps est l'organe entier de l'ame, composé de plusieurs parties, qui se rapportent toutes à l'vsage l'vne de l'autre, & chacune au tout. *Definition du Corps.*

Partie est proprement definie, vn membre adherant au tout, participant à mesme vie, & destiné à quelque action ou vsage necessaire. Mais nous prenons icy ce mot de Partie plus largement, pour tout ce qui entre en la constitution du corps. *Que c'est que partie prise proprement. Largement.*

Des parties similaires.

Des parties du corps les vnes sont contenantes, les autres contenues. Sous le nom de contenantes, nous entendons les parties solides, qui se soustiennent d'elles mesmes, nommees par Hippocrate τὰ ἴσχοντα. *Qui sont les parties contenantes.*

Elles sont simples, ou composees. Celles là s'appellent Similaires, pource que leur substance est semblable par tout : & celles-cy Dissimilaires, pource que les pieces de quoy elles sont faites ne se ressemblent pas. Elles se nomment autrement Organiques, c'est à dire, in- *Pourquoy les parties simples sont appellees Similaires. Pourquoy les*

compofées font
nommees Diffi-
milaires & or-
ganiques.
Diftinction des
fimples parties
ftrumentaires,
par la diuerfité
de leur office.
ftrumentaires, d'autant qu'elles font inftrumens des facultez & fonctions de l'ame.

Les parties fimilaires font fpermatiques, ou fanguines.

Des fimples parties fpermatiques, les vnes feruent d'appuy aux autres, comme l'os & le cartilage; aucunes feruent d'attache, comme les
ligamens; autres feruent à l'action, comme les fibres; autres à la couuerture, comme les membranes.

De l'Os.

Que c'est qu'os.
Sa temperatu-
re.
Sa matiere.
Sa nourriture.

L'Os eft vne partie du corps extremement dure & terreftre: partant
de temperament froid & fec: auffi eft-il engendré de la plus groffe
matiere du fperme, non toutesfois glutineufe, ains graffe.

C'eft pourquoy il fe nourrit de moëlle, qui eft chaude, humide &
oleagineufe.

La temperatu-
re de la moëlle.
Où eft contenue
la folide.
La liquide.

Car encore qu'il foit fenfiblement denfe & vni en fa fubftance, il a
neantmoins interieurement des cauitez manifeftes, pour contenir la
moëlle, ou des porofitez apparentes par où paffe le fuc alimenteux
deftiné pour fa nourriture, qui fe peut proprement appeller Moëlle liquide à la difference de la folide.

L'vfage des os.

Les os feruent de bafe & fondement au corps, pour l'appuyer &
fouftenir, & quelquesfois de heaume & bouclier aux parties nobles,
pour les contregarder & deffendre.

Leur iointure.

Les os font conioincts enfemble en deux manieres, par vnion, appellee des Grecs *Symphyfe*, & par article. S'il y a mouuement manifefte, il eft nommé *Diarthrofe*; & quand il eft obfcur, *Synarthrofe*.

Du Cartilage.

Que c'est que
Cartilage.

LE Cartilage eft vne partie du corps plus tendre que l'os. C'eft
pourquoy il eft appellé des François, Tendron. Les Grecs le nomment Chondre.

Sa fubftance.
Sa couleur.

Il eft de mefme fubftance que l'os, excepté qu'il n'eft pas fi fec, ny
fi dur: auffi n'eft-il pas fi mol que le ligament. Au furplus il eft blanc,
comme les autres parties fpermatiques.

L'vfage des
Cartilages.

L'vfage des tendrons eft commun auec celuy des os; & ont dauantage cefte proprieté de lier les os, & empefcher que par vn continuel
frayement ils ne foient vfez. Car eftans plus mols que ne font les os,
ils obeiffent plus facilement.

Du Ligament.

Que c'est que
ligament.
Sa nature.

LE Ligament eft vne partie du corps la plus terreftre, apres l'os &
le Cartilage: partant froide, feiche, dure, & du tout priuee de fentiment comme eux.

Les Ligaments sont comme des gros & forts filets, qui lient les os *L'vsage des Li-*
& cartilages. C'est pourquoy ils ont esté ainsi nommez des Latins: les *gaments.*
Grecs les appellent *Syndesmes,* & nous *Liens.*

Les ligaments commencent à vn os, & finissent en vn os, ou com- *Leur differēce.*
mençants à vn os, ils finissent en vn tendron, ou commençans à vn
tendron, ils finissent en vn os, ou en vn tendron mesme : C'est à dire,
que par le moyen des ligaments, deux os sont conioincts ensemble,
ou vn os auec vn tendron, ou deux tendrons ensemble.

Des Fibres.

LEs Fibres sont parties de nature froides & seiches, qui ressemblent *Que c'est que*
à des filets deliez, longs & blancs. Les vnes sont sensibles, & les *Fibres.*
autres insensibles. *Leur differēce.*

Celles-cy tirent leur origine du ligament, & celles-là du nerf.

Toutesfois & quantes qu'elles agissent, elles se retirent tousiours *Leur action.*
vers leur commencement. Tellement que par leur moyen il se faict
trois actions au corps : l'attraction par celles qui sont droictes, l'expulsion par celles qui sont en trauers, & la retētion par celles qui sont
obliques, pourueu qu'elles soient aidees des deux autres.

De la Membrane.

LA Membrane est vne partie du corps froide & seiche, engendree *Que c'est que*
de la plus gluante matiere du sperme, qui s'estend aisément par la *Membrane.*
force de la chaleur. *Sa matiere.*

Aussi est-elle large, tenvre, deliee, & toutesfois assez forte: mesme *Sa forme.*
elle s'eslargit & se resserre selon la necessité. Et bien qu'elle semble
simple, neantmoins elle est double par tout. Car il faut que les nerfs,
qui apportent le sentiment, passent entre-deux. C'est pourquoy elle
est fort sensible.

Elle sert de couuerture & vestement aux autres parties: car elles en *Son vsage.*
sont toutes enuelopees & reuestues. Aussi les Grecs ne l'appellent-ils
pas seulement ὑμὰ & μίνιγξ.*i. membrana,c.*taye: mais aussi χιτών.*i. tunica,*
c. saye, chemise, ou autre vestement.

Celle qui couure l'os, est nommee περιόστιον.

De la Chair.

LEs parties sanguines sont plus molles que les autres, comme la
Chair & la Graisse.

Il y a trois differences de chair au corps, celle des muscles, qui est *Differences de*
proprement nommee Chair, celle des visceres, que les Grecs appel- *Chair.*
lent παρέγχυμα, & nous, confuse; & la glanduleuse, comme celle des
testicules, mammelles, & emonctoires.

I ij

Que c'est.

La Chair est vne partie simple, engendree de sang mediocrement desseiché.

Sa temperature.
Sa couleur.
Son vsage.

Elle est de temperature chaude & humide, & de couleur rouge.

La Chair sert à la perfection, force & deffense des parties ausquelles elle a esté ordonnee par la nature ; & pour humecter celles qui sont trop seiches.

De la Graisse.

Que c'est que Graisse.
Sa temperature.

LA Graisse est vne partie simple, humide, & blanche, faite de la plus onctueuse & plus aëree portion du sang, caillee & espaissie par la froidure des parties spermatiques, lors qu'elle resude, comme vne rosee sur elles. C'est pourquoy elle est chaude materiellement, & froide de sa temperature formelle. Elle sert premierement à eschauffer par accident les parties interieures ; secondement à temperer &

Son vsage.

humecter de soy leur chaleur, plus à nourrir leurs parties, quand l'aliment defaut. Il y a deux especes de Graisse: l'vne est appellee des Latins, *adeps*, & *sevum* : l'autre, *pinguedo*, & *axungia*. Celle-là est plus ferme & mieux coagulee que celle-cy, qui est comme huille caillé.

Ses especes.

Des parties animales.

Passage aux parties organiques.
Distinction des organes.
Division des parties organiques.
Que c'est que parties animales.

VOila les parties similaires expediees, passons maintenant aux dissimilaires. Leurs differences sont prises des facultez, desquelles elles sont organes. Les organes de chacune faculté sont principaux ou seruans. Les parties organiques sont animales, vitales, ou naturelles. Les parties animales sont instruments desquels l'ame se sert, pour l'exercice du sentiment & mouuement.

Du Cerueau.

L'office du cerueau.
Pourquoy il est le principal organe de l'ame.

LE Cerueau est le principal organe de la faculté animale, pource qu'il est le siege de l'ame, la source de l'esprit animal, l'origine des nerfs ; par consequent le principe du sentiment & mouuement de toutes les parties du corps, & l'instrument des sens interieurs, qui sont princes des exterieurs: car le sens commun reçoit les idees & especes de tous les obiects sensibles, pour les rapporter au iugement de l'ame, laquelle discerne leurs qualitez par le moyen du cerueau.

La substance du cerueau.
Sa temperature.

La substance du cerueau est molle & blanche, & sa temperature froide & humide. Il estoit expedient qu'il fust de nature mol & blanc, pour receuoir plus facilement & syncerement les images des choses sensibles ; & qu'il fust froid & humide, pour rafraischir & temperer la chaleur ignee des esprits vitaux, afin de moderer les mouuements &

Sa definition.

sentiments. La ceruelle est vne moëlle, bien differente de celle qui est

contenuë dedans les cauitez des os, pour leur nourriture, d'autant
qu'elle est faite dés la premiere conformation du corps, & nourrie de
la plus froide & humide partie de tout le sang, pour vn vsage necessaire à nature, & si ne croist & ne descroist, comme fait l'autre, qui est
engendree & entretenuë de la plus grasse partie du sang. Toute la cer- *Sa diuision.*
uelle est diuisee en deux parties, en celle de deuant, laquelle est plus
molle: & en celle de derriere, qui est plus solide. Le cerueau anterieur,
que les Latins appellent proprement *Cerebrum*, les Grecs ἐγκέφαλον, est
encore diuisé en dextre & senestre. Le cerueau postérieur se nomme
en Latin *Cerebellum*, en Grec παρεγκέφαλις. Dedans le cerueau il y a *Ses ventricules.*
quatre ventricules, où est contenu l'esprit animal. Deux sont sur le *Les deux pre-*
miers.
deuant, vn droit & l'autre gauche, separez d'vne deliee portion de la
ceruelle, dite *Septum lucidum*. On y void vne admirable tisseure de *Plexus Cho-*
roides.
veines, & arteres meslees ensemble, entortillees autour d'vne taye
fort deliee, en forme de rets, qu'on appelle *Plexus choroides*, où se pre- *Les canaux des*
premiers ven-
tricules.
pare l'esprit animal : Plus deux conduits, vn qui va aux productions
mammillaires, pour l'inspiration & expiration du cerueau, & pour
receuoir les odeurs; l'autre qui va droit au troisiesme ventricule, pour
y porter l'esprit animal. Sur le troisiesme ventricule, il y a vne voûte, *La voûte.*
dite en Latin *Fornix*, pour soustenir toute la pesanteur de la ceruelle
de dessus, de peur qu'elle n'estoupast la cauité, & n'accablast l'esprit
qui est dedans.

   Le troisiesme ventricule est au dessous des deux premiers, & se re- *Le 3. ventri-*
cule.
tire sur le derriere. On y apperçoit deux conduits, l'vn desquels des-
cend à la base du cerueau, appellé des Grecs χοάνη. i. *Infundibulum*, c. an- *Choana.*
tonoir, par où coule la pituite excrementeuse du cerueau, sur la glande
basilaire; l'autre va droit au quatriesme ventricule, pour y porter l'esprit animal.

   Autour de là il se remarque premierement vne glande, semblable à *Conarium.*
la pomme de pin, appellée des Grecs κωνάριον, qui sert à soustenir la ra-
mification des vaisseaux : puis deux petites parties en forme de fesses,
dites en Latin *Nates*, & au dessous deux autres, portans la façon & le *Nates.*
Testes.
nom de testicules, qui seruent d'appuy au canal.

   Le quatriesme ventricule est situé entre la ceruelle de derriere & *Le 4. ventri-*
cule.
la moëlle de l'espine. On y obserue deux epiphyses en forme de vers, *Epiphyses ver-*
miformes.
produites des retortillemens de la ceruelle de derriere, lesquelles pre-
sident au passage de l'esprit animal, pour le laisser entrer par mesure *Opinion des*
Arabes, qui
tiennent que
dans ceste derniere cauité.

   Les Arabes ont opinion que le sens commun fait sa residence aux *les sens inte-*
rieurs ont cha-
premiers ventricules du cerueau, la cogitation en celuy du milieu, & *cun vn ventri-*
la memoire au dernier. Mais nous tenons auec Galien, que l'ame est *cule à part pour*
logee par tout le cerueau, & que par le moyen de la temperature d'i- *leur siege.*
celuy, elle exerce toutes ses actions principales en chaque endroit: *Aduis de Galië,*
tout ainsi que la nature fait en vne mesme particule, l'attraction, re- *contraire à leur*
opinion.

I iiij

tention, coction & expulfion pour la nourriture.

Les meninges du cerueau.

Le cerueau eft enueloppé de deux meninges, lefquelles font tif-fuës de plufieurs veines & arteres, non tant pour leur nourriture, que pour celle de la moëlle qui eft deffous. L'vne eft vulgairement appel-lee Pie-mere, l'autre Dure-mere. La Pie-mere eft vne membrane fort deliee, qui embraffe immediatement le cerueau de toutes parts.

Pia mater.

Dura mater.

La Dure-mere eft vne membrane beaucoup plus groffe & efpaiffe, fi-tuee par deffus l'autre, laquelle eft attachee au crane.

Du Crane.

Le crane.
Que c'eft.
Son vfage.
Son etymologie.

LE crane eft comme vn cafque induftrieufement fabriqué de natu-re, pour la fortification & defence du cerueau. Auffi ce mot κρανίον eft-il defcendu de κάρα, i. *Galea.* Les Latins l'appellent *Calua,* & *Caluaria:* & les François *Le Teft.*

Les os du cra-ne.
Ses futures.

Il eft compofé de fept os, l'vn defquels eft vulgairement appellé coronal, l'autre occipital : deux font nommez parietaux, en Grec *Bregmata,* deux petreux, & vn bafilaire, autrement fphenoïde.

Ces os font conjoincts eufemble par futures. Il y en a 3. vrayes, & 2. faulfes : l'vne des vrayes eft droite, tirant du long de la tefte, en fa partie fuperieure ; c'eft pourquoy elle eft nommee fagittale: l'autre fi-tuee à trauers de la partie anterieure, dite coronale, pource qu'on por-te conftumierêment les couronnes en cet endroit-là. La troifiefme eft en la partie pofterieure, appellee des Grecs Lambdoide, pource qu'elle reprefente la figure de la lettre Λ. Les faulfes font affifes aux temples, vne de châque cofté.

Leur vfage.

Les futures ne feruent pas feulement à lier la Dure-mere auec le teft, mais auffi à donner paffage aux vaif-feaux, & aux excremens fuligineux. Au furplus elles empefchent que la fracture d'vn os, ne foit communiquee à l'autre, & font caufe que la vertu des medicaments appliquez par dehors, penetre plus auant.

Du Pericrane.

Le pericrane, que c'eft.
Pourquoy ainfi appellé.
Son origine.
Son vfage.
Le mouuement du cerueau.
Sa neceffité.

LEs os de la tefte font tous couuerts du pericrane. Le pericrane eft vne membrane efpaiffe, ainfi nommee pource qu'elle enuironne le crane. Le pericrane tire fon origine des filaments qui fortent de la dure-mere par les futures du crane. Auffi la tient-il fufpenduë par ce moyen, pour laiffer vne diftance fuffifante au mouuement du cer-ueau. Ce mouuement compofé de dilatation & conftriction, eft ne-ceffaire tant pour la generation des efprits animaux, que pour l'expur-gation des vapeurs fuligineufes, qui s'engendrent dans la tefte. Car le cerueau en fe dilatant, attire l'air par le nez, & les efprits vitaux des ar-teres: & en fe comprimant pouffe les efprits animaux des ventricules

superieurs aux inferieurs, & iette les vapeurs dehors par les conduits
anterieurs.

De la Nuque.

DV cerueau dépend vne longue queuë par derriere, vulgairement **La moëllé de**
appellee la Nuque, autrement la moëlle de l'espine. Elle n'est **l'espine.**
en rien dissemblable de la ceruelle, sinon qu'elle ne se meut pas ; & **En quoy elle est**
qu'elle est beaucoup plus dure. Elle est pareillement enueloppee de **semblable &**
2. membranes: l'vne desquelles procede de la pie, & l'autre de la du- **dissemblable à**
re-mere: mais elle est encore reuestuë d'vne autre grosse & espaisse **celle du cer-**
tunique par dessus celles-là. Au surplus elle est entourée & rempa- **ueau.**
ree de trente-quatre os, appellez des Latins *Vertebres*, des Grecs, *Spon-* **Sa nature.**
diles, & de nous *Roüelles*. Il y en a sept au col, douze au doz, cinq aux **Ses membranes.**
lombes, six en la croupe, & quatre au croupion. **Ses vertebres.**

Ces vertebres ont presque chacune trois sortes d'eminences, dites
en Grec Apophyses, deux superieures, deux inferieures, & deux late-
rales, auec vne espine par dehors, & vn grand trou par dedans, où est
contenuë la moëlle. Toutes les vertebres sont conjointes les vnes **Leur cönexion.**
auec les autres par enclaueure, que les Grecs appellent Ginglyme,
excepté celles de la croupe, qui sont si fermement attachees ensemble, qu'elles ne paroissent qu'vn os, ordinairement appellé Sacré : &
celles du croupion, qui sont tellement adherantes, qu'elles ne semblent estre qu'vn os cartilagineux, nommé des Grecs κόκκυξ.

En chacune jointure de vertebres, il y a deux trous, vn de chaque
costé, par où sortent les nerfs, & entrent les arteres & les veines, qui
apportent la vie & la nourriture à la nuque.

Des organes seruans au cerueau.

NOus auons assez long temps discouru du principal organe de la
faculté animale, parlons maintenant de ceux qui sont employez
à son seruice.

Des organes seruans à la faculté animale, les vns sont deferans, les **La distinction**
autres operans. Ceux là sont communs au sentiment & mouuement; **des organes ser-**
& ceux cy propres à l'vn, ou à l'autre. **uans au cer-**
ueau.

Des Nerfs.

LEs nerfs sont organes deferans du sentiment & mouuement, par- **L'office des**
ce qu'ils apportent la faculté auec l'esprit animal aux parties capa- **nerfs.**
bles de sentir, & à celles qui ont affaire de se mouuoir.

Les nerfs sont parties spermatiques, de figure longue & ronde, **Leur definitiö.**
moëlleuses par dedans, & membraneuses par dehors, qui tirent leur

origine du cerueau, ou de la nuque.

Leur composi-
tion.
Leur substance
interieure.
Exterieure.

Car les nerfs sont composez de deux substances; l'vne est interieure, l'autre exterieure. L'interieure est vne moëlle blanche & molle, retirant à celle du cerueau, & est comme
l'esprit animal, jaçoit qu'on n'y apperçoiue aucune cauité. L'exterieure est vne double membrane, prouenant de la dure & pie-mere, laquelle est extremement sensible.

1.
Distinction des
nerfs, en mols
& durs.

Des nerfs les vns sont plus mols, les autres plus durs. Plus les nerfs
approchent de leur principe, plus ils sont mols, & plus ils en sont esloignez, plus ils sont durs. Les plus mols prennent leur naissance du
cerueau, non toutesfois de la partie anterieure, comme tient l'antiquité : mais de la posterieure, où sont les derniers ventricules, dans lesquels s'acquiert la perfection des esprits animaux, comme a clairemét
monstré monsieur du Laurens, premier Medecin du Roy, Prince des
Anatomistes de ce temps. Pour le regard des plus durs nerfs, chacun
est d'accord qu'ils procedent de la nuque.

2.
Distinction des
nerfs en sensi-
tifs & motifs.

Les plus mols sont plus propres au sentiment, & les plus durs au
mouuement, pource que les choses molles reçoiuent facilement, &
les durs ont plus de force pour agir. Or est-il que le sentiment se fait
par passion, & le mouuement par action. C'est pourquoy les anciens
ont estimé que les nerfs plus mols estoient tous sensitifs, & les plus
durs, motifs. Neantmoins les recents ont descouuert qu'il y a des
nerfs plus mols employez au mouuement, & des plus durs au sentiment. Il ne faut donc pas rapporter le sentiment à la mollesse, ny le
mouuement à la dureté des nerfs, ains à leur insertion. Veu que selon
Galien vn mesme nerf fait les deux offices: mais s'il est inseré aux muscles, il donne le mouuement; si c'est aux autres parties, comme à la
peau, il donne le sentiment.

Les paires de
nerfs du cer-
ueau.
Celle de la
nuque.

Les nerfs sortans de leur principe sont tousiours accouplez : Il y
en sort sept couples du cerueau : la premiere est l'optique, qui va
porter l'esprit visuël au crystallin: la seconde est distribuee aux muscles
qui font mouuoir les yeux: la troisiesme & quatriesme sont gusta-
tiues: la cinquiesme, auditiue : la sixiesme vague, descendant du
chef en bas, pour donner sentiment aux entrailles : la septiesme est
motiue de la langue.

Il y en a trente paires issuës de la moëlle de l'espine: à sçauoir, sept
des vertebres du col, douze du dos, cinq des lombes, & six de l'os sacré. Ces couples de nerfs sont appellez des Grecs συζυγίαι. i. coniuga-
tiones. Les sept premieres conjugaisons sont comprises en ce distique
Latin:

Optica prima, oculos mouet altera, tertia gustat
Quartaque, quinta audit, sexta extu, septima lingua.

Des organes operans.

APres auoir traicté des organes deferans de la faculté animale, il faut venir aux operans. Il y en a de deux fortes : les vns feruent aux fens exterieurs, les autres au mouuement volontaire. *La diftinction des organes operans.*

Nature a fait les yeux, les oreilles, le nez, la langue, & la peau, pour exercice des fens exterieurs.

Des yeux.

LEs yeux font les propres organes de la veuë. C'eft pourquoy ils font appellez des Grecs ὀφθαλμοί, qui eft vn mot defcendu du verbe, ὄπτομαι, i. video. Auffi font ils fituez au plus haut du corps, au lieu plus eminent, pour voir de plus loing. Car ils feruent à l'animal de fentinelle, pour defcouurir ce qui le peut offenfer. Mais ils ont efté nommez des Latins *oculi*, pource qu'ils font cachez & enfermez dans leur orbite, qui eft comme vn vallon remparé de tous coftez d'os, qui s'auancent en maniere de collines, pour leur plus grande feureté. *Des yeux. Leur vfage. Leur fituation.*

La figure de l'œil eft ronde, laquelle luy eft tres-conuenable pour fa capacité, pour l'agilité, & pour la force. *Leur figure.*

L'œil eft compofé de 3. humeurs, 5. tuniques, 2. nerfs, & 6. mufcles. Les humeurs font claires & diaphanes, la plus noble des trois c'eft la cryftalline, qui comme vn miroir de cryftal reçoit les images de tous les objects vifibles; la vitree, qui a la confiftence & couleur de verre fondu, luy prepare fon aliment; l'albugineufe, prefque femblable au blanc d'œuf, luy fert de rempart, pour la defendre contre la dureté des membranes. Les 5. tuniques contiennent les humeurs en leurs bordes; celle qui paroift la premiere, c'eft la blanche, dite conionctiue : la 2. s'appelle cornee, pource qu'elle eft claire & polie, comme la corne des lanternes : la 3. vuee, d'autant qu'elle reffemble à la peleure d'vn raifin noir : la quatriefme aranee, à caufe qu'elle retire à la toile des araignes : la cinquiefme reticulaire, à raifon qu'elle eft entrelaffee d'vne infinité de petits filets en forme de rets. Les deux nerfs apportent l'efprit animal, l'vn pour la veuë, appellé optic; l'autre pour le mouuement. Les fix mufcles feruent à fon mouuement haut, bas, lateral & circulaire. *Leur compofition.*

Au furplus il y a plufieurs petites veines & arteres en l'œil, qui luy donnent la nourriture & la vie, & beauconp de graiffe, qui le tient humide, empefche qu'il ne fleftrit point, & le defend du froid; auec deux petites glandes qui l'arroufent de l'humidité qu'elles retiennent du cerueau, de peur que par fes continuels mouuemens, il ne s'efchauffe & feiche par trop.

La temperature des yeux eft differête, pour la diuerfité de leurs parties. *Leur temperature.*

ties: car ils sont de temperament froid & humide, à raison des humeurs:
& de complexion froide & seiche, eu esgard aux tuniques, nerfs, veines & arteres. Platon dit qu'ils tiennent de la nature du feu, à cause de
la chaleur & lueur des esprits brillans qui y affluent : mais les esprits
n'entrent pas en leur composition, comme parties essentielles.

Des Oreilles.

L'office des Oreilles.
Leur situation.
L'Oreille externe.

LEs oreilles sont les propres organes de l'ouye : elles ont esté mises au haut du corps, pource qu'elles doiuent receuoir le son, qui
naturellement tend en haut. Il y faut considerer deux parties, l'exterieure & l'interieure. La premiere proprement dite *Auricula*, est apparente à la veuë.

Sa substance.
Sa figure.
Son vsage.

Sa substance est cartilagineuse, sa figure à demy circulaire, &
creuse par dedans. Son vsage n'est pas seulement pour l'ornement,
mais aussi pour receuoir l'air, auec le son, & pour empescher qu'il
n'entre auec violence.

La situation de l'oreille interne.

L'interieure est située en l'os petreux entre les eminences appellees Mastoides, & l'apophyse de l'os jugal.

Son premier pertuis.

On y remarque quatre pertuis; le premier s'appelle en Grec πόρος
ἀκουστικός, i. *meatus auditorius.* Il est tortu, oblique, rond & estroit, afin
de preparer l'air, & vnir les sons. Au bout de ce conduit, il y a vne
Le tympan.
membrane deliée, claire, seche, fort sensible, appellée *tympanum*, pour-
ce qu'elle est tenduë comme vn tambour. Elle donne passage à l'air
sonant.

Le 2. pertuis.

Le second meat où est contenu l'air interieur, est nommé par Aristote *cochlea*, pource qu'il ressemble à la coquille d'vn limaçon. Les
plus clair-voyans Anatomistes de nostre temps, ont descouuert dedans beaucoup de choses incogniies aux anciens: premierement trois
Les trois osse-lets.
osselets attachez à la membrane auec vne petite chorde, appellez
stapes, c. estrief: *incus*, c. enclume: *malleolus*, c. marteau, à raison de leur figure, lesquels seruent à la pulsation du tympan, au resonnement de
l'air interieur, & à la distinction des sons: En apres deux trous en façon
Les deux fe-nestres.
de petites fenestres, par où l'air resonant passe outre: puis vn petit ca-
Le petit canal.
nal, qui va de-là au Palais, destiné à la purification de l'air impur y
contenu.

Le 3. pertuis.

Le troisiesme conduit est appellé labyrinthe, à raison de ses petits
destours & anfractuosités, qui seruent à rendre l'air plus aigu & subtil.

Le 4. pertuis.
Le nerf audi-toire.

La derniere cauité est nommée *cæcum foramen*, au bout de laquelle
est le nerf auditoire, lequel reçoit & apporte les especes des sons au
sens commun.

Comment se fait l'ouye.

Car l'ouye se fait lors que le son exterieur est apporté par le moyen
de l'air iusqu'à l'oreille exterieure, & de là passant par le premier meat,
il va pousser la membrane, qui resone, & éueille le marteau, auec les

autres oſſelets : ſi bien qu'apres ceſte pulſation l'air reſonant entre en
la ſeconde cauité , & ſe meſle auec l'air interne qui eſt contenu en
icelle, lequel enuoye par le labyrinthe les images des ſons au nerf auditoire, pour eſtre de là conduits au ſens commun , & autres facultez
de l'ame.

Du Nez.

L E nez eſt l'organe par lequel les odeurs ſont portées au cerueau. Il ſert auſſi à ſa reſpiration, à la purgation des humeurs phlegmatiques qui en diſtillent, à la perfection de la voix, & pour l'ornement de la face.   Au milieu de laquelle il a eſté ſitué, pour receuoir plus commodément les vapeurs qui montent naturellement en haut.

Il eſt diuiſé en deux parties.   Car il y a le nez externe, & l'interne. Le premier eſt apparent : ſa baſe eſt compoſee de trois os , deux deſquels ſont au dehors, & vn au dedans, qui diuiſe le fond du nez en deux canaux.

Le reſte eſt baſty de cinq cartilages, dont deux ſont inſerez aux bouts des deux os externes , vn ſitué au milieu fait la ſeparation des deux narines, deux autres conſtituent les ailes du nez , leſquelles ſont mobiles par le moyen de deux petits muſcles qui les eſlargiſſent , & deux autres qui les reſſerrent.

Au ſurplus il a des veines, des arteres & des nerfs , & ſi eſt reueſtu par dedans d'vne groſſe tunique, & par dehors de ſa peau.

Le nez interne comprend l'os appellé ethmoïde, t. cribleux, & les eminences nommees mammillaires, pour la ſimilitude qu'elles ont auec les deux bouts des mammelles.

La partie ſuperieure de l'os ethmoïde, ſituee preſque à la baſe du cerueau, eſt pertuiſee comme vn crible , & a vne apophyſe au milieu, qu'on appelle *La creſte de Coq*.   Sa partie inferieure eſt molle & ſpongieuſe.   L'air auec l'odeur ayant eſté preparé dans ſes pores & anfractuoſitez, eſt incontinent apres porté aux eminences mammillaires, qui ſont nerfs fort mols, iſſuz des ventricules anterieurs du cerueau, recogneus pour les vrais organes de l'odorat.   Car les vapeurs ſenſibles montent par les canaux du nez, droit aux nerfs mammillaires, pour de là eſtre apportees au ſens commun.

De la Langue.

L A langue eſt le vray organe du gouſt, lequel iuge des ſaueurs.   Car apres auoir gouſté la qualité des objects ſauoureux, elle en fait le rapport par les nerfs au ſens commun.   Au ſurplus la langue eſt à l'homme l'inſtrument de la parole , par lequel les conceptions de l'ame ſont declarees. Elle eſt ſituee dans la bouche par où entrent les

K ij

L'office du nez.

Sa ſituation.

La compoſition du nez externe.

Les parties du nez interne.

L'os ethmoïde.

Les eminences mammillaires.

L'uſage de la langue.

Sa ſituation.

alimens au corps, pour iuger de leur saueur, en les gouſtant, auant que
les aualler dans l'eſtomach. Il ſemble que nature par ſa prouidence
l'ait enfermee dans vn cachot, bien remparé par deuant des dents &
des léures, & la tienne là comme priſonniere, pour nous admonneſter
tacitement de ne la point laſcher aux diſcours, ſans prendre aduis de la
raiſon.

Sa compoſition.   Elle eſt compoſee d'vne chair molle, rare & ſpongieuſe, de pluſieurs veines & arteres eſparſes par ſa corpulence, pour ſa nourriture
& conſeruation, de trois nerfs & dix muſcles, qui ſeruent à ſon ſentiment & mouuement, d'vn gros ligament qui la tient par deſſous, &
Sa figure.   d'vne membrane deliée qui la couure de toutes parts. Sa figure eſt large en ſa naiſſance, & puis elle va en pointe.

De la Peau.

L'office de la   **L**A peau eſt le vray organe de l'attouchement. C'eſt vne grande &
peau.   eſpaiſſe membrane, qui enuelope tout le corps. Iaçoit qu'elle pa-
Sa compoſition. roiſſe ſimple à la veuë, elle eſt neantmoins compoſée de veines, d'arteres, & de nerfs. Car les extremitez preſque de tous les vaiſſeaux,
aboutiſſent à icelle. Elle eſt engendree de la mixtion du ſperme &
Sa nature.   du ſang. C'eſt pourquoy elle eſt de moyenne nature entre les parties
*Pourquoy & *ſpermatiques, & les ſanguines, & temperee ſur toutes autres, pour
comment elle eſt eſtre l'inſtrument du toucher.
temperee.

      Outre ſa naturelle complexion, elle reçoit autant de chaleur &
humidité par l'influence du ſang & des eſprits qui luy donnent nourriture, vie & ſentiment, que de froideur & ſechereſſe, par l'affluence
des veines, arteres & nerfs, qui entrent en ſa compoſition. Qui eſt cau-
Pourquoy elle ſe que ſa couleur n'eſt pas touſiours blanche, comme celle des par-
n'eſt pas touſ- ties ſpermatiques, ains variable & inconſtante, à raiſon des humeurs
iours de meſme & des eſprits qui y abordent. Car la peau des choleriques eſt palle,
couleur.   celle des melancholics noiratre, celle des ſanguins vermeille, & chan-
Pourquoy elle a ge à tous momens, ſelon qu'on eſt paſſionné en l'ame. Au ſurplus la
des pores.   peau a force pores, quoy qu'imperceptibles, pour donner paſſage aux
excremens de la derniere coction, & entrée à l'air dans le corps. Et
Difference en- bien que la vraye peau nommee des Grecs *derme*, c'eſt à dire, cuir, ait
tre le derme & vn ſentiment tres-exquis, à raiſon des nerfs ſemez par ſa ſubſtance, &
l'epiderme. qu'eſtant perduë, ne ſe rengédre iamais, d'autant qu'elle tient de la nature des parties ſpermatiques; ſi eſt-ce que ſa ſuperficie qu'ils
appellent *epiderme*, n'a aucun ſentiment, à cauſe que les nerfs ne
paruiennent pas inſques là, & ſe rengendre facilement lors qu'elle a
eſté couppee, comme ayant eſté faite d'excremens qui ſe renouuellent de iour à autre.

Des Mufcles.

VOila les propres organes de chaque fens declarez, il ne refte plus que ceux du mouuement. Paſſage aux muſcles.

Les mufcles font les propres organes du mouuement volontaire. Leur office. Car il ne fe fait aucun mouuement dépendant de noftre liberté, fans le feruice des mufcles.

Le corps du mufcle eft diuifé felon fa longueur, en trois parties, cou- Les parties du ftumierement appellees la tefte, le ventre, & la queuë, toutes recou- muſcle. uertes d'vne membrane.

La tefte, c'eft à dire le commencement du mufcle, eft de fubftance La teſte. nerueufe & ligamenteufe.

Le ventre, qui conftitue la plus grand part du mufcle, eft compofé Le ventre. de chair fibreufe, de veines, d'arteres & de nerfs.

La queuë qui eft à la fin du mufcle, s'appelle des Grecs ἀπονεύρωσις, La queuë. quaſi enervatio, pource qu'elle eft prefque toute nerueufe. C'eft le plus Leur tendon. du temps vn tendon, lequel eft de moyenne nature entre le nerf & le Sa nature. ligament : car il eft produit des fibres de nerfs & de ligamens meflees enfemble. C'eft pourquoy il eft plus dur & plus fort que le nerf, mais plus mol & plus foible que le ligament.

La figure des mufcles eft ordinairemét longuette, ils s'engroffiffent La figure des toufiours depuis la tefte, iufques au ventre, puis ils fe ramenuifent & muſcles. finiffent prefque tous en vn tendon grefle.

Par le moyen du tendon ils s'eftendent & fe retirent pour faire le Leur mouue- mouuement. ment.

Mais il faut entendre qu'il y a toufiours trois organes employez au mouuement, le cerueau, les nerfs, & les mufcles. Le cerueau fiege de l'ame, commande ; les nerfs pour la continuation qu'ils ont auec leur principe, comme ont les rayons auec le Soleil, apportent du cerueau le pouuoir ; les mufcles comme bons fubiects obeiffent à ce mande- ment, mouuans incontinent la partie comme il plaift à la phantafie, & à l'appetit. Et tout ainfi qu'vn adroit Efcuyer manie auec la bride fon cheual, & le fait tourner à droit, à gauche, comme il luy plaift : de mefme le cerueau par les nerfs flefchit & eftend les mufcles, lefquels fe retirent vers leur principe pour mouuoir la partie où ils font in- ferez.

Des parties vitales.

IL eft temps de defcendre des parties animales aux vitales. Paſſage aux Les parties vitales font celles où la faculté vitale exerce les fon- parties vitales. ctions neceffaires pour la conferuation de la vie. Et tout ainfi que des Leur definitiõ. actions neceffaires à la vie, l'vne tient rang de princeffe, comme la Leur diſtinctiõ.

gencration de l'efprit vital ; les autres luy font feruantes , comme la refpiration & le pouls : de mefme fe font elles par diuerfes parties organiques , dont l'vne eſt principale, les autres font deſtinees à ſon feruice.

Du Cœur.

L'office du cœur.
Pourquoy il eſt le principal organe de la faculté vitale.

LE Cœur eſt le principal organe de la faculté vitale , pource que c'eſt le ſiege de la chaleur naturelle, & de l'humidité radicale, la viue ſource de l'efprit vital, le premier autheur de la refpiration & du pouls, l'origine des arteres, par confequent le principe de la vie. Car c'eſt luy qui donne & côſerue la vie aux autres parties, par ſes influences. C'eſt pourquoy Ariſtote maintient que le cœur eſt la premiere partie qui reçoit la vie de l'ame, & la derniere à laquelle elle dit adieu, quand elle abandonne le corps. Au ſurplus Platon y eſtablit le domicile de la faculté iraſcible, & la reſidence du courage.

Sa figure.
La figure du cœur eſt pyramidale, ayant ſa baſe fort large, & ſe terminant petit à petit en pointe.

Sa ſituatiòn.
La baſe du cœur eſt ſituee droitement au milieu de la poiĉtrine, mais ſa pointe panche vers le coſté gauche.

Sa grandeur.
La grandeur du cœur n'eſt pas eſgale à tous animaux. Car les plus courageux l'ont plus petit, & les plus timides plus grand & plus laſche.

Sa côpoſition.
Le cœur eſt compoſé d'vne chair dure & maſſiue, tiſſuë de fibres droites, obliques & trauerſantes, de quatre gros vaiſſeaux, douze petites membranes en maniere de valuules, de deux autres en forme d'oreilles, de deux rameaux de veines & d'arteres qui l'enuironnent en façon de couronnes, de quelques deliez nerfs eſpars en la tunique de laquelle il eſt reueſtu, & d'vne bonne quantité de graiſſe qui couure toute ſa baſe, pour l'humeĉter & raffraichir.

Sa têperature.
Le cœur eſt de complexion chaude & humide, à raiſon de ſa ſubſtance charnuë. Ioint qu'il eſt la fontaine de l'efprit vital & du ſang arteriel. Neantmoins il ſe peut dire de temperature froide & ſeche, en conſideration des parties ſpermatiques qui entrent en ſa compoſition.

Son mouuement.
Le cœur ſans ceſſe ſe meut & repoſe alternatiuement. Son mouuement eſt double, l'vn s'appelle en Grec *diaſtole*, c'eſt à dire dilatation, l'autre *ſyſtole*, c. contraĉtion.

Son repos eſt entre deux.

Son repos.
Son aĉtion.
En ſa dilatation il attire de diuerſe part, par le moyen de ſes fibres droiĉts la matiere requiſe à la generation des eſprits vitaux : En ſon repos, par le benefice de ſes fibres obliques, il iouït & ſe reſiouït de la matiere attiree: En ſa contraĉtion, par l'aide des fibres trauerſantes qui le ſerrent de tous coſtez, il pouſſe dehors les eſprits, & les excremens fumeux par diuers conduits.

Par là il appert que le mouuement du cœur eſt purement naturel, pource qu'il ne dépend aucunement de la volonté de l'animal, mais ſeulement de la nature.

Dans le cœur il y a deux ventricules, l'vn dextre, l'autre ſeneſtre, & vn entre-deux qui les ſepare. *Ses vētricules.*

Le ventricule dextre eſt plus grand que le ſeneſtre, & la chair qui l'enuironne plus molle, plus laxe, & moins eſpaiſſe que celle du gauche. Il ſert à l'elaboration du ſang. C'eſt pourquoy il eſt appellé Sanguin. *Le dextre.*

Mais le ſeneſtre eſt deſtiné à la generation de l'eſprit vital. On le nomme pour ceſte cauſe Spirituel. *Le ſeneſtre.*

Il y a quatre gros vaiſſeaux & autant d'orifices remarquables aux ventricules du cœur, à ſçauoir deux au dextre, la veine caue qui apporte le ſang au cœur, pour eſtre ſubtilié ; & la veine arterieuſe, qui emporte le ſang attenué aux poulmons pour leur nourriture : deux au ſeneſtre, la grande arrere qui emporte l'eſprit vital par tout le corps : & l'artere veneuſe, qui apporte l'air des poulmons tant pour le rafraichiſſement du cœur que pour la generation de l'eſprit vital, & reporte les fumees dehors. *Les quatre gros vaiſſeaux & orifices du cœur. La veine caue. La veine arterieuſe. La grande artere. L'artere veneuſe.*

Aux orifices de ces vaiſſeaux, nature a mis onze petites membranes appellees valuules, c'eſt à dire, pottelets, pour empeſcher les matieres entrees dedans les ventricules, pendant que le cœur ſe dilate, d'en ſortir quand il ſe comprime : & celles qui en ſont ſorties lors qu'il ſe comprime, d'y rentrer quand il ſe dilate. *Les onze valuules du cœur.*

Il y en a ſix au ventricule dextre, trois à l'orifice de la veine caue, ouuertes par dehors, & fermees par dedans, & trois à l'orifice de la veine arterieuſe, au contraire ; & cinq au ventricule ſeneſtre, trois à l'orifice de la grande artere ouuertes par dedans, & fermees par dehors, & deux à l'artere veneuſe, au contraire. *Celles du ventricule dextre. Celles du ſeneſtre.*

Au ſurplus on apperçoit à la baſe du cœur, deux ſaillies, faites en maniere d'oreilles. C'eſt pourquoy elles en portent le nom. Elles ſont membraneuſes, & contiennent pluſieurs deſtours, pour receuoir petit à petit le regorgement des matieres entrees toutes à coup dans les ventricules, leſquelles euſſent peu tellement remplir le cœur, qu'il en euſt eſté ſuffoqué. L'vne eſt ſituee au coſté droit, l'autre au gauche. *Les deux oreilles du cœur.*

L'oreille dextre eſt à l'entree de la veine caue : & la ſeneſtre à l'entree de l'artere veneuſe. Celle-là eſt beaucoup plus ample, pource qu'elle ſert de receptacle & reſeruoir au ſang, qui eſt plus gros : & celle-cy plus petite, pource qu'elle contient l'air, qui eſt plus ſubtil. *La dextre. La ſeneſtre.*

Du pericarde.

LE cœur eſt enuironné du pericarde. Le pericarde eſt vne membrane dure & eſpaiſſe procedante des *Le pericarde. Que c'eſt.*

Sa figure. vaiſſeaux qui ſont à la baſe du cœur, laquelle repreſente la figure d'iceluy. Neantmoins elle ne luy eſt pas immediatement adherante, ains laiſſe interieurement vne eſpace aſſez grande, afin qu'il ſe puiſſe mouuoir à l'aiſe. Dans ceſte cauité, nature a mis vne humeur ſereuſe, pour raffraichir & humecter le cœur, craignant qu'à la longue il ne vinſt à ſe trop eſchauffer & ſecher, par ſon continuel mouuement.

Son vſage. Le pericarde empeſche que le cœur ſe mouuant, ne ſoit offenſé des coſtes. Car c'eſt comme vne boüette ou caſſette, dans laquelle il eſt enfermé pour ſa ſeureté. C'eſt pourquoy les Latins l'appellent, *capſula cordis.*

Des organes ſeruans au cœur.

La diſtinction des organes ſeruans au cœur. Voila l'hiſtoire du cœur acheuee, continuons celle des organes deſtinez à ſon ſeruice.

Il y en a de deux ſortes, les vns ſeruent à la reſpiration, les autres au pouls.

Les organes de la reſpiration. Les organes de la reſpiration ſont diſtinguez en trois ordres, en conduiſans, receuans, & mouuans.

Le larynx & la trachee artere conduiſent l'air aux poulmons; les poulmons le reçoiuent pour le preparer & digerer; les muſcles de la poictrine font mouuoir les poulmons, afin qu'il entre au cœur, tant pour ſon raffraichiſſement, que pour la generation des eſprits vitaux.

Du Larynx.

Le Larynx. Que c'eſt. Sa compoſition. Son vſage. LE Larynx (que nous appellons le nœud de la gorge) eſt la teſte de la trachee artere.

Il eſt compoſé de trois ou quatre cartilages, & de diuers muſcles.

Il ne donne pas ſeulement paſſage à l'air pour la reſpiration, mais ayde auſſi à former la voix.

Son couuercle. Il eſt couuert par haut d'vn tendron fait en façon de langue. C'eſt pourquoy les Grecs luy ont baillé nom ἐπιγλωττίς.

De la trachee artere.

Pourquoy la trachee artere eſt appellee canne des poulmons. Son vſage. L'Artere, dite des Grecs, τραχεῖα. i. *aſpera*, pour ſon aſpreté & ſa dureté, eſt autrement nommee la canne des poulmons, pource que c'eſt vn tuyau ſemblable à vn ſifflet, par lequel l'air frais eſt porté de la bouche aux poulmons, & l'excrement fumeux rapporté dehors. Elle n'eſt pas ſeulement organe de la reſpiration, mais auſſi de la voix.

Sa compoſition. Elle eſt faite de pluſieurs cartilages en façon de demy-cercles, & d'anneaux imparfaicts vers la partie interne, qui n'empeſchent point l'œſophague de ſe dilater, pour donner paſſage à la viande.

Ces

Ces cartilages font liez les vns auec les autres par le moyen des ligaments, lefquels paracheuent mefme le refte des cercles.

Tout eft reueftu de deux tuniques, dont l'vne eft interne, l'autre externe.

Eftant paruenuë iufques aux poulmons, elle fe diuife en deux infi- *Sa diuifion.*
gnes rameaux, appellez bronchies, l'vn tire à droit, l'autre à gauche.

Chaque rameau puis apres fe diuife en vne infinité d'autres, entre
l'artere veneufe & la veine arterieufe, pour tranfporter l'air frais dans
celle-là, & receuoir d'elle l'air fuligineux, & pour fuccer du fang de
celle-cy.

Des Poulmons.

LEs Poulmons font les principaux organes de la refpiration, d'au- *L'office des*
tant qu'ils reçoiuent & preparent l'air, pour l'vfage du cœur. *Poulmons.*
C'eft pourquoy les Grecs leur ont baillé nom πνεύμονες, lequel eft defcendu du verbe πνέειν qui fignifie refpirer. La refpiration a deux parties, l'infpiration & l'expiration. Par l'infpiration, ils attirét l'air frais;
Par l'expiration ils chaffent l'air fuligineux par la bouche. Ils font encore inftrumens de la voix.

La fubftance des poulmons eft faite d'vne chair molle, rare & fpon-
gieufe, reueftuë d'vne deliee tunique iffuë de la pleure. Elle reçoit *Leur fubftáce.*
trois infignes vaiffeaux, la veine arterieufe, l'artere veneufe, & l'afpre artere.

Quant à leur temperament, fi on a efgard aux vaiffeaux, & autres *Leur tempera-*
parties fpermatiques qui entrent en leur compofition, on les iugera *ment.*
incontinent de complexion froide & feche : mais fi on confidere
qu'ils font de fubftance charnuë, molle, & baueufe, & que leur parenchyme abonde par deffus les parties fpermatiques, on recognoi-
ftra qu'ils font de temperature chaude & humide. Neantmoins fi on
prend garde à leur legereté, mobilité, & au fang bilieux duquel ils
font nourris, on les pourra dire de nature chaude & feiche.

Leur figure eft femblable à celle d'vn pied de bœuf : mais de couleur *Leur figure.*
changeante entre rouge & blanc, reprefentant le fang bilieux & arte-
rial, duquel ils prennent leur nourriture.

Ils font fituez au milieu du thorax, autour du pericarde. *Leur fituation.*

Ils font diuifez en deux, dextre & feneftre. *Leur diuifion.*

L'vn eft feparé de l'autre par le mediaftin.

Du Mediaftin.

LE Mediaftin eft vne double membrane produite de la pleure, *Le Mediaftin.*
attachee au fternum, qui diuife toute la cauité du thorax, felon *Que c'eft.*

L

Son origine.
Son vsage.

ſa longueur en deux, l'vne dextre, l'autre ſeneſtre.

Le mediaſtin ſert à ſouſtenir les viſceres, & appuyer les vaiſſeaux, & empeſche quand vne partie eſt offenſee, que le vice ne ſoit communiqué à l'autre.

Des muſcles du thorax.

D'où depend la reſpiration.

LA reſpiration des poulmons, ne dépend pas du mouuement du cœur, encore qu'elle ſoit deſtinee à ſon ſeruice : ains ſuit l'action du thorax.

Comment elle ſe fait par le moyē des muſcles de la poictrine.

Car l'inſpiration par laquelle ils attirent l'air frais pour la temperature du cœur & la nourriture de l'eſprit vital, ſe fait quand le thorax ſe dilate ; & l'expiration, par laquelle ils pouſſent dehors l'air fuliginaux, quand le thorax ſe comprime : d'autant que la poictrine en ſa dilatation fait remplir les poulmons d'air, & en ſa conſtriction les faict vuider, & quand elle demeure immobile, ils ſont en repos. Tellement que la reſpiration ſe fait par le moyen des muſcles qui eſtendent & reſſerrent la poictrine.

Combien il y en a.

Les muſcles dediez à la reſpiration ſont en nombre de ſoixante & cinq, dont trente deux ſeruent à l'inſpiration, & autant à l'expiration, auec le diaphragme.

Du Diaphragme.

L'office du diaphragme.

LE diaphragme eſt le premier inſtrument de la reſpiration libre. Car il s'eſtend en l'expiration, & ſe laſche en l'inſpiration.

Sa figure.

C'eſt vn muſcle rond, qui ſepare les parties vitales des naturelles. C'eſt pourquoy les Grecs luy ont impoſé ce nom διάφραγμα, qui eſt deduit du verbe διαφράττειν, i. ſecernere : Les Latins l'ont pareillement appellé *ſeptum tranſuerſum*, pour ce que c'eſt vn entredeux mis à trauers.

Sa compoſition.

Il eſt membraneux en ſon centre & charnu preſque en toute ſa circonference. Il eſt reueſtu de deux tuniques, dont l'vne vient de la pleure, l'autre du peritoine.

Son origine.

La commune opinion eſt qu'il prend ſon origine de ſa partie membraneuſe : mais Monſieur du Laurens ſouſtient le contraire.

Ses trous.

Il eſt percé en deux endroits, par l'vn des trous il donne paſſage à la veine caue aſcendante, par l'autre à l'œſophague.

Des Arteres.

Les organes du pouls.
L'office des arteres.

LEs organes de la pulſation ſuiuent de prés ceux de la reſpiration. Les arteres ſont les organes du pouls. Car ſous le nom de pouls, eſt icy entendu le mouuement double, appellé l'vn *diaſtole*, l'autre *ſy-*

ſtole : Or eſt-il que les arteres ſe meuuent continuellement auec le cœur, en ſe dilatant & comprimant alternatiuement, pour raffraichir, nourrir, conſeruer & purifier le ſang ſpirituel, & la chaleur naturelle qu'elles portent par tout le corps.

C'eſt pourquoy elles ſont proprement definies, vaiſſeaux mouuans, *Leur definitis.* longs, ronds, & caues, venans du cœur, deſtinez à la conduite & diſtribution de l'eſprit vital par toutes les parties du corps.

Les arteres ſont compoſees de deux tuniques, afin qu'elles puiſſent *Leur compoſition.* ſupporter l'action du pouls.

La tunique externe eſt aſſez deliee, mais l'interne eſt cinq fois plus eſpaiſſe ſelon Herophile, pource qu'elle contient le ſang ſpirituel. Celle-là eſt tiſſuë de force fibres droites, & de quelque peu d'obliques, & celle-cy de pluſieurs trauerſantes.

La grande artere appellee des Grecs *Aorta*, n'eſt pas pluſtoſt ſortie *La diſtribution* du ventricule ſeneſtre du cœur, qu'elle enuoye vne petite branche *de l'artere aſcendante.* autour de ſa baſe, appellee Coronaire, & incontinent apres ſe fend en deux. Le plus grand des troncs deſcend en bas, tirant vers les vertebres des lombes ; le plus petit monte en haut iuſques aux clauicules où il ſe diuiſe en deux inſignes rameaux, appellez ſouſclauiers : deſquels ſont iſſuës cinq arteres de chaque coſté, l'intercoſtale ſuperieure, la mammaire, la muſculeuſe, la ceruicale, & la carotide. Vray eſt que la carotide ſeneſtre ſemble tirer ſon origine du tronc.

Le reſte des rameaux ſouſclauiers ayant paſſé outre la cauité du thorax, & eſtant paruenu aux aiſſelles, s'appelle axillaire, duquel procedent la thoracique, & la baſilique, tant interne qu'externe.

Le tronc de l'artere deſcendante, produit neuf ramifications d'ar- *La diſtribution* teres, l'intercoſtale maieure, la phrenitique, la cœliaque, la meſen- *de l'artere deſcendante.* terique ſuperieure, la renade, la ſpermatique, la meſenterique inferieure, la lumbaire, & la muſculeuſe. Puis il ſe diuiſe en deux grands rameaux, nommez Iliacs, d'où ſortent cinq arteres de chaſque coſté, la ſacree, l'hypogaſtrique, l'vmbilicale, l'epigaſtrique, & la honteuſe.

Le reſte des rameaux Iliacs qui va aux cuiſſes, s'appelle crurale.

Les parties vitales ont des bouleuars tout à l'entour, pour leur aſ- *La fortification des parties* ſeurance & deffenſe. Elles ſont ſouſtenues & fortifiees par derriere *vitales.* des vertebres du dos, par deuant du ſternum, & d'vn coſté & d'autre contregardees & deffenduës des coſtes. Tellement qu'il y a ſubiect d'admirer la prouidence de Nature, d'auoir logé les organes de la vie, dans vne citadelle ſi bien flanquee, & ramparee.

Du Sternum.

LE Sternum, qu'on appelle en François Brechet, eſt ſitué au mi- *La ſituation du* lieu de la poictrine. Il s'eſtend depuis les clauicules iuſques au car- *Sternum.*

Sa longueur. tilage Xiphoïde, vulgairement appellé la Forchette.

Sa composition. Il est composé de sept os cartilagineux, bien distinguez en ieunesse, mais auec l'aage, ils s'vnissent tellement ensemble, qu'ils ne paroissent plus qu'vn.

Des Costes.

La substance des costes.
Leur connexion.
Leur diuision.

LEs costes sont en partie osseuses, en partie cartilagineuses, pour rendre le mouuement de la poictrine plus facile. Elles sont ioinctes aux vertebres du dos.

Il y en a douze de chacun costé, sept vrayes qui vont iusques au Sternum: & cinq fausses, qui ne touchent point le Sternum.

Leur vsage. Outre ce qu'elles garantissent les parties vitales des iniures externes, elles reçoiuent les muscles qui seruent à la respiration.

Les muscles intercostaux.
Externes.
Internes.
Les muscles situez sur les costes.

Entre les costes sont situez les muscles intercostaux. Il y en a onze externes, qui en inspirant font estendre le thorax; & autant d'internes, qui en expirant compriment la poictrine.

Par dessus les costes il y a quatre muscles qui aydent à l'action des intercostaux externes, le sous-clauier, le grand dentelé, le dentelé superieur, & le dentelé inferieur: & deux qui aydent à l'action des intercostaux internes, l'vn appellé sacrelumbaire, l'autre triangulaire pectoral.

La membrane estendüe sous les costes.

Les costes sont ceintes par dessous d'vne membrane appellee pour ceste cause des Latins *succingens*, des Grecs ὑπεζωκώς, autrement πλευρα en laquelle se fait la pleuresie.

Son vsage. La pleure couure de tous costez les parois du thorax par dedans, & embrasse toutes les parties contenues en iceluy, donnant vne tunique à chacune, pour les tenir fermes l'vne auec l'autre.

C'est pourquoy elle est longue & large, mais fort mince & deliee, *Sa grandeur.* comme la toile des araignes. Neantmoins elle n'est pas simple, com- *Sa figure.* me ont estimé les anciens, ains double par tout. Entre sa duplicature passent les nerfs, veines, & arteres intercostales.

Des parties Naturelles.

Passages aux parties Naturelles.
Leur definitiõ.
Leur distinctiõ.

NOus auons traicté iusques icy des parties Animales & Vitales, restent les Naturelles.

Les parties Naturelles, sont celles où Nature exerce les fonctions necessaires à la conseruation de l'animant. Comme il y a diuerses fonctions naturelles, ainsi se font-elles par diuers organes, dont l'vn est principal, & les autres dediez à son seruice.

Du Foye.

L'office du foye. LE foye est le principal organe de la faculté naturelle, pour ce que c'est l'autheur de la sanguification, la boutique du sang & de l'es-

prit naturel, & le principe des veines. Platon y eſtablit le ſiege de la
faculté concupiſcible.

Le foye eſt ſitué au coſté droit ſous le diaphragme & les fauſſes
coſtes.   Dont vient qu'en Hippocrate il eſt par excellence ſouuent
appellé hypochondre.

Sa figure eſt gibbeuſe & polie vers le diaphragme , mais caue &
ineſgal vers le ventricule.

Le foye à l'homme eſt continu, mais aux beſtes il eſt diuiſé en cinq
globes, ou plus.

La grandeur du foye n'eſt pas pareille à tous animaux. Car il eſt
plus grand à l'homme qu'aux beſtes.   Il eſt meſme plus ample aux
craintifs & aux goulus, qu'aux autres.

Le foye eſt compoſé d'vne chair ſemblable à du ſang figé, appellée
pour ceſte cauſe parenchyme par les Grecs, des racines de la veine
caue & de la veine porte eſparſe par toute ſa ſubſtance d'arteres deliées inſerées en ſa partie caue, d'vne membrane qui l'enuelope exterieurement de deux petits nerfs ſuperficiellement diſtribuez en ſa tunique, & de quatre ligamens, dónt l'vn nommé ſuſpenſoir deſcend du
cartilage xiphoïde, pour le ſouſtenir en haut vers le diaphragme, deux
lateraux l'attachent aux coſtez , l'autre le tient attaché au nombril.
C'eſt la veine vmbilicale degenerée en ligament.

La temperature du foye eſt chaude & humide.

Il ne faut point doubter que le foye ne tourne le chyle en ſang,
par le moyen de ſes veines, de ſa chair, & de ſa temperature. Car la ſanguification ſe fait lors que le chyle entre dans les racines de la veine
porte, où il eſt attenué & digeré , puis par reſudation il paſſe à trauers
d'icelles, & entre dans la chair du foye, où il eſt rougi & aſſimilé ſelon
les qualités & la ſubſtance: En apres par diapedeſe , ou par anaſtomoſe
il entre dans la veine caue, pour eſtre diſtribué par toutes les parties.
Tellement qu'en la ſanguification deux choſes ſont conſiderables, la
coction qui ſe fait par les veines , aydées de la chaleur de toute la partie, & la rubification qui depend de la chair du foye, laquelle eſt naturellement rouge.

Des parties ſubiettes au foye.

Apres la declaration du prince des organes naturels , ie m'en vay
pourſuiure par ordre tous ceux qui luy ſont ſujets.

Des organes ſeruans à la faculté naturelle , les vns ſont deſtinez à
la nourriture, les autres à la generation. Ceux de la nourriture ſeruent
auſſi à l'accroiſſement.

Des parties nutritiues , aucunes ſont employées à la preparation
de la viande, autres à la purification de l'aliment, autres à la diſtribution de la nourriture.

Des parties dediées à la preparation de la viande.

L A bouche & le ventricule preparent la viande.
A fin qu'elle soit plus ayſément digerée, elle eſt premierement
menuiſée dans la bouche auec les dents. Auſſi les Grecs appellent-ils
les dents ὀδόντες, comme s'ils diſoient ἐδόντες , & les Latins *dentes* quaſi
edentes ; pource qu'elles ſont deſtinées de nature pour maſcher la viande. Elles ſeruent auſſi à la prolation de la parole, & à l'ornement. Les
dents ſont os fort durs, fichez dans les alueoles des maſchoires : neantmoins creux par dedans, & percés en leur racine, pour donner paſſage
aux veines, arteres & nerfs inſerez dans leur cauité.

Les dents croiſſent touſiours , & eſtans arrachées ſe r'engendrent
ſouuent, pour-ce qu'elles ont des veines & des arteres qui leur apportent de la nourriture en abondance. Ceſt accroiſſemēt eſt requis pour
empeſcher qu'elles ne ſoient incontinent vſées par vne continuelle
maſtication.

Au ſurplus elles ont ſentiment à raiſon des nerfs. Ce ſentiment
leur eſt neceſſaire, pource qu'elles ſont expoſées aux iniures externes,
& ſi ne ſont point reueſtuës du perioſte, comme les autres os.

Le nombre ordinaire des dents eſt de ſeize en chaque machoire,
dont les quatre anterieures ſont appellées inciſoires , pource qu'elles
coupent la viande : les deux ſuyuantes ſont dites canines, pource qu'elles ſont pointuës & fortes comme celles des chiens, pour caſſer ce qui
eſt plus dur ; & vulgairement œillieres, pource qu'elles reçoiuent
quelque portion des nerfs motifs des yeux : Les dix dernieres ſont
nommées molaires , pource qu'elles broyent & briſent l'aliment,
comme vne meule de moulin. Les dents inciſoires & canines n'ont
qu'vne racine, les autres en ont deux, quelquefois trois ou quatre.

De l'œſophague.

L A viande n'eſt pas pluſtoſt maſchée, qu'elle eſt pouſſée par l'agitation & le mouuement de la langue, dans l'œſophague.

L'œſophague eſt vn long & rond tuyau, qui s'eſtend depuis la gorge iuſques à l'eſtomach, deſtiné de nature pour conduire le boire & le
manger dans le ventricule.

Il eſt ſitué entre l'eſpine & la trachée artere.

Il eſt fait de deux membranes, l'vne interieure, & l'autre exterieure. Celle de dedans eſt beaucoup plus eſpaiſſe & plus nerueuſe que
l'autre. Elle eſt continuë à celle de la bouche & à celle de l'eſtomach.
Elle a des fibres droites, par le moyen deſquelles elle attire l'aliment.
Celle de dehors eſt preſque charnuë. Ses fibres ſont toutes de trauers en façon de petis anneaux, pour pouſſer ce qui ſe preſente ou en
bas, ou en haut lors qu'elle ſe reſſerre.

L'œſophague reçoit auſſi pluſieurs veines tant de la caue, que de

L'vſage des
dents.

Leur accroiſſe-
ment.

Leur ſentimēt.

Leur nombre.

Que c'eſt que
l'œſophague.
Son vſage.
Sa ſituation.

Sa compoſition.

la porte, auec des ramifications de la grande artere defcendante, & des nerfs fignalez de la fixiefme coniugaifon, appellez ftomachics.

Du Ventricule.

LE ventricule eft le receptacle de la viande tant liquide que folide, la boutique de la premiere coction, & l'autheur de la chylifica- *L'vfage du ventricule.* tion. Car il cuit tellement la viande, qu'il la conuertit en fuc blanc comme crefme, que les Grecs appellent χυλός, & nous chyle, duquel eft faict le fang par apres au foye.

Il eft fitué au deffous du diaphragme, entre le foye & la rate, decli- *Sa fituation.* nant plus vers l'hypochodre gauche. Car nature prouide l'a voulu loger au milieu du corps, pource qu'il eft le cuifinier commun de toutes les parties ; & aupres des vifceres, afin que fon action fut aydée par leur chaleur.

Sa figure eft ronde & oblongue, reprefentant vne cornemufe. *Sa figure.*

Sa fubftance eft membraneufe, compofée de deux tuniques pro- *Sa fubftance.* pres, & d'vne commune. Entre les tuniques propres celle de dedans *Sa compofition.* eft tiffuë de trois fortes de fibres, afin que le ventricule fe puiffe eftendre de toute façon, & par leur moyen attirer, retenir, & pouffer hors l'aliment. Elle eft fort nerueufe. L'exterieure plus charnuë a force fibres trauerfantes, & quelques vnes obliques. La tunique commune, iffuë du peritoine, couure les propres par dehors. C'eft la plus efpaiffe de toutes.

Au furplus le ventricule a force rameaux de veines & d'arteres, & des nerfs notables.

Trois parties organiques, outre les fimilaires, font remarquables au ventricule, le fond, & les deux orifices.

Le fond du ventricule fert principalement à la reception & dige- *Le fond du ventricule.* ftion des viandes, eftant le principal lieu où fe fait la premiere coction des alimens, tant par fa proprieté fpecifique, que par l'ayde des parties voifines. Car il n'eft pas feulement chaud de foy, à raifon de fa tunique charnuë, & pour eftre logé au centre du corps, mais auffi par le moyen du foye, de la rate, du cœur, & des gros vaiffeaux qui l'enuironnent de tous coftez, & facilitent fa digeftion.

L'orifice fuperieur du ventricule eft proprement appellé des *L'eftomach.* Grecs ϛόμαχος. L'eftomach eft le fiege de l'appetit, à raifon des deux nerfs ftomachics. L'appetit eft double, la faim, & la foif. C'eft pourquoy l'eftomach fait defirer le boire & le manger.

Il a des fibres trauerfantes en façon d'anneaux, qui le refferrent & bouchent de peur que la viande ne regorge dans l'œfophague, quand on eft couché.

L'orifice interieur du ventricule eft appellé des Grecs πυλωρός, i. *Le pylore.* ianitor. c. portier, pource qu'il empefche les alimens de fortir hors du

ventricule, deuant que la digestion soit faite, & donne passage au chyle, apres que la coction est parfaite.

Il a deux tuberositez glanduleuses en maniere d'anneaux, lesquelles se ferment & s'ouurent selon que la necessité le requiert.

En quoy les deux orifices sont differents.

Ces deux orifices sont differens tant en situation, qu'en grandeur.
Car celuy d'enhaut est situé en la partie senestre vers l'espine, & celuy d'embas, au costé droit: Et si le superieur est plus large, pour ce que
les famelics auallent souuent les viandes bien peu maschées; & l'inferieur beaucoup plus estroit, pource qu'il n'eschappe rien du ventricule, qui ne soit exactement attenué & menuisé.

Des parties destinées à la purification de l'aliment.

Passages aux parties qui pu-rifient l'alimēt.

Leur differēce.

VOus auez ouy l'histoire des parties qui preparent là viande, en la
maschant & digerant: entendez maintenant celle des parties qui
purifient l'aliment, en separant les excremens.

Il y en a deux differences; les vnes sont occupées à nettoyer le
chyle, les autres à depurer le sang.

Des Intestins.

L'office des in-testins.

LEs intestins sont les organes dediez à la purification du chyle. Car
si tost que la coction des viandes est parfaite au ventricule, ils reçoiuent le chyle, pour le nettoyer, estant net l'enuoyent au foye par
les veines mesaraïques, & portent les ordures qui en procedent hors
du corps.

Leur figure.

Leur figure est longue, ronde & creuse.

Leur substāce.

Leur substance est semblable à celle du ventricule : hors mis que
leurs propres tuniques sont contraires en situation, car la charnuë est
dedans, & la membraneuse dehors. L'vne & l'autre a beaucoup de

Leur diuision.

fibres trauersantes en maniere d'anneaux, par le moyen desquelles
elle pousse incontinent dehors tout ce qui y est contenu.

Bien que le corps des intestins ne soit qn'vn mesme canal depuis le
ventricule iusqu'au siege: si est-ce que pour la diuersité de leur sub-

Les grefles.

stance, les vns sont appellez grefles, & les autres gros. Ceux-là seruent
à la reception & elaboration du chyle, & ceux-cy à la separation &
expulsion des excremens.

Il y en a trois grefles, dont le premier est nommé des Latins *duodenum*, & des Grecs δωδεκαδάκτυλον, pour-ce qu'il est long de douze doigts,
ἔκφυσις, pour-ce qu'il sort du ventricule.

Le second est dit *jejunum*, à cause qu'il se trouue tousiours vuide.
Ce qui aduient pour trois raisons : la premiere, pource qu'il est droit;
la seconde, pource qu'il a beaucoup de veines mesaraïques qui
tirent

tirent tout le chyle; l'autre, pour ce que le conduit cholagogue se descharge bien prés de luy.

Le troisiesme s'appelle *ileon*, pource qu'il fait plusieurs circumuolutions. Car εἰλεῖν, signifie *vertere & conuoluere*.

Il y en a pareillement trois gros, dont le premier est appellé *cœcum*,   *Les gros.* pource qu'il n'a qu'vn œil, tellemēt qu'il faut que ce qui entre dedans, sorte par le mesme trou.

Le second a nom *colon*, qu'aucuns pensent estre descendu du verbe Grec κολάζεδαι, *à torquendo, ob tormina & diros cruciatus* : autres du verbe κωλύω, i. *retardo, remoror*, pour ce que les matieres fecales s'y arrestent: autres du mot χοῖλον, pource qu'il s'y trouue plusieurs cellules, là où commencent à se former les gros excremens.

Le dernier est dit *rectum*, à cause de sa rectitude, à la fin duquel il y a vn muscle appellé *sphincter*, qui le ferme, de peur que la matiere fecale ne sorte contre nostre volonté.

Du Mesentere.

Es intestins sont attachez de tous costez au mesentere. Le mesen- *Que c'est que le* tere est vne double membrane, tissuë de veines, d'arteres, de nerfs,   *Mesentere.* de graisse & de glādes, laquelle contient tous les boyaux, chacun en son lieu, afin qu'ils ne s'entrelassent l'vn parmy l'autre, & conduit les vais- *Son vsage.* seaux en asseurance.

Les Grecs l'ont nommé μεσεντέριον, quasi μέσον τ̃ ἐντέρων, pource qu'il   *Sa situation.* est situé au milieu des boyaux. Nous le pouuōs appeller en nostre langue *Entreboyau*. Aucuns le diuisent en deux parties, & appellent celle   *Sa diuision.* qui contient les menus intestins μεσάραιον, & l'autre qui embrasse les gros boyaux μεσόκωλον.

Du pancreas.

Ovs l'intestin dit *duodenum*, en la partie caue du foye, on apperçoit   *La situation du* vn amas de glandes, representant vne masse de chair, appellé des   *pancreas.* Grecs πάγκρεας, lequel sert de cuissinet à la veine porte.   *Sa forme.*   *Son vsage.*

De l'Epiploon.

Essus les intestins il y a vne double tunique, en façon de gibessie- *Que c'est que* re, toute couuerte de graisse, tissuë de plusieurs veines, arteres &   *l'Epiploon.* nerfs, que les François appellent *la coiffe*, les Latins *omentum*, & les Grecs ἐπίπλοον, *quia ἐπίπλέει, i. innatat ventriculi fundo & intestinis*. Car elle   *Sã etymologie.* commence au fond de l'estomach, & se couche par deuant sur les   *Sa situation.* boyaux d'enhaut, & se retire vers la rate. Elle tient ces parties là chau- *Son vsage.* dement, afin de mieux faire leur action, & soustient les rameaux de la veine porte.

M

La situation des organes seruãs à nettoyer l'aliment.

Comme Nature a mis au deſſous de l'eſtomach, les inſtrumens qui ſeruent à depurer le chyle, ainſi a elle logé autour du foye ceux qui purifient le ſang.

Les parties dediées à la purification du sãg.

La bourſe du fiel, la rate, les roignons & la veſſie, ſont les organes deſtinez à la purification du ſang. Car ils reçoiuent les humeurs excrementeuſes engendrées de la ſubſtance chyleuſe en la ſanguification, pour les ſeparer du ſang.

De la bourſe du fiel.

Comment elle eſt appellée des Grecs & des Latins.
Sa ſituation.
Son office.

LE receptacle de la bile excrementeuſe eſt appellé des Grecs χύϛις χολυδόχος, des Latins *folliculus fellis*, autrement *veſicula bilaria*; des François, la bourſe ou veſſie du fiel.

Elle eſt ſituée en la partie caue du foye, & penetre par ces racines dans ſa ſubſtance, afin d'attirer la cholere ſuperflue, & la ſequeſtrer du ſang, comme eſtant inutile à la nourriture, & propre à autre vſage.

Sa ſubſtance.

Sa ſubſtance eſt membraneuſe, afin qu'elle ſe puiſſe facilement eſtendre & reſtreſſir.

Sa compoſition.

Elle eſt faite d'vne membrane propre, tiſſuë de fibres droites par dedans, trauerſantes par dehors, & obliques entre deux, pour tirer le fiel meſlé parmy le ſang, le garder quelque temps, puis le ietter dans les boyaux. Ceſte membrane eſt reueſtuë d'vne tunique commune, iſſuë du peritoine. Entre les deux il y a des veines nommées Kyſtiques, des

Sa figure.
Ses conduits.

arteres & des nerfs.

Sa figure eſt oblongue & ronde, reſſemblant à vne petite poire.

Leur vſage.

On y remarque deux conduits, appellez des Grecs πόροι χολυδόχοι, i. *meatus bilem differentes*, vn ſuperieur ioignant au foye, par où eſt receuë la cholere; l'autre inferieur, par lequel elle eſt portée à l'étrée des boyaux pour exciter leur faculté expultrice, comme vn clyſter naturel, afin qu'elle chaſſe les excremens, & emporte la pituite viſqueuſe attachée aux parois des inteſtins. Ce meat eſt obliquement inſeré entre les deux tuniques du *duodenum*, & a des valuules pour empeſcher le reflux de la bile.

L'office de la rate.

De la Rate.

LA rate eſt le receptacle de la melancholie excrementeuſe. Elle attire ceſte humeur du foye par vne proprieté naturelle, tant pour ſa nourriture, que pour la ſeparer du ſang.

Sa ſituation.
Sa figure.

Elle eſt ſituée à l'hypochondre ſeneſtre, à l'oppoſite du foye.

Sa compoſitiõ.

Sa figure eſt ſemblable à vne langue de bœuf, eſtant boſſuë du coſté qu'elle touche les fauſſes coſtes, & caue du coſté qu'elle s'appuye ſur le ventricule.

Sa ſubſtance.

La rate eſt compoſée d'vne chair ſpongieuſe, de force veines & arteres, d'vne petite peau, & de quelques filamens de nerfs.

La ſubſtance de ſa chair eſt molle & rare, pour mieux attirer & receuoir la lie du ſang.

Il y a plusieurs veines notables inserées dedans, qui prennent toutes *Ses veines &*
leur origine du rameau splenic, & vn grand nombre d'arteres signalées *arteres.*
esparses par toute sa corpulence.

La rate attire par les veines l'humeur melancholique, & la reçoit en
sa substance spongieuse, pour estre eschauffée, digerée & purifiée par
les arteres, afin qu'elle se puisse nourrir de la plus subtile portion, &
r'enuoyer la plus grossiere aux veines hemorrhoïdales, ou bien à l'e-
stomach par le conduit nommé *vas breue*, pour exciter l'appetit.

Le parenchyme de la ratelle est reuestu d'vne deliée tunique, qui pro- *Sa tunique.*
cede du peritoine, à laquelle est inseré vn petit nerf de la sixiesme coniugaison du cerueau.

Des Roignons.

Es roignons attirent par les vaisseaux emulgens la serosité meslée *L'office des roi-*
parmy le sang, & la separēt pour l'enuoyer par les vreteres à la ves- *gnons.*
sie, qui en est le receptacle. Par ce moyen les reins & la vessie repurgent
la masse sanguinaire de sa serosité superfluë.

Il y a deux roignons situez aux deux costez de la veine caue descen- *Leur situation.*
dante, l'vn est à droit, & l'autre à gauche. On apperçoit aux bestes le
droit plus esleué que le gauche ; mais à l'homme le dextre se trouue
tousiours plus bas que le seneftre, pour ce qu'il a le foye grand & la rate petite. Nature en a fait deux, tant à raison de la grande quantité du *Leur nombre.*
serum qui abonde dans les veines & arteres, qu'afin que l'vn fit l'office,
si l'action de l'autre estoit empeschée.

Leur figure retire à vn croissant, estant fort arrondie vers l'espine, *Leur figure.*
& creuse du costé qui regarde la veine caue.

Hippocrate comprend la substance des roignons entre les glandes, *Leur substance.*
mais Galië la reduit entre les parenchymes. Car leur chair est rouge,
espesse, massiue, & dure, comme celle du cœur, excepté qu'elle n'est
point tissuë de fibres.

Les roignons reçoiuent deux gros vaisseaux, la veine & l'artere *Leurs vais-*
emulgentes, par lesquelles ils attirent l'humeur sereuse des autres vei- *seaux.*
nes & arteres. Il fait beau voir la distribution de ces vaisseaux par toute la substance des reins.

Car ils se diuisent premierement en deux rameaux, puis l'vn & l'autre
en plusieurs iusques à ce qu'ils soient aussi menus que des cheueux.

Les roignons ont vne cauité par dedās, euironnée d'vne petite mem- *Leur cauité.*
brane faite de l'extremité de l'vretere, comme vne cisterne, qui reçoit
le *serum* separé du sang.

Au bout des vaisseaux on voit des petites glādes en maniere de mam- *Leurs carun-*
mellons par lesquelles distille la serosité dans la cauité, & de là en l'v- *cules.*
retere & la vessie.

Toute la substāce des reins est reuestüe par dehors de 2. tuniques. L'in- *Leurs tuniques.*
terne est produite des extremitez des vaisseaux. Elle reçoit vn nerf du ra- *Leur nerf.*

meau ſtomachic, d'où vient l'eſtroite alliance & la grande ſympathie des roignons auec le ventricule. L'externe procede du peritoine. Elle eſt enuironnée de graiſſe, pour temperer la chaleur des reins.

Leur graiſſe.

Des Vreteres.

DE la partie caue des roignons ſortent deux gros vaiſſeaux blancs, appellez des Grecs *vreteres*; des François, les conduits de l'vrine, leſquels deſcendans tout le long des lumbes, ſe viennent inferer aux coſtez de la veſſie, entre ſes tuniques, perçans obliquement le corps d'icelle, afin que l'vrine entrée dedans, ſa capacité ne puiſſe regorger.

Ils ſont faicts de deux membranes, l'vne exterieure venant du peritoine, l'autre propre, laquelle a des fibres ſeulement obliques.

Ils ſeruent à conduire la ſeroſité des reins en la veſſie.

L'origine des vreteres.

Leur inſertion

Leur côpoſition

Leur vſage.

De la Veſſie.

SI toſt que la ſeroſité eſt ſeparée du ſang, elle s'appelle vrine : iaçoit qu'aucuns ſouſtiennent qu'elle ne porte point la forme, ny par conſequent le nom d'vrine, iuſques à ce qu'elle eſt entrée dans la veſſie. Par là il appert que la veſſie eſt le receptacle de l'vrine.

Elle eſt ſituée tout au bas du ventre, deſſus l'inteſtin droit, aux hommes: & entre la matrice & l'os du penil, aux femmes.

Sa figure eſt ronde, mais vn petit longuette, ayant vn long col, par lequel elle iette l'vrine.

Sa ſubſtance eſt membraneuſe, afin qu'elle ſe puiſſe eſtêdre & reſtreſſir ſelon la neceſſité.

Elle eſt faite de deux membranes, l'vne exterieure venant du peritoine, l'autre interieure, qui eſt fort eſpaiſſe, & tiſſuë de trois ſortes de fibres. Celles de dedans ſont droites, celles de dehors trauerſantes, & celles du milieu obliques.

La veſſie reçoit pluſieurs veines & arteres des hypogaſtriques, qui s'eſpandent par toute ſa ſubſtance: & deux nerfs, l'vn deſquels vient de la ſixieſme paire, & l'autre du bas de l'eſpine.

Elle a auſſi vn muſcle fait comme vn anneau qui embraſſe ſon col, pour fermer le conduit, de peur que l'vrine ne s'eſcoule contre noſtre volonté. Les Grecs luy ont baillé nom *ſphincter*, lequel eſt iſſu du verbe σφίγγω, i. *ſtringo*.

Le col de la veſſie eſt plus charnu que le fond.

Il eſt plus long & plus eſtroit aux hommes qu'aux femmes, ayant au bout deux petites glandes que les Grecs appellent *proſtates*, auſquelles aboutiſſent les conduits de la ſemence.

L'office de la veſſie.

Sa ſituation.

Sa figure.

Sa ſubſtance.

Sa compoſition.

Son col.

Des veines.

DE toutes les parties nutritiues, il ne reſte plus que celles qui diſtribuent la nourriture: comme font les veines.

Paſſage aux veines.

Les veines sont vaisseaux longs, ronds, & creux, deputez de nature à *Leur definitiõ.*
la conduite & distribution de la nourriture, par toutes les parties du
corps.

Elles n'ont qu'vne simple membrane propre, assez deliée, tissuë de *Leur cõposition*
trois sortes de fibres, pour attirer, retenir & chasser la nourriture qu'elles portent: mais les espaces des fibres sont remplies d'vne substance
charnüe. Au surplus ceste propre membrane est presque tousiours reuestuë d'vne tunique commune, laquelle procede des membranes circonuoisines par où elle passe.

Les veines de leur temperature naturelle sont froides & seches, pour *Leur tempera-*
estre engendrées d'vne portion de semence lente & ductile, mais tres *ture.*
chaudes à raison du sang & des esprits qu'elles contiennent.

Il y en a deux principales, d'où dependent toutes les autres, la veine *Les veines prin-*
porte, la veine caue.   Celle là prend son origine de la partie creuse du *cipales.*
foye, & ceste cy de la partie bossue. *Leur origine.*

La veine porte apporte le chyle des intestins au foye, & rapporte le *Leur vsage.*
sang du foye aux parties qui luy enuoyent le chyle: mais la veine caue
porte le sãg du foye à toutes les autres parties du corps, pour leur nourriture. L'vne prepare le sang, en portãt sa matiere, l'autre le perfection-
ne en le conduisant. Et ont toutes deux ceste vertu du foye, par irra-
diation & influence, que les Grecs appellent ἐπίρροια. *La diuision de*
la veine porte
Le tronc de la veine porte produit quatre petites branches, la Kysti-
que, qui nourrit la vessie du fiel; la Gastrique, qui s'en va à la partie posterieure du vétricule; la Gastre epiploïque inserée partie à l'epiploon,
partie au ventricule; & l'intestinale, qui s'espand tout au long de l'intestin *duodenum* : puis il se diuise en deux insignes rameaux, l'vn desquels est appellé Splenic, l'autre Mesenteric. Cestuy cy est plus gros &
plus bas que l'autre.

Du rameau Splenic sortent quatre veines, la petite gastrique, l'epiploïque anterieure, & posterieure, & la coronaire stomachique, la plus
grosse de toutes, qui vient ceindre l'orifice superieur de l'estomach, en
façon de couronne. Le reste s'en va dans la rate, & fait force ramifications, de l'vne desquelles est issu le vaisseau court, qui porte la melancholie dãs l'estomach pour prouoquer l'appetit: du rameau mesenteric
procede vn milliõ de veines esparses par tout le mesetere. Mais on y en
remarque trois principales, l'hemorrhoïdale inseree à l'intestin droit,
qui excite les hemorrhoïdes internes, la cecale, qui va au boyau bor-
gne, & la mesenterique estroictement prise, qui iette vne infinité de
surgeons.

Le tronc de la veine caue sortant du foye, se diuise en deux parties, *La diuision de*
l'vne desquelles monte en haut, l'autre descend en bas. *la veine caue*
ascendante.
Le tronc ascendant va iusques aux clauicules. Il produit quatre surgeons, la phrenique esparse par tout le diaphragme, la coronaire, qui
enuironne la base du cœur en forme de couronne; l'azygos située au co-

fté droit, qui s'efpand autour des coftes inferieures , & l'intercoftale
inferée aux efpaces des coftes fuperieures. Puis il fe fend en deux infignes rameaux, l'vn dextre, l'autre feneftre, appellez foufclauiers pendant qu'ils font cachez deffous les clauicules , & fufclauiers , quand
ils paroiffent au deffus d'icelles.

Des rameaux foufclauiers font iffues trois plus remarquables veines,
la mammaire qui defcéd par deffous le *fternum*; la capfulaire qui va tout
le long du pericarde, & la ceruicale, qui paffe par les trous des apophy-
fes trauerfantes des vertebres du col, pour entrer au cerueau. Le refte
des rameaux foufclauiers ayant paffé outre la cauité du thorax , &
eftant paruenu aux aiffelles , s'appelle axilaire , duquel procedent
trois veines fignalées, la thoracique qui va au mufcle pectoral & aux
mammelles, la bafilique & la cephalique , qui à l'homme s'eftendent
tout le long des bras. De ces deux dernieres iointes enfemble vers
la flechiffeure du coulde fe fait la veine mediane : & d'vn rameau de la
cephalique, qui defcend à la main, prouient la faluatelle, fituée au dehors entre le petit doigt , & celuy où fe met couftumierement l'anneau.

Des rameaux fufclauiers fortét les deux iugulaires, l'interne qui s'en
va terminer au cerueau, paffant par les replis de la dure mere, & l'externe qui monte à la tefte felon les coftez du col, fe diftribuant en vne infinité de rameaux par tout le cuir du vifage.

Le tronc defcendant de la veine caue s'eftend à l'os facré. Il produit
cinq veines, l'Adipeufe qui va autour des reins, l'Emulgente qui entre
dans la fubftance des roignons, la Spermatique, qui porte la matiere
de la femence aux tefticules , la Lumbaire qui donne nourriture à la
moëlle de l'efpine, & la Mufculeufe qui nourrit les mufcles voifins:
puis il fe diuife en deux grands rameaux appellez iliacs, d'où fortent
quatre veines de chaque cofté, la facrée qui s'en va à la moëlle de l'os
facré pour luy adminiftrer fa nourriture ; l'hypogaftrique qui nourrit
prefque toutes les parties de l'hypogaftre, enuoyant certains rameaux
à la matrice, autres à la veffie , autres aux extremitez de l'inteftin droit,
lefquels caufent les hemorroïdes externes; l'epigaftrique qui s'efpand
par les mufcles de l'epigaftre, & va fous le mufcle droit fe joindre auec
la mammaire, d'où vient le confentement de l'amarry auec les mammelles; & la honteufe qui s'infinue aux genitoires des hommes, & aux
parties honteufes des femmes.

Le refte des rameaux iliacs qui defcend aux cuiffes, s'appelle Crural,
d'où procedent fix veines remarquables aux hommes, la faphene, la
mufculeufe, la iartiere, la furale, l'ifchiatique grande & petite, lefquelles iettent force furgeons efpars par les cuiffes , les iambes & les
pieds.

Des organes de la generation.

IL eſt doreſnauant temps de mettre fin au diſcours des parties depu- *Paſſge aux or-*
tées à l'adminiſtration de la nourriture, pour entamer celuy des par- *ganes de la ge-*
ties dediées à la generation. *neration.*

Des organes de la generation les vns ſont communs au maſle, & à la *Leur diſtinctiō.*
femelle, les autres propres à l'vn ou à l'autre.

Les teſticules & les vaiſſeaux ſpermatics, ſont communs à tous les
deux ſexes.

Des teſticules.

LEs teſticules ſōt les principaux inſtrumēs de la generation, pource *Pourquoy les te-*
qu'ils ſont les fontaines de la ſemēce, laquelle contient en ſa ſub- *ſticules ſont les*
ſtance la matiere & la forme du corps des animaux. C'eſt pourquoy *principaux in-*
nous les appellons proprement genitoires. Ils ſe nomment teſticules, *ſtrumens de la*
pour eſtre à l'homme teſmoings de ſa virilité. Car leur preſence ſeule *generation.*
conſerue l'homme en l'eſtat viril, par ce que la chaleur naturelle y fait
ſa reſidence. Nous voyons que par la ſeparation des teſticules non ſeulement les actions de l'ame ſont alterées, mais auſſi toute l'œconomie
naturelle du corps. Le courage eſt aneanty, les forces affoiblies, la voix
ſe change, le poil ne paroiſt pas, la chair eſt mollifiée, la graiſſe ſe multiplie, à cauſe du refroidiſſement, bref toute l'habitude corporelle eſt
effeminée.

Ils tiennent le premier rang entre les parties genitales, pour la ſou- *Leur vertu.*
ueraine puiſſance qu'ils ont de former & perfectionner la ſe-
mence.

Leur ſubſtance eſt glanduleuſe, blanche, molle, rare, ſpongieuſe, & *Leur ſubſtance.*
cauerneuſe, pour mieux receuoir la matiere du ſperme. Ceux des femmes ſont plus mols, & plus laches, que ceux des hommes.

Ils ſont de leur temperament chauds & humides. Vray eſt que *Leur tempera-*
les femmes les ont moins chaudes, & plus humides que les hom- *ture.*
mes.

Ils ſont ronds, & longuets en forme oualle. Ceux des femmes ſont *Leur figure.*
plus petits & plus plats par deſſus, que ceux des hommes.

Nature en a fait deux pour la fecundité. C'eſt pourquoy les *Leur nombre.*
Grecs ne les ont pas ſeulement nommez ὄρχεις, mais auſſi δίδυμοι, ge-
mini.

Le droit eſt par Hippocrate appellé maſculin, & le gauche, feminin;
pource que la ſemence eſt plus chaude & plus cuite dans ceſtuy là, &
plus froide & plus ſereuſe dans ceſtuy-cy.

Ils ſont ſituez en la bourſe aux hommes : & aux deux coſtez de la *Leur ſituation.*

matrice aux femmes. Ceux des hommes sont pendans au dehors afin que leur chaleur fut temperée par la froideur de l'air : mais ceux des femmes ont esté posez au dedans sur les muscles des lumbes, pour estre

Leur bourse.　plus chaudement.

Les testicules des hommes sont enuironnez premierement de la
Leurs tuniques　bourse, vulgairement appellée *scrotum*, en la dissection de laquelle on
propres.　trouue premierement la peau, puis le panicule charneux. Au surplus ils sont reuestus de deux tuniques propres. Celle de dehors est nommée en Grec ἐρυϑροειδὴς, c. rougeastre, pour estre tissuë de fibres charnues: mais on la doit plustost nommer ἐλυτροειδὴς, *ob inuolucri similitudinem,* pource que les testicules y sont contenus comme ἐν ἐλύτρῳ, i. *in siliqua,* dans vne gousse. L'autre qui enueloppe immediatement leur substance, est appellée par Galien δαρτός. De laquelle seule sont couuerts les testicules de la femme. Car d'autant qu'ils sont dedans le corps, ils n'auoient pas besoin d'autre couuerture.

Leurs nerfs.　Les testicules reçoiuent des nerfs de la sixiesme coniugaison, & de
Leurs vais-　l'espine des lumbes: Et des veines & arteres procedantes des vaisseaux
seaux.　spermatics.
Leurs muscles.

Ils ont aussi des muscles appellez *cremasteres,* auec lesquels ils sont suspendus, de peur de trop estendre les vaisseaux spermatics par leur pesanteur.

Des vaisseaux spermatics.

La diuision des　**I**L y a six vaisseaux spermatics, quatre preparans, & deux deferans, au-
vaisseaux sper-　trement dits eiaculatoirs.
matics.
Les preparans.　Les preparans preparent le sang requis pour la generation de la se-
Leur vsage.　mence, & l'apportent aux testicules.
Leur nombre.　Ils sont deux de chaque costé, vne veine, & vne artere.
Leur origine.　Des veines l'vne prend immediatement sa naissance du tronc de la veine caue descendante du costé droit; l'autre qui est au costé gauche, sort de l'emulgente. Mais toutes les deux arteres viennent du tronc de la grande artere descendante prés le rein gauche.
Leur conexion.　Les veines & arteres descendans aux testicules se rencontrét, & s'attachent tellement les vnes auec les autres, qu'il semble que ce ne soit qu'vn corps ayant plusieurs replis, pour retenir plus longuement la matiere du sperme, afin qu'elle fut mieux preparée à concoction, & plus exactemét digerée, par la vertu des testicules qui communiquent iusques là leurs rayons.
Leur insertion.　Ces vaisseaux accompagnez des muscles cremasteres, sortans hors du ventre, se viennent en l'homme inserer tous entiers à l'epididyme, par la production du peritoine.

Mais en la femme, ils se diuisent en deux. La plus grande partie entre aux testicules, l'autre est esparse au fond de la matrice.

L'Epididyme.　Tous les quatre vaisseaux entrelassez par vn merueilleux artifice,
font

nt en fin vn corps variqueux, blanc & longuet , appellé par Galien
Didymis, pource qu'il est adherant aux testicules.

C'est pourquoy Vesal & ses sectateurs qui ont pensé que l'Epididyme fust la tunique qui enueloppe immediatement la substance des te-
cules, se sont lourdement trompez, comme a clairement monstré
Fallopius, en ses obseruations Anatomiques.

L'epididyme est vne substance moyenne entre les vaisseaux spermatiques & les testicules. Car il paroist membraneux en sa superficie, & par
dedans est glanduleux & cauerneux. *Que c'est.*

Il semble presque tout separé du testicule: neantmoins il a commu- *Sa connexion.*
nication auec luy par l'entremise de quelques petits tuyaux qui entrét
en sa substance , dans lesquels la semence est portée de l'vn à l'autre.
Aussi est-il attaché à l'vn & à l'autre bout du testicule.

Il a force destours & replis dans lesquels la semence est elabourée: & *Son vsage.*
empesche par ses anfractuositez qu'elle ne passe des vaisseaux preparans, aux deferans, iusques à tant qu'elle soit parfaitement cuite & blan-
chie par les testicules.

Les vaisseaux deferans appellez des Grecs πόροι σπερματικοί, sont de sub- *Les vaisseaux*
deferans.
stance solide, blanche & neruefe. *Leur substāce.*
Ils prennent leurs origine de l'epididyme. *Leur origine.*
Aux masles ils remontent en haut par la production du peritoine, te- *Leur progrez.*
nans le mesme chemin par lequel les preparans sont descendus : puis se
reflechissans derriere la vessie, ils font des destours & conduits tortus
en façon de varices, nommez par Herophile παραστάτα κιρσοειδῆς , i. adsti- *Leur insertion.*
tes varicosi: se terminans incontinent apres aux deux corps glanduleux
appellez par le mesme Herophile παραστάτα ἀδενοειδῆς , i. praesides glandulosi.

Mais aux femelles chaque vaisseau se diuise en deux branches : la
grosse, mais plus courte, est portée dans les cornes de la matrice : & la
plus menüe, mais plus longue, s'insinuāt par les costez, entre les membranes, se vient inserer en son col, par où elles spermatisent durant leur
grossesse.

Or comme ces vaisseaux sont plus courts, aussi ont ils plus de replis
& reuolutions aux femmes, qu'aux hómes, d'autant qu'elles manquent
de parastates & de prostates.

Les Parastates sont deux petites boursettes, qui ont force cachots an- *Que c'est que*
fractueux , sortans des vaisseaux deferans, entre la vessie & l'intestin *parastates.*
droit, où la semence demeure en reserue , depeur qu'elle ne s'escoule *Leur nombre.*
toute à la fois au coït, & pour y acquerir encore quelque derniere per- *Leur origine.*
fection. *Leur situation.*
Leur vsage.

Les prostates sont deux glandes couuertes d'vne deliée tunique, *Que c'est que*
qui reçoiuent la semence des parastates , & la retiennent comme en *prostates.*
vn reseruoir pour la necessité, où elle deuient plus espaisse & plus *Leur vsage.*
blanche.

Elles sont situées à la racine de la verge, au col de la vessie, pour en- *Leur situation.*

N

duire le conduit d'vne humidité gluante & huileuse, afin qu'il ne soit offencé par l'acrimonie de l'vrine.

L'vsage des vaisseaux deferans.

Les vaisseaux deferans seruent aux masles, pour apporter la semence parfaitement elaborée de l'epididyme aux parastates, & des parastates aux prostates, pour estre de là iettée hors dans le canal de la verge: & aux femelles, pour la ietter des testicules dans l'amary. C'est pourquoy ils sont appellez vaisseaux deferans & eiaculatoires. Par là il appert que la semence reçoit comme vn premier crayon dans les replis des vaisseaux preparans, & qu'elle est parfaite & accomplie dans les destours de l'epididyme par la vertu des testicules, & acquiert encore quelque dernier traict dans les conduits variqueux, & les prostates.

De la verge.

Les propres organes de la generation.

IL n'est pas besoin de s'arrester d'auantage aux instrumens communs de la procreation, parlons maintenant des propres.

La verge est propre à l'homme, & l'amary à la femme.

L'vsage de la verge.

La verge sert à porter la semence virile dans la matrice, pour la generation. Elle ayde aussi à faire couler plus cõmodement l'vrine dehors.

Sa situation & connexion.

Elle est cõme fichée au bas du ventre & pend dehors, estant attachée à l'os barré, pour estre plus ferme en son erection, & introduction.

Sa figure.

Sa figure est longue & ronde, mais applatie dessus & dessous.

Sa composition.

Son corps est composé de deux propres ligamens, du conduit commun à la semence & à l'vrine, de quatre muscles, de force veines & arteres, de petits nerfs, & de deux tuniques.

Ses ligamens.

Les ligamens prennent leur origine de la commissure de l'os barré, & s'estendent iusques au bout du membre. Ils sont spongieux, cauerneux, noiratres, & doüez d'vn sentiment exquis. Il y en a vn de chaque costé.

Son conduit.

Entre les deux est le conduit commun de la semence & de l'vrine. Ce conduit n'est autre chose que le col de la vessie allongi iusques au bout de la verge. Les Grecs l'appellent οὐρήθρα.

Ses muscles.

Il y a deux muscles de chaque costé, vn qui fait dresser la verge, l'autre qui pousse la semence & l'vrine.

Ses veines & arteres.

Les veines & arteres viennent des hypogastriques & honteuses. Elles apportent quantité de sang & d'esprits aux ligamens cauerneux, qui font roidir le membre.

Ses nerfs.

Les nerfs procedent de la moëlle de l'os sacré.

Ses tuniques.

Tout est reuestu de deux tuniques issuës, l'vne du panicule charneux, & l'autre du cuir.

Le Balanus.

A l'extremité du membre viril est la teste, appellée *balanus*, pource qu'elle est faite en façon d'vn gland. Sa substance est charnuë.

Le prepuce.

Elle est couuerte de son chappeau, nommé prepuce.

De la Matrice.

LA Matrice est comme vn champ fertil qui reçoit la semence masculine auec la feminine, pour la generation de l'enfant. Elle reçoit aussi le sang menstrual pour la nourriture d'iceluy. *Que c'est que la matrice. Son vsage.*

Sa figure est ronde, oblongue, semblale à vne grosse poire. *Sa figure.*

Elle est situèe en l'hypogastre entre la vessie & l'intestin droit. *Sa situation.*

Sa substance est membraneuse, afin qu'elle se puisse aysément fermer pour la conception, s'estendre à mesure que l'enfant croist, & se comprimer pour le pousser hors quand la necessité le requiert. *Sa substance.*

Elle est faite de deux espaisses tuniques, vne commune, qui procede du peritoine, & l'autre propre, laquelle est tissuë de trois sortes de fibres; de droite pour attirer la semence ; d'obliques & trauersantes, pour retenir l'enfant , & le mettre hors en temps prefix par nature. Ceste tunique particuliere est fort charnüe, & est reuestuë de la commune. *Sa composition. Ses tuniques.*

Elle reçoit deux veines & autant d'arteres. Les vnes procedent du rameau spermatic, les autres de l'hypogastric. Quelques ramificatiõs des hypogastriques se viennent ioindre auec les spermatiques. *Ses vaisseaux.*

Plusieurs nerfs issus de la sixiesme coniugaison , & des entredeux de l'os sacré sont espars par sa substance. De là vient la merueilleuse sympathie de l'amarry auec le cerueau. *Ses nerfs.*

Quatre propres ligamens entrent encore en la composition de l'amarry, deux superieurs qui sont larges & membraneux ; & deux inferieurs qui sont ronds & rougeastres comme des muscles: Ceux-là sont inserez au fõd de la matrice aupres des cornes, & ceux cy des costez de la matrice montent aux aynes & aux os du penil. *Ses ligamens.*

Pour plus particulierement declarer ce qui est remarquable par tout l'amarry, ie le diuiseray en son corps, & en son col. I'appelle son corps la plus large partie de la matrice situèe en haut, où est conceu & formé l'enfant. *Sa diuision. Son corps.*

Il n'y a qu'vne cauité dedans, qu'on diuise coustumierement en partie dextre & senestre: toutefois il n'y a point d'entredeux qui les separe, ains seulement vne ligne au dessus qui les distingue. *Sa cauité.*

En ceste cauité aboutissent les cotyledons , qui ne sont autre chose que les orifices ou extremitez des veines, fort difficiles à voir aux femmes, & bien manifestes aux brebis, chieures, & vaches. *Ses cotyledons.*

Par dehors il y a deux eminences , à chaque costé vne, lesquelles portent la forme & le nom de cornes. Elles sont plus apparantes aux bestes qu'aux femmes. La semence feminine est iettée par là dans la matrice, pource que les vaisseaux spermatics de la femelle y sont inserez. *Ses cornes.*

Le col est la plus estroite partie de la matrice. On y remarque 2. ori- *Son col.*

Son canal. fices, le superieur & l'inferieur, auec le canal qui s'estend de son long depuis l'vn des orifices iusques à l'autre. Il sert de fourreau à la verge virile. Lors qu'il est restrecy, il y a force rides par dedans, mais quand il est eslargy au coït, on le sent vny & lubric.

Sa substance est molle & delicate aux ieunes filles, & calleuse & presque cartilagineuse aux vieilles femmes.

Son orifice superieur. L'orifice d'enhaut se dilate en l'acte venerien pour dôner passage à la semence du masle iettée en la cauité de l'amary : mais apres la conception, il se resserre si fort, que la pointe d'vne sonde n'y sçauroit entrer.

Son orifice inferieur. L'orifice d'embas s'ouure aussi aysement durant la grossesse, qu'auparauant.

La vulue. A l'entrée du col de la matrice, est la partie honteuse, appellée *vulua.*

Les particules y contenuës. On y remarque beaucoup de particules signalées, aucunes desquelles sont cachées dedans, & les autres apparantes au dehors.

Le clitoris. Les Anatomistes en ont descouuert vne, qui ressemble à la verge virile, qu'aucuns ont appellé *Clitoris,* autres *Tentigo.* Estant frotée, elle resueille la faculté endormie.

Le conduit de l'vrine. *Les Nymphes.* *Leur forme.* *Leur situation.* *Pourquoy ainsi appellées.* *Leur vsage.* On y voit apres le conduit de l'vrine, & quatre caruncules en maniere de valuules, vne par deuãt qui couure l'orifice de la vessie, vne par derriere, & vne autre de chaque costé : lesquelles coniointes ensemble auec des petites membranes aux pucelles, constituent la fleur & closture virginale, & l'hymen tãt celebré. On les appelle Nymphes, pour ce qu'elles presidêt au canal, d'où est deriué l'eau, côme d'vne fôtaine.

Elles contregardent la vessie & la matrice des iniures de l'air, & chatoüillent le membre viril au coït.

Les particules exterieures de la vulue. On apperçoit au dehors, le mont de *venus,* couuert de poil, la fente au mitan, les deux léures aux costez, & au dessous les aisles molles & spongieuses, appellées des Grecs πτερυγώματα, qui empeschent que rien d'estrange n'entre en la matrice.

Du Peritoine.

La couuerture des parties naturelles. *Que c'est quele peritoine.* *Son vsage.* Les parties naturelles contenuës au ventre, sont toutes couuertes du peritoine, & reuestuës par dessus premierement des muscles de l'epigastre, en apres du pannicule commun, puis de la peau.

Le peritoine est vne membrane fort deliée, neantmoins double, qui embrasse toutes les parties naturelles, communiquant vne tunique à chacune, pour les tenir fermes l'vne auec l'autre.

Son etymologie. Aussi les Grecs l'ont ils appellé περιτόναιον, quia περιτέινεται, i. circoumtenditur partibus omnibus regionis imæ.

Sa figure. Sa figure est spherique, mais aucunement oblongue, produisant vne apophyse de chaque costé, pour donner passage aux vaisseaux seminaires, tant preparans que deferans & aux muscles cremasteres.

Observation. Monsieur du Laurens a obserué que la vessie est contenuë entre la du-

plicature des deux tuniques du peritoine.   Chofe à quoy les autres
Anatomiftes n'auoient iamais prins garde.

Des mufcles de l'Epigaftre.

LEs anciens n'ont remarqué que huict mufcles à l'epigaftre, deux *Le nombre des*
droicts, deux trauerfans, & quatre obliques, deux internes, & *mufcles de l'e-*
deux externes : lefquels aydent à l'expulfion des excremens, en *pigaftre.*
comprimant le ventre, & feruent auffi à la refpiration, en dilatant le *Leur vfage.*
thorax.

C'eft pourquoy ils tirent tous leur origine d'embas, & fe vont infe- *Leur origine.*
rer en haut, Par là il appert que les obliques externes font fauffement *Leur infertion.*
appellez defcendans, d'autant que les mufcles du ventre prennent tous
leur naiffance de l'os barré & des enuitons, & par confequent font af-
cendans, comme fouftient Monfieur du Laurens, contre tous les Anatomiftes.

Les modernes en ont encore defcouuert deux petits triangulaires,
qu'ils appellēt *Succenturiati*, pource qu'ils aydent à l'action des grands,
leur feruans de renforciffement.

Du Panniculc.

LA membrane du ventre appellée vulgairement pannicule, eft adi- *La fubftance*
peufe à l'homme, & charneufe aux beftes. *du pannicule.*
Elle fouftient les ramifications des veines, arteres, & nerfs qui vont *Son vfage.*
finir au cuir.

La graiffe de quoy elle eft chargée, contregarde la chaleur naturelle,
afin qu'elle ne s'exhale.

De la peau du ventre.

LA peau du ventre eft immobile à l'homme, à caufe de la graiffe, *Difference de*
qui eft au deffous: mais elle a mouuement aux beftes, par le moyen *la peau du ven-*
du pannicule tiffu de fibres charneufes, en maniere de mufcle : lequel *tre.*
eft tellement adherant au cuir, qu'il n'en peut eftre feparé qu'auec
difficulté.

Du nombril.

AV milieu du ventre paroift le nombril, qui eft le centre du corps. *La fituation du*
Il eft produit des vaiffeaux vmbilicaux qui ont autrefois ferui à *nombril.*
la nourriture & conferuation de l'enfant, pendant qu'il eftoit au ventre *Sa conftitution.*
de fa mere, & depuis fa naiffance font degenerez en ligamens.

Des Humeurs.

Paſſage aux Humeurs.

APres auoir dreſſé l'eſtat des parties côtenantes, il nous faut pour-ſuiure celuy des parties contenües. Les parties contenües ſont celles qui ſe ſouſtiennent par l'ayde des autres, comme les Humeurs & les Eſprits. Hyppocrate appelle celles là du nom general τά ἰχόμενα, & ceux-cy τά ἐχομῦντα, i. *impellentia.*

Leur definitiõ. Les humeurs, deſquelles nous entendons icy parler, ſont parties coulantes, deſtinées à la nourriture des ſolides, qui tirent leur origine de la mixtion des quatre elemens.

Leur difference. Les humeurs alimentaires ſont premieres ou ſecondes.

Les premieres humeurs. *Leur generatiõ.* Les premieres ſont engendrées au foye du chyle par la chaleur naturelle, & diſtribuées par les veines à toutes les parties du corps, pour leur nourriture.

Leur nombre. Il y en a quatre, le ſang, la bile, la melancholie, & la pituite, leſquelles ſont toutes meſlées enſemble dans les veines. Ce meſſâge des quatre humeurs eſt appellé maſſe ſanguinaire, à raiſon du ſang qui y eſt en plus grande quantité.

Pour eſclaircir ceſte doctrine, ie propoſeray la comparaiſon qu'en donne Galien.

Belle comparai-ſon de Galien. Comme on voit quatre parties differentes au mouſt, la douce liqueur, la fleur qui eſt au deſſus, la lie qui eſt au fond, & la verdure ou aquoſité meſlée parmy : ainſi apperçoit-on quatre humeurs differentes en la maſſe ſanguinaire, le ſang qui eſt la plus benigne humeur repreſente la meilleure partie du vin ; la bile qui paroiſt au deſſus, reſſemble à la fleur ; la melancholie qui eſt touſiours au deſſous, eſt comme la lie ; la pituite retire à la verdure ou aquoſité. Car tout ainſi que la verdure, par la chaleur naturelle du vin, ſe peut tourner en bonne liqueur : de meſme la pituite, qui n'eſt autre choſe qu'vn ſang crud, peut-elle eſtre conuertie en ſang loüable par la chaleur naturelle. C'eſt pourquoy nature n'a deſtiné aucun lieu propre, pour la ſeparer du ſang, comme elle a fait aux autres.

Le ſang pris ge-neralement. *Proprement.* Le nom de ſang eſt quelquefois largemét vſurpé pour toute la maſſe ſanguinaire : mais il ſignifie proprement la plus pure & plus benigne portion d'icelle.

Sa temperature Le ſang generalement prins pour toute la maſſe ſanguinaire, eſt temperé, dautant que la temperature prouient de la mixtion eſgale des quatre humeurs contraires : Mais conſideré à part, il eſt chaud & humide, tenant de la nature de l'air. A raiſon dequoy il eſt diſtingué des autres humeurs.

Sa conſiſtence. *Sa couleur.* Il eſt de conſiſtence mediocre. Car n'outrepaſſant point ſes bornes naturelles, il ne paroiſt ny trop eſpais, ny trop clair.

Sa ſaueur. Il eſt de couleur rouge & vermeille, & doux au gouſt.

Il nourrit principalement les parties musculeuses, & rend la person-ne gaye & ioyeuse. *Son vsage.*

Il domine aux enfans & adolescens , & est plus abondant au Prin-temps, qu'en toutes autres saisons. *A qui & quand il domine.*

La bile alimenteuse est la plus subtile partie de la masse sanguinaire. Elle tient de la nature du feu. *La bile.*

Aussi est elle de temperature chaude & seche : de couleur iaune ou palle, & amere au goust. *Sa temperature Sa couleur. Sa saueur.*

Elle nourrit les parties qui approchent plus prés de son naturel , & rend la personne cholere , agile & prompte à toutes choses, legere & inconstante. *Son vsage.*

Elle abonde en ieunesse & en Esté. *A qui & quand elle abonde.*

La melancholie alimenteuse est la plus espaisse partie de la masse san-guinaire. *La melächolie.*

Aussi est elle de nature terrestre : de temperature froide & seche : de couleur noire, & aigre au goust. *Sa nature. Sa temperature Sa couleur.*

Elle nourrit les os, & autres parties qui luy ressemblét : & rend la per-sonne triste, chagrine, fascheuse, rude, seuere & constante. *Sa saueur. Son vsage.*

Elle abonde au declin de l'aage & en Automne. *A qui & quand elle abonde.*

La pituite alimēteuse est la plus fluide partie de la masse sanguinaire. *La pituite.*

Aussi est-elle de la nature de l'eau : de temperature froide & humide : de couleur blanche ; & de goust fade. *Sa nature. Sa temperature Sa couleur.*

Elle nourrit le cerueau & les autres parties froides & humides, & tēpe-re le sang : rend la personne endormie, paresseuse, grosse & grasse. *Sa saueur. Son vsage.*

Elle abonde en la vieillesse & en Hyuer. *A qui & quand elle abonde.*

Les Grecs l'ont appellé φλέγμα par antiphrase, Car ce nom est descen-du du verbe φλέγω, i, vro, *quasi pituita sit minimè vsta.*

Les secondes humeurs prēnent leur naissance des premieres en cha-que partie du corps, où elles sont plus exactement elaborées par la der-niere coction, de laquelle procedent deux excremens apparās, la sueur, & l'ordure, sans celuy qui sort par insensible transpiration. *Les secondes humeurs. Leur generatiō.*

On distingue les secondes humeurs en quatre ; pour la diuersité des alterations qu'elles reçoiuent en se preparant pour la nourriture de chaque partie. *Leur nombre.*

La premiere c'est celle qui degoutte hors de la tunique des petites veines. *La premiere.*

La seconde est appellée en Latin *ros,* pource qu'elle arrouse la partie qui doit estre nourrie. *La seconde.*

La troisiesme, *gluten,* pource qu'elle est agglutinée à icelle.

La derniere *cambium,* pource qu'elle est presque toute changée & as-similée en sa substance. *La tierce. La derniere.*

Des Esprits.

DE tous les organes de l'ame, il ne reste plus que les Esprits, qui font mouuoir, viure & subsister la masse corporelle des animaux.

Les Esprits sont les principaux instrumens, desquels l'ame se sert pour reduire ses facultez en actions. Car ce sont les esprits qui assubietissent les corps grossiers des animaux à sa puissance. C'est par l'entremise des esprits qu'ils sont rengez sous le ioug de sa dominatiõ, &qu'ils luy rendent obeyssance. Bref les esprits seruent de lien à l'ame & au corps, d'autant qu'ils vnissent le corporel auec l'incorporel, & le pur auec l'impur. Tellement qu'ils sont moyens entre le corps & les vertus de l'ame, & si sont organes des operations, lesquelles ne peuuent estre faites sans leur assistance.

Les esprits sont ainsi appellez à raison de leur tenuité & subtilité: neantmoins ils sont vrayement corporels. Car ce sont des substances etherées, où resident la faculté & la chaleur.

Des esprits les vns sont fixes, les autres influans.

Les esprits fixes sont les premiers, par ce qu'ils tirent leur origine des principes de la generation.

Dés la conformation ils sont inserez en chaque partie similaire, auec la chaleur naturelle, ayans pour fondement l'humeur radicale. C'est pourquoy on les appelle propres.

Mais ils sont si subtils, qu'ils eussent esté incontinent exhalez, sans l'influence des autres, qui les entretiennent en vigueur.

Les esprits influans portent la faculté & la chaleur par tout, pour l'exercice des fonctions.

Les Medecins en recognoissent trois differences, suyuant le nombre des parties nobles, des facultez & des fonctions desquelles ils sont organes.

Car il y en a des animaux, des vitaux, & des naturels.

L'esprit animal est engendré au ventricule du cerueau, de la plus subtile partie de l'esprit vital, portée en haut par les arteres carotides, & de l'air attiré par l'inspiration du cerueau.

Il sert au sentiment & mouuement volontaire, influant du cerueau auec la faculté animale, par les nerfs, aux parties qui en sont capables.

L'esprit vital est engendré au cœur, de l'esprit naturel, qui entre du dextre au senestre ventricule, & de l'air preparé aux poulmons.

Il est conduit par les arteres à toutes les parties du corps, pour viuifier les esprits fixes, fortifier la chaleur naturelle, & restaurer les forces.

L'esprit naturel est engendré au foye de la vapeur du sang, & de l'air introduit par la transpiration, pour accompagner la faculté naturelle influante auec le sang à toutes les parties du corps par les veines.

Le

Le plus subtil des esprits influans, c'est l'animal. Voila pourquoy *En quoy ils sont differens les uns des autres.*
nous luy auons donné le premier lieu.

Le naturel est le plus grossier, aussi l'auons nous mis au dernier
teng.

Mais le vital tient le mitan, en consistence & en dignité.

DES BESTES.

Voila l'explication generale des Animaux, il est temps de les spe- *Les sortes d'Animaux.*
cifier. Il y a deux especes d'animaux, la Beste & l'Homme.

Les Bestes sont animaux sans raison, doüez d'vne ame sensitiue, de *Que c'est que bestes.*
laquelle depend la faculté animale auec la vegetale.

Les Bestes, quoy que brutes ont soing de conseruer non seulement *Leur naturel.*
leur vie, mais aussi celles de leurs petits. C'est pourquoy elles se met-
tét en deuoir de les nourrir, de pourchasser tout ce qui leur est vtile, &
de les defédre courageusemét contre tous ceux qui les veulent offenser, cóme a bien remarqué Du-Bartas en ces vers qu'il addresse à Dieu.

Pere de l'Vniuers, c'est ainsi qu'és poitrines
Des peres plus brutaux sainctement tu burines
Ce vif soucy, qui fait qu'ils ne redoutent pas
Moins la mort de leur fils, que leur propre trespas,
Afin que chaque espece immortelle demeure,
Bien que l'indiuidu l'vn apres l'autre meure.

Plusieurs bestes prognostiquent le changement du temps aduenir,
comme s'il doit faire beau, ou pleuuoir, ou venter, ou geler. Elles ont *Leur differen.*
mesme appris aux hommes beaucoup de remedes propres à la guari-
son des maladies.

Il y a diuerses sortes de bestes, aucunes volent en l'air, comme les
oyseaux: d'autres demeurent dans l'eau, comme les poissons: d'autres *La nature des oyseaux.*
habitent sur la terre, comme les bestes à quatre pieds. Et s'il y a autant
d'especes d'insectes, qu'il y a de bestes parfaites.

Les volatiles engendrent des œufs, & n'ont que deux pieds, qui sont *Les oyseaux de proye.*
plats ou fendus.

Entre les volatiles, les oyseaux de proye sont de nature plus aëree
& plus agiles, que les paisibles, comme l'Aigle, le Milan, le Faulcon, le
Vautour, l'Autour, le Lanier, l'Espreuier, le Sacre, le Gerfau, l'Esme-
rillon, le Hobreau, & autres qui viuent de rapine. Les Arondelles retirent à la temperature des oyseaux rauissans.

Les oyseaux de riuiere, qui ont le pied plat, sont plus aquatics, com- *Ceux de riuiere.*
me le Cygne, le Pelican, l'Oye, le Canard, le Plongeon, la Sarcelle, &
autres qui nagent sur l'eau. Mesme aucuns qui ont le pied fendu, comme le Heron, le Butor, le Vanneau, la Gruë, la Cigoigne, & autres qui
hantent le long des eaux, & parmy les marests.

Les autres oyseaux sont plus terrestres, comme ceux qui nichent *Les terrestres.*

sur terre, & font leur demeure tant par le bois, que par les campagnes,
comme le phaisan, le coq bruyant, la gelinote, la perdris, la beccasse,
la caille, l'aloüette, le pluuier, l'autruche, l'ostarde, le paon, la volaille
d'Inde, pareillement le coq domestic, la poulle priuee : & ceux qui
hantent par tout, comme les pigeons, ramiers, bizets, merles, la griue,
la tourterelle, l'estourneau, le corbeau, la corneille, la chouette, le per-
roquet : & les oysillons, qui se logent par les hayes & buissons, comme
le rossignol, le roytelet, le chardonneret, la linote, le passereau, le pin-
son, le verdier.

Comment ils font nais pour le seruice de l'homme. Les oyseaux de fauconnerie sont dediez pour le deduit & passe-
temps de la noblesse. Et si par leur industrie nous auons du gibbier
pour nostre vsage. Pour le regard des oyseaux paisibles, aucuns par
leurs chants melodieux recreent l'esprit, les autres nous seruent
de nourriture delicate. Par là il appert qu'ils sont nais pour le seruice
de l'homme.

La nature des poissons. Bien que les poissons viuent tous en l'eau, si est-ce que les vns sont de
nature plus aquatics, les autres plus terrestres. Et entre les aquatics, les
vns plus humides, comme ceux de riuieres & estangs, les autres plus
Leur differéce. secs, comme ceux de mer, & sur tout les saxatiles. Aussi les vns n'ont-
ils qu'vne simple peau lissee, comme entre les plats, la sole, le turbot,
la barbuë, la plye : & parmy les longs, la lamproye & l'anguille : les autres sont couuers d'escailles, comme le saulmon, la truite, la perche, le
brochet, la carpe, l'alose, le barbeau, la brame, la vendoise, la rosse, la
tanche. Entre les terrestres les vns sont reuestus de coquilles, comme
les huistres, les moules, les escreuisses, les cancres, les gamares : les autres sont garnis d'vn cuir espais & d'armure par dessus, comme la ba-
laine, le dauphin, le marsoin, & autres appellez *ceteux.*

Qu'ils sont creez pour l'vsage de l'homme. Les poissons nous seruent de nourriture delicieuse. Nous en tirons
aussi diuers remedes. Les Indois font des accoustremens de la peau
de baleine. C'est pourquoy personne ne doute que les poissons ne
soient creez pour l'vsage de l'homme.

La nature des bestes à quatre pieds. Les bestes à quatre pieds font leurs petits en vie : & sont seulement
terrestres, ou participantes à la nature de l'eau. Entre les terrestres les
vnes ont la corne du pied entiere, comme le cheual, le mulet, l'asne,
Leur differéce. l'elephant : d'autres ont le pied fourchu, soit qu'elles portent des cornes à la teste, comme le cerf, le daim, le cheureux, le bœuf, le bouc ; ou
qu'elles n'en portent point, comme la brebis & le pourceau : d'autres
ont des pattes en façon de doigts, comme le lion, le tygre, l'ours, le
loup, le chien, le chat, le furon, l'escurieux, & leurs semblables tant
domestiques que sauuages.

La nature des amphibies. Les terrestres qui participent à la nature de l'eau, s'appellent amphibies. Elles font leurs petits sur la terre, & cherchent leur victuaille en
l'eau, comme le loutre, le bieure, le veau & loup marin. On y comprend aussi les grenouilles, les tortues & le crocodille.

Entre les beftes terreftres, les vnes nous feruent de mōnture, aures à porter nos commoditez, autres à labourer la terre : Nous prenons tous les iours noftre nourriture des autres : Nous tirons d'aucunes des remedes pour guarir nos maux. Aucunes nous fourniffent de
la laine, du cuir, ou autre eftoffe, pour nous veftir & chauffer. Dieu en
a creé aucunes qui mangent les charoignes, afin que l'air que nous re-
fpirons n'en foit infecté. Tellement que les beftes terreftres font nées
pour le feruice de l'homme.

Pour le regard des animaux infectes, aucuns volent auec des petits
aiflerons, comme les abeilles, les mouches, les guefpes, les cantharides, les frelons, les taons : autres font aquatics, comme les fangfues, &
les couleuures : autres terreftres, aucuns defquels ont des pieds, cōme
les fourmis, les chenilles, les araignes, les fauterelles, les fcorpions,
d'autres n'en ont point, comme les vers de terre, les vers à foye, les ver-
miffeaux qui rōgent les habillemēs, & autres beftelettes reptiles. Chacun fçait combien nous apportent de commoditez les abeilles qui par
leur induftrie font le miel & la ciré : pareillement les vers qui filent la
foye, dequoy on fait les plus precieux habits de nos Princes & Princef-
fes. L'application des fangfues eft frequente en Medecine. Le refte des
infectes fert d'aliment aux autres beftes, & à purifier l'air, l'eau & la
terre, pour la fanté de l'homme. Les araignes & les chenilles attirent
de toutes parts les vapeurs venimeufes qui infectent l'air : les ferpens
aquatics nettoyent l'impurité de l'eau : les terreftres emportent le venin qui eft efpandu fur la terre & fur les plantes. Beaucoup d'oyfeaux
fe nourriffent de vers. Les arondelles chaffent mefme aux mouches &
aux chenilles. Les araignes viuent de mouches, & les poulles mangent les araignes, & l'homme les poulles. Il appert par là que les beftes
ont efté toutes creées pour le feruice de l'homme.

DE L'HOMME.

I'Ay clairement monftré iufques icy par la contemplation de Nature, que tout ce qui eft en l'Vniuers a efté creé pour le feruice de
l'Homme : refte à declarer comment l'Homme a efté par l'ordonnance de Dieu eftabli Prince de toutes les creatures qui fe voyent au
Monde. Qui eft caufe qu'elles font naturellement fubiectes à luy, &
reduites fous le ioug de fa domination, & que les beftes mefme le
craignent & font contraintes de luy obeyr. Quand nous aurons diligemment confideré que c'eft que l'Homme, & remarqué l'excellence de fa creation, tant felon le corps que felon l'ame, nous trouue-
rons qu'il porte le charactere de fon Createur en tefmoignage de la
puiffance & du commandement qu'il luy a donné fur toutes les autres creatures vifibles.

Que c'est que l'Homme.

L'Homme eſt vn animal doüé d'vne ame intellectuelle, de laquelle
depend la faculté raiſonnable, auec l'animale & vegetale. Or
d'autant que l'Homme ſeul parmy tant de ſortes d'animaux eſt prouueu d'entendement & de raiſon, il n'y a que luy en l'Vniuers qui ſoit
capable d'eſtre Roy des animaux. Auſſi eſt-il ayſé à iuger que l'Homme eſt la plus parfaicte creature du monde. Car les Cieux, les Elemens, les meteores & les mineraux, ont ſeulement l'eſtre: les plantes
outre l'eſtre, ont la vie: les beſtes outre l'eſtre & la vie, ont le ſentiment & mouuement: Mais l'Homme outre l'eſtre, la vie, le ſentiment
& mouuement, a la parole & la raiſon, qui comprend l'intelligence
& la volonté, qui eſt vn appetit raiſonnable. Parquoy comme les
corps animez ſurpaſſent en perfection les inanimez, & entre les animez les beſtes excellent les plantes, ainſi l'Homme obtient-il la principauté ſur les beſtes. De ſorte qu'il n'y a ny grandeur, ny force de
beſtes qui puiſſe empeſcher qu'elles ne ſoient domptees & aſſubie-
cties ſous la puiſſance & authorité de l'Homme.

L'excellence de ſa creation.

Apres que Dieu, par vne prouidence admirable, eut creé le pour-
pris de ce monde viſible, il fit l'Homme à ſon image, afin qu'il fuſt
Roy & Empereur de tout ce qui eſtoit contenu en ceſt Vniuers, &
que contemplant l'excellence d'vn tel ouurage, il euſt en admiration
& reuerence l'architecte & autheur d'iceluy, & recogneuſt de quelle
liberalité il auoit vſé en ſon endroit. Et pour faire paroiſtre combien
il le tenoit cher, il garda bien vn autre ordre en ſa creation, qu'en celle des autres creatures. Car quand il voulut creer la lumiere, il dit ſeulement, La lumiere ſoit faite, & elle apparut incontinent. Pareille-

Gen. c. 1.

ment quand il voulut creer les plantes, les oyſeaux, les poiſſons & les
beſtes terreſtres, il commanda ſeulement, & ſoudain ſon commandement fut executé. Mais quand ce vint à la creation de l'Homme,
il en delibera au preallable auec ſon conſeil, monſtrant qu'il mettoit
la main à ſon chef d'œuure. Faiſons (dit-il) l'Homme à noſtre image
& ſemblance, afin qu'il ayt domination ſur les poiſſons de la mer, ſur
les oyſeaux du ciel, & ſur toutes les beſtes & reptiles qui ſe remuent
ſur la terre. Au ſurplus il crea enſemble le corps & l'ame des autres
animaux: mais il forma premierement le corps humain du limon de
la terre: puis y inſpira l'ame, pour monſtrer que l'ame qu'il a inſpirée à
l'homme, n'eſt point terreſtre comme le corps, ains celeſte & diuine.
Du-Bartas deſcrit élegamment la creation de l'Homme en ces vers.

> Or de tant d'animaux que ſa voix anima,
> L'Homme fut le dernier qui l'air viuant huma.
> Non pour eſtre le moindre, ou qu'vn ouurier ſi ſage,
> Eut peur de commencer par vn ſi noble ouurage,
> Ains d'autant qu'il eut fait en vain vn ſi grand Roy,
> Sans auoir des vaſſaux preſts à ſuiure ſa loy,

De sage ne conduit la personne inuitee
Dans le lieu du festin, que la salle apprestee
Ne brille de flambeaux , & que les plats chargez
Sur le linge Flamand ne soient presque rengez :
Ainsi nostre grand Dieu, ce grand Dieu qui sans cesse
Tient icy cour ouuerte , & de qui la largesse
Par cent mille tuyaux fait descouler sur nous
L'inespuisable mer de son Nectar plus doux,
Ne voulut connier nostre ayeul à sa table,
Sans tapisser plustost sa maison delectable :
Et renger, liberal, sous ses poles astrez :
La friande douceur de mille mets sucrrez.
Tant d'admirables corps, dont le Ciel se decore,
Dont l'eau s'enorgueillit, dont la terre s'honnore,
Ne sont que coups d'essay , comparez comme il faut
A l'art industrieux d'vn courage si haut.
C'est pourquoy l'Architecte & sans pair & sans maistre,
Quand dans le rien d'vn rien, tout puissant il fit naistre
L'air, la terre, le Ciel, & le flottant Neptun,
Fit de penser, de dire & de faire tout vn :
Mais voulant façonner sa naïsue figure,
Le Roy de l'Vniuers & l'honneur de Nature,
Comme s'il desiroit vn Concile tenir,
Il busche sa Bonté, fait sa Force venir,
Assigne son Amour , appelle sa Largesse,
Conuoque sa Iustice , adiourne sa Sagesse :
Afin de consulter auec elle comment
Il doit d'vn second Dieu former le bastiment :
Et que chacun à part d'vne main non auare
Contribuë au dessein d'vne chose si rare.
Ou plustost il consulte auec son vray Pourtraict
Son vray Fils naturel, quelle grace, quel traict,
Quelle ame il doit donner à celuy qu'il desire
Creer pour Lieutenant en ce terrestre Empire.
Creant des animaux les diuerses façons,
Dieu fait commandement que la mer en Poissons,
Et la terre en troupeaux riche à iamais se rende :
Mais pour creer Adam à soy mesme il commande.
Dieu forma tout d'vn coup & le corps & l'esprit
Des autres animaux : mais quand il entreprit
Ioindre en nous la mortelle & l'immortelle essence,
Sçachant bien que c'estoit vn fait de consequence,
Il s'ayda d'vn delay , & par momens diuers
Forma l'ame & le corps du chef de l'Vniuers.

L'excellence du corps humain paroist en la face & aux mains. Car
d'autant qu'il deuoit estre organe de l'ame inspiree d'enhaut, Dieu le
forma de stature droite, ayant la face esleuee vers le Ciel.

Ce qui a esté signifié par Ouide en sa Metamorphose, disant:

Il a fait l'homme seul la teste releuee,
Les autres animaux l'ayant en bas courbee:
Et luy a commandé de contempler les Cieux,
Et hausser son aspect aux astres radieux.

Et plus clairement exprimé par Du-Bartas en ces vers:

Dieu d'vn informé corps forma le corps humain:
Ne courbant toutesfois sa face vers le centre,
Comme à tant d'animaux, qui n'ont soin que du ventre,
Mourans d'ame & de corps: ains releuant ses yeux
Vers les dorez flambeaux qui brillent dans les cieux:
Afin qu'à tous momens sa plus diuine essence,
Par leurs nerfs contemplast le lieu de sa naissance.

Au surplus Dieu a donné par prerogatiue des mains à l'homme seul,
pour administrer ce qui est necessaire à Nature, pour imiter artificiel-
lemēt ses œuures, pour pratiquer toutes sortes d'arts, pour manier les
armes, pour rediger par escrit nos conceptions, pour executer nostre
volonté, & pour prendre nos commoditez: comme a bien remarqué
Du-Bartas en ces vers:

Mains qui du corps humain tracez la pourtraiture,
Oublirez vous les mains, chambrieres de Nature,
Singes de l'Eternel, instrumens à tous ars,
Et pour sauuer nos corps nou soudoyez soudars,
De nos conceptions diligentes greffieres,
Ministres de l'esprit, & du corps viuandieres?

Veritablement la main est l'organe des organes. C'est le plus propre
outil du Monde, pour fabriquer artificiellement toutes sortes d'ou-
tils. C'est vn instrument commun qui precede tous instrumens, pour
effectuer tout ce que luy commande la raison. L'homme n'a eu besoin de cornes, ny de griffes, ny autres armes naturelles, dont les bestes sont garnies: Car il peut prendre auec ses mains vne espee, vne
hallebarde, vne pique, vne harquebuze, & autres armes plus auanta-
geuses, soit pour se deffendre, soit pour assaillir.

L'ame humaine porte le charactere de la Diuinité. Car 1. Dieu est
vn esprit immortel, inuisible & infini: & nostre ame, vne essence spirituelle, immortelle, inuisible, qui tend tousiours à l'infinité, ne pouuant borner ses conceptions, ny assouuir ses desirs.

2. Il y a trois personnes qui ne font qu'vne essence en Dieu: & les trois
sortes d'ame n'en font qu'vne en l'homme.

3. Dieu remplit tout le grand Monde, estant tout en tout, & par tout:
& l'ame, le petit Monde, estant toute en tout le corps, & toute en chaque partie.

4. Le plus haut estage du grand Monde, est le Throsne de Dieu, d'où il regarde nos actions, & ordonne ce qui est de sa volonté : & nostre ame a son principal siege à la plus haute & releuee partie du petit Mōde, à sçauoir à la teste, d'où elle commande aux parties inferieures, & les renge à raison.

5. Dieu peut faire toutes choses : & nostre ame conçoit & comprend toutes choses, & imite industrieusement & artificiellement les œures de Dieu, comme on void és sculptures & peintures.

6. A Dieu toutes choses sont presentes, & nostre ame se represente toutes choses, tant celles qui sont passees ou à venir, que celles qui n'ont iamais esté & ne seront iamais, comme des hydres, des chimeres, plusieurs mondes. Et d'ailleurs la memoire luy represente des choses qui ont vrayement esté : & l'esperance celles qui sont à venir, luy en formant des viues images dans l'entendement.

7. Dieu, quoy qu'il soit en tout & par tout, n'est point taché des imperfections du Monde : & l'ame, quoy qu'elle soit vnie au corps, n'est point soüillee de sa corruption.

8. Dieu estant immobile, meut neantmoins tout ce grand Monde : comme souuerain Gouuerneur & moderateur : & l'ame sans se mouuoir meut aussi le petit Monde.

9. Nous ne cognoissons Dieu que par la grandeur & les merueilles de ses œuures : ny nostre ame que la considerant en la reflection de ses effects. Car l'ame est semblable à l'œil qui void tout, & ne se peut voir soy-mesme que par reflexion, comme dans vn miroir : & l'ame pareillement ne se void & ne se cognoist que par la reflexion & recognoissance de ses effects & comme se mirant en iceux. Ce que Du-Bartas à clairement exprimé en ces vers :

Ie sçay que comme l'œil void tout fors que soy-mesme,
Que nostre ame cognoit toutes choses de mesme,
Fors que sa propre essence : & qu'elle ne peut pas
Mesurer sa grandeur de son propre compas :
Mais comme l'œil qui n'est offensé d'vn catarrhe,
Se void aucunement dans l'onde ou dans le verre;
Nostre ame tout ainsi se contemple à peu prés
Dans le luisant miroir de ses effects sacrez.

Tous les beaux traicts de la nature Diuine, qu'on remarque en l'ame humaine, font paroistre que Dieu a esleué l'Homme en honneur & dignité, afin qu'il fust glorifié en luy, comme en la plus noble de toutes ses creatures. C'est pourquoy il l'a fait naistre Prince sur la terre, sōme tesmoigne le Prophete Royal en ces vers, qu'il addresse à Dieu :

Regner le fais sur les œuures tant belles
De ses deux mains, comme Seigneur d'icelles :
Tu as de vray sans quelque exception,
Mis sous ses pieds tout en subiection.

Brebis & bœufs, & leurs peaux & leurs laines:
Tous les troupeaux des hauts monts & des plaines
En general, toutes bestes cherchans
A pasturer & par bois & par champs:
Oyseaux de l'air qui volent & qui chantent
Poissons de mer, ceux qui nagent & hantent,
Par les sentiers de mer, grands & petits,
Tu les as tous à l'Homme assubiectis.

Exhortation à l'Homme de recognoistre son Createur. — Mais n'oublie pas (ô homme) à faire foy & hommage à ton Createur, de qui releue ta Principauté. Souuienne toy que tu es obligé de rendre à perpetuité tres-humble seruice à Dieu.

Il est le grand Pontife, & toy son grand Vicaire:
Il est Roy souuerain, & toy Roy tributaire.

Il t'a fait son Lieutenant general en ce Monde. Et a promis si tu te gouuernois ça bas selon ses saincts Commandemens, qu'apres ceste vie temporelle, il te fera au Royaume des Cieux coheritier de la couronne eternelle de son Fils bien-aymé IESVS-CHRIST, pour viure à iamais bien-heureux en sa cour: auec menace, si tu abusois de ses dons & graces, & manquois en ton deuoir, que non seulement il te priuera de la lumiere eternelle en son Royaume celeste, mais qu'il t'enuoyera aux tenebres infernales, receuoir le perpetuel tourment, preparé aux criminels de sa leze-Maiesté, à fin que tu ayes suiect de *Et de viure vertueusement en ce Monde.* — l'aymer & le craindre. Sçache donc que Dieu ne t'a pas donné la raison seulement pour subiuguer les bestes: mais aussi pour dompter tes passions brutales, qui luy sont ordinairement rebelles. Car il a fait reluire son image en ton ame, à fin qu'elle preside & commande, comme vne sage & vertueuse Princesse à tous les membres du corps, & aux appetits sensuels, qui sont subiects à elle. C'est pourquoy il veut que tu viues vertueusement en ce Monde, pour maistriser & tenir tellement en bride tes affections charnelles, qu'elles ne se puissent iamais reuolter contre la raison. Par ce moyen tu maintiendras l'estat de ta Principauté.

FIN

LE

LE GOVVERNEMENT

NECESSAIRE A CHACVN, POVR VIVRE LONGVEMENT EN SANTÉ.

Auec le Gouuernement requis en l'vsage des eaux Minerales, tant pour la preseruation, que pour la guarison des maladies rebelles.

Par NICOLAS ABRAHAM, Sieur de la FRAMBOISIERE, Conseiller & Medecin ordinaire du Roy.

P

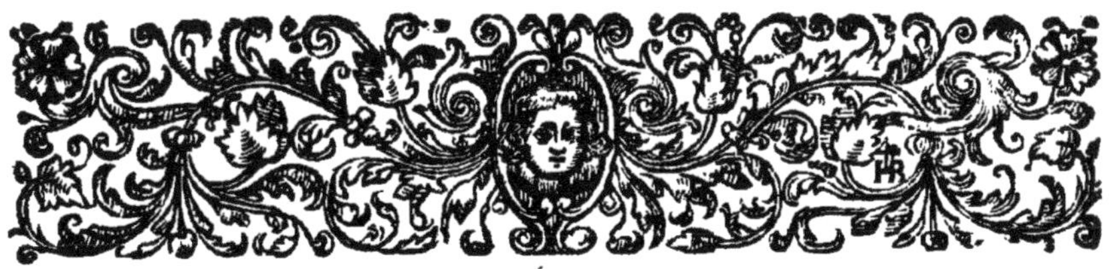

AV TRES-CHRESTIEN
ROY DE FRANCE ET DE
NAVARRE, HENRY LE GRAND.

IRE,

A l'heureux auspice de ce nouueau siecle, ie presente à vostre Maiesté, vn Gouuernement de la vie humaine, nouuellement estably en vostre Royaume, pour maintenir en santé tous vos subiects, qui garderont soigneusement les ordonnances y contenues, à fin qu'ils vous puissent rendre le tres-humble seruice, auquel ils sont naturellement obligez. Puis que la furie de la guerre, vous en a rauy la plus grand' part, i'ay pensé que ie ne sçaurois mieux employer mon temps, qu'à declarer les moyens de conseruer le reste en bonne disposition, eu esgard à la vocation à laquelle Dieu m'a appellé. Bien que par cy-deuant plusieurs eussent des-ja voulu estre morts pour estre exempts des maux qu'ils souffroient, durant que la sanglante Bellonne exerçoit sa cruauté: Si est-ce qu'il ne se trouuera maintenant personne, qui ne desire de viure longuement, pour iouyr de ceste tant souhaittee paix, qui commence à reluire en ce beau Printemps de vostre regne miraculeux. C'est pourquoy ie laisse les armes Martiales, pour prendre celles de Nature. Ie monstre la maniere de les bien manier, pour la deffence du corps humain. Ie rembarre les ennemis iurez de la santé. Ie les empesche de s'emparer de son Empire, & de venir troubler le repos de son Estat. Pour authoriser cest œuure, i'ay prins la hardiesse, S I R E, de grauer sur son front vostre nom tres-auguste, esperant que vous prendrez à bon Augure, qu'il soit mis, comme l'image d'vn Dieu tutelaire à l'entree du Temple de Santé. Ie supplie le Tout-puissant vous donner vne tres-longue & tres-heureuse vie, en goustant le fruict salutaire, duquel ie fais offrande à vostre Maiesté, en toute reuerence & deuotion, pour tesmoigner à iamais que ie suis,

S I R E,

Vostre tres-humble, tres-obeissant
& tres-fidele subiect, seruiteur
& Medecin,

LA FRAMBOISIERE.

Ce 1 iour de
Ianuier 1600.

ΕΙΣ ΤΑ ΝΙΚΟΛΑΟΥ ΑΒΡΑΑΜΟΥ ΦΡΑΜΒΟΙ-
ΣΙΕΡΟΥ ΤΟΥ ΦΙΛΟΣΟΦΟΥ ΚΑΙ ΙΑΤΡΟΥ
λαμπροτάτου ὑγιεινά

Ὦ ὑγίεια μάκαιρ ἀγαθῶν ὦ μῆτερ ἁπάντων,
  Χαῖρε διὰ μ᾽ σοῦ τερπνὰ τὰ λοιπὰ βροτοῖς.
Σεῖο δοτῆρα θεὸν γεραπεύψω οὐ σεβέοντες
  Ὃς ἄτερ ἄλλ᾽ ἡμῖν θεὶν αὐωφελία.
Δήπαλαι Ἱπποκράτης μερόπεσσι φάος διαλάμψας
  Ἤρατο ἰατρικῆς κῦδος ἀκηροείης.
Πᾶς αἰὼν ἐχάρη τιν᾽ ἔχων Ἀσκληπιὸν αὐτῆ.
  Τέρπεο Κελτὲ βλέπων σοῦ ἀλεξίκακον,
Τὸν Φραμβοισίερον μᾶλλόν δὲ φέροντα πιθεῖνϊ
  Ἀμβροσίλω, ἵνα μὴ μοῖρα φέρῃ θάνατον.
Ἡδέο γῶ Φραμβοισίερ᾽, ὅσον ὄγκαρ ὑγιεία
  Ἀνθρώποισι πορεῖ, τεῖς τόσον εὖχος ἔχεις.
N. Γυλώνιος.

IN SALVBERRIMVM VITÆ HV-
MANÆ GVBERNACVLVM; A DOMINO
FRAMBOESARIO Consiliario & Medico
Regio institutum,
ODE.

Cvr sic laboras anxius; ò liber,
Ne sæua nostros agmina febrium,
  Canos, iuuentutémve nostram
  Corripiant, fragilémve sexum:
Dum nemo nostrûm, si tibi pareat,
Quicunque terræ munere vescimur,
  Non rectam ab omni vindicabit
  Tabifica lue Sanitatem:
Humana cur tam corpora sedulò
Munis, & ictus anteuenis graues,
  Ne quâ maligni morbi acuto
  Nos penetrent, feriántve telo?
Id quippe fors si contigerit: tynè
Author, Machaòn siue Epidaurius
  Alter, manu ægros nos salubri
  Velrapiet Stige de profundâ.
Vbique sed non esse potest, ais:
Vt sanet omnes: dum celeri pede
  Curram per oras Galliarum,
  Inque manu inque sinu ferendus.
IL. MORELLVS Gymnasiarcha Remorum Parisi.

AV SIEVR DE LA FRAMBOISIERE,
SVR SON ANAGRAMME.

GOvvernevr de nos corps, apres qu'en sa contree,
Noſtre Roy triomphant a fait reluire Aſtree,
Et que toy quant & quant rauy deſſus les cieux,
As veu comme immortels là haut viuent les Dieux,
Tu nous viens FAIRE icy gouſter de L'AMBROSIE,
Pour rembarrer la mort, & maintenir la vie
En parfaicte ſanté, par ton Gouuernement.
Voila pourquoy tu es auiourd'huy proprement
Nommé LA FRAMBOISIERE, ayant pris origine
Ton nom (Augure heureux) d'vne vertu Diuine.
    Fauory d'Apollon, preſentant de tes mains
La viande des Dieux pour nourrir les humains,
Tu les obliges tant, qu'ils graueront ta gloire
Dans le cuiure eternel du Temple de Memoire,
Car tu leur as donné de ſi ſalubres loix,
Qu'ils viuront deſormais plus heureux mille fois.
    Les François à bon droit tes ſubiects voudront eſtre,
Les autres nations te viendront recognoiſtre
Auec leurs truchemens, & tout le Monde en fin
Viura deſſous le joug de ton Regime ſain.
Les ſages te rendront par tout obeyſſance,
Se gouuernans touſiours ſelon ton ordonnance.
Les fols tant ſeulement tes loix meſpriſeront,
Mais toſt de leur meſpris la peine en porteront.

QVATRAIN.

A Eſculape vn iour Dina faiſoit priere,
Gouuerneur de ſanté, maintiens moy le corps ſain,
Auec l'entendement: mais vne voix ſoudain
D'enhaut luy reſpondit, tu as LA FRAMBOISIERE.

C. D.

SVR LE GOVVERNEMENT DE SANTE', DE MONSIEVR DE LA FRAMBOISIERE, CONSEILLER ET Medecin ordinaire du Roy.

STANCES.

SAINCT Temple d'Esculape, où la Santé preside
Departant à chacun les remedes certains,
   Pour tenir & nos maux & les Parques en bride,
   Combien à tes Autels doiuent tous les humains?

Et combien de Lauriers, de Palmes, & de Chesnes
   Doit-on à ce Pean, à ce Dieu guairisseur:
   Qui nous ouure ce Temple, ou des cruelles gesnes
   De toute maladie il est garantisseur?

Qui comme vn autre Agron, par le feu de son liure,
   Or' conseruant nos corps, or' purgeant nos esprits,
   Bien plus qu'vne cité de l'air infect deliure,
   Faisant luire par tout l'éclair de ses escrits.

Escrits meslez de miel, & de ceste Ambrosie,
   Que nostre FRAMBOISIERE a pris aux Champs Gregeois.
   Pour allonger le cours de ceste humaine vie,
   Ou pour nous faire viure encore vne autre fois.

Puissent viure & briller pour jamais dans la France,
   Le Temple, les Escrits, les Feux & les Autels,
   La Celeste Ambrosie, & la docte Science,
   Qui rend la FRAMBOISIERE & nos corps immortels.

I. DORAT Nep.

ODE, AV SIEVR DE LA
FRAMBOISIERE.

I'Ay touſiours craint la maladie,
Car ie n'ay la bouche hardie,
Ny le goſier aſſez conſtant,
Pour boire en vn gobeau d'autant.
Et ſi ie hay les medecines,
Et tous ius extraits de racines:
Et ſi ne les ſçaurois aymer,
D'autant que ie hay trop l'amer,
Et que le doux m'eſt delectable.
Mais comme hier deſſus ma table,
I'euſſe trouué ie ne ſçay quoy:
Vn liure qui s'adnoüe à toy,
LA FRAMBOISIERE, & qu'à mon aiſe
Ie l'euſſe veu, vne Framboiſe
Que tu as meſlé par dedans,
Me vint ſi doux gacer les dents,
Et m'abbreuua ſi bien en l'ame:
Que du depuis plus ie ne blaſme
Medecines ny Medecins,
Puis qu'ils nous peuuent rendre ſains
Auecques la douce amertume,
Que tu exprimes de ta plume.
Et ne ſonge rien plus ſinon
Qu'à ta Framboiſe, & qu'à ton nom.
Et ne me prend plus d'autre enuie
Que framboiſer toute ma vie.
Car en fin tu as ſi bien fait,
Qu'or la Medecine me plaiſt.

P. P. Preſident de Laon.

SONNET

SONNET.

QVAND n'agueres de Mars le foudroyant tonnerre,
　D'vn boulet enflammé renuerſoit nos rempars,
Ainſi qu'vn Machaon, au milieu des hazars,
Tu eſtois aux François l'Apollon de la guerre.
Ores depuis qu'Aſtree eſt retournee en terre,
　Ton eſprit ennuyé des alarmes de Mars,
　Produiĉt les fruiĉts meuris au milieu des ſoudars,
　Et parmy la fureur du ſanglant cimeterre.
Ce que fit Machaon iadis au camp Gregeois,
　Tu l'as fait en nos iours à nos Princes François,
　Mais en ce poinĉt icy tu deuances ſa gloire:
C'eſt qu'apres les combats eſgayant tes eſprits
　A celebrer Hygee en tes doĉtes eſcrits,
　Tu t'aquiers vn renom d'eternelle memoire.

M. LESCARBOT *Adu. en la Cour.*

MADRIGAL.

CEluy qui n'eſt nay que pour ſoy,
　Ie le fuy, peſte d'Epicure,
Autant que i'honore & ay cure
De celuy qui vit pour ſon Roy.
Que penſes-tu quand ie te lis,
　FRAMBOISIERE, que ie t'extolle,
　Que ie loüe & priſe l'eſchole
　Où tu as peſché ces eſcrits.
Non non, François, ce Medecin
　Eſt vn ſoldat qui s'eſt veu plaire
　Portant Apollon dans le ſein
Par tout où ſon Roy qu'il ſeruoit,
　Par tout où ſon Roy qu'il ſuiuoit,
　Combloit d'arme & d'effroy la terre:
Qui des ruines de la guerre,
　A baſty ce doĉte deſſein.

P. P. Sieur de S. Germain.

N. AB. FRAMBESARII
ΕΙΣ ΤΑ ΥΓΙΕΙΝΑ
PRAEFATIO.

Quid Medicina. Medicina partes.

MEDICINA est ars sanitatis tuendæ ac restituendæ. Hinc Medicinæ partes duæ sunt, vna ὑγείας οὔσης φυλακτικὴ, sanitatis præsentis conseruatrix, quæ ὑγιεινὴ appellatur, altera διαφθειρομένης ἐπανορθωτικὴ labefactata instauratrix, quæ νόσων ἀπαλλακτικὴ, morborum expultrix nuncupatur.

Qui inter se differant.

Inter se differunt subiecto, fine, mediis, atque præceptis. Medicinæ enim conseruatricis corpus salubre, instauratricis verò corpus insalubre subiectum est. Illius finis est tuitio, huius verò restitutio sanitatis. Illa bonam valetudinem similibus conseruat, hæc contrariis remediis ægram reparat. Illa de armis naturalibus, hæc de affectibus præter naturam præcipit.

Vt ambæ methodo ab authore describentur.
Ac primo quidem loco ὑγιεινὴ.
In quo cõsistat.
Arma naturalia.
Cur res non naturales dicantur.

Vtramque perspicua methodo describere mihi animus est, illam libris de salubri victus ratione, hanc libris de medendi legibus.

Ὑγιεινὴ primo loco explicabitur, quia sanitas morbo prior. Quod enim contra naturam est, nequaquam cognosci potest, nisi quod secundum naturam existit, omninò perspectum fuerit.

Ars tuendæ sanitatis in recto armorum naturalium vsu consistit. Arma quippe naturalia sunt adiaphora: benè vtenti bona, malè vtenti mala. Ab aliis res non naturales duplici nomine dicuntur, & quod nobis à natura non insint, sed forinsecus adueniant, & quod naturalem corporis constitutionem destruant, nisi rectè adhibeantur. Sunt autem sex numero, aër ambiens, cibus & potus, motus & quies, somnus & vigilia, excreta & retenta, animi pathemata.

Quod senario numero comprehendantur.
Vt singula salubriter sint adhibenda.

Vt igitur singula ad corporis humani sanitatem conseruandam, idonea qualitate, decenti quantitate, modo conuenienti, & opportuno tempore sint vsurpanda, atque insuper cuique complexioni, sexui, etati, regioni, anni tempori, cælique constitutioni accommodanda, ordine demonstrabo.

LE PREMIER LIVRE
DV GOVVERNEMENT DE
LA FRAMBOISIERE.

Comment il se faut gouuerner, pour viure longuement en santé.

CHAPITRE I.

DIEV le Createur, bien qu'il aye donné à l'hommé vne ame immortelle, si est-ce qu'il luy a baillé vn corps mortel, pour exercer ses functions : Car le corps humain est composé des quatre Elemens de qualitez contraires, qui par mutuelles dissensions se font continuellement la guerre, les plus forts taschans tousiours de vaincre les plus foibles. De là vient qu'il est subiect à force maladies, & en fin à la mort : Ioint que nostre vie est fondée sur deux appuis, à sçauoir la chaleur naturel-le, qui est le principal instrument de l'ame, & l'humeur radicale, qui luy sert de nourriture, comme fait l'huile à la flamme d'vne lampe. Ceste humeur venant à faillir, il faut necessairement que la chaleur perisse. Or l'humeur ne peut tousiours durer, d'autant que la chaleur la va consommant tous les iours. Et jaçoit qu'il s'en face reparation par l'influence de la chaleur & humeur qui viennent du cœur comme d'vne fontaine, par les arteres à tous les membres : neantmoins l'hu-meur radicale qui est dissipée, est bien plus pure que celle qui se met en sa place, d'autant que celle-là est faite de la semence fort elaborée és labyrinthes des vaisseaux spermatics, & celle cy procede du sang, qui ne passe point par tant de canaux. D'auantage c'est vne maxime en Philosophie que tout agent naturel patit en son action, & par conse-quent s'affoiblit. Nostre chaleur s'affoiblissant tous les iours, ne peut reparer ce qui est perdu en mesme degré de perfection. Et tout ainsi que le vin, tant plus on y met d'eau, tant plus on le rend foible : ainsi la chaleur & l'humeur radicale s'affoiblissent à toute

heure par l'oppofition du nouueau aliment, qui a toufiours quelque
chofe de diſſemblable. Au furplus ce quiſ'efcoule ne fe remet iamais
en mefme quantité, d'autant que la diſſipation fe fait continuellement, & que la reftauration ne fe peut faire que peu à peu, & apres vne
infinité d'alterations. Voilà comme ce qui nous doit conferuer, nous
ruine : & comme noftre chaleur confommant l'humidité radicale fe
tuë en fin elle mefme.

Combien que pour ces caufes il faille neceſſairement mourir, fi
eft-ce qu'on peut, non feulement retarder la mort, & prolonger fa vie,
mais auffi fe garantir de maladie, & fe maintenir en fanté, en fe gou-
uernant felon nos ordonnances. Au contraire quiconque ne fe ran-
gera fous noftre Gouuernement, negligeant le regime preferuatif des
maladies, & conferuatif de fanté par nous prefcrit, indubitablement

aduancera fa mort, & accourcira fa vie, ou du moins viura miferable-
ment le refte de fes iours. Or n'y a-il rien plus fouhaitable au monde
que de viure longuement en fanté. Nature mefme foigneufe de fon
ouurage a inferé en nous vn defir incroyable d'eftre conferué en noftre eftre. Neantmoins fi nous n'auons fanté, nous ne faifons que
languir. C'eft pourquoy nos deuanciers efcriuans à leurs plus inti-
mes amis, en lieu de leur baifer les mains, comme on fait auiourd'huy,
auoient de couftume de fupplier le Createur dans leurs lettres, de leur
donner en parfaite fanté, longue & heureufe vie, ne leur pouuans defirer rien plus precieux & exquis. Car entre tous les biens que nous
tenons de Dieu, il n'y en a point de plus gråd, ny de plus excellent, que
la fanté. L'honneur, la renommée, la beauté, & les richeffes, de quoy
on fait tant de cas, ne peuuent donner contentement à l'homme qui
manque de fanté. Par le moyen de la fanté nous pouuons commodément vacquer à nos affaires, nous acquiter de noftre charge, faire noftre deuoir, & viure à noftre plaifir. Mais l'ayant perduë, l'ame ne peut
exercer fes functions au corps, toutes nos actions ceffent, & fommes
priuez de ce qui nous eft plus agreable au monde. Parquoy chacun
doit fur toutes chofes auoir foin de la bien conferuer. Pour viure lon-

guement en fanté, il fe faut gouuerner comme il appartient en l'admi-
niftration des chofes, vulgairement appellées non naturelles, encor
qu'elles foient naturelles quand on en vfe bien : & contre nature lors-
qu'on en abufe. Il y en a fix, l'air, le boire & manger, le dormir & veiller, le mouuement & repos, l'excretion des fuperfluitez du corps, les
paſſions de l'ame : lefquelles font toutes fi neceſſaires à la vie humaine, qu'elle ne peut durer long temps fans l'vfage d'icelles. Car
d'autant qu'il fe fait vne perpetuelle diffipation de noftre triple
fubftance, par l'action de la chaleur naturelle, il eft neceffaire
de reftaurer la fubftance fpiritueufe par l'infpiration de l'air, l'humide par le breuuage, & la folide par les viandes. Il eft befoin auffi

de dormir pour bien cuire les viandes, & reparer les esprits exhalez:
puis de veiller pour faire les functions animales: & de prendre exercice, pour exciter la chaleur naturelle à ses actions:& incontinent apres
de se donner repos, pour raffraichir les membres lassez du trauail. Et
pource que nature ne peut conuertir tout l'aliment que nous prenons en nostre substance,il faut necessairement pousser dehors les superfluitez. Les affections de l'ame ne se peuuent pareillement euiter,
à raison de l'obiect du bien & du mal apprehendé. Or puis que nostre
nature est si foible & caduque,qu'elle ne peut consister,sans estre gar-
nie de toutes ces choses, on les peut bien nommer armes de nature.
Mais d'autant que ce sont armes deffensiues & offensiues de santé,se- *Comme il les*
lon qu'on les manie bien ou mal; il est expedient de sçauoir la manie- *faut manier*
re de s'en ayder, sans en receuoir nuisance. Pour se bien gouuerner au *pour conseruer*
maniement de chacune d'icelles, il faut considerer quatre choses, la *sa santé.*
qualité conuenable,la quantité raisonnable,la façon commode, & le
temps opportun;lesquelles doiuent estre appropriees,selon la complexion,le sexe,l'aage,la region,la saison,la constitution du temps,&
la disposition du corps.

Comment il se faut gouuerner autour de l'air.

C H A P. II.

QVEL est l'air, tels sont nos esprits, nos humeurs, & nos membres. Car outre ce que l'air fournit de matiere &d'aliments à nos *Pourquoy il*
esprits, en penetrant soudainement nos corps de part en part, il y im- *faut choisir vn*
prime quant & quant ses qualitez. Par ainsi il n'y a cause qui puisse *bon air, & fuir*
plustost alterer le corps humain, & tout ce qui est contenu en iceluy, *le mauuais.*
quel'air. Tellemét que de la cóstitution de l'air, depend entierement
la bonne & mauuaise disposition des esprits, des humeurs & des parties du corps, comme a tres-bien remarqué Hippocrate. C'est pourquoy il faut, pour viure longuement & sainement, auoir soing sur
toutes choses de choisir vn bon air, & de fuir le mauuais, ou du moins
le corriger.

Pour cognoistre la bonté & malice de l'air, on doit considerer non *Comment on*
seulement ses premieres qualitez,desquelles deux sont actiues,la cha- *cognoit la bon-*
leur & la froideur ; & deux passiues, l'humidité & la secheresse : mais *té, & malice de*
aussi les secondes prises de sa substance grossiere ou subtile, pure ou *l'air.*
brouillee, lumineuse ou obscure. On peut encores icy rapporter les
qualitez de l'air tirees de son estat,quand il est constant ou inconstant,
egal & inegal.

Pour auoir vn bon air, il le faut eslire si bien temperé en ses premie- *Quel doit estre*
res qualitez; qu'il ne soit ny trop chaud, ny trop froid, ny trop humi- *le bon air.*

Q iij

de, ny trop ſec. S'il ne ſe peut trouuer de ceſte temperature, il vaut mieux qu'il ſoit vn peu ſec que trop humide. Car (comme dit Hippocrate en l'aph. 15. du liure 3.) la ſeichereſſe eſt touſiours plus ſaine que l'humidité. Dauantage il doit eſtre de ſubſtance moyenne, entre rare & eſpoiſſe, pur & net, ſerain & clair, conſtant & egal. Vn tel air viuifie les eſprits, purifie la maſſe ſanguinaire, accroiſt l'appetit, rend la coction meilleure, chaſſe les excremens de bonne heure, embellit la face, reſiouit le cœur, ſubtiliſe les ſens, aiguiſe l'entendement, & fortifie les membres, de ſorte que toutes les actions naturelles, vitales & animales, en ſont beaucoup plus parfaites.

Effects du bon air.

L'air exceſſiuement chaud & ſec, eſt mauuais, comme eſt auſſi le trop froid, & le trop humide, pareillement le trop rare, & le trop eſpais, & encore pire celuy qui eſt contaminé des malignes conſtellations, ou qui eſt brouillé d'orage, ou qui eſt infecté des vilaines vapeurs qui s'eſleuent des corps morts, priuez de ſepulture, des puantes voiries, des trous punais, des ords cloacs, & des eaux croupiſſantes.

Le mauuais air.

L'air exceſſiuement chaud & ſec, enflambe les eſprits, bruſle le ſang, le rendant extremement choleric, en ſuſcitant vne chaleur contre nature au corps, amoindrit la naturelle, & en ouurant les pores affoiblit la perſonne.

Effects de l'air exceſſif en chaleur & ſechereſſes.

L'air moderément froid excite l'appetit, accroiſt & reünit la chaleur naturelle en reſerrant les pores, & ayde par ce moyen aux coctions: mais quand il eſt trop froid, il engourdit les eſprits, excite les catarrhes, & engendre obſtructions.

De l'air froid.

L'air trop humide fait prouiſion de ſuperfluitez, appeſantit le corps, eſtourdit le cerueau, obſcurcit les eſprits, trouble la veüe, endurcit l'ouye, & engendre force cruditez.

De l'air trop humide.

Le ſoudain changement d'air eſt fort pernicieux. Mais le plus dangereux de tous, eſt quand d'humide il deuient trop chaud, ou trop froid: d'autant que l'air moite amaſſe beaucoup d'humeurs ſuperfluës, que le chaud ſuruenant, auſſi toſt vient putrefier, ou le froid empeſchant leur exhalation, fait corrompre.

Du ſoudain changement d'air.

L'air trop rare eſgare les eſprits, & corrompt la coction.

De l'air trop ſubtil.

L'air trop eſpais rend les eſprits groſſiers, lourds, & peſans, & les ſentimens hebetez.

De l'air trop groſſier.

L'air pollu, ſouillé & corrompu, corrompt auſſi toſt nos eſprits & nos humeurs, engendrant vne peſte mortifere, qui ſaiſit à coup le cœur fontaine de vie. Parquoy quel eſt l'air que nous reſpirons, tel deuient incontinent apres noſtre corps.

De l'air contaminé & corrompu.

Voila aſſez parlé de la qualité: touchons maintenant la quantité de l'air qu'on doit prendre, & quant & quant la façon, & le temps propre pour ce faire. On ne ſçauroit pour ſa ſanté prendre trop d'air, moyennant qu'il ſoit bien temperé, clair & pur: mais s'il eſt intem-

La quantité de l'air qu'on doit prendre.

péré, obscur & brouillé, le moins qu'on s'en peut donner, c'est le
meilleur. Les gens qui trauaillent beaucoup l'esprit, ont dauantage
affaire d'air que les autres. Or personne n'ignore qu'il n'y ait plus d'air
en la campagne, qu'en la ville, & en vn lieu descouuert, qu'en vn
couuert, & en vne grande maison, qu'en vne petite cabane. Parquoy ceux qui sont assidus à l'estude, ou ordinairement occupez aux
affaires publiques, ont besoin sur tous d'aller souuent s'esgayer aux
champs, ou en quelque place spacieuse, où il y ait beaucoup d'air pour
reparer la grande dissipation de leurs esprits, & fortifier leur cerueau
affoibly de trauail. Ils en sont plus dispos & gaillards, apres auoir tres-
bien humé l'air frais.

Ceux qui sont encores debiles, pour estre nouuellement releuez de La façon de
prendre l'air.
maladie, ne se doiuent pas du premier coup exposer au grand air,
craignant de recidiuer : mais petit à petit doiuent changer l'air qu'ils
auoient accoustumé de respirer durant leur maladie, en vn plus libre :
en allant premierement de leur chambre en vne autre plus
ample, puis de là parmy les ruës, & incontinent apres, aux
champs.

Quand on veut aller prendre l'air des champs, pour le recouurement Le temps de
prendre l'air.
de sa santé & de ses forces, il faut choisir vn beau temps. Car quand il
fait laid, il vaut mieux ne bouger de la case, pour euiter l'iniure du
temps, & ne guere attirer d'air.

Quand l'air est trop chaud & sec, il faut demeurer en la maison, de- Cōmme on se
doit comporter
quand l'air est
trop chaud &
puis neuf iusques à quatre heures, & se loger en bas, & fermer la
porte au vent de leuant & de midy, & ouurir les fenestres du costé de
Septentrion & d'Occident, pour donner entree à Aquilon, & Ze-
phire, & ietter dans la chambre force fleurs de violes, des roses, des
fueilles de nenuphar, de vigne, & de saulx, & l'arrouser souuent d'eau
fraische auec vinaigre, & se vestir au legier. Et si on est contrainct de
sortir de l'hostel, on doit cheminer doucement à l'ombre, sans s'exposer à l'ardeur du Soleil.

Durant vne extreme froidure, il se faut tenir clos & couuert, & Quand l'air est
trop froid.
* G. bon feu.
faire * sacrifice à Vulcan en vne belle chābre bien mattee, ou tapissée,
tout à l'entour, & quarelee par bas de romarin, pouliot, origan, mariolaine, lauende, saulge, & autres herbes semblables : & y laisser entrer le Soleil au matin du costé d'Orient, & bien boucher la porte au
vent de Bize, du costé de Septentrion ; & ne point sortir en la ruë deuant que * Phœbus soit leué, ny apres qu'il est couché ; parfois se * C. de Soleil.
pourmener doucement, & s'exercer à l'hostel sans vehemence, craignant alors quelque mal de costé ; & tenir chaudement sa poictrine & ses pieds, & auoir soin sur tout de bien conseruer * le cha- * C. la teste.
steau de Minerue ; & s'armer tousiours d'vne bonne robbe, ou d'vn
bon manteau, d'vne casaque, d'vne camisole, & autres habillemens
qui soient à l'espreuue du froid. Quand l'air est trop humide & plu- Quand l'air est

trop humide.

uieux, il se faut tenir en la maison, & passer ioyeusement le temps
auec ses amis, à quelque plaisant lieu, auprés du feu, & prendre garde
que la teste & les pieds soient tenus seichement, & estre sobre en son
boire & manger. Et de peur que le temps humide deuenant soudainement trop chaud, ou trop froid, ne cause force maladies de la corruption des humeurs superfluës, il est bon de se purger de bonne heure, & d'vser d'vne maniere de viure dessicatiue.

Trop subtil.

Si l'air est trop subtil, on doit demeurer en lieu bas, & y espandre
force herbes raffraichissantes, ne se point approcher du feu, & ne
point beaucoup trauailler, craignant de s'esmouuoir, prendre sa refection de bonne heure; manger peu à la fois, & souuent.

Trop grossier.

Pour euiter l'air grossier, il est expedient de se loger en vn lieu haut
esleué, & y faire bon feu, & de trauailler à bon escient le corps & l'esprit, & de manger à proportion de l'exercice qu'on prend.

Corrompu &
pestilent.

Pour se preseruer de l'air corrompu & pestilent, il n'y a point de
moyen plus asseuré, que de s'en aller tost, & loing arriere, & reuenir tard. Si toutefois on ne le peut abandonner, il se faut purifier par
artifice auec des feux de romarin, genieure, cypres, laurier, serment
de vigne : auec des parfums de bois d'aloës, des sandaux, cassolettes,
& autres choses aromatiques. : Et porter tousiours quelque bonne
senteur, & se tenir net & propre, & changer fort souuent de linge.
S'il y auoit d'auenture quelque amas de fumier en la cour, qu'on le
mette dehors auant Soleil leuant, de peur de le sentir en le mouuant
le long du iour. Il y a certaines plantes suspectes en vne constitution pestilente, qu'on ne doit point approcher alors, craignant d'en
sentir l'odeur, comme le noyer, le figuier, les choux, les hiebles, &
vne infinité d'autres. Il est necessaire d'auoir les fenestres de la
maison ouuertes du costé de Septentrion, pour mondifier l'air &
en chasser toutes les mauuaises vapeurs. Au reste il faut durant ce
temps là, viure sobrement, & euiter la faim, la frayeur, la fumee, la
femme, & le fruict ; & procurer tous les iours d'auoir le ventre à
deliure.

Quand il faict
bon en haut.

Les lieux hauts sont plus sains au matin. Car l'air est d'autant plus
pur, qu'vn lieu spacieux est plus haut esleué : par ce que Phœbus boit
plustost les vapeurs, ou les destourne arriere. Sur le soir il vaut mieux
se pourmener, & s'asseoir pour deuiser prés des fontaines, aux val-

En bas.

lons, & verts prez.

Comme

Comme il se faut gouuerner au manger.

CHAP. III.

COMME la bonne nourriture engendre le bon sang, ainsi la mauuaise produit-elle les mauuaises humeurs, qui causent vne infinité de maladies au corps. Il faut donc pour la conseruation de sa santé, choisir tousiours les viandes de bon suc, de facile digestion, &
qui n'ont guere d'excrements; & laisser celles qui sont de mauuais
suc, fascheuses à digerer, & abondantes en superfluitez; si ce n'est
qu'on les apperçoiue pour quelque accident estre profitables. La
bonté & malice des viandes se cognoit doublement, par leur temperature, & par leur consistance.

    Celles qui ne sont extremement ny chaudes, ny froides, ny seches,
ny humides, ains temperees, & qui ne sont ny trop grasses & gluantes, ny trop subtiles & extenuantes, mais tiennent iustement le mitan entre les deux, sont de bon suc; parce qu'elles engendrent le sang
de bonne temperature & consistance, n'estant excessif en aucune qualité, ny trop espais, ny trop sereux.

    Les viandes grosses & gluantes causent oppillation de foye, de rate,
des roignons & autres parties à ceux qui ont leurs conduits naturellement estroits, & empeschent la transpiration, & affraichissement
du corps en estouppant les pores, par le moyen des humeurs espaisses & visqueuses qu'elles engendrent, lesquelles arrestees au passage, viennent en fin à se pourrir, ou s'endurcir, dont procedent plusieurs sortes de maladies. Mais ceux qui sont de tres-bonne constitution, & de complexion exactement temperee, ont les conduits
par où les humeurs passent si larges, qu'ils peuuent vser hardiment
de viandes grossieres & gluantes, sans s'en trouuer mal; moyennant
qu'ils ayent la commodité de faire exercice auant le repas, & de dormir à souhait la nuict. Car les viandes de suc gros & gluant, indubitablement nourrissent beaucoup & font bon sang, quand elles sont
bien digerees en l'estomach, & portees apres au foye sans estre accro-
chees en chemin. Et sont fort propres à ceux qui se trouuent vains,
pour auoir le cuir fort rare & poreux, le corps lasche, ouuert, & aisé
à se resoudre; pareillement à ceux qui trauaillent tous les iours depuis le matin iusques au soir, lesquels par grand exercice augmentent
leur chaleur naturelle. Car la grande vaineté, & euacuation de tout
le corps procedent de ce labeur, & le profond sommeil qui s'ensuit,
sont cause de faire bien digerer les viandes grossieres. Elles conuiennent encores à ceux qui ont par necessité enduré long-temps

R

Quelles vian-
des il faut choi-
sir pour sa
nourriture.

Les viandes de
bon suc.

Les viandes de
suc gros &
gluant, à quel-
les gens sont
nuisibles.

A quelles gens
sont conuena-
bles.

la faim, & à ceux qui y sont accoustumez, d'autant qu'elles sont plus
familieres à leur nature.

<table>
<tr><td>Les viandes de
suc subtil & te-
nu, à quelles
gens sont mau-
uaises.
A quelles gens
sont bonnes.</td><td>Les viandes subtiles & attenuantes sont mauuaises à gens maigres,
grelles & de legere taille, à raison qu'elles ne nourrissent guere, &
ne soustiennent point, & ne donnent pas grande force au corps, par-
ce qu'elles sont bien tost digerees, & incontinent exhalees, & ren-
dent le sang fort sereux & delié. Mais elles sont fort bonnes aux corps
gros, massifs, amassez & serrez, qui ne laissent aisément entrer, ny sor-
tir l'air, & à ceux qui sont chargez de phlegmes & cruditez. Elles sont
aussi conuenables, quand l'estomac pour sa debilité ne peut digerer
les viandes fort nourrissantes.</td></tr>
<tr><td>Viandes de
mauuais suc
quãd & pour-
quoy sont en
vsage.</td><td>Galien donne pareillement dispense durant les grandes chaleurs d'e-
sté, de prendre à l'entree de table, des cerises meures, pommes, pru-
nes, pesches, & d'vser de melons, de concombres, & autres viandes de
mauuais suc, pour rafraichir & humecter le corps trauaillé alors de
chaleur & secheresse.</td></tr>
<tr><td>Les viandes de
facile digestion.</td><td>Les viandes de facile digestion font meilleur sang, & donnent meil-
leure nourriture au corps, que les autres, par ce que les viandes qui
ont esté bien digerees en l'estomac, se changent plus aisément au foye
en bon sang, & ayans esté conuerties en bon sang, chasque partie du
corps en est apres mieux nourrie. Au contraire les viandes dures à di-</td></tr>
<tr><td>De dure dige-
stion.</td><td>gerer demeurans crües en l'estomac, ne peuuent engendrer bon sang
au foye, ny bien nourrir par apres tout le corps. Car les digestions
s'entresuiuent tellement, que la seconde ne peut corriger le vice de
la premiere, ny la tierce celuy de la seconde.</td></tr>
</table>

Mais (comme a bien remarqué Galien, au sixiesme chapitre du second liure des alimens) il faut discerner par experience les viandes qui
sont, ou pour la proprieté de leur substance, ou pour quelque accident, faciles ou difficiles à digerer à chacun. Car quand il s'y amasse
coustumierement quelque humeur bilieuse, ou autre superfluité dans
l'estomac, les viandes de nature aysees à digerer, sont incontinent
corrompuës : comme il arriue à certaines personnes qui ont la chaleur naturelle, non humide, ny temperee, ains seche & ignee. Car
les alimens que les autres digerent facilement, ces gens là les corrompent aussi tost : de sorte qu'il leur en suruient des reuppes qui sentent le bruslé. Pour ceste cause les viandes naturellement dures à
digerer, leur sont plus profitables, que les autres. Ie cognois en
Champagne vn homme d'honneur, aagé de trente trois ans, de nature bilieux, subiect dés son ieune aage à vomir ordinairement le matin force bile, tantost iaune, tantost verte, ou perse comme porreau
ou guesde, lequel se trouue fort bien d'vser d'œufs durs, & d'autres
viandes fascheuses à digerer aux autres personnes, & apperçoit manifestement que les viandes de facile digestion luy sont extremement
nuisibles.

Les viandes qui n'ont guere d'excremens, font plus falubres que _Les viandes_
celles qui abondent en fuperfluitez, par ce qu'elles font plus feches, _moins ou plus_
& de meilleure nourriture.　Neantmoins les excrementeufes font _excremëteufes._
quelquefois plus vtiles, pour eftre plus humides, ou plus laxatiues, ou
plus abfterfiues, ou pour quelqu'autre accident profitable à certaines perfonnes.

Apres auoir traicté de la qualité des viandes, il faut venir à la quan- _La quantité des_
tité. L'aliment doit toufiours eftre proportionné à ce qui fe perd con- _viandes._
tinuellement de noftre corps.　Tellement qu'il eft neceffaire felon
que la diffipation de noftre fubftance eft plus grande ou plus petite,
de prendre plus ou moins de nourriture.　Partant ceux qui ont force
chaleur naturelle, & qui trauaillent fort, ont befoin de tres-bien
manger, par ce qu'il fe confomme beaucoup de leur fubftance. Mais
ceux qui n'ont guere de chaleur naturelle, & qui font peu d'exercice,
n'ont que faire de tant manger, d'autant qu'il fe refoult peu de leur
fubftance. Dauantage felon qu'eft l'eftomac grand ou petit, il eft plus
ou moins capable d'alimens.　Or comme la fobrieté eft tres-falubre,
ainfi l'excés des viandes eft-il infiniment nuifible à la fanté.　Il fe faut
donc garder de remplir trop fon eftomac de viandes.　La raifon y eft
toute apparente, par ce qu'en le chargeant beaucoup, on trauaille
par trop fa chaleur naturelle, qui eft le principal inftrument de l'ame,
de forte qu'on le rend en fin tout languide, attendu que tout agent
naturel, en agiffant repatit.　Parquoy quiconque defire viure faine-
ment, s'il veut croire Hippocrate, ne fe doit iamais faouler de viandes, ains fe leuer toufiours de la table auec appetit.

Dauantage on fe doit contenter d'vne forte ou deux de viandes.
Car la varieté nuit merueilleufement, & ruine l'eftomac, pour ce
que les viandes ne font pas toutes d'vne mefme qualité, & par confequent vn mefme degré de chaleur n'y fuffit pas.　Les vnes fe cui-
fent pluftoft, les autres plus tard, ainfi toute la cuifine eft troublee.
Ioint que mangeant diuerfité de viandes & de fopiquets, on eft contraint de boire trop fouuent.　Au demeurant il fe faut accouftumer
à manger plus au foupper qu'au difner, fi le corps eft bien fain, &
s'il n'eft point fubiect aux catharres.　Les raifons y font toutes claires.　Car il y a plus d'interuallé du fouper au difner, que du difner
au fouper.　Il y a donc plus de temps pour cuire & diftribuer l'aliment. Il eft tout certain que quand nous dormons, la chaleur eft plus
forte, pour ce qu'elle fe retire toute à fon centre. Ioint que pour bien
digerer nous auons befoin de repos.　Or la nuict toutes les functions
animales ceffent, il n'y a rien qui deftourne noftre chaleur; Elle pourra donc beaucoup mieux cuire.　Tous les grands Medecins, Hippocrate, Galien, Auicenne l'ont ainfi ordonné.　Tous les anciens l'ont
ainfi practiqué.

Parlons maintenant de la façon & du temps de manger. Il eft befoin _La façon de_

de bien mafcher la viande auant que l'aualler, par ce que l'eftomach
trauaille beaucoup à cuire ce qui n'eft pas mafché. Les dents feruent
tant à la preparation de la premiere digeftion, que la principale raifon pourquoy ceux qui ont beaucoup de dents viuent long-temps,
eft pour ce qu'ils mafchent bien leurs viandes. Il faut au furplus garder vn tel ordre en mangeant, que les viandes legeres, de facile digeftion, aifees à fe corrompre, & celles qui lafchent le ventre, foient
toufiours prinfes les premieres : & les groffes, dures & aftringentes,
les dernieres.

Toutefois quand l'eftomach eft par trop lafche, ou qu'il eft fort affamé, il eft meilleur de faire l'oppofite.

Il eft expediét auffi à ceux qui ont le fond de l'eftomach trop chaud,
de prendre du premier coup quelque viande folide.

Et bien que les viandes par trop curieufement habillees, & delicatement preparees, foient à blafmer, tant pour la diuerfité des fopiquets qui empefche la digeftion, que pour la friandife, qui excite à en
prendre plus que de raifon ; fi eft-ce qu'elles ne feroient pas faines, ny
profitables au corps, fi elles n'eftoient accouftrees & affaifonnees

comme il appartient. Il eft bon de prendre fa refection à l'heure accouftumee. Car nature veut eftre reglee à fes heures, attendu qu'elle
fait ordinairement fes functions en certain temps. Pour cefte caufe elle eft beaucoup plus allaigre & plus prompte à faire la digeftion des
viandes, quãd on les prend aux heures deftinees. Puis quand la faim &
l'apetit s'offre, il ne faut pas differer à repaiftre. La faim fent fõ heure,
l'appetit demande à manger, & remõftre que l'eftomach en a befoin.

Car le ieufne obftiné eft caufe que l'eftomach vuide & affamé, au defaut de quelque amiable liqueur, attire tant du cerueau que des parties inferieures tout plain de fuperfluitez, dont s'engendrent apres
plufieurs griefs accidens, defquels il eft cruellement trauaillé. Mais
auffi ne faut-il pas manger fans faim & appetit. Car l'eftomach ne fait
cas des viandes qu'il n'apete point, & bien fouuent digere mieux les
plus mauuaifes quand il en a appetit que les plus delicates, qui ne luy
font aucunement aggreables. Auffi ne fe doit-on iamais mettre à table, deuant que la premiere viande foit digeree & diftribuee.

Car difner ou foupper la panfe encore pleine, caufe des cruditez &
oppilations, & beaucoup de fafcheufes maladies qui en procedent. Au
demeurãt il n'eft pas bõ de fe mettre à table, deuãt auoir fait exercice.

Afin que ce qu'on prend au repas bien fuccede:
Il faut que le trauail noftre aliment precede:
La natiue chaleur parauant en langueur
Reprend par le labeur fa premiere vigueur.

Or d'autant que pour fe bien comporter au manger, ce n'eft pas affez de cognoiftre generalement l'vfage des viandes, mais faut encore
fçauoir la nature & proprieté de chacune à part, ie traicteray icy

non moins clairement que fuccinctement, en premier lieu du pain, en
apres de la chair, des œufs & autres alimens iffus des beftes terreftres,
confequemment des poiffons, puis des herbes, & finalement des
fruicts: & parleray tout d'vn train de leurs condimens.

Du Pain.   C H A P.   IIII.

E N T R E les alimens le pain tient le premier rang, comme celuy *Vertu du pain.*
qui eft le fondement des autres.   Car le pain fouftient le cœur de
l'homme, comme tefmoigne le Prophete Royal au Pfalme 104. Toutes les autres viandes tant foient elles de bon gouft, ne font agreables, ny profitables à la fanté, fi elles ne font accompagnées de pain.
Il y a plufieurs fortes de pain, pour la varieté des grains dont on le fait,
& felon qu'il eft diuerfement preparé.

Le pain de bled froument eft le plus excellent de tous.

Le meilleur froument à faire le pain, c'eft celuy qui eft gros, plein, *Pain de frou-*
efpois, pefant, ferme, de couleur flaue, net, qui rend grande quantité de *ment.*
farine blanche, & qui eft frais battu venant de la gerbe.

Le pain blanc qui eft fait de la fleur de farine de froument fans le *Pain de fleur de*
fon, qu'on appelle communément pain de bouche, & pain de chapi- *farine de frou-*
tre, nourrit fort en petite quantité, mais il eft tardif à defcendre. *ment.*

Le pain noir qui eft fait de la farine dont la fleur eft oftée, nourrit *Pain de fon.*
peu, & remplit le ventre d'excremens, & n'arrefte point au corps, à
caufe que le fon a en foy vne vertu deterfiue, qui irrite auffi toft les
inteftins.

Le pain qu'on fait en mefnage de la farine entiere non criblée (dont *Pain de farine*
les Grecs l'appellent *Autopyre, & Syncomifte*) eft entre-deux, il nourrit *entiere.*
bien & tient le ventre lafche.

Le pain fait de la feule farine de feigle, eft fort noir, pefant, pafteux, *Pain de feigle.*
d'vn fuc vifqueux & melancholic, & pour ce difficile à digerer, &
plus propre aux ruftics, qu'aux citadins, qui font delicats.   Vray eft
que les Medecins de Cour ordonnent aux grands Seigneurs du pain
fait de farine de feigle bien faffé qui eft frais cuict, & qui a la couleur de cire, principalement en efté, à l'entrée du repas, afin d'auoir
le ventre lafche.   Aucuns ont opinion que les femmes Lyonnoifes,
Auuernoifes, Champenoifes, & fpecialement les Dames de Rheims,
pour vfer ordinairement de ce pain, font renduës belles, & ont vn
beau teint, & le corps robufte & fucculent.   Plufieurs meflent de la
farine de feigle auec celle de froument, afin que le pain foit plus fa-
uoureux, & plus plaifant à manger, & qu'il demeure plus long-temps
tendre.

On fait à Rheims du bon pain d'efpice auec farine de feigle, miel, *Pain d'efpice.*
& vn petit de poyure ou de canelle.

Pain d'orge. Le pain de la feule farine d'orge eft fort fec, & facile à s'efmier, & de fort petite nourriture; il lafche le ventre à raifon d'vne vertu deterfiue qui eft grande en l'orge, & eft d'vn gouft reuefche. Parquoy eft meilleur de mefler de la farine de feigle parmy celle d'orge, à fin que la glutinofité de l'vne corrige la fechereffe & friabilité de l'autre; & que le pain en foit rendu plus agreable au gouft.

Pain de meteil. Le pain fait de meteil pur & net, eft fort bon à manger, pour la mediocrité qu'il tient en fa fubftance.

Pain d'auoyne. En temps de famine, on fait du pain d'auoyne, combien que ce grain foit plus propre aux cheuaux, qu'aux hommes, parce que le pain que la neceffité contraint d'en faire, eft fort mal fain, & fi eft de gouft fort mal plaifant, encore que l'auenant, qui eft fait d'auoyne pilée, foit bien venu és tables des grands Seigneurs.

Bon pain. La bonté du pain ne depend pas feulement du grain de quoy il eft faict, mais auffi de la façon que le Boullanger luy donne. Car pour auoir du bon pain, il ne fuffit pas qu'il foit fait de pure farine de bon bled, ains faut outre cela qu'il foit fi bien leué, & fi bien peftri auec eau nette, & quelque peu de fel, qu'il deuienne œilleté, & fi bien cuict au four, qu'il ne fe trouue ny pafteux par dedans, ny hauy à l'entour. Et fi pour la fanté ne doit eftre mangé chaud, ny trop dur.

Pain fans leuain. Le pain fans leuain nourrit beaucoup, mais il eft de tres-gros fuc, & de facheufe digeftion, & oppile, & ne lafche point le ventre. Pour cefte caufe le pain de pure farine de froument a befoin fur tous d'eftre bien leué.

Mal peftry. Auec eau orde. S'il n'eft auffi bien peftry, il en eft plus vifqueux, & plus difficile à digerer: & encore dauantage s'il eft empafté auec eau trouble, boüeufe & impure.

Sans fel. Quand il n'y a point de fel, il eft oppilatif, & arrefte trop au ventre.

Sans yeux. S'il n'eft poreux, il charge l'eftomach, & oppile. Quand il a des yeux, il n'eft pas de fi grande nourriture, mais il fe digere mieux, & defcend pluftoft, d'autant que fa vifcofité eft oftée.

Mal cuict. Quand il eft mal cuict, il charge l'eftomach, & fe digere tardiuement & difficilement.

Cuict aux cendres. Au four. Celuy qui eft cuict aux cendres deffeche, parce que l'humidité en eft feparée: mais celuy qui eft cuict au four eft plus moite, & par confequent plus nutritif & meilleur.

Bifcuit. On fait du pain bifcuit de la fleur de farine de froument, pour ceux qui font diette, afin de deffecher les humeurs fuperfluës du corps. On adioufte quelquesfois à la pafte fuccre, canelle, poyure ou gingembre: quelquesfois de l'anis, pour manger aux defferts de Carefme. On fait auffi du bifcuit de feigle, de meteil, d'orge, & autres bleds pareils auec peu de leuain, pour les Mariniers qui entreprennent lointain voyage fur la mer, qui eft pareillement propre à ceux qui font affiegez dans les villes, par ce qu'il fe peut long-temps garder.

Le pain encores frais & tout chaud, pour son humidité & viscosi- *Pain chaud.*
té, se digere difficilement, cause inflation à l'estomac, oppilation au
foye, & autres parties internes, & par consequent alteration: combien
que son odeur soit recommandée pour les faillances de cœur.

Le pain vieil cuit, principalement s'il passe le trois ou quatriesme *Pain vieil cuit.*
iour, perd toute sa saueur, acquiert vne secheresse & dureté, dont se digere à peine, descend tardiuement aux boyaux, constipe le ventre, &
engendre vn suc melancholic.

La crouste de pain engendre abondance de cholere aduste, & de *La crouste du pain.*
melancholie. C'est pourquoy on a de coustume és tables des grands
Seigneurs de chapeler le pain. La crouste n'est bonne qu'à ceux qui
ont l'estomac humide.

Mais la mie est de meilleure nourriture, car elle contient le suc *La mie.*
doux, & comme l'amé du pain.

Les gasteaux, tartres, tourtes, popelins, flans, coqueluces, & toutes *La pastisserie.*
autres sortes de pastisseries, sont plus pour le plaisir de la gueule, que
pour la santé du corps, d'autant qu'elles apportent grande pesanteur
à l'estomac, & ne se digerent facilement, & oppilent aisément les
conduits & veines du foye. Vray est que mangées à la fin du repas, elles peuuent seruir comme de cotignac, pour faire descendre les premieres viandes au fonds de l'estomac, & comprimer le ventre.

De la Chair.

CHAPITRE V.

LEs bestes, pour la diuersité tant de leur espece, que de leur habi- *Difference de*
tude, de leur aage, de leur maniere de viure, & des lieux où elles *chairs pour la*
sont nourries, ont la chair & les autres parties du corps differentes en *diuersité des*
temperature & vertu. Car entre les animaux les vns ont la chair plus *bestes.*
chaude, & les autres moins : les vns sont de nature humide & phlegmatique: les autres de complexion seche & melancholique. Les vns
pareillément ont la chair plus nourrissante que les autres: les vns l'ont
de bon suc, de facile digestion, & peu chargée d'excremens, & les autres au contraire.

La chair des animaux gras & en bon point, est bien plus exquise que *Difference prise*
celle des maigres & chetifs. La chair des chastrez est meilleure que *de l'habitude.*
celle des autres, d'autant qu'ils sont ordinairement plus chargez de
graisse, & si ne sont pas si chauds.

La chair des ieunes bestes est moite, mollete, tendre, aisée à cuire, *Difference prise*
& de grande nourriture: au contraire celle des bestes des-ja vieilles *de l'aage.*
est dure, seiche, mal-aisée à digerer, & de petit nourrissement. C'est
pourquoy la chair des ieunes est ordinairemét meilleure, que celle des

vieilles beftes, pourueu qu'on ne la mange fi toft qu'elles font nées.
Car la chair des animaux qui ne font que fortir du vêtre de leur mere,
eft par trop humide & baueufe. Si faut-il toutesfois diftinguer les té-
peramens. Car jaçoit que les ieunes de ceux qui font de complexion
feche, foient toufiours les meilleures : fi eft-ce que les beftes de complexion humide, & pleines d'excrements., au contraire font meilleures eftans aagées que plus ieunes, pource que l'aage vient à corriger &
confommer l'humidité, & les fuperfluitez.

Difference prife de la nourriture.   La chair des animaux qui mangent force bonnes herbes, & qui ont
de la pafture propre à faifon, & qui font nourris en bon air, eft plus ex-
cellente que celle qui font mal nourris.

Difference prife du lieu de leur demeurance.   Les beftes fauuages qui demeurent parmy les montaignes, font de
nourriffement plus fec, & moins excrementeux que les domeftiques,
tãt pour ce qu'elles viuent en vn air plus fec, que pource qu'elles prennent plus d'exercice. De là vient que leur chair eft plus dure, & qu'elle
a peu ou point de graiffe: à raifõ dequoy elle fe garde plus de iours fans
fe corrõpre. Mais celles qui frequentent les lieux aquatics, ont la chair
humide, vifqueufe, chargée d'excremens, & plus difficile à digerer.

Chair de porc.   Galien prefere la chair de porc qui eft de moyen aage, à celle des
autres animaux à quatre pieds, pour ce qu'elle approche plus de la
chair humaine, que pas vne des autres, & fi eft de tres-grande nourriture, & de tres-bon fuc, quãd elle eft bien digerée. Mais pour ce qu'elle a en foy quelque vifcofité, elle eft mal-ayfée à digerer à ceux qui ont
l'eftomach humide, & fi caufe obftruction de foye & de reins, fignam-
mẽt à ceux qui ont les conduicts d'iceux eftroits. Dauãtage on trouue
par experience que le frequent vfage de cefte chair engendre la lepre,
pourautant que les pourceaux y font enclins. C'eft pourquoy Moyfe
(comme dit Tertulian) l'a defendu aux Iuifs, qui ja eftoient fubiects à
cefte maladie.

De cochons.   La chair de cochon d'autant qu'elle eft plus humide, d'autant eft-
elle plus abondante en fuperfluitez, & moins nourriffante que celle
de porc.

De fanglier.   La chair du fanglier eft bien plus eftimée des grands Seigneurs que
celle du porc priué. La hure du fanglier fur tout eft tenuë pour vne
viande delicate & exquife.

De bœuf.   La chair de bœuf donne vne grande & folide nourriture au corps,
mais elle engendre vn fang gros & melancolic. Et d'autant qu'elle eft
moins vifqueufe que celle de porc, d'autant eft-elle de fubftance plus
groffiere. Et cõme la chair d'vn porc mediocrement aagé vaut mieux,
que d'vn plus ieune: ainfi la chair du bœuf qui n'a point encore atteint
la fleur de fon aage, eft elle beaucoup meilleure que d'vn plus aagé;
pource que le bœuf eft de temperament plus fec que le porc. De là
De veau.   vient que les veaux ont la chair de meilleure digeftion, que les bœufs
& les vaches.

La

La chair de taureau eſt mal-aiſée à digerer, & de mauuais ſuc.   *De taureau.*

La chair de cerf reſſemble aucunement à celle de bœuf. Elle eſt dure à cuire en l'eſtomach, & engendre vn ſuc melancholic, & ſi n'eſt pas beaucoup plaiſante. Par ainſi le fan vaut bien mieux que le cerf, & la biche.   *De cerf. De fan, de bi-che.*

Les cheureaux pareillement ont la chair meilleure & plus delicate que les cheures. Car jaçoit que la cheure ſoit de temperament moins ſec que le bœuf, ſi toutefois on la compare à l'homme, elle le ſurpaſſe beaucoup en ſecherefſe. Ioint que la chair de cheure outre ce qu'elle eſt d'aſſez mauuais ſuc, elle a quelque acrimonie en ſoy, qu'on n'aperçoit pas au cabril.   *De cheureau. De cheure.*

On tient bien plus de compte de la chair de cheureul, que de celle de cheure. Auſſi eſt-elle bien plus delicate.   *De cheureul.*

La chair de bouc eſt la pire de toutes, tant pour la digeſtion, que pour le ſuc, qui eſt virulent.   *De bouc.*

Les agneaux ont la chair fort humide, gluante & baueuſe.   *D'agneau.*

La chair de brebis eſt encore plus abondante en excremens, & de plus mauuais ſuc, que celle de mouton. Par ainſi la chair de mouton eſt beaucoup meilleure pour la ſanté, que celle d'agneau, & de brebis. Les moutons de Champagne ſont plus exquis que ceux des autres pays, d'autant qu'ils ont meilleur gouſt, que ceux qui ſont nourris entre les montaignes, & és lieux humides. On fait cas auſſi des moutons de Berry, pour ce qu'ils ont abondance de bon paſturage.   *De brebis. De mouton.*

La chair de belier eſt de mauuaiſe digeſtion, & de mauuais ſuc.   *De belier.*

La chair de liéures eſt melancholique, difficile à cuire en l'eſtomach, & engendre vn aſſez gros ſuc.   *De lieure.*

Mais celle des leuraux eſt fort delicate, & plaiſante à manger.   *De leuraux.*

Le lapin de garenne a la chair plus plaiſante & moins abondante en excremens, que celuy de clappier, à cauſe qu'il a plus de liberté de courir, & de faire exercice. Tous deux ſont meilleurs à manger eſtans encores ieunes & petits que plus grands.   *De connin.*

La chair des oyſeaux n'eſt pas ſi nourriſſante que celle des autres beſtes terreſtres, mais elle eſt plus facile à digerer.   *Des oyſeaux.*

Entre les domeſtiques, les poulailles tiennent le premier rang. Elles engendrent vn ſuc, qui n'eſt ny gros, ny tenu, ains moyen, & temperé, d'autant qu'elles ne ſont ny exceſſiuement chaudes, ny froides. Parquoy il n'y a point de raiſon de les defendre aux goutteux, comme ſont aucuns. Car puis qu'elles n'engendrent point de mauuaiſes humeurs, il ne faut point croire qu'elles cauſent les gouttes.   *Des poullailles.*

Les poullets ſont plus delicats que les poulles, & les chappons de meilleur ſuc que les coqs. Les vieils coqs ont la chair nitreuſe & ſalée. C'eſt pourquoy leur boüillon laſche le ventre.   *Poullets. Poulles. Chappons. Coqs.*

La chair des volailles d'Inde eſt friande, mais fade & de dure digeſtion. C'eſt pourquoy on la fait ſaupoudrer, fort larder, & aromatizer.   *Des volailles d'Inde.*

Des phaisans.
La chair des phaisans est vne viande excellente, de bon suc, de facile digestion, & qui engendre bon sang, & beaucoup plus delicate à manger que celle de poulailles.

Des gelinotes.
Celle des gelinotes luy ressemble en bonté.

Des paons.
La chair de paon est plus dure, plus fibreuse, & plus fascheuse à digerer. Si toutesfois on la laisse attendrir long-temps, elle est de suc loüable.

Des perdrix.
Les perdrix surpassent tous les autres oyseaux en bonté & delicatesse. Elles ont la chair de bon suc, de facile digestion, qui engendre vn sang tres-loüable.

Des perdreaux.
Les perdreaux sont encores plus friands que les perdrix.

Des beccasses.
On prise bien aussi des beccasses, mais non pas tant que les perdrix. Aussi leur chair n'est-elle pas si delicieuse, ny de si bonne digestion.

Des cailles.
On fait pareillement cas des cailles, horsmis aux pays où il y a abondance d'ellebore, duquel elles prennent volontiers leur nourriture : dont plusieurs personnes pour en vser, y sont surprins d'epilepsie & conuulsion. Elles sont meilleures en Automne, qu'aux autres saisons, pour ce qu'elles sont plus grasses alors. Les ieunes sont tousiours plus estimées que les vieilles.

Des aloüettes.
Les aloüettes sont de complexion chaude & seche. Leur chair est de bonne nourriture, mais elle est assez mal-aysée à digerer, & si resserre, encore que le boüillon d'icelle lasche le ventre. Les aloüettes pour estre bonnes doiuent estre grasses, comme elles sont coustumierement en Champaigne, & en Beausse. C'est pourquoy elles y sont meilleures qu'aux autres pays.

De: pigeons.
Les pigeons sont de nature bien chauds. Ils allument facilement le sang, & prouoquent l'appetit de Venus. Ils ne sont pas propres à ceux qui ont le corps disposé à la fieure, & à la lepre. Les ieunes ont la chair encore humide & tendre, mais les vieils l'ont seche & dure. C'est pourquoy les pigeonneaux sont de plus facile digestion & de meilleur suc que les pigeons aagez. Ils sont meilleurs au Printemps & en Automne, qu'en autre saison de l'année, pource qu'ils mangent force graine alors.

Des pigeonneaux.

Des ramiers.
La chair des ramiers est dure à cuire en l'estomach, toutesfois elle n'est point mauuaise en Hyuer, si on la laisse attendrir longuement, combien qu'elle constipe le ventre.

Des griues.
Les griues ont la chair delicieuse & de bon suc, mais aucunement dure à digerer. Horace en fait grand cas. *Nil melius turdō, inquit epist. 1.* Martial les extolle par dessus tous les autres oyseaux, comme il fait le lieure par dessus les autres bestes à quatre pieds.

> *Inter aues turdus, si quis me iudice certet,*
> *Inter quadrupedes gloria prima lepus.*

Des pluuiers.
Les pluuiers sont aussi recommandez pour leur bonté.

Des vanneaux.
La chair des vanneaux est de bon goust, mais de legere nour-

riture, à cause du grand exercice qu'ils prennent à voler.

Les merles approchent de la nature des griues, mais on n'en tient pas *Des merles.*
tant de compte.

La chair des tourterelles est de nature chaude & seche, & de bon *Des tourterel-* suc, mais elle est vn petit dure à digerer. C'est pourquoy les ieunes *les.* sont meilleures que les vieilles. Les grasses sont aussi plus recomman-dées que les maigres.

Les oyes ont la chair abondante en superfluitez, & plus fascheuses à *Des oyes.* cuire en l'estomach, que celle des autres volailles, horsmis leurs aisles, qui ne sont pas pires que des autres.

Les canards, sarcelles, poulles d'eau, & autres oyseaux de riuiere *Des canards & * ont la chair humide, visqueuse, phlegmatique, excrementeuse, & de *autres oyseaux* fascheuse digestion. Partant ne sont pas si salubres, que oyseaux de *de riuiere.* montaigne.

Les gruës & les cigoignes ont la chair dure & difficile à cuire, & en- *Des grues & * gendrent vn suc gros & melancholic. *cigoignes.*

Des autres parties des bestes outre la chair.

CHAPITRE VI.

C'Est assez parlé de la chair ; venons maintenant aux autres parties des animaux terrestres.

La ceruelle des bestes est vne viande trop phlegmatique, de grosse *De la ceruelle* substance, & fascheuse à digerer. Vray est qu'elle ne donne pas peu de *des animaux.* nourriture au corps, quand on la digere bien. Mais elle prouoque bien tost le vomissement. Les volailles ont peu de ceruelle, mais d'au-tant qu'elle est plus dure, d'autant est-elle plus excellente que celle des bestes à quatre pieds. Les oyseaux de montagne ont la ceruelle meilleure que ceux de riuiere.

La moüelle de l'espine du dos est de mesme nature & faculté que *De la mouelle* la ceruelle ; excepté qu'elle n'est pas si vomitiue. *de l'espine.*

La moüelle des os est plus humide, plus grasse, plus douce & plus *De la mouelle* plaisante que la ceruelle. Si on en mange trop, elle donne pareille- *des os.* ment enuie de vomir. Quand on la digere bien, elle ne nourrit pas mal.

Les poulmons d'autant qu'ils sont plus mols & plus rares, que les *Des poulmons* autres entrailles : d'autant sont-ils de plus facile digestion, mais ils nourrissent moins, & si donnent au corps vne nourriture trop phleg-matique.

Le cœur est de substance dure & fibreuse, partant difficile à cuire, & *Du cœur.* tardif à se distribuer, mais s'il peut estre bien digeré, il ne donne pas peu de nourriture au corps, voire de bon suc.

Du foye. Le foye de tous les animaux est de gros suc, de difficile digestion, & de tardiue distribution.

De la rate. La rate, bien qu'elle soit plaisante au goust, pource qu'elle a en soy quelque aigreur, on la tient neantmoins à bon droict pour estre de mauuais suc, attendu qu'elle engendre vn sang melancholic.

Des roignons. Les roignons sont de substance glanduleuse, mais de tres-mauuais suc, & de difficile digestion, principalement ceux des vieilles bestes: car ceux des ieunes sont meilleurs.

Des testicules. Les testicules qui sont du nombre des glandes, ont quelque chose de virulent, retirant à la nature de la semence qu'ils engendrent, partant sont de mauuais suc, & de forte digestion, exceptez seulement ceux des coqs, qui sont tres-excellens. Car ils sont de bon suc, & de grande nourriture, & de tres-facile digestion, principalement quand les coqs sont engraissez.

De la panse.
De l'amarry,
& des boyaux. Le ventre, la matrice, & les intestins des bestes à quatre pieds, sont de substance plus dure & plus seche que la chair, & partant de plus difficile digestion, & de moindre nourriture, & si engendrent vn suc qui n'est point totalement sanguin, ny loüable, mais plus froid & plus crud, de sorte qu'il leur faut du temps beaucoup, deuant qu'ils puissent estre bien digerez, & changez en bon sang. Mais les gisiers des volail-*Des gisiers de volaille.* les, moyennant qu'ils soient bien cuicts, sont de grande nourriture, principalement ceux de poulailles, & d'oye.

Des extremitez. Les extremitez sont de fort petit nourrissement, à cause qu'elles sont nerueuses & sans chair, & passent legerement par le ventre, à raison de leur viscosité.

Des pieds.
Des museaux.
Des oreilles. Les pieds de pourceaux sont meilleurs que le groin, & le groin que les oreilles, à cause que ce n'est que peau & cartilage, que l'estomach ne peut digerer. Ainsi est-il des autres animaux.

De la langue. La langue est de substance laxe, rare & spongieuse, & de mesme nourriture que les corps glanduleux.

Des tettines. Les glandes des mammelles qu'on appelle tettines, sont plaisantes à manger, signamment quand elles sont pleines de laict: Elles nourrissent beaucoup, & quoy qu'elles soient de gros suc, si font-elles toutesfois en nous bon sang, quand la beste, de laquelle on les prend, est en bon poinct.

Des ailes. Les ailes des volatiles, à cause qu'elles font plus d'exercice, engendrent moins de superfluitez, que les autres parties.

Des queues. Les queuës d'autant qu'elles surpassent les autres parties en dureté, d'autant sont-elles moins nourrissantes, & plus fascheuses à digerer; mais elles n'ont pas tant de superfluitez, à raison de leur mouuement.

Des œufs, & autres alimens issus des animaux
terrestres.

CHAP. VII.

LEs œufs de poulles & de phaisans excellent en bonté ceux des autres bestes. Ceux d'oye sont les pires de tous.

Les œufs frais vallent beaucoup mieux que les vieils pondus. Les
mollets sont de meilleure digestion & nourriture que les autres. Ceux
qui sont si legeremét cuicts qu'on les peut humer, nourrissent moins,
mais ils descendent plus aisément en bas, & seruent pour adoucir la
gorge, & la poictrine.

Les durs sont plus fascheux à digerer, & de plus gros suc.

Ceux qu'on frit à la paësle, engendrent vn mauuais suc, & rendent
l'halaine puante apres la digestion, corrompans les viandes auec lesquelles on les mange, desorte qu'ils sont dangereux, principalement
à gens qui n'ont point bon estomach.

Le laict a trois substances diuerses, vne subtile & fluide, qui est le
laict clair; vne grosse & espoisse, qui est le fourmage: & vne grasse &
huileuse, qui est le beurre: la quantité desquelles n'est pas totalement
esgale en tous les animaux: d'où prouient la diuersité tant de sa consistance, que de ses facultez.

Car le laict d'asnesse a plus de la substance sereuse que de la fourmageuse. C'est pourquoy il lasche plus, & nourrit moins: mais il est soudainement distribué, pour sa subtilité.

Celuy de brebis au contraire a plus de la substance fourmageuse que
de la sereuse. Partant lasche moins, & nourrit plus: mais il charge trop
l'estomach.

Celuy de vache est encore plus gros & plus gras, de sorte qu'il rend
plus de beurre que pas vn. Il nourrit beaucoup, & fait bon ventre:
mais il est oppilatif & venteux.

Celuy de cheure au regard des autres est temperé, attendu qu'il n'est
ny trop subtil, ny trop gros, ny trop gras, & partant tient le milieu
entre tous. Neantmoins il n'est pas seur d'en vser, sans y mesler du
succre, ou du miel, de l'eau & du sel, de peur qu'il ne se caille dans l'e-
stomach.

Le laict de femme succé de la mammelle, est plus propre aux petits
enfans, & aux tabides que tous les autres, à raison de la conuenance &
familiarité qu'il a auec nostre nature, & substance.

Le laict nouueau traict, vaut mieux que celuy qui est long-temps
gardé, par ce qu'il s'altere & corrompt bien tost à l'air.

Le laict cuict nourrit danantage que le crud, mais il resserre le ven-

S iiij

tre, par ce qu'en le brouillant, ſa ſeroſité ſe conſomme, tellement qu'il en deuient plus eſpais.

Le bon laict engendre bon ſuc. Le laict des animaux qui ſont gras, en bon poinct & bien traictez, eſt bon. Mais celuy des animaux maigres, chetifs & mal-nourris, ne pourroit eſtre que mauuais, tout ainſi que leur ſang.

Le laict clair raffraichit, deterge, & laſche le ventre.

Le beurre frais eſchauffe quelque peu: auec le temps il deuient plus chaud. Il ne nourrit guere, mais il laſche, amollit & adoucit. Il eſt bon à la poictrine & aux poulmons.

Le fourmage eſt de ſuc reprouué. Car il engendre des groſſes humeurs, & oppile les entrailles, & conſtipe le ventre, & ſi eſt difficile à digerer. Toutesfois le nouueau n'eſt pas ſi mauuais que le vieil, ny le mol que le dur, ny le laſche que le preſſé, ny le pertuiſé que le maſſif.

Celuy qui eſt fort viſqueux, eſt tres-mauuais ; comme eſt auſſi celuy qui eſt trop friable. Le moyen entre les deux eſt moins nuiſible. Pareillement celuy qui n'a point de gouſt des-agreable, ny de forte qualité, n'eſt pas ſi dommageable que ſon contraire. Le fourmage moderément ſalé, eſt meilleur auſſi que celuy qui l'eſt trop, ou qui ne l'eſt point du tout.

Au reſte tout fourmage n'eſt pas de meſme temperament. Car le nouuellet, mollet & doux, eſt froid & humide : mais le vieil, dur, & ſalé, eſt chaud & ſec, & a vne acrimonie, à cauſe de la preſure & du ſel. Son frequent vſage engendre la pierre aux reins, & excite des ſonges terribles.

Tout ſang de quelque façon qu'il ſoit preparé, eſt faſcheux à digerer, principalement le gros & melancholic, comme celuy de bœuf.

Le ſang de lieure eſt par tout celebré, comme le plus friand. C'eſt pourquoy on a de couſtume de le boüillir auec le foye, pour en faire du ciuet.

Le ſang de porc eſt pareillement en vſage. Car on mange communément l'hyuer en France des boudins faicts de ſang, de graiſſe & de boyaux de pourceaux, leſquels neantmoins ne ſont pas de fort bonne digeſtion.

Des poiſſons.

CHAP. VIII.

LEs poiſſons ſont tous de complexion froids & humides, & par conſequent phlegmatics. Car d'autant qu'ils ſont animaux aquatics, ils tiennent touſiours de la nature de l'eau.

La nourriture qui en prouient est beaucoup plus legere, plus couante, & pluſtost diſſipee que celle des animaux terreſtres. *La vertu des poiſſons.*

Parquoy les poiſſons qui ont la chair dure ſont plus nourriſſans, & plus ſalubres que ceux qui ont la chair molle, à cauſe qu'ils ſont moins phlegmatics, & qu'ils rendent le ſang moins ſereux, & de meilleure conſiſtance, attendu que leur chair approche plus prés de celle des animaux terreſtres. Et bien qu'en comparaiſon des autres poiſſons ils ſoient eſtimez difficiles à cuire, ſi eſt-ce qu'au regard des beſtes terreſtres, ils ſont fort aiſez à digerer. *Les meilleurs poiſſons.*

Les poiſſons de mer ſont meilleurs que ceux d'eau douce, par ce qu'ils ſont plus fermes & moins humides, à cauſe qu'ils ſont nourris en eaue ſalee. *Poiſſos de mer.*

Entre les poiſſons marins, les ſaxatiles qui hantent autour des rochers, & parmy les pierres ſont les plus excellens, pour ce qu'ils viuent en lieu plus ſec. La nourriture qu'on en prend, outre ce qu'elle ne donne point de peine à digerer, eſt tres-ſalubre au corps, à raiſon qu'elle engendre vn ſang, qui n'eſt ny trop tenu, ny trop gros, ains de moyenne conſiſtance. *Poiſſons ſaxatiles.*

Les poiſſons qui demeurent en pure & haute mer, ſont meilleurs que ceux qui viennent aux riuages, & qui entrent dans les fleuues & eſtangs maritimes. Les poiſſons ſont encore meilleurs quand la mer eſt agitee de la tourmente des vents, que quand elle eſt calme, pour ce qu'ils font plus d'exercice: pareillement quand elle regarde le Septentrion, par ce que l'air qu'ils hument en reſpirant eſt plus ſain. *Poiſſons pelagies.*

Entre les poiſſons d'eau douce, ceux de riuiere ſont meilleurs que ceux des eſtangs, lacs & mareſcages, pour ce qu'ils n'abondent pas tant en humidité ſuperfluë, & ont l'odeur plus agreable, & le gouſt plus ſuaue. *Poiſſons d'eau douce.*

Les poiſſons de riuiere peſchez en eau claire & courante, ſur les cailloux & le grauier, ſont bien plus exquis que ceux des eaux dormantes, troubles & bourbeuſes, d'autant qu'ils ſont plus fermes, plus plaiſans à manger, & de ſuc plus loüable. Ceux des fleuues où il croiſt des bonnes herbes & racines, vallent mieux auſſi que ceux des lieux, où il n'y a que des herbes limoneuſes, & des racines de mauuais ſuc pour leur nourriture. *Poiſſons de riuiere.*

Ceux des petits eſtangs, qui n'ont point de fontaines, & ne reçoiuent point de riuiere, & où l'eau ne coule point dehors, mais y eſt touſiours croupiſſante ſans aucun mouuement, ſont tres-mauuais. Mais ceux des ruiſſeaux qui reçoiuent iournellement les eſgouts, immondices & ordures des grandes villes, ſont encores pires. Car s'ils demeurent tant ſoit peu morts, ils ſe corrompent auſſi toſt, & ſentent mauuais, & ſont des-agreables à manger, difficiles à digerer, & rendent peu de nourriture, & beaucoup d'excremens. Tellement qu'il ne ſe faut point eſmerueiller s'ils engendrent des mauuaiſes hu- *Meſchans poiſſons.*

meurs au corps de ceux qui en mangent ordinairement.

Que les maſles excellent les femelles.

On fait plus de cas des poiſſons maſles que des femelles, encore qu'elles ſoiët plus groſſes. Car les plus gros poiſſons ne ſont pas touſiours les meilleurs, d'autant que la groſſeur enorme porte teſmoignage d'vne humidité ſuperfluë, qui eſt communement aux femelles.

Pourquoy les vieils poiſſons vallent mieux que les ieunes.

Nonobſtant les poiſſons vallent mieux en la fleur de leur aage, que plus ieunes, pour ce qu'alors ils n'ont pas tant d'humidité ſuperfluë, & donnent vne nourriture plus ſolide au corps. De là vient le prouerbe,

> *Choiſis en toute ſaiſon*
> *Ieune chair, & vieil poiſſon.*

Opinion de Galien & de Rondelet contraire à celle de l'autheur.

Toutesfois Galien, Rondelet, & pluſieurs autres Medecins, tant anciens que modernes, ont opinion que tous les poiſſons, qui ont la chair molle (comme les ieunes) ſont les meilleurs. Mais ceux qui voudront bien examiner mes raiſons, trouueront qu'elles doiuent eſtre preferees à leur authorité. Il me ſemble que tant plus les poiſſons ont la chair molle, tant plus ils ont beſoin d'eſtre bien aſſaiſonnez auec ſauces aromatiques, pour corriger leur humidité ſuperfluë: meſme que ceux qui ſont les plus humides, & dauantage abondans en ſuperfluitez, ſont meilleurs ſalez que frais, par ce que le ſel conſomme leur humidité exceſſiue.

Proiect de l'autheur.

D'autant que les poiſſons ſont differents en bonté ſelon leurs eſpeces, pour diſcerner les meilleurs parmy les autres, ie traicteray en particulier premierement des plats, conſequemment des autres qui n'ont qu'vne ſimple peau polie, & liſſee, puis de ceux qui ſont reueſtus de petites eſcailles, en apres de ceux qui ſont couuerts de coquilles, & finalement des ceteux qui ſont garnis d'vn gros cuir, & d'armure par deſſus.

La ſole.

Entre tous les poiſſons de mer, la ſole eſt fort recommandee pour ſa bonté. Car outre ce qu'elle eſt fort plaiſante au gouſt, elle eſt de bon ſuc, & de facile digeſtion. Galien au liure des viandes de bon & mauuais ſuc, la met au nombre des alimens qui engendrent vn ſuc, ny trop gros, ny trop tenu, ains moyen. Au liure de la faculté des aliments, il reprend Philotimus, pour ce qu'il ne l'auoit point mis au Catalogue des poiſſons qui ont la chair molle. Toutesfois Rondelet maintient qu'elle a la chair dure & vn peu viſqueuſe. Qui eſt cauſe qu'elle ſe corrompt difficilement, & ſe peut plus longuement garder, & porter fort loing ſans ſe gaſter: meſme qu'elle eſt meilleure & plus ſalubre, quand elle eſt portee loing, que ſur le bord de la mer. Les Grecs l'appellent βύγλωσσα, pour ce que ſa forme retire à la langue d'vn bœuf; & les Latins *Solea*, pour ce qu'elle reſſemble à la ſemelle d'vn ſoullier.

Le turbot.

Le turbot a pareillement la chair tendre, delicate & ſalubre. Les anciens l'appellent *rhombus*, pour ſa forme.

La

La barbuë a la chair plus molle que le turbot, & plus plaisante que *La barbuë.*
la plye: C'est vne espece de *rhombus*, que Rondelet surnomme *Lænis*, à
la difference de l'autre, qui est *aculeatus*.

Le poisson qu'on appelle vulgairement plye, & en nostre quartier *La plye.*
plays, comme si on vouloit dire plat, ou en Grec πλατύς, est vn assez
bon manger, principalement quand il est frit en la paësle.   Vray est
qu'il n'est pas si plaisant que la sole, ny si exquis.   Les plays de la mer
entrent quelquefois dans les estangs maritimes, & dans les riuieres,
pour chercher l'eau douce. Mais ceux qui ont demeuré aux estangs ne
sont pas si fermes, & sentent la bourbe. Ceux qui ont esté nourris aux
riuieres sont encore plus mols, & presque insipides.   Partant ceux qui
se prennent dans la mer, doiuent estre preferez aux autres. Les Grecs
l'ont nommé ψῆττα, & les Latins *passer*.

Aucuns l'appellent plye, quand il est grand, & quarelet quand il est *Le quarelet.*
petit; combien que Rondelet pense qu'ils soient differents d'espece,
pour ce qu'il semble que le quarelet soit de forme plus quarree que la
plye, dont vient qu'il est nommé *quadratulus*.

Les rayes sont de plus grande nourriture, mais plus dures & plus *La raye.*
difficiles à digerer, d'autant qu'elles sont cartilagineuses.   Les fraisches sentent fort la marine.   Ceste des-agreable odeur se perd quand
elles ont esté quelque temps gardees. C'est pourquoy elles sont meilleures à Rheims, qu'à Abbeuille; à Paris, qu'à Rouen: & à Lyon, qu'à
Marseille. Car en les portant loing elles s'attendrissent & deuiennent
plus plaisantes au goust.   Les Grecs appellent la raye βάτος, pour ce
qu'elle a la queue piquante, comme vne ronce.

La lamproye a la chair molle & quelque peu glutineuse, mais fort *La lamproye.*
friande : c'est pourquoy on la prise tant. Au commencement du Printemps elle entre de la mer dans les riuieres.   Ausone l'appelle *mustella.*
Aucuns la nomment *muræna fluuiatilis*, & les autres *galexia*.

L'anguille a la chair gluante, & de mauuais suc, tellement qu'elle *L'anguille.*
n'engendre iamais bon sang: Et principalement quand elle est prise en
eau orde & bourbeuse.   Quelquesfois elle entre des riuieres dans la
mer, & en deuient meilleure. Estant salee elle est aussi renduë plus salubre, pour ce qu'elle n'est plus si visqueuse.

Le maquereau que les Grecs appellent σκόμβρος, & les Latins *scom-* *Le maquereau.*
ber, a la chair molle, grasse & delicate, & partant propre pour estre
salee. Il s'en prend de plus grands en la mer Oceane, qu'en la Mediteranee, mais ils sont plus durs, plus secs, & moins plaisans au
goust.

Les Grecs ont nommé ὄνος & ὀνίσκος, & les Latins *asellus*, le poisson *Le merlus.*
que nous appellons merlus, comme si nous voulions dire, luc de
mer, par ce qu'il a la bouche & la queuë comme vn brochet.   Galien
le met entre les viandes de bon suc, & de facile digestion, & maintient qu'il a la chair aussi bonne que les saxatiles, quand il est nourry

T

de bon aliment, & qu'il ne bouge de la mer : mais qu'il deuient gras, visqueux & chargé de superfluitez, & moins plaisant à manger, quand il vit de mauuaise nourriture, dans les eaux meslees.

Le merlan.   Le merlan est vne espece d'asnon, il a la chair tendre, molle, & si legere, qu'elle ne charge guere l'estomach. C'est pourquoy il est bon de le frire en la paësle, apres estre saupoudré de farine, afin que sa nourriture ne soit point si coulante.

La moluë.   La moluë est encore vne espece d'asne. Quand elle est fraische, elle a la chair bien meilleure, qu'estant salee & dessechee. Car sa chair alors est si glutineuse, qu'elle s'attache aux doigts en la mangeant, bien qu'elle ait esté longuement trempee dans du beurre. Ce qui semble estrange, d'autant que le sel eschauffe, attenuë & incise. Mais il arriue qu'elle deuient auec le temps plus visqueuse, à cause que l'humeur tenuë en est consommee. Tout ainsi que nous voyons la farine dissoute en eau, si on la fait quelque temps cuire, les plus subtiles parties estans consommees par le feu, elle deuient si espoisse & glutineuse, qu'elle sert de colle. Nous voyons pareillement le succre dissout en eaue, en le cuisant se rendre beaucoup plus visqueux.

Le saulmon.   Le saulmon prend tousiours sa naissance en l'Occean, mais il se retire au Printemps aux riuieres qui coulent dedans. Il a la chair tendre, grasse, douce, fort friande & excellente au goust, de sorte qu'il est preferé à tous les autres poissons pour sa delicatesse. Si n'est-il pas pourtant le plus salubre, principalemēt aux malades, d'autant que sa nourriture est plus grossiere, plus visqueuse, & plus fascheuse à digerer, que n'est celle des poissons saxatiles, selon l'opinion de Gesner. Il est beaucoup meilleur frais que salé, encore qu'il ne soit pas mauuais quand il est nouueau salé.

La truitte.   Les truittes ressemblent aux saulmons. Vray est qu'elles ont la chair plus seche & moins friable. Il s'en trouue aux grands lacs, qui sont presque aussi grandes que saulmons, qu'on appelle pour ceste cause, truittes saulmonnees. Elles mangent des poissons, des vers & du grauier : & ayment infiniment l'eaue claire & froide. C'est pourquoy elles cherchent ordinairement les sources & les fontaines : & se delectent merueilleusement parmy les pierres & les cailloux. Tellement qu'entre les poissons d'eau douce, on les peut bien appeller saxatiles. Elles sont fort agreables au palais, & bonnes principalement quand elles sont mangees chaudes, & qu'elles ne sont point longuement gardees. Toutesfois Rondelet les deffend aux malades. Mais nous ne voyons point de raison pertinente, pourquoy nous n'en puissions hardiment bailler aux malades, au defaut de poissons saxatiles de la mer.

La perche.   Il y a deux sortes de perches, l'vne de mer, & l'autre de riuiere. D'autant que Galien prise celle de mer, pour ce qu'elle est du nombre des poissons saxatiles, d'autant Rondelet prend-il plaisir à mespriser celle de riuiere. Il dit, qu'elle a la chair dure & folide. Nous refpondons qu'elle en eft tant plus falubre, & moins phlegmatique, & qu'elle ne fe corrompt pas fi toft. Il adioufte qu'elle eft plus difficile à digerer, que l'autre. Mais nous maintenons le contraire, pour ce que les poiffons d'eau douce ne font iamais fi fermes, que ceux qui ont efté nourris en eau falee, & dans les rochers. Parquoy nous tenons contre fon opinion, que la perche qui a efté pefchee en vne riuiere claire & nette eft bonne, non feulement aux fains, mais auffi aux malades.

Aufone eft le premier entre les Latins qui a donné au brochet nom *Lucius*, qui femble eftre deduit du Grec λύκος, qui fignifie loup, pour ce qu'il deuore ordinairement les autres poiffons de la riuiere, comme fait le loup marin ceux de la mer, qui pour fa voracité eft pareillement appellé des Grecs λάβραξ. Sa chair eft dure & ferme, quand il a efté prins en vn fleuue, ou dans quelque grand lac: mais elle eft vifqueufe & de mauuais fuc, s'il a efté nourry en vn eftang, ou dans quelque eau marefcageufe. Nous faifons grand cas des grands brochets, qui ont efté pefchez en vne eau claire & nette.
Le brochet.

Les carpes ont la chair molle, humide, vn peu vifqueufe, & affez fade. Vray eft que pour la diuerfité des lieux où elles font nourries, elles font plus ou moins falubres, ou infalubres. Celles qu'on trouue dans les riuieres claires & nettes, font bien meilleures, non feulement au gouft, mais auffi pour la fanté. Celles qu'on prend aux eaux qui reçoiuent les efgouts & ordures de la ville, encores qu'elles foient graffes, font neantmoins de mauuais fuc. Celles des eftangs & viuiers marefcageux fentent ordinairement la bourbe. La carpe eft appellee des anciens *cyprinus*.
La carpe,

L'alofe eft vn poiffon de mer, qui reffemble bien à la fardine, horfmis qu'il eft plus grand & plus large. Au Printemps & en Efté elle entre aux fontaines & aux riuieres, & y deuient tellement graffe, qu'elle en a la chair molle, plaifante, & d'affez bon fuc & de facile digeftion. A raifon dequoy on la trouue meilleure quand elle eft prinfe loing de la mer, que prés. Les Grecs l'appellent Θρίσσα, & les Latins *Clupea*.
L'alofe.

Les fardines font femblables aux harangs: elles fe gardent deux ans falees. On en faict grand cas à Bordeaux. On les pefche ordinairement à Royan, prés de Corduan, Tour admirable baftie dans la mer, que ie fus veoir auec les enfans de Monfeigneur d'Efpernon, le 28. de Septembre 1611.
Les fardines.

Les anchoies reffemblent aux petites fardines. On les mange falees auec huile, vinaigre & poyure, pour exciter l'appetit: prinfes à l'entree de table, elles lafchent le ventre.
Les anchoies.

Les harangs frais ont la chair graffe, molle & delicate. Ils reffemblent fi bien aux petites alofes, qu'à grand'peine les peut-on difcer-
Les harangs.

ner. Il ne s'en trouue qu'en la mer Oceane seulement, où ils sont quelquesfois en si grandes troupes, qu'il n'est pas possible de les prendre. Mais apres l'equinoxe d'Automne, ils se diuisent par bandes, & changent de lieux, & vont ça & là par escadrons : de sorte qu'on en prend ordinairement beaucoup ensemble. Et meurent aussi tost qu'ils sont hors de l'eau. On les sale incontinent, puis on les arange dans des tonnes : Belon croit qu'ils soient pour ceste cause appellez harangs.

Les forez. On en seche d'autres à la fumee, apres les auoir vn peu salez, qu'on appelle sorez.

Les rougets. Il y a plusieurs sortes de rougets, entre lesquels celuy qui est appellé en Grec τρίγλη, & en Latin *mullus*, est fort celebré des anciens, pour sa delicatesse. Sur tous les poissons de mer, il a la chair fort dure, & neantmoins fort friable, d'autant qu'il n'a point de viscosité ny de gresse, & nourrit d'auantage que les autres, quand on le digere bien. Toutesfois ceux qui sont extrememement grands, n'ont pas la chair si plaisante, ny si aisee à digerer, que les moindres. Ceux qui mangent des petits cancres sentent mauuais, & sont des-agreables au goust, de fascheuse digestion, & de mauuais suc, dit Galien.

Le rouget que les Latins appellent *cuculus*, n'est pas aussi à contemner : non plus que celuy qu'ils nomment *Lyra*. L'vn & l'autre a la chair dure & seche, & peu ou point glutineuse.

Le goujon. Le goujon de mer est plus exquis que celuy de riuiere. Celuy qui vit aux riuages sablonneux, ou autour des rochers, est excellent, tant pour le plaisir, que pour la digestion & bonté de son suc. Celuy qui se trouue aux embouschures des fleuues, ou aux estangs maritimes, ou autres, n'est pas si plaisant, ny de bon suc, ny facile à digerer. Celuy qui vient des eaux bourbeuses, ou des riuieres qui reçoiuent les immondices de la ville, est tres-mauuais. La chair des goujons est plus dure, que celle des saxatiles, & plus molle que celle des rougets, dit Galien. On l'appelle en Grec κωβιὸς, & en Latin *gobio*, & *gobius*.

Le barbeau. Le barbeau a la chair blanche, molle, suaue, mais fort phlegmatique. C'est pourquoy le vieil vaut bien mieux que le ieune : Aussi est-il de plus grand prix. Le vulgaire tient que ses œufs sont veneux, pour ce qu'ils desuoyent l'estomach par haut & par bas. Mais cela se fait à raison qu'ils esmeuuent & excitent la cholere. Ausone le nomme en Latin *barbus*. On le pourroit bien appeller aussi *mugil fluuiatilis*.

Le musnier. Les Grecs nomment pareillement κέφαλος ποτάμιος, & les Latins, *capito fluuiatilis*, le poisson que nous appellons vulgairement musnier, pour ce qu'il s'en trouue quantité à l'entour des moulins. Il se nourrit de bourbe & d'eau. Il a la chair blanche, & le goust fade. Il deuient meilleur quand il est salé.

La brame se plaist aux eaux dormantes, & se nourrit là d'herbes, de bourbe & d'ordure. Sa chair est molle, grasse, & excreméteuse. Neantmoins il y en a aucuns qui en font estat. Tantost on la rostit sur le gril, tantost on la met en paste, estant bien espicée. Mais elle est plus plaisante au goust, que salubre au corps. *La brame.*

La vandoise a la chair molle & douce. Rondelet dit que c'est vne espece de *Leuciscus.* *La vandoise.*

La rosse (que Gesner appelle en Latin *rutilus*) n'a pas la chair si sauoureuse que la vandoise.

La tanche se nourrit de bourbe & de mucosité. C'est pourquoy elle se plaist aux eaux marescageuses & dormantes. Sa chair engendre vn suc gros, visqueux & excrementeux. Ausone l'appelle *tinca.* *La tanche.*

Les huistres & toutes manieres de poissons reuestus de grosses escailles, qu'Aristote appelloit *ostracodermes*, engendrent vn sang fort gros & espais. Vray est que leur eau a vertu de lascher le ventre, tout ainsi que le laict clair : mais leur chair est grossiere & dure à digerer, causant en nous quantité d'humeurs terrestres & melancholiques. Les bons compagnons les font cuire sur le gril dans leurs escailles, y adioustans du beurre & quelque peu de poyure, pour exciter l'appetit de Venus. Plusieurs les font cuire entre deux plats. Aucuns les font frire à la paesle: les autres les mangent cruës. *Les huistres.*

Les moules sont appellées en Grec μύες & μύακες, en Latin *mituli* & *musculi.* Elles se prennent ordinairement en la mer. Il s'en trouue aussi au riuieres & aux estangs, où il y a des pierres, ou bois attaché. On en voit des grandes & des petites. Les plus grädes sont dures & fascheuses à digerer, & engendrent vn gros sang, & force pituite: mais elles nourrissent beaucoup, & esmouuent le ventre & l'vrine. Les plus petites ont la chair plus molle & plus douce de bon suc: mais elles nourrissent moins, & prouoquent d'auantage l'vrine. Celles de mer ont la coquille plus espoisse & plus courte, & sont plus agreables au palais, que les autres. *Les moules.*

Les tortuës que les Latins appellent *testudines*, ont la chair principalement des espaules & des cuisses grasse, douce & delicate. Il y en a des terrestres & des aquatiques. Et de celles cy, les vnes viuent en la mer, aucunes aux riuieres nettes, & les autres aux marescages. Les tortuës de mer sont estimées les meilleures. Leur chair ne sent nullement la marine. *Les tortuës.*

Galien dit que les escreuisses, cancres, gambares, & les autres poissons nommez en Grec *malacostracs* ont tous la chair dure, difficile à digerer, & fort nourrissante: laquelle estant cuicte en eau perd tellement son suc salé, qu'elle constipe le ventre. Rondelet tout au contraire escrit que les escreuisses dites *astaci fluuiatiles*, ont la chair molle, fluide, tres-humide, & peu nourrissante. Mais l'opinion de Galien doit estre preferée à la sienne. *Les escreuisses.*

E iij

Les escargots. Combien que les escargots soient du nombre des animaux terrestres, si est-ce toutesfois qu'il n'est point impertinét d'en faire icy mention, à cause qu'ils ont des coquilles comme les aquatics, desquels ie
viens de parler. Les escargots ont la chair dure & difficile à cuire,
mais fort nourrissante, quand elle est digerée, & si ont vn suc qui
lasche le ventre, ne plus ne moins que les poissons garnis de grosses
escailles. Au surplus les limaçons font le sang gros & espais.

Les balaines & Les balaines, dauphins, thuns, & autres grands poissons de mer,
autres poissons appellez ceteux, ont tous la chair dure, de mauuais suc, & chargée
ceteux. d'excremens. C'est pourquoy on a de coustume de les saler, afin de
rendre la nourriture qu'on en tire pour le corps plus subtile, & plus
propre pour la digestion, & la generation du sang. Car la chair fraische
de ces poissons là, si elle n'est fort bien digeree, amasse vn tas d'humeurs crues aux veines, dit Galien.

Les grenouilles. Iaçoit que les grenoüilles ressemblent aux bestes terrestres, si sont
elles neantmoins aquatiques. Il est besoin de les bien distinguer. Car
celles qui viuent dans les marescages sont tenuës pour veneneuses:
mais celles des riuieres, ruisseaux & fontaines sont bonnes à manger,
principalement les cuisses. Elles ont la chair blanche, & dure quand
elle est fraische, mais estant gardee, elle deuient tendre. Les Grecs les
appellent βάτραχοι, & les Latins *ranæ*.

Des herbes bonnes à manger.

CHAPITRE   IX.

La vertu des LEs herbes en comparaison des bestes sont peu nourrissantes, mais
herbes. elles sont propres les vnes pour rafraichir, les autres pour reschauf-
fer, accommodees en potage, salade, sausse, ou autre maniere.

De la laictue. Entre les herbes qu'on mange ordinairement, la laictuë tient le
premier rang. Elle est de meilleur suc que toutes les autres. Elle raffraichit bien le corps, fait dormir, empesche les songes, refrene la concupiscence charnelle. Pour ceste cause les gens de religion, & autres non
mariez en doiuent vser souuent.

De la chicoree. La chicoree des iardins a mesme vertu que la laictue, mais elle n'est
pas si plaisante au goust, ny de si bon suc.

De l'ozeille. L'ozeille à raison de son aigreur est agreable à manger, elle excite
l'appetit, & mitige la chaleur de l'estomach, & du foye. Estant boüillie
auec la chair elle l'attendrit.

Du pourpier. Le pourpier rafraichit fort, appaise la soif, estaint l'ardeur de Venus,
desagasse les dents, addoucissant de son humidité visqueuse ce qui auroit esté rendu aspre, & par trop deseché par choses aigres & vertes.

De la poiree. Le poiree (qu'on appelle ioutte à Rheims) n'est guere bonne à l'e-
stomach. Son suc est si detersif, qu'il lasche le ventre.

Les choux engendrent mauuais suc, nuisent à l'estomach , & à la *Des choux.*
veuë, & causent des horribles songes. Leur premier boüillon est laxatif, mais ils resserrent le ventre quand ils sont cuicts encore vne fois
en eau boüillante, parce qu'ils ont perdu alors leur nature nitreuse
& salee.

Les espinards amollissent le ventre, & humectent le corps, mais ils *Des espinards.*
sont venteux. Pour empescher qu'ils n'excitent des vents , il les faut
premierement boüillir en l'eau qu'ils rendent, sans y en mettre d'autre : puis adiouster quelque peu de poiure auec du beurre & du verjus
quand on les fricasse en la paësle.

La bourrache & la buglose seruent en potage, pour purifier le sang, *De la boura-*
& tenir le ventre lasche. Leurs fleurs sont fort bonnes en salade, pour *che, & de la*
esiouyr le cœur, & conforter les esprits vitaux. On les trempe pareil- *buglose.*
lement dans le vin, pour apporter gayeté, & chasser toute tristesse.

Le ieune houblon est de suc loüable, il purifie le sang, & est enne- *Du houblon.*
my de l'humeur melancholic.

Les asperges outre ce qu'elles sont gratieuses au goust, profitent *Des asperges.*
à l'estomach, desopilent le foye, & les conduits de l'vrine, & font bon
ventre, estans mangees à l'entree de table.

Les artichauds eschauffent le sang, & incitent nature au combat *Des arti-*
amoureux de Venus , ils sont bons à l'estomach, & donnent appetit. *chauds.*
Toutesfois Galien dit qu'ils sont de mauuais suc , principalement
quand ils deuiennent trop durs, d'autant qu'ils engendrent alors vn
suc choleric & melancholic. Mais on les estime tant pour leur friandise, qu'il ne se fait banquet magnific sans y en auoir. On mange
non seulement les pommes, mais aussi les cardes d'artichauds , auec
beurre, sel & vinaigre.

Le cresson encore qu'il prenne sa naissance aux ruisseaux des fon- *Du cresson.*
taines , si est-ce qu'il est de temperament chaud & sec, & prouoque
l'vrine. On le mange ordinairement crud en sallade. Les Grecs l'appellent *sisymbrium*, aucuns *cardamina*, pource qu'au goust il ressemble
au cardame que les Latins nomment *nasturtium*, & les François *nasitort*.

La roquette eschauffe fort, elle excite l'appetit de Venus. Elle fait *De la roquette.*
mal à la teste, si on la mange seule en salade. Il est meilleur de la mesler
auec des fueilles de laictuë.

Aucuns mangent du basilic en salade , mais il est de mauuais suc, & *Du basilic.*
n'est pas bon à l'estomach, ny aux yeux. Vray est que son odeur res-
iouït le cœur.

La menthe fortifie l'estomach, & le remet en appetit. Son odeur *De la menthe.*
fait reuenir le cœur.

Le fenoüil est vtile à la veüe, il augmente la semence, & engendre *Du fenouil.*
abondance de laict aux mammelles des femmes.

Le persil est agreable à l'estomach, & profitable aux roignons, par- *Du persil.*
ce qu'il est diuretic.

Du cerfueil.   Le cerfueil excite l'appetit, fait vriner, & purifie le sang.

De la saulge.   La saulge est manifestement chaude , & quelque peu astringente. Il est bon d'en assaisonner les viandes, pour resueiller l'appetit, & digerer les cruditez de l'estomach.

De l'hyssope.   L'hyssope eschauffe & desseche fort. Par sa subtilité elle nettoye la poictrine & les poulmons, des phlegmes gros & visqueux qui s'y amassent.

Du thym.   Le thym est de mesme temperament, & pectoral aussi, il prouoque l'vrine & les mois des femmes.

De la sariette.   La sariette est pareillement chaude & seche, elle ouure l'appetit, aide la digestion, & excite au coït.

De la pinpernelle.   La pinpernelle est fort agreable en salade. Mise dedans le vin, elle le rend aucunement aromatic, & de plus plaisant goust. On en fait grands cas en temps de peste, prise en breuuage elle est souueraine pour restraindre le flux menstruel des femmes.

Des raues.   Les raues qu'on appelle autrement raiforts, ont vne chaleur & acrimonie manifeste, & partant vertu d'attenuer. On en vse ordinairemēt auec les viandes en forme de salade, pour ouurir l'appetit. Galien est d'aduis qu'on les mange à l'entree de table, à fin qu'elles descendent incontinent: combien que Dioscoride ait escrit qu'il les faut prendre à la fin du repas, à fin d'ayder à la digestion , & qu'estans prinses au commencement elles sousleuent les viandes, & les font vomir. Aucuns tiennent que le frequent vsage des raues fait auoir quantité de laict aux nourrices.

Des naueaux.   Les naueaux sont venteux, & ont grande vertu d'esmouuoir le desir de Venus. Ils nourrissent peu, & engendrent des vers aux petits enfans par leur douceur. Les petits nauets sont beaucoup plus sauoureux que les gros naueaux. Il faut assaisonner les naueaux auec du poyure, ou de la moustarde, pour corriger leur ventosité.

Des cheruis, carottes, & pastenades.   Les cheruis, carottes, & pastenades nourrissent encore moins que les naueaux, & sont difficiles à digerer , cōme les autres racines, neantmoins ils eschauffent manifestement & prouoquent l'vrine , & les mois des femmes.

Des ails, oignons & porreaux.   Les ails, oignons, & porreaux eschauffent extremement le corps, digerent les cruditez, subtilient les grosses humeurs, découpent les visqueuses, & desoppilent les entrailles. Quand ils sont bien cuicts, ils perdent leur acrimonie , & donnent quelque peu de nourriture au corps, ce qu'ils ne faisoient pas auparauant: & ne sont plus de mauuais suc comme ils estoient. Mais comme ils sont propres à ceux qui ont vn tas d'humeurs phlegmatiques, cruës, grosses & visqueuses, & qui sont subjects à la grauelle, & à difficulté d'vrine: ainsi sont-ils contraires à ceux qui sont de nature cholerics, & subiects au mal de teste.

Des Fruicts.

CHAP. X.

ENTRE les fruicts ceux qui font maffifs & terreftres, font fort La vertu des nourriffans & de longue durée : mais ceux qui font de confiftence *fruicts.* humide donnent peu de nourriture, & ne fe peuuent garder, d'autant qu'ils fe corrompent incontinêt. Vray eft qu'ils font pluftoft digerez, & plus promptement rendus par le ventre, que les folides, principale- ment quand ils ont quelque qualité nitreufe, & vertu deterfiue: auffi font ils de plus mauuais fuc, que ceux qui n'ont aucune qualité mani- fefte au gouft, & outre ce font venteux, comme ceux qu'on mange de- uant qu'ils foient parfaictement meurs. Tellement qu'ils ne font pro- fitables qu'à ceux qui durant la grande chaleur d'Efté font fatiguez à force de cheminer & trauailler. Car ils font bons alors pour les rafraif- chir, & leur humecter la fechereffe du corps.

Les melons de leur nature font extremement froids & humides, & Des melons. de mauuais fuc, ils fe corrompent aifément en l'eftomac, & defcendent pluftoft en bas que les courges : ils font fouuerains pour temperer la chaleur des reins, & pour faire vriner, & vuider la gratelle, à caufe qu'ils ont vne vertu abfterfiue, laquelle toutefois eft plus grande en la fe- mence, qu'en la chair. Il faut choifir ceux qui ont la chair ferme, & leur cauité feche, & qui font meurs, pource qu'ils font moins froids, & plus delicats à manger.

L'vfage des concombres eft bien dangereux, d'autant que leur nour- Des concôbres riture ne vaut rien, & que leur fuc fe corrompt facilement és veines. Vray eft que leur femence mife en orge mondé, ou en decoction, pro- uoque l'vrine & rafraichit l'ardeur des reins.

Les courges & les citroüilles ne font pas fi pernicieufes que les con- Des courges & combres, moyennant qu'on corrige leur aquofité auec faffran, poyure citroüilles. ou autre poudre aromatique. Eftans cuictes elles n'ont point de quali- té manifefte au gouft, & ne donnent pas grande nourriture au corps, à caufe que leur fuc eft aqueux, mais elles fe digerent fans peine, & glif- fent aifément en bas, à raifon de leur humidité.

Les figues nourriffent d'auantage que tous les fruicts paffagers, & ne Des figues. font pas de fi mauuais fuc. Vray eft qu'elles font venteufes, mais elles trauerfent foudain outre l'eftomach, & paffent aifément par tout le corps, à caufe qu'elles ont vne grande vertu abfterfiue, tellemêt qu'el- les font ietter la grauelle hors des reins. Les figues meures font beau- coup meilleures que les verdes. Les figues feches (qu'on appelle cari- ques) excellent auffi en bonté les recentes. Elles lafchent le ventre, & nettoyent les roignons, pource qu'elles font aperitiues. Il fe faut gar-

V

der toutesfois d'en trop vſer , pource qu'elles engendrent vn ſang
qui n'eſt pas fort bon, & vne chair qui n'eſt point ferme ny ſolide,
ains ſpongieuſe & mollaſſe, & cauſent quantité de poux, comme aſſeure Galien.

Des raiſins.   Les raiſins ne ſont pas ſi nourriſſans que des figues: mais ils ont cela
de bon, qu'ils paſſent viſtement par l'eſtomach , encore qu'ils ſoiént
compoſez de ſubſtances diuerſes. Car les pepins qui ſont de ſubſtances ſeche, & aucunement aſtringente , paſſent incontinent au trauers
des boyaux, ſans receuoir alteration quelconque, partāt ne nouriſſent
point, ains reſerrent : La peau qui eſt autour, reçoit auſſi peu de changement d'ans l'eſtomach, tellement qu'elle ne donne guere d'auantage de nourriture, ains vn peu d'aſtrictiõ. Par ainſi il n'y a que la ſubſtance charnuë qui eſt dedans leurs grains, & le ius qui eſt parmy , qui
nourriſſent, & qui laſchent.   Mais la ſubſtance charnuë nourrit plus,
& laſche moins, & le ius (qu'on appelle mouſt) nourrit moins & laſche plus, & s'il ne paſſe ſoudainement, il remplit le ventre de ventoſité. Mais les raiſins qui ſont pēdus quelque temps en l'air pourueu qu'ils
ſoient bien meurs, deuiennent bons en perfection.   Car ils n'enflent
point l'eſtomach , & ne troublent point le ventre, comme ceux qui
ſont noueaux, ains rafraichiſſent legerement, & remettent en appetit
les dégouſtez.

Des paſſules.   Les raiſins de queſſe, qu'on ſeche au Soleil, pour la varieté de leur
gouſt, ont diuerſe temperature & vertu. Car les doux ſont de temperament plus chauds , & les aſpres plus froids : ceux-là ſont moyennement deterſifs: mais ceux-cy fortifient l'eſtomach , & conſtipent le
ventre. Ceux qui ſont gras, & qui ont l'eſcorce deliée ſont les plus ex-
cellēs. Ceux de Damas ſont touſiours preferez aux autres. On fait grãd
cas auſſi de ceux de Corinthe.

Des fraiſes.   Les fraiſes outre ce qu'elles ſont bonnes à manger en Eſté, elles ſont
profitables aux bilieux, & à ceux qui ont l'eſtomach trop eſchauffé, &
qui ſont alterez. Car elles eſtanchent la ſoif.   Leur ius eſt ſouuerain
pour oſter les rougeurs & petites gratelles qui viennent au viſage de
chaleur de foye , meſme pour effacer les taches & boutons de la
drerie.

Des framboiſes.   Les framboiſes à cauſe de leur douce aſpreté, ou pluſtoſt de leur douceur tant ſoit peu aſpre, ſont ſi aggreables au gouſt , qu'il n'eſt rien
plus. Car il n'y a ſaueur, ny odeur plus plaiſante, que celle de la framboiſe. C'eſt pourquoy le vin qui ſent la framboiſe eſt touſiours
eſtimé le plus excellent. Et bien que les framboiſes ne ſe puiſſent garder long temps fraiſches, on les peut neantmoins conſeruer
confites tant qu'on voudra. Leur confiture ſurpaſſe en delicateſſe
toutes les autres. Leur couleur vermeille delecte pareillement la
veuë.

Des meures.   Les meures deſcendent ſoudain en bas, à cauſe qu'elles ſont de ſubstance humide & glissante , & aussi qu'elles ont quelque qualité tant soit peu acre. S'il arriue d'auanture qu'elles atrestent trop long temps au ventre, elles se corrompent incontinént , comme les autres fruicts qui ne sont point de garde. C'est pourquoy il les faut manger à ieun, ou bien à l'entrée du repas. Car si elles rencontrent quelque mauuais suc en l'estomach, ou si on les prend apres les autres viãdes, elles se corrompent quant & quant. Elles donnent peu de nourriture au corps, mais elles sont bonnes en Esté pour raffraichir l'estomach , & le foye trop chaud.

Les groiseles deuant qu'estre meures , ont vne verdure agreable au palais. On en vend tous les ans vne grande quãtité à Rheims, pour ce que les gens de ceste ville les aymét tant, qu'ils en vsent beaucoup en leurs potages, saulses, pastez, & tartes qu'ils appellent au païs coqueluces. Pour ceste cause les iardiniers y cultiuent diligemment les groiseliers, pour le grand profit qu'ils en tirent. Ie ne veux pas icy mespriser les groiseles, de peur de desgouter & desappetisser les Dames de Rheims qui durant la saison , ne trouuent point de viandes bonnes , si elles ne sont assaisonnées auec force groiseles. Ioint que ce fruict n'apporte point de dommage aux Medecins du lieu. *Des groiseles.*

Les groiseles rouges ont vn goust aigredoux fort plaisant au palais. Elles rafraichissent le corps, estanchent la soif, donnent appetit, fortifient l'estomach, & reserrent le flux de ventre excité d'humeur bilieuse. Les Apoticaires gardent le suc de ce fruict confit, pour s'en seruir le long de l'année, & l'appellent *rob de ribes*. *Des groiseles d'outremer.*

Les cerises mangées fraisches font bon ventre, estans seches, le reserrent. Celles qui sont paruenuës à parfaite maturité sont douces; mais celles qui ne sont point encores meures, sõt aspres, ou aigres. Les douces laschent plus le ventre, mais elles ne sont pas si bónes à l'estomach. Les aspres au contraire. Les aigres sont bonnes aux estomachs phlegmatics, & remplis de superfluitez. Car elles sont plus desicatiues que les aspres, & aucunement incisiues. Les gueines, bigarreaux, & cesles, n'ont pas si bon suc, que les cerises. *Des cerises.*

Les prunes laschent le ventre; les fraisches, plus, & les seches moins. Elles euacüent la cholere. Les prunes douces raffraichissent moins, les aigres & les aspres sont plus froides & humides, & plus astringentes que laxatiues. *Des prunes.*

Les plus excellentes sont celles de Damas, qui sont de trois sortes, noires, rouges, & viollettes. *Des Damas.*

Les dattes tiennent le second rang, pour leur suauité. *Des dattes.*

On fait grand cas en Prouence des prunes de Brignoles , pour leur plaisant goust. *Des Brignoles.*

On prise fort aussi les prunes de Pardigoygne pour leur grosseur, & saueur agreable. *Des Pardigoygnes.*

Les pruneaux de Rheims sont exquis, plus pour leur beauté, que pour *Des Noberies.*

V ij

leur bonté, Car leur couleur bleuë est plus delectable à la veuë, que
n'est leur goust agreable au palais. Ils ont tant soit peu d'aigreur & d'a-
striction. On les appelle au pays, Nobertes.

Des vagnons.   Il y a encores d'autres prunes à Reims, nommées Vagnons, qu'on
mange coustumieremēt deuant qu'estre meures. A cause de leur grande aspreté & verdure, les gens de ceste ville en sont si friands, qu'ils en
mettent ordinairemēt en leurs potages, pastez & coqueluces, en lieu
de verius.

Des pesches.   Dioscoride dit que les pesches meures sont bonnes à l'estomach, &
au ventre. Mais Galien maintient qu'elles sont de mauuaise nourriture, & qu'elles se corrompent aisément, & partant doiuent estre mangées à l'entrée de table, & nō à l'issuë. Les meilleures pesches sont estimées celles de Corbeil, qui ont la chair seche & solide, ne tenant aucunement au noyau. Aucuns font grand cas des presses nommées *persica*
duracina, encore que leur chair tienne si fort au noyau, qu'elle ne le
laisse iamais net. On prise fort aussi les Mericotōs, Pauies, & Alberges.

Des abricots.   Les abricots sont beaucoup meilleurs que les pesches. Car ils ne
se corrompent pas si tost au ventricule, & ne s'aigrissent point, & ont
le goust plus suaue, & pource sont plus agreables à l'estomach. On les
appelle *præcocia*, c'est à dire fruicts hastifs, pource qu'ils sont plustost
meurs que les autres.

Des pommes.   Les pommes, comme elles sont differentes en saueur, aussi ont-elles
diuerses qualitez & proprietez: Les vnes sont douces, aucunes aspres,
& les autres aigres. Il y en a aussi de saueur meslée, & pareillement des
fades, qui n'ont point de goust. Les douces sont de moyenne temperature, tenans toutesfois plus de la chaleur: comme les insipides tirent
d'auantage sur la froideur: les aspres sont de substance froide, &
terrestre, les aigres de substance froide, mais de parties subtiles. Les pommes seulement douces, sont tost distribuées par
le corps, mais si elles participent d'acrimonie, ou grosse substance,
elles sont plustost euacuées par le bas. Les aspres sont propres quand
l'estomac est debile, ou par trop grande chaleur, ou trop grande humidité. Et les aigres, quand il y a dans l'estomach quelque grosse humeur
amassée qui n'est pas trop froide. Car elles sont bonnes pour l'inciser.
Les pommes vertes sont de difficile digestion, de tardiue distribution,
& de mauuaise nourriture: mais les parfaictement meures sont bonnes
cuictes. Les pommes de court-pendu excellent toutes les autres en saueur & en odeur.

Des poires.   Les poires sont bonnes à l'estomach, à cause de leur astriction. Elles
sont desiccatiues & quelque peu nutritiues. On cognoist leurs proprietez par leurs saueurs. Car il y a des poires (ainsi que des pommes) seulement douces, aspres, ou aigres: aucunes ont diuerses saueurs meslées:
autres n'ont point du tout de goust. Les poires de rousselet sont excellentes à Reims, vray est qu'elles ne sont point de garde: mais on les fait

echer au four, pour en auoir tout le long de l'année. On fait grand cas
de celles de bon Chreſtien, de bergamote, de trouué, & de certeau.

Les pommes & poires de coings, ont vne plus grande aſtriction que *Des coings.*
les autres, & pource ſont vtiles à l'eſtomach.   Si on en mange deuant
toute autre viande, elles reſerrent le ventre: au cõtraire, ſi on les prend
apres, elles le laſchent.

Le cotignac qu'on fait de chair de coings fort meurs confits en ſuc- *Du cotignac.*
cre, prins à l'entrée du repas, a grande vertu auſſi de corroborer l'eſtomach, d'ayder à la digeſtion, d'arreſter le flux de ventre, & de garantir
la teſte des fumées qui montent en haut apres boire.

Les meſles, qu'on appelle en France neffles, ſont bõnes à l'eſtomach, *Des meſles.*
& reſerrent le ventre, pource qu'elles ſont fort aſtringentes.

Les cornailles ſont merueilleuſement aſpres, & pource reſtraignent *Des cornailles*
fort le ventre comme les neffles.

Les ſorbes, qu'on appelle en France cormes, ſont moins aſtringen- *Des ſorbes.*
tes, & plus plaiſantes à manger que les neffles, à cauſe qu'elles n'ont
pas tant de verdeur. Et bien que tous ces fruicts ſoient bons à manger,
ſin'en faut il pas toutesfois vſer de beaucoup, parce qu'ils nous ſeruẽt
pluſtoſt comme medicament, que comme aliment.

Les grenades ſont de plus plaiſant gouſt, & meilleures à l'eſtomach, *Des grenades.*
que les põmes & les poires. Il y en a de trois ſortes, de douces, d'aigres,
& de vineuſes. Elles ſont toutes de bon ſuc, mais peu nourriſſantes. Les
douces ſont plus agreables à l'eſtomach, mais elles y engendrent quelque chaleur, & des ventoſitez, & pource ſont deffenduës aux fiéures.
Les aigres rafraichiſſent l'eſtomach trop eſchauffé, reſerrent le vẽtre,
& prouoquent l'vrine. Les vineuſes ſont de moyenne qualité entre les
aigres & les douces. Les grains ſont plus aſtringents & deſſicatifs que
le ius, & l'eſcorce encores plus. Elles ſont appellées des Latins *mala pu-*
nica, & communément *granata,* à raiſon qu'elles ſont toutes pleines de
grains au dedans. Toutesfois il y en a qui diſent qu'elles ſont ainſi nommées, de Grenade Royaume d'Eſpagne, où elles croiſſent en grande
quantité.

Les citrons en Latin *citria,* ſont appellez des Grecs *Medica,* pource *Des citrons.*
qu'ils ont eſté premieremẽt apportez de Medie. Ils ſont compoſez de
trois parties differẽtes en tẽperature, & vertu. Car l'eſcorce eſt chaude,
ſeche, acre & aromatique: laquelle eſtant confite en ſuecre fortifie l'eſtomach, & ayde la digeſtion, bien qu'elle ſoit difficile à digerer, quãd
on la mange cruë, d'autãt qu'elle eſt dure. Au contraire le ius eſt aigre,
refrigeratif, & deſſiccatif: lequel reprime fort la cholere, & eſt bon cõtre la peſte.   Mais la chair du milieu qui donne nourriture au corps
n'eſt ny aigre, ny acre au gouſt, ains de moyenne qualité entre les deux.
Vray eſt que la graine qu'on trouue encloſe dedãs, eſt amere, reſoluti-
ue & deſſiccatiue, & partant reſiſte à tous venins, & faict bonne haleine.

Des limons.   Les limons font de mefme nature & faculté que les citrons.Le fyrop qu'on fait de leur fuc,eft fort fingulier aux fiéures ardentes, & contagieufes. Leur ius eft profitable à la grauelle,& propre pour nettoyer les taches du vifage.

Des poncilles.   Les poncilles qui font deux fois auffi grands que les limons,bié qu'ils foient beaux à voir,ne font pas pourtant fi bons à manger frais : car ils n'ont quafi point de gouft.Mais à caufe qu'ils ont l'efcorce beaucoup plus efpoiffe,ils font requis des Apoticaires,pour les confire.

Des orenges.   Les orenges ont l'efcorce plus chaude que les citrons : on l'apperçoit bié au gouft plus acre & plus amer. Elles n'ont pas toutes le ius de mefme faueur.Car les vnes ont le fuc doux,les autres aigre, aucunes l'ont vineux.Les douces orenges efchauffent de toutes leurs parties : le fuc des autres eft refrigeratif,& refifte à pourriture,& pource font propres aux fiéures:les douces au contraire. Elles font appellées *aurentia, quafi aurea mala*,pource qu'elles ont couleur d'or.

Des cappres.   Les cappres font de parties fort fubtiles, & pource donnent peu de nourriture au corps. Mais eftans bien deffalées, elles font bonnes en falades, pour ouurir l'appetit, pour nettoyer & purger les phlegmes qui font en l'eftomach,& deliurer les oppilations du foye & de la rate, moyennant qu'elles foient mangées auec huile & vinaigre deuāt toute autre viande. Diofcoride dit qu'elles font meilleures à l'eftomach, eftant cuiĉtes que cruës. Les groffes ,d'autant qu'elles ont plus de fuc & plus de chair,font beaucoup meilleures que les menuës : toutesfois les menuës font plus appetiffantes que les groffes , parce qu'elles font plus abreuées de vinaigre.

Des oliues.   Les oliues encore verdes excitent l'appetit , & confortent l'eftomach , mais elles rendent le ventre dur , pource qu'elles font aftringentes , & ne donnent guere de nourriture au corps. Les oliues parfaiĉtement meures font mal à l'eftomach,à la tefte & aux yeux. Elles font moderément chaudes , & les autres au contraire refroidiffent.

Des cerneaux.   Les noix fraifches ne font point manifeftemcnt aftringentes ny huileufes,ains fades & fans grande faueur.C'eft pourquoy on a de couftume de les affaifonner auec du fel & du vin,ou de l'eau.Elles font aifées à digerer,& font bon ventre. Mais les noix feches n'ont pas peu d'aftriĉtion,laquelle auec le temps fe perd,leur fubftance fe conuertiffant *Des noix.* en huile.Elles font de difficile digeftiõ,nuifibles à l'eftomach,cõtraires à la toux,augmentent la cholere,font douleur de tefte,&rendent le vêtre dur. Vray eft qu'elles font de mefme vertu que les fraifches,fi on les laiffe long-temps tremper dans l'eau.Les noix encores vertes,confites auec leur efcorce en fuccre,font bonnes à l'eftomach, & plaifantes aux gouft.

Des noifettes.   Les noifettes,qu'on appelle en France auelaines,& en Champaigne Corynes,donnét plus de nourriture que les noix , pource qu'elles font

plus maſſiues, & moins graſſes, mais elles ſont encores plus difficiles à
digerer, & mauuaiſes à l'eſtomach.   Eſtans broyées & beües auec eau
miellée elles ſont profitables à la toux. Les longuettes ſont plus exquiſes que les rondes, d'autant qu'elles ſont plus ſauoureuſes. On les nomme à Rheims Corynes franches.

Les amendes ne ſont aucunement aſtringētes, ains inciſiues & deter- *Des amendes.*
ſiues, principalemēt les ameres, d'autant qu'elles ſont plus chaudes &
deſſicatiues que les douces, au moyen dequoy elles font cracher les
groſſes & viſqueuſes humeurs contenuës en la poictrine & aux poul-
mōs, & nettoyent & deſoppilent le foye, la rate & les reins. Elles ſont
auſſi aucunemēt graſſes & huileuſes cōme les noix. Elles ne nourriſſent
pas beaucoup, iaçoit que pluſieurs en vſent pour reſtaurer leurs forces,
& eſtre plus prōpts au ieu d'amour. Elles appaiſent les douleurs, font
dormir, prouoquent l'vrine.   Dioſcoride dit que ſi on mange cinq ou
ſept amandes ameres deuant le repas, qu'elles gardent d'enyurer.

Les pignons, comme teſmoigne Galien, nourriſſent fort & engen- *Des pignons.*
drent bon ſuc, encore qu'il ſoit plus groſſier que ſubtil, mais ils ſont de
difficile digeſtion. Si nous croyons Auicenne, ils ſont maturatifs, lenitifs, & reſolutifs, partant profitables aux pulmonics & à ceux qui ſont
trauaillez de la toux, ils augmentent le ſperme, & incitent au ieu d'a-
mour, ils mōdiſient les reins & la veſſie, & ſont ſingulierement bons à
ceux qui ne peuuent piſſer que goutte à goutte.

Les piſtaches reſſemblent aux pignons, mais ils ne ſont pas ſi nour- *Des piſtaches.*
riſſans. Ils ſont propres pour deſoppiller & fortifier le foye; car ils ont
vne vertu aromatique, auec vne petite amertume & aſpreté au gouſt.

Les chaſtaignes ſont de grande nourriture, mais de gros ſuc, & de dif- *Des chaſtai-*
ficile digeſtion: Elles reſerrent le ventre, & engendrent des ventoſitez, *gnes,*
tellement qu'elles enflent, rendent les perſonnes libidineuſes, & font
mal à la teſte, ſi on en mange trop. Les marrōs tiennent le premier rāg *Des marrons.*
entre les chaſtaignes. Car ils ſont plus gros, plus beaux & plus ſauoureux. Ceux de Lyon ſont renommez par deſſus les autres.

Reſte à parler des legumes, qui ſont auiourd'huy en vſage. *Des legumes.*

Les féues ſont de temperature moyennement froide & ſeche. Leur *Des féues.*
chair eſt quelque peu abſterſiue, tout ainſi que l'eſcorce eſt vn peu ab-
ſtringente.   Elles ſont fort venteuſes, de ſorte qu'elles enflent aſſez
ſouuent tout le corps, & cauſent des ſonges faſcheux. Elles ont vne
ſubſtance non maſſiue, ne peſante: ains ſpongieuſe & legere, ayant
nonobſtant quelque qualité deterſiue, comme l'orge mondé: en vertu de laquelle elles ne demeurent pas longtemps à paſſer par le ventre.   Eſtans fricaſſées elles perdent leur ventoſité, mais elles ſont de
fort difficile digeſtion, arreſtent longuement à paſſer, & donnent vne
nourriture groſſiere au corps.   Quand on les mange vertes, deuant
qu'eſtre meures & ſeches, elles engendrent vne nourriture plus humide, & par conſequent vne plus grande abondance d'excre-

mens, non seulement aux boyaux , mais vniuersellement par tout le
corps: tellemēt qu'elles ne nourriſſent pas tant, mais elles paſſent plus
legerement par le ventre. Pour leur faire perdre leur ventoſité, aucuns
y meſlent des oignons, autres de la ſariette, ou des eſpices en les fricaſ-
ſant. Car toutes viandes venteuſes doiuent eſtre corrigées par choſes
chaudes & attenuatiues.

Des pois.   Les pois quant à leur ſubſtance reſſemblent aucunement aux féues.
Il n'y a que deux choſes à dire, l'vne qu'ils ne cauſent pas tant de ventoſitez que les féues : l'autre qu'ils n'ont aucune vertu deterſiue, &
pource ſont plus tardifs à deſcendre par le ventre, comme dit Galien.
C'eſt donc abus de bailler à humer de la purée de pois à ceux qui ont
pris medecine laxatiue, pour lauer l'eſtomach. Vray eſt que les pois
verds donnent au corps vne nourriture plus humide, & plus abondante en ſuperfluitez que les ſecs : & par ainſi nourriſſent moins, mais ils
deſcendent pluſtoſt en bas. Toutesfois quand ils ſont fricaſſez, ils ſont
de plus dure digeſtion, & reſerrent d'auantage le ventre, & engendrent
vn plus gros ſuc.

Des chiches.   Les pois chiches ne ſont moins venteux que les féues, mais ils nourriſſent d'auantage. Ils ont auſſi la vertu abſterſiue plus grande que les
féues, à raiſon de quoy ils ſont propres à la grauelle, prouoquent l'vrine, & les fleurs aux femmes, & font bon ventre: ils engendrent force
laict, & attiſent le braſier de Venus, en accroiſſant la ſemence.

Des lentilles.   Les lentilles ſont fort aſtringentes & deſſicatiues, & pource reſerrēt
le ventre, iaçoit que leur boüillon le laſche. Eſtans pelées elles perdēt
leur forte aſtriction , & nourriſſent d'auantage, mais elle engendrent
vn ſang gros & melancholic, & ſont de difficile digeſtion.

Du riz.   Le riz nourrit mediocrement, mais il reſerre le ventre, & pource
eſt fort bon à ceux qui ont la dyſenterie, ou quelque deuoyement d'e-
ſtomach. Il eſt de plus facile digeſtion, & de meilleur gouſt , quand
on le faict cuire auec laict de vache, laict d'amandes, ou boüillon gras
de chair.

Del'orge mödé.   L'orge mondé bien appareillé eſt vne viande des plus recommandées qui ſe face point de grain quelconque, pour faire bon ſang. Car il
rafraichit, humecte & deſaltere , il engendre vn ſuc ſubtil & aucunement deterſif, il coule doucement en bas, d'autant qu'il n'a point d'a-
ſtriction, il n'eſt point faſcheux à digerer, il n'enfle point l'eſtomach, &
ne donne point de tranchées au ventre , tellement qu'il n'apporte aucune nuiſance au corps.

Des chãpignõs.   Encore ne faut-il pas mettre fin à ce traicté , ſans faire mention des
champignons. Il y en a deux ſortes, comme teſmoigne Dioſcoride. Car
les vns ſont bons à manger, & les autres ſont venimeux. Ils ſont venimeux quãd ils croiſſent en lieu où il y a quelque clou de fer enroüillé,
ou quelque drap pourry, ou pres de la cauerne d'vn ſerpent, ou au pied
de quelque arbre qui produit ordinairement fruicts nuiſibles. Ceux
qui

qui font tels ont au deſſus quelque ordure ou baue eſpoiſſe, cueillis
de terre, ils ſont incontinent pourris, & deuiennent moyſis. Ceux qui
ne ſont point venimeux, ont vn gouſt plaiſant, & nourriſſent fort, mais
ils ſont ſi mal-ayſez à digerer , que le plus ſouuent ils ſortent entiers
auec la matiere fecale, à cauſe qu'ils ſont extremement froids & humides : de ſorte qu'ils approchent bien prés du naturel des poiſons,
comme dit Galien. Auſſi la nourriture qu'ils donnent eſt-elle fort
phlegmatique, & dangereuſe : tellement que ſi on en mange par trop,
& qu'on ne les digere pas bien, ils cauſent vn grand detioyement d'e-
ſtomach, ou ils eſtranglent. Car de leur naturel ils engendrent humeurs groſſes & viſqueuſes, dont ils eſtoupent ſi bien les bouches des
arteres, que les eſprits eſtans enfermez leans, les perſonnes eſtouffent.
C'eſt pourquoy en les appreſtant, il eſt bon d'y mettre des ails , du poiure, ou autre eſpice.

Des condimens.

Chap. XI.

APRES auoir diſcouru de la vertu des viandes, il m'a ſemblé expedient de parler de la nature des choſes qui ſeruent à les confire, aſſaiſonner & conſeruer long-temps.

Le miel eſt chaud, ſec & fort deterſif, apperitif & de parties ſubtiles. *De la nature*
Le bon miel eſt doux, acre, & odorant. Les vns choiſiſſent le iaune, & *du miel.*
les autres le blanc, pour le plus excellent. Le miel crud à cauſe de ſon
acrimonie, laſche le ventre, & engendre des ventoſitez. Quand il eſt
eſcumé, il nourrit plus qu'il ne laſche , & ſe digere mieux, & n'eſt plus
venteux, & prouoque l'vrine, principalement quand on l'a fait boüillir
auec vn peu d'eau, iuſques à tant qu'il ſoit bien eſcumé. Le miel eſt
bon aux vieillards & à toutes perſonnes de temperament froid : mais il
n'eſt point propre aux ieunes gens, d'autant qu'il ſe côuertit en humeur
cholerique és corps chauds. Au ſurplus le miel a vne vertu ſinguliere de contregarder de corruption les ſucs des plantes, racines, fleurs &
fruicts.

Le ſuccre n'eſt pas ſi doux, ny par conſequent ſi chaud que le miel. Il *Du ſuccre.*
a toutesfois (dit Galien) vne meſme vertu abſterſiue, deſſicatiue & re-
ſolutiue. Mais il eſt plus agreable au palais, meilleur à l'eſtomach, & altere moins, que le miel. Outre ce qu'il conſerue long-temps les ius
d'herbes, racines, eſcorces, fleurs & fruicts , ſans eſtre gaſtez, il les rend
encore plus plaiſans au gouſt. C'eſt pourquoy on fait auiourd'huy
quaſi tous les ſyrops, confitures, & conſerues auec ſucere.

Le ſel reſtraint, reprime, abſterge, môdifie, ſubtilie, reſout & corrode, *Du ſel.*
d'autant qu'il eſt de nature acre & bruſlante, il contregarde de putre-

faction la chair, le poisson & toutes les autres viandes, parce qu'il desseche & consomme leur humidité superfluë, & reserre en soy leur substance molle, & la rend solide par son astriction. D'auantage il donne
saueur à toutes viàdes, qui d'elles-mesmes sont fades, & n'ont point de
goust, de sorte qu'il est tres-necessaire à la vie humaine.

Des espiceries. Les espiceries eschauffent, dessechent, & subtilient. Partant sont propres pour assaisonner les viandes froides, humides, & grossieres. En-
tre autres.

Du gingembre. Le gingembre est bon à l'estomach, & aide à la digestion. Il eschauffe
fort, non pas du premier coup, comme le poiure. Car il n'est pas de
parties si subtiles que le poiure, d'autant qu'il est composé d'vne substance grosse & indigeste, non seche ne terrestre, ains humide & aqueuse, comme asseure Galien.

Du poiure. Le poiure est extremement chaud, mis en sausse il ouure l'appetit, &
ayde à faire la digestion, & fait vriner. Le poiure blanc est plus fort que
le noir, l'vn & l'autre est dessicatif; mais le poiure lõg est de nature plus
humide, comme tesmoigne Galien.

Des cloux de gyroffles. Les giroffles eschauffent & subtilient iusques au tiers degré, ils ouurent & corroborent tout ensemble. Ils sont profitables à l'esto-
mach, au foye & au cœur, ils aident à faire digestion. Estans maschez ils
font bonne haleine.

De la muscade. Les noix muscades sont chaudes & seches au second degré, elles
sont astringentes, partant fortifient l'estomach, & le foye, & resserrent
les cours de ventre, neantmoins prouoquent l'vrine, dechassent les vé-
tositez, rendent la veuë bonne, & font bonne haleine estans maschées.

De la canelle. La canelle eschauffe & desseche quasi au tiers degré, elle est de parties
subtiles, & a vne forte acrimonie au goust, auec vne legere astriction.
Au moyen dequoy elle decouppe & dissout les superfluitez du corps,
& fortifie les membres. Elle est fort propre à esmouuoir les fleurs arrestées, elle prouoque l'vrine, & nettoye ce qui peut offusquer la veuë.

*De la moustar-
de.* La moustarde eschauffe & desseche au quart degré. Elle est propre
pour assaisonner les viandes grosses, visqueuses, & venteuses, parce
qu'elle subtilie, incise & resout. D'auantage elle sert d'aiguillon pour
resueiller l'appetit languissant, & en piquant le palais desgousté donne
enuie de manger. Mais sa force prend incontinent les gens par le nez, &
penetre quant & quant au cerueau.

De l'huyle. L'huile qu'on tire des oliues meures, est moyennant chaud & humectatif. Celuy qui est fort doux, pur, clair, & subtil, est meilleur pour assaisonner les salades.

Du vinaigre. Le vinaigre selon Galiē est de parties subtiles, & de nature meslée de
froideur & de chaleur, mais la qualité froide surmõte la chaude. Car le
vinaigre a en soy quelque acrimonie qui eschauffe, laquelle toutesfois
n'est assez suffisãte pour vaincre la froideur prouenãt de l'aigreur, mais

bië pour le faire penetrer plus foudainement. Car d'autāt que le chaud
perce plus que le froid, d'autant vn fuc acre eſt-il plus propre à percer
les conduits des corps fenſibles, que l'aigre.　Pource l'acre prepare le
chemin, l'aigre fuit auſſi toſt, & lors fe fait vn fentiment meſlé: de forte
que le vinaigre ne paroiſt point froid, à cauſe qu'on y apperçoit vne
acrimonie chaude; ne chaud auſſi à raiſon que la chaleur de l'acrimonie precedēte eſt touſiours amortie & du tout eſteinte par la froideur
procedāte de l'aigreur, qui fuit incontinēt. Parquoy cōbien que le vinaigre foit cōpoſé de qualitez contraires, toutesfois il participe plus de
froideur que de chaleur. Vray eſt que tāt plus il eſt vieil & fort, tāt plus
il eſt chaud. Au reſte le vinaigre eſt fort deſſicatif & inciſif. Et outrece
qu'il reſoult, il a cela de ſingulier qu'il reprime & reſtraint, c'eſt pourquoy il eſtanche le fang: il donne appetit, eſt bon à l'eſtomach, & fert
au flux de ventre cuict parmy les viandes. On en met aux fauſſes & aux
falades, pour les rendre fauoureuſes.

Le verjus raffraichit, deſſeche & reſtraint fort. Il eſteint la chaleur ex- *Du verjus.*
ceſſiue du corps, & eſtanche la foif. Vray eſt qu'il ne peut penetrer pro-
fondemēt comme le vinaigre, parce qu'il n'a en foy chaleur, ny acrimonie aucune, ains vne forte aſtriction, d'autant qu'il eſt de parties
graſſes.　On en met aux fauſſes, aux potages, & aux paſtez, pour leur
donner gouſt.

Comment il fe faut gouuerner au boire.

<h2 align="center">CHAP. XII.</h2>

L'ELECTION du boire n'eſt pas moins neceſſaire, que du manger, pour engendrer bon fang.　Parquoy quiconque ayme fa fan- *Les fortes de*
té, doit auoir foin d'eſtre bien emboiſſonné. Il y a pluſieurs fortes de *boiſsons, &*
breuuages, entre leſquels le vin tient le premier rang, & furpaſſe en *qu'elle eſt la*
bonté tous les autres.　Aucunes nations au deffaut du vin boiuent *meilleure.*
couſtumierement du cidre & du peré: autres de la biere. On vſe quelquesfois d'hypocras, de bouchet, d'hydromel, d'oximel, & de pti-
fante.　Le menu peuple boit ordinairement de l'eau, tellement que
l'eau eſt la plus commune boiſſon de toutes, cōbien qu'elle foit la plus
fimple, & qu'elle ne foit point nutritiue, comme les autres.　Chacun
choiſira le breuuage qui luy eſt le plus commode.

Il faut qu'il y ait touſiours proportiō du boire au māger. Car ſi le boi- *La quantité du*
re excede la viande, il la fait nager dans l'eſtomach. Quand on māge des *boire.*
viādes folides & feches, il eſt befoin de boire d'auātage: mais quand on
vſe de viandes liquides & humides, il n'eſt pas bon de tant boire.

Boire deux ou trois fois modeſtement au prix　　　　　　　G. F.
Qu'on mange, n'eſt iamais des Medecins repris.

La façon de boire.

Mais nous n'appprouuons pas la façon de boire d'autant, ny la coustume de boire à la tournée, à la mode des Allemans & de leurs voisins, ny pareillement de beuuoter, comme font aucuns: parce qu'en beuuant beaucoup tout d'vn traict au repas, la viande vient à flotter incontinent dans l'estomach, de sorte qu'elle ne se peut bien ny lier, ny cuire. Et comme on empesche la chair de cuire, en remettant souuent de l'eau au pot; ainsi la coction est-elle empeschée dans l'estomach en beuuant trop souuent. Quand on ne faict que beuuoter, outre ce que la soif n'en est point esteinte, le chyle en est rendu trop moite, & par consequent plus venteux. Il est bon de boire le premier traict de vin plus pur, le second plus trempé, & que le dernier coup ne soit quasi qu'eau rougie, quand on a le foye chaud, & le cerueau debile.

G. F.

Le premier traict qu'on boit d'vn vin vn peu plus fort,
A la digestion donne ayde & reconfort:
Au second coup conuient d'auantage d'eau mettre,
Car estant plus trempé, moins au cerueau penetre:
Mais la derniere fois que tu beuras, ie veux
Qu'il y ait moitié d'eau, pour estre moins fumeux.

Mais ie donne dispense à ceux qui ont le foye temperé, & le cerueau robuste de boire vn petit de vin pur à l'issuë de table, pour ayder à la coction du fruict, suiuát le Prouerbe vulgaire, *post crudum merum.* Comme la faim monstre qu'il est necessaire de manger, pour restablir ce qui est ruiné de nostre substance solide : ainsi la soif qui suruient en mangeant, est-elle vn tesmoignage qu'il est temps de boire: parce que nature a besoin alors d'humidité, pour reparer ce qui s'est escoulé de nostre substance humide. Et bien qu'on ne soit point alteré, encore est-il bon, quand on a prins de la viande solide en assez bonne quantité, de boire pour l'arrouser, & la rendre plus molle, afin que plus aysément elle puisse estre digerée, & portée apres au foye & aux veines. Car le boire (comme dit Erasistrate) est le chariot de la viande. Mais il se faut garder de boire à ieun : & incontinent apres le repas, quád l'estomach s'employe à la digestion, & à l'yssuë du bain : & quand on est en sueur à force de trauailler. Il n'est pas bon aussi de boire quand on s'en va coucher, de peur d'exciter le rheume: vray est qu'il est permis quelquefois aux bilieux, pour mieux reposer la nuict de boire vn peu d'eau pure, ou bien de l'eau vineuse, quand ils ont prins au souper du vin plus fort que de coustume, ou qu'ils ont excedé la mesure ordinaire. Il est pernicieux de boire en la soif menteuse, parce que l'humeur qui la prouoque, en deuiét plus farouche. Or d'autát que pour se bien gouuerner au boire, il ne suffit pas de cognoistre l'vsage des boissons en general, mais est besoin de sçauoir exactement la nature & proprieté de chacune en particulier, ie discoureray icy par ordre premierement du vin, en apres du

cidre & du peré, puis de la biere, confequemment des autres breuuages
artificiels, & finalement de l'eau.

Du Vin.

CHAP. XIII.

LE vin eft merueilleufement vtile à l'homme, il r'allume noftre *Vertu du vin.*
chaleur naturelle, & la fortifie, par ce moyen il refueille l'appetit,
ayde à la digeftion, engendre le fang pur, clarifie le trouble, defoppile
les conduits, fait paffage aux excremens, donne bonne couleur, purifie
le cerueau, aiguife l'entendement, fubtilife les efprits, & (comme dit
Dauid) refiouyt le cœur de l'homme, & le rend hardy & courageux,
& entretient le corps en fanté, moyennant qu'il foit prins par côpas, &
fans excez. Autrement il ofte l'vfage de raifon, & caufe vne infinité de
maladies.

Pour difcerner la nature & proprieté du vin, il faut confiderer la *Diftinction des*
confiftance, couleur, faueur, force & odeur, auec la temperature, l'aage, *vins.*
le terroir où il a creu, & la conftitution de l'année. Pour ces diuerfes *D'où font prifes*
confiderations, on a fait plufieurs differences. *leurs differêces.*

On remarque trois fortes de vin à la confiftance. Car aucuns font *Difference prife*
fubtils & deliez, autres gros & charnus, & les autres moyens. *de la confiftâce.*
Vin fubtil.

Les vins de fubftance tenuë & claire comme eau, donnent peu de
nourriture au corps, mais ils font bien toft digerez, & prouoquent fort
les vrines. Ils font propres aux gens delicats, & duifent à ceux qui ont
amaffé és veines vn tas d'humeurs groffes & melancholiques. Quâd ils
font forts, ils font vaporeux, & pour ce font mal à la tefte.

Les gros vins nourriffent beaucoup, mais ils font de plus difficile & *Gros vin.*
tardiue digeftion, & fi oppilent les entrailles. Ils font bons aux labou-
reurs, vignerons & autres perfonnes qui trauaillent beaucoup, & à
ceux qui ont le corps rare.

Les vins de confiftance mediocre font les meilleurs, pource qu'ils *Vin mediocre.*
n'offencent point le cerueau, ainfi que les fubtils, & fi n'excitent point
d'obftructions comme font les gros.

On diftingue trois fortes de vin, par la couleur, à fçauoir le vin blanc; *Difference prife*
le vin clairet qui eft paillet ou rougelet; & le vin couuert, qui eft rouge, *de la couleur.*
vermeil, ou noir.

Le vin blanc d'autant qu'il eft de fubftance plus tenuë que le rouge, *Vin blanc.*
il fe digere plus facilement, & fi penetre plus foudain par tout le corps,
& prouoque plus les vrines: mais il nourrit moins. Auffi eft-il plus conuenable pour ceux qui viuent mignardement, que pour ceux qui viuêt
durement. S'il eft fort & genereux, il enuoye force fumées à la tefte, &
efchauffe le foye en paffant. Quand il eft foible, aqueux, crud & verde-

let,il n'apporte aucun detriment ny à la teste,ny au foye ; & si est profitable aux passions des reins,& de la vessie , à raison qu'il trauerse incontinent iusques là: mais par long vsage, il offence le ventricule, les intestins,la rate,& la matrice.

Vin couuert.   Le vin couuert,pource qu'il est de substance plus grosse & terrestre, que celuy qui n'a guere de couleur,a de coustume d'estre plus tardiuement cuict & distribué:mais en recompense il donne plus grãde nourriture,estant plus idoine pour engendrer le sang,d'autant qu'il luy ressemble d'auantage,il offence moins la teste , & fortifie mieux l'estomach,qui est lasche & debile.   Vray est qu'il cause abondance d'humeurs grossieres,& excite force obstructions aux entrailles. Il est profitable à ceux qui menent vne vie laborieuse, & à ceux qui ont la texture du corps rare,& les cõduits trop ouuerts,& qui sont subiects à suer à tous propos.

Vin clairet.   Le vin clairet tiét le milieu entre les deux.C'est pourquoy il excelle l'vn & l'autre en bonté. Le paillet qui est fauuelet ou iaunatre approche de bien prés aux facultez du vin blanc:le rougelet tire quelque peu d'auantage sur le couuert.

Difference prise de la saueur.   Les anciens & modernes ont mis trois principales sortes de vin differentes en saueur,qu'ils ont nommez vin doux,vin aspre, & vin mestif entre le doux & aspre.

Vin doux.   Le vin doux nourrit plus que les autres. Il profite à ceux qui toussent beaucoup , parce qu'il les faict cracher plus à l'aise.   Il cuit les phlegmes cruds en la poitrine , il adoucit les asperitez des parties interieures.   Pour ceste cause il est vtile aux poulmons, à la vessie, & aux reins exasperez ; & mauuais à l'estomach,à raison qu'il n'y arreste gueres.   Il est dommageable au foye & à la rate ,parce qu'il les enfle, & oppile.   De là vient qu'il excite la soif, & si est facilement conuerty en cholere.   Si est ce toutesfois qu'il n'offense pas beaucoup le cerueau.

Vin parfaitement meur.   Tout vin qui est paruenu à parfaicte maturité,approche du vin naturellement doux,bien qu'il soit plus chaud & sec , à cause qu'il a perdu toute son aquosité.

Vin austere.   Le vin aspre eschauffe moins.Il est rude,ou verd.Le vin rude comme est celuy de pressoir exprimé de la grappe quand le clair est tiré,est plus sec & terrestre.

Vin acerbe.   Le vin verd exprimé des raisins non encore meurs,est plus humide & aqueux,iaçoit que Galien maintienne le contraire.

Vin rude.   Le vin rude fortifie l'estomach & le ventre par son astrictiõ,il est plus difficilemét digeré,plus tardiuemét distribué,& nourrit moins que le doux.Et comme il est moins odorant & vaporeux,aussi a il accoustumé de moins entester & enyurer. Vray est qu'il oppile les entrailles, & constipe le ventre.

Vin verdelet.   Le vin verdelet n'offense point la teste aussi, d'autant qu'il contient

plus d'eau que de vin. A raiſon dequoy il eſt proffitable à ceux qui ont
le foye extremement chaud, & le ſang boüillant, mais dommageable à
ceux qui ont l'eſtomach debile. Car il ſe cuict & digere auec peine, & ſi
excite des cruditez, des ventoſitez & des trenchées, par ce qu'il eſt de
temperament froid, en comparaiſon du vin meur.

Le vin qui tient le mitã entre le doux & aſpre, doit eſtre preferé à tous *Vin meſlif.*
deux; car il excelle en bõté de ſuc, & ſi eſt exempt de la nuiſance qu'apporte l'vne & l'autre extremité: Ioint qu'il eſt friand & delicat à boire,
à cauſe qu'il a vne douceur tãt ſoit peu aſpre, ſemblable à la framboiſe,
ſi agreable au gouſt, qu'il n'eſt rien plus, parce qu'il pique vn petit ſur
la langue.

Il y a auſſi grande difference entre les vins touchant leur efficace. *Difference priſe*
Car les vns ſont forts & puiſſans, les autres foibles & petits, les au- *de la faculté.*
tres entredeux. Les premiers portent beaucoup d'eau, les autres *Vin genereux.*
peu, & les autres moyennement. Les vins forts, ſont appellez vineux; & les petits, aqueux. Les Grecs nomment couſtumiere-
ment ceux-cy *oligophores*, c'eſt à dire vins de petite portée. Les vins *Vin de petite*
genereux ſont extremement chauds & furieux, partant font bien toſt *portée.*
mal à la teſte, & offenſent les nerfs, s'ils ne ſont bien trempez d'eau. *Moyen vin.*
Les petits vins ſont propres aux gens de lettres, pource qu'ils ne
rempliſſent point le cerueau de vapeurs, & ne troublent point
l'eſprit.

On diſcerne encore les vins par l'odeur, parce que les vns ont vne
bonne odeur, les autres vne mal-plaiſante, les autres n'en ont point du
tout. Or l'odeur au vin, eſt vn ſigne de force & de chaleur, & la priuation d'odeur, vn teſmoignage certain d'imbecilité & froidure. Le vin
odorant moyennant qu'il ſoit ſubtil & clairet, eſt fort propre pour recréer les forces abbatues, faciliter la concoction, & attenuer le ſang:
mais il eſchauffe beaucoup le corps, & remplit la teſte de vapeurs, &
offenſe fort les nerfs & l'entendement, & cauſe douleur de teſte & vne
infinité de catarrhes.

Le vin eſt de temperament chaud & ſec, plus ou moins, ſelon l'aa- *Difference priſe*
ge, le pays, & la conſtitution de l'année. C'eſt pourquoy le mouſt, *de l'odeur.*
le vin nouueau, & le vin vieil, ſont beaucoup differens en temperature.

Le mouſt eſt chaud au premier degré, le vin nouueau au ſecond, & le *Difference du*
vieil au troiſieſme, dit Galien auec Dioſcoride. Ce qui eſt vray és re- *vin ſelon ſon*
gions chaudes, comme en Afrique, Aſie, Grece, Italie, Eſpagne, où les *têperament &*
vins ſont plus chauds à la cinq ou ſixieſme année, qu'à la premiere: *aages*
mais non pas és pays froids qui approchent vers l'Occident, ou le Septentrion. Car en noſtre pays qui eſt Septentrional, la plus part des
vins principalement quand l'année eſt froide & humide, ſont verds &
ſi debiles, qu'à grand' peine eſchauffent ils iuſques au premier degré,
de ſorte que l'année expirée leur chaleur eſtant reſoluë, ou ils deuien-

nent du tout aigres, ou pouſſez & eſuentez, en perdant leur ſaueur & odeur.

Mouſt.   Le mouſt d'autant qu'il eſt crud, venteux & de difficile digeſtion, s'il n'excite vomiſſement ou flux de ventre, il s'arreſte long-temps en l'eſtomach, & és hypochondres, leſquels il enfle, & y engendre force obſtructions, & cauſe beaucoup de ſonges faſcheux.

Vin nouueau.   Le vin nouueau qui n'eſt pas encore bien cuict & fermenté approche fort du temperament & des facultez du mouſt. Car il ſe digere difficilement, & ne paſſe pas aiſément par les boyaux ny par les veines, & ne prouoque aucunement l'vrine: mais celuy qui eſt aſſez cuict & deſpuré de tous excremens, eſt facilement digeré, & ſoudainement diſtribué, oſte les inflations des hypochondres, deliure les obſtructions, fait paſſage aux ſuperfluitez, prouoque les vrines & les ſueurs, & fait bien dormir, tellement qu'il a beaucoup de vertus toutes contraires aux vices que nous apperceuons au mouſt. Et comme en noſtre pays & autres lieux froids le vin nouueau ſuffiſamment eſboully & defequé eſt plus plaiſant au gouſt, auſſi eſt-il plus chaud que le vieil ; au contraire de celuy qui naiſt és contrées chaudes. *Vin vieil.* Auſſi nos vins vieils ne font ils pas ſi toſt mal à la teſte, que les nouueaux, pour ce qu'ils eſchauffent moins, & ont moins de force.

Difference des vins ſelon les pays.   Les vins ſont de nature & vertu differente ſelon le pays, pour la diuerſité des climats, & des terroirs.

Vins François.   Les vins François creus és enuirons de Paris, & par toute l'Iſle de France, ſont pour la plus part blancs & clairets. Il y en a peu de rouges, & encores moins de noirs. Ils ſont chauds & ſecs au premier degré ſeulement ou au commencement du ſecond. C'eſt pourquoy ils ne ſont guere forts, ains de petite portée. Quand ils ſont bien meurs ils ſont d'vn gouſt plaiſant, & propres aux eſtudians, aux citoyens des villes, & à ceux qui meinent vne vie tranquille & ſedentaire. Car ils ne rempliſſent pas la teſte de vapeurs acres, comme font les vins d'Orleans: & ne bruſlent point les entrailles, comme les vins de Gaſcongne, d'Eſpagne, & autres regions extremement chaudes: & ne chargent point le corps d'excremens ſereux, comme les vins cruds & verds: & n'amaſſent vn tas d'humeurs melancholiques qui engendrent obſtructions, comme ceux qui ſont gros, & noirs.

Vins de Couſſy.   Entre tous les vins de France, ceux de Couſſy ſont eſtimez les plus excellens. C'eſt pourquoy ils ſont dediez au Roy, & reſeruez pour ſa boiſſon, ils ſont ordinairement rouges, ou clairets, genereux, d'vne conſiſtance mediocre, & d'vn gouſt plaiſant, & delicat à boire, & fort conuenables à ceux qui ſont extremement affoiblis, & quaſi deſnaturez, pour s'eſtre trop emancipez au ieu des Dames rabatuës: & à ceux qui ont enduré quelque grande euacuation.

De Lannois.   Quand la ſaiſon eſt chaude, il ſe trouue des vins au pays de Lannois, notamment à Crane, approchans en couleur, conſiſtance & bonté à

ceux

ceux de Couſſy. Aux autres contrées de Picardie, les vins ſont petits & De Picardie &
de Normandie.
verdelets, comme ſont auſſi les vins de la haute Normandie.

Entre les vins de Champagne, ceux d'Ay tiennent le premier rang en Vins d'Ay, &
autres lieux de
Champagne.
bonté & perfection. Ils ſont clairets & fauuelets, ſubtils, delicats, friãds
& d'vn gouſt fort agreable au palais, approchant à la framboiſe. C'eſt
pourquoy les grands Seigneurs en font grands cas. Neantmoins ils
prouoquent les defluxions, & font mal à la teſte à ceux qui ont le cerueau debile, & la texture du corps rare, plus pour leur ſubtilité & tenuité de ſubſtance, que pour leur force. Comme ils ne ſont pas des plus
forts, auſſi ne portent ils guere d'eau, & ſe doiuent boire en dedans la
ſainct Iean. Car de là en auant, leur bonté diminue. En la montagne de
Rheims il y a d'aſſez bons vins quand l'année eſt chaude, autremẽt
ils ſont petits & verdelets. Ceux de Verzenay, & d'Auenay ſont ordinairemẽt les meilleurs. Ils ſont plus chargez de couleur que ceux d'Ay:
auſſi ſont ils de plus longue garde.

Tous les ans durant les Oz de Noel, les dignitez de l'Egliſe de No- Pampelune de
Rheims.
ſtre-Dame de Rheims ont de couſtume, l'vne apres l'autre, de faire preſent à tous les Chanoines, & à leurs amis, du plus excellent vin de l'an-
née, qu'on appelle *Pampelune*, comme ſi on vouloit dire en Grec Que ſignifie ce
mot Pãpelune.
παμπέλη οἶνος, entendant par la premiere lettre, ce mot πᾶσιν, c'eſt à dire
vin de toute vigne: pource que Meſſieurs enuoyent ordinairemẽt leurs
tonneliers aux caues des marchands de la ville gouſter du vin de tous
les crus du pays, pour choiſir & achepter le meilleur qu'ils trouuent.

Les vins de Sens, d'Auxerre & Tonnerre, ſont rouges, aſtringens & Vins de Bour-
gongne.
rudes, és premiers mois. Par leur aſtriction ils confortent vn eſtomach
laſche, & n'offenſent point le ceruleau par grande vaporation. A raiſon
de quoy ils ſont bõs à ceux qui ſont ſubiects aux defluxions. Mais ceux
qui ſont diſpoſez aux oppilations de foye & de rate, & ceux qui meinent vne vie oiſiue & ſedentaire, n'en doiuent point vſer, iuſques à la
fin de l'année, lors qu'ils ont depoſé leur aſtriction & aſpreté. Ioint que
deuant qu'ils ayẽt acquis leur parfaicte maturité, ils ſont plus difficiles
à eſtre digerez, & plus tardifs à eſtre diſtribuez.

Entre les vins de Bourgongne, ceux de Beaune tiennent le Vins de Beau-
ne.
premier lieu, d'autant qu'ils ſont d'vne conſiſtance mediocre, d'vne
couleur d'œil de perdrix, d'vn gouſt plaiſant, au ſurplus genereux, &
moins fumeux que ceux d'Orleans. C'eſt pourquoy on dit vulgairement,

Vinum Belnenſe ſuper omnia viua renſe.

I'ay promis à vn Bourguignon de ne point icy oublier les vins blãcs Vins d'Arboie.
d'Arbois, pour ce qu'il m'en fit boire du tres-bon en ſa maiſõ à Luxeu,
l'an 1605. La verité eſt qu'ils excellent en bonté les autres vins du pays.

Les vins d'Orleans ſont fort eſtimez en France pour leur force & Vins d'Orleãs.
bonté. Ils ſont pour la plus-part rouges, de ſuſtance mediocre, de bon
gouſt, ſentant la framboiſe, vineux, proffitables à l'eſtomach. Ils eſ-

Y

chauffent beaucoup plus, & donnết d'auantage de nourriture au corps,
que les vins François.   Mais ils enteſtent & offenſent le ceruëau ſur
tous autres.   Partant ſont nuiſibles à ceux qui ſont ſubiects à la
migraine , & aux defluxions, qui ont les parties nobles d'vne conſtitution chaude & ſeiche. Ils ſont au prime en leur bonté en la ſeconde année.

Vins d'Anjou.   Les vins d'Anjou ſont pour la plus-part blancs, doux, vineux, de
ſorte qu'on en faict grand cas en France pour leur bonté.   Ils ſont
beaucoup meilleurs la ſeconde année que la premiere. Ils ſe gardent
long-temps.

Vins de Bar-ſur-Aube.   Les vins de Bar-ſur-Aube, approchết de bien prés en couleur, ſaueur
& bonté aux vins d'Anjou.

Vins de Gaſcõgne.   Les vins de Gaſcongne, bien qu'ils ſoient ſans comparaiſõ plus
chauds & ſecs que les vins d'Orleans, ſi eſt-ce que pour ce qu'ils ſont
plus gros, & n'ont point leur force du tout deſliée, ils ne ſont pas ſi
vaporeux, & n'offenſent pas ſi toſt la teſte, comme i'ay recognéu par
experience. Les vins de Graue, qui croiſſent autour de Bordeaux excellent en bonté & delicateſſe ceux de la haute Gaſcongne.

Vins eſtrãgers.   Les vins de Maluoiſie, Muſcadets, Corſiques, & autres qui viennent de la Grece, d'Eſpagne, d'Italie & de Languedoc, nous ſont tres-
pernicieux, ſi nous en vſons en commun breuuage: bien qu'ils ſoient
ſinguliers és cruditez d'eſtomach, és coliques, & aux autres maladies
cauſées d'humeurs froides.   Or quoy que les vins eſtrangers qu'on
faitvenir des regions chaudes, nous ſemblent eſtre gracieux au gouſt,
ſi n'en faut-il pas toutesfois vſer que bien à propos, d'autant qu'outre leurs qualitez manifeſtes, ils en ont encores d'autres occultes,
qui par vne antipathie nous ſont autant ennemies (par ce que nous
ſommes de pays diſſemblables) qu'elles ſont familieres & amies
par vne ſympathie aux habitans du terroir où tels vins croiſſent.

Difference des vins ſelon la cõſtitution du temps.   Pour iuger de la bonté & qualité des vins, faut ſoigneuſement regarder quel eſt l'eſtat & conſtitution de chacune année, &
en gouſter tous les ans, pour en donner vn iugement aſſeuré, d'autant qu'il arriue quelquesfois que les vins François ſont les meilleurs : Quelques années les vins de Bourgongne gaignent le prix:
autres années les vins d'Orleans ſurpaſſent : Aucunes années les
vins d'Anjou ſont plus excellens que tous les autres : & le plus
ſouuent les vins d'Ay tiennent le premier lieu, en bonté & perfection.

Du cidre & du peré.

CHAP. XIIII.

POVR iuger de la vertu du cidre, il faut regarder au goust, à l'aage & *Vertu du cidre.*
à la compofition d'iceluy. Le gouft depend non feulement de la
faueur des pommes dont il eft faict, lefquelles font douces, ou aigres,
ou afpres, mais auffi de l'aage qu'il a, parce que le pómé qui eft gardé,
change de gouft auec le temps, & acquiert apres qu'il eft paré vne autre faueur qu'il n'auoit lors qu'il fe paroit.

Le cidre doux, à raifon de fa douceur qui prouient de chaleur tem- *Cidre doux.*
pétée, efchauffe mediocrement & raffraichit le moins de tous. Il eft
le plus alimenteux, & le plus profitable, à ceux principalement qui ont
l'eftomach froid & fec.

Le cidre aigret foit qu'il ayt efté faict de pommes aigres, foit qu'il *Cidre aigre.*
fuft deuenu acide par fucceffion de téps, d'autant qu'il eft fort aqueux,
& quelque peu terreftre, aftringent, & confortatif, & neantmoins fort
fubtil & penetratif, eft fingulier pour temperer la chaleur d'vn eftomach & foye chaud, & d'vn fang ardent & bilieux, pour arrefter les
vomiffemens & defluxions choleriques, pour eftancher la foif, & incy-
fer les humeurs groffes & vifqueufes.

Le cidre afpre, d'autant qu'il eft fort froid & fec, il n'eft bon qu'à la *Cidre afpre.*
longue, quand il a perdu fon afpreté, & changé fa grande froidure &
fechereffe en vne moindre froidure, accompagnée de quelque humidité tirant fur la douceur ou acidité. Vray eft qu'il conforte aucunement vn eftomach languide & mollaftre, & arrefte les vomiffemens
exceffifs, & toutes fortes de flux de ventre, & affopit les battemens de
cœur & faillances, & ayde à faire la digeftion beu fur la fin du repas,
moyennant qu'il foit deftrempé auec vn peu d'eau, pour luy diminuer
cefte pefanteur & tardiueté à penetrer.

Quant à l'aage du cidre, celuy qui eft nouuellemét faict, en cor trou- *Cidre nouueau*
ble, non defpuré, ny deffequé, n'eft point fain. Car il endómage l'eftomach, il excite douleur de tefte, & fi engédre vne infinité d'obftructiós.

Car celuy qui eft furanné, & qui tire defia fur l'aigre, n'eft pas moins *Cidre furanné.*
dommageable que le precedent. Parquoy n'en faut vfer que lors qu'il *De moyé aage.*
eft bien paré, & au milieu de fon aage.

Pour le regard de fa compofition, celuy-là eft toufiours le meilleur, *Compofitió du*
plus falubre, & plus facile à digerer, qui eft faict de pommes bien meu- *cidre.*
res, cueillies en leur temps, non trop longuement gardées, & fans eau.
Car l'eau luy fait perdre le gouft naturel, le fait aigrir & corrompre facilement, & empefcher qu'il ne foit de garde. Le pire de tous eft celuy
qui eft faict de pommes fauuages, auec de l'eau.

Y ij

Vertu du peré.   Le peré eſt encore plus ſain , & plus profitable à l'eſtomach, & au corps que le pommé. Car outre la vertu manifeſté qu'il a de corroborer l'eſtomach, prouenant de la ſubſtáce terreſtre, & faculté aſtringente que toutes poyres ont de nature : on remarque encore au peré vne vertu occulte qu'il a de dompter toute poiſon, & principalement le venim engendré dedans l'eſtomach, pour auoir mangé des champignós. Le peré humecte d'auantage que le pommé : mais il raffraichit plus, & conforte bien d'auantage.

Vray eſt qu'il donne plus ſouuent des tranchées & coliques , principalement s'il eſt aigret ou aſpre, par ce qu'il ne s'eſcoule pas ſi toſt par

Vice du peré.   les vrines, & par le ventre, ains s'arreſte plus long-temps en l'eſtomach, & és hypochondres. Pour ceſte occaſion il vaut mieux le boire ſur la fin du repas, qu'au commencement, moyennant qu'il n'y ait vomiſſement, ny flux de ventre.

De la biere.

CHAP. XV.

Compoſitió de   **L**A biere ſe fait d'orge auec du houblon, & de l'eau : Aucuns y adiou-
la biere.   ſtent de l'auoyne, autres du bled froumét, pour la rendre plus nour-
riſſante. Quelquefois on y meſle de l'iuraye pour irriter d'auantage le gouſt. Les Anglois pour la faire plus plaiſante, apres qu'elle eſt braſſée iettent dans les tonneaux du ſuccre, de la canelle , & des

Temperature   cloux de giroſle. Les Flamens y mettent quelquefois du miel &
de la biere.   des eſpices. La biere eſt de temperature chaude, plus ou moins toutesfois ſelon les ingrediens dont elle eſt compoſée. Car celle qui eſt faicte ſeulement d'orge & vn peu de houblon, eſt la moins chaude de toutes. Auſſi eſt-elle plus propre pour eſtancher la ſoif, & raffraiſchir le corps durant les grandes chaleurs d'Eſté. Celle qui eſt faicte d'orge & d'auoyne, eſt quelque peu plus chaude. Celle qui eſt faicte d'orge & de froument, eſt encore plus chaude. Partant ne faut point douter que la biere, de quelque grain qu'elle ſoit faicte, ne ſoit chaude. Car encore que l'orge de ſon naturel ſoit froide, neantmoins par la maceration, fermentation, putrefaction & decoction qu'elle endure en la preparation de la biere, il eſt impoſſible qu'elle n'acquiere quelque chaleur. Ioint que le houblon (ſoit ſa fleur ou ſa ſemence) y eſtant meſlé, par ſa chaleur tempere beaucoup la froideur naturelle de l'orge. Le gouſt de la biere monſtre bien auſſi qu'elle eſt chaude. Car il doit eſtre doux, ou acre, ou amer pour eſtre bonne. Et ſi d'auenture elle eſt d'vn gouſt aſpre, ou aigre, elle ne vaut rien. Ses effects pareillement demonſtrent ſa chaleur. Car quand on en boit

exceſſiuement, elle enyure comme le vin. On en diſtille meſme de
l'eau de vie par l'alembic.

Comme elle nourrit dauãtage, auſſi eſt-elle de plus groſſe ſubſtance, *Faculté de la*
& de plus difficile digeſtion que le vin. Si elle eſt mal cuite, ou nouuel- *biere.*
lement faicte, ou trouble, elle cauſe des obſtructions, & inflations,
mal de teſte, colique, grauelle, ſtrangurie, & ardeur d'vriné principalement ſi elle eſt acre. Si elle eſt trop vieille & tire ſur l'aigre, elle offenſe
l'eſtomach, & les parties nerueuſes, & engendre mauuais ſuc, & en fin
la lepre, ſi nous croyons à Dioſcoride. Parquoy faut vſer de celle qui
eſt bien cuicte, deffequée, claire, & d'aage mediocre.

Des autres breuuages artificiels, deſquels on ſe ſert quelquefois.

CHAP. XVI.

L
E vin aromatiſé auec ſuccre & canelle, eſt appellé hypochras, non *D'où vient ce*
qu'Hippocrate l'ait iamais inuenté, ou mis en vſage, mais à raiſon *nom Hypocras.*
de la meſlange des ingrediens qui entrent en ſa compoſition. Car il
vient du verbe Grec ὑποκεράννυμι qui ſignifie meſlanger. On n'en doit
vſer que bien à propos, à cauſe que par ſa chaleur, & vaporation gran- *L'vſage de l'hy-*
de il excite pluſieurs maladies dangereuſes, comme la ſquinancie, l'a- *pocras.*
poplexie, la paralyſie. Toutesfois ceux qui ſentent quelque froideur &
debilité à l'eſtomach, en peuuent vſer, non en breuuage commun, mais
en forme de remede.

L'hydromel eſt faict d'eau & de miel boüillis enſemble, mais celuy *Compoſition de*
qui a eſté durant les chaleurs des iours caniculaires expoſé l'ong-tẽps *l'hydromel.*
au Soleil, eſt appellé vineux, pource qu'il a acquis vne chaleur pareille
au vin, en vertu de laquelle il ſubtiliſe & nettoye les humeurs groſſes & *Vertu de l'hy-*
viſqueuſes, il fait cracher, il ayde à faire la digeſtion des cruditez en l'e- *dromel vineux.*
ſtomach, il deſoppile le foye, les roignons & les vretaires en prouoquãt
l'vrine. Il eſt propre aux gens phlegmatiques, en hyuer. Il eſt bon d'en
prendre tous les matins auecques vne roſtie. Il n'eſt point fumeux, &
n'offenſe point le cerueau. Les Polonois, Moſcouites, & autres natiõs
froides qui ont diſette de vin, & abondance de miel, en font leur boiſſon ordinaire.

L'oximel eſt faict d'eau, de miel, & de vinaigre. C'eſt vn breuuage *De l'oximel.*
tres profitable pour l'entretenemẽt de la ſanté, à toutes aages, & complexions, deſtouppant les oppilations des parties interieures, & ne laiſſant aucunes humeurs groſſieres ny gluantes dans les conduits de noſtre corps.

Le bouchet eſt faict d'eau aromatizée auec ſuccre & canelle. Il ne re- *Du bouchet.*

froidit pas l'eſtomach, comme fait l'eau crue, & ſi n'eſchauffe pas tant que le vin. On l'appelle autrement hypocras d'eau.

De la ptiſanne.   La ptiſanne qu'on fait de la decoction d'orge & de regliſſe, eſt bonne pour raffraichir les alterez, durant les chaleurs d'Eſté, & propre en tout temps à ceux qui ont la fiebure.

De l'Eau.

CHAP. XVII.

COMBIEN que l'eau ſoit la plus ſimple & la plus cõmune boiſſon de toutes, neantmoins pource qu'elle eſt la plus vile, & qu'elle n'eſt point nutritiue comme les autres, ie l'ay reſeruée au dernier lieu. *La nature & vertu de l'eau.* L'eau eſt de nature froide & humide. Elle duit à ceux qui ont meſtier de rafraichiſſement : & nuit aux autres, parce qu'elle refroidit l'eſtomach, & empeſche la digeſtion des viandes.

La meilleure eau.   La meilleure eau de toutes eſt la plus legere, non au poix, cõme penſe le vulgaire, mais en effect. Car nous appellons la plus legere, celle qui pour ſa ſubtilité paſſe plus legerement, & deſcend ſoudainement de l'eſtomach en bas : comme nous nommons peſante, celle qui pour *Comment on eſprouue la bõté de l'eau.* ſa longue demeure appeſantit l'eſtomach, le ventre & les flancs. Galien eſprouue la bonté de l'eau par trois ſens : premierement à la veuë il veut qu'elle ſoit fort claire & nette, à la bouche & au nez qu'elle n'ait aucun gouſt, ny odeur, ny qualité quelconque. Au ſurplus que elle ſoit aiſément alterée. Il n'eſt donc pas beſoin de peſer l'eau à la balance, pour ſçauoir ſon excellence, ains faut pluſtoſt regarder ſi elle n'eſt point trouble ny bourbeuſe ; puis taſter ſi elle n'eſt point douce ny ſalée, ou ſi elle ne retient point quelque eſtrange ſaueur de la terre par où elle paſſe ; & ſi elle eſt toſt eſchauffée & toſt refroidie, comme a remarqué Hipocrate en l'Aph. 26. du liure 5. d'autant que telle eau reçoit facilement alteration.

Les ſortes d'eaux.   Il y a cinq ſortes d'eaux à boire, à ſçauoir celles de pluye, de fontaine, de riuiere, de puys & d'eſtang.

Eau de pluye.   L'eau de pluye, bien qu'elle ſoit la plus legere à la balance, eſtant plus facilement montée en l'air, & ayant là quelque temps demeu- *Eau de neige & de glace.* ré penduë par ſa ſubtilité, ſi n'eſt-elle pas pourtant la meilleure. Autrement les eaux de neige, & de glace fonduë, qui ſont trop plus legeres aux poix que celle de pluye, ſeroient plus excellentes : Neantmoins elles ſont (& à bon droict) reiettées de tous, comme tres-mauuaiſes & pernicieuſes, pource que la menue ſubſtance en eſt ſortie quand l'eau s'eſt congelée. Et encore que l'eau du ciel fuſt plus tenuë, par ce que le Soleil attire touſiours en haut ce qui eſt le plus ſubtil : ſi eſt-ce touteſfois qu'elle n'eſt pas la plus ſalubre, pour ce qu'elle

eſt tirée, non ſeulement des riuieres coulantes, mais auſſi des marets,
des lacs dormans, & de la mer. Ioint que les exhalations putrides des
lieux infectez, & des corps morts eſleuées de la terre en l'air, ſe meſlent
parmy. Auſſi eſt-elle pluſtoſt corrõpue, que pas vne des autres, & cauſe incontinent le rheume, & la toux.

L'eau de fontaine ſurpaſſe toutes les autres en bonté ; celle de *Eau de fontaine*
riuiere va apres, puis celle de puys. La pire de toutes eſt celle d'e-
ſtang. L'eau de fontaine qui paſſe au trauers des canaux de plomb,
n'eſt pas des meilleures, à cauſe de la ſereuſe meſlée parmy le
plomb.

Celle de riuiere eſt beaucoup plus ſalubre, quand elle eſt bien re- *Eau de riuiere.*
poſée & raſſiſe. Car par longue reſidence elle deuient plus nette,
plus claire & plus tenuë, pource que tout le limon deſcend petit à petit au fond du vaiſſeau. On eſtime d'auantage celle qui regarde l'O-
rient.

L'eau de puys, (auſſi bien que celle de fontaine) qui voit le ciel & l'air, *Eau de puys.*
& qui eſt ſouuent eſpuiſée, vaut beaucoup mieux, que celle qui eſt couuerte, & qui n'eſt guere frequentée. On priſe bien d'auantage auſſi celle qui eſt froide en eſté, & chaude en Hyuer.

L'eau d'eſtang ne vaut rien, à raiſon qu'elle eſt eſpoiſſe, limoneuſe & *Eau d'eſtang.*
orde, & ne peut eſtre exempte d'infection, faute de mouuement.

Commens il ſe faut gouuerner au dormir & au veiller.

CHAP. XVIII.

LE ſommeil donne repos à la faculté animale, & vigueur à la na- *L'vtilité du*
turelle. Car quand l'eſprit animal en veillant eſt diſſipé par le tra- *ſommeil.*
uail, le ſommeil nous ſaiſit incontinent, par le moyen de la chaleur *Qui eſt cauſe*
naturelle, qui ſe retire du dehors au dedans, pour mieux cuire l'ali- *du ſommeil.*
ment, duquel les vapeurs benignes montées de l'eſtomach au cerueau,
eſtans eſpoiſſes par ſa froideur viennent ſoudainement boucher les
nerfs, de ſorte que la faculté animale ne peut plus reluire aux organes
des ſens, partant eſt contrainte de ſe repoſer tandis que nature eſt totalement occupée à faire la coction des viandes non ſeulement en l'eſtomach, mais auſſi au foye & en toute l'habitude du corps : puis la diſtri-
butiõ de la nourriture par toutes les parties, pour reparer la triple ſubſtance conſommée, reſtaurer les eſprits exhalez, rafraichir leurs organes laſſez, & fortifier tous les membres debilitez du trauail, afin qu'ils
puiſſent habilement recommencer leurs mouuemens, & s'acquiter
gentiment de leur office. Par ainſi le ſommeil nous apporte des grandes commoditez, quand il eſt tel qu'il faut.

Le ſommeil doit eſtre doux, profond & mediocre. Car le ſommeil *Quel doit eſtre*
le ſommeil.

n'eſt pas bon, quand il eſt troublé de ſonges faſcheux, ny quand il
eſt ſi leger qu'on eſt incontinent eſueillé, & qu'il eſt à tous propos interrompu. Le dormir exceſſif eſt encore pire : Car il empeſche les ex-
cremés de ſortir dehors en temps deu, il amaſſe beaucoup de ſuperfluitez, il refroidit, & humecte extremement le cerueau, il appeſantit la teſte & tout le corps, il réd l'eſprit lourd, les ſens hebetez, & les membres
peſans & pareſſeux.

Combié il faut
dormir.

Il faut dormir tant que la digeſtion ſoit parfaicte. Et bien qu'elle
ſe face aux vns pluſtoſt, & aux autres plus tard, ſi eſt-ce que communément elle eſt paracheuée en ſix, ſept ou huict heures. On cognoiſt
qu'elle eſt parfaicte, quand le ventre fait bien ſon deuoir, que
l'vrine eſt dorée, qu'il n'y a point de tenſion à l'eſtomach, qu'il n'y
vient point de rots aigres à la bouche, & qu'on ne ſent point le corps
peſant, ains leger & diſpos. Le ſomme qui continuë encore apres la
digeſtion, à bon droict eſt appellé immoderé. Car il excede la meſure
raiſonnabe. Pour limiter iuſtement la quantité du dormir, il faut conſiderer la complexion, l'aage, l'aliment & le labeur precedent. Les
cholerics ont beſoin de dormir plus longuement, pour raffraichir &
humecter leur chaleur ſeche, & temperer la cholere extremement eſ-
chauffée en veillant. Les phlegmatics n'ont que faire de tant dormir,
pource qu'ils ſont aſſez humides : Neantmoins on laiſſe long-temps
dormir les enfans qui ſont naturellemét humides; mais c'eſt pour empeſcher la continuelle diſſipation de leur ſubſtance par le cuir rare &
tranſpirable. Les vieillards ont meſtier de tres-bien dormir pour les
humecter, attendu qu'ils ſont ſecs. Quand on a vſé de grande varieté
de viandes, & qu'on a beaucoup mangé le ſoir, on doit dormir plus
largement, à fin que la digeſtion ſe puiſſe parfaire. Mais ſi on a legerement ſoupé, il n'eſt pas beſoin de tant dormir. Pareillement quand on
a beaucoup trauaillé le corps ou l'eſprit, il eſt expedient pour reſtablir
les forces diſſipées par le labeur, de dormir d'auantage, que quand on a
eſté oyſif.

La façon de ſe
coucher pour
dormir.

Apres auoir declaré la qualité & la quantité du ſommeil, reſte à
monſtrer la façon, & le temps de ſe coucher pour dormir. Premierement on ſe doit coucher vn peu droit, de ſorte que les parties
ſuperieures ſoient plus hautes eſleuées que les inferieures, de peur
que la viande ne remonte du fonds de l'eſtomach à ſon orifice ſuperieur. Il n'eſt pas bon de ſe coucher ſur le dos, craignant premierement de trop eſchauffer les reins, & d'y engendrer la pierre; en
apres que la veine caue, & la grande artere, qui ſont appuyées ſur les
lumbes eſtans eſchauffées de la plume, n'enuoyent vne grande quantité de vapeurs du cerueau; puis que les excremens ordinaires au
cerueau qui ſe doiuent purger par le nez & par la bouche, ne tombent par derriere ſur l'épine. Il n'eſt pas mauuais de dormir quelquesfois ſur le ventre pour ayder à la concoction, moyennant qu'on ne
　　　　　　　　　　　　　　　　　　　　　　　　　　　　ſoit

ſoit point ſubiect au mal des yeux. Il eſt bon de faire ordinairement
ſon premier ſomme ſur le coſté droict, à fin que la viande deſcende
au fonds de l'eſtomach, & que le foye ſe mettant au deſſous, & luy ſeruant comme de rechaud, luy puiſſe ayder à faire ſa digeſtion:puis de ſe
retourner ſur le coſté gauche, à fin que les vapeurs retenues au dextre
hypochondre s'exhalent: Et en fin de ſe remettre ſur le coſté droict, à
fin que la digeſtion faite, le chyle ſoit plus facilement diſtribué au
foye. Au ſurplus il ne faut pas en dormant auoir les membres eſtendus du tout,ains conuient les retirer mediocrement. Car comme remarque Galien au premier liure du mouuement des muſcles, le repos
de tous les muſcles conſiſte en vne mediocre contraction. C'eſt la figure que les Anatomiſtes appellent Moyenne,qui eſt la plus naturelle,& la moins douloureuſe.

Le temps plus commode pour dormir eſt la nuict. Car elle in- *Le temps de*
cite les perſonnes au ſommeil, tant pour ſa froideur & moiteur, que *dormir.*
pour ſa tranquilité & obſcurité, par ce que les tenebres font retirer la chaleur naturelle auec les eſprits au dedans. De là vient qu'on
dort mieux en vn lieu obſcur, qu'à la clarté. Ioint auſſi qu'on a loiſir de dormir la nuict, tant que la digeſtion ſoit parfaicte ; & qu'on
n'a point la commodité le iour de dormir, ſans interruption, autant
qu'il ſeroit requis pour acheuer la digeſtion. Pour ceſte cauſe le
ſommeil iournalier engendre des cruditez en l'eſtomach, des rots
aigres à la bouche, & enuoye des groſſes vapeurs au cerueau, qui engendrent peſanteur de teſte, catarrhes, & beaucoup de maladies froides. Toutesfois il eſt permis de dormir vn petit apres diſner à ceux
qui l'ont de long-temps accouſtumé,pour r'allier la chaleur naturelle
eſparſe par toute l'habitude du corps,& remettre en vigueur les membres mattez de trauail. Et vaut mieux dormir alors aſſis que couché,
à fin que les vapeurs ayent plus libre yſſuë. Au demeurant il ne ſe
faut iamais coucher pour dormir, que deux ou trois heures apres ſou-
per. Car il eſt beſoin de ſe pourmener bellement auant que ſe mettre
au lict,pour faire deualler la viande au fonds de l'eſtomach, d'autant
qu'il eſt charnu & moins membraneux que le deſſus,& par conſequent
plus chaud,& plus propre à la cocoction.Il fait mauuais dormir à ieun
& immediatemẽt apres quelque grãd trauail.Car le corps en eſt extremement debilité,& en deuient maigre & ſec:Mais Galien louë gran-
dement le dormir apres le bain.

Comme la nuict eſt conuenable pour dormir, ainſi le iour eſt-il *De veiller.*
propre pour veiller. Car il nous inuite par ſa chaleur, par ſa ſechereſſe & par ſa lumiere, laquelle fait retirer la chaleur natiuë & les eſprits du centre à l'habitude du corps, & par ce moyen nous eſueil-
le.D'auantage le bruit qu'on faict de iour, nous empeſche de dormir,
& dormãs nous reſueille. C'eſt pourquoy il eſt treſbon (comme main-
tiẽt Hippocrate en ſes Prognoſtiques)de s'accouſtumer à dormir ſeu-

lement la nuiɛt & à veiller le iour, pour exciter tandis qu'il dure la faculté animale à faire ses fonɛtions. Outre ce que le veiller sert à dõner sentiment & mouuement au corps, il prouoque l'appetit, & ayde à distribuer l'aliment, & à mettre dehors les excremens: De sorte qu'il est merueilleusement profitable. Vray est que trop veiller, offense infiniment les fonɛtions naturelles, & sur tout empesche la coɛtion, & engendre crudité. Au surplus debilite les sens, abat les forces, desseche l'habitude du corps, corrompt le temperamẽt du cerueau, & rend tous les membres langoureux. Il faut donc que le veiller soit (aussi bien que le dormir) moderé, & non point excessif.

Comment il se faut gouuerner au mouuement & au repos.

CHAP. XIX.

L'vtilité de l'exercice. L'EXERCICE apporte trois singulieres commoditez à nostre corps. Premierement il augmente la chaleur naturelle, en apres il resueille promptement les esprits, puis il rẽd les membres plus durs, par le moyen de l'attrition mutuelle des parties qui se frotent l'vne contre l'autre. A cause de l'augmentation de la chaleur naturelle, l'appetit est meilleur, l'estomach cuiɛt mieux l'aliment : les membres en sont mieux nourris, tous les conduits du corps tãt sensibles qu'insensibles plus ouuerts, & la couleur plus vermeille. Par la soudaine esmotion des esprits, l'aliment trouuant les passages libres, est aysément distribué de toutes parts, & les superfluitez de la derniere digestion poussées dehors par les pores du cuir. Les membres à raison de leur dureté, endurent plus facilement le trauail, & en sont rendus plus forts, pour faire leurs fonɛtions. Par ainsi l'exercice rend tout le corps plus agile & dispos, moyennant qu'il soit tel qu'il faut, autrement il est nuisible à la santé.

Quel doit estre l'exercice. L'exercice ne doit estre ny trop doux, ny trop vehement, ny trop soudain, ny trop tardif, ains mediocre. Vray est que les corps phlegmatics, pour corriger leur intemperature, ont besoin d'vn exercice plus vehement & soudain : & les bilieux d'vn plus doux & lent. L'exercice leger aux autres gens n'a pas grande vertu : le violent lasse les membres, affoiblit les iointures, rend les muscles lasches, desseche, attenuë, amaigrit & ruine les corps, voire les plus robustes. L'exercice vniuersel est à preferer au particulier. L'exercice egal est plus salubre que l'inegal. I'appelle egal celuy qui exerce egalement toutes les parties du corps tant hautes que basses. L'exercice qui en mouuant le corps, recrée l'esprit, est tousiours le meilleur, comme tesmoigne Galien. Car si l'exercice n'est accompagné de quelque plaisir, ce n'est que trauail, & non pas esbatement, de sorte que l'exercice

du corps est penible, s'il ne resiouyt par mesme moyen l'esprit. Pource
Platon en son Timée deffend d'exercer le corps sans l'esprit, & l'esprit sans le corps.

Le ieu de la paulme (selon Galien) emporte la palme entre tous *Le jeu de la*
les autres, parce qu'il exerce également toutes les parties du corps, *paulme.*
& donne grand contentement d'esprit. Car la teste, le col, la poictrine, les espaules & les bras, le ventre, les lumbes, les cuisses &
les iambes trauaillent également, en se baissant, se haussant, se pliant,
en s'aduançant, se reculant, se tournant, en allant, en venant, & en
courant tantost deça, tantost delà, pour frapper l'esteuf. : Car
d'autant que le corps change à tous propos de posture, tous les
muscles font leurs actions, les vns apres les autres. Les yeux font
pareillement occupez à regarder le mouuement de la bale, & l'esprit continuellement bandé à espier l'occasion de ioüer, pour gagner
en fin le prix, & emporter l'honneur. Cest exercice entretient le
corps en mediocre habitude, car il empesche qu'il ne deuienne ny
trop gras, ny trop maigre, & le rend plus alaigre, dispos, & prompt à
toutes ses actions, de sorte qu'il est merueilleusement profitable à la
santé.

La chasse est aussi vn exercice non moins vtile que delectable, à ceux *La chasse.*
qui ont commodité d'y passer le temps. Car outre ce qu'on prend ses
esbats à poursuyure la beste auec les chiens courans, on y acquiert vne
grande agilité & force de corps. Et s'il y a encore d'auantage de plaisir,
& de proffit à la prinse.

Le ieu d'escrime aiguise l'esprit, endurcit le corps, & accroist *L'escrime.*
la respiration. Partant est contraire à ceux qui ont courte haleine.

En tirant l'arc, en iettant la pierre, en ioüant à la boule, aux quilles & *L'exercice des*
au pallemail, on exerce principalement les bras & les mains : mais en *bras.*
marchant, en courant, en sautant, & en dansant, on trauaille d'auanta- *Des iambes.*
ge les iambes & les pieds.

La pourmenade est fort salubre à toutes personnes. Elle conforte le *La pourmena-*
ceruleau & l'estomach, & excite les poulmons, le ventre & la vessie à *de.*
ietter dehors leurs excremens.

La course eschauffe incontinent le corps, excite l'appetit, dissipe les *La course.*
ventositez, & profite aux reins. Vray est qu'elle estonne & appesantist
ceux qui ont le ceruleau debile.

Le sault produit les mesmes effects : mais quand on s'efforce trop à *Le sault.*
saulter, on esbranle fort la poictrine.

La danse est vn exercice vtile & plaisant, d'autant qu'elle exprime *La danse.*
par gestes & certaines mesures ce qu'on chante & sonne sur les instrumens. Elle rend le corps alaigre, dispos & adroit : l'esprit vif,
gay & ioyeux, la face vermeille, le regard agreable, la mine gra-
cieuse, & la contenance belle, & est singulierement propre aux Dames

La volte.   pour procurer leurs purgations. Vray eſt que ie leur deffend de danſer la volte, pource qu'elle eſtourdit la teſte, trouble l'eſprit, eſbloüit la veuë, & esbranle tellement tout le corps, qu'elle leur cauſe en fin beaucoup de maladies dangereuſes. Et fait celles qui ſont groſſes, courir fortune de leur vie,& de leur enfant, les faiſant accoucher auant terme.

L'eſcarpolette.   L'eſcarpolette rend le cerueau eſtonné, l'entédement hebeté, la veuë trouble. Partant eſt infiniment nuiſible à ceux qui ſont ſubieﬅs à la migraine, aux catarrhes,& au mal des yeux.

L'equitation.   Ceux qui ont l'habitude du corps greﬂe, rare & aiſée à ſe reſoudre, d'autant qu'ils ne peuuent pas beaucoup cheminer à pied, ſans s'offencer, ont beſoin d'aller à cheual. Car l'equitation fait mouuoir le corps ſans colliquation de ſa ſubﬅance, ny diminution de ſes forces, & outre ce rend l'eſprit plus vif, & les ſens plus vigoureux. Le coche agite plus les humeurs,& esbranle d'auantage le corps, que l'equitation.

La nauigatió.   La nauigation par ſon mouuement vacillant tourmente le corps, & le purge par vomiſſemens. Neantmoins elle eﬅ vtile à gens robuﬅes.

La friction.   Soubs l'exercice eﬅ compriſe la friction. Elle ſert merueilleuſement pour eſueiller la chaleur naturelle, pour attirer l'aliment à la partie, pour diſſiper les excremens fuligineux retenus dans les eſpaces des muſcles & parmy les membranes, & pour diuertir la fluxion des humeurs coulantes d'vne partie à vne autre.

I'ay monﬅré iuſques icy quel eﬅ l'exercice profitable,& dommageable à la ſanté; voyons maintenant combien on en doit prendre, comment il s'y faut comporter,& quand il eﬅ beſoin de s'y mettre.

La quantité de l'exercice.   L'exercice doit eﬅre proportionné au máger. Car il en faut faire d'auantage quand on mange beaucoup,& moins quand on mange peu. Il ſe faut exercer iuſques à ce que le corps ſoit ſuffiſamment eſchauffé, qu'il commence à s'enfler, que la couleur apparoiﬆe vermeille, qu'on apperçoiue la ſueur ſortir auec vne chaude vapeur, qu'on aye la reſpiration grande & frequente, & tant qu'on verra le mouuement ſe faire bruſquement, gayement & ſans peine. Mais auſſi ſe doit on bien garder de continuer ſi longuement l'exercice, que le corps en deuienne laſche, la couleur terne, la ſueur froide,& l'haleine ſi courte qu'on ne la puiſſe plus reprendre qu'à peine, & qu'on ſoit extremement fatigué à force de trauailler, de peur de refroidir, deſſecher & amaigrir par trop le corps. Il faut donc ceſſer auſſi toﬅ que les membres commenceront à ſe laſſer, craignant la reſolution de noﬅre triple ſubﬅance.

La façon des'exercer.   Il eﬅ beſoin de faire autát de fois exercice, que nous faiſons de repas. Pour y proceder comme il appartient, on donnera ordre que le mouuement ſoit au commencement plus lent, puis plus fort, & ſur la fin plus doux.

Pour le regard de la friction, quand on a enuie de rarefier, refouldre & attenuer, il la faut longuement & fouuétefois continuer. Mais quãd on veut efpoiffir, reftraindre & corroborer, on n'a que faire de frotter long-temps. Æginette confeille de frotter rudemét les parties molles & lafches, & de frotter doucement les parties dures & referrées, & mediocrement celles qui font entre-deux; pour ce que la friction dure ref-ferre, affermit & endurcit, la molle relafche & amollift, & la mediocre tient le mitan. La friction fe fait auec la main, ou auec linges, efponges ou fachets. Anciennemét on la faifoit auec la paulme de la main ointe d'huile, à fin d'humecter & ramollir les parties deffechées & endurcies, relafcher les pores & refoudre les fuperfluitez de la tierce digeftion. Mais cefte maniere d'onction auiourd'huy n'eft plus en vfage. Il faut commencer la friction aux bras, puis venir aux efpaules, au dos, à la poictrine: de là faut defcendre aux cuiffes & aux iambes; & monter apres à la tefte, laquelle on doit diligemmét peigner & bruiffer tous les matins.

Le temps propre à faire exercice eft quãd la digeftion eft paracheuée. Les pituiteux ne fe doiuent point exercer, que la premiere & feconde coction ne foit parfaite. Ce qu'ils cognoiftront à leur vrine, qui appa-roiftra lors & non deuant teinte mediocrement de iaune. Mais les bi-lieux n'ont que faire d'attendre que la feconde coction foit parache-uée au foye & aux veines, à raifon que la chaleur de leurs parties foli-des, qui eft acre, ne demande pas la matiere alimentaire cuicte à perfe-ction. Car elle n'en feroit pas bien fon proffit; par ce qu'elle la roftiroit de telle forte, qu'il ne refteroit humidité, ny vifcofité competéte, pour eftre agglutinée aux parties.

Or d'autant que l'exercice refueille la chaleur naturelle, fans la-quelle la coction des viandes ne peut eftre faite, on doit toufiours prendre exercice auant le repas. Ioint que l'exercice confomme beau-coup de fuperfluitez, defquelles il faut defcharger le corps au para-uant que manger. Et comme l'exercice eft merueilleufement pro-fitable deuant le repas, ainfi eft-il infiniment nuifible apres; parce que l'agitation fait fortir les viandes de l'eftomach deuant qu'elles foient digerées, dont prouient vn grand amas de cruditez dans les veines, de quoy font caufées maintes maladies par repletion. Il ne fait pas moins dangereux de trauailler quand on a faim, que quand on eft faoul. Car en trauaillant par trop à ieun, on irrite tellement l'hu-meur cholerique, qu'elle deuient furieufe, on enflambe fes efprits, & eft-on incontinent faifi de fiéure, & autres maladies caufées d'ina-nition: Ioint que la chaleur de l'eftomach, faute d'aliment loüa-ble, attire des fuperfluitez à force d'en bas, & d'en haut, & par ce moyé excite le catarrhe. De forte qu'il y a autant de peril à s'exercer quand l'eftomach eft vuide, que quand il eft plein. Il n'eft pas bon auffi de faire grand exercice, fans preallablement defcharger le ventre de fes excremens, craignant que la chaleur procedant du trauail, au lieu de la triple substance du corps dissipée, n'attire quelque mauuais suc par les veines mesaraïques. Il est expedient non seulement le matin deuant s'employer à l'exercice, mais aussi apres auoir ioüé à la paulme, ou prins quelque autre semblable exercice, de se faire diligemmēt frotter toutes les parties du corps auprés du feu, auec des linges secs, pour essuyer la sueur, & nettoyer le residu des excremens demeurez entre cuir & chair, & empescher par ce moyen la lassitude des membres. La friction qu'on donne à l'entrée de l'exercice est appellée preparatoire, & celle qui se fait à la fin (qui est la derniere partie de l'exercice deuëment accomply) recuratoire; des Grecs *apotherapia*.

Du repos.　Quand on commence à sentir le corps fatigué du mouuement, il faut auoir aussi tost recours au repos, qui est le souuerain remede de la lassitude: mais il doit estre moderé, autrement il cause des cruditez & des mauuaises humeurs en abondance; par ce que la chaleur naturelle est tellement assopie & endormie par l'oisiueté, qu'elle ne peut faire la coction des viandes comme il appartient, dont s'ensuit vn monde de maladies. Parquoy la vie oysiue est autant dommageable, que la vie actiue est profitable à la santé. Il n'est pas deffendu pourtant de se reposer, apres auoir trauaillé. Il est necessaire de donner par fois repos au corps, autremēt il ne seroit pas de longue durée. Le temps propre pour se reposer est apres la refection, iusques à ce que la digestion soit faite. Quand l'esprit a esté long-temps bandé à l'estude, il est besoin aussi de luy bailler relasche. L'arc se rompt pour estre trop tendu. Partant conuient quitter par fois les affaires serieuses, afin de recréer son esprit à choses ioyeuses.

Comment il se faut gouuerner en l'euacuation des superfluitez du corps.

Chap. XX.

D'où procedent les excremens.　IL est certain que la substance de nostre corps continuellement dissipée ne peut estre reparée que par chose semblable. Or l'alimēt que nous prenos, a tousiours quelque chose de dissemblable à nostre nature. C'est pourquoy elle employe sa chaleur à le cuire par trois fois, pour separer ce qui est conuenable de ce qui est contraire au corps, afin de reseruer ce qui est propre pour sa restauration, & pousser dehors le superflu, que nous appellons excremēt. De là vient que de chaque co-*Côme il est necessaire d'euacuer les excremens.*　ction naissent diuers excremens, desquels l'euacuation est autant profitable à la santé, qu'est la retention dommageable. Car estans trop long-temps retenus, ils se corrompent, & offensent merueilleusement le corps.

Premierement il eſt beſoin de vuider les gros excremẽs de la premie-
coction de l'aliment. Car telle ordure longuement retenuë au vêtre, De la premiere
coction.
fecte les parties nobles, faict mal à la teſte, & oſte l'appetit.
Il s'engendre apres trois ſortes de ſuperfluitez en la ſeconde coction, De la ſeconde
coction.
l'vrine, la cholere, & la melancholie, deſquelles l'excretion n'eſt pas
moins neceſſaire. Car l'vrine eſtant trop long-temps gardée, la veſſie
eſt tellement offenſée, qu'on ne peut plus piſſer ſans peine, quel-
quesfois la grauelle en prouient, & quelquesfois l'hydropiſie. Si la
cholere n'eſt pouſſée en ſa veſſiette, puis deſgorgée dans les inteſtins,
elle cauſe la iauniſſe, la fiéure tierce, & beaucoup d'autres maladies. Si
la melãcholie n'eſt attirée par la rate, puis iettée dãs l'eſtomach, ou en-
uoyée dehors par les hemorrhoïdes, ou par autre voye, elle engendre
l'affection hypochondriaque, la fiéure quarte, l'hydropiſie, & autres
maladies longues.

Au ſurplus, il eſt beſoin que la ſueur, l'ordure & excrement fu- De la tierce co-
ction.
gineux de la troiſieſme digeſtion ſortent par les pores. Autre-
ment la galle, la gratelle, & autres infections du cuir s'en enſuyuent.
Quelquefois les maladies internes en procedent. Pareillement les
propres excremens de chaque partie doiuent eſtre euacuez par leurs
propres conduicts, comme ceux du cerueau par le nez, & le palais:
ceux des poulmons par la bouche. Car les ſuperfluitez du cerueau
retenuës, cauſent mal de teſte, apoplexie, epilepſie, paralyſie, &
pluſieurs autres pernicieux accidens : & celles des poulmons ren-
dent la perſonne aſthmatique, & phthiſique. Et bien que la ſe-
mence ſoit vn excrement bening du dernier aliment, deſtiné de natu-
re pour la generation, ſi eſt-ce qu'eſtant trop long-temps retenuë,
elle ſe corrompt, & par ſa corruption excite beaucoup de maux au
corps. Meſme l'excrement menſtruel, encore que ce ſoit vne por-
tion du ſang de la femme, vtile pour la nourriture de l'embrion,
neantmoins eſtant trop longuement retenu, cauſe ſuffocation de
matrice, palle-couleur, cakexie, nauſée, dégouſtement, difficulté
d'haleine, peſanteur par tout le corps, & pluſieurs autres faſcheux
ſymptomes.

Pour maintenir le corps en ſanté, non ſeulemẽt les excremens, mais Cõme il eſt be-
ſoin d'euacuer
les humeurs ſu-
perfluës.
auſſi les humeurs alimentaires par trop abondantes doiuent eſtre eua-
cuées, à raiſon qu'elles ſuffoquent la chaleur naturelle, & incontinent
apres ſe putrefient, & cauſent vne infinité de maladies. Il y a deux ſor-
tes d'abondance, l'vne de toutes les humeurs enſemble, & l'autre d'vne
humeur ſeulement. La premiere eſt appellée *plenitude*, & des Grecs *ple-
hore*, la ſeconde eſt nommée *cacochymie*.

L'euacuation des ſuperfluitez ſe fait ou de ſoy meſme, ou par art. Quelle eſt l'e-
uacuation vti-
le & nuiſible
au corps.
Celle-là eſt naturelle, & vtile au corps, quand elle ſe fait par la force
de nature qui pouſſe dehors ce qui eſt ſuperflu. Mais elle eſt contre
nature & pernicieuſe, quand elle aduient pour la debilité de la facul-

té retentrice, qui ne peut plus gouuerner les humeurs du corps, ou qui eſt tellement importunée pour l'abondance & acrimonie des ſuperfluitez, qu'elle les laiſſe ſortir dehors de leur propre mouuement. Partant eſt nommée euacuation ſymptomatique. L'euacuation artificielle eſt legitime & profitable, quand elle oſte du corps ce qui luy nuit pour ſa qualité, ou quantité. Mais elle eſt ſans diſcretion & dommageable, quand elle tire dehors l'humeur qui n'eſt point nuiſible, ains vtile au corps. Si nature eſt negligente à ietter hors les ſuperfluitez du corps, il faut auoir ſoin de les faire ſortir par art.

Quels moïés il y a d'euacuer les excremens du ventre.　Pour la varieté des matieres ſuperfluës, il conuient vſer de diuerſes ſortes de remedes pour les euacuer, quand nature manque en ſon deuoir. Il eſt neceſſaire de ſe preſenter diligemment à la ſelle, pour deſcharger le ventre de ſes excremens. Si le ventre eſt dur, les pruneaux cuicts auec ſuccre ſont bons à l'entrée de table, pour le r'amollir: Auſſi ſont les boüillõs faits de rheubarbe de moyne, ozeille, laictuë, endiue, cichorée, bugloſe, bourrache, eſpinards, arroches, porée, de choux & autres herbes laxatiues auec beurre frais. Le laict clair prins auec ſuccre trois heures auant diſner, procure le benefice du ventre. Non ſeulement les viandes qui r'amolliſſent mangées au commencement, mais auſſi les aſtringentes priſes ſur la fin du repas, laſchent le ventre, principalement à ceux qui ont l'eſtomach debile. La caſſe, les pilules gourmandes, l'aloës, & autres medicamens eccoprotics ſont propres pour laſcher le ventre, qui eſt conſtipé. Quand il eſt pareſſeux, on le peut auſſi haſter d'aller par clyſteres, ou l'éguillonner par ſuppoſitoires.

De prouoquer l'vrine.　Quand il y a opilation aux reins, au foye, & à la rate, qui retient l'vrine, l'excrement choleric, & le melancholic, il eſt beſoin de deſboucher leurs canaux par remedes aperitifs, afin de laiſſer ſortir les ſuperfluitez. Les medicamens propres à prouoquer l'vrine (que les Grecs appellent Diuretics) ſont les racines de guimauue, d'aſperge, de gramen, d'ozeille, d'eryngium, d'anonis, d'ache, de leuiſtic, de raue, de bardane, les herbes capillaires, la pimpernelle, ſaxifrage, berle, parietaire, les ſemences de melons, concombre, courge, citroüille, de laictuë, pourpier, d'ortie, lithoſpermum, daucus & ſeſeli, les alkekenges, & les chiches rouges. Entre les compoſitions diuretiques, le ſyrop de limons, celuy de guimauue, & les capillaires ſont excellens.

De faire paſſage à la bile.　Les meſmes medicamens ſont bons pour deſopiller le foye, & les conduits de la bile; comme ſont auſſi la cichorée, l'endiue, la ſariole, le laicteron, l'agrimoine, la fumeterre, le houblon, la cuſcute, l'abſynthe, le marrubin, le chamedrys, le chamepytis. Et entre les compoſez, le ſyrop de cichorée, celuy des cinq racines, & le Biſantin.

Et à la melancholie.　Tous leſquels medicamens ſont conuenables auſſi pour deſtoupper les tuyaux de la rate, & ſe deſpeſtrer de la melancholie. Au ſurplus

plus l'efcorce des racines de tamaris, & de capprier, la fquille, l'ari-
ftoloche, la flambe : & entre les compofitions le fyrop de pommes odorantes, celuy de fumeterre, & l'oxymel fcillitic, à cefte fin
font recommandez fur tous. La terebenthine de Venize eft fingu-
liere pour nettoyer & defoppiller toutes les entrailles, & principalement les roignons.

Il faut pareillement donner iffuë à la fueur & autres excremens retenus entre cuir & chair, par medicamens aperitifs, par exercice, par friction, & par bains chauds. Le vin blanc eft fubtil, parce qu'il eft aperi-
tif, prouoque l'vrine & la fueur.

D'efmouuóir la fueur.

Il eft befoin d'attirer les fuperfluitez du cerueau, tant par errhines
faites auec ius de mariolaine, de bete, de mouron, & vin blanc: que par
mafticatoires faits de maftic, de poyure, & de pyretre.

De faire fortir les excremens du cerueau.

Il eft expedient pour deliurer les poulmons chargez de gros phlegmes, d'vfer de fuccre candi, d'alphenix, de tablettes diayreos, de fyrops
d'hyffope, de capillaires, & de pas d'afne, dolohot, & autres remedes
bechics, qui font cracher aifément.

Et des poulmós

Pour faire excretion de la femence, l'vfage de Venus eft autant vtile
que plaifant. Car il defcharge les reins, il nettoye les vaiffeaux fpermatics, il rend les membres plus difpos & agiles, & l'efprit plus gay
& ioyeux, il chaffe le chagrin, il appaife la cholere; s'il furuient quelque contention en mefnage, il y remet la paix, il empefche les imaginations lubriques, & les pollutions. Mais quand il eft deffendu de dan-
fer le branle de Venus, il faut retrencher la generation du fperme, par
extraction de fang, par ieufne, par fobrieté, par alimens raffraichiffans,
& par trauail.

De faire excretion de la femence.

Pour prouoquer les fleurs fupprimées, il faut auoir recours aux
diuretics. La decoction d'hyffoppe, d'armoife, de mariolaine, de
pouliot, d'herbe au chat en eau miellée y eft fingulierement bonne. Il eft befoin de s'abftenir de viandes groffes & gluantes, & de
choifir les fubtiles & attenuantes, d'vfer de vin blanc, de fe tenir
ioyeufement, de fe baigner, & de fe faire froter rudement les cuiffes
contrebas, auec vn linge neuf. D'auantage les femmes doiuent attirer
leurs maris au combat amoureux. Car la compagnie de l'homme ne
leur eft pas moins vtile, que delectable. Si ce regime ne fuffit pour
efmouuoir leurs menftruës, ie les aduife de fe retirer de bonne heure vers leur Medecin ordinaire, qui leur ordonnera les remedes qu'il
iugera eftre neceffaires pour ofter la caufe qui empefche leur flux naturel.

De prouoquer les mois.

Au demeurant il faut euacuer la plenitude des humeurs par faignée: &
la cacochymie par purgation faite auec medicamens cholagogues,
phlegmagogues, ou melanogogues, defquels la cognoiffance appartiét
feulement au Medecin. Partant mettray fin au difcours de la qualité de
l'euacuation, pour venir à fa quantité.

Quelle eft l'e-uacuation des humeurs fuper-fluës.

La quantité de l'euacuation.

La quantité de l'euacuation doit tousiours estre mesurée selon les forces, autrement elle est tres-dangereuse. Car s'il est ainsi que le flux de sang, le cours de ventre, la sueur, l'effusion spermatique, & autres vuidanges que nature mesme procure pour sa descharge, estant immoderée, est accompagnée de peril, pour la grande perte des esprits qui sont meslez parmy les superfluitez: à plus forte raison la saignée, la purgation, la prouocation de la sueur, & toute autre euacuation faite par arrest, est merueilleusement dangereuse, quãd elle outre-passe les limites de mediocrité. Il fait bien dangereux aussi, d'aller souuent à l'escarmouche sous la cornette de Venus. Il n'y a si vaillant Capitaine, qui ne soit en fin harassé de tant porter le harnois au combat.

L'vsage excessif de Venus nuit infiniment, parce qu'il desseche & refroidit par trop, & par consequent enuieillist tost. Voyons maintenant la façon de se bien comporter en l'euacuation.

La façon d'euacuer les superfluitez.

Quand il y a beaucoup de superfluitez, il les faut euacuer petit à petit, & non pas toutes en vn coup, de peur de debiliter par trop le corps. Il vaut donc mieux reïterer plusieurs fois la saignée, que de tirer vne trop grande quantité de sang, toute en vne fois. Il est plus expedient aussi de repurger doucement le corps par interualles que de le purger excessiuement vne fois seule. Pareillement il est plus seur de prouoquer la sueur, l'vrine & les mois auec remedes benings, plusieurs fois repetez, qu'auec vn seul trop vehement. Car on doit tousiours craindre de violenter nature. Aussi vaut-il bien mieux seruir longuement Venus à son aise, par interualles, que de se faire mourir en peu de temps, à force de l'embrasser sans cesse.

Le temps propre pour saigner & purger.

Reste à designer le temps de l'euacuation. Entre toutes les saisons de l'année, le Printemps est propre pour saigner & purger, comme tesmoigne Hippocrate en l'Aphorisme quarante-sept du liure sixiesme, pource que alors (dit Philothée) il n'y regne point de grande chaleur, qui dissipe les forces du corps, ny de grande froideur qui empesche le mouuement des humeurs, mais plustost vne temperature. En Automne Galien fait encore euacuation des humeurs superfluës, pour couper chemin aux maladies qui en pourroient prouenir.

Pour vuider les excremens.

Quant aux excremens retenus au corps, ceux qui sont nuisibles pour leur qualité, comme la matiere fecale, l'vrine, la sueur, la morue, & le crachat, doiuent estre vuidez tous les iours: mais ceux qui peschent en quantité seulement, comme la semence & les fleurs, doiuent estre gardez iusques à ce qu'ils commençet à importuner pour leur abondance.

Pour la copulation charnelle.

Le temps propre à la copulation de l'homme & de la femme, est apres le premier somme, soit pour la santé, soit pour la generation, parce que la coction de la semence est faicte alors, & que la restitution

des esprits perdus au ieu d'amour, se fait au somme en suyuant. Il est defendu de s'embrasser durant la purgation menstruelle, de peur d'engendrer vn enfant lepreux.　Il ne faut pas danser le branfle de Cypris,
quãd on a la panse pleine, & encore moins quãd on a faim. Auparauant
que donner carriere en la lice amoureuse, il y faut estre éguillonné de
nature.　La riante saison du Printemps nous y inuite.　Mais il fait
bien dangereux durant les iours caniculaires de se battre en duel auec
Venus.　Car elle a tousiours l'auantage alors sur Adonis. L'acte Venerien est naturel & profitable, quand le corps est en la fleur de son
aage, & qu'il est de bonne temperature & habitude.　Car quand les
vaisseaux ont abondance de semence genitale, il faut necessairemenc
ou qu'elle sorte hors du corps, ou qu'elle se transforme en autre qualité estrange qui amene coustumierement des pernicieux accidens.
Mais Venus est fort dommageable, & quasi contre nature, quand on
est trop ieune.　Car par son vsage, l'adolescent est incontinent faict
homme, & deuient bien tost vieil. Ce qu'a voulu signifier Martial par
ceste Epigramme.

Par trop haster les œuures de Venus,
Ieunes chéureaux sont tost boucs deuenus,
Produisans tost poil, & barbe admirable
A leurs parens, d'odeur abominable.

Quand les fleurs sont arrestées, il les faut prouoquer au temps, auquel
elles auoient de coustume de venir auparauant, afin d'auoir nature fauorable. On ne les doit iamais exciter aux fémes grosses, ny aux nourrices, ny aux ieunes filles deuant quatorze ans, ny aux vieilles, qui les
ont perdues pour leur grand aage.

Pour la prouo-
cation des mois

CHAP. XXI.

IAçoit que nous soions souuent trompez aux choix du bien & du
mal, suiuans plustost le iugement de nos sens, que de la raison : si est
ce que naturellement nous appetons tout ce que nous pensons estre
bon, & fuyós ce qui nous séble mauuais. De là vient que nous sómes
agitez de diuerses passions de l'ame, procedantes de l'opinion du bien
ou du mal present ou aduenir, lesquelles pour l'apprehension de l'obiect font dilater ou comprimer le cœur, & en l'esbranlant esmeuuent
soudainement les esprits & la chaleur naturelle, de sorte que la couleur de la face en est incontinent changée. De l'opinion du bien present, vient la ioye, & du futur la cupidité, à laquelle se rapporte la cholere, qui est vn desir de vengeance : du mal present prouient la tristesse,
& de l'aduenir la crainte.

D'où procedent
les passions de
l'ame.

La ioye procede du cœur, qui se dilate doucement pour embrasser l'obiect agreable, & en ceste dilatation espand force chaleur naturelle auec le sang & les esprits, desquels vne bonne portion est enuoyée à la face, lors qu'on rit; au moyen dequoy elle s'enfle & eslargit, tellement que le front en est rendu clair & poly, les yeux deuiennent luysants, les iouës vermeilles, les leures plates, & toute la bouche se retire, de façon quon void deux petites fossettes au visage faites par la contraction que les muscles endurent pour l'abondance des esprits qui y montent quand le cœur se dilate : vne autre portion d'iceux est quant & quant enuoyée à toute l'habitude du corps, dont les membres sont arrosez & humectez, & par ce moyen s'engrossissent & s'engraissent.

La cupidité &
la cholere.

La cupidité & la cholere font pareillement dilater le cœur, celle-là pour le desir de ce qu'il aime, & celle-cy pour enuoyer vistemét la chaleur naturelle auec le sang & les esprits du dedans au dehors, afin de fortifier tellement les membres, qu'ils puissent courageusement venger le tort qu'on nous a faict. C'est pourquoy elle les pousse auec vne grande vehemence & furie.

La tristesse.

La tristesse serre tellement le cœur, qu'il se flestrit, & diminue. Ceste detresse de cœur appert au visage, qui en est le miroir. Elle est cause qu'il ne se peut engendrer grande quantité d'esprits, & que si peu qu'il y en a, encore ne peuuent-ils estre aysement distribuez par les membres. Par ce moyen elle affoiblit la vertu vitale, & ses compagnes. De là s'ensuit vn aneantissement de l'embon-poinct & de la santé.

La crainte.

La crainte aussi fait soudainement retirer la chaleur, les esprits & le sang du dehors au dedans. De là vient que le visage pallist, & que les extremitez demeurent froides, auec tremblement vniuersel, & que la voix est interrompuë auec battement de cœur. Car pour la grande quantité du sang & des esprits, qui de vistesse viennent saisir le cœur, il est tellement pressé qu'il ne se peut mouuoir librement, & est presque estouffé.

A quelles pas-
sions de l'esprit
sont profitables
& nuisibles.

Entre toutes les passions la ioye est salubre, pource qu'elle donne vn tel contentemét à l'ame, que le corps par sympathie en est participant. Mais elle est plus propre aux gens maigres, qu'à ceux qui sont fort gras. La cholere est profitable aux pituiteux, pource qu'en eschaufant le sang, elle accroist la chaleur naturelle, & par ce moyen cuist & digere mieux la pituite. Mais elle est fort nuisible aux bilieux, pource qu'elle augmente l'humeur bilieuse, & l'enflambe aisément. La tristesse est pernicieuse aux gens attenuez, mais elle n'offense pas tant ceux qui sont en bon poinct. La crainte ne sert qu'à ceux qui sont en danger de perdre la vie, pour quelque flux de sang, sueur, ou autre euacuation excessiue.

Quelles doiuét

Il faut que les passions de l'ame soient moderées. Car si elles sont ex-

ceſſiues, elles nuiſent infiniment à la ſanté. Partant ont beſoin d'eſtre *eſtre les paſſions*
conduites par la raiſon, & non pas par les ſens. Les paſſions raiſonna- *de l'ame.*
bles, ſont appellées affections, & les ſenſuelles, perturbations de l'ame,
pource qu'elles troublent l'ame ſous ombre du plaiſir ou deſplaiſir, en
l'obiect du bien ou du mal imaginé. Platon en vn dialogue qu'il nomme Carmides eſcrit auec verité que les plus violentes & dangereuſes
maladies que ſouffre le corps, viennent des perturbations de l'ame,
parce que l'ame ayant vn pouuoir ſouuerain, & commandant abſo-
luëment au corps, le meut, altere & change en vn moment comme il
luy plaiſt.

Il faut donc affectionner les obiects autant que la raiſon le permet: *Combien faut*
& ne ſe point paſſionner outre meſure, de peur qu'en ſe laiſſant por- *affectionner les*
ter au vice ſous ombre du bien, par l'amorce du plaiſir, on ſoit *obiects.*
en fin gehenné par des maladies cruelles qui font courir fortune de la
vie. Car la ioye immoderée eſpand auec vne telle vehemence le ſang
& les eſprits du centre en l'habitude du corps, que le cœur eſt entierement deſtitué de ſa chaleur natiue : D'où prouient vne ſyncope,
& quant & quant la mort. Le Poëte Philippides, le ſage Chilon,
Diagoras de Rhode, Denys tyran de Sicile, Polycrite Dame de Na-
xe, & vne infinité d'autres ſont morts ſubitement paſmez de ioye.
L'ardante conuoitiſe ne fait pas moins de mal au corps que la ioye.
Le courroux vehement en pouſſant de furie le ſang & les eſprits du
dedans au dehors, les enflamme tellement, que bien ſouuent la fiéure en procede. Le continuel ennuy deſſeiche à la longue tout le
corps, le rendant maigre & attrophié, de ſorte que la mort s'enſuit en
fin. L'horrible peur venant à l'improuueu, cauſe quelquesfois la
mort ſubite, à raiſon que le ſang & les eſprits gaignans le baſtion du
cœur, en vn moment eſtouffent ſa chaleur naturelle. Il appert parlà
que toutes les perturbatiõs de l'eſprit ſont bien dãgereuſes. C'eſt pour- *La façon de*
quoy on doit taſcher de dompter ſes paſſions ſenſuelles, par la conſi- *dompter ſes paſ-*
deration des maux qu'elles apportent. Car outre ce qu'elles ſont tres- *ſions.*
pernicieuſes à la ſanté du corps, elles rendent les hommes ſemblables
aux beſtes brutes, les deſtournans du ſentier de la raiſon: elles agitent
leur courage & eſbranlent leur conſtance.

Afin de ne ſe laiſſer tranſporter de ioye comme les ſots enyurez *De refrener ſa*
de leurs plaiſirs, qui ne peuuent durer en place, eſtans hors des gons, *ioye deſreglée.*
inceſſamment emportez du vent de leurs voluptez : il faut conſide-
rer que la ioye démeſurée n'a fermeté ny durée aucune, ains ordinairement ſe termine en dueil, & finalement ſera conuertie en grince-
ment de dents, & tourment eternel : & partant penſer à ſoy, de peur
de ſe perdre par vne ioye eſperduë, & que la douleur ne morde à la
queuë.

Pour ne point laſcher la bride à ſa cupidité inſatiable, il ſe faut *De berner ſa*
reſſouuenir du commandement exprés de la Loy, Tu ne conuoiteras *cupidité miſe-*
rable.

point : & bien que la terre, que la mer, que l'air & que le ciel ne puiſſent ſaouler la conuoitiſe , neantmoins que tout ce qu'on ſouhai-
te au monde, n'eſt que vanité.   Car les choſes qu'on penſe icy eſtre
de grande conſequéce, ne ſont que fatras, & bagatelles, de nulle valüe,
& de petite durée, attendu qu'il n'y a rien ſur la terre, qui ne ſoit tranſi-
toire & periſſable.

De brider ſa
cholere forcenée.

Pour reprimer ſa cholere impetueuſe , faut regarder en vn miroir les
mines qu'on fait, durant ſa fureur.   Qui eſt celuy qui n'ait horreur du
hydeux ſpectable de l'homme cholere? Il iette le feu par les yeux comme vn Demoniacle, il mugle comme vne beſte ſauuage , il grince les
dents comme vn ſanglier, il dreſſe le poil comme vn Heriſſon, il eſ-
gratigne de ſes griffes comme vn Tygre , il trepigne des pieds comme
vn bouffon. Bref il n'a aucune façon, ny contenance d'homme.   Auſſi
n'eſt il pas homme, n'ayant plus de raiſon.

Partant faut bien prendre garde à ſoy, quand on ſe courrouſſe, de peur
de paſſer les limites de raiſon. Penſe que ſi tu ſuys ton courage , bien
toſt apres te repentiras de l'ouurage que tu auras fait, eſtant tranſporté
de rage. Car comme a bien remarqué Horace,

Ire n'eſt autre cas qu'vne briefue rage:
Parquoy regis, retiens, & bride ton courage,
Qu'il cede à la raiſon: s'il ne luy veut ceder
Comme vn tyran de force il voudra commander.
Mais celuy commander, qui doit faire ſeruice,
N'eſt-ce pas renuerſer l'ordre & la Iuſtice?

Auant que la cholere te traſporte, tu as puiſſance ſur elle. Si elle te gaigne, elle ſera maiſtreſſe ; & puis que tu ne l'as voulu chaſſer de ton
cœur, elle te chaſſera de ta maiſon. Aduiſe donc par la raiſon, de bannir
de ton ame vne ſi dommageable hoſteſſe, qui entrant en ton logis, t'en
depoſſedera auec infiny dommage. En te plaignant qu'on te fait tort,
eſt-il raiſonnable que toy-meſme le faſſes? Tu ne reſpondras que pour
toy, & non pour autruy. Mais en iugeant du fait, prens les choſes de la
bonne anſe: peut.eſtre ne ſont-elles ſi aigres que ta paſſion te les repreſente.

De terminer ſa
triſteſſe & ſe
conſoler en af-
fliction.

Pour paſſer viſtement ſa triſteſſe, il ſe faut remettre deuant les yeux le
piteux eſtat auquel elle reduit en fin la perſonne; & penſer qu'affliction
d'eſprit, n'apporte qu'affliction au corps ; & que c'eſt vne folie de ſe
tourmenter de choſe où on ne peut remedier.   D'auantage qu'il n'y a
celuy qui ne ſoit ſubiect à meſme miſere. Quoy? veux-tu eſtre, ô homme, d'autre condition que les autres hommes?

Quand tu aurois perdu les biens que tu auois eſpargnez pour ta neceſſité , il ne te faut pas faſcher ſi fort de perdre ce qui t'euſt perdu.
Croy que le Medecin qui t'a ordonné ce breuuage, ne l'a pas fait, ſans
te bien cognoiſtre.   Puis qu'il t'eſt bon pere, il ne l'a fait que pour
ton profit. Ne t'angoiſſe pas du paſſé, il eſt irreuocable; contente toy du

preſent, il y a de quoy; & eſpere bien de l'aduenir, il y ſera pourueu par celuy qui ne defaut iamais à ceux qui luy obeïſſent.

Mais diras-tu, i'ay perdu mon pere, ma mere, ma femme, mes enfans, mes amis. Ie le veux. Les penſois-tu eſtre engendrez immortels ? Eſti-me-tu perdus ceux qui ſont conſeruez en vne meilleure vie, & y ioüiſ-ſent d'vne immortelle felicité ? Mais il te fait mal d'eſtre priué de leur douce compagnie. C'eſt donc ton intereſt qui te fait pleurer. Que ſi tu les as aymez viuans en ceſte vie mortelle , n'as-tu pas ſubiet de les aymer viuans en la vie, qui n'a point de fin ? A quel propos regrettes-tu celuy qui eſt mieux que toy ? C'eſt la volonté de Dieu de redemander ce qui t'à preſté : Pourquoy ne luy rendras-tu pas le ſien , de tel cœur que tu l'as receu ? Rien n'eſt icy perdurable. Il n'y a rien qui nous puiſſe ren-dre eternels, que la vertu.

Si tu es trauaillé de maladie, il ne te faut pas affliger l'eſprit auec le corps. Aye recours à Dieu, & au Medecin ordonné de Dieu pour te ſoulager : aye patience en ton mal, eſperant qu'il t'en reuiëdra quelque bien. L'affliction eſt le theatre de la vertu. L'affliction roidit, fortifie, accourage, anime, augmente la vigueur de l'ame. L'aiſe tout au côtrai-re deſtrempe, attendrit, effemine, enerue & aneantit la vigueur de l'a-me. L'indulgence des peres les rend vertueux. Dieu nous traicte en pe-re, quand il nous fait paſſer par beaucoup de peine. Quelle plus grande preuue d'amitié donne le pere à ſes enfans, que quand il les chaſtie ? Il ne chaſtie pas ainſi ſes ſeruiteurs. Le Capitaine honnore le ſoldat, le-quel il employe aux hazardeux combats. C'eſt à vne ame genereuſe de combattre vaillamment le mal.

Meſme quand quelque meſdiſant te blaſmeroit à tort, & attëteroit à ta renômée, tu ne t'en dois point affliger pourtant. Celuy ne peut eſtre deshonoré, lequel la vertu honore. Et encores moins te dois-tu ſoucier des enuieux, Car il vaut mieux enuie que pitié.

Pour ſe deliurer de la crainte , il faut penſer que pluſieurs choſes nous font plus de peur, que de mal. , & que nous ſommes bien ſou-uent plus trauaillez par opinion , que par effect, & que c'eſt folie de feindre vn mal qui n'eſt point , & de s'effrayer de ſes imaginations, comme vn petit enfant d'vn phantoſme. D'auantage, que non ſeu-lement on ſe tourmente bien ſouuent par fauſſes imaginations de mal, mais quand le mal nous pend ſur la teſte à la verité, & qu'il ne faut que le dernier coup pour nous accabler , que les iſſuës ſont toutes autres que le danger. Et iaçoit que le mal qui nous doit aduenir fuſt vray-ſemblable, neantmoins qu'il ſuffit luy preſent de l'endurer, ſans ſe rendre mal-heureux auant le tëps : & qu'il n'y aura que trop de temps pour le ſentir, quand il ſera venu, & qu'il n'y a point d'acqueſt d'an-ticiper le mal, qui ne viendra que trop toſt : pourtant qu'on ne doit iamais perdre le bien preſent, pour la crainte du mal aduenir. Et en-cores que nous ſoyons bien aſſeurez que ce que nous craignons arri- Pour ſe deliurer de la crainte.

uera, toufiours fe faut-il refoudre de fuyure gayemēt la volōté de Dieu
& croire, quoy qu'il aduienne, qu'il nous en pourra reüffir quelqu
bien.

La maniere d'affectionner les obiects.   Il faut difpofer tellement fon ame, qu'elle ne reçoiue aucune fauff
opinion. Et à cefte fin on doit examiner l'obiect qui fe prefente au bu
reau de la raifon : l'alembiquer par le iugement du difcours, le pefer à l
balance de l'entendement, & le mettre au crible, à la touche, à la cou
pelle, à ce que l'imagination ne nous pipe. Eftant refolu de la verité, i
faut aduifer s'il depend de noftre volonté, & s'il eft en noftre puiffan
ce. Car on ne peut fagemēt faire eftat, que de ce qui eft en fon pouuoir

Quand il faut affectionner les obiects.   Quand nous fçauons veritablemēt que l'obiect eft tel que nous l'ima
ginōs, & que nous cognoiffons auoir moyen d'obtenir le bien, ou d'e
uiter le mal apprehendé, il le faut affectionner alors : Autrement il n
s'en faut point efmouuoir, ny paffionner. Car c'eft vne extreme folie
de pourfuyure, ou fuyr vne chofe fauffe, ou impoffible.

LE GOVVERNEMENT
PROPRE A CHACVN SELON
SA COMPLEXION.

A TRES-HAVT ET TRES-ILLVSTRE
Prince, Charles de Gonzagve et de
Cleues, Duc de Niuernois & Rhetelois, Pair de France,
Gouuerneur & Lieutenant General pour le Roy en ſes
païs de Champagne & Brie.

MONSEIGNEVR,
Conſiderãt que les Medecins des Princes ne ſe doiuent
pas moins eſtudier à les conſeruer en ſanté, qu'à les
guarir malades, depuis que i'ay eu ceſt honneur d'eſtre
employé à voſtre ſeruice en ma vocation, ie me ſuis occupé à fueilleter les eſcrits de tous les bons autheurs anciens & modernes, pour recueillir tout ce qui ſert à la conſeruation de la ſanté, & le
ranger en vn parterre dreſſé par compartimens autant profitables, que
delectables: I'eſpere que vous trouuerez les fruicts ſauoureux, quand
vous en aurez bien gouſté, encore que ie les aye cueillis auãt ſaiſon, ſans
leur donner loiſir de paruenir à parfaite maturité: pour l'extreme deſir
que i'auois de vous les preſenter en eſtreine au premier iour de l'an du
Iubilé, à l'heureux auſpice de ce nouueau ſiecle. Ie ne me ſuis point cõ-
tenté de traicter ſeulemẽt en general le Gouuernement requis pour viure long-temps ſainement: mais ay voulu encore declarer à part la maniere de l'approprier ſelon chacune circonſtance, afin de ne rien obmettre de ce qui appartient à ce ſuiect. Et bien que tout mon labeur ſoit
voüé pour voſtre vſage, ſi eſt-ce que ie vous ay particulieremẽt dedié le
Gouuernement propre à chaque complexion, contenu en l'vn des plus
beaux carreaux que i'euſſe peu remarquer en mon iardin, pour conſa-
crer à la grandeur de voſtre renommee: Laquelle ie ſupplie le Createur
vouloir vous conſeruer & accroiſtre, & vous octroyer la longue & heu-
reuſe vie, de laquelle vous pretend faire iouyr par ſon trauail,
MONSEIGNEVR,
Voſtre tres-humble ſeruiteur, & fidele Medecin
LA FRAMBOISIERE.

B b

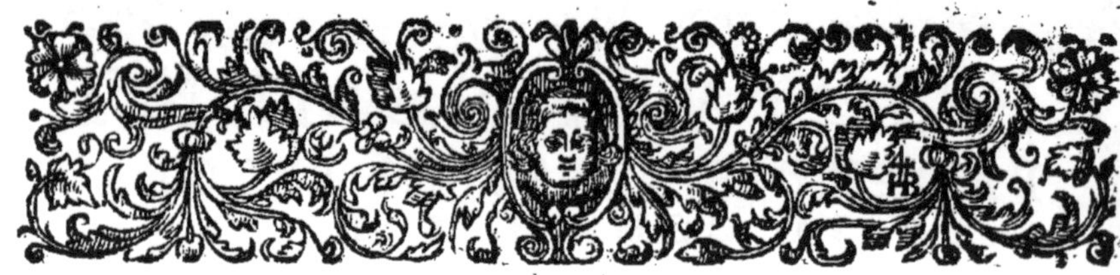

LE SECOND LIVRE
DV GOVVERNEMENT DE
LA FRAMBOISIERE.

Comment il faut diuerſifier le Regime, ſelon la varieté
des complexions.

CHAPITRE II.

Que c'eſt que complexion.

OMPLEXION (que les Grecs appellent *Craſe*, & les Latins *Temperament*) eſt vne proportion des quatre premieres qualitez elementaires, conuenable pour exercer les actions naturelles: laquelle eſt temperée, ou intemperée.

Temperée.

I'entends par la complexion temperée, celle qu'on nomme par excellence, Temperature ſans queuë, en Grec *Eucraſie*, où il y a vne harmonie des quatre qualitez elementaires iuſtement compaſſée, pour exercer en perfection toutes les actions du corps: Et par la complexion intemperée, celle qui eſt ſimplement dicte Intemperature, de Galien *Dyſcraſie*, où il y a touſiours vne qualité ou deux, qui ſurpaſſent les autres.

Intemperée.

Difference de complexion intemperée.

De là vient qu'il y a huict differences d'intemperature, quatre ſimples, où il n'y a qu'vne ſeule qualité dominante, chaude, froide, ſeche, ou humide: & quatre compoſées, où il y a deux qualitez exceſſiues, chaude & ſeche, chaude & humide, froide & ſeche, ou froide & humide; chacune deſquelles eſt naturelle ou vicieuſe: Naturelle quand elle ſe contient encore dedans les limites de ſanté, de ſorte qu'elle n'offenſe pas à veuë d'œil les actions. Et pour ceſte cauſe merite bien d'eſtre honorée du tiltre de Temperature, auec adionction du nom de la qualité dominante. Mais l'intemperature eſt mauuaiſe lors qu'elle excede tellement en quelque qualité, qu'elle empeſche euidem-

nent les actions. A raiſon dequoy elle tient le premier rang entre les
maladies.

Or la complexion temperée & naturelle doit touſiours eſtre conſeruée par ſon ſemblable : & la complexion intemperée & vicieuſe,
corrigée par ſon contraire. Voyla pourquoy Galien ſur la fin du troiſieſme liure des aliments, maintient qu'à ceux qui ſont d'vn bon temperament conuiennent alimens de ſemblable qualité: mais qu'à ceux
qui dés leur naiſſance ſont mal habituez & de mauuaiſe complexion, ou bien qui l'ont acquiſe telle par leur maniere de viure deſor-
donnée, ne ſont vtiles les choſes ſemblables : ains pluſtoſt celles qui
ſont de qualitez contraires.

Pourquoy le regime doit eſtre different ſelon la complexion.

Partant ſi le corps humain (dit il au premier liure des aliments) eſt ſi
bien temperé, qu'il ſoit iuſtement conſtitué au milieu des quatre qualitez premieres, ſans decliner ny çà, ny là, il ſera conſerué en ceſt eſtat
par alimens temperez. Mais s'il decline à l'vne ou pluſieurs d'icelles,
c'eſt à dire, qu'il ſoit plus chaud, ou plus froid, plus ſec, ou plus humide, pour neant on luy baille alimens tēperez. Car d'autāt qu'il eſt eſloigné de la mediocrité, d'autāt doit-il eſtre tiré à l'eſtat oppoſite. Et cela
ſe doit faire par les cauſes contraires à ſon intemperature, leſquelles ſoient diſtantes de ce moyen en pareil degré de leur oppoſition.
Par ces choſes il appert que le temperament loüable doit eſtre conſerué par ſes ſemblables. Et celuy qui en eſt fort eſloigné doit eſtre
corrigé par les contraires en pareil degré, comme (par exemple) celuy qui eſt chaud au tiers degré, a beſoin de choſes froides au
tiers degré, pour eſtre reduit à ſon moyen. Car les cauſes contraires en
moindre degré ne peuuent entierement corriger l'excez contraire,
comme on peut voir par le meſme exemple. Car ſi vous ne luy donnez que choſes froides au premier ou ſecond degré, vous ne le pour-
riez reduire à la vraye mediocrité, parce qu'il tiendroit touſiours plus
de chaleur. Et les cauſes qui l'excedent, introduiroient vne nouuelle
dyſcraſie, d'autant & pareil degré comme elles ſont exceſſiues. Car
ſuyuant le premier exemple, ſi vous donnez choſes froides au quart
degré à celuy qui eſt chaud au tiers, tant s'en faudra que vous le re-
duiſiez à ſa ſymmetrie, que vous le refrigererez par trop. Il y a d'auantage vne intemperature qui ne decline guere de la parfaicte ſanté, &
ſi n'approche de celle qui en eſt fort eſloignée, laquelle doit eſtre corrigée par cauſes contraires, en ceux qui ne peuuent aiſément ſupporter incommodité quelconque en leurs actions. Il n'importe aux autres
de l'entretenir en meſme eſtat par cauſes ſemblables.

Par quel moyen la bonne tem-perature doit eſtre conſeruée, & l'intempera-ture corrigee.

Bref quiconque eſt curieux de ſa ſanté, aduiſera ſi ſon temperament
eſt exactement temperé, ou moderément chaud, froid, ſec ou humide,
à fin de l'entretenir en ſon eſtre par regime pareil: ou s'il eſt fort eſloigné de la mediocrité, & exceſſiuement intemperé, pour le changer &
remettre en bon point, par regime oppoſite en meſme degré : S'il eſt

La maniere de ſe gouuerner ſe-lon ſon tempe-rament.

entre-deux, sera permis suyuant son appetit naturel, de faire ce qui luy plaira , & de choisir des deux manieres de viure, celle qu'il aymera mieux.

Comment les Sanguins se doiuent gouuerner.

CHAPITRE II.

Comme la diuersité des temperamens engendre diuerses humeurs.

DE la varieté des complexions, depend la diuersité des humeurs. Car c'est vne chose asseurée, que nostre temperament fait tousiours nos humeurs pareilles à soy. Parquoy si le temperament est paruenu iusques au point de perfection, il rend toute la masse sanguinaire parfaictement temperée. Par ce moyen il donne la superiorité au sang, & assubiettit les autres humeurs au joug de sa domination. Et si le temperament est chaud & humide , il engendre au corps abondance de sang, non exactement temperé, ains excessif en chaleur & humidité. Mais quand le temperament est chaud & sec, la cholere domine en nous: lors qu'il est froid & sec, l'humeur melancholique abonde : & s'il est froid & humide, le phlegme surpasse les autres humeurs.

Comme il y a deux sortes de sanguins.

Il est donc certain que les temperez, & ceux qui sont de complexion chaude & humide , sont sanguins, jaçoit que le sang soit aux vns mieux, & aux autres moins temperé. Toutesfois il est necessaire de distinguer soigneusement les sanguins temperez, d'auec les intemperez, parce que ceux-cy ont besoin d'vn autre regime que ceux-là. On les cognoist principalemēt à l'habitude du corps, à la couleur, aux mœurs, & aux actions.

Par quels signes on cognoist les temperez.

Le corps temperé est mediocrement charnu , à raison que la chair est engendrée du sang, au toucher moderément chaud & moite, & tient tousiours le milieu entre le mol & le dur, le rare & l'espais, le velu, & celuy qui est sans poil, entre celuy qui a les veines larges, & qui les a estroites, & qui a le pouls grand, & qui l'a petit. Il a la couleur belle, vermeille, meslée de blanc & de rouge : Le poil blond, crespé & ondoyāt, & tous les membres organics si bien proportionnez en toute leur dimension, qu'il semble à voir qu'ils ayent esté compassez à la regle de Polyclet, pour la symmetrie exquise qu'on y apperçoit. Et cōme les temperez ont le corps accōply de tous nōbres, aussi ront-ils l'esprit gentil, le iugement bon, les mœurs douces, le naturel iouial, la façon gaye, le maintien modeste, la volonté franche, la condition liberale : de sorte qu'ils sont gaillards, discrets, aduisez, accords, paisibles, honnestes, amateurs de sciences, courtois, gracieux, ioyeux, accostables, amoureux des Dames , & se plaisent en compagnie , à dire le mot, à rire, à chanter, à faire bonne chere, & ne songent que choses plaisantes : au demeurant sont prompts à faire plaisir à chacun , &

ronds en affaires, & si moderez d'humeurs qu'on ne les sçauroit taxer
d'estre, ny temeraires, ny couards, ny trop hastifs, ny tardifs, ny
cauteleux, ny hebetez. Or d'autant que leur complexion tient iustement le mitan entre les deux extremitez, sans decliner ny deça, ny
delà vers l'vne ou l'autre, ils ne sont point subiects à estre offensez,
ny des causes externes, ny des internes. De là vient qu'ils ne sont
point maladifs, ains forts, & robustes, pour resister aux iniures prouenantes, tant de dehors, que du dedans du corps. A raison aussi que
leurs parties instrumentales, sont mignonnement façonnees, auec
bonne proportion, ils sont adroits à toutes choses, & propres à exercer dextrement toutes functions, ayans bonne grace en tout ce qu'ils
font.

Voila les marques des sanguins temperez.

Mais ceux où le sang chaud & humide abonde à foison, sont recogneus à la corpulence, par ce qu'ils sont polysarcs, c'est à dire, fort
charnus, à l'insigne rougeur du visage, à la grandeur des vaisseaux, à
la repletion & tension apparente d'iceux, au battement des arteres, à
la respiration difficile & frequente, à la pesanteur du corps, & lassitude sans trauail precedent, à la sueur superfluë, à l'esprit simple &
sans finesse, qui s'applique plustost à goguenarder & plaisanter, qu'à
manier des affaires de consequence, & qui quitte volontiers les choses serieuses, pour s'addonner aux delices. Dont vient que les sanguins qui ont l'entendement aussi lourd, comme le corps grossier, &
au surplus voluptueux, ne sont pas capables des grandes charges, ny
des hautes entreprises. Et combien qu'ils ayent là meilleure complexion pour viure longuemét, d'autant que la chaleur & l'humidité sont
les deux principes de la vie : si est-ce qu'ils sont subiects à plusieurs
maladies : comme fieures, synoches, phlegmons, pustules sanguines,
flux de sang, & les femmes à auoir leur purgation menstruelle en
grande abondance. Au reste endurent brauement la seignee, & sont
promptement offensez des choses chaudes & humides, & soulagez
des contraires.

Or comme il y a grande difference entre les sanguins temperez, &
les intemperez, aussi ont-ils besoin de diuers regime pour les maintenir en santé, d'autant qu'il faut côtregarder la complexion de ceux-
là, & changer celle de ceux-cy. Car la temperature doit estre conser-
uee par vne maniere de viure semblable, & l'intemperature corrigee
par vne contraire.

Les temperez donc pour entretenir leur bon naturel, aduiseront de
ne faire excés en chose quelconque, de garder tousiours la mediocrité par tout, sans outrepasser aucunement ses bornes, d'vser ordinairement de viandes temperees, & fuir celles qui sont manifestement
chaudes, froides, seches ou humides. Par ce moyen ils viuront vn siecle entier sains & dispos. Toutesfois pour leur oster l'occasion de

me reprocher que viure ainsi medicinalement, c'est viure miserable-
ment; ie les dispenseray de nostre loy, quand il leur plaira, & leur
bailleray priuilege de viure en toute liberté comme ils voudront, sans
les tenir tousiours en tutelle, leur permettant toutesfois & quantes
qu'ils auront appetit de quelque chose, d'en passer leur enuie. Et si
pour cela on les accuse, d'offenser criminellement la sacree Maiesté
de Madame * Hygee, ie respondray pour eux deuant * Apollon, &
deffendray si bien leur cause, qu'ils en auront sentence renduë à leur
profit, par laquelle il sera dit, qu'ils sont affranchis de la subiection de
la trop rigoureuse regle auparauant donnee, sans courir fortune de
leur santé.

Parquoy puis que les temperez sont de bonne paste, & de nature
robuste pour resister aux iniures, tant externes qu'internes, il est expedient qu'ils s'accoustument à toute maniere de viure, sans s'assub-
iectir ny obliger à vne seule ; de peur que deuenans en fin delicats, ils
ne tombent malades, aussi tost que la commodité ne leur permettra
point de garder leur regle. Par ainsi ils feront bien de s'accommoder
à tout air, attendu qu'ils peuuent aysément supporter toutes les incommoditez du temps. Et pour ceste cause ie leur donneray librement congé de demeurer tantost aux champs, tantost à la ville. Et
quand ils auront faim, n'ont que faire d'attendre que l'heure soit son-
née, à se mettre à table. Car qu'ils prennent leur refection tost ou
tard, il n'importe. Qu'ils mangent chaud ou froid, qu'ils mangent
dur ou tendre, soit pain, chair, ou poisson, rosty ou boüilly, soit laictage, herbage, ou fruict, cuict ou crud, comme ils l'aimeront mieux,
il n'y a point de danger. Bref qu'ils ne façent difficulté quelconque
d'vser de toutes sortes de viandes, & qu'ils en prennent tantost plus,
tantost moins, suiuans leur appetit. Qu'ils aillent quelquesfois en
festin, quelquesfois qu'ils s'en retirent. Et leur conseilleray tousiours
s'ils ont de quoy, de faire bonne chere : sinon de ieusner d'aussi bon
cœur, que s'il estoit commandé de l'Eglise. Car ils peuuent faire l'vn
& l'autre sans engager leur santé. Qu'ils boiuent du meilleur, s'ils
ont le vin à chois : sinon, tel qu'ils le pourront auoir. Et s'il manque,
qu'ils boiuent du cidre, ou de la biere, ou qu'ils se passent d'eau. Et
s'ils la trouuent bonne, qu'ils ne l'espargnent pas. Car elle est à bon
marché. Il est bon quelquefois qu'ils se reposent, & le plus souuent
qu'ils s'exercent tantost à ioüer à la paulme, tantost à aller à la chasse,
tantost à s'embarquer sur l'eau, tantost à se baigner, & ordinairement à trauailler en leur vacation. Et ne s'en trouueront plus lasches,
moyennant que la premiere sueur mette la fin à leur labeur. Et si tost
que le sommeil commence à les surprendre, qu'ils se couchent le
mieux qu'ils pourront, pour donner treue à leurs yeux, & à leurs sens
recreuz de trauail, qui ne demande autre chose qu'à se rendre. Et si à
leur resueil, il leur prend enuie de faire hommage à Dame Venus,

u'ils se mettent en deuoir de s'en bien acquitter. Car ils ont de quoy
ournir d'appointement. Au demeurant qu'ils domptent si bien leurs
assions, qu'ils n'en reçoiuent aucune escorne, & ne se tourmentent
oint l'esprit pour toutes les affaires du monde, ains se resiouyssent
'estre bien nez. Voila comme ie licentie ceux qui sont temperément
anguins.

Mais ceux qui le sont excessiuement, doiuent estroictement gar-
er vne maniere de viure raffraichissante & dessechante, pour corri-
er leur intemperature chaude & humide. Par ainsi l'air & les alimens
oids & secs leur sont propres. Par consequent pourront vser vn pe-
t de fruicts, de salades, de boüillons, de cichoree, ozeille, laictuë,
& autres pareilles, pour les raffraichir, mais non pas beaucoup, crai-
nant de les humecter dauantage. Ils boiront de l'eau, du cidre ou de
a biere, si bon leur semble. Et ne prendront point de vin que mode-
ement, c'est à dire en petite quantité, & suffisamment trempé. L'e-
ercice leur est bon, pour ce qu'il desseche: toutesfois le trop violent
eur est nuisible, à raison qu'il eschauffe immoderément. Le dormir
xcessif leur est contraire, à cause qu'il humecte trop. L'vsage Vene-
ien leur est profitable, d'autant qu'il refroidit, & desseche. Pour les
reseruer des maladies Plethoriques ausquelles ils sont subiects, la sai-
nee est necessaire, pour le moins vne fois l'an. Les bains d'eau froide,
pres l'euacuation vniuerselle, sont vtiles pour raffraichir l'habitude
u corps. Entre les passiõs de l'esprit la cholere les offense fort. La tri-
esse ne leur nuit pas tant qu'aux autres complexions, pour ce qu'el-
e desseche. Au reste tant plus les sanguins approchent de la tempera-
ure, tant plus ie leur donne de liberté de viure à leur plaisir. Et tant
lus ils en sont esloignez, tant plus ie leur enioints d'obseruer exacte-
nent la regle.

Comment les Cholerics se doiuent gouuerner.

CHAP. LII.

LEs Cholerics sont aysez à cognoistre. Ils ont le corps maigre,
gresle & velu, au toucher chaud, sec, dur, rude & acre: les veines & arteres grosses, la couleur iaunastre, passe ou brune; le poil
oux, ou noirastre; l'esprit vif, subtil, boüillant & precipité; le iugement leger, variable & sans solidité; le geste inconstant, & le cou-
age Martial. Si bien qu'ils sont aigres du corps, & d'esprit prompts à
arler, hastifs au marcher, soudains en toutes leurs actions, vehe-
nens en leurs affections, impatiens en toutes choses, incontinent
holerez, & tost apres appaisez, ingenieux en inuention, mais arrogans, presumptueux, audacieux, impudens, vanteurs, gosseurs, moc-

queurs, rufez, malings, vindicatifs, tempeſtatifs, querelleux, ambitieux, prodigues, ſans preuoyance, temeraires & indiſcrets. Et pour
ceſte cauſe ne ſont point propres à gouuerner les Republiques, ny à
manier les affaires d'Eſtat, & encore moins à commander aux gens
de guerre. Vray eſt qu'ils ſont bons pour porter les armes ſous la charge d'vn vaillant Capitaine, principalement lors qu'il a ceſt honneur
d'auoir la pointe en vn aſſault, & en vne rencontre, où il faut par neceſſité combattre à l'improuiſte, ſans recognoiſtre : Mais non pas
quand il dreſſe vne embuſcade, où il faut beaucoup arreſter pour eſ-
pier l'occaſion d'attaquer à propos ſon ennemy.   Car bien qu'ils ne
manquent iamais de magnanimité, ny de hardieſſe : ſi n'ont-ils pas la
patience requiſe en tel cas, ny la force d'endurer long-temps le froid,
le chaud, la faim, la fatigue, les veilles, & toutes les autres incommoditez de la guerre, ſans en eſtre offenſez. Ioint auſſi qu'ils ſont ſub-
jeéts à pluſieurs maladies, comme fieure ardente, tierce, phreneſie,
paſſion cholerique, iauniſſe, eryſipele, herpes, vomiſſement & flux
de ventre bilieux, & autres pareilles. Au demeurant leur ſommeil eſt
petit, leger & ſans repos d'eſprit.   Car en dormant ils ſongent ordinairement ou à la guerre, ou au feu, ou à quelque autre choſe furieuſe. Leur pouls eſt vehement, frequent & dur. Ils ſe deleétent à boire
& manger choſes froides & humides. Et ſont leurs ſelles & vrines fort
bilieuſes.

Quand leur complexion n'eſt guere eſloignee de la temperature, il
la faut conſeruer par regime ſemblable. Mais quand elle eſt exceſſiue
en chaleur & ſechereſſe, on la doit corriger par vne maniere de viure
refrigerante & humeétante. Parquoy ils feront bien de demeurer en
lieu froïd & humide, pour y inſpirer l'air contraire à leur intemperature, & de ſe retirer arriere du Soleil; de manger toutes choſes raffraichiſſantes, comme l'aiétuë, pourpier, ozeille, fruiéts cuiéts ou cruds,
orge mondé, pruneaux, melons, concombres, & d'aſſaiſonner la
chair, ſoit roſtie ou bouillie, auec ius d'oranges, citrons, grenades,
ou ver-ius de grain. Et d'autant qu'ils ſont greſles, & ont les pores
ouuerts, il ſe perd inſenſiblement beaucoup de leur ſubſtance par la
tranſpiration. A raiſon dequoy ils ont beſoin de grande nourriture,
& de prendre des viandes qui engendrent de bon ſuc, & n'ont aucune qualité acre, en bonne quantité, trois ou quatre fois le iour. Partant ie les aduiſe de demander à leur Eueſque diſpenſe de ieuſner le
Careſme. Car ils ne peuuent porter long temps le ieuſne, ſans engager leur ſanté. Ie leur donne congé de boire vn peu de vin, mais bien
trempé : de s'exercer quelquesfois, mais moderément; & apres auoir
bien dormy, de veiller & vacquer à leurs affaires. Et ne penſe point
en ce faiſant deroger à l'ordonnance du diuin Hippocrate, qui commande aux complexions chaudes de boire de l'eau, ſe repoſer, & dormir. Car ce paſſage ſe doit entendre des complexions extremement
chaudes,

chaudes, qui sont hors des limites de santé, & non de ceux qui ont
abondance de chaleur naturelle. Semblablement quand il ordonne le
repos, il veut entendre qu'ils se contregardent des exercices violents, & par le sommeil, il veut signifier qu'ils doiuent plus dormir
que veiller. Les bains d'eau douce leur sont fort vtiles, pour temperer l'acrimonie de la chaleur, qui leur engendre force excremens
fuligineux. Ils n'ont que faire de se rendre trop subiects à visiter
souuent Dame Venus. Car elle les excusera trop volontiers de peur
de les mettre en cholere. Si faut-il qu'ils se gardent aussi de se
courroucer à tous propos comme ils ont de coustume, & de se passionner si fort pour chose que ce soit : Et debander par trop leur
esprit aux affaires, & de se rompre la teste en longue & profonde meditation.

Comment les Melancholics se doiuent gouuerner.

CHAP. IIII.

CHasque humeur dominant au corps, donne le nom à la complexion. Pour ceste cause ceux sur qui la melancholie a domination, sont appellez melancholics. La melancholie est vne humeur
de nature froide & seche, de consistance espoisse, de couleur noire,
& aspre au goust, contenuë en la masse sanguinaire, comme est la lye
dans vn muid de vin. Quand le sang ou la cholere s'eschauffe par trop
au corps, il s'en engendre par adustion vne humeur nommee *atrabilis*,
qui ressemble à la melancholique, principalement en consistance &
couleur. A raison de quoy on la tient pour vne espece de melancholie, bien qu'elle aye encore de la chaleur, tant pour estre bruslee, que
pour auoir esté autresfois de nature chaude. Car le sang qui estoit auparauant bilieux, ou autrement temperé, quoy qu'il degenere auec le
temps en melancholic, si retient-il tousiours quelque chose de sa premiere nature.

Ceux qui dés leur naissance sont melancholics, ont le corps au toucher froid, dur, rude, sans poil : les veines & arteres estroites & petites : la face brune ou noirastre, auec vn regard triste & morne.
Mais les atrabilaires, ont encores les marques du sang ou de la cholere, qui a premierement regné au corps. Et n'ont guere de repos d'esprit, à cause des songes & des visions espouuentables qui leur viennent en dormant. Or soit que le sang ait esté dés la naissance froid &
sec, soit qu'il ait esté au commencement d'vn autre temperament, &
deuenu apres melancholic par adustion, s'il n'est par trop excessif au
corps, il comparit aisément auec la santé. Et n'en desplaise à ceux qui
en ont escrit autrement, entre toutes les complexions intemperees,

ie maintiens qu'il n'y en a point de plus excellente que la melancholique, quand elle demeure dans les limites de ſanté : de ſorte que ceux
auſquels ceſte humeur a domination ſont dignes & capables de commander, & d'auoir charge par deſſus les autres. Car les ſanguins ſont
ſi voluptueux, que ſi vous leur mettez des affaires de conſequence
en main, ils lairront là tout quand l'humeur les prendra, pour ſe donner du plaiſir. Les bilieux, iaçoit qu'ils ſoient habiles gens, ſi ont-ils
la teſte ſi pleine de vif-argent, que la principale partie requiſe pour
traicter & deliberer des affaires d'importance leur manque, qui eſt le
iugement. Les pituiteux ſont ſi lourdaux, qu'ils ne ſe peuuent occuper à autre choſe, qu'à faire ripaille, ayans le dos au feu, & le ventre
à la table. A qui commettrez vous donc les grandes charges, & les
hautes entreprifes, ſinon aux melancholics ? Auſſi ont-ils toutes les
conditions requiſes, pour s'en bien acquitter.

Premierement ils ſont penſifs, en quoy ils ſont paroiſtre leur prudence & diſcretion, de ruminer long temps en leur eſprit ce qu'ils ont
à faire ou à dire, premierement que rien entreprendre : & d'auoir la
patience de rememorer le paſſé, & préuoir l'aduenir, deuant iuger de
ce qui ſe preſente : & de n'ordonner ny arreſter choſe quelconque,
qui n'ait eſté auparauant bien premeditée & diligemment examinée,
conſiderans exactement toutes les circonſtances, & faiſans paſſer les
difficultez qui s'y trouuent l'vne apres l'autre par la balance de raiſon, au preallable que rendre la ſentence diffinitiue, & donner la derniere reſolution. Et en cela ſont-ils bien plus à louër que les bilieux,
qui ſont ſi impatiens qu'ils ne ſe peuuent occuper long temps à vne
choſe, ny enfoncer profondément en vne affaire de conſequence,
tant ſe plaiſent à la varieté des obiects. Vray eſt qu'encores les faut-
il excuſer, à cauſe que le corps & les eſprits les empeſchent de vaquer
aux negoces où la longueur & le trauail ſont neceſſaires. Car leurs
corps debiles ne peuuent endurer longues veilles, ny grandes peines:
& leurs eſprits ſont bien toſt exhalez & euentez pour la tenuité. Au
contraire les melancholics, qui n'ont point eſté auparauant cholerics, ont le corps plus fort & robuſte, & les eſprits plus fermes &
conſtans, pour eſtre engendrez d'vn ſang plus gros & plus eſpais. Car
comme l'eau de vie qu'on tire par quinte-eſſence de la lie de vin, eſt
plus forte, plus exquiſe, & a plus de vertu, que celle qu'on extraict
de vin meſme : ainſi les eſprits qui prennent leur naiſſance d'vn ſang
melancholic, ſont plus ſolides, plus arreſtez & permanents, n'eſtans
ſi toſt diſſipez que ceux qui ſont iſſus d'vn ſang bilieux.

2. Secondement les melancholics ſont taciturnes. Pour laquelle conſideration ils ſe rendent autant dignes des grandes charges, que les
babillards en ſont indignes. Le ſage Caton dit que celuy-là de proximité touche à Dieu, qui ſe ſçait taire à propos. Nature auſſi a donné à l'homme deux oreilles, & vne langue ſeulement, pour luy ap-

prendre qu'il faut beaucoup plus escouter que parler ; & luy a mis
des dents à l'entree de la bouche, & des leures encores par dessus,
pour l'aduertir tacitement de ne reueler les choses secrettes à personne. Parquoy les melancholics monstrent qu'ils sont bien aduisez, de
ne declarer leurs secrets à ame viuante, de parler peu, & de faire leur
charge sans bruit.

Tiercement ils sont solitaires, tellement qu'ils quittent souuentes-　3.
fois les compagnies & tous les plaisirs du monde, pour se retirer en
quelque lieu à l'escart, & y demeurer seulets : afin qu'ayans l'esprit
libre & non distrait d'ailleurs, ils puissent penser attentiuement à
leurs affaires, & y donner bon ordre, aymans mieux de vaquer à bon
escient aux choses serieuses, & de s'occuper aux profondes meditations, que de s'amuser aux delices.

Ils paroissent tristes en compagnie, à cause qu'ils ne prennent point　4.
de plaisir, ny à iouer, ny à rire, ny à baguenauder, ny à follastrer, ny
à passer inutilement le temps à choses vaines & friuoles. Et neantmoins ils viuent les plus contens du monde, quand ils sont en lieu où
ils peuuent donner carriere à leurs esprit. Car ils n'ont point de plus
grãde resiouyssance, que de gouuerner leur pensee, & vaquer aux
affaires serieuses. Or est-il bien seant à toutes gens d'authorité & de
qualité honorable, d'auoir vne contenance graue, & vne mine seuere, pour paroistre maiestatifs. Cela les fait plus respecter : Au contraire ceux qui ont vn visage riant, comme ils se rendent familiers à chacun, aussi fait-on bien tost du pair à compagnon en leur endroit, &
deuiennent par ce moyen contemptibles.

Ils sont craintifs, quand ils preuoyent du danger, d'autant qu'ils　5.
ne veulent point temerairement hazarder leur vie, ny engager leur
honneur, ny faire courir fortune à leurs biens. Qui est cause qu'ils
n'entreprennent rien à la volee, ny mal à propos, & ne font choses
qui ne soient asseurez d'en auoir bonne issuë, & se gardent d'offenser
autruy, de peur d'acquerir des ennemis.

Ils sont soupçonneux, pour ce qu'en considerant diligemment tou-　6.
tes les circonstances l'vne apres l'autre, ils apperçoiuent en fin par
coniecture, quand il y a quelque apparence de ce qui doubtent, qui
leur en fait aussi tost imprimer vne opinion bien souuent proffitable.
Car ils donnent ordre de là en auant que beaucoup de choses qui
pourroient arriuer à leur deshonneur ou detriment, n'aduiennent
point par leur preuoyance. Ils sont aussi deffians, pour ce qu'ils voient
tous les iours le monde si depraué & corrompu, & si trompeur & des-
loyal, qu'ils ont bien raison de ne se point fier à aucune personne, que
sur bon gage. Et par là recognoist-on qu'encores qu'ils soient simples comme les colombes, qu'ils sont aussi fins que les serpens, pour
ne se point laisser piper s'ils peuuent. Aristote a remarqué que les
abeilles & autres bestes qui n'ont point de sang, sont plus aduisees

que beaucoup qui en ont : & qu'entre les animaux qui ont du sang,
ceux qui l'ont froid & sec (comme les gens melancholiques) sont plus
prudens que les autres.

7.   Les melancholics sont aussi fermes & stables en leur opinion , pro-
messe, parole, & action , que les bilieux sont variables & inconstans,
d'autant qu'ils n'ont rien arresté en leurs esprits, ny rien promis, ny
rien dit, ny rien fait , sans y auoir bien pensé auparauant. Pour ceste
cause ils sont inexorables, car ayans fait passer & repasser vn cas par
l'alembic de la raison , vous les auez beau prescher du contraire, ils ne
changeront iamais ce qu'ils ont aduisé & resolu , ains demeureront
opiniastres en ce qu'ils ont conclud , tout au rebours des bilieux qui
deliberent, disent, & font toute chose à la volee, & incontinent apres
retractent ce qu'ils ont opiné, dict ou fait, tournans à tous vents, comme vne giroüette.

8.   Les melancholics sont autant tardifs à se courroucer, qu'ils sont
difficiles à s'appaiser estans vne fois courroucez. Vray est que ceux
qui ont esté autresfois bilieux , ont encores des boutades choleriques, ressentans leur premier feu, quoy que la cholere soit entierement changee en bile noire. Mais les autres ne sont point subiects à
prendre la mouche pour vne legere occasion, preuoyans tousiours
l'inconuenient qui en peut aduenir. Toutesfois comme ils endurent
tout ce qui se peut , auant que de se mettre en cholere, aussi quand ils
sont cholerez, sont-ils implacables, & n'est pas aisé alors d'esteindre
leur fureur, à cause qu'ils ont long temps aduisé de sang froid, deuant
se fascher, s'ils auoient raison de ce faire , & comme ils ont trouué
qu'ouy , vous ne les pouuez faire entrer facilement en reconciliation.

9.   Ils sont ordinairement bons mesnagers , & ne despendent point
leurs biens mal à propos. Et par là cognoist-on qu'ils sont autant dignes des grandes charges, que les mauuais mesnagers en sont indignes. Car ceux qui ne sçauent gouuerner leur maison, comme s'ac-
quitteront-ils d'vne charge publique ? Ceux qui prodiguent ce qu'ils
ont , & se ruinent à credit, quel bien pourroient-ils faire à la republique ? S'ils ne se soucient point de leurs domestics, ny de leur profit
propre ; pensez vous qu'ils auront soing du commun ?

10.   Les melancholics sont magnanimes. Car ils ont le cœur grand, bien
assis , & leur honneur en recommandation sur toutes choses. Tellement que s'ils s'addonnent aux armes , ils font par stratagemes subtils , & faits heroïcs tant de fois preuue de leur prudence & valeur
qu'ils sont recogneus capables de côduire gens de guerre, & ont commandement sur eux : où ils se comportent si bien, qu'on leur commet
incontinent apres quelque charge plus grande , & s'auancent ainsi de
grade en grade, iusques à ce qu'ils sont paruenus à la plus haute dignité, que gens de leur profession pourroient obtenir. Et sont si curieux

de conseruer & augmenter leur reputation, que si d'auenture on leur
fait quelque affront, ils temporiseront tant qu'ils trouueront en fin
l'opportunité d'en auoir la raison. Et ceux qui dés leur ieunesse s'appliquent aux lettres, à force d'estudier iours & nuicts surpassent en fin
tous leurs compagnons en sçauoir. Et font durant le cours de leurs
estudes par disputes, escrits, & autres moyens apparoir de leur suffisan-
ce, en sorte qu'ils impriment à chacun vne certaine opinion de leur
doctrine. Et apres auoir acquis vne bonne reputation en la theorie de
l'art duquel ils pretendent faire profession, ils s'aduancent si bien à la
practique, qu'ils se rendent auec le temps des premiers de leur robbe.
Voyla pourquoy les melancholics bien nourris sont plus propres
que les autres, à gouuerner les republiques, à manier les affaires d'e-
stat, d'administrer les charges Ecclesiastiques, à exercer la Iustice, & à
practiquer la medecine.

Or ce qui se trouue plus admirable en eux, c'est que quand les va- *En quoy les me-*
peurs de ceste humeur eschauffée parmy le sang viennent à monter au *lancholics sont*
cerueau, les voyla aussi tost rauis en contemplation, & comme trans- *admirables.*
portez & poussez d'vne fureur diuine qu'on appelle *enthousiasme*, les
vns à philosopher, les autres à poëtiser, aucuns à prophetiser, ou profondement mediter choses sainctes; tellement qu'il semble à voir
qu'ils soient inspirez du sainct Esprit à ce faire. Aussi sont ils en cela
vrayement imitateurs de Dieu, qui est tout exprés nommé en Grec,
Theos, pour estre continuellement en theorie, qui vaut autant à dire
comme contemplation. On apperçoit par là l'ignorance du vulgaire
qui taxe par derision les melancholics de faire des chasteaux en Espagne, de phantastiquer des chimeres en l'air, & de composer des Alma-
nachs, quand ils s'occupent longuement à mediter & discourir en leur
esprit de quelque autre matiere. Car par ce moyen là ils s'approchent
de la diuinité, & s'esloignent de la brutalité. Puis donc que les hommes sont distinguez des bestes par l'vsage de raison, tant plus ils employent de temps à ratiociner, tant plus en doit on faire estime.

Mais comme l'humeur melancholique bien proportionnée pro- *Effects de l'hu-*
duit des esprits angelicques : ainsi lors qu'elle est par trop excessiue, *meur melan-*
fait-elle les hommes hebetez, sols, & sans entendement comme bestes *cholique excef-*
brutes, subiets aux hemorrhoides, varices, fieure quarte, scirrhe & mal *siue au corps.*
de rate. Et quand *l'atrabilis* abonde outre mesure; elle les rend malings, enragez & furieux, comme demoniacles; subiects aux chancre,
lepre, morphée, rongne, gratelle crousteuse, & autres plusieurs accidens. Parquoy pour la santé tant du corps que de l'esprit, il faut donner ordre que la melancholie soit primitiue, soit consecutiue, n'outrepasse point les bornes de mediocrité. Pour ce faire les melancholics
aduiseront d'obseruer soigneusement le regime qui s'ensuit.

Premierement ils choisiront vn air qui soit temperé en ses quali- *Regime de viu-*
tez actiues, & aux passiues humide, au surplus subtil, clair, lucide & *ure des melan-*
cholics.

pur, & fuiront l'air groſſier, obſcur, tenebreux & puant : & feront ſouuent parfumer leur chambre auec des fleurs d'orenges, eſcorces de citrons, & autres odeurs agreables. Pour le regard des viandes, toutes
celles qui ſont groſſieres, viſqueuſes, venteuſes, melancholiques, & de
difficile digeſtion, leur nuiſent infiniment. Ils mangeront du pain de
pur froument, purgé de ſon, qui ſoit bien peſtry. Les chairs les plus ieunes ſont les meilleures, entre autres celles de veau, cheureau, mouton,
poullets, perdrix : mais les vieilles & qui ont vn gros ſuc, comme celles de bœuf, pourceau, liéure, des oyſeaux de riuiere, & de toutes beſtes ſauuages, comme ſangliers, cerfs, ſont du tout contraires. Entre
les poiſſons ceux qui ſe tiennent dans les eaux bien claires & coulantes ſont bons. Mais ceux des eſtangs, & ceux de la mer, qui ont la
chair groſſiere & melancholique, comme les tons, dauphins, baleine,
& tous ceux qui ont eſcaille, & ceux qui ſont ſalez, ne leur valent
rien. Les œufs frais, mollets & pochez, auec jus de vinette, ou verjus
ſont tres-bons. L'vſage des boüillons eſt neceſſaire pour humecter
ceſte humeur qui eſt ſeche. On mettra ordinairement dans leurs potages de la bourrache, bugloſe, pinpernelle, endiue, chicorée, du houblon : mais qu'on ſe garde bien d'y mettre des choux, des bettes, de la
roquette, du naſitort, des naueaux, pourreaux, & des herbes trop
ameres & trop piquantes. Les orges mondez, & laicts d'amendes leur
ſont fort propres, pour enuoyer des vapeurs douces au cerueaü, à fin de
les faire mieux repoſer de nuict. Ils s'abſtiendront de tous legumes,
comme pois, féues & lentilles. Quant aux fruicts, nous permettons
les prunes, poires, grenades douces, amandes, raiſins, pignons, citrons,
melons, & ſur tout les pommes qui ont vne merueilleuſe proprieté
pour l'humeur melancholique : mais nous defendons les figues ſeches, les meſles, ſorbes, noix, chaſtaignes, & le vieil fromage. Pour
le boire ordinaire, le vin blanc ou clairet, qui n'eſt ny doux, ny trop
gros, mediocrement trempé, eſt fort bon. Car le vin (comme dit le
Sage) reſioüit le cœur de l'homme. Le cidre en Eſté ne leur eſt point
mauuais. Apres auoir longuement bandé leurs eſprits aux affaires ſerieuſes, ils ont beſoin de leur donner relaſche, leur accorder tréue
pour quelque temps, d'exercer moderément le corps pour reſueiller
la chaleur naturelle aſſopie, & de s'eſgayer auec compagnie ioyeuſe,
és lieux plaiſans & delicieux, comme bois, prairies, iardins, vergers,
où il y ait pluſieurs fontaines, ou quelque riuiere : & de ſe recreer ſouuent à la melodie de la muſique, ou au ſon harmonieux des inſtrumés.
Les veilles leur ſont fort nuiſibles. Partant taſcheront par tous les
artifices qu'ils pourront, à bien dormir. Et qu'ils n'entreprennent pas
de faire ordinairement l'amoureuſe acolade à Venus. Ce leur eſt aſſez
de la ſeruir par fois, quand l'occaſion ſe preſente. Auſſi ne s'en doit-
elle formaliſer, attendu qu'ils ont beaucoup d'autres affaires à manier. Au ſurplus qu'ils ayent touſiours la porte de derriere libre, pour
faire paſſage aux excremens.

Comment les phlegmatics se doiuent gouuerner.

CHAPITRE V.

LEs phlegmatics (qu'on appelle autrement pituiteux) ont la cou- *Signes pour re-*
leur blanche, quelquefois liuide, la face bouffie, & toute la masse *marquer les*
du corps grosse & grasse, mollasse, froide au toucher, nullement veluë, *phlegmatics.*
les veines & arteres estroites & obscures, le pouls petit & lent, le
poil blanc, l'esprit lourd, grossier & stupide. De sorte qu'ils sont lasches, paresseux, faineans, pesans, tardifs aux actions, craintifs, pusilla-
nimes, endormis, & songent souuent qu'il pleut ou neige, ou qu'ils nagent ou se noyent, ils mouchent beaucoup, & crachent grande quantité de saliue, & vomissent force aquositez, & sont fort subiects aux
rheumes & catarrhes, cruditez d'estomach, coliques, hydropisies, fiéures quotidianes, œdemes, & à beaucoup d'autres accidens qui s'engendrent de phlegme.

Pour corriger leur intemperature froide & humide, & coupper che- *Regime de vi-*
min aux maladies qui prouiennent d'humeur pituiteuse par trop abon- *ure propre aux*
dante, ils ont besoin d'vser d'vne maniere de viure chaude & seche. *phlegmatics,*
Qu'ils choisissent donc vn air chaud, toutesfois moderément, parce
que le trop chaud fondant les humeurs du cerueau, les fait découler
par tout, ainsi que le froid en les pressant : qui soit aussi sec, & pource
ferôt bien d'habiter aux lieux haut esleuez, & esloignez des riuieres. Et
si le temps est froid & humide, il faut demeurer en la maison, aupres
d'vn bon feu, & fuir les vents Meridionaux & Septentrionaux, d'autant que ceux-là remplissent trop, & ceux-cy pressent. Pour le regard
des viandes, les chaudes & seches leur sont propres : au contraire celles
qui sont froides & humides, grosses, venteuses, pleines d'excremens,
& difficiles à digerer leur sont nuisibles. Le pain doit estre de bõ froument & fort cuit, où il y ait vn peu de son & du sel. A la fin du repas ils
pourront manger du biscuit, auquel on mettra vn peu d'anis & de fenoüil. La chair rostie leur est beaucoup meilleure que boüillie. Nous
approuuõs l'vsage des chappons, pigeons, perdrix, leuraux, cheureaux,
phaisans, cailles, & tous oyseaux de montagne : & defendons l'vsage
des oyseaux de riuiere, des pourceaux, aigneaux, brebis & ieunes veaux.
Les boüillons & potages ne leur valent rien. Les poissons leur sont
extrememement contraires, comme aussi le laictage, & toute sorte de legumes. Pour les herbages, la saulge, menthe, marjolaine, l'hysope, le
thim, rosmarin, fenoüil & autres semblables sont recommandées. Et
la laictuë, le pourpied, l'ozeille, & toutes autres herbes froides & humides sont deffenduës. Pareillement tous fruicts qui abondent en humidité, comme pommes, prunes, melons, concombres, meures. Ils

pourront vfer de ceux qui ont vertu de fecher, comme pignons, piſtaches, noifettes, amandes, poires, coings, figues, raifins fecs, mefles, for-
bes, & ce apres le repas. La quantité & varieté des viandes les offenſe
fort, pource qu'elle engēdre tout plein de cruditez. Partant fe doiuent
leuer ordinairement de table auec appetit, fans fe faouler, & fe contenter d'vne forte de viande, qui foit bonne, & n'en prendre iamais de
nouuelle, que la premiere ne foit bien digerée dans l'eſtomach. Ils feront leur boiſſon ordinaire d'vn vin bien meur, & petit, qui ne foit ny
doux, ny piquant. Les vins mufcats, l'hypocras, & tous ceux qui ont
femblable force, gaignent quant & quant le haut, & rempliſſent le
cerueau de vapeurs. Qu'ils fe gardent de boire auſſi toſt qu'on fe met
à table, & lors qu'on fe va coucher: & de s'amufer incontinent apres le
repas à la lecture, ou à l'efcriture, ou à quelque profonde meditation,
pource que cela deftourneroit la chaleur naturelle, qui doit eſtre du
tout occupée à la digeſtion. Mais quelque temps apres, l'exercice tant
du corps que de l'efprit leur eſt fort profitable. Il eſt bon auſſi de fe
bien peigner le matin, & froter la teſte, le col, les bras & les cuiſſes: de
moucher, cracher, & fe purger de tous les excremens naturels, puis de
fe pourmener en la chambre. Le dormir exceſſif leur nuit fort. Car il
rend le corps pefant, & retient les excremens au dedans. Il fuffira de
dormir la nuict fix ou fept heures, fans dormir aucunement de iour.
Pendant ce temps qu'ils ayent la teſte & les pieds bien couuerts. Le
frequēt vfage de Venus leur eſt ennemy, pource qu'il diſſipe la chaleur naturelle, & refroidit le corps par trop. Entre les paſſions de l'a-
me, la cholere ne leur eſt pas fi contraire qu'aux autres.

A TRES-

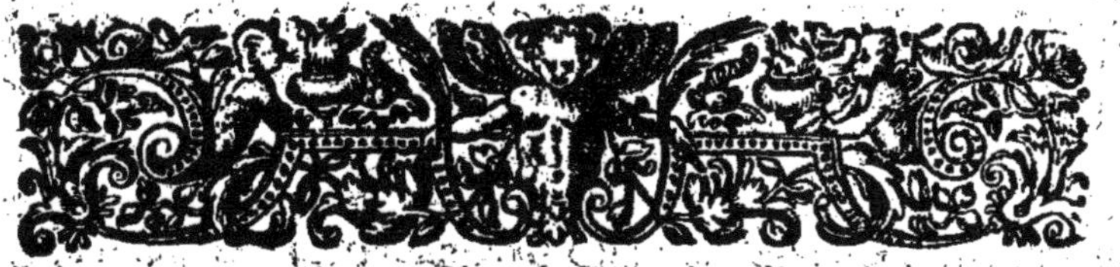

LE GOVVERNEMENT
DES DAMES.

A TRES-HAVTE ET TRES-ILLV-
STRE PRINCESSE, MADAME CATHERINE
de Lorraine, Duchesse de Neuers.

MADAME,

*Ie ferois vn grand tort à ce mien Liure, si ie l'ad-
dressois à autre qu'à vous. Puis qu'il traicte du
Gouuernement des Dames, ie ne le deuois, ny pouuois
mieux dédier qu'à celle de laquelle i'ay cest honneur de gouuerner
la santé. Car outre ce que pour m'acquitter du deu de ma charge, en
vostre endroict, ie suis obligé de m'employer en tout ce qui concerne vostre seruice, ie n'eusse peu trouuer Princesse, qui pour ses merites fust
plus digne de ce present que vous. Partant ie vous supplie tres-
humblement de le receuoir d'aussi bon œil, que de bon cœur il vous est
offert, comme gage du fidele seruice que vous desire rendre perpetuellement,*

MADAME,

Vostre tres-humble seruiteur, & Medecin
LA FRAMBOISIERE.

Dd

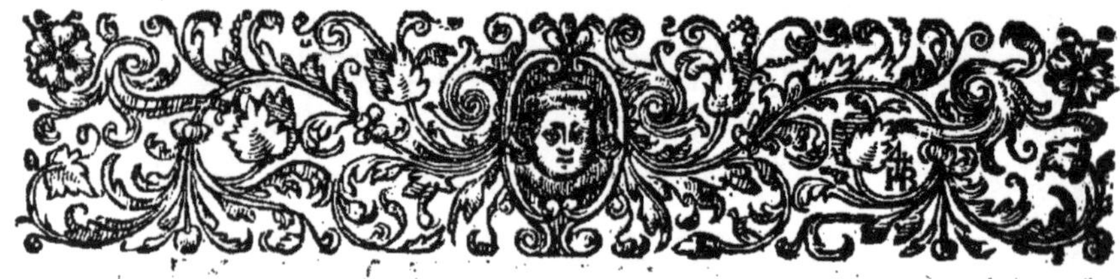

LE TROISIESME LIVRE
DV GOVVERNEMENT DE
LA FRAMBOISIERE.

Comment les Dames se doiuent gouuerner en leur viure,
pour conseruer leur beauté.

CHAPITRE I.

Pourquoy l'autheur traicte
icy la conseruation de la beauté des Dames.

OMME les Hommes surpassent les Femmes en force,
ainsi les Femmes excellent-elles le plus du temps les
Hommes en beauté. C'est pourquoy il ne faut poinct
trouuer estrange si elles sont curieuses de conseruer ce
qui semble leur appartenir de droict naturel. Ioint que
la beauté est cause qu'elles en sont plus aymées & caressées. Voulant donc traicter icy par ordre ce qui est propre au sexe
feminin, ie declareray premierement comment les Dames se doiuent
gouuerner pour conseruer leur beauté: puis comment elles se doiuent
comporter en leur grossesse; consequemment en leur couche, & ce
qu'elles ont affaire de là en auant.

En quoy gist la
beauté.
Cause destructiue de la
beauté.

La beauté des personnes depend non seulement de la iuste proportion des membres, mais aussi de la bonne temperature du corps. Car
bien que les membres soient tous exactement compassez, si est-ce
que s'il y a quelque intemperature, elle gaste le teint, fait perdre le lustre, oste la grace, & efface toute la beauté du cuir.

Regime des
Dames.
Eslection de
l'air.

Partant les Dames qui desirent conseruer leur beauté, doiuent
choisir vn air temperé, pour faire leur demeure ordinaire. Car l'air
trop chaud hasle le visage, le trop froid le ternit, le trop humide le rend
bouffi, & le trop sec le fait ridé. Elles se doiuent contregarder des
rayons du Soleil, du serain, & des vents tant Meridionaux que Septentrionaux. L'vsage des masques leur est fort vtile contre l'iniure du
temps. Et quand l'air est bien temperé, le masque est encore bien seant

uenuës, tant de froid que d'humeur acre.

De la moëlle de mouton il se faict vn fard fort excellent, lequel *Graisse.* adoucit la face, & la rend fort claire.

La façon de l'extraire est de prendre les os qui auront esté separez de leur chair par ebullition, puis les concasser, & les faire derechef boüillir longuement dans l'eau nette. Quand elle sera refroidie, vous amasserez la graisse qui nage au dessus, & d'icelle vous en frotterez le visage au soir.

Apres auoir nettoyé, poly & blanchy le visage, reste à luy bailler *Le moyen de* la couleur rouge & vermeille, au milieu des iouës & des leures, à fin *rendre la face* que le rouge estant ainsi meslé auec le blanc, represente la face au vif *vermeille.* & au naturel.

Pour ce faire vous diffoudrez rasure de bresil & orcanette en eau alumineufe, de laquelle vous en frotterez la pommette des iouës & les léures, ou bien vserez du rouge d'Espagne.　　　　　Ou bien;

Prenez sandal rouge broyé bien delié, & le mettez dans du fort vinaigre distillé par deux fois, & le faites bouillir ensemble, y adioustant vn petit d'alum de roche, auec tant soit peu de musc, ciuette ou ambre gris, si voulez qu'il soit odorant.

Comment il se faut gouuerner pour conseruer particulierement
la beauté des dents.

CHAP. III.

POVR auoir les dents belles, il faut qu'elles soient blanches, po- *En quoy consi-* lies, fermes & bien encharnees. Pour conseruer donc leur beauté, *ste la beauté des* on doit soigneufement euiter tout ce qui les peut noircir, rouiller, es- *dents.* branler & descharner.

L'air froid, comme a remarqué Hippocrate, est ennemy des dents. *Regime pour le* Toutes viandes cruës, visqueufes, grasses, douces, acerbes, dures, & *conseruer.* qui sont actuellement froides, ou excessiuement chaudes, nuisent infiniment aux dents. Car les crues enuoyent plusieurs vapeurs qui les noircissent & rouillent : Les visqueufes, grasses, & douces laissent beaucoup d'ordure : & les acerbes les agacent, & font vne stupeur à cause de leur aspreté & inegalité, les dures les esbranlent fort, les trop froides ou trop chaudes les offensent aussi par leur intemperature.

Il faut vser de chairs qui ayent bon suc, & qui se digerent fort ayfément. Car pour auoir belles dents, on doit sur tout auoir soing de l'estomac. Les chairs de pourceaux & d'aigneaux, & toutes fritures, leur sont extremement contraires, comme est aussi l'vsage ordinaire des fruicts qui sont trop humides. Les anciens remarquent que les porreaux gaftent du tout les dents & les genciues. Les boüillons par trop chauds, cóme toutes autres viandes extremement chaudes les gaftent auffi.   Le laictage, le fromage, la patifferie, les tartres, les legumes pareillement les gaftent.   Le fucre fur toutes chofes les noircit.

Il faut mafcher la viande des deux coftez également, pour ce qu'en mafchant d'vn cofté feulement, les dents oyfiues fe corrompent.

Il faut boire le vin bien trempé, & qu'il ne foit point doux, ny trop froid. On doit eftre foigneux de tenir les dents bien nettes apres le repas, & pour-ce les cure-dents de lentifque, de meurte, de romarin, de cyprés, & d'autres bois qui ont quelque aftriction, font tres-propres. Il ne les faut pas nettoyer auec le coufteau, ny auec vne efpingle, ny auec de l'or ou de l'argent, comme font plufieurs, pour ce que cela lafche les ligaments. Il ne faut pas auffi trop longuement y foüiller, principalement quand on eft fubiect aux deffluxions. Apres auoir bien nettoyé les dents, on les pourra lauer auec vn peu de vin trempé.

CHAPITRE IIII.

Dentrifices en poudres.

LA pierre ponce, le fel, l'alum, le cryftal, le corail, les coques d'œufs, les coquilles d'efcargots & d'efcreuiffes, l'os de feiche, la corne de cerf, la myrrhe, l'encens, & tous autres medicaments defficatifs & deterfifs, font recommandez pour blanchir & polir les dents.   On les reduit en pouldre, & quelquesfois en cendre, & en fait-on dentrifices, en y adiouftant quelques aromatics, comme canelle, girofle, mufcade, pour donner odeur aux autres ingrediens.

Si vous defirez de faire vne pouldre exquife, pour blanchir & nettoyer les dents.

Prenez du criftal pur vne dragme & demie, du corail blanc, & rouge, du fel commun, de chacun vne dragme, de pierre ponce & d'os de feiche de chacun deux fcrupules, du marbre bien blanc, d'albaftre, d'alum de roche fin, de racine d'Iris de Florence, de graine d'efcarlate, & de canelle de chacune demie dragme, de perles bien preparees vn fcrupule, de bon mufc dix grains, mettez tout cela en pouldre bien fubtile, & en frottez les dents tous les matins. Et les lauez apres auec du vin blanc.   Ou bien;

Prenez de la pierre ponce & du fel bruflé de chacun trois dragmes

du

du ionc odorant deux dragmes, de poyure vne dragme & demie, mettez tout cela en poudre, & en frottez les dents.

Si les dents font fort noires & limoneufes.

Prenez de la farine d'orge & du fel commun, de chacun deux dragmes, meflez cela auec du miel, & en faites vne pafte, laquelle mettrez
fur du papier, fecher au four. Puis adiouftez des cancres bruflez, de
pierre ponce, de coques d'œufs, d'alum, de chacun deux dragmes,
d'efcorce de citron vne dragme. Apres auoir redigé tout en pouldre,
frottez en les dents.

Les racines de guimauues bien preparees, netteyent & blanchiffent
fort les dents. La façon de les preparer eft telle.

Prenez racines de guimauues bien nettes, couppez les en plufieurs
pièces affez longuettes, & les faites boüillir dans de l'eau auec du fel,
de l'alum & vn peu d'iris de Florence. Apres faites les bien fecher au
Soleil, ou au four, & en frottez les dents.

Des pouldres fufdites vous en pouuez faire opiate, en y adiouftant *Opiat.*
du miel.

Si voulez faire vne eau diftilee, pour blanchir les dents, & nettoyer *Eau diftilée.*
les genciues pourries.

Prenez fouffre vif, alum, fel gemme, de chacun vne liure, de vinaigre
quatre onces, tirez en l'eau auec vne cornue à feu lent.

L'efprit de vitreol meflé auec vn peu d'eau commune, blanchit
merueilleufement les dents, & eft vn des plus finguliers remedes.

Il y en a qui font grand cas de l'eau forte bien trempee, auec l'eau
commune.

Les dents branflent ou pour ce que les ligamens font lafches, ou *Pourquoy les*
pour ce que les genciues fe defcharnent. Car il faut que la chair des *dēts brānflent.*
genciues foit entiere, dure & referree, pour auoir les dents bien
fermes.

Si les dents ne font affeurees.

Prenez racine de biftorte & de pentaphillum de chacune vne once, *Gargarifme*
racine de fouchet deux dragmes, de rofes rouges, d'efpine blanche, de *pour les affer-*
lentifque, de chacun demie once, du fumach deux dragmes, de girofle *mir.*
& d'alum de chacun vne dragme, faites cuire tout cela en eau ferree
& du gros vin, & vous en lauez les genciues.   Ou bien;

Prenez du corail rouge & de corne de cerf, d'alum, de chacun vne *Linimēt à mef-*
dragme & demie, du fumach, de l'efpine bedegar, de chacune vne *me fin.*
dragme, faites en vne pouldre, laquelle meflerez auec le fuc, ou auec
le vin de coings, & en mettez fur les genciues, & aux racines des dents
en forme d'onguent.

Si les dents font defcharnees, il faut faire renaiftre la chair des genciues, auec les remedes fuiuans.

Faites vne pouldre auec alum, corail rouge, encens & fon efcorce, *Poudre pour* incarner les gē-
ciues.

& vn peu d'iris & d'ariſtoloche, & en mettez deſſus les genciues.
Ou bien;

Prenez d'alum de plume, de balauſtes & du ſumach, de chacun deux
dragmes, du bois d'aloës, du ſouchet, de la myrrhe & du maſtic, de
chacun vne dragme, faites en vne poudre pour appliquer ſur les genciues.

*Opiate incar-
natiue.*

Les opiates ſont bien auſſi propres pour incarner, & ſe tiennent encore mieux.

Prenez d'alum de roche demie once, du ſang de dragon trois dragmes, de myrrhe deux dragmes & demie, de canelle & de maſtic de
chacun vne dragme, mettez tout cela en poudre fort ſubtile, auec
vne quantité ſuffiſante de miel, faites en vne opiate, laquelle mettrez
le ſoir ſur vos genciues, & l'y laiſſerez toute la nuict. Le lendemain
matin les lauerez auecques quelque decoction aſtringente, ou auec
du gros vin.

Il y en a qui prennent tous les matins vn grain de ſel à la bouche, &
le laiſſent fondre, apres ils s'en frottent les dents auec la langue meſme, & tiennent que cela blanchit & r'aſſeure les dents, & empeſche
la corruption des genciues.

Le moyen de faire les cheueux beaux.

CHAP. V.

1
*Recepte pour
auoir de beaux
cheueux.*

POVR faire les cheueux blonds, prenez des fleurs de geneſte &
de ſtœcas, de chacune vne once, des lupins cruds concaſſez, de la
raclure de bouys, eſcorce de citron, racine de gentiane & berberis, de
chacune vne once & demie, faites tout boüillir en eau nitreuſe, pour
s'en lauer les cheueux par pluſieurs iours. Ou bien;

2. Prenez vne once de miel, & vne dragme de faffran, & les meſlez
fort auec vn iaune d'œuf, puis le deſtrempez en leſciue de barbier en
laquelle moüillerez voſtre peigne, quand vous vous peignerez. En ce
faiſant vous rendrez vos cheueux dorez. Ou bien;

3. Prenez de la lie de vin bruſlee, trempee vne nuict en huile de lentiſ-
que, & vous en oignez les cheueux. Par ce moyen vous les ferez deuenir iaunes.

4. Le ſon fricaſſé dans vne paëſle, eſt propre aux frictions de la teſte, pour nettoyer & degraiſſer les cheueux, & leur donner beau
luſtre.

Comment les Dames se doiuent gouuerner durant qu'elles font grosses.

CHAP. VI.

LEs femmes grosses ont le plus souuent l'appetit perdu, degou- *Signes pour co-*
ftement de viandes, desir de manger choses estranges & mauuai- *gnoistre si les*
ses, desdaing, douleur d'estomach, foiblesses, mal de cœur, vomif- *femmes sont*
fement, force crachements, courte haleine, mal de teste, douleur de *grosses.*
reins, enfleure de iambes, lassitude, & grande pesanteur de tout le
corps, & autres pareils accidens, qui prouiennent de la suppression
de leurs fleurs. Car incontinent apres sa conception le sang menstruel
est retenu pour la nourriture de l'embryon ; combien qu'il y ait des
femmes si sanguines, qu'elles cessent estans grosses d'auoir leur purgation ordinaire, au moins les premiers mois, & quelques vnes tout
le long de leur grossesse. Qui est cause qu'il faut auoir recours à d'autres signes, pour estre asseuré si elles sont enceintes. Les principaux
sont, quand la semence de l'homme est retenuë en la matrice, & ne
s'est point escoulee dehors apres la copulation, & que la femme à
l'instant sent quelque resserrement & contraction, auec frisson au
profond, à l'endroit de sa semence. Et mesme du long de l'eschine,
sent plus de froid qu'ailleurs. Et que bien tost apres le ventre deuient
plus gresle à l'endroit du nombril, comme s'il estoit retiré au dedans,
& comme enfoncé. Et lors qu'elle est reuenuë au terme de ses fleurs,
au lieu de les auoir, ses tetins s'endurcissent, & luy cuisent vn peu, à
raison du sang qui les dilate & amplifie, & y vient auec le temps du
laict. Elle en est encore plus certaine, quãd elle voit son ventre de iour
en iour enfler, & grossir dauantage, & qu'au bout de trois ou quatre
mois, elle sent l'enfant remuer.

Le regime des femmes grosses gist en deux poincts, l'vn de se bien *Regime des*
contregarder de tout ce qui peut prouoquer l'accouchement auant le *femmes grosses.*
terme prefix de nature : l'autre d'obuier aux accidens qui coustumierement leur apportent incommodité, durant leur grossesse.

Partant doiuent estre soigneuses de se garder, tant du froid excessif, *Pour se garder*
que de la chaleur immoderee de l'air ambient, & d'euiter le vent Bo- *d'auortement.*
real & Austral. Car l'vn & l'autre excite le rheume, dont procede la
toux, qui est souuent cause d'auortement, comme est aussi la sternuta-
tion violente. Pour mesme raison doiuent fuir le bruit du tonnerre, &
de l'artillerie, & le son des grosses cloches. Elles ont besoin d'vser de
viandes de bon suc, de facile digestion, & fort nourrissantes, d'autant
qu'elles ont necessité de grande nourriture, pour elles & pour leur
enfant. Pour ceste cause elles sont dispésees de ieusner en tout temps.

Car par faute de nourriture suffisante, l'enfant meurt ou rompt violemment les membranes dont il est enuelopé, pour sortir en lumière
deuant le terme legitime, afin d'aller chercher dehors ce qu'il ne trouue dans le corps de sa mere. Et comme par le defaut d'aliment compe-
tant, il vient à naistre auant terme; ainsi par trop grande quantité de
viandes est-il suffoqué, ou du moins mal nourry, à raison de quoy il
deuient maladif. Car le trop boire & manger est cause que la digestion
est mal faite en l'estomach, & par consequent la masse sanguinaire se
corrompt, dont l'enfant est alimenté au ventre de sa mere, tellement
que de là en auant, il est subiect à maladies prouenätes de son aliment
corrompu. Elles ont aussi besoin de bien dormir la nuict, pour bien
faire la digestion des viandes, & empescher la generation des crudités
& des maladies qui en procedent, qui sont le plus souuent cause de la
production des auortons. Et sur toutes choses elles se doiuent abstenir de tout mouuement violent, tant du corps que de l'esprit, principalement durant les premiers & derniers mois de leur grossesse, par
ce qu'alors ils peuuent plus aysément rompre, ou relascher les ligamens de la matrice.

Sur l'Aph. 1. du
liu. 4.
Car l'enfant (comme dit Galien) est lié à la matrice de mesme façon
que les fruicts sont aux arbres. Les fruicts qui ne font que naistre ont
les queuës à quoy ils tiennent encore si tendres, qu'estans agitez de
quelque vent violent, les voila aussi-tost par terre. Mais auec le temps
comme ils sont plus fermement attachez, aussi ne sont-ils pas si aisez
à cheoir, iusques à ce qu'ils sont paruenus à parfaite maturité, où ils
tombent d'eux mesmes sans aucune force externe. De mesme s'il arriue aux femmes incontinent apres leur conception, de sauter, ou
courir, ou danser la volte, ou leuer quelque pesant fardeau, ou aller
dans quelque rude chariot, ou de se laisser choir en quelque lieu glissant, ou en quelque maniere que ce soit de se trop esmouuoir le corps
ou l'esprit, l'embryon eschappe facilement de la matrice. Autant leur
en aduient-il, quand l'enfant est desia grandet. Car pour sa pesanteur
il tombe aisément dehors. Partant il faut en ce temps-là fuir les exercices immoderez, le trop grand trauail & agitation du corps, & les
grandes perturbations d'esprit, comme cholere, tristesse, douleur,
frayeur soudaine, & toute subite mutation: Mesme ne peuuent rire
outre mesure sans peril. Mais il n'y a point tant de danger au milieu
de la grossesse, par ce que l'enfant alors tient plus ferme à la matrice,
& pour ceste cause n'est point si subiect à naistre auant terme. Il ne
faut pas saigner les femmes enceintes, sinon en cas de necessité.
Hipp. Aph. 31.
du liu. 4.
Et tant plus l'enfant est grand, tant plus la phlebotomie est dangereuse, d'autant qu'il a besoin alors de plus grande nourriture
qu'auparauant, laquelle luy estant ostee par la saignee, deuient si
maigre & si sec en l'amarry, qu'il est contraint à faute de muni-
tion quitter la place, la disette le pressant d'en sortir auant ter-

me, pour aller chercher pasture ailleurs. Il se trouue toutesfois
des femmes si sanguines, qu'elles ne peuuent porter leurs enfans
à terme, si on ne leur tire du sang vne fois ou deux, durant leur
grossesse : Tellement qu'il est necessaire de peur que leurs enfans
ne soient suffoquez au ventre d'abondance de sang, d'en oster autant
de fois, qu'on cognoist estre expedient. Mais le temps qu'on doit
choisir pour ce faire, est depuis le quatriesme mois, iusques au septiesme, pour mesme raison que dessus.

Hippocrate ordonne aussi de purger les femmes grosses, quand *Aphor. 1 liur. 4.*
elles en ont besoin depuis le quatriesme mois iusques au septiesme, & defend expressement de leur bailler medecines purgatiues
deuãt & apres ce temps-là, pour ce que l'enfant alors sort aussi aisémẽt
hors de la matrice quand le corps de la mere est esmeu par medicament purgatif, que le fruict qui commence au prime à naistre, & le
parfaitement meur, tõbe en bas de l'arbre qui est rudement esbranlé,
comme asseure Galien. Mais pource que ces Docteurs là (bien que
nous les tenions pour Princes des Medecins) n'auoiẽt encores de leur
temps cognoissance que des medicamens forts, qui purgent le
corps auec violence par haut & par bas, comme ellebore, colokynte,
scammonée, turbith hermodacte, ils faisoient à bon droit plus de
difficulté de purger les femmes grosses, que nous ne faisons pas auiourd'huy, qui auons maintenant beaucoup de medicamens laxatifs doux & benings, cõme la casse, la manne, la rheubarbe, les tama-
rinds, le catholicum, & autres pareils, desquels nous vsons hardimẽt
auec discretion toutes & quantes fois que le cas le requiert, non seulement au milieu de la grossesse, mais quelquefois aussi au commencement & à la fin. Toutesfois qu'elles se gardent bien sur la vie, de
prendre medecine à la volée, sans l'ordonnance d'vn docte Medecin.
Car il ne faut qu'vne purgation donnée mal à propos, ou vn flux de
ventre suruenant de ceste occasion, pour precipiter l'enfantement, &
mettre par ce moyen la mere & l'enfant en danger de mort. Trop bien
leur est-il permis de procurer le benefice de ventre ordinairement
auec boüillons gras, pruneaux cuicts, auec sucre, & autres viandes
remollitiues, mais non pas autremẽt. Elles n'ont que faire aussi d'vser
de medicamens aperitifs qui prouoquent les vrines & les menstruës.
Elles doiuent pareillement euiter la trop grande frequentation de
l'homme, & fuir l'vsage des bains, tant pour ce qu'ils mollifient,
lubrifient & relaschent les ligamens, que pour ce que par leur vertu
calefactiue, ils augmentent la chaleur interieure du corps, de sorte que
l'enfant sentãt qu'elle luy est estrãge, & ne la pouuant plus souffrir, fait
ses efforts de sortir hors de la matrice, pour respirer l'air froid. I'aduise aussi les femmes d'oster leurs bustes, si tost qu'elles apperçoiuent
estre grosses, par ce qu'ayant le ventre comprimé & serré, l'enfant en
est offensé, & ne peut prendre croissance naturelle, tellement qu'il est

forcé de sortir du lieu où il est, pluftoft qu'il ne doit. Les fémes qui sont
fujectes à enfanter auãt terme, pour ce qu'elles ont la matrice trop humide, feront bien de porter ordinairemẽt la pierre d'aigle dite en Grec
Ætites, pẽduë au col. Diofcoride affeure qu'elle a cefte proprieté eftãt
liée au bras gauche d'empefcher l'auortement, pource qu'elle tire
l'enfant en haut, & attachée au dedans de la cuiffe d'ayder à l'enfante-
mẽt, pource qu'elle tire l'enfant en bas. Ie leur cõfeille auffi de fe faire
appliquer fur les reins, ou pluftoft tout au trauers de l'epigaftre, & des
lombes ceft emplaftre, qui a efté autrefois ordonné pour feu Madame
la Doüairiere de Guife:

Recipe gallarum, nucum cupreff. fanguin. drac. balauft. myrtillor. rofar. ãn. drag.
ʒ. ß. maftich. myrrh. ãn. drag. ʝ. thur. hypocyftid. acacia. gummi Arabic. boli Ar-
men. ãn. drag. j. camphor. fcrup. ß. ladan. vnc. ß. terebinth. vener. vnc. ʝ. picis na-
ualis vnc. j. ceræq. f. fiat emplaftrum fecundùm artem, extendatur fuper alutam ad
præfatum vfum.   Voyla comme il faut engarder l'auortement.

2.
Pour obuier
aux accidens.

Pour coupper chemin aux accidens qui ont de couftume de trauailler les femmes groffes, il faut fçauoir d'où ils procedent, afin d'y donner ordre. La plufpart prouiennent de l'indifpofition de l'eftomach.
Car le fang fuperflu qui fouloit deuant la conception eftre purgé tous
les mois, abordant à la matrice en plus grande quantité qu'il n'eft befoin pour nourrir l'embryon, qui eft encore petit, regorge au ventricule, & à force d'y croupir longuement fe corrompt, & fe change en
diuerfe façon. De là vient que l'eftomach eft infecté de beaucoup de
mauuaifes humeurs, qui font perdre l'appetit, abhorrer les bonnes
viandes, defirer chofes qui ne valent rien, auoir enuie de vomir, & def-
faillance de cœur, & qui rempliffent la bouche de faliue & de crachat,
engendrent des ventofitez, & incontinent apres donnent des tranchees au ventre, & caufent beaucoup de mal. Pour en eftre foulagées,
elles ont befoin de faire force pourmenades (car l'exercice & le trauail
confument la fuperfluité des humeurs vicieufes, & refueillent l'appetit) de s'abftenir de viandes trop douces & graffes, qui excitent naufée;
d'vfer de bon vin vieil, pour ayder à la digeftion des cruditez contenuës en l'eftomach; & prendre quelquefois au matin deux doigts de
vin d'abfynthe, quelquesfois de l'hydromel vineux auec vne roftie; &
de boire peu de peur d'humecter le ventricule encore d'auantage. Et
ne fera point impertinent d'affaifonner quelquesfois leur viande auec
mouftarde, poiure, gingẽbre, & autres efpiceries acres, pour confumer
par leur chaleur l'humidité fuperfluë en l'eftomach. Plufieurs femmes groffes vexées d'vn vice appellé *malacia* & *citta* en Grec, ont iufques à deux ou trois mois, tellement l'appetit depraué, à raifon de
quelque humeur adufte, ou acide, ou falee, attachee aux tuniques interieures de l'eftomach, qu'elles fouhaittent extrememement de manger
tantoft des charbons, des cendres, de la chaux, de la craye ou de la terre, tantoft des fruicts verds, des chofes aigres & afpres, tantoft des ha-

rancs à la pippe, ou autres poiſſons cruds, ou autres choſes eſtranges.
Mais elles doiuent en cela reſiſter tant qu'elles pourrõt, de peur d'offenſer leur ſanté & celle de leur enfant, en contentant leur appetit deſordonné. Toutesfois ſi elles ne peuuent aucunement dompter ceſte
grande affection, craignant qu'il n'en arriue vn plus grãd mal, (car aucunesfois faute de manger de ce qu'elles deſirent, en accouchent, &
mettent leur vie en hazard) il leur en faut laiſſer paſſer leur enuie. Car
jaçoit que telles choſes ſoient treſ-mauuaiſes, ſi eſt-ce que bien ſouuent elles les digerent, ſans en reſſentir aucun mal. Quand elles ont
l'appetit ainſi depraué, il eſt beſoin de purger l'eſtomach auec quelque
leger medicament, comme de rheubarbe, qui eſt fort cordial, & euacuer doucement la cholere & autres humeurs corrompuës, ſans eſmouuoir le corps, ny faire aucun tort à l'enfant, ains en laiſſant aſtriction apres ſoy, le fortifie pluſtoſt, qu'il ne l'affoiblit. Quelque Arabe
fait vſer d'vne decoction de polypode & d'anis, auec ſuccre roſat, pour
nettoyer l'eſtomach. Il le faut pareillement conforter par l'vſage des
tablettes diarrhodon, aromaticum roſatum, & autres ; & de la poudre
digeſtiue de coriandre preparée, anis, & cinamome auec ſuccre roſat,
priſe auec vne cuilliere apres le repas, & par application d'emplaſtres
ſtyptiques, & d'eſcuſſons pleins de poudres aromatiques. Pour fortifier le cœur, & reſiſter aux foibleſſes, il eſt bon d'vſer de l'electuaire
diamargariton, & d'eſcorces de citrons confits. Le codignac, & le ſis
bol d'Armenie, leur ſont bons pour arreſter le vomiſſement. La poudre du cumin, & d'origan, auec vn petit de caſtoreum eſt propre par interualle, pour diſſiper les ventoſitez. Quand elles ſe ſentirõt vexées de
plus griefs ſymptomes, qu'elles prennent l'aduis de quelque docte
Medecin, pour les ſoulager. Voyla le regime que doiuent garder les
femmes, depuis leur conception iuſques à ce qu'elles ſont ſur le terme d'accoucher.

Comment ſe doiuent gouuerner les femmes preſtes d'accoucher.

CHAPITRE VII.

QVAND le terme de l'enfantement approche, la diette eſtroite, le *Le regime des*
grand exercice, le coït, le bain, & tout ce qui prouoque les mois *femmes preſtes*
& auance l'accouchement leur eſt bon. *d'accoucher.*

Lors qu'elles ſentent des douleurs au deſſous de l'ombilic & aux
aynes, & aux lombes, & que leurs cuiſſes & parties genitales viennent *Le temps de les*
à s'enfler, & tout le corps à trembler, & leur face à rougir, il eſt temps *mettre à la*
de les mettre à la couche. *couche.*

Et faut auoir ſoin de les bien ſituer en vn lict, non du tout à la ren- *Le moyen de les*
uerſe, ny aſſiſes, ains ayans aucunement le dos eſleué, les cuiſſes eſcar- *faire accou-*
cher.

tees l'vne de l'autre, les iambes courbées, & les talons vers les fef-
fes , afin de pouuoir mieux refpirer , & auoir plus de force à pouffer l'enfant dehors, & plus de commodité de luy faire paffage, pour
fortir. Et toutes & quantes fois qu'elles fentiront des tranchees,
eft befoin de s'efpreindre le plus qu'elles pourront, leur fermant le
nez & la bouche; & de leur preffer les parties fuperieures du ventre
en pouffant l'enfant en bas. Et fi le trauail eft long & fafcheux, il eft neceffaire d'appeller diligemment le Medecin , pour leur ordonner des
poudres ptarmiques, des breuuages, des fomentations , des fuffumi-
gations & des linimens, pour oindre le col de la matrice, & autres
remedes qu'il iugera propres pour faire hafter l'accouchement , & les
deliurer pluftoft de l'enfant & de l'arrierefaix. Et fi dauanture la fage
femme recognoift que l'enfant ne prefente point la tefte, ny les pieds
deuant, pour fortir naturellement du ventre de fa mere, on doit foudain faire venir vn Chirurgien expert en cefte affaire pour y donner
ordre.

Comme les accouchees fe doiuent gouuerner.

CHAP. VIII.

Le gouuerne-
ment des accou-
chees.

Q VAND elles font accouchées, il fe faut bien garder qu'elles ne
reçoiuent point d'air froid par la matrice. Car eftant vuide &
vague apres l'enfantement, elle eft aifément remplie de ventofitez,
qui la refroidiffent & enflent, & bouchent fes cotyledons, & empefchent fes vuidanges, dont s'enfuiuent plufieurs accidens dangereux: Partant qu'elles foient continuellement couchees au lict bien
couuertes, les cuftodes eftenduës, & les portes & feneftres de leur
châbre bien fermees. Plus pour empefcher que l'air froid n'entre en la
matrice, & enfemble faire mieux reioindre les parties diftantes, faut
qu'elles ayent les cuiffes croifées l'vne fur l'autre; & qu'on leur lie
tous les iours le ventre d'vne bande affez large, apres l'auoir engraiffé
de l'onguent qui s'enfuit :

*Recipe fpermat. ceti, olei amygdal. dulc. hyperic. & mirtill. ãn. vnc. ÿ. fepi hir-
cini vnc. j. cera nouæ. q. f. fiat vnguentum , quo venter quotidie illinatur.*

Aucuns confeillét de leur appliquer la peau d'vn mouton noir nouuellement efcorché, & apres cela vne toile gautier.

Il ne les faut pas trop nourrir és premiers iours, craignant d'exciter
ou augmenter la fiéure, & de leur caufer plus de mal aux tetins.
Il eft meilleur au cómencement de leur bailler fouuent à manger &
peu à la fois. Car il y faut aller bellement, tout ainfi qu'aux bleffez.
Toutesfois ayant efgard à l'euacuation, il les faut mieux nourrir apres
les fept ou huict premiers iours, & encores mieux fi elles nourriffent
leur enfant. On leur donnera des viandes delicates , de bon fuc, &
de fa-

de facile digeſtion. Et tant plus approcheront de la fin de leur geſine, tant plus librement pourront elles vſer de groſſes viandes, & ſe remettre à leur maniere de viure accouſtumée.

Pour leur boiſſon on choiſira du vin ſubtil, & odoriferant, non trop fort, ny trouble. Et doit-on bannir de leur table toutes ſortes de fruits, d'herbages, & de legumes.

Et ſi d'auenture le ſang apres l'enfantement couloit en trop grande abondance, qu'elles ne negligent point de mander le Medecin de bonne heure, pour y remedier, attendu qu'il y va de leur vie. Pareillement ſi elles ne purgent point comme il appartient. Car de la ſuppreſſion du ſang corrompu qui a beſoin d'euacuation, s'engendrent ſiéures, apoſtemes, ſuffocation de matrice, & autres maladies dangereuſes. D'auantage ſi elles ſont cruellement tourmentées de tráchees, elles ont beſoin, qu'il ordonne des remedes carminatifs, pour diſcuter les ventoſitez.

Si elles deſirent de nourrir leur enfant, faut qu'elles ſoient ſoigneuſes faire és premiers iours ſuccer le laict de leurs mammelles par quelque pauure femme, tant pour façonner leurs tetins, que pour tirer le mauuais laict qui cauſeroit poſteme és mammelles, & y en faire venir apres du bon en abondance, pour la nourriture de leur enfant. Mais quand elles ne veulent point eſtre nourrices, il faut oindre leurs mammelles trois ou quatre fois le iour de ce liniment, afin de faire fuir le laict qui y vient en abondance, & l'euacuer par la matrice.

Recipe olei roſat. myrtill. ăn. vnc. iĳ. aceti roſat. vnc. j. fiat oxyrrhodinum. Puis aſperger deſſus de la pouldre de myrtils, & quelques iours apres appliquer ceſt emplaſtre deſſus.

Recip. pulueris maſtic. nuc. moſc. ăn. drag. ĳ. nucis cupreſſ. drag. iĳ boli Armen. terræ ſigillat. ăn. vn. ß. ſanguin. drac. drag. ĳ. myrtill: balauſt. ăn. drag. j. ß. ireos Florent. vnc. ß. olei myrt. vnc. iĳ. terebinth. Venet. vnc. ĳ. cera q. ſ. fiat emplaſtrum molle.

La berle, le creſſon & les fueilles de boüis boüillies en vrine & vinaigre ſont bonnes pour fomenter les mammelles, afin de faire tarir le laict qui y eſt. Le lierre terreſtre, la peruanche & la ſaulge boüillies enſemble en oxycrat, auec des roſes & de l'alum, ſont encores recommandées pour cela.

On appliquera pareillement des vétouſes au plat des cuiſſes & des aynes, & au deſſus de l'ombilic, pour attirer le laict des mammelles en la matrice, & le ietter hors par ceſte voye là.

Apres qu'elles ſeront bien purifiées de leurs vuidanges (ce qui aduient enuiron trois ſepmaines apres l'enfantement) elles ſe baigneront par deux fois. Le premier bain ſera fait en eau de riuiere, en laquelle auront boüillis mariolaine, menthe, ſaulge, roſmarin, pouliot, armoiſe, agrimoine, fleurs de camomille, melilot, aneth, & autres herbes carminatiues & deterſiues. Le ſecond ſe fera le lendemain

en eau ferrée, en laquelle on adiouſtera vn ſachet de toile plein de
roſes rouges, de farines de féues, d'auoyne, d'orobe, de lupins, de
gland, noix de cypres & de galles, & de cloux de girofles, de muſcade,
d'alum de roche, & de ſel commun, qu'on fera boüillir auec les
herbes ſuſdites.

Apres s'eſtre baignees, elles ſe mettront chaudement au lict, &
prendront (ſi bon leur ſemble) vn peu d'eſcorce de citron, ou vne
roſtie trempée en vin ou en hypocras, & endureront quelque temps
la ſueur.

De là en auant on fera des fomentations ſur leurs parties genitales,
auec des roſes rouges, balauſtes, myrtilles, berberis, eſcorces de grenades, noix de cyprés & de galles, alum de roche & ſel commun, &
autres choſes aſtringentes boüillies en gros vin, pour apetiſſer, reſerrer & affermir les parties trop amplifiées, relaxées & mollaſſes. Cela
fait, ie leur donne congé de s'eſbatre gentiment auec leur mary au ieu
des Dames rabbatuës.

---

*Comment les Dames ſe doiuent comporter à l'endroit de
leurs enfans.*

CHAPITRE IX.

VOILA comment les Dames ſe doiuent gouuerner apres leur
couche, pour conſeruer leur ſanté: reſte à monſtrer comment
elles ſe doiuent comporter à l'endroit de leurs enfans.

Pourquoy la mere doit elle meſme nourrir ſon enfant. L'enfant nouueauné, comme il eſt de nature humide, auſſi veut-
eſtre nourry de choſe humide, telle qu'eſt le laict. Or n'y a-il point
de laict qui luy ſoit plus propre que celuy de la mere, quand elle eſt
bien diſpoſee, par ce qu'eſtant en ſon ventre, il ſe nourriſſoit de ſon
ſang, que nature apres qu'il eſt né, a fait monter aux mammelles, afin
d'eſtre là blanchy, & conuerty en laict, pour continuer à le nourrir
comme de couſtume: de ſorte que le laict maternel eſt d'autant à preferer à celuy d'vne autre femme, qu'il eſt plus ſemblable & correſpondant à la nourriture accouſtumée qu'il prenoit au ventre de ſa
mere. Parquoy la mere doit eſtre nourrice de ſon enfant, s'il luy eſt
poſſible.

Quand la me- re ne peut nourrir ſon en- fant, qu'elle doit chaiſir vne bonne nourri- ce. Mais quand elle ne le peut nourrir, ou pource qu'elle eſt mal diſpoſée, ou trop foible & delicate, ou qu'elle n'a point le bout des ma-
melles idoines à allaicter, ou qu'elle n'a point aſſez de laict: faut
qu'elle choſiſſe vne nourrice qui ayt toutes les conditions requiſes
pour bien nourrir l'enfant.

Les conditions requiſes pour La premiere, qu'elle ſoit de complexion temperee, non ſubiecte à
maladie, de bonne couleur & corpulence, ayant la chair belle,

l'habitude du corps ne maigre, ne graffe, ains moyenne, les mammel- *choifir vne*
les ny trop petites, ny trop groffes, ny lafches & pendantes, ny trop *bonne nour-*
molles ny trop dures, la poitrine large & ample, les bouts des tetins *rice.*
non retirez ny enfoncez, afin de ne trauailler l'enfant à les tirer.

La feconde qu'elle foit en la fleur de fon aage, & vigueur de ieu- *2.*
neffe, par ce qu'elle n'abonde alors en humiditez fuperfluës, comme
en l'adolefcence, & ne fleftrit par fechereffe ou diminution de chaleur
naturelle, comme en la vieilleffe. Partant qu'elle ne foit plus ieune,
que de vingt & cinq ans, ne plus vieille que de trente & cinq.

La troifiefme qu'elle foit diligente, gaye, ioyeufe, fobre, chafte, *3.*
nette, douce, non pareffeufe, non trifte, non gourmande, ne friande,
ne yurongne, non paillarde, ny amoureufe, non fale ny orde, non cholere ny defpite, ains bien morigerée. Car l'enfant ne tire tant du naturel de perfonne, apres le pere & la mere, que de fa nourrice.

La quatriefme, qu'il n'y ayt point long temps qu'elle ayt enfanté, *4.*
parce que le fang lors vient en abondance aux mammelles, dont s'engendre plus de laict. Quand la nourrice demeure plus de deux mois,
fans donner à tetter, ou autrement tirer fon laict, nature deuient non-
challante d'en plus engendrer, & celuy qui eft engendré commence à
s'enuieillir & moifir, declinant à corruption.

La cinquiefme, qu'elle ne foit point enceinte, parcequ'eftant grof- *5.*
fe, le meilleur de fon fang eft employé à nourrir le fruict qui eft dedans fon ventre, tellement qu'il ne demeure plus que du mauuais laict
en fes mammelles.

La fixiefme, qu'elle ayt fait fon dernier enfant mafle, parce qu'elle *6.*
a le fang plus elaboré & moins excrementeux, dont le laict qui en
eft engendré, eft femblablement meilleur, & a moins d'excrement.

La feptiefme, qu'elle ayt enfanté à terme. Car quand vne fem- *7.*
me eft fubiecte à auortement, c'eft figne qu'elle n'eft pas feine en fes
membres generatifs, ny en ceux qui leur feruent, ou qui ont auec eux
grande alliance.

La huictiefme & principale, que fon laict foit de fubftance *8.*
moyenne entre groffe & fubtile, entre efpoiffe & claire, de couleur blanche, fa faueur douce, de bonne odeur, & en fuffifante
quantité.

Quand on a rencontré vne nourrice, qui a toutes les qualitez fuf- *Qu'on doit*
dites, il faut auoir foing de ce qu'elle doit boire, & manger, & pren- *auoir foing du*
dre garde qu'elle fe gouuerne en toutes chofes comme il appartient, *traittement des*
pour entretenir fon laict en bonne temperature. *nourrices.*

Comment les Nourrices se doiuent gouuerner.

CHAPITRE X.

Regime de vi-
ure des nour-
rices.

LA nourrice doit fuir le mauuais air, & les puantes odeurs, & pren-dre exercice moderé deuant le repas, se pourmenant & trauaillant tout bellement par la maison, pour euacuer les humeurs superfluës, fortifier la chaleur naturelle, & mieux faire la digestion du laict, & doit principalement exercer ses bras & ses espaules à pestrir la paste, ou à faire quelque autre ouurage, pour attirer plus de sang aux mam-melles, & y engendrer par ce moyen plus de laict, & moins excremen-teux. Elle doit estre nourrie de viandes qui engendrent bon suc, & qui sont aisées à digerer, & non abondantes en excremens, comme est le pain de froument bien fait, & cuict d'vn iour ou deux : la chair de veau, le chéureau, de volailles, & oyseaux de montagne ; la perche, la truite, le brochet & autre pareil poisson nourry en eau courante, & les œufs molets.

Il faut qu'elle euite les fortes espiceries, les choses aigres, acerbes, ameres, & autres qui corrompent le laict. La moustarde luy est con-traire, parce qu'elle brusle le sang. La roquette ne luy vaut rien aussi, pour-ce qu'elle rend le sang cholerie, & esmeut le coït, jaçoit qu'Auicenne dit qu'elle engendre le laict. Les laictuës luy sont propres, à raison qu'elles engendrent bon sang, augmentent le laict, & ostent l'enuie du coït. Les fruicts ne luy sont pas bons, fors les rai-sins de Damas, & les figues, & selon Auicenne, les amandes & auellai-nes. Il ne faut point qu'elle boiue de vin, sans y mettre beaucoup d'eau. Encore ne luy en deuroit-on point bailler du tout, non plus qu'à l'enfant, si on vouloit suiure l'aduis d'Aristote.

Galien admoneste sur toutes choses que la nourrice s'abstienne de coucher auec l'homme, pour beaucoup de raisons. Premierement pource que le coït trouble le sang, & par consequent le laict : Secon-dement qu'il diminuë la quantité du laict, en prouoquant les mois, par le diuertissement du sang des mammelles à la matrice. Tierce-ment qu'il donne mauuaise odeur au laict, en corrompant sa quali-té. C'est pourquoy ceux qui sont eschauffez apres les femmes, sen-tent mauuais, comme tesmoigne Aristote en ses problemes : Da-uantage qu'il est cause quelquesfois d'engrossir la nourrice, dont il aduient double inconuenient, l'vn à l'enfant qu'elle nourrit, l'au-tre à l'enfant qu'elle a dans le ventre. Car le meilleur sang aban-donnant les mammelles, se retire à la matrice, pour nourrir & aug-menter l'enfant qui y est conçeu, & le pire se retient aux mammelles, duquel se fait le laict pour le nourrissement de l'enfant qui la tette :

tellement que l'enfant qui eſt au ventre de la nourrice, ne prend ſuffiſante nourriture, & celuy qui alaicte en prend de la mauuaiſe. Au
demeurant la nourrice doit dormir ſuffiſamment, & en temps conuenable.

Or pour ce qu'on ne trouue pas touſiours des nourrices doüées de
toutes les perfections cy deſſus mentionnees, & que bien ſouuent celle de qui on eſt contraint de ſe ſeruir, a quelque imperfection, il luy
faut faire tenir vn regime conuenable, pour corriger le vice de ſon
laict, ſelon qu'on le verra pecher en ſubſtance, ou en quantité, ou à
l'odeur, ou au gouſt, ou à la couleur.

Si le laict eſt trop gras ou eſpois, c'eſt ſigne qu'il eſt phlegmatic & Regime pour
excrementeux. Pour le changer, il faut purger la nourrice par vomiſ- corriger le laict
ſement, en luy faiſant boire de l'oximel tiede, auec vne decoction de trop gras & eſ-
menthe, hyſope, thym & origan : Et luy bailler à manger du creſſon pois.
alenois, que les Latins appellent *naſturtium*, du perſil, fenouil, anis, &
autres pareils diuretics : Et luy faire vſer en bouillons & en ſauces de
thym, origan, ſariette, ſaffran, cloux de girofle, & leurs ſemblables : Et
luy faire prendre exercice deuant le repas, afin de ſubtilier ſon ſang, &
ſon laict. Car l'exercice prouoque & augmente la chaleur, & fait par
ce moyen fondre l'humeur viſqueuſe, & ſortir les ſuperfluitez. Apres
le repas l'exercice n'eſt pas bon, car il cauſe des humeurs creuës, par
ce qu'il rauit de l'eſtomach, & diſtribuë aux veines les viandes auant,
qu'elles ſoient digerees.

Si le laict eſt trop clair & ſereux, pour le corriger, il faut ordonner Regime pour
à la nourrice vne maniere de viure toute contraire. Car il eſt beſoin corriger le laict
premierement qu'elle prenne moins d'exercice, & qu'elle ſe repoſe le trop clair &
plus ſouuent, qu'elle ſoit nourrie de viandes qui font gros ſang, com- aqueux.
me de pain non leué, de ris, d'oreilles & pieds de pourceau, de ventre
& pieds de veau & de mouton, de tetines de vache, de poiſſon, d'huï-
ſtres, de fourmage, de potages, de groſſe chair, s'abſtenant de ſalades,
de fruicts, qu'elle boiue (s'il n'y a rien qui empeſche) du vin doux, couuert : & qu'elle dorme longuement. Car cela fait le ſang gros, & par
conſequent le laict.

Quand la nourrice a trop peu de laict, il faut ſçauoir qui en eſt cauſe. Regime des
C'eſt quelquesfois faute de bon traictement, ou à raiſon de quelque nourrices qui
euacuation exceſſiue, ou qu'elle a de l'ennuy, ou trop de ſoing, ou ont trop peu de
trop de peine. Quelquefois la mauuaiſe complexion de tout le corps, laict.
ou des mammelles ſeulement, en eſt cauſe. Car toutes & quantesfois
qu'il y a faute de ſang au corps, ou qu'il eſt empeſché de venir aux
mammelles, la nourrice manque de laict. Si on recognoiſt que ce ſoit
à cauſe qu'elle eſt mal traictee, il faut donner ordre qu'elle ſoit mieux
nourrie, & qu'elle mange des bonnes viandes, & en plus grande quantité. Si elle a quelque vuidange ſuperfluë, il faut aduiſer de la reſtraindre. Si elle a trop de peine, ou beaucoup de ſoing, il faut donner re-

pos au corps & à l'esprit : Si elle a de la fascherie, il la faut res-
iouyr.

Si c'est la complexion chaude ou seche qui diminuë ou consomme
le laict, il faut corriger la chaude par vn regime raffraichissant, luy
faisant manger de l'orge mondé, des laictuës, des espinards, du pourpier ; & boire de la ptisane, ou de l'eau d'orge : Et humecter la seche,
par l'vsage des bons potages de chair de veau, de mouton, de porc,
de poulaille, euitant toutes les espiceries, le vinaigre & le ver-ius.
Les tetines specialement de brebis ou de cheures, cuictes auec leur
laict, les chaudeaux de laict de vaches, les purees de pois ciches auec
du laict, les boüillons de fueilles & semences de fenoüil vert, ou d'a-
nis auec du laict luy sont propres. Le vin luy est bon, pourueu qu'il
soit petit & trempé d'eau, en laquelle on ait fait bouillir les fueilles
& racines de mauues, auec fenoüil. Au demeurant qu'elle ne prenne
point beaucoup d'exercice, & n'ait point de soucy, & qu'elle dorme
longuement.

Si la complexion froide, specialement és mammelles faict perdre
le laict, empeschant la digestion & la multiplication du sang, ou
bien engendrant des humeurs grosses & visqueuses, qui oppilent les
veines des mammelles, ou les reserrant seulement, ou debilitant leur
vertu attractiue & lactifiante : on luy ordonnera vne maniere de viure qui eschauffe, subtilie, dilate & fortifie : Partant on la nourrira
de boüillons de chair, ou de iaunes d'œufs cuicts auec fueilles ou semences, ou racines de fenoüil, ou de pastenay, ou semence d'anet
ou de nielle : de purees de pois ciches auec du poyure : d'orge mondé cuict auec semence de fenoüil. Elle mangera des cappres, & de la
salade de racines de pastenay, tant sauuage que domestique : & boira
du vin trempé d'eau bouillie auec du fenoüil.

Oribase & Paul, ordonnent vn cataplasme fait de semences de nielle auec du moust, ou du vin cuict, & de semences d'anet, & de racines & semences de pastenay, pour appliquer chaudement dessus les
mammelles. Elle doit outre cela frotter sa poictrine & ses mammelles, pour y faire attraction du sang. Et sera fort bon d'appliquer aussi
des ventouses au dessous, sans grande flamme.

Regime de cel-
les qui ont trop
de laict.   Si la nourrice d'auanture a trop de laict, pour le diminuer Auicenne ordonne premierement qu'elle ne mange guere, & vse de viandes
peu nourrissantes, comme de purees maigres, herbes, fruicts, pain
bis : Secondement qu'elle mange souuent de la mente, & des lentilles cuictes auec : Tiercement qu'elle hume quelque bouillon de
chair salee, ou vn peu de vinaigre salé, meslé auec de l'eau ; finalement
qu'elle mette sur ses mammelles vn emplastre de limon broyé, auec
vinaigre, ou d'argille malaxee auec vinaigre, ou des lentilles cuictes
auec vinaigre.

Regime pour   Si le laict a mauuaise odeur, pour le corriger, on doit donner à man-

ger à la nourrice des viandes de bon suc & de facile digeſtion, aſſai- *corriger le laiƈt*
ſonnees auec canelle, girofle, ſandaux; & luy bailler quelquesfois à *qui ſent mau-*
boire de l'hypocras, ou de quelqu'autre breuuage aromatiſé; & euiter *uais.*
touſiours la repletion, & la crudité.

Si le laiƈt eſt trop acre & fort, c'eſt à dire qu'il eſt trop chaud & cho- *Regime pour*
leric, elle euitera les eſpiceries, vſera de potages de cichoree, bour- *corriger le*
rache, & leurs ſemblables; mangera chair de veau & de porc; ne boi- *mauuais gouſt.*
ra point de vin, ou pour le moins y mettra beaucoup d'eau; ſe gardera
de trauailler, & de prendre trop grand exercice, & de ſe cholerer.

Si le laiƈt eſt de mauuaiſe couleur, il luy faut ordonner vn regime de *Et la mauuai-*
viure tout oppoſite à la generation des humeurs qui font le laiƈt ſem- *ſe couleur du*
blable à elles, & les purger auec medicamens propres.   Voilà com- *laiƈt.*
ment il faut que les nourrices ſe gouuernent, ie declareray au liure
ſuiuant comment elles doiuent gouuerner les enfans qu'elles ont en
charge.

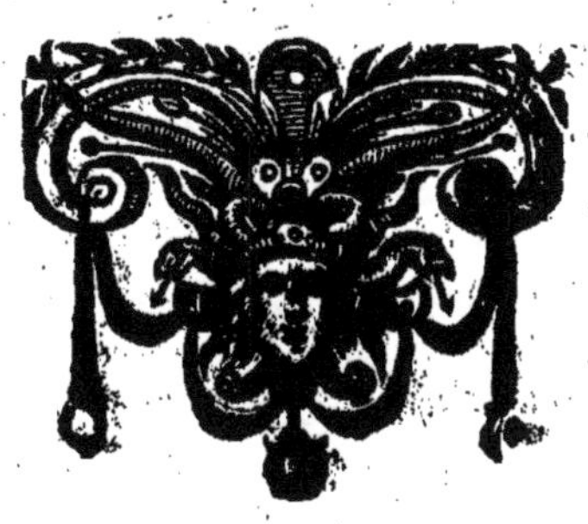

LE GOVVERNEMENT
CONVENABLE A
CHAQVE AAGE.

A TRES-ILLVSTRE ET TRES-REVE-
REND PERE EN DIEV, MESSIRE PHILIPPE DV
BEC, Archeuesque & Duc de Rheims, premier Pair de
France, Legat né du S. Siege Apostolique, Conseiller du
Roy en son Conseil d'Estat, Commandeur de l'Ordre du
Sainct Esprit.

MONSEIGNEVR, Comme nous voyons tous les iours, ceux qui negligent les regles de Medecine tomber malades, & se precipiter temerairement à la mort, deuant le cours ordinaire de Nature; ainsi recognoissons nous les plus aduisez, non seulemēt se maintenir en santé, mais aussi prolonger leur vie, par bon regime de viure. Vous auez tousiours cheri les Medecins, & n'auez iamais desdaigné leurs ordonnances. Aussi auez vous vescu sainement toute vostre ieunesse, & combattu vaillamment en vostre vieillesse deux maladies, qui estoient assez fortes, pour emporter vne personne d'aage florissant. De sorte que vous auez experimenté combien nostre art est necessaire à la vie humaine. C'est pourquoy depuis que i'ay eu cest heur d'estre cogneu de vous, & qu'il vous a pleu vous seruir de moy, tant au recouurement, qu'à l'entretenement de vostre santé, ie me suis employé à rediger distinctement par escrit le gouuernement propre à chaque aage, que ie vous dedie presentement, esperant qu'il vous sera autant agreable, que profitable. Ie vous supplie treshumblement de le receuoir d'aussi bonne volonté qu'il vous est presenté, me continuant tousiours en vos bonnes graces, & ie demeureray à iamais,

M O N S E I G N E V R,

Vostre tres-humble seruiteur, & fidele
Medecin, LA FRAMBOISIERE.

LE

LE QVATRIESME LIVRE

DV GOVVERNEMENT DE
LA FRAMBOISIERE.

*Comme il faut varier la maniere de viure, selon la
variété des aages.*

CHAPITRE I.

E s t vne chose asseuree que l'homme, iaçoit qu'il *Comme l'hom-*
fasse tout ce qui est requis pour conseruer son tempe- *me durant sa*
rament naturel, ne peut toutesfois demeurer tousiours *vie change au-*
en vn mesme estat, sans receuoir alteration. Car il est *tant de fois de*
premierement chaud & humide de nature, mais auec *temperature,*
le temps la chaleur & humeur radicale diminuë si fort, *qu'il change*
qu'il deuient en fin froid & sec. Tellement qu'on apperçoit manife- *d'aage.*
stement par interualles d'annees, le corps de soy mesme changer de
complexion. Les Medecins ayans esgard aux plus sensibles & appa-
rans changemens, ont diuisé toute la vie humaine en plusieurs par- *Distinction des*
ties, qu'ils ont appellé aages. Et d'autant que l'homme durant le cours *aages.*
naturel de sa vie, endure cinq mutations remarquables en son temperament, ils ont distingué autant d'aages, qui sont l'enfance, l'adolescence, la ieunesse, l'aage moyen, & la vieillesse: que plusieurs ont
mesuré par septenaires, pour ce que nature de sept ans en sept ans a
coustume de remuer mesnage.

L'enfance est chaude & humide, mais l'humidité surmonte, & tient *L'enfance.*
la chaleur si subiecte qu'elle ne peut monstrer du tout ses effects. Elle
dure depuis la naissance iusques à quatorze ans, de sorte qu'elle contient deux septenaires d'annees.

L'adolescence est encore chaude & humide, mais la chaleur com- *L'adolescence.*
mence à surmonter: on void ses estincelles briller & reluire par tout.
Aux masles la voix commence à grossir, toutes les voyes se dilatent,

Gg

ils iettent leur premiere laine : aux filles les mammelles durciffent &
croiffent à veuë d'œil, leur fang fe meut par tout le corps, & fe fait faire place iufques à ce qu'il aye trouué la porte. L'adolefcence va iufques à vingt cinq ans, qui eft le terme prefix & limité pour l'accroif-
fance. L'aage de croiffance reffemble au Printemps, il abonde en fang
fur tous.

La puberté.   Entre l'enfance & l'adolefcence Galien met la puberté, qui dure depuis quatorze ans iufques à dixhuict, mais nous la comprenons icy
fous l'adolefcence.

La ieuneffe.   La ieuneffe eft chaude & feche, pleine d'ardeur, d'agilité, de vigueur
& de force. C'eft pourquoy on l'appelle l'aage viril, & fleuriffant, &
en Grec *Acme*, c'eft à dire fleur d'aage. Auffi eft-elle comparee à l'E-
fté. Son eftenduë eft depuis 25. ans, iufques à 35. Tandis qu'elle dure,
l'humeur cholerique domine au corps.

Le moyen aage.   L'aage meur fuit apres, qui tient iuftement le mitan entre la ieuneffe & la vieilleffe, & eft le plus temperé de tous; bien qu'il foit en com-
paraifon des autres froid & fec, & par confequent fertil en humeur
melancholique, & pareil à l'automne. Les Grecs l'ont nommé *Parac-
maftic*, pour ce que durant iceluy la force du corps commence à decliner, à mefure que la chaleur feruente diminuë, & que le feu de ieuneffe s'efteint: mais en recompenfe la difcretion, prudence & force d'efprit augmente beaucoup. Et contient deux fepmaines entieres, depuis
35. iufques à 49.

La vieilleffe.   La vieilleffe commence de là en auant, qui contient tout le refte de
noftre vie. Comme elle eft plus efloignee des principes de noftre generation, auffi eft-elle non feulement plus froide, mais auffi plus feche que l'aage precedent, pour la confomption plus grande de l'humeur natiue. Car la maigreur, les rides, la dureté des nerfs & de la
peau, la roideur des ioinctures, monftrent affez que les parties du
corps font plus feches en vieilleffe qu'aux autres aages. Toutesfois par faute de chaleur naturelle, les vieillards font vn grand amas
d'excremens phlegmatics. De là vient qu'on leur void ordinairement
les yeux larmoyans, le nez decouler toufiours, & la bouche fi pleine
d'eaux, qu'ils ne font que cracher & touffir. Tellement qu'encore
qu'ils foient fecs par faute d'humeur radicale, ils font neantmoins
humides par repletion d'vne humidité fuperfluë. A raifon de quoy
plufieurs maintiennent que la vieilleffe eft froide & humide, & la
comparent à l'hyuer. Galien diftingue la vieilleffe en trois degrez.
Ceux qui ont atteint le premier, font appellez en Grec ὠμογέροντες,
pour ce qu'ils ont encore la queuë verte, & font encore vertueux,
pour vacquer aux affaires publiques. Les feconds n'ont plus la force
de ce faire, & ne demandent plus qu'vn lict mol, & vne profonde ef-
cuelle. Et les derniers, que la foffe. Car en l'extreme vieilleffe, qu'on
nomme decrepite, (comme dit le Prophete Royal :) Il n'y a plus que

douleur & langueur, toutes les actions & du corps, & de l'ame sont
affoiblies, les sentimens sont hebetez, la memoire se perd, le iugement
defaut, ils redeuiennent en enfance.

Ceste derniere vieillesse, est descrite dans le douziesme chapitre de
l'Ecclesiaste, auec vne si belle allegorie qu'il ne se peut rien voir au
monde de si excellent. C'est aussi le plus grand Philosophe, & le plus
grand Naturaliste qui fut iamais, qui s'en est meslé. C'est ce sage Sa-
lomon qui a autresfois cogneu tous les secrets de la Nature. Aye souuenance, dit-il, de ton Createur és iours de ta ieunesse, auant que
le Soleil, les estoilles, la lumiere s'obscurcissent, & que les nuës retournent apres la pluye. Car lors les gardes de la maison trembleront,
& se courberont les hommes forts, & cesseront les machelieres, & seront obscurcis les voyans par les fenestres, les portes seront fermees
par dehors, à cause de l'abaissement de la voix de la meule: & se leue-
ra à la voix de l'oyseau: & seront humiliees toutes les filles chanteresses, ils craindront chose haute: l'amandier florira, la sauterelle sera en-
graissee, le capprier sera flestry, auant que la chaine d'argent s'allon-
ge, l'aiguiere d'or se rompe, & soit cassee la cruche à la fontaine, &
que la roüe soit brisee sur la cisterne, & que la poudre retourne en terre comme elle y a esté, & que l'esprit s'en aille à Dieu. Voila la description du dernier aage qui est admirable, & qui a besoin d'vn bon Ana-
tomiste pour estre bien entenduë, comme est Monsieur du Laurens,
premier Medecin du Roy, qui l'a brauement expliquee en la façon
qui s'ensuit.

En la vieillesse decrepite le Soleil, & les estoilles s'obscurcissent,
ce sont les yeux qui perdent leur lumiere. Les nuës retournent apres
la pluye, c'est à dire, apres qu'ils ont long temps pleuré, il leur passe deuant les yeux, comme des nuës qui sont les grosses vapeurs
qui s'espaississent. Les gardes de la maison tremblent, ce sont les
bras & les mains qui ont esté donnez à l'homme pour la deffence de
tout le corps. Les hommes forts se plient, c'est à dire les iambes,
qui sont les colomnes, sur lesquelles tout le bastiment est appuyé.
Les machelieres cessent, c'est à dire les dents qui nous seruent à mou-
dre & macher la viande. Les voyans s'obscurcissent par les fenestres, ce sont les yeux qui se couurent souuent d'vne cataracte qui
ferme la prunelle, qu'on appelle fenestre de l'œil. Les portes se ferment par dehors à cause de l'abaissement de la meule : ce sont les ma-
choires qui ne se peuuent ouurir pour manger, ou les canaux de la
viande qui s'estressissent. Ils se leuent à la voix de l'oyseau, c'est à
dire, ne peuuent dormir, & sont tousiours esueillez au chant du coq.
Toutes les filles chanteresses sont humiliees, c'est la voix qui leur
defaut. L'amandier fleurist, c'est la teste qui deuient toute blanche. La sauterelle s'engraisse, ce sont les iambes qui deuiennent enflees. Le capprier se flestrit; c'est à dire leur appetit se perd. Car les

Belle descriptiõ
allegorique de
la vieillesse, par
le sage Salomõ.

Explication de
l'allegorie, par
Monsieur du
Laurens.

cappres ont proprieté d'exciter l'appetit. La chaine d'argent s'allon-
ge, c'est ceste belle moëlle dorsale qui va le long de l'espine, laquelle
se lasche & se courbe, & leur fait fleschir le dos. L'aiguiere d'or se
rompt, c'est le cœur qui contenoit comme vn vaisseau le sang arteriel,
& l'esprit vital, qui sont aucunement iaunes & dorez, qui cesse de se
mouuoir, & qui n'en peut plus contenir comme s'il estoit rompu. La
cruche se casse à la fontaine, c'est ceste grosse veine caue, qui ne peut
plus puiser de sang au foye, qui est le commun magazin, & la fontaine qui arrouse tout le corps, de sorte qu'il ne sert non plus qu'vne
cruche cassee. La roüe se brise sur la cisterne, ce sont les reins & la vescie qui sont tous laschez, & ne peuuent plus contenir l'vrine. Lors
que tout cela arriue, la poudre, c'est à dire le corps qui est materiel, retourne en terre, & l'esprit qui est venu d'enhaut retourne à
Dieu.

<table><tr><td>A quoy il se
faut arrester
pour iuger de
l'aage.</td><td>

Voila tous les cinq aages descrits & limitez par les annees. Ie ne
veux pas pourtant qu'on s'arreste tellement au nombre des annees,
que d'iceluy depende du tout la ieunesse & la vieillesse. Il se faut
plustost regler au temperament. Car tout homme qui sera froid &
sec, ie l'appelleray vieil. Il y a beaucoup de vieillards à quarante ans,
& vne infinité de ieunes à soixante. Il y a des complexions qui vieil-
lissent plustost, & les autres plus tard. Les sanguins vieillissent fort
tard, pour ce qu'ils ont beaucoup de chaleur & d'humidité. Les
melancholiques qui sont froids & secs vieillissent plustost. Pour
le regard des sexes, le feminin vieillit tousiours plustost que le mas-
culin.</td></tr></table>

<table><tr><td>Pourquoy il
faut varier la
maniere de vi-
ure selon la va-
rieté des aages.</td><td>

Il appert par là, que le corps passant d'vn aage en vn autre, rechange
autant de fois de temperature. Or auons nous monstré qu'il est besoin
de diuersifier le regime, selon la varieté des temperamens. Il est donc
certain qu'il faut ordonner diuerse maniere de viure, selon la diuersité
des aages.</td></tr></table>

---

*Comment il faut gouuerner les enfans dés leur
naissance.*

CHAP. II.

<table><tr><td>Quelle doit
estre la maniere
de viure des en-
fans.</td><td>

COMME ce qui est contre nature est osté par son contraire : ainsi
ce qui est naturel est-il conserué par son semblable.
Parquoy la temperature des enfans naturellement chaude & humi-
de, doit estre entretenuë par vne maniere de viure temperément chau-
de & humide. De sorte qu'il n'est pas bon de les exposer à l'air exces-
siuement chaud, & encore moins au froid.</td></tr></table>

<table><tr><td>En quel lieu.</td><td>

Pour ceste cause on doit aduiser de mettre l'enfant à nourrice en vn</td></tr></table>

lieu où l'air soit temperé, & qui soit pur & bon. On le doit aussi tenir *il les faut tenir.*
ordinairement couché dans son berceau, en vne chambre qui ne soit
pas trop claire. Car la grande clarté, outre ce qu'elle engarde le dormir, elle esgare & esblouït la veuë de l'enfant, laquelle est tendre &
debile : au contraire l'obscurité l'vnit & fortifie. Il faut aussi quelquefois porter l'enfant hors de sa chambre en vn lieu plus libre, & en
plus grand air, tant pour rafraischir sa chaleur en inspirant l'air frais,
que pour recréer ses esprits à voir diuerses choses. Mais on se doit
bien garder de le porter au Soleil, au serain, au vent, à la pluye, & à l'air
intemperé.

L'enfant nouueau né demande estre nourry de choses humides, *De quoy il les*
comme l'aage sur tous le plus humide. Voyla pourquoy le laict de la *faut nourrir.*
mammelle luy est fort propre pour sa nourriture ordinaire.

La quantité du laict qu'on doit à chasque fois bailler à succer à *Combien on*
l'enfant est limitée, par la consideration de l'aage, de la complexion, & *leur doit bail-*
de l'affection qu'il a de tetter. Car au commencement de sa naissance, *ler de laict à la*
iusques au premier mois, parce qu'il n'a pas encore le pouuoir de di- *fois.*
gerer beaucoup, il luy en conuient donner peu. Delà en auant à raison
qu'il croist, & qu'il est plus fort pour le tirer & le digerer, il luy en
faut bailler dauantage. En apres s'il est de complexion temperee, de
bonne habitude, & de grande vie, il est expedient de luy en donner en
plus grande quantité : sinon, en moindre. Puis si l'on apperçoit qu'il
crie apres la mammelle, & qu'il demande à tetter dauantage, il luy
en faut bailler encore. Il se faut bien garder toutesfois de luy en bailler tant en vn coup, qu'il en soit saoul, & qu'il n'en ait plus qu'il ne
luy en faut. Car par trop grande repletion, il luy aduient tension de
ventre, inflation és costez, abondance de ventositez, douleur, pesanteur, faute de repos, nausee, vomissement, blancheur d'vrine indigeste.
Au contraire si l'on voit que l'enfant refuse le laict, & n'en veut plus
prendre, il ne luy en faut pas bailler contre son cœur, parce qu'il s'en
trouueroit mal.

Auicenne veut qu'il ne tette que deux fois le iour, ou trois au plus. *Combien de*
Mais il est meilleur de donner peu & souuent à tetter à l'enfant, que *fois le iour il*
d'estre longuement sans l'allaicter, & luy bailler beaucoup de laict *les faut allai-*
tout en vne fois. Car en tettant peu & souuent, il digere fort bien, & *cter.*
si n'a point de mal d'estomach, ny enuie de vomir, & si dort beaucoup
mieux. Au contraire l'enfant ayant prins beaucoup de laict en vne
fois, son estomach s'enfle & s'estend, de sorte qu'il y sent douleur, qui
le fait crier, & l'engarde de reposer.

La nourrice doit lauer d'eau tiede le bout de sa mammelle, deuant *La maniere de*
le mettre en la bouche de l'enfant, afin qu'il ne succe quelque ordure *leur donner le*
auec le laict : puis le doit presser auec sa main, & faire tomber le pre- *tetin.*
mier laict. Cela fait, le doit encore presser, & tirer quelque peu de
laict dans la bouche de l'enfant, pour luy faire prendre plus volontiers

le tetin. En apres comme il s'efforce de le tirer, elle doit ayder à l'iſſuë
de ſon laict, en preſſant vn peu auec la main ſa mammelle, afin que
l'enfant ne trauaille pas tant à la ſuccer.   Finalement ſe doit garder
qu'en allaictant l'enfant, le laict ne luy entre dedans le nez. Et quand
elle voit que l'enfant vient à tetter auec trop grande auidité, comme
vn goulu, il eſt bon qu'elle interrompe l'allaictement, en luy oſtant le
tetin de la bouche, puis le remettant, pour euiter crudité d'eſtomach,
tenſion, vomiſſement, & douleur.

Quand la me-
re les doit al-
laicter.

Iaçoit que le laict de la mere ſoit plus proffitable à l'enfant que
celuy d'vne autre femme, ſi eſt-ce qu'il n'eſt pas bon qu'elle luy baille
à tetter és premiers iours, parce qu'en ce temps-là elle eſt encore eſmeuë : & ſon ſang troublé, à cauſe de l'enfantement : & ſon laict corrompu, pour auoir crouppi long temps és mammelles. Mais voulant
eſtre nourrice de ſon enfant, doit premierement faire ſuccer le laict
de ſes mammelles par quelque pauure femme, ou par vn enfant de
l'hoſpital, afin d'oſter le mauuais, & y en faire reuenir du bon : & attendre à donner le tetin à ſon enfant, iuſques à tant qu'elle ſe porte
bien.

Quand vne
autre que la
nourrice ordi-
naire les doit
allaicter.

Toutes & quantesfois auſſi que la nourrice ſe trouuera mal diſpoſee, ou de fieure, ou de colique, ou de flux de ventre, ou de quelque autre grande maladie, elle ne doit allaicter ſon enfant, iuſques à ce qu'elle ſoit guarie, & bien ſaine. Pareillement quand elle prendra medecine laxatiue, ou medicament fort chaud, ou fort froid, il ne faut pas
qu'elle l'allaicte ce iour-là. Car les malades, & les medecines alterent
& troublent le laict.   Il eſt beſoin cependant de faire allaicter l'enfant
à vne autre femme.

Quand il les
faut ſeurer.

Il eſt temps de ſeurer l'enfant quand ſes dents ſont toutes ſorties.
Car nature les produit exprés pour maſcher la viande ſolide.   Et bien
que les dents ſoient communément toutes apparentes au bout de
deux ans, ſi eſt-ce qu'on ne peut bonnement deſigner le terme prefix
du ſeurement ; pource qu'elles ſortent pluſtoſt aux vns, & plus tard
aux autres.   Ioint que pour pluſieurs autres conſiderations, il les faut
ſeurer quelquesfois pluſtoſt, & quelquesfois plus tard. Car ſi l'enfant
a affection de prédre autre viande, que le laict, & qu'il la maſche & digere bien, il le faut pluſtoſt ſeurer.   Au contraire s'il ne tient conte
des viandes ſolides, & les prend contre ſon cœur, & ne les peut digé-
rer, bien qu'il euſt deux ans, & que ſes dents fuſſent ſorties, on ne le
doit encore ſeurer.   D'auantage, s'il eſt de nature fort humide, on le
doit pluſtoſt ſeurer : s'il eſt de complexion ſeche, il le faut laiſſer plus
longuement tetter. Il faut encore regarder ſa diſpoſition. Car s'il eſt
maladif, il ne le faut pas ſeurer ſi toſt, parce que le laict de ſa nourrice,
pour ſa debilité, luy eſt plus propre que la viande ſolide. Les maladies
qui luy ſuruiennent, quelquesfois contraignent de le ſeurer pluſtoſt,
qu'il ne ſeroit beſoin, & quelquefois plus tard.

Il faut auſſi auoir eſgard à la nature du temps,& à la ſaiſon. Car en temps chaud comme en Eſté , il n'eſt pas bon d'oſter le laict à l'enfant,pour luy donner des groſſes viandes,qui ſont plus difficiles à digerer.　Mais au Printemps,& ſur la fin de l'Automne,& quelquefois en Hyuer,lors qu'on a plus grand appetit,& qu'on fait meilleure digeſtion.

Encore faut-il prendre garde à la region.　Car aduenant que l'enfant fuſt nourry en vn païs extrememement froid ,il n'y auroit point de danger de le ſeurer en Eſté,comme au contraire en vn païs fort chaud, on le peut hardiment ſeurer au cœur d'Hyuer. Au ſurplus faut aduiſer au ſexe.　Car les maſles doiuent pluſtoſt laiſſer le laict que les femelles , parce qu'ils ont pluſtoſt leurs dents , & ont plus de chaleur naturelle, & plus de force pour maſcher & digerer les viandes ſolides.

Les femelles au contraire doiuent tetter plus long temps que les maſles , parce qu'elles ſont plus molles & plus delicates , ne pouuans pas ſi bien digerer les groſſes viandes.Et ne ſert de rien d'alleguer que les filles ſont plus humides que les fils , & qu'elles doiuent pour ceſte cauſe vſer de viädes qui humectent moins que le laict : d'autant qu'elles abondent en humidité naturelle,& non pas en humidité ſuperfluë: Il aduient auſſi quelquesfois qu'on eſt contraint de ſeurer pluſtoſt l'enfant , à cauſe de la nourrice qui a quelque maladie, ou qui n'a plus de laict , ou qui eſt groſſe , & que l'enfant n'en veut point tetter d'autre.

On doit ſeurer l'enfant petit à petit,& non tout à coup, en ne l'allaictant plus tant , ne ſi ſouuent que de couſtume , & en augmentant la viande ſolide à chacune fois qu'il ſouloit en prendre,& luy en baillant plus ſouuent en lieu du laict. Le temps venu de ſeurer du tout,s'il veut eſtre opiniaſtre à demander la mammelle , faut frotter le tetin d'abſynthe,ou de thanaiſie,ou de coloquinte, ou d'aloës , ou de quelque autre choſe amere,qui ne puiſſe nuire,pour luy faire hayr la mammelle.

La maniere de les ſeurer.

Quand les premieres dents de l'enfant commencent à poindre, il eſt temps de l'accouſtumer petit à petit à prendre autre nourriture auec le laict. Galien, Auenzoar,& Auerroës defendent expreſſément de luy bailler pluſtoſt autre viande, ſi ce n'eſt qu'il ayt quelque enuie d'en manger,& qu'on recognoiſſe par les ſelles , les vrines, le dormir & autres ſignes,qu'il la peut bien digerer. Toutesfois la plus part des nourrices ne regardent pas à cela. Car long-temps deüant que les dents ſortent aux enfans , elles leur donnent de la boüillie , & autres viandes plus ſolides que le laict , diſans que le laict eſt vn nourriſſement trop petit,& de trop peu de duree,attendu qu'il laſche le ventre, & par ainſi qu'il eſt meilleur de les nourrir de viande plus ſolide, pour les rendre plus forts & plus ſains. Mais elles ſe trompent lourdement. Car tant s'en faut que le laict rende les enfans laſches & debiles,qu'au

Quand on doit commencer à leur döner autre choſe que le laict, pour leur nourriture.

contraire il les forttifie, parce qu'il eſt familier & conforme à leur nature, & correſpondant au nourriſſement qu'ils prenoient au ventre de
leur mere: Et tant s'en faut que la viande plus ſolide les rende plus robuſtes, deuant que les dents leur percent: qu'au contraire elle les affoiblit & debilite, & leur cauſe des ventoſitez, douleurs, tranchees,
gibboſitez, & pluſieurs autres accidens prouenans de repletion &
crudité.

On ſe doit garder de leur donner des viandes qui nourriſſent trop,
& qui enflent le ventre, & qui engendrent beaucoup de ſuperfluitez;
Ny de leur bailler grande quantité de viandes douces, tant pource
que nature les attire promptement de l'eſtomach au foye & aux
véines, auant qu'elles ſoient parfaictement digerees, que pource
qu'elles engendrent ordinairement des vers: Ny des viandes groſſes,
dures, & mal-ayſees à maſcher & à digerer. Mais il leur faut donner au commencement des viandes delicates, tendres, molles, & faciles à aualler, approchant au laict en ſubſtance & en vertu, comme eſt la ſouppe de pain, trempee en broüet de chair, ou diſ-
ſoute en du laict, & la panade faite de mie de pain rapé cuicte à petit feu en boüillon de chair, ou auec du laict. On vſe depuis ſix ou
ſept vingts ans plus communément de boüillie que d'autre choſe.

Mais pour eſtre bonne, elle doit premierement eſtre faite de mie
de pain blanc, ou bien de farine auparauant cuite au four, afin qu'elle
ne ſoit pas viſqueuſe ny groſſiere, & pluſtoſt auec du laict de chéure
que de vache, & ne la faut point laiſſer trop cuire, d'autant que le
laict par longue cuiſſon perd ſa ſubſtance ſereuſe & butyreuſe, re-
ſtant ſeulement la fourmageuſe, groſſe & de difficile digeſtion. Et en
la cuiſant y faut adiouſter du miel, afin de la faire deſcendre plus ayſément, & corriger la viſcoſité tant de la farine, que de la ſubſtance
fourmageuſe du laict, pour empeſcher qu'elle ne ſe lie en l'eſtomach,
& qu'elle n'engendre obſtruction au foye, des vers aux inteſtins, & la
pierre en la veſcie.

Depuis que l'enfant a paſſé vn an, on luy baille aux bonnes maiſons du blanc de chappon haché menu auec le broüet, & les ſouppes
de pain, ou d'vne cuiſſe de poullet, ou de perdrix. Mais pluſieurs
maintiennent qu'il n'eſt pas bõ de meſler la chair auec le laict, pource
qu'eſtant plus tardiue à digerer, elle eſt cauſe qu'il ſe corrompt en l'e-
ſtomach. Les autres ſouſtiennent que c'eſt bien faict de l'accouſtumer
petit à petit à la chair, luy en donnãt vne fois le iour ſeulement, & quãd
le temps de le ſeurer s'approche, deux ou trois fois. Et jaçoit que ce
different ne ſoit point encore decidé entre les Medecins: toutesfois ſi
nous ſuiuons l'authorité de Galien & d'Auicenne, on ne doit point
donner de chair aux enfans deuant qu'ils ayent deux ans, pource qu'ils
ne peuuent encore maſcher, ne digerer la viande non maſchee. Ioint
qu'ils n'ont point encore beſoin de ſi grande nourriture que la chair.

Apres

Apres qu'ils sont seurez, la chair de veau, de mouton, de chappon, poullet, perdrix, phaisan, & autres oyseaux des champs leur est conuenable. Le boüilly leur est tousiours meilleur que le rosty. Les potages leur sont fort propres. Les œufs frais ne leur sont iamais mauuais estans mollets, mais trop bien ceux qui sont cuits durs. Le beurre frais leur est bon à desieuner. Les fraises, les cerises, les prunes, les raisins, les groiselles, & autres fruicts aqueux se corrompent facilement dans le corps. Voylà pourquoy il ne leur en faut pas laisser manger beaucoup. Les pruneaux cuicts auec succre leur sont fort bons. Il leur est permis manger tantost vne bonne pomme, tantost vne bonne poire cuicte, succrée. Il leur faut defendre les ails, les oignōs, les poureaux, les raues, les champignons, la moustarde, les saleures & espiceries. Le vieil fourmage ne leur vaut rien, ny la patisserie aussi. Au reste il faut prendre garde qu'ils ne mangent point trop, de peur d'estre trauaillez d'inflation d'estomach, vomissement, flux de ventre, courte haleine, epilepsie, escroüelles, gibbosité, ou autres accidens. Et ne faut pas qu'ils mangent trop peu aussi, pource qu'ils abondent en chaleur naturelle, qui a bien tost digeré ce qu'ils prennent.

De quelles viãdes ils doiuent estre nourris, depuis qu'ils sont seurez.

Combien que le laict sert de boire aux petits enfans, si est-ce qu'il est bon de leur bailler quelquefois de l'eau apres qu'ils ont mangé de la viande solide, pour la detremper, & leur raffraichir la bouche. Et si doiuent depuis qu'ils sont seurez boire ordinairement de l'eau pure.

Ce qu'ils doiuét boire ordinairement.

Galien & Auicenne defendent expressément le vin aux enfans qui sont sains, pource qu'estant subtil & penetratif, il leur offense facilement le cerueau & les nerfs, qui sont encores debiles, tendres & passibles, & leur rend l'esprit hebeté & troublé. Ioint que bailler du vin (qui est chauds) aux enfans (qui sont chaud de nature) c'est mettre du feu sur du feu, comme dit le prince des Arabes. Tellement qu'ils n'ont point besoin de vin, pour les eschauffer, pource qu'ils ont de la chaleur ce qui leur en faut.

Pourquoy le vin leur est defendu.

Gordon neantmoins leur en permet boire vn petit, depuis qu'ils ont quatre ans passez. Mais il faut auoir esgard au pais, à la saison, à la complexion & au sexe. Car en pais froid on leur en peut plustost bailler qu'en pais chaud. En Hyuer ils en doiuent plustost vser, qu'en Esté. Il n'est point raisonnable que les sanguins & les bilieux en boiuent si tost que les phlegmatics. Les filles doiuent commencer plus tard à boire du vin que les masles, d'autant qu'elles ont le cerueau plus foible, & plus tendre, & par consequent plus prompt à estre remply de vapeurs, & le visage plus subiect à deuenir rouge, & coupperosé. Et quand on leur en permettra l'vsage, il y faudra mettre force eau, afin de le bien corriger.

Quãd ils pourront commencer à en boire.

L'enfant a besoin de bien dormir, d'autant qu'il est de complexion humide, & que le sommeil humecte beaucoup,

Pour le faire dormir, il le faut coucher droitement sur le dos, quand

Pourquoy le dormir leur est necessaire. Comme il les

Hh

faut coucher.

il n'eſt nourry que de laiĉt, & qu'il a encore ſon corps debile? mais lors qu'il commence à vſer de viande plus ſolide, & que ſes membres deuiennent plus durs & plus forts, on le doit coucher tour à tour ſur vn coſté & ſur l'autre, & quelquefois ſur le dos.

Pour prouoquer le ſommeil, il le faut bercer doucement & mo-
Comme il les faut endormir. derément. Car comme le branlement doux & moderé fait retirer la chaleur au dedans, & aſſopit l'eſprit animal: ainſi le mouuement fort & inegal, agite le laiĉt qui eſt en l'eſtomach, empeſche la digeſtion, trouble l'eſprit, & eſtonne le cerueau. Et faut en le berçant chanter quelque gentille chanſonnette. Car la douce melodie de la voix luy eſt ſi agreable, qu'elle aſſopit ſes ſens, & l'endort.

Apres qu'il a longuement dormy, le bain d'eau tiede luy eſt mer-
Pourquoy le bain leur eſt profitable. ueilleuſement profitable, non ſeulement pour nettoyer les ordures du cuir, mais auſſi pour reſueiller la chaleur naturelle, & faire ſortir les excremens fuligineux du dedans au dehors, & pour entretenir le corps en humidité & le conſeruer mol, afin qu'il puiſſe mieux croiſtre, & deuenir plus grand & de plus belle taille. Pour ceſte cauſe Galien, & les autres anciens Medecins veulent que la nourrice le laue tous les iours, durant le temps qu'il ne peut cheminer, ne faire exercice; & de là en auãt qu'on le baigne encore par interualles, iuſques à ſept ans.

Incontinent qu'on a oſté l'enfant du bain, auant que le mettre en
Ce qui leur faut faire à l'iſſuë du bain. maillot, il faut premierement l'eſſuyer auec des vieux linges blancs, & luy bien nettoyer le nez, les yeux, les oreilles, le ſiege, & preſſer ſon petit ventre pour le faire vriner: En apres le frotter doucement depuis la teſte iuſques aux pieds, auec les mains ſeules, ou auec huile douce: Puis façonner ſes membres en tirant les doigts des mains & des pieds, hauſſant & baiſſant les bras, pliant & menant les iambes vers les feſſes, puis les eſtendant, & luy faiſant courber & redreſſer l'eſchine. Durant qu'il eſt deſmailloté, la nourrice doit taſcher par tous moyens de le reſioüir, or' luy riant, or' diſant des chanſons, maintenant en le tenant en ſon giron, maintenant le ſouſtenant entre ſes bras, le faiſant danſer & ſauter en le dorelotant. Et eſtant emmaillotté le porter entre ſes bras par la maiſon, & quand le temps eſt commode, ſortir dehors, & l'amuſer à regarder le ciel, les edifices de la ville, les arbres, & les fleurs des iardins, & la verdure des champs. Et l'accouſtumer à eſcouter attentiuement les paroles, & luy faire entendre les noms des choſes: & le recreer à ouyr l'harmonie des inſtrumens, & la melodie de la muſique. Euitant le ſon des canonades, & harquebuſades, des tambours & trompettes, & des groſſes cloches, & le bruit du tonnerre, qui luy eſtonnent les oreilles, & luy donnent frayeur.

Quand il eſt ſeuré, la premiere choſe qui luy faut faire le ma-
Ce qu'il faut faire eſtans ſeurez. tin apres ſon reſueil, eſt deſcharger le corps des ſuperfluitez de la nuiĉt.

Partant à l'issuë du lict on le doit presenter à la selle, le faire pisser & le faire moucher, pour vuider les excremens du cerueau par le nez: & lauer sa bouche d'eau fraische, & luy nettoyer les yeux & les oreilles. Puis peigner & frotter doucement sa teste, pour purger encore le cerueau par les commissures du test, & outre cela faire deuenir ses cheueux beaux,& engarder que les pouls ne s'y engendrent, & qu'il ne luy vienne de la tigne. *Comme on leur doit euacuer les excremens du corps.*

Quand il est habillé il le faut laisser aller, venir, courir, sauter & prendre ses esbats. Car il a besoin de prendre exercice, pour exciter la chaleur naturelle à faire la digestion de la viande qu'il a mangee, & l'expulsion des menuës superfluitez qui en procedent, & pour fortifier ses membres. Vray est qu'il ne le faut point contraindre de cheminer deuant qu'il ayt la force de se soustenir, de peur que ses cuisses, & ses iambesne se courbent de la pesanteur du corps,& ne deuiennent tortuës. *Pourquoy l'exercice leur est necessaire.*

Dés lors qu'il commence à entendre, & à gazoüiller, il le faut petit-à-petit accoustumer à cognoistre les personnes & les choses, & à les appeller par leurs propres noms, & à bien proferer les paroles. Et si tost qu'il a discretion du bien & du mal,&qu'il sçait parler,l'apprendre à prier Dieu, & l'instruire en toutes choses honnestes, & ciuiles,& le bien moriginer, & ne luy permettre iamais dire, ny faire choses vilaines, & ne point lascher la bride à ses appetits desordonnez, & à ses affections desreglées, ains tascher de bonne heure à luy faire aymer la vertu,& hayr le vice. *Comme il les faut instruire de bonne heure.*

Il se faut aussi garder de l'irriter, & de luy faire peur, & de le faire trop rire,& de le laisser trop pleurer & crier,craignant qu'il n'en ayt la veuë offensée,& mal à la teste, & que pour la trop grande dilatation des parties pectorales, & des muscles de l'epigastre, il n'en aduienne rompure du peritoine,& descente du boyau,encore qu'il soit bon de le laisser quelquesfois pleurer & crier vn petit, tant pour rendre les poulmons & le diaphragme plus habiles au mouuement de la respiration, que pour purger les humiditez superfluës du cerueau, & des yeux. *Comme il faut former leurs mœurs, & reigler leurs affections.*

Et quand il a atteint l'aage de cinq à six ans, pour occuper son esprit, il luy faut faire passer le temps à apprendre à lire & escrire. Et apres cela le faire estudier à bon escient aux bonnes lettres:& luy bailler vn Pedagogue qui soit soigneux non seulement de ses estudes,mais aussi de ses mœurs,& qui ne luy laisse rien passer mal à propos, afin de le rendre aussi vertueux que sçauant. Et vaut tousiours mieux quand il a failly,le corriger par douceur,que par rudesse. Si toutesfois les benignes remonstrances ne suffisent pour le retenir en son deuoir, il est besoin de venir au chastiment rigoureux. *Comme il leur faut exercer l'esprit.*

La maniere de preseruer les enfans des maladies ausquelles
ils sont subiects.

CHAP. III.

Comme les en-
fans sont sub-
iects à plusieurs
maladies.

Apho.24.

Aph.25.

Aph.26.

La cause de
leurs maladies.

LEs enfans bien qu'ils soient mieux pourueuz que les plus aagez de chaleur & d'humeur naturelle, dont depend la vie humaine, si font-ils neantmoins subiects à plusieurs maladies, comme a tres-bien remarqué Hippocrate au 3.liure de ses Aphorismes.

Aux enfans nouueaux-nez (dit il) aduiennent communément des escorcheures en la bouche, que les Grecs nomment *aphthæ*, vomissemens, toux, faute de sommeil, peur en dormant, humidité d'oreilles, inflammation de nombril.

Et lors que leurs dents veulent sortir, ils ont demangeaisons des genciues, fiéures, conuulsions, flux de ventre, principalement quand les dents canines leur percent.

Et quand ils commencent à deuenir plus grands, il leur suruient coustumierement inflammation aux amygdales, luxations des vertebres du chinon du col, courte haleine, de la grauelle, des vers, des verruës appellées en Grec *acrochordones*, des glandes autour des oreilles, que les Grecs nomment *satyriasmi*, des escroüelles, & autres tumeurs, en plusieurs endroits du corps.

Or (comme declare Galien au commentaire exposant la cause de chacune desdictes maladies) les vlceres de la bouche procedent de la serosité du laict, qui pour son acrimonie fait excoriation en ceste partie, laquelle est encore tendre & delicate. Le vomissement vient de l'abondance du laict, qui charge le petit estomach. La toux arriue pour la grande humidité du cerueau, qui tombe sur les poulmons. Le veiller contre nature, à cause des maux susdits, & quelquesfois de la pointe des humeurs de l'estomach, dont s'esleuent des fumees au cerueau qui le dessechent. Le tressaillement de peur en dormant se fait du nourrissement corrompu de l'estomach, qui ennoye des mauuaises vapeurs au cerueau, dont s'ensuiuent des songes qui donnent frayeur. L'humidité d'oreilles, depend de l'humidité du cerueau & de tout le corps. L'inflammation du nombril aduient pour auoir esté mal couppé, ou mal lié. Le demangement des genciues leur vient de ce que les dents les picquent en sortant. Et les fiéures à cause de la douleur, & des veilles, & de l'inflammation des genciues. Les conuulsions suruiennent tant pour ceste occasion, que pour la crudité du nourrissement, qui offense les parties nerueuses, lesquelles ne sont pas encores assez fortes. Le flux de ventre est excité à cause de l'indigestion de l'estomach. Car d'autant que l'aliment ne reçoit point de parfaite coction, il ne s'en fait pas aussi d'entiere distribution. L'inflammation des amygdales, & la luxation des vertebres du col prouiennent des fluxions qui se font en ces endroicts là. La courte haleine, dite *asthma*, pareillement procede d'humeur phlegmatique qui distile du cerueau sur les instrumens de la respiration. La gauche trauaille souuent les enfans, à cause qu'ils sont goulus, & que par leur gloutonnie ils engendrent beaucoup d'humeurs cruës, desquelles la plus grosse partie descendant auec l'vrine en la vescie, se fait matiere de calcul : auec ce qu'ils ont force chaleur, qui est la cause efficiente de la pierre. Les vers tant longs que courts s'engendrent de la pourriture des superfluitez du corps, & de la grande chaleur qui y est. Les verruës de l'abondance d'humeurs enuoyees à la superficie du cuir. Les glandes, les escroüelles & autres tumeurs procedent des matieres superfluës, que leur gloutonnie fait multiplier en eux.

Il appert par là que les enfans sont subiects à beaucoup de maladies, qui prennent leur origine ou de la sortie de leurs dents, ou de la mauuaise nourriture qu'ils ont tiree au ventre de leur mere, ou du mauuais laict de leur nourrice, ou du mauuais traictement qu'on leur a fait, ou de leur gloutonnie & façon desreglee à tetter, ou à boire, ou à manger, ou à se mouuoir, ou à trop dormir.

Pour faire sortir les dents aisément, & obuier au prurit, piquement, inflammation, & douleur des genciues, fiéure, conuulsion, flux de ventre, & autres accidens qui suruiennent durant ce temps-là, il est besoin de diminuer le tettement de l'enfant, ne luy donner rien qui soit à mascher, ny autre chose à manger que le laict, entretenir tousjours le benefice de ventre. Et ne rien mettre en sa bouche, ny sur les genciues qui soit actuellement froid, de peur de repousser l'humeur enuoyee pour les dilater, & apprester l'issuë de la dent : ny aussi actuellement chaud, craignant d'irriter ladite matiere & l'endurcir. Mais ce qu'on y mettra soit lenitif, pour adoucir les genciues & appaiser la douleur. Parquoy la nourrice doit frotter doucement, & chatoüiller longuement la gencie auec le doigt, tant pour la dilater, que pour en tirer l'humidité qui y est, tenant la teste de l'enfant clinee en bas, afin que la baue sorte mieux : puis oindre la gencie d'huile de camomille, ou de lys, ou d'amendes douces, ou de gresse de canard, d'oye, ou de poulle, ou de ceruelle de liéure, ou de miel, ou auec beurre frais, ou vn peu salé, pour mieux faire filer l'humidité de la genciue. Quand les dents commencent au prime à se monstrer, il se faut abstenir de toute chose dure à mascher, de peur de les faire mousses. Mais si tost qu'elles commencent à s'endurcir, il faut (dit Auicenne) faire mascher à l'enfant vn brin de racine d'iris vn peu verdelette, que la nourrice tiendra de peur qu'il ne l'aualle. Car elle oste la douleur des genciues, nettoye les humiditez qui y sont, & fait que le reste de la dent sort plus ayséement, & se fortifie en sa cassette. Aucuns

Regime pour coupper chemin aux accidens qui ont de coustume de leur suruenir.

Hh iij

loüent la reglice vn peu concaſſee. Les femmes leur donnent vn ho-
chet d’vne dent de loup fichee en vne canule d’argent. Pour empeſcher les autres maladies, il eſt neceſſaire que la mere, & la nourrice,
& l’enfant gardent le regime de viure, qui leur a eſté cy deſſus ordonné. Car c’eſt vne choſe certaine que pour engarder l’enfant d’eſtre
maladif, il faut qu’il ſoit engendré de ſemence ſaine, & nourry au
ventre de ſa mere de bon ſang, & depuis ſa naiſſance de bon laict, &
touſiours bien reglé en ſa maniere de viure, de ſorte qu’il ne manque
de bon traictement deuant & apres eſtre ſevré.

<hr>

Comment les adoleſcens ſe doiuent gouuerner.

CHAP. IIII.

Regime des adoleſcens.

L Es adoleſcens ſont d’vn fort bon temperament. Voilà pourquoy
ils ſe portent mieux au Printemps qu’en nulle autre ſaiſon, dict
Galien au comment. de l’Aphoriſme 18. du 3. liure. Car l’air temperé eſt propre à leur nature. Auſſi ſont bien les viandes temperees.

Aph. 14. du 1. liur.

D’autant qu’ils croiſſent touſiours de plus en plus, & qu’ils ont beaucoup de chaleur naturelle, ils ont meſtier de beaucoup de nourriture, autrement leur corps en lieu d’augmenter ſe conſommeroit,
comme maintient Hippocrate en ſes Aphoriſmes. Paul leur deffend
l’vſage du vin. Toutesfois craignant les oppilations, ie leur en per-
mettray boire vn petit, mais bien trempé d’eau. Ils ne doiuent point
tant dormir que les enfans : mais comme ils ſont plus robuſtes, auſſi
ont ils beſoin de plus grands exercices, moyennant qu’ils ſoient ſans
excez. Car les trop violens engardent leurs corps de croiſtre en ſa iu-
ſte grandeur. Æginaite commande qu’ils ſoient inſtruicts tant aux

Chap. 14. du 1. liur.

arts liberaux que mechaniques, & qu’ils s’occupent en diuerſes ſortes d’exercices, afin que trauaillans le corps & l’eſprit, ils puiſſent refrener les aiguillons & aſſauts de Venus. Car le coit ne leur vaut rien,
par ce qu’il leur affoiblit le corps, & empeſche l’accroiſſance des
membres, qui ne ſont point encores paruenus à leur parfaicte grandeur. Ioint auſſi que leur ſemence n’eſt point aſſez elaboree, pour engendrer enfans ſans imperfection.

Pourquoy ils ſont ſubiects au flux de ſang.

Ils ſont ſubiects à ſaigner du nez, comme a remarqué Galien ſur l’A-
phoriſme vingt neufuieſme du troiſieſme liure, pource que le ſang
qui abonde alors commence à s’eſchauffer.

Le moyen de s’en garantir.

Pour s’en garentir, il eſt requis de garder mediocrité par tout, en
leur maniere de viure, & de ne ſe trop eſchauffer le corps à choſe quelconque. Il leur eſt interdict auſſi de ſe baigner en eau froide, de peur
que le corps eſtant trop endurcy ne puiſſe deuenir grand.

Simplice veut que les iouuenceaux deſtinez à l’eſtude de Philoſo-
phie, commencent aux bonnes mœurs: veu que pour neant auons co-

gnoiſſance des choſes naturelles, ou diuines, ſi premier nous ne re-
iettons les cupiditez deſordonnees hors de noſtre eſprit. Et à la verité
il eſt neceſſaire que leurs Precepteurs prennent bien garde à eux, &
ſur toutes choſes, qu'ils leur deffendent de hanter mauuaiſes compagnies.   Car ils ſont en cet aage là fort ayſez à ſe deſbaucher, s'ils ne
ſont bien conduicts, & nourris en la crainte de Dieu. Il eſt impoſſible
pour le iourd'huy qu'en frequentant le monde, ils ne voyent vne infinité de mauuais exemples de gens mal-viuans, leſquels ils imiteront
pluſtoſt que les bons, ſi les peres & meres n'y aduiſent de prés.

Comment les ieunes gens ſe doiuent gouuerner.

CHAPITRE V.

LA maniere de viure des ieunes gens qui ſont en la fleur de leur aage, doit eſtre froide & humide, pour corriger leur complexion
par trop chaude & ſeche. C'eſt pourquoy ils ſe portent mieux en Hyuer qu'en autre temps, à raiſon qu'il eſt contraire à leur intemperature, qui eſt bilieuſe, comme monſtre Galien ſur l'Aphoriſme dix-hui-
ctieſme du troiſieſme liure. Par ainſi l'air frais leur eſt bon: côme ſont
auſſi les viandes raffraichiſſantes. Celles qui ſont exceſſiuement chaudes & ſeches, leur ſont nuiſibles. Partât doiuēt fuir les ails, les oignôs,
pareillement la mouſtarde, le poyure, le gingembre, & tous autres alimens & condimens acres.   Le vin pur, prins en quantité leur offenſe
le corps & l'eſprit, principalement quand il eſt fort. Car il leur cauſe fiéure & douleur de teſte, & trouble & hebete l'entendement, &
les prouoque à cholere & à luxure. Mais il eſt expedient d'en vſer ſobrement meſlé auec de l'eau, non ſeulement pour nourrir, mais auſſi
pour euacuer la bile par les vrines & les ſueurs.

   Ils ſont forts & robuſtes pour endurer la peine & le trauail, ſans
s'offenſer.   Tellement qu'ils ſont beaucoup plus idoines en cet aage
là qu'aux autres, à exercer les charges publiques, & à porter les armes.   Meſmes ſont plus propres à eſtre marchands, artiſans, labou-
reurs & ſeruiteurs: pour ceſte cauſe ils ſont appellez des Latins *iuuenes*,
à iuuando. Selon la nourriture & l'exercice qu'ils prennent, ils ont beſoin de dormir.   Car le ſommeil eſt neceſſaire pour faire la digeſtion
des viandes, & pour reparer les eſprits animaux diſſipez par le
trauail.

   Il ſemble à voir que cet aage ſeul ſoit propice pour les mariages.
Car les enfans iſſus d'adoleſcens, & de vieiliards ſont ordinairement
defectueux, & imparfaicts de corps ou d'entendement. Mais ceux
qui ſont engendrez en la fleur de leurs parens, lors qu'ils ont le corps
& l'eſprit en leur force & vertu, ſont trouuez beaucoup plus robu-

Regime des ieu-
nes gens.

Pourquoy le
mariage leur eſt
plus propre
qu'aux autres.

ſtes & plus diſpos, pour ſecourir la Republique. Ioint auſſi que l'vſage de Venus, moyennant qu'il ne ſoit pas trop frequent, n'offenſe nullement les ieunes hommes, tant pour la perfection de leurs membres, que pour l'integrité de leur force corporelle. Car tant s'en faut qu'ils en ſoient debilitez, comme les autres, qu'au contraire ils s'en ſentent plus alaigres & gaillards. Les bains d'eau froide durant la chaleur d'Eſté leur ſont profitables pour leur ſanté. Ils doiuent euiter la cholere, & toutes autres paſſions de l'ame, qui eſchauffent & bruſlent le ſang.

A quelles ma-
ladies ils ſont
ſubiects, & le
moyen de s'en
garantir.

Et d'autant qu'ils ſont fort ſubiects aux fiéures, tant ardentes que tierces, pour ce qu'ils abondent en humeur cholerique, de laquelle ſont engendrées telles maladies, comme declare Galien ſur l'Aph.29. du 3. liu. ils ont beſoin pour s'en garantir, de garder exactement le regime que ie leur viens d'ordonner.

CHAP. VI.

Regime des gẽs
de moyen aage.

LE regime des gens de moyen aage doit eſtre plus temperé, & moins rafraichiſſant que celuy des ieunes gens, par ce que l'ardeur de ieuneſſe eſt paſſee, & que la froideur de vieilleſſe les talonne de prés. Car on les apperçoit deſia plus moderez au toucher, & en affaires plus poſez & raſſis, & en toutes leurs actions plus peſans & moins agiles, qu'ils n'eſtoient, & n'ont plus la couleur ſi viue & vermeille, ny le corps ſi fort, pour endurer tant de peine qu'auparauant. Et ſont

Gal. ſur l'Aph
3 01. du 3. liur.

beaucoup pluſtoſt offenſez qu'ils n'eſtoient en la fleur de leur aage, du chaud & du froid exceſſif, de coucher ſur la dure, de veiller, de faire trop grand'chere, & de faire la deſbauche en quelque ſorte que ce ſoit, comme teſmoigne Galien. Partant l'air temperé leur eſt conuenable. Les viandes mediocrement chaudes, priſes en quantité moderee, leur ſont bonnes. Et leur eſt permis de les eſpicer vn petit auec canelle, gingembre & autres pareils aromates. Et n'ont que faire de ſe nourrir ſi fort, qu'ils faiſoient en ieuneſſe, à raiſon qu'il ne ſe diſſipe pas tant de leur ſubſtance, par ce que la chaleur naturelle eſt amoindrie, & qu'il ne ſe conſomme plus rien pour l'accroiſſance. Ils doiuent de là en auant mettre moins d'eau en leur vin, qu'ils ſouloient faire, & moins trauailler le corps, & plus exercer l'eſprit qu'en ieuneſſe. Ils ont beſoin de bien dormir pour reſtaurer l'eſprit animal conſommé par l'exercice de leur vacation. Et n'ont que faire d'embraſſer ſi ſouuent Madame Venus, qu'ils auoient accouſtumé. Il ne ſe faut pas baigner en eau froide, mais en eau tie-

Comme ils ſont

de. La triſteſſe & autres paſſions de l'ame leur ſont nuiſibles : D'autant

tant

tant que leur complexion est plus melancholique, ils sont subiects *subiets à beau-*
aux maladies qui procedent de melancholie, & nommément aux *coup de mala-*
hemorroïdes. Car elles arriuent quand le sang melancholique tom- *dies,& pour-*
be à coup sur les veines qui sont alentour du siege. Et ne laissent *quoy.*
toutesfois pour la quantité d'humeur cholerique qu'ils ont amas-
fee en ieunesse, d'estre saisis de fiéure aiguë, phrenesie, peripneumonie, pleuresie, cholere, dysenterie, & autres maladies bilieuses, voire encore plustost que les ieunes, d'autant qu'ils ont le corps plus
debile. Mesme comme leur chaleur naturelle vient à diminuer,
& leur force à decliner, à mesure que la vieillesse approche, ils commencent desia à estre trauaillez de courte haleine, de lethargie,
lienterie, & autres affections phlegmatiques, familieres aux vieilles gens.

Pour les preseruer de toutes ces maladies, il faut qu'ils tiennent *Le moyen de les*
en leur maniere de viure tousiours le milieu entre les ieunes, & les *enpreseruer.*
vieilles gens : & quand l'occasion le requiert, qu'ils soient songneux
de se faire purger par l'ordonnance d'vn docte Medecin, auec medicaments, tantost melanogogues, tantost cholagogues, tantost phlegmagogues, selon qu'il iugera estre expedient.

Comme les vieilles gens se doiuent gouuerner.

CHAP. VII.

PVis que la vie dépend de la conseruation de la chaleur & de l'hu- *Regime des*
meur radicale, les vieilles gens ont besoin, pour viure longue- *vieilles gens.*
ment & sainement de corriger leur temperament froid & sec, par vn
regime chaud & humide.

C'est pourquoy ils se portent beaucoup mieux en esté, pour ce que *L'air propre*
l'air chaud leur est propice. Pour ceste cause leur chambre ne doit ia- *aux vieilles*
mais estre sans feu. *gens.*

Les viandes pareillement de complexion chaude & humide leur sont *De quelle via-*
bonnes, moyennant qu'elles ne soient pleines d'excremens, & qu'el- *de il les faut*
les n'engendrent gros suc. Car elles doiuent estre de bon suc, de facile *nourrir.*
digestion, d'vne matiere rare, d'autant que la substance des vieillards
ne se dissipe guere. Partant faut qu'ils se gardent d'vser de toutes viandes visqueuses, grossieres, venteuses, phlegmatiques, melancholiques,
& qui peuuent opiler.

Leur pain doit estre de bon froment bien cuict & bien leué, auec vn
peu de sel, & mangé au bout d'vn iour ou deux. Car si tost qu'il est
tiré du four, il ne se digere pas si aisément, & engendre des obstructions. Le dur aussi desseiche trop. Les tartes, flans & gasteaux sans
lenain leur sont nuisibles, pour ce que tels alimens sont opilatifs, &

de fort difficile digeftion. Leur nourriture ordinaire doit eftre de bons chappons, poullets, pigeonneaux, perdreaux, phaifans, gelinottes, tourterelles, veau & mouton, & non pas de porc & de bœuf, ou autre chair femblable. Il leur faut faire des hachis delicats auec quelque fauce, des bons confommez, de la gelee, & du blanc manger. Les œufs frais & mollets leur font tres-bons, car ils nourriffent beaucoup & promptement. Les durcis ou fricaffez ne valent rien, pour ce qu'ils engendrent vn gros fuc, & arreftent trop dans l'eftomach. L'vfage des poiffons leur eft contraire. S'il leur prend enuie d'en manger, ils choifiront la fole, la truite, & la perche, & les feront habiller auec le fel, la fauge, le fenoüil & le vin. Les viandes de haut gouft, & qui piquent vn peu, comme auffi les faleures ne leur font pas mauuaifes pour ouurir l'appetit, efueiller la chaleur naturelle, & confommer tout plein de gros phlegmes qui font dans leur eftomach. Il eft bon d'efpicer leurs viandes auec le poyure, gingembre, canelle, & d'vfer de la mouftarde grife. Les ails & les oignons ne leur font pas mauuais, s'ils les ayment. Le fourmage ne leur vaut rien, le beurre leur eft fain, pour ce qu'il les humecte, les efchauffe, & fi adoucit la poictrine. L'huile d'oliue auffi eft tres-bon. Le laict fert à quelques vns, mais à ceux qui ont beaucoup d'obftruction il nuit pluftoft. Les anciens ont fait grand cas du miel en cet aage, ils en mettoient à leur pain, à leur faulce, & quafi à toutes leurs viandes. Les fruicts cruds & qui font trop humides, pour ce qu'ils fe corrompent aifément, ne leur font pas bons. Les raifins de Damas font amys du foye, de l'eftomach, des reins, & de la vefcie. Les amandes font dormir, & nettoyent les voyes de l'vrine. Les figues feches, les dattes, les mirobolans & noix confites, les oliues, & les pignons leur font propres.

De quantité de leurs viandes.

Au demeurant il ne les faut iamais charger de beaucoup de viandes, pour ce qu'ils ont fort peu de chaleur naturelle, laquelle s'efteindroit, ainfi qu'vn petit feu s'eftouffe quand on iette grande quantité de bois deffus. Ioint auffi qu'ils endurent aifément le ieufne, comme tefmoigne Hippocrate en l'Aph.14.du 1.liu. Par ainfi vaut mieux leur bailler à manger peu & fouuent, principalement à ceux qui font en l'aage decrepite. Car ils ne peuuent fi bien endurer la faim, que les autres, par ce qu'ils font comme les lampes quafi efteintes, aufquelles il faut continuellement verfer peu à peu de l'huile, de peur de les efteindre, y en verfant beaucoup tout à vn coup & foudainement.

La boiffon des vieilles gens.

Le boire eft autant profitable aux vieillards, comme il eft dommageable aux enfans. Le vin eft tout leur reconfort, & pour ce on l'appelle le laict des vieilles gens : il leur efchauffe toutes les parties du corps, & purge la ferofité des quatre humeurs par les vrines. Ils en doiuent choifir du bon, & ne le guere tremper. Le vieil leur eft beau-

coup meilleur que le noüueau. Les vins noüueaux, doux & grossiers
ne valent rien, pour ce qu'ils oppilent le foye, la ratte, les voyes de
l'vrine, & rendent la vieillesse subiecte à l'hydropisie, ou à la pierre.
Ils peuuent quelquesfois vser d'Hippocras, de vin de Candie & de
Maluoisie. L'hydromel vineux est recommandé de tous. Au reste les
vieillards doiuent boire peu & souuent.

Les vieilles gens se doiuent contenter d'vn exercice moderé, de peur *L'exercice des*
que ce peu qu'ils ont de chaleur ne se dissipe. Les frictions leur sont *vieillards.*
necessaires. Il est expedient qu'ils s'employent au soulagement de la
Republique par conseil, & meur iugement, se deportans du maniement des affaires, où la force du corps est requise : bien qu'à l'entree
de leur vieillesse, ils se puissent encore honnestement acquiter de
quelque bonne charge ciuile.

Iaçoit qu'il fust meilleur de dormir seulement la nuict, & veiller le *Le dormir des*
iour : si est-ce qu'il est permis aux vieillards de dormir vn peu apres le *vieillards.*
disner, principalement en Esté ; d'autant qu'ils passent quasi toutes
les nuicts en veilles : à cause de leur temperament qui est sec, & des
vapeurs acres qui s'esleuent ordinairement d'vn phlegme salé.

Les vieillards se doiuent tant qu'ils pourront rendre libres de tou- *Comme il faut*
tes passions violentes. Et pour ce qu'ils sont ordinairement subiects *destourner les*
à la peur, aux ennuis, au chagrin, à cause de leur temperament froid, *vieillards de*
& de la foiblesse de leur cerueau, on leur en doit oster toutes les oc- *toutes violentes*
casions, craignant de les refroidir dauantage. La cholere ne leur est *passions de l'a-*
pas si nuisible que la tristesse. Il les faut resiouir le plus qu'on pour- *me.*
ra, & pour leur donner du contentement, mignarder leurs sens, la
veuë, l'oüye, l'odorat, & le goust, en proposant à chacun des obiects
agreables.

Pour donner plaisir à leurs yeux, ils passeront le temps à veoir de
belles femmes, à regarder la varieté des fleurs, la diuersité des belles
couleurs, & porteront tousiours quelques precieuses bagues, & entre
autres le saphir, & l'esmeraude, pour ce qu'il n'y a point de couleur
qui conserue plus la veuë que le vert & le violet.

Pour delecter l'ouye, ils presteront l'oreille à la musique des voix *L'ouye.*
& des instrumens, on les entretiendra de discours plaisans, on les flat-
tera, on ne leur contredira en rien.

Pour recreer l'odorat, ils auront tousiours quelque bonne senteur *L'odorat.*
sur eux, comme chaine, & pomme musquee, ou bouquet de fleurs, &
se laueront la barbe, les mains, le visage, auec des eaux odoriferantes.
Pour le goust, on leur baillera ordinairement quelque friandise, afin *Le goust.*
d'esueiller leur appetit.

CHAPITRE VIII.

HIPPOCRATE au dernier Aphorisme du 3. liure a diligemment remarqué les maladies ausquelles sont subiects les vieillards. Il leur aduient (dit-il) des catarrhes auec toux, difficulté de respirer, strangurie, dysurie, douleur nephritique, arthritique, vertige, apoplexie, cachexie, demangeaison de tout le corps, veilles, humidité des yeux, des narines, & du vetre, obscurité de la veuë, & dureté de l'ouye. *Comment les vieilles gés sont subiects à plusieurs malazdies.* Car les vieillards (dit Galien) sont fort souuent trauaillez de catarrhes auec toux, pour ce que les parties de la teste sont ayſément morfonduës, & qu'il s'engendre en eux force superfluitez pituiteuses, à cause qu'ils ont la temperature du cerueau bien froide. La difficulté de respirer, qu'on appelle en Grec *asthma* tire son origine des defluxions du cerueau. Et quelquesfois procede des instrumens de la respiration qui amaſſent vn tas d'excremens pituiteux. Pour ce qu'ils ont les forces debiles, les reins sont souuent oppilez, & s'y engendre des pierres, quand il s'arreste là des superfluitez groſſes & visqueuses, qui deuiennent dures comme des cailloux. Les douleurs de ioinctures s'engendrent quelquefois par defluxions d'humeurs superflües qui se font sur ces parties là, quelquefois à cause de la froideur des organes que nature a fabriqué pour leur mouuement. Les vertiges leur aduiennent à cause de l'esprit vaporeux, qui est agité d'vn mouuemét desreglé dans les ventricules du cerueau. Souuent auſſi des superfluitez vicieuses amaſſees en l'estomach, il s'esleue vne exhalation vaporeuse au cerueau qui est cause du vertin. Il n'y a point de maladie plus familiere, aux vieilles gens, que l'apoplexie, pour ce qu'en cet aage là, le cerueau est remply de superfluitez phlegmatiques. Ils sont de si mauuaise habitude, que s'il leur arriue quelque vlcere, à grande peine la peut-on guarir, par faute de sang. Ils se grattent & demangent fort, pour ce qu'és superfluitez qui excitent le prurit s'euacue difficilement par le cuir, à raison qu'il est pour la frigidité plus espais, & que les excremens sont plus groſſiers & en quantité. Plusieurs veillent continuellement pour ce qu'il ont beaucoup de soin, & encore plustost pour ce qu'ils ont le corps deſſeché. Autres sont endormis, quand il s'amaſſe au cerueau force superfluitez pituiteuses. Les humiditez des yeux & des narines, leur aduiennent à cause des superfluitez du cerueau, lesquelles descendantes au ventre, le rendent souuent humide. L'obscurité de la veuë, & la grauité de l'ouye leur arriuent pour la debilité de la faculté sensitiue, & pour la grande siccité des organes, semblent qu'ils ayent vne espece de cataracte. Les vieillards

pour se garentir de toutes ces maladies, doiuent garder exactement le *se garentir.*
regime cy dessus prescript, & si tost qu'ils se sentirõt accablez de quelqu'vne d'icelles, ils doiuent auoir recours de bonne heure à vn Medecin expert, qui leur ordonnera les remedes conuenables pour la guarison. Outre les maladies declarées par Hippocrate & Galien, nous *Autres incom-*
voyons les vieillards encore incommodez d'autres accidens. Car ils *moditez des*
ont ordinairement le ventre dur, ils sont pleins de vents, ils abondent *vieillards.*
en phlegmes & serositez acres, qui leur causent non seulement des
demangeaisons, mais aussi des ardeurs en pissant : & sentent vne foiblesse vniuerselle, pource qu'ils ont l'estomach debile, & la chaleur
de tout le corps languide. Mais on peut pouruoir à toutes ces incom- *Par quel moyẽ*
moditez auec les remedes benings & amiables. *on les peut cor-*
                                                                                  riger.
Premierement il leur faut rendre le ventre lasche, auec des bons
boüillons laxatifs. Entre autres celuy qui est fait d'vn vieux coq, bien *Comme on vẽ-*
foüetté, puis tué, euentré & farcy de racines de persil, de fueilles de *dra le ventre*
bourrache, buglose, pimpernelle, mercuriale, espinards, hysope, figues *lasche.*
grasses, raisins dẽ damas, dattes, iuiubes, & semence de carthame, leur
sert infiniment. Car outre ce qu'il tient le ventre lasche, il nettoye les
voyes de l'vrine, & est fort propre pour la poitrine & courte-haleine, à
laquelle ils sont subjets. Les clysteres remollitifs, & les suppositoires
leur doiuent estre ordinaires. Galien ne veut pas qu'on vse de clysteres
violents & acres, il se contente de la seule huile d'oliue.

Pour leur purger doucement les cruditez de l'estomach, d'où pro- *Comment ils*
cedent tant de ventositez, ils prendront quelquesfois des pilules de *pourront eua-*
hiere, de celles qu'on appelle mastichines, & de l'aloës bien preparé. *cuer les excre-*
La terebenthine nettoye tous les vlceres sans danger. Les racines de *mens phlegma-*
persil & d'ache, le vin subtil, le miel, le vin miellé, & autres legers diu- *tiques, & les se-*
retiques, sont propres pour euacuer la grande abondance d'excremens *reux.*
sereux cõtenuë aux veines, & chasser auec l'vrine la grauelle des reins.

Pour la foiblesse de leur estomach, & pour dissiper les vents qui les *Remedes pour*
trauaillent, on recommande la racine de gingembre confit, les tablet- *la foiblesse d'e-*
tes d'aromaticum rosatum, l'anis confit, l'eau de canelle, l'essence d'a- *stomach.*
nis & de girofle.

Pour esueiller la chaleur qui semble estre endormie par tout le *Pour eschauf-*
corps, monsieur du Laurent est d'aduis de leur faire prendre souuent *fer les vieil-*
le poix de deux escus d'ambre gris dans vn œuf bien frais. I'approuue *lards.*
fort l'vsage du theriac, mithridat, de la confection alkermes, des eaux
theriacales, imperiales, celestes.

On peut aussi fortifier toutes les parties par remedes externes, comme le cerueau par bonnets & poudres cephaliques, le cœur par emplastres, onguent & sachets : l'estomach par onctions & escussons.
Bref toutes choses aromatiques & qui sentent bon sont propres aux
vieilles gens.

LE GOVVERNEMENT
REQVIS EN CHA-
CVN PAYS.

A TRES-HAVT ET TRES-ILLVSTRE
PRINCE, FRANÇOIS DE LORRAINE,
Comte de Vaudemont.

MONSEIGNEVR,
Durant que i'estois employé à vostre seruice en ma vocation, vous m'auez tousiours faict demonstration d'vne si bonne volonté, que la longueur du temps ne m'en a point effacé la memoire, ny la distance du lieu destourné de vostre souuenance. C'est pourquoy entre tous mes Gouuernemens, i'ay choysi cestuy-cy qui n'est pas moins delectable, que profitable à la santé, pour le consacrer à la grandeur de vostre nom, afin de vous rendre vn tesmoignage signalé du desir extréme que i'ay de demeurer à iamais,

MONSEIGNEVR,

Vostre tres-humble seruiteur, & fidele
Medecin, LA FRAMBOISIERE.

LE CINQVIESME LIVRE
DV GOVVERNEMENT DE
LA FRAMBOISIERE.

*Qu'on se doit diuersement gouuerner en son viure, selon
la diuersité des pays.*

CHAPITRE I.

OMME la terre est proche ou loing du Soleil, aussi *Que les Zones*
reçoit-elle plus ou moins la vertu de ses rayons. De là *de la terre sont*
vient qu'ayant diuisé tout son globe en cinq zones, on *differentes en*
trouue celle qui est situee au milieu entre les deux *temperature.*
tropiques extremement chaude, pource qu'elle a
tousiours le Soleil sur la face : & les deux dernieres qui
approchent les poles, horriblement froides, à raison qu'elles sont
trop arrieres de luy : & les deux autres assises entre les tropiques, &
les cercles arctiques & antarctiques, aucunement temperees, & à ceste
occasion plus habitees, neantmoins plus chaudes & seiches és endroits exposez au Soleil, & plus froides & humides, aux costez opposi-
tes. Il appert par là que les contrees de la terre sont toutes differentes
en temperature.

C'est pourquoy les vents qui soufflent des quatre coings de l'vni- *Que les vents*
uers, sont aussi diuersement temperez. Car bien qu'ils soient tous *sont de diuerse*
(comme monstre Aristote chapitre 4. du liu. des Meteor.) engen- *nature.*
drez d'vne abondance de chaude & seche exhalaison, esleuee de la
terre en haut par la vertu du Soleil, & violemment repoussee en
bas au tour de la terre, par la froideur & humidité de la moyenne
region de l'air, qu'elle rencontre en son chemin : si est-ce qu'ils tiennent ordinairement de la nature des pais d'où ils viennent. Car les
vents soufflans d'Orient, d'Occident, de Midy, & de Septentrion,
ont chacun leur propre temperament, qui procede de la nature des
regions d'où ils sont premierement sortis, comme nous declarerons
particulierement cy apres.

Nous voyons pareillement les perſonnes tenir touſiours de la complexion de leur païs : Et les regions temperees rendre les corps temperez, les chaudes bilieux, & les froides pituiteux. Auſſi apperceuons nous aux païs chauds regner pluſtoſt les maladies chaudes, és païs froids les froides : les humides és contrees humides, & les ſeches és lieux ſecs.

Pour ceſte cauſe il eſt neceſſaire ſelon la diuerſité des païs d'vſer de diuerſe maniere de viure. Car il eſt beſoin és regions chaudes, de ſe gouuerner autrement qu'és regions froides, & aux lieux humides autrement qu'aux lieux ſecs.

Comment il ſe faut gouuerner és regions temperees.

CHAPITRE II.

LEs pays ſituez entre Orient, Occident, Midy & Septentrion ſont bien temperez. Car eſtans aſſis iuſtement au milieu des extremitez, ils participent également du chaud, du froid, du ſec & de l'humide : Dauantage ils ne ſont point incommodez des vents Orientaux, Occidentaux, Meridionaux & Septentrionaux, pource que ces vents qui viennent du bout du monde, eſtans paruenus iuſques à eux, n'ont point de force pour leur mal faire, à cauſe de la longue diſtance.

C'eſt pourquoy les pays qui tiennent le mitan ſont plus peuplez que les autres, d'autant qu'ils ſont pour leur temperature fertile en tous biens, tres ſalubres, & heureux en tous endroits. Les habitans de ces pays là ont la taille belle, l'eſprit bon, le corps robuſte, ils ſont diſpos, gaillards & de bonne humeur, d'autant que la bonne temperature de l'air rend les mœurs plus douces. Au contraire les nations trauaillees tant de chaleur exceſſiue, que de froideur extreme, ſont barbares, dit Ariſtote en ſes problemes.

Il eſt permis en ces quartiers-là, de viure à ſon plaiſir, de boire & de manger tout ce qu'on trouuera bon : & de prendre des viandes plus ou moins ſelő l'appetit. Et bien qu'il ſoit vtile de ſe nourrir d'alimens temperez, ſemblables à l'air de la patrie, ſi peut-on touteſfois ſans aucunement engager ſa ſanté, vſer alternatiuement de viandes chaudes, froides, ſeches & humides, moyennant que ce ſoit auec mediocrité. Il eſt licite de s'exercer à tout ce qu'on voudra, de dormir & veiller autant qu'on en aura enuie, d'accoler Dame Venus toutes & quanteſfois que l'humeur en prendra, & de ſe reſioüir en tout ce qu'on trouuera agreable.

Comment il se faut gouuerner és regions Orientales.

CHAPITRE III.

LEs regions Orientales sont plus chaudes & seches, que les Occi- *La nature des*
dentales, attendu qu'elles produisent toutes sortes d'espiceries, *pays Orietaux.*
de drogues aromatiques, & de bonnes odeurs, que nous ne voyons
point naistre és Occidentales. Aristote dit que cela aduient à raison
que le Soleil demeure plus longuement dessus les contrees Orientales, & se retire plustost & arriue plus tard aux Occidentales, à cause
de leur situation: d'autant que l'Orient a l'Occean deuant luy, qui est
vny par tout, tellement que le Soleil venant à se leuer, ne rencontrant
aucun obstacle, esclaire de bonne heure les pays Orientaux: & les eschauffe incontinent. L'Occident au contraire a beaucoup de montaignes qui empeschent le Soleil d'y luyre si tost & d'eslancer quant
& quant ses rayons par tout. Pour ceste cause les nuicts y sont froides *Des vents*
& humides. C'est pourquoy les vents Orientaux sont plus chauds & *Orientaux.*
secs, & les Occidentaux plus froids & humides.

Puis que les personnes tiennent tousiours de la nature de leur pays,
il ne faut point douter que les Orientaux ne soient chauds & secs, & *Des Gens*
de complexion Solaire. Pour ceste cause nous les voyons plus ri- *Orientaux.*
goureux, virils, courageux & hardis. Ioint que l'Orient, à raison que
c'est l'endroit d'où procede le commencement du mouuement des
Cieux, selon Aristote au ch. 2. du 2. liu. du Ciel, est la partie dextre, laquelle est naturellement plus robuste que la senestre.

Les Orientaux sont subiects aux maladies chaudes, prouenantes *Regime de vi-*
d'humeurs bilieuses. Partant ont besoin d'vser de viandes raffraichis- *ure des Orien-*
santes, & de mettre force eau en leur vin, & feront mieux de vendre *taux.*
leurs espiceries aux autres nations, que de s'en seruir. Les bains d'eau
douce leur sont profitables. L'exercice violent, la cholere, & toutes
autres choses qui eschauffent & dessechent fort, leur sont nuisibles.
Le dormir leur est bon, & le coit frequent contraire.

Comment il se faut gouuerner és regions Occidentales.

CHAP. IIII.

COMME les pays Occidentaux au regard des Orientaux sont *La nature des*
froids & humides, ainsi sont les vents qui en viennent. Com- *pays & vents*
bien que celuy qui souffle à l'endroit du Ciel, où le Soleil se couche *Occidentaux.*

au temps de l'equinoxe, qui eſt le Prince des vents Occidentaux, ſoit le plus temperé de tous.

Des gens Occi-
dentaux.

Les gens Occidentaux ſont pareillement plus froids & humides que les Orientaux, & par conſequent plus effeminez, mols & delicats, tenans de la nature de la Lune qui ſe monſtre touſiours la nuict vers l'Occident. Qui eſt cauſe que ceſte partie comme oppoſite à l'Orient eſt reputee nocturne & ſiniſtre.

Le regime de
viure des Oc-
cidentaux.

Auſſi ſont-ils plus ſubiects aux maladies froides, qui procedent d'humeurs phlegmatics. Et pourtant ont beſoin d'vſer d'vne maniere de viure chaude & ſeche. La chair leur eſt plus propre roſtie que boüillie. Le poiſſon, les potages, les ſalades, & les fruicts ne leur ſont pas bons. Les eſpiceries, la ſaulge, l'hyſope, thym, & autres herbes pareilles leur ſont conuenables. Ils n'ont que faire de tremper beaucoup leur vin. L'exercice leur eſt fort profitable. Le dormir exceſſif, le frequent embraſſement de Venus, & la triſteſſe leur ſont nuiſibles.

Comme il ſe faut gouuerner és pays Meridionaux.

Chapitre V.

La nature des
regions Meri-
dionales.

LEs regions Meridionales ſont chaudes, pour la proximité du Soleil, & humides, à cauſe des vapeurs qu'il excite, & pour le voiſinage des contrees Occidentales.

Des vents Me-
ridionaux.

C'eſt pourquoy les vents Meridionaux ſont chauds & humides. Ioint auſſi qu'en paſſant par la Zone torride, & par la Mediterranee, ils apportent de là, force vapeurs chaudes & humides auec eux. On les tient pour les plus mal ſains de tous. Car ils ouurent les pores du corps humain, & en tirent la chaleur naturelle, & y engendrent abondance de ſuperfluitez, & pourriture aux humeurs, & cauſent en ce faiſant beaucoup de maladies, meſme la peſtilence, par le moyen des tonnerres, des orages & des pluyes qu'ils amenent, qui alterent l'air, & la nature des perſonnes.

De ceux qui
habitët és pays
Meridionaux.

Les gens Meridionaux ſont de complexion merueilleuſement chaude. C'eſt pourquoy ils ſont ordinairement difformes, maigres, de petite ſtature, de couleur tanée, obſcure & baſanee, & ont les yeux noirs, les léures groſſes & eſleuées, les cheueux creſpus, & la voix greſle; & ſont foibles de corps, mais excellens en gentilleſſe d'eſprit, tres-ſubtils & ingenieux, & s'addonnent volontiers à contemplation, & à l'eſtude des lettres. Ils ont meſme inuenté pluſieurs ſciences occultes, deſcouuert les ſecrets de nature, inſtitué les Mathematiques, obſerué les mouuements celeſtes, & premierement dreſſé l'eſtat de la religion. Ils ſont ſolitaires, triſtes, ſecrets, ruſez, ſo-

bres,& neantmoins lafcifs & paillards.Ils font fubiects à phrenefie &
manie,à fonges eftranges,à toutes fortes de gratelle, & ladrerie, maladie fi commune entre-eux, qu'on ne rencontre par les champs en
ces pays-là prefque qu'hofpitaux pour les ladres, comme recitent
Leon l'Africain,& Aluarez.

Pour cefte caufe ils doiuent vfer de toutes chofes qui rafraichiffent *Regime de vi-*
fort, manger des potages, des falades, des fruicts, affaifonner leurs *ure des Meri-*
viandes de jus de citrons, d'oranges, de grenades, & manger peu à la *dionaux.*
fois, mais plus fouuent en recompenfe, & boire de l'eau ou du cydre,
& s'abftenir du tout de vin,ou pour le moins le bien corriger d'eau,&
ont plus befoin de repos,que d'exercice:& de dormir que veiller:&
de coucher à part,qu'auec Dame Venus:& de donner relafche à leurs
efprits, que de les trop trauailler. Les bains d'eau douce leur font
fingulierement bons.

Comme il fe faut gouuerner és pays Septentrionaux.

CHAP. VI.

LEs regions Septentrionales font horriblement froides, à caufe de *La nature des*
la perpetuelle abfence du Soleil, & feches à raifon que la feche- *regions Septen-*
reffe fait couftumierement compagnie à l'extreme froideur. *trionales.*

Voylà pourquoy les vents qui procedent de Septentrion font *Des vents Sep-*
froids & fecs. Ils font nuifibles aux fruicts,mais tres-falubres & pro- *tentrionaux.*
fitables aux perfonnes,pource qu'ils referrent les pores,& conferuent
la chaleur naturelle au dedans,& rendent,comme dit Hippocrate,les *Aph. 17. du 3.*
corps plus robuftes,plus agiles,mieux coulorez, efclairciffent l'oüye, *liure.*
purifient tous les fens, ferennent l'air, & confomment toutes fuperfluitez.

Galien au chap.13.du 2. liu. du regime de fanté,dit que les habitans *La complexion*
des contrees froides font de temperament inegal, attendu qu'ils ont *des Septentrio-*
les parties exterieures froides,& les interieures fort chaudes. Partant *naux.*
les Septentrionaux, bien qu'ils tiennent de la complexion du pays,
fi ont-ils neantmoins dans le corps abondance de chaleur naturelle & d'humeur radicale, à caufe de la froidure de la region, qui
empefche la diffipation des efprits. C'eft pourquoy ils font couftumierement de grande ftature, & de groffe habitude, de couleur blanche, & ont la peau deliee, les cheueux vnis, longs & blonds
ou roux,les yeux de couleur de ciel,la voix afpre & forte,& furpaffant
autant en force corporelle les Meridionaux, que ceux-cy les excellent en fubrilité d'efprit.L'abondance de l'humeur & du fang qui empefche la fpeculation, eft caufe qu'ils s'appliquent plus aux chofes fenfibles, & aux arts mechaniques, qu'aux fciences contem-

platiües. Car leurs efprits groffiers & lourds eftans par la pefanteur du corps retirez du ciel en bas vers la terre, s'occupent à la recherche des metaux, à la conduite des mines, à fondre & forger ouurages de fer, acier, cuiure, airain, efquels ils font admirables, iufques
à auoir inuenté la Canonnerie, & l'Imprimerie. Ils ne font point fins
ny cauteleux, ains libres à parler, principalement apres le vin. Au refte ils font fubiects aux maladies plethoriques, comme fieures, fluxions, & tumeurs.

La maniere de viure des Sep-tentrionaux.

Pour refifter à la froidure de la region, ils ont befoin de bon
feu, & d'eftre toufiours chaudement veftus. Les groffes viandes,
auec les efpiceries, & les herbes chaudes leur font bonnes. Le vin
fort ne les offenfe point, moyennant qu'ils n'en prennent pas ex-
ceffiuement. Il leur eft permis de bien boire & manger ; mais,
non pas de ne faire qu'vn repas le iour, qui dure depuis le matin iufques au foir, comme font plufieurs. Il leur eft loifible
auffi de bien dormir, & d'accoller à leur refueil Dame Venus,
quand l'enuie leur en prendra. L'exercice fur tout leur eft fort profitable.

Comme les François fe doiuent gouuerner.

CHAP. VII.

La diuifion de toute la terre.
La temperatu-re de la Gaule.
La fituation de la Gaule.

COMME la defcription de toute la terre eft appellée Geographie,
ainfi la defcription de chacune region eft-elle nommee Cho-
rographie. Toute la terre eft diuifee en quatre parties, l'Europe fi-
tuee du cofté de Septentrion, l'Afie au Leuant, l'Afrique au Midy,
& l'Amerique vers le Ponant.

L'Europe qui eft de tous coftez bornee de la Mer, excepté à l'endroit d'Orient, où elle n'eft feparee de l'Afie, que par le fleuue Ta-
naïs, bien qu'elle foit tenuë pour la plus petite partie du monde, fi
contient-elle neantmoins beaucoup de regions, dont la Gaule eft
la plus temperee de toutes, & pour cefte caufe la plus peuplee, d'autant qu'elle eft iuftement fituee au milieu des quatre païs notables,
qui l'enuironnent de tous coftez, à fçauoir l'Italie affife entre l'Orient
& le Midy, l'Efpagne entre le Midy & le Ponant, l'Angleterre entre
le Ponant & le Septentrion, & l'Allemaigne entre le Septentrion &
le Leuant.

La complexion des Gaulois.

De là vient que les Gaulois participent des complexions, & des
mœurs de toutes ces nations, & ont vne inclination naturelle à imiter
tant en habits qu'en toutes autres chofes, tantoft les vns, tantoft les
autres. C'eft pourquoy Cefar les appelle legers.

La diuifion de

Toute la Gaule eft diuifee en quatre parties, en la Belgique, qui

est exposée au Septentrion , la Celtique qui tire d'Occident vers *la Gaule.*
Orient : l'Aquitanique qui regarde l'Occident : & la Narbonnoise
qui est directement au Midy.

Chaque partie contient plusieurs Prouinces , entre lesquelles l'Isle *Prerogatine de*
de France, qui est comme le cœur de la Gaule , tient le premier rang. *l'Isle de France.*
C'est pourquoy les habitans d'icelle sont proprement nommez Fran-
çois, combien que tous ceux qui demeurent és Prouinces de la Gaule , reduites auiourd'huy sous la Couronne de France (lesquelles sont
le meilleur Royaume de toute la Chrestienté) communément soient *Pourquoy les*
appellez François, non tant pour estre sortis de Franconie , que pour *Gaulois sont*
auoir esté de tout temps amateurs de Franchise & liberté , ne haïssans *appellez Fran-*
rien plus que de viure sous la subiection des Princes estrangers. *çois.*

Ce sont gens deliberez, courageux, actifs & diligens, belliqueux, & *L'humeur des*
non moins ingenieux que hardis au faict de la guerre: au surplus tres- *François.*
affectionnez à la cognoissance des langues, à l'estude des arts liberaux,
& aux bonnes lettres. Ils sont braues, ioyeux, accorts & gracieux. Car
ils s'accordent facilement auec toutes personnes, de quelque pays
qu'ils soient, & surpassent toutes les autres nations en courtoisie &
humanité.

Les François qui demeurent presques au mitan des Gaules, doiuent *La maniere de*
garder vne maniere de viure temperee, comme doiuent faire aussi les *viure des Frã-*
Briards, Champenois, Gastinois, Beaucerons, Niuernois, Bourbon- *çois, & de leurs*
nois, Berruyers, & autres habitans des contrees qui sont autour de *voisins.*
l'Isle de France.

Les Lorrains, bien qu'ils soient plus Orientaux que les François, *Des Lorrains.*
ne doiuent pas pourtant se nourrir d'alimens plus froids qu'eux à raison qu'ils approchent du Septentrion.

Les Bourguignons , Daulphinois, Piedmontois, & tous ceux qui *Des Bourgui-*
sont attenans des Prouinces Orientales non esloignees du Midy , ont *gnons, Dau-*
besoin d'vser d'vn regime de viure raffraichissant. *phinois, &*
Piedmontois.

Et les Prouenceaux , Languedochiens, Gascons & leurs adherans, *Des Prouen-*
directement exposez au Midy encore dauantage. *ceaux, & leurs*
adherans.

Ceux de Guyenne, Xainctonge, Poictou, & autres Prouinces Occi- *Des Guyennois*
dentales de la Gaule, non escartees du Midy , doiuent tenir vne façon *& leurs ad-*
de viure tant soit peu chaude. *ioincts.*

Les Bretons qui regardent l'Occident , doiuent vser d'vne maniere *Des Bretons.*
de viure d'autant plus chaude, qu'ils approchent plus prés du Septentrion.

Les Normands, Picards, Flamans & autres habitans des Regions *Des Normãds*
Septentrionales de la Gaule, ont besoin d'vser d'vne maniere de viure *Picards, &*
beaucoup plus chaude. *Flamans.*

Comment les Italiens, Espagnols, Anglois, Allemans, &
autres nations de l'Europe se doiuent gouuerner
en leur viure.

C h a p. I I.

Le naturel des Italiens. — L Es Italiens sont de temperament plus chaud que les François, à cause qu'ils sont plus Orientaux, & si approchent plus prés du Midy. Car l'Italie s'estend d'vn long traict entre Orient & Midy. C'est pourquoy ils sont d'esprit subtil, fins, matois, mignards, van-teurs, de taille gresse, de couleur noire, prompts en leurs actions, & adroicts à toutes choses.

La maniere de viure des Italiens. — Partant ont besoin d'vne maniere de viure fort raffraichissante & humectante, & d'vser ordinairement de pota-ges, de salades, de fruictages, de laictages, & de toutes viandes creu-ses, & de legere nourriture; principalement les Latins, les Toscans, & autres qui au regard de Rome, habitent deçà le Mont Apennin. Car ceste partie d'Italie est beaucoup plus chaude que l'Apennine, non seulement pour ce qu'elle est exposee au Midy, mais aussi pour ce que les montaignes empeschent le passage des vents Septentrionaux, & font reuerberer les rayons du Soleil és campagnes voisines.

Des Siciliens, Sardaniens & leurs voisins. — Ceux de Sicile, de Sardaigne, & des autres Isles circonuoisines, doiuent tenir vn regime de viure d'autant plus refrigeratif, qu'ils s'aduancent da-uantage sur le Midy.

Le naturel des Espagnols. — Les Espagnols de leur naturel sont plus froids que les Italiens, par ce qu'ils regardent l'Occident, toutesfois plus chauds que les Fran-çois, à cause qu'ils ne sont pas loing du Midy. C'est pourquoy ils sont coustumierement graues, pensifs, taciturnes, dissimulez, hautains, su-perbes, arrogans, presumptueux & ambitieux: d'habitude maigre, de couleur basanee, & de poil noir.

Leur maniere de viure. — Ils ont besoin d'vser d'vne maniere de viure temperee en chaleur & en froideur, principalement les Castilliens, qui sont quasi au mitan d'Espagne. Ceux de Gallice, & les Portugais qui sont au Ponant, & les Nauarrois qui sont du costé du Nord, doiuent garder vn regime quel-que peu plus chaud : Et ceux d'Arragon qui tient vers le Leuant, & ceux de Grenade qui sont exposez au Midy, quelque peu plus froid.

La complexion des Anglois. — Les Anglois sont de complexion beaucoup plus froids que les Es-pagnols, pour ce qu'ils sont Occidentaux, & prés du Septentrion. Ils sont aussi plus pesans, de couleur plus blanche, de plus grosse habitu-de, & de grande taille.

La maniere de viure des An-glois, Irlandois, & Escossois. — C'est pourquoy ils doiuent vser d'vne maniere de viure plus chaude, & manger dauantage, comme doiuent faire aussi les Irlandois, qui les auoisinent du costé d'Occident, & les Escossois du costé de Septentrion.

Les Allemans, bien qu'ils tirent vers Orient, approchent neant- *La complexion*
moins du Septentrion. Pour ceste cause ils sont froids au dehors, mais *des Allemans.*
abondans en chaleur naturelle au dedans.   C'est pourquoy nous les
voyons de grande stature, de grasse habitude, forts & robustes, ayans
ordinairement bon appetit, & vne aulne de boyaux vuide pour fe-
stoyer leurs amis: Au surplus aussi grossiers d'esprit que de corps,
mais bons compagnons, sans cautele, ny malice.   Ils ont besoin de *La façon de vi-*
manger beaucoup, & d'vser de grosses viandes, qui nourrissent fort, *ure des Alle-*
& qui eschauffent. Ils ont licence de boire de bon vin, & sans eauë, *mans.*
pour ce qu'ils s'en trouuent bien, moyennant qu'ils n'en prennent
point excessiuement.   Car quand ils s'arrestent trop long temps à faire carousse (comme ils en ont la coustume en ce pays) ils n'ont
point bonne issuë de leur yurongnerie. Mais la maniere de viure doit
estre beaucoup plus chaude en la basse, qu'en la haute Allemagne,
d'autant que celle-là decline plus du costé de Septentrion, & celle-cy s'estend dauantage vers Orient.   Au Royaume de Boheme qui
est assis au milieu de la Germanie, il faut que la façon de viure tienne
le mitan entre les deux.

   Les habitans de Dannemarch, de Suede, de Nouergue, & des pays   *Des nations*
limitrophes, les Polonois, Moschouites & tous leurs adherans, selon *contigues de la*
qu'ils approchent plus ou moins du Nord ou du Leuant, doiuent gar- *Germanie.*
der vne façon de viure correspondante.

   Les Hongrois, Esclauons, Vualachiens, & Thraciens qui tirent vers *Des Hongres,*
Orient, & s'aduancent vers Midy, demandent vne maniere de viure *& de leurs at-*
raffraichissante. *tenans.*

   Les Grecs qui regardent l'Asie du costé d'Orient, & l'Afrique du *Des Grecs.*
costé du Midy, requierent vn regime de viure encore plus refrigeratif; mais non pas tant les Albanois, Macedoniens, & Thessaliens, que
ceux d'Achaie, ceux des Isles d'Euboë, ores nommee Negrepoute, &
le Peloponese, dicte auiourd'huy la Moree, & de Crete maintenant
appellee Candie, qui est directement assise au Midy. Voilà comme il
se faut gouuerner en l'Europe, qui est la partie du Monde de tout téps
appellee la Chrestienté; bien que maintenant en Thrace, Grece &
aux enuirons, nostre Religion y soit abolie par la tyrannie du Turc,
qui a planté la sienne superstitieuse & pernicieuse.

Comment il se faut gouuerner en l'Asie, l'Afrique,
& l'Amerique.

CHAP. IX.

L'ASIE a iadis esté la plus fameuse partie du monde apres l'Euro- *Pourquoy l'A-*
pe, par le moyen des Monarchies des Perses, Medes, Assyriens, *sie a esté tant*
renommee.

Babyloniens & autres. Et principalement à cause que l'Escriture faicte en fait souuent mention. Car Dieu y crea le premier homme, qui
par Satan y fut seduit & asseruy : puis apres par IESVS-CHRIST ra-
cheté & affranchy: Tellement que ce qui est traicté en l'ancien Testa-
ment, est quasi tout aduenu en l'Asie. Elle est de tous costez enuironnee de la Mer, horsmis en la partie qui est annexee à l'Europe, & celle
qui est ioincte à l'Afrique entre la Mer rouge & Mediteranee. L'Asie
est distinguee en maieure & mineure.

L'Asie mineure.   La petite Asie, où estoient iadis Troye la Grande tant renommee
par tout, Pergame ville celebre d'où Galien fut natif, & Cos patrie
Sa téperature.   d'Hippocrate, est vne region bien temperee, principalement au milieu. Car en Esté & en Hyuer, on y apperçoit vne mediocre temperature, & encore dauantage au Printemps & en Automne, comme tesmoigne Galien au chap. 13. du 2. liure de la santé, & sur l'Aph. 14. du 3.
liure.

Sa situation.   A raison qu'elle est situee quasi au mitan du monde, entre l'Europe,
l'Afrique & la grande Asie.

La maniere de   Pour ceste cause il est expedient en ce pays là, d'vser d'vne maniere
viure des habi- de viure temperee. Combien qu'il ne nous chaille comment s'y gou-
tans de la peti- uernent maintenant les Turcs, ennemis iurez des Chrestiens, qui par
te Asie. leur tyrannie, ont reduit sous leur obeyssance ceste belle contree, appellee auiourd'huy Natolie, qui comprend en soy, Phrygie, Mysie,
Lydie, Carie, Æolie, Ionie, Doride, & a au Nord Pont & Bithynie; au
Ponant le Propontide auec l'Hellespont & l'Archipelague : au Midy
la Mer Rhodienne: & au Leuant le pays de Galatie, Pamphylie, Ly-
cie, & plus auant Cappadoce, Armenie, & Cilicie. Et est enuironnee
de Lesbos, Chios, Icarie, Samos, Cos, Rhode, Chipre, & plusieurs autres Isles.

De la grande   Les nations de la grande Asie, bien qu'elles soient Orientales, si el-
Asie. les tirent vers Septentrion, comme les Pontiques, Colchiens, Sar-
mates ou Tartares, & Scythes, doiuent garder vne maniere de viure
chaude. Mais celles qui approchent du Midy, comme les Syriens,
Iuifs, Mesopotamiens, Babyloniens, Medes, Hircaniens, Parthes,
Perses, Carmaniens, Indiens & Arabes, ont besoin d'vser d'vne maniere de viure raffraichissante.

La forme de   L'Afrique seroit vne Isle, n'estoit qu'elle est conioincte par vne cer-
l'Afrique. taine pointe à l'Asie, entre le pays de Iudee & d'Ægypte. En icelle
Ce qui l'a ren- estoit la florissante cité de Carthage, iadis si grande, si puissante & si
duë celebre. oppulente, qu'elle tenoit les Grecs en crainte, auoit les Siciliens pour
subiects, & les Espagnes presque sous son obeissance, & donnoit terreur à Rome. Elle fut ruinee par les Romains, puis rebastie si magni-
fique qu'elle ne deuoit guere à son antiquité en grandeur. Depuis a
esté reprise & destruite tellement par les Arabes, qu'elle est auiour-
d'huy extremément pauure & miseable : Partant vn vray miroüer
de

de l'inconſtance des Seigneurs de ce monde.

Il n'y a auiourd'huy en Afrique que ceux qui ſont ſous l'Empire du Preſte-Iean, qui faſſent profeſſion de la Religion Chreſtienne. *La maniere de viure des Africains.*

Les Africains, comme les Ægyptiens, Numidiens, Lydiens, Carthaginois, Guineens, Nubiens, Abiſſinniens, Æthiopiens ou Noirs & Maures ou Barbares, doiuent garder vne maniere de viure fort refrigeratiue, pour ce qu'ils regardent de prés le Midy.

L'Amerique fut au prime deſcouuerte l'an 1492. par Chriſtophle Colomb Geneuois, enuoyé de la part du Roy de Caſtille, pour ce faire. Et depuis plus amplement recogneuë par Americ Veſpucce, Florentin, duquel elle porte le nom. Sa figure eſt ſemblable à deux Iſles accouplees par le milieu d'vn petit deſtroit de terre ferme, dont l'vne qui comprend la nouuelle France, la nouuelle Eſpagne, la Floride, & autres terres depuis n'agueres deſcouuertes tire vers Septentrion : & l'autre qui contient le Peru, le Breſil & pluſieurs autres pays, tend vers Midy. Or iaçoit que toute l'Amerique ſoit Occidentale, ſi eſt-ce qu'en la partie Meridionale on doit vſer d'vne maniere de viure plus froide, & en la Septentrionale plus chaude. *Quand & par qui l'Amerique a eſté cognuë.* *La figure & ſituation de l'Afrique.* *La maniere de viure des habitans de l'Amerique.*

LE GOVVERNEMENT
REQVIS EN CHA-
CVNE SAISON.

A MONSEIGNEVR LE VICOMTE
DE PVYSEVX, CONSEIELER DV ROY EN SON
Conseil d'Estat, Secretaire de ses Commandemens & Fi-
nances, Grand Thresorier des Ordres de France.

MONSEIGNEVR, *Encore que vous soyez sans cesse occupé au maniement des affaires d'Estat, ie n'ay toutesfois laissé de faire voir ce mien liure au public, sous la splendeur de vostre nom, esperant que quand vous voudrez donner relasche à vostre esprit, vous l'employerez tres-volontiers à en faire lecture, tant pour le plaisir que vous y prendrez, que pour le profit que vous en tirerez. Car ie croy qu'il n'y a personne, s'il n'est ennemy de sa propre nature, qui ne trouue delectable & vtile, ce qui touche la conseruation de sa santé. Ioint qu'il portera fidele tesmoignage à la posterité, que son autheur aura tousiours esté,*

MONSEIGNEVR,

Vostre tres-humble seruiteur,
LA FRAMBOISIERE.

LE SIXIESME LIVRE
DV GOVVERNEMENT DE
LA FRAMBOISIERE.

*Comme il faut diuerfifier la maniere de viure, felon la
diuerfité des faifons.*

CHAPITRE I.

OMME la viciffitude continuelle du iour & de la nuiá, procede du tour que faiá ordinairement le Soleil en vingt & quatre heures, d'Orient en Occident, par le rauiffement du premier mobile : ainfi la reuolution perpetuelle des quatre faifons prouient du cours qu'il faiá en vn an de fon propre mouuement, d'Occident vers Orient, à l'entour du Zodiac, qui contient douze fignes, fix du cofté Septentrional, appellez le Belier, le Taureau, les Gémeaux, l'Efcreuiffe, le Lyon & la Vierge : & fix du cofté de Midy, nommez la Balance, le Scorpion, l'Archer, le Capricorne, le Verfeau & les Poiffons. Car le Soleil qui tourne fans ceffe autour de la terre, par le mouuement rapide du premier Ciel, en paffant fur noftre hemifphere, caufe le iour par le moyen de fes rayons lumineux qu'il darde direátement fur nous : & en fe retirant en l'hemifphere oppofite entreuient la nuiá, à raifon que l'ombre de la terre nous priue de fa lumiere, de forte que nous n'en iouyffons plus, que par le moyen de la Lune, qui comme vn miroüer poly en reçoit la clarté, qu'elle nous renuoye de nuiá ça bas, le Soleil abfent & efloigné d'elle. Mais le cours annuel que fait le Soleil de fon propre mouuement, par les douze fignes du Zodiac, dans la ligne ecliptique, caufe les diuerfes faifons de l'annee, en rendant les iours quelquesfois plus longs que les nuiás, quelquesfois plus courts, & quelquesfois égaux. Car d'autant que le Soleil marche toufiours de biais autour d'vn cercle oblique, qui embraffe tout le Ciel, comme vne ceinture accrochee en efcharpe, tantoft il s'approche, tantoft il s'efloigne de

D'où prouient la reuolutiõ des quatre faifons.

Comme le Soleil caufe le iour & la nuiát.

Comme le Soleil caufe les faifons diuerfes.

nous, sans s'arrester iamais en vn mesme endroit. Par ce moyen il apporte diuerses alterations en l'air, qui est naturellement subiect à receuoir les impressions & influences des corps celestes. Car le Soleil eschauffe, & desseche par sa chaleur : La Lune au contraire refroidit & humecte. Partant durant les longs iours l'air est rendu chaud & sec, pour la longue demeure que fait le Soleil sur nostre horizon : & durant les cours iours, l'air est froid & humide, pour ce que la Lune domine plus longuement que le Soleil : Et quand les iours & les nuicts sont égaux, l'air est temperé, pour ce que l'vn regne autant que l'autre. L'air reçoit aussi les grands changemens en ses qualitez par les eclypses du Soleil & de la Lune. Les autres planettes, & les estoiles fixes, & principalement les Pleiades, Hyades, la Canicule, le Chien, l'Arcture, & l'Orion, à leur leuer & coucher, alterent aussi & changent merueilleusement l'air, & les corps inferieurs, comme Ptolomee le monstre au chapitre huictiesme du premier liure du iugement des astres. Et Pline au deuxiesme liure, chapitre trente & neufuiesme : Mais ie laisse là pour le present toutes les autres estoiles errantes & fixes, qui par leurs aspects & influences produisent diuers effects en l'air : m'arrestant seulement aux deux grands luminaires que Dieu fit au commencement, à sçauoir le Soleil pour gouuerner le iour, & la Lune pour auoir domination la nuict, comme tesmoigne Moyse au premier chapitre de Genese.

<table>
<tr><td>Pourquoy on a diuisé l'an en quatre saisons.</td><td>Les anciens ont remarqué durant que le Soleil accomplit la course de sa carriere, quatre changemens signalez en l'air, qui se font par le moyen de l'egalité & inegalité des iours & des nuicts. C'est pourquoy ils ont diuisé l'an en quatre temps, que nous appellons autrement saisons, le Printemps, l'Esté, l'Automne, & l'Hyuer : lesquels sont distinguez par deux Equinoxes, dont l'vn eschet au Printemps, & l'autre en Automne; & deux Solstices, vn qui arriue en Esté, & l'autre en Hyuer.</td></tr>
<tr><td>Que s'est qu'Equinoxe.</td><td>Equinoxe est vne egalité entre le iour & la nuict, qui aduient par tout le monde, qnand le Soleil est sous la ligne de l'Equateur.</td></tr>
<tr><td>L'Equinoxe du Printemps.</td><td>Le premier Equinoxe est celuy du Printéps au mois de Mars, quand le Soleil est sur le premier poinct du signe du Belier. Car il se leue sur l'horizon à six heures, & se couche à six.</td></tr>
<tr><td>L'Equinoxe d'Automne.</td><td>L'autre Equinoxe est celuy d'Automne au mois de Septembre, quád le Soleil entre au signe de la Balance. Car il demeure douze heures sur nostre horizon & douze dessous.</td></tr>
<tr><td>Que signifie Solstice.</td><td>Solstice vaut autant à dire comme station du Soleil, pour ce que le Soleil estant paruenu iusques à ce poinct là, semble s'arrester, pour ce qu'il ne peut plus approcher, ou s'esloigner de nous. Les Grecs l'appellent Tropique du mot τϱοπὴ, qui signifie destour, pour ce que le Soleil alors remonte, ou descend.</td></tr>
</table>

Se Solſtice d’Eſté eſchet au mois de Iuin quand le Soleil entre au *Le Solſtice*
premier poinſt du ſigne du Cancre, & pource qu’il eſt alors eſleué en *d’Eſté.*
l’Apogee au plus haut lieu de ſon epicycle, il fait le plus long iour, & la
plus courte nuiſt de l’annee.

Le Solſtice d’Hyuer aduient au mois de Decembre, quand le Soleil *Le Solſtice*
fait ſon entree au ſigne de Capricorne : & d’autant qu’il eſt alors deſ- *d’Hyuer.*
cendu de ſon Perigee ou plus bas eſtage, il fait le plus court iour, & la
plus longue nuiſt de l’annee. Pour ceſte cauſe les anciens ont appellé
le Solſtice hyuernal, *bruma*, comme qui diroit ἤμαρ τρόπος c’eſt à dire,
court iour.

Au Solſtice d’Eſté, le Soleil eſt treſ-ardent & tres-vigoureux, à *Pourquoy les*
cauſe qu’il eſt plus proche de noſtre Zenit, qu’il darde ſes rayons preſ- *ſaiſons ſont*
que à plomb ſur noſtre teſte. Mais au Solſtice d’Hyuer, pource qu’il *differentes en*
eſt plus eſloigné du Septentrion, & qu’il eſpard obliquement les *temperature.*
rayons, ils ont moins de force, dont vient que nous ſentons le froid.
En l’vn & l’autre Equinoxe le Soleil n’eſt pas ſi prés de noſtre teſte
qu’au Solſtice d’Eſté, ny ſi loing auſſi qu’au Solſtice d’Hyuer, mais
eſt iuſtement entre-deux, & ſi les rayons frappent moyennement la
terre ny trop à plomb, ny trop obliquement, dont s’enſuiuent des
effects temperez entre le chaud & le froid. Voylà pourquoy les ſaiſons de l’annee ſont de temperature differente, comme nous monſtre-
rons cy apres particulierement. Et ne faut point douter que nos corps
ne deuiennent tels, qu’elles ſont. Car le temps chaud nous eſchauffe,
le froid nous refroidit, le ſec nous deſſeche, & l’humide nous hume-
ſte. De là vient qu’en chaque ſaiſon, diuerſe humeur abonde au
corps.

Puis donc qu’il eſt beſoin de changer le regime ſelon le change- *Pourquoy il*
ment des complexions, & la varieté des humeurs qui ſont exceſſiues *faut viure au-*
au corps, (comme nous auons declaré ailleurs) il eſt neceſſaire pour *trement en vne*
entretenir ſa ſanté, de diuerſifier la maniere de viure, ſelon la diuerſité *ſaiſon qu’en*
des ſaiſons. Car vne meſme façon de viure, ne peut eſtre conuenable *vne autre.*
en tout temps.

Comment il ſe faut gouuerner au Printemps.

CHAP.　II.

Deſcription al-
legorique du
Printemps.
＊Touchant ſa
preeminence &
beauté.

ENTRE les ſaiſons de l’annee le Printemps tient le premier rang. *＊Le Soleil fils*
C’eſt pourquoy ＊Apollon luy fait tous les ans ceſt honneur, rau- *de Latone.*
dant par l’Vniuers, de le viſiter le premier, prenant la route de ſa car- *＊C’eſt vn vent*
riere vers Septentrion, pour s’acheminer en noſtre quartier. Le *temperé qui*
Prince ＊Latonien n’eſt pas ſi toſt entré en ſa premiere maiſon, que le *vient d’Occi-*
mignard ＊Zephyre doucement ſoulpirant, vient ＊baiſotter ſa Flore. *dent.*
＊C ſouffler ſur
la terre mere
des fleurs.

La belle Nymphe bien paree , & brauement veſtuë d'vne robbe verte , toute pleine de broderie , façonnee d'vn admirable artifice, quant & quant ſe preſente auec vne face riante, pour faire hommage à ſon Roy , & pour receuoir gracieuſement ſon cher amy. La pompe eſt ſi grande, que les champs où ils s'entrebaiſent , ſont tous couuerts de tapis fleuronnez de mille & mille fleurs, enrichis de l'eſmail de leurs viues couleurs. Pour combler le triomphe , les chantres aiſlez,rangez par eſcadrons, en lieu de haut-bois, de clairons, & de trompettes , ſont retentir tout l'air du bruit des accords fredonnez de leur melodieuſe muſique. Amour tandis voyant les oyſeaux en ſi gaye humeur , maugré la froideur des plus humides nuës s'en va les enflammer. De là elle deſcend dans la mer iuſques au centre des eaux, eſchauffer les poiſſons. Puis Cupidon errant çà & là par les foreſts deſertes , tire de ſon arc apres les ſangliers & les cerfs. Meſme parmy les citez fait ſentir aux hômes & aux femmes la fureur de ſes traicts ineuitables , en leur embraſant le cœur d'vne flamme amoureuſe,qui les tourmente ſi fort,que pour ſoulager leur martyre, ils ſont contraints d'eſteindre ce feu par doux embraſſemens , & en ce faiſant de multiplier le monde de leur feconde ſemence.

Le regne du Printemps.

Le Printemps dure tant que Phœbus ait paſſé les trois premiers ſignes Septentrionaux du Zodiaque,le Belier, le Taureau, & les Gemeaux. De ſorte qu'il contient trois mois , vne partie de Mars, Auril,& May entiers , & vne partie de Iuin. Combien que nos Medecins anciens ne l'ayent eſtendu que iuſques à ce que les Pleïades ſe leuent le matin , enuiron le huict ou dixieſme iour de May. Mais ie ſuis d'aduis auec les Aſtronomes de le meſurer pluſtoſt ſelon le cours du Soleil, le faiſant regner tant que le Roy des aſtres ait acheué entierement le premier quartier de l'annee.

Son commencement.
Sa fin.

Le Printemps commence en l'Equinoxe quand le Soleil fait ſon entree au Belier, & finit au Solſtice d'Eſté, lors qu'il entre en l'Eſcreuiſſe.

La longueur des iours du Printemps.

Or jaçoit qu'en l'Equinoxe du Printemps les iours ſoient eſgaux aux nuicts, ſi eſt-ce que de là en auant iuſques au Solſtice d'Eſté, ils croiſſent peu à peu,à meſure que les nuicts decroiſſent. Car en Mars les iours ont douze heures , & les nuicts autant. Mais en Auril ils ont treize heures, & les nuicts vnze. En May quatorze heures,& les nuicts dix. En Iuin quinze heures, & les nuicts neuf. Tellement que nous voyons les iours agrandir, & les nuicts apetiſſer fait-à-fait que le Soleil monte d'vn ſigne plus bas,en vn plus haut.

Les ſignes du Printemps.

Entre les ſignes du Printemps , le Belier eſt plus humide que ſec. Le Taureau eſt chaud & humide , toutesfois temperément. Es Gemeaux la chaleur ſurpaſſe l'humidité.

Que ſignifie le nom de Belier.

Le premier ſigne a eſté par les anciens nommé le Belier, par ce qu'il hurte de ſes cornes la borne de l'an nouueau,d'autant que le So-

feil (comme dit Macrobe) vient à recouurer fa force, & defployer viuement fes rayons au milieu de Mars. Ioint que les doux effects du Soleil de Mars, font proprement comparez au mouton, animal doux, &
de nature gaillard.

Ils ont appellé le fecond figne le Taureau, pour ce que la terre def- *Du Taureau.*
chargee de la rigueur de l'Hyuer, & deftrépee par l'humide benigni-
té du mois de Mars, eft propre alors à eftre cultiuee, de forte qu'il eft
temps d'accoupler les bœufs à la charruë, pour la labourer.

Ils ont donné le nom des Gemeaux, ou Beffons au troifiefme fi- *Des Gemeaux.*
gne, à caufe de l'accroiffement & multiplication des biens qui ger-
ment & s'entretiennent.

Les Pleïades font au derriere du Taureau, & les Hyades à la tefte, *Les Pleiades.*
laquelle fe voit au figne des Beffons. Les Pleiades font fept eftoilles
prés du genoüil du Taureau, que les Latins appellent *Vergilia*, & les
François la Pouffiniere. Le fieur de la Violette la nomme la glouffan-
te poulle, qui fept pouffins efclos par le ciel toufiours roule.

Les Hyades, c'eft à dire pluuieufes, font cinq (les autres difent *Les Hyades.*
fept) eftoilles efparfes au front du Taureau. Les Poëtes ont feint que
c'eftoient les Nymphes de Bacchus. Elles renuerfent fouuent l'efperance du laboureur, & du vigneron. Car quand elles fe leuent,
le Soleil fe trouuant à l'oppofite, & que la Lune s'y rencontre, fi
d'autres planetes d'auenture n'entreuiennent és fignes chauds & fecs
pour s'y oppofer, il s'en enfuit force pluyes qui gaftent le plus fouuent les bleds & les vignes. Si que de temps en temps on a remarqué à la queuë du Printemps, certains iours dangereux & redouta-
bles pour les biens de la terre. Le vulgaire couftumierement accufe les iours de fainct George, fainct Marc, faincte Croix, & fainct
Medart, ignorant que les finiftres afpects de ces eftoilles en font
caufe, d'autant que leur froideur eclipfe la chaleur du Soleil.

Le Printemps eft de nature chaud & humide : combien que ces *La nature du
Printemps.*
deux qualitez foient tellement moderees en luy, qu'il ne paroift ny en
l'vne, ny en l'autre aucunement exceffif durant fa conftitution naturelle. Et pour cefte caufe on tient qu'il eft temperé en toutes qualitez. Car d'autant qu'il eft entre l'Hyuer qui eft froid & humide, &
l'Efté qui eft chaud & fec, nous voyons fon temperament eftre moyen
entre les extremitez, comme tenant de l'vne & de l'autre faifon. Auffi
fentons nous le vent qui fouffle d'Occident fur la terre durant fon regne eftre fi temperé, qu'on ne fe pourroit plaindre qu'il foit ny trop
chaud, ny trop froid, ny trop fec, ny trop humide. En ce temps-là nous
apperceuons pareillement le fang, qui eft temperément chaud & humide, abonder au corps.

C'eft pourquoy Hippocrate maintient que le Printemps gardant fa *Aph. 9. du 3.
liu.*
conftitution naturelle eft tres falubre, & moins dangereux que les
autres temps de l'année. Car jaçoit qu'au Printemps il y arriue beau-

Les maladies du Printemps.

coup de maladies, si est-ce que la pluspart ne prouiennent pas de luy, ains des mauuaises humeurs que les saisons precedentes ont engendrees au corps, lesquelles fonduës par sa benigne chaleur, Nature veut pousser dehors, à fin de se despestrer des ennemies de sa santé. Comme la manie, la melancholie, l'epilepsie, la squinancie aduiennent souuent au Printemps, mais elles tirent leur origine d'humeurs melancholiques que l'Automne a produit auparauant. La distillation du cerueau par le nez, le rheume & la toux suruiennent en mesme temps, mais elles procedent d'humeurs phlegmatiques amassées durant l'Hyuer, & cachées au fōds du corps, pour la froidure de l'air qui nous enuironne, puis espanduës du centre à la circonference par la chaleur du Printemps. Tellement qu'à proprement parler celles-là sont maladies Automnales, & celles-cy Hyuernales.

Aph. 20. du 1. liu.

Il y a encores d'autres maladies familieres au Printemps, comme les dartres, roignes, galles, tubercules, gouttes, mais elles sont toutes sans peril, & (qui plus est) cause de santé, parce que venans à naistre, le fonds du corps est nettoyé des mauuaises humeurs transportées des parties nobles au cuir. Pareillement le flux de sang ordinaire au Printemps, en euacuant l'abondance & le vice des humeurs, couppe chemin à vne infinité de maladies. Parquoy le Printemps est la plus salubre saison de l'annee. Car s'il trouue quelque corps doüé de bonne humeur, il le contregarde en santé, sans rien changer de sa propre nature. Au contraire l'Esté, l'Automne & l'Hyuer, bien qu'ils rencontrent vn corps pur & net, si ne laissent-ils de l'infecter d'humeur bilieuse, melancholique, ou pituiteuse.

Mais si le Printemps sort hors des limites de sa temperature, il est maladif aussi bien que les autres saisons, comme tesmoigne Hyppocrate. Car si l'Hyuer est sec & boreal, & le Printemps pluuieux & austral, il suruient necessairement en Esté force fiéures aiguës, ophthalmies, dysenteries, principalement aux femmes & aux hommes qui sont de nature humides. Et si l'Hyuer est doux, austral & pluuieux, & le Printemps sec & boreal, les femmes grosses qui doiuent enfanter au Printemps, pour legere occasion accouchent auant terme: & celles qui portent leurs enfans à terme, ne les gardent guere. Si d'auenture ils viuent, ils sont debiles & maladifs. Car les corps rendus humides mols & laxes par la clemence de l'Hyuer, reçoiuent aisément aux parties interieures la froideur de l'air ambient, de sorte qu'il ne se faut point estonner si les enfans qui auoient esté desia longuement accoustumez à la chaleur de l'air, estans viuement frappez du froid, meurent au ventre de leur mere, ou incontinent apres leur naissance, & ceux qui viuent sont langoureux, attendu qu'ils ne peuuent supporter pour leur foiblesse vn si soudain changement en vn contraire.

Aph. 11. du 3. liu.

Apho. 12. du 3. liu.

Aduis pour se preseruer des

Pour se garantir de beaucoup de maladies qui arriuent ordinairement au Printemps, à cause des grosses humeurs qui ont crouppy

durant

durant l'Hyuer au corps, qui s'efmeuuent auffi toft qu'elles font ren- *maladies du*
duës fluides par la chaleur printaniere : toute perfonne curieufe de fa *Printemps.*
fanté, doit en cefte faifon mander expres vn Medecin bien capable,
pour aduifer fi le fang, ou la pituite, ou la melancholie eft redondan-
te au corps, afin d'en faire de bonne heure euacuation, ou par phlebotomie, ou par medicaments phlegmagogues, ou melanogogues, ordonnéz en la quantité & en la maniere qu'il iugera eftre
conuenable, apres auoir preparé le corps & les humeurs comme il
appartient.

Au furplus le Printemps bien temperé demande vn regime de vi- *Regime de vi-*
ure correfpondant à fa conftitution naturelle. S'il eft froid au com- *ure propre au*
mencement, il faut vfer d'vne maniere de viure femblable à celle *Printemps.*
d'Hyuer. S'il eft fur la fin exceffif en chaleur, il eft befoin de fe gou- *Gal. fur l'Aph.*
uerner en fon viure comme en Efté. On doit vfer au Printemps de *15. du liu.*
chair de veau & de cheureau : Et laiffer le rofty pour manger du boüilly. Les oyfeaux en ce temps-là font autant infalubres, que defplai-
fans au gouft, pource qu'ils font alors addonnez à procreation. Les
poiffons qui hantent les pierres, & les œufs mollets font bons. La chi-
choree, le houblon, & les afperges, & autres herbes femblables font
propres. Auffi font les raifins de damas. Il ne conuient au Printemps
manger tant qu'auions de couftume en Hyuer : mais il faut en recompenfe boire quelque peu dauantage, & mettre plus d'eau en fon vin.
Le vin d'Ay furpaffe en ce temps-là tous les autres vins. Il fuffit de
dormir la nuict fept heures. Il eft expedient de prendre quelque leger
exercice au matin, comme d'aller maintenant à cheual, tantoft à pied,
de ioüer quelquesfois à la paulme. La faifon inuite à paffer ioyeufement fon temps, à chanter, à fonner des inftrumens, à vifiter fes amis,
à fe pourmener aux champs, & à prendre plaifir à voir la verdure, &
la varieté des viues peintures des bois, des prez & des campaignes, &
à contempler les naifs tableaux de la braue Flore, & à ouyr les mene-
ftriers aiflez, & à s'amufer par fois à lire chofes plaifantes, en fe repo-
fant fous l'ombrage des arbres feüilleux, proche de quelque fontaine
ou riuiere. Il n'y a faifon auffi plus propre que le Printemps, pour s'ef-
batre auec la belle Venus.

Comment il fe faut gouuerner en Efté.

CHAPITRE III.

IL ne faut point douter que l'Efté ne furpaffe en perfection toutes *Defcription al-*
les autres faifons. Car bien que le Soleil foit pere des quatre temps *legorique de*
de l'annee, fi eft-ce que l'Efté luy touche beaucoup de plus pres, que *l'Efté, touchant*
fes autres enfans. De là vient qu'il reçoit plus de force & de vi- *fon excellence,*
& vtilité.

gueur de ſes rayons ardens ; & ſi reſſemble mieux à ſon pere, que ne fait ſon aiſné, & ſes cadets. La terre auroit inutilement porté des fleurs, ſi l'Eſté n'en produiſoit des fruicts, & n'amenoit à perfection ce que le Printemps a commencé. L'humeur que le Printemps departit à la terre, pour eſpoindre les fleurs, languit touſiours en ſéue, & ne ſe meurit point, ſans la force de l'Eſté. C'eſt luy qui du Printemps, & de la belle Flore accomplit les amours. La braue Dame en vain auroit eſté aymée de ce gay iouuenceau, ſi l'Eſté plus robuſte ne la rendoit plus feconde. L'Eſté a pris * Cerés pour ſa tres-chere eſpouſe. De ſa viue chaleur, il luy eſchauffe le ſein, & la couronne d'eſpics. Si que par ſon moyen elle nous produit le bled pour ſubſtanter nos corps. Par ſa chaleur, * Bacchus nous donne le bon vin, pour reſiõuyr l'eſprit. Et ſi * Pomone encore, pour noſtre contentement nous preſente des fruicts, qui ſont par ſa chaleur paruenüs à maturité. C'eſt (pour dire en vn mot) noſtre pere nourricier, & noſtre pouruoyeur, qui de tous biens nous fournit à foiſon, en verſant ſur nos champs * la corne d'Amalthée.

L'Eſté regne autant que le Soleil arreſte és trois derniers ſignes Septentrionnaux, l'Eſcreuiſſe, le Lyon & la Vierge. Tellement qu'il contient trois mois, vne partie de Iuin, Iuillet & Aouſt entiers, & vne partie de Septembre. Vray eſt que nos Medecins luy donnent quatre mois de durée, l'eſtendant depuis le leuer des Pleïades, iuſques au leuer d'Arcture. Mais i'ayme mieux ſuyure les Aſtronomes, qui aſſignent le commencement de l'Eſté au Solſtice, quand le Soleil faict ſon entrée au Cancre : & le milieu, quand il eſt au Lyon : & la fin, quand il ſort de la Vierge, pour entrer en l'Equinoxe Automnal, au ſigne de la Balance.

Et combien qu'au Solſtice d'Eſté les iours ſoient les plus longs de l'annee, & les nuicts les plus courtes, ſi eſt-ce que de là en auant les iours decroiſſent, & les nuicts croiſſent peu à peu, iuſques à l'Equinoxe de l'Automne, où ils ſont égaux. Car en Iuin les iours ont quinze heures, & les nuicts neuf : mais en Iuillet les iours n'ont plus que quatorze heures, & les nuicts dix. Et en Aouſt que treize heures, & les nuicts vnze. En Septembre les iours ont douze heures, & les nuicts autant. Si bien que nous apperceuons manifeſtement les iours accourcir, & les nuicts allonger, à meſure que le Soleil deſcend d'vn plus haut ſigne en vn plus bas.

Entre les ſignes d'Eſté le Cancre eſt plus chaud que ſec. Le Lyon eſt tres-chaud & tres-ſec : En la Vierge la ſechereſſe ſurmonte la chaleur.

Le premier ſigne eſt nommé Cancre, pource que le Soleil alors commence à reculer comme vne eſcreuiſſe. Car eſtant au plus haut de ſon epicycle, il commence à gauchir, & deſcendre en bas : Le ſecond ſigne eſt appellé le Lyon, pource que le Soleil alors eſt roux &

ardent comme vn Lyon. Et le troifiefme, La Vierge, à caufe que la *De la Vierge.*
terre bruflée de l'ardeur du Soleil, commence à deuenir fterile, & ne
plus produire.

Le Soleil entrant au figne du Lyon, la Canicule commence à pa- *La Canicule.*
roiftre, & fi toft qu'il eft entré au premier degré, on apperçoit le Chiĕ, *Le Chien.*
qui a dix-huict eftoilles. La Canicule eft appellée des Grecs *Sirios*, à
caufe de fa grande chaleur & feichereffe, & *prokyon*, c'eft à dire auant-
chien, tant pource qu'elle eft affife en la partie de deuãt dans la gueule
du Chien; que pource qu'elle fe leué vn iour entier deuant le Chien.
Car elle fe leue (dit Pline) le feiziefme, & le Chien le dix-feptiefme
iour de Iuillet. Durant que la Canicule faict fon cours en l'efpace
de fix fepmaines aux iours qu'on appelle Caniculaires, elle augmente
& renforce l'ardeur du Soleil par fes afpects, defquels elle nous faict
bien fentir les effects, excitant force maladies dangereufes, qui procedent d'extreme chaleur. Encore que pour adoucir l'ardente chaleur
de cefte faifon, Dieu ait donné certains vents Septentrionnaux fort
doux, appellez *Etefies*, c'eft à dire anniuerfaires, pource-qu'ils fe *Les Etefies.*
leuent reglément tous les ans au leuer de la Canicule, & continuent
l'efpace de fix fepmaines à fouffler, commençãs ordinairement à
trois heures du matin, & s'arreftans au foir. Les Champenois neant-
moins appellent le temps Caniculaire *Airnu* quafi *air nul*, comme s'il *Le temps d'Ar-*
n'y couroit point de vent durant qu'il regne; jaçoit qu'aucuns ayent *nu.*
opinion que l'vfage de ce mot foit pluftoft venu du iour fainct Arnoul, qui eft le 18. de Iuillet.

Durant les longs iours le Soleil demeure fi longuement autour de *Le temperamĕt*
noftre hemifphere, & fi approche fi preft de noftre tefte, qu'il ef- *de l'Efté.*
chauffe & deffeche extremement l'air, en dardant fes rayons à plomb
fur la terre. Voyla pourquoy l'Efté eft de nature chaud & fec. Sa cha- *Les effects de*
leur accompagnée de feichereffe ouure les pertuis du corps, & en- *l'Efté.*
trant dedans tire hors par fa fubtilité, non feulement les humeurs
qui font entre cuir & chair, qu'elle refoult en fueurs: mais auffi les efprits qui contiennent la chaleur naturelle, dont dépend la force corporelle. Par ce moyen l'Efté affoiblit merueilleufement la perfonne, en diminuant fa naïfue chaleur. D'auantage en rendant le fang ex-
ceffiuement chaud & fec, il engendre abondance de cholere au corps,
de laquelle procédent force maladies dangereufes. Car les fiéures *Les maladies*
continuës, & les ardentes, & les tierces, & toutes autres affections *d'Efté.*
contre nature qui prouiennent de cholere, comme les vomiffemens *Aph.22.du*
excitez de la bile qui monte hault, & les cours de ventre prouemans *3.liu.*
de la bile qui fluë en bas, font les propres maladies d'Efté. Il y arriue
pareillement en Efté des ophthalmies, & des douleurs d'aureilles, qui
prennent leur origine de la tefte remplie de fuperfluitez, qu'elle defcharge tantoft fur vne partie, tantoft fur l'autre. Il aduient auffi dés
vlceres à la bouche, par l'acrimonie de l'humeur bilieufe.

M m ij

Aduis pour se
preseruer des
maladies
d'Esté.

Pour obuier à toutes ces maladies, ie conseille à ceux qui en ont
la commodité, de se retirer durant les grandes chaleurs d'Esté, en
quelque lieu frais & ombrageux, dans des bois opaques, où il y ayt de
belles fontaines ou riuieres, & celebrer là solemnellement la feste
S. Arnoul, par l'espace de six sepmaines, en passant ioyeusement le
temps à voir tous les iours les merueilles de nature, à ouyr la plaisante
musique des chantres aislez, à sentir la suauité des plantes odoriferantes, à prendre gaillardement la refection sous le feuillage des arbres
touffus, à humer doucement l'air fraichelet, & à receuoir continuellement le gracieux baiser d'vn petit vent ioly; tandis que les fau-
cheurs pantelans & de chaud & de peine, tondent les cheueux de la
plaine, & que les barbieres de Cerés trauaillent iusques à la sueur, à
luy coupper son poil. Ie souhaite à chacun de mes amis vn paradis
terrestre semblable à celuy de Chanteloup, pour y aller tous les ans
estiuer. Ceux qui n'ont point moyen de ce faire, pour le moins choisiront quelque chambre basse bien fraiche, pour leur demeure ordinaire, & euiteront tant qu'ils pourront l'ardeur du Soleil.

Regime conue-
nable en Esté.

Au surplus il se faut nourrir en Esté de viandes froides & humides,
vser de chair de veau, de chéureau, de poullets & de pigeonneaux,
plustost boüillie que rostie. Le frequent vsage de laictuë, pourpier, endiue, ozeille & autres herbes raffraichissantes tant en potage,
qu'en salade est tres-salubre. Il faut assaisonner la viande de verjus,
vinaigre, ius de citrons ou d'oranges, & quitter là toutes sortes d'espiceries. On peut hardiment vser de framboises, fraizes, cerises, prunes de damas, pommes de rambour, poyres de rousselet, & d'autres
fruicts nouueaux de bon suc, moyennant que ce soit en temps & heu-
Apho. 18. du 1.
liu.
re. Il n'y a point de danger aussi d'vser quelquesfois de melons & de
concombres.

En Esté il faut encores moins manger qu'au Printemps, pource
que l'estomach digere les viandes à peine, d'autant que la chaleur naturelle est petite : mais il conuient en recompense manger plus souuent pour restablir les forces dissipees par la chaleur externe. Si bien
qu'il est besoin de faire pour le moins quatre repas, aux plus fraisches
heures du iour, si la commodité le peut permettre. Mais comme on
doit peu manger à la fois, ainsi on doit-on boire d'auantage. Car la
raison veut qu'on augmente la boisson, autant qu'on rongne la portion du manger. Le petit vin verdelet auec force eau est propre en
Esté. Le vin de coing est singulier par les extremes chaleurs à gens de
legere taille. Quant à l'exercice, il s'en faut passer lors, ou en prendre
bien peu, & au matin. Il n'est pas bon aussi de bander par trop son esprit alors aux graues affaires. Il est expedient de dormir de nuict enuiron l'espace de sept heures. A ceux qui ne peuuent prendre repos la
nuict, sera permis de se recompenser sur le iour ou dormir apres midy,
vne heure ou deux. Il ne se faut pas souuent esbatre au ieu des dames.

rabatues. Au demeurant il n'y a rien plus commode pour la santé,
que de se baigner soir & matin en vne belle riuiere durant les grandes
chaleurs.

<hr>

Comment ilse faut gouuerner en Automne.

CHAP. IIII.

COMBIEN que l'Automne ait iuste occasion d'estre triste, *Description al-*
voyant que le Soleil son Pere l'abandonne pour aller faire vn *legorique de*
long voyage en estrange pays : & que la terre sa mere de dueil qu'elle *l'Automne cõ-*
en porte a ses blonds cheueux rondus, sa braue perruque couppee, *tenant sa trif-*
son vif teint terny, son beau visage flestry, & sa face riante changee *tesse, & sa ref-*
en mine refrongnee : si est-ce qu'il y a bien du subiect en son endroit *iouyssance.*
de se consoler, & de passer ioyeusement son temps auec son espoux
Bacchus, ayant par son amour enfanté le vin, qui resiouit le cœur ; &
par l'ayde de Pomone engendre force fruicts, qui apportent tant de
contentement.

L'Automne regne autant que le Soleil demeure à galoper parles *Le regne de*
trois premiers signes Meridionaux, la Balance, le Scorpion, & l'Ar- *l'Automne.*
cher : Tellement qu'il contient trois mois, vne partie de Septembre,
Octobre & Nouembre entiers, & vne partie de Decembre. Il com- *Son commen-*
mence quand le Soleil entre au Trebuchet, & finit lors qu'il est arri- *cement & sa*
ué au Capricorne: Encore que nos Medecins ne luy baillent que deux *fin.*
mois de duree, assignans son commencement au leuer d'Arcture, enuiron le second iour de Septembre, & sa fin au coucher des Pleiades,
le cinq ou sixiesme iour de Nouembre. Mais ie trouue meilleur de l'e-
stendre, comme font les Astronomes, depuis l'Equinoxe Automnal, *La longueur*
iusques au Solstice d'Hyner. Or bien qu'en l'Equinoxe de l'Autom- *des iours d'Au-*
ne les iours soient esgaux aux nuicts, si est-ce que de là en auant ius- *tomne.*
ques au Solstice d'Hyuer ils decroissent peu à peu, à mesure que les
nuicts croissent. Car en Septembre les iours ont douze heures, & les
nuicts autant : mais en Octobre ils n'ont plus qu'onze heures, & les
nuicts treize : en Nouembre dix heures, les nuicts quatorze : en Decembre neuf heures, & les nuicts quinze. De sorte que nous recognoissons visiblement les iours accourcir & les nuicts allonger, fait à *Les signes*
fait que le Soleil descend d'vn signe plus haut, en vn plus bas. Entre *d'Automne.*
les signes d'Automne la Balance est plus chaude que froide : le Scor- *La significatiõ*
pion est fort froid & sec: l'Archer est plus froid que sec. Le premier si- *de la Balance.*
gne est nommé la Balance, pour ce que le Soleil tient alors en contre-
poids les iours & les nuicts, & les rend égaux.

Le second est appellé le Scorpion, par ce que l'air alors commence *Du Scorpion.*
à se refroidir & à piquer, ainsi qu'vn Scorpion qui morfondant la ter-

Mm iiij

re de son pas veneneux, la fait deuenir toute seiche, comme vne personne empoisonnee.

De l'Archer.   Le troisiesme a le tiltre d'Archer, pour ce qu'il rend la saison morte,
à coups de flechas que descochent les vents.

Bootes.
Arcturus.   Au signe de la Balance, on remarque Bootes auec 22. estoilles, dont
la principale est Arcturus.

Le temperamēt
de l'Automne.   L'Automne est froid en comparaison de l'Esté, & sec au regard de
l'Hyuer. Car il tient le mitan entre l'Esté & l'Hyuer non seulement
en ordre, mais aussi en temperature. Comme il est moins chaud &
sec que l'Esté, aussi est-il moins froid & humide que l'Hyuer. Par ce
moyen il n'est pas absolument chaud, ny froid, ny sec, ny humide,
attendu qu'il tient des quatre qualitez. Si n'est-il pas pourtant egalement temperé, comme le Printemps. Tant s'en faut qu'il est en cela
beaucoup different de luy, d'autant qu'il tire plus sur le sec, que sur
l'humide, & qu'il ne garde point tousiours vne moyenne temperature & egalité entre le chaud & le froid. Car non seulement on apperçoit en tout son cours vne grande inegalité & inconstance, mais
aussi en vn mesme iour, on sent tantost le chaud, tantost le froid dominer. Car à Midy il fait beaucoup plus chaud, qu'au soir & au ma-

Les effects de
l'Automne.
Aph.5.liv.3.   tin. Ceste inegale temperature & inconstance est cause que l'Automne est fort maladif, & qu'il engendre pareillement des maladies
inconstantes & tres-dangereuses. Car comme il est inegal, aussi
produit-il des humeurs inegalement temperees, & du tout desre-
glees. Il retient la cholere au corps, & fait grand amas de melancholie, non pas tant de celle qui est simplement froide & seche, que
de celle qu'on appelle bile noire, qui est comme luy inegale en chaleur & froideur, & en laquelle la secheresse surpasse l'humidité. De

Les maladies
d'Automne.
Aph.22.liv.3.   là vient qu'en Automne (comme a bien remarqué Hippocrate) nous
voyons regner beaucoup de maladies d'Esté, & force fiéures quartes & erratiques, enflures de rate, hydropisies, phtisies, stranguries, lienteries, dysenteries, sciatiques, squinancies, passions asth-
matiques, & iliaques, epilepsies, manies, & affections melancholiques. Car (comme declare Galien) plusieurs maladies d'Esté aduiennent en Automne, par ce que l'humeur bilieuse qui dominoit en Esté,
durant ce temps-là est retenuë au corps, & repoussee du dehors au dedans par le froid. Les fiéures quartes s'engendrent ordinairement en
Automne ou d'humeur atrabilaire, ou de sang melancholic qui abonde alors au corps. Les fiéures erratiques se font en Automne, à cause de l'inegalité de sa temperature. Et les tumeurs de rate, pour la superfluité de l'humeur atrabilaire : & les hydropisies pour le vice de
la rate. Les phthisies paroissent principalement en Automne, pour
la froidure, secheresse, inegalité du temps, pour la malice des humeurs. Les stranguries pareillement prouiennent alors d'vn soudain
& desordonné changement à la froidure, qui morfond la vessie, &

fait tourner vers elle les humeurs acres, qui au parauant s'euaporoient
& s'euacuoient par les fueurs. Les lienteries aduiennent quand les
viandes font foudainement renduës toutes cruës, fans eftre aucunement digerees, ou pour quelque excoriation en la fuperficie de l'e-
ftomach ou des inteftins ; ou pour la debilité de la faculté retentrice,
dont celles-là font faictes d'humeurs mordicantes & fubtiles, & celles-cy procedent d'vne grande intéperie du ventricule & des boyaux.
Or tous les deux fe font principalement en Automne. Les fciatiques
viennent de la malignité des humeurs, & de la froidure. Les fquinan-
ces tirent leur origine des humeurs bilieufes qui tombent dans la gorge en Automne. Les courtes haleines dites en Grec *afthmata*, ont de
couftume d'eftre faictes, tant pour le mouuement des humeurs aux
parties interieures, que pour la froidure. Les paffions iliaques arriuent
auffi en Automne, quand les excremens de la viande font retenus au
ventre, pour quelque inflammatió des inteftins. Car l'Automne froid
& inegal ayant receu force humeurs fubtiles & mobiles de l'Efté, les
pouffe au profond du corps. Or eft-il que les inteftins font au fond du
corps. Voila pourquoy il ne faut point trouuer eftrange s'ils font offenfez. Les epilepfies furuiennent à ceux qui de nature y font difpofez, pour la foudaine tranfmutation aux contraires. Car au milieu du
iour la chaleur domine, & au foir & au matin la froideur. Or n'y a-il
rien plus propre pour engendrer les accez epileptiques, qu'vne telle
varieté. Les manies aduiennent pour la malignité des humeurs fubtiles & bilieufes: Et les melancholies, à caufe de l'humeur atrabilaire.

Pour euiter le danger de tomber malade en vne faifon fubiecte à tant
de fortes de maladies, il eft expedient de fe purger en Automne. Mais *Aduis pour fe*
preferuer des
maladies
d'Automne.
il fe faut bien garder de prendre medecine à la volee, fans l'ordonnance d'vn docte Medecin. Car premierement la purgation eft dangereufe en l'Equinoxe, pour ce que le corps eft efmeu, & troublé alors
par diuerfe mutation d'air. Puis il eft neceffaire de cognoiftre exactement la qualité, tant des humeurs peccantes au corps, que des medicamens propres pour les purger, & les mefurer iuftement, felon les
forces naturelles, & les exhiber à la plus commode façon en temps
oportun, quand la perfonne fera bien preparee. Parquoy ceux qui ont
leur fanté en recommandation, craignans de prendre vn, qui pro quo,
doiuent paffer par l'aduis d'vn fçauant Medecin, qui aura efgard à tout
cela, fans s'attendre à vn Apothicaire, qui n'y entend rien, d'autant
que ces confiderations là ne font point de fon gibier: & encore moins
fe doiuent-ils purger de leur authorité feule, de peur de fe precipiter
eux-mefmes en quelque maladie, penfans s'en garantir par ce moyen.
Outreplus en Automne il fe faut veftir d'auantage qu'en Efté, de peur
que le froid nouueau nuife : Et principalement eft befoin de fe contregarder du froid au matin & au foir. C'eft pourquoy il eft bon au
fortir du lict, & auant coucher, de fe prefenter deuant vn feu de fer-

Le regime propre en Autône.

ment. Au reste il faut en Automne auoir grand soin de sa maniere de viure, à cause de l'inegalité & inconstance du temps. Il est requis d'vser de viandes moderément chaudes & humides, & de s'abstenir de toutes sortes d'aliments melancholics. Il conuient vser de fruictages moderément, sans s'en saouler, pour ce qu'ils engendrent force crudi-tez & ventositez. Pourtant est meilleur de les confire auec succre, ou les faire cuire au feu. Toutesfois les raisins & figues nouuelles prinses à l'entree de la table ne peuuent incommoder. Il n'est pas licite d'vser beaucoup d'espiceries, vray est que la canelle n'est pas mauuaise. En Automne il est conuenable de manger vn peu dauantage qu'en Esté, & moins boire, & plus pur. Le vin de Beaulne est bon alors, & celuy d'Orleans aussi. L'eau pure ne vaut rien à boire. Le coit frequent est fort nuisible, principalement à l'entree de l'Automne, pour ce qu'il desseche extrememét le corps, qui est desia assez desseché par l'ardeur precedente des iours Caniculaires.

Comment il se faut gouuerner en Hyuer.

CHAP. V.

Description allegorique de l'Hyuer, contenant ses lamentations.

** La terre.*

** Le Soleil.*

** C. qu'elle est couuerte de neiges.*

** C. que les vertes fueilles des arbres se mortifians deuiennêt noirastres.*

** Des pluyes.*

** La glace.*

** C. à pleuuoir abondamment.*

Le regne d'Hyuer.

CE n'est pas sans cause que l'Hyuer a tousiours les larmes à l'œil. Car il est si fort esloigné du Soleil son pere, qu'il ne peut pas estre eschauffé de ses rayons. C'est pourquoy il a le chef tellement morfondu, que l'humidité en decoule de tous costez. Dauantage il ne se peut tenir de pleurer quand il void sa mere * Vesta, mener vn si grand dueil de la longue absence de * Titan son mary, qu'elle porte desia (comme si elle estoit vesue) * vn voile blanc empesé sur sa teste, en lieu de sa belle coëffe fleuronnee de roses, & marquetee de boutons d'or esmaillé; & vne raquette blanche sur le front, en lieu de sa perruque blonde toute reluisante de diamans, & * vne robbe noire bordee tout à l'entour d'hermines, en lieu de son manteau bigarré, tout damassé de fleurs, & chamarré de rubis. Au surplus l'Hyuer par sa grande froidure, des eaux issuës de * ses pleurs en produit le beau crystal, duquel les chemins sont tous pauez, mais de vergongne qu'il a de le voir petiller aux pieds, il se prend incontinent apres * à pleurer, si bien qu'en l'arrousant de ses larmes, il le change quant & quant en bourbier, & rend les chemins aussi ords qu'il les auoit beaux & nets.

L'Hyuer regne durant que le Soleil acheue son cours dans les trois derniers signes Meridionaux : le Capricorne, le Verseau & les Poissons. De sorte que l'Hyuer aussi bien que les autres saisons, employe iustement trois mois à faire son quartier, vne partie de Decembre, Ianuier & Feburier entiers, & vne partie de Mars. Toutesfois selon nos anciens Medecins, il a plus de quatre mois de duree. Car ils le font

commencer

commencer le 5.ou le 6.de Nouembre au coucher des Pleïades, & finir à l'Equinoxe. Mais ie m'arreste pluftoft à l'opinion des Aftronomes,qui se reglans sur le mouuemēt du Prince des Eftoiles, affignent
le commencement d'Hyuer au Solftice, quand le Soleil entre au Capricorne, & la fin à l'Equinoxe vernal, si toft qu'il est fur les termes
d'entrer au Belier, pour s'auancer de plus en plus vers le Septentrion.
Or combien qu'au Solftice d'Hyuer les iours soient les plus cours,& *La longueur des iours d'Hy-uer.*
les nuicts les plus longues de l'annee,si est-ce qu'auffi toft qu'il est paf-
fé,les iours commencent à croiftre,& les nuicts à décroiftre,iufques à
l'Equinoxe du Printemps, où ils font égaux.   Car en Decembre les
iours n'ont que 9.heures,& les nuicts 15.mais en Ianuier les iours ont
10.heures, & les nuicts n'en ont plus que 14.en Feurier ils ont 11.heu-
res,& les nuicts treize: en Mars ils ont 12.heures, & les nuicts autant.
De forte que nous recognoiffons les iours agrandir, & les nuicts accourcir, à mefure que le Soleil monte d'vn figne plus bas, en vn plus
haut.

Entre les fignes d'Hyuer, le Capricorne est beaucoup plus froid *Les fignes d'Hyuer.*
qu'humide : le Verseau tres-froid & tres-humide, les Poiffons ont
plus d'humidité que de froid.

Le premier figne d'Hyuer est nommé Capricorne,à caufe que le So- *La fignificatiō du Capricorne.*
leil commence à se hauffer,& à fauter comme vn cheureuil,qui brou-
te toute la verdure qui est encore reftee en la campagne. Le Verseau *Du Vers'eau & des Poiffons.*
& les Poiffons fignifient l'humidité de la faifon, pour les pluyes qui
arriuent és mois de Ianuier & Feurier.

Orion faict paroiftre fa puiffance au commencement de l'Hyuer, *L'Orion.*
combien que les Aftronomes parlent diuerfement du temps de fon
leuer, à caufe qu'il a 38.eftoiles trois des plus grandes, & trente-cinq
plus petites,lefquelles n'apparoiffent pas également,comme Pline le
monftre au 27.& 28. chap. du 18. liure. Orion donne terreur aux nochers, pour ce que venant à fe leuer,il efmeut les orages. C'est pourquoy quand on oyt les vents afprement tempefter,fiffler & bruire,on
accufe couftumierement Orion.Les François l'appellent le bourdon
S.Iacques.

Aux cours iours le Soleil arrefte si peu autour de noftre hemifphe- *Le temperamēt de l'Hyuer.*
re, & si est tant efloigné de nous, qu'il ne peut efchauffer & deffecher
l'air, qui a efté durant les longues nuicts morfondu & humecté par
les rayons de la Lune. C'est pourquoy l'Hyuer est naturellemēt froid *Les effects de l'Hyuer.*
& humide.Sa froideur bouche tellemēt les pores exterieurs du corps,
que la chaleur naturelle retenuë & referree au dedans en est beaucoup
augmentee, & renduë plus vigoureufe, d'autant que la fubftance ne
fe peut pas ayfément diffiper. De là vient qu'en Hyuer on a plus grād
appetit,& que la digeftion fe faict mieux en l'eftomach, & la fanguifi-
cation au foye , & la nourriture par tous les membres. Si est-ce pourtant qu'il ne laiffe pas par fa froide moiteur, d'engendrer au corps

abondance d'humeur phlegmatique, dont procedent beaucoup de
maladies.

Les maladies d'Hyuer.
Aph. 23. liu. 3.

Les propres maladies d'Hyuer, selon Hyppocrate, sont les pleuresies, & peripneumonies, pour ce que les instrumens qui seruent à la
respiration sont offensez par le froid, d'autant que chacun peut bien
couutir toutes les autres parties, en sorte qu'elles ne sentent point ou
peu la froidure de l'air, mais personne ne peut viure sans respirer l'air,
tel qu'il est. L'Hyuer par sa froidure excite aussi des destillations du
cerueau par le nez, des rheumes, des toux, des douleurs de poictrine,
de costé, des lombes, des cephadalgies, des vertiges, & des apoplexies,
quand la teste est remplie de pituite.

Regime de vi-
ure pour se ga-
rantir des ma-
ladies d'Hyuer.

Pour se preseruer de toutes ces maladies, durant l'Hyuer il faut faire bon feu en la maison, à fin de corriger la froidure de l'air : & se bien
vestir, à fin d'estre armé contre l'ennemy capital de nature, & sur tout
tenir chaudement sa teste, sa poictrine & ses pieds. Il conuient vser de
viandes chaudes & seches, à fin que la chaleur & siccité de l'aliment
resiste à la froideur & humidité du temps. La chair salee, & la venaison
est meilleure qu'en autre saison. Il vaut mieux manger du rosty que du
boüilly. Le poyure, le gingembre, la muscade, les cloux de girofles &
autres semblables espiceries sont vtiles : Aussi sont les herbes chaudes, comme l'hysope, la saulge, les ails, les oignons, les porreaux, la
moustarde, & d'autant qu'on dort plus longuement en Hyuer, & que
le ventricule digere mieux les viandes, à cause de la chaleur naturelle
qui est plus abondante, il est besoin de manger dauantage. Mais com-

Hip. Aph. 15.
du liu. 1.
Gal. sur l'A-
phor. 5. du liu.
1.

me il est permis en Hyuer de manger beaucoup à chaque fois, & d'v-
ser de viandes de grande nourriture : aussi n'est-il pas requis de faire
tant de repas qu'en Esté, attendu que les iours sont plus courts. On
doit aussi moins boire que manger, à raison de la longueur du sommeil, & de l'humidité du temps. Mais il faut boire plus pur. Le vin
fort, vermeil & doux, est propre, comme est le vin de Gascogne, le vin
muscadel, la Maluoisie. L'Hydromel vineux est profitable au matin,
auec vne rostie. Outreplus il est expedient de prendre exercice auant
le repas, sans toutesfois se trop eschauffer. Et pour lors n'y a meilleur
exercice que le ieu de paulme, par lequel non seulement toutes les
parties du corps se remuënt également, ains l'esprit est aussi totalement resiouy & regaillardy. Il est loisible de dormir plus longuement
& d'embrasser par amour Dame Venus, plus souuent qu'auparauant.

LE GOVVERNEMENT
REQVIS EN TEMPS
DE PESTE, POVR SE GARDER
de sa tyrannie.

A MESSIEVRS LES PREVOST DES
MARCHANDS ET ESCHEVINS DE LA
ville de Paris.

M E S S I E V R S, Entre autres liures du Gouuer-
nemēt de la Santé, que i'ay exposé au iour, il m'a sem-
blé expedient de vous presenter cestuy-cy, qui enseigne
la maniere de se preseruer de la peste, maladie autant
à craindre qu'elle est dangereuse, & aussi frequente
en vostre ville qu'en lieu du monde, pour la multitude de gens, qui y
abordent de toutes parts. Car il appartient aux Magistrats & Con-
suls de cognoistre ce qui concerne le salut public, & de donner ordre
que la communauté ne soit endommagee par la contagion des parti-
culiers. A qui donc pourroi-ie mieux addresser le Reglement Politic,
requis durant vne constitution pestilente, qu'à vous qui estes admini-
strateurs de la Police? A qui dois-ie plustost dedier le Gouuernement
Medecinal establly pour la conseruation de la Republique, qu'à vous
qui gouuernez la ville, où i'ay faict le cours de mes estudes en Mede-
cine? & où est ma principale residence? C'est pourquoy ie desire demeu-
rer pour iamais,

M E S S I E V R S,

Vostre tres-humble seruiteur,
LA FRAMBOISIERE.

LE SEPTIESME LIVRE
DV GOVVERNEMENT DE
LA FRAMBOISIERE.

Des causes de la peste.

CHAPITRE I.

La premiere cause de la peste.

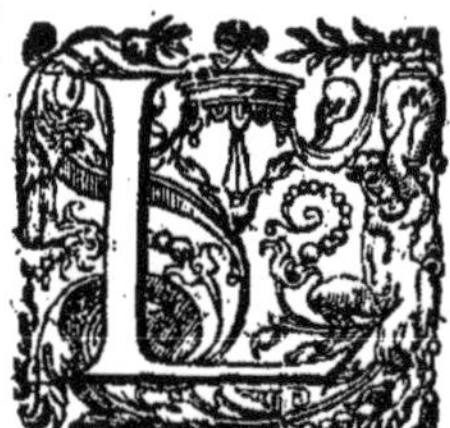

A Saincte Escriture tesmoigne que la peste est exprés enuoyee de Dieu sur la terre pour la punitió des pecheurs : tellemēt qu'il ne faut point doüter quand ceste cruelle maladie regne, que nostre Seigneur iustement courroucé, ne nous chastie de les verges, pour auoir transgressé ses saincts Commandemens. Voilà la premiere cause de la pestilence.

Les secondes causes.

Les secondes causes desquelles Dieu se sert pour executer sa Iustice sur les humains, sont deux, l'infection de l'air, & la putrefaction des humeurs au corps : dont celle là est efficiente & formelle : & celle-cy materielle, & sans laquelle l'autre ne peut produire son effect.

Comme l'infection d'air procede d'enhaut.

Les causes de l'infection d'air sont superieures ou inferieures. Les superieures viennent des malignes & puantes exhalations, chaudes, seches, & fuligineuses, esleuees de la terre en la supreme region de l'air, lesquelles estant enflammees par les rayons du Soleil, ou par la chaleur prouenante du soudain mouuement des orbes celestes, ou du feu elementaire, engendrent les cometes ardantes, estoiles courantes, chandelles, lampes, fallots, tisons, dards, lances flamboyantes, chéures sautelantes, dragons volans, serpens de feu, & autres impressions de diuerse figure, selon que la matiere s'estend en long & large, & qu'elle est espoisse ou deliee, & que le feu qui s'est allumé dedans va poursuiuant sa pasture. Car apres la consomption de ceste matiere grasse & visqueuse, il demeure vne fumee aduste, sulphuree, puante au possible, qui s'espand ça & là, & vient en bas contaminer l'air qui nous enuironne, & y apporter vn seminaire de pestilence.

Les caufes inferieures prouiennent des vapeurs putrides de qualité chaude & humide, efleuees en temps d'Efté par vne exceffiue chaleur du Soleil, des eaux boüeufes & dormantes, marefcages, lacs,
eftãgs bourbeux, fanges retenuës, latrines, cloaques, trous puans : ou
bien d'vne multitude de corps morts non inhumez, ny enfeuelis en la
terre, cõme d'hommes, cheuaux & autres, produifans vne euaporatiõ
chárongneufe & puãte, ce qui aduiẽt fouuẽt apres des batailles & maf-
facres: ou d'vne quantité de gens periz par naufrage, puis iettez par les
flots de la mer au riuage, demeurans là fans eftré enterrez : ou bien
des expirations infectes forties par vn tremblement de terre des entrailles d'icelle, y ayans efté longuement enfermées, retenuës & crou-
pies, ou pour auoir defcouuert quelque cauerne fetide, ou defbouché
quelque puits qui auoit efté longuement boufché, duquel peut fortir vn air fi fetide (d'auoir efté long temps eftouffé & enfermé) qu'il
peut incontinent infecter celuy qui eft circonuoifin, & confequemment caufer la pefte: ou pour auoir ouuert des coffres fermez par l'efpace de plufieurs centaines d'ans, efquels les hardes fe font du tout pu-
trefiees & gaftees, comme on lit aux hiftoires Romaines des foldats
d'Antonius, qui volerent le temple d'Apollon en Seleucie.

L'air pareillement s'altere, & fe difpofe à pourriture & corruption, quand les faifons de l'année ne gardent point leurs conftitu-
tions & temperatures naturelles, principalement quand l'Hyuer n'eft
quafi point froid, & l'Efté eft fort chaud, & prefque toute l'annee
humide, pluuieufe & auftrale, le vent ne foufflant finon du Midy,
& encore fi doucement qu'à peine le fent-on. Car l'air eft d'autant
plus corruptible qu'il eft chaud & humide, pource que la chaleur
outre nature eft la caufe efficiente, & l'humidité, la matiere de
la putrefaction, comme dit Galien au troifiefme comm. fur le 3.
liu. des Epid.

Or les exhalations & vapeurs pourries n'infectent pas feulement
l'air aux lieux d'où elles font iffuës & procedées, mais auffi font fouf-
flées, pouffées, & tranfportées par les vents d'vn pays en autre. Souuent auffi la peftilence eft de main en main communiquée des vns
aux autres par contagion, voire en pays eftrange par vifitation, ou
peregrination lointaine : C'eft pourquoy nous voyons la pefte courir tantoft çà, tantoft là, & eftre quelque temps en vne contree, &
quelque temps apres en vne autre : d'autant que l'air eft affez fouuent
infecté en quelque certaine partie fienne, mais il ne l'eft iamais totalement par toute fa fubftance.

Voylà comme l'air ambient alteré & ennenimé, à raifon defanath-
miafes putrides procedantes tant d'enhaut que d'embas meflees parmy, fe fourrant infenfiblement dedans le corps humain, par l'infpiration qui fe fait aux parties pectorales par la bouche & les narines, &
par la tranfpiration qui fe faict par les pores, eft la principale caufe generatiue de la pefte.

Nn. iij.

D'embas.

Comme l'infe-
ction d'air eft
portée d'vn lieu
à autre.

Comme l'infe-
ction d'air en-
gendre la pefte.

L'autre cause, sans laquelle la premiere ne peut agir, est la disposition du corps. Car comme dit Galien au chapitre sixiesme du premier
liure des diff. des fiéures, nulle cause ne peut produire son effect, si le
patient n'est disposé à la receüoir, Partant l'air corrompu ne peut engendrer la peste au corps, s'il n'y trouue & rencontre dedans vne matiere susceptible, idoine & propre pour s'y loger. Autrement durant
vn temps pestilent, toutes personnes indifferemment prendroient la
peste.

Or le corps (dit Galien) est disposé & subiect à estre du premier
coup attrappé de la contagion, en vne constitution pestilente, quand
il est Plethoric, cacochyme & perittomatic, c'est à dire replet, plein
de mauuaises humeurs & chargé de superfluitez, & outre ce abondant
en cruditez, ayant les pores bouchez & oppilez : de sorte que les humeurs sont estouffées au dedans, faute d'estre euantees, & les vapeurs
fuligineuses retenuës. Ce qui aduient ordinairement à ceux qui viuent
en oisiueté, & qui sont addonnez à gourmandise & yurongnerie, & qui
exercent l'acte venerien sans discretion & mesure, & à ceux qui ont
les humeurs corrompuës, pour auoir vsé de mauuaises viandes, & de
mauuais breuuages, & auoir esté par trop passionnez de crainte, de
frayeur, apprehension, de cholere, fascherie, ennuis, dueil, tristesse, an-
goisse, & autres pareilles perturbations d'esprit qui troublent & ga-
stent le sang, & le rendent subiect à pourriture & venenosité.

Or combien que Galien ait dit en passant au chap. 5. du liu. 6. des
lieux affectez, qu'il se peut engendrer aux corps des animaux, vne si
grãde corruption, qu'elle pourroit égaler en malignité la force & qualité d'vn poison, si ne faut-il inferer pourtant & croire (comme aucuns font par trop legerement) que la seule putrefaction des humeurs
puisse causer la peste au corps. Car comme la poudre à canon qui est
vne matiere entre toutes la plus susceptible du feu ne peut brusler, &
produire son effect violent sans l'attouchement de l'essence du feu,
ainsi les humeurs putrefiées au corps ne peuuent seules exciter la
peste, sans la contagion de l'air pestiferé introduit premierement au
corps. Que si la peste pouuoit de la seule diaphthore & pourriture des
humeurs sans l'introduction de l'air corrompu s'engendrer au corps,
elle seroit vne maladie Sporadique, & non Epidemique. Car le different de l'vne à l'autre gist principalement en ce, que celle-cy est engendree d'vne cause commune, comme est l'air : & celle-là du vice des
humeurs, prouenant de la mauuaise maniere de viure d'vn chacun en
particulier, selon la doctrine d'Hyppocrate, conforme à la verité, la
raison à l'experience. Parquoy ie conclud que la corruption de l'air,
& la putrefaction des humeurs, sont toutes deux necessaires pour engendrer la peste.

Des moyens de se preseruer de la peste.

CHAP. II.

C'Est vne maxime en Medecine, qu'il faut oster la cause, deuant *Le premier moyen pour s'exempter de la peste.*
qu'on puisse oster le mal qui procede d'icelle. Parquoy si tost que
nous voyons que la peste commence à rauager la campagne & faire
bresche à la ville, le premier & plus asseuré moyen que nous ayons
pour resister vaillamment aux assauts de ce cruel ennemy du genre humain, c'est de nous addresser à Dieu : Le suppliant bien humblement
pour l'amour de son fils Iesus-Christ nostre Seigneur, qu'il luy plaise
nous pardonner nos fautes, & nous faire la grace de nous receuoir
en sa protection & sauuegarde, & nous garantir de ceste dangereuse
maladie, afin que nous ne soyons delaissez de nostre pasteur, aban-
donnez de nos parens & amis, & sequestrez du troupeau des Chrestiens, comme oüailles contagieuses & dommageables à la societé
humaine. Et pour appaiser l'ire de Dieu iustement courroucé contre nous, il est besoin de faire penitence de nos pechez, & d'amander
nostre vie. Car tandis que nous serons si peu craignans Dieu, & que
nous violerons à tous propos sa saincte Loy, il ne cessera point de
nous chastier de ses verges, & n'entrera point en reconciliation auec
nous, si preallablement ne sommes conuertis à luy, & ne faut esperer
ny attendre aucun secours de l'art de Medecine, iusques à tant que
chacun fera bien son deuoir.

Mais apres auoir pensé à nostre conscience, & mis nostre ame en *Les seconds moyens preseruatifs de la peste.*
bon estat, il faut auoir recours aux remedes naturels que Dieu a or-
donné pour la conseruation de nostre santé corporelle, & la preseruation de ceste pernicieuse maladie, lesquels tendent tous à deux buts, à
sçauoir à corriger l'air infecté, & à rendre le corps bien disposé, pour
se pouuoir deffendre contre son ennemy : d'autant qu'il faut tousiours
tascher d'affoiblir la cause agente, & de fortifier le corps patient, afin
qu'il puisse tellement resister que l'action soit nulle.

Nos bons Peres anciens ont compris la precaution de la peste en
trois mots, *cito, longè, tardè,* par lesquels ils veulent aduertir, quand on
voit la peste venir, de tost partir, bien loing fuïr, & tard reuenir.

Mais quand on ne peut éuiter l'air infecté, il faut aduiser de le recti-
fier par feux de bois sec, par arrousemens odoriferans, parfums aromatics, & autres pareils moyens.

Pour s'exempter de la contagion, il est necessaire aussi (comme
maintient Galien) que le corps soit bien temperé, net, sans humeurs
superfluës, & qu'il n'ayt les conduicts interieurs oppilez, ny les pores
du cuir bouchez, afin qu'il reçoiue librement la transpiration de l'air

ambient. Et pour l'auoir tel, on doit viure sobrement & vser d'exercice moderé. Et si est expedient de tirer du sang, quand il est par trop abondant au corps. Et si quelque mauuaise humeur y domine, il est besoin de l'euacuer par remedes purgatifs, ou par diuretics, ou par sudorifics. Et s'il y a obstruction, il la faut oster tant par alimens que medicamens aperitifs & detersifs. Et outre ce est requis d'vser d'antidotes, pour corroborer le cœur, & les autres parties nobles, à fin de mieux combattre à l'encontre de l'air pestilent. Les plus vulgaires & les meilleurs sont la theriaque, & le mithridat, desquels on prendra le poix de demy escu ou enuiron, deux ou trois fois la sepmaine à ieun, quatre heures deuant manger, auec vne gorgée de vin, & vn petit d'eau rose parmy. On peut aussi faire vne opiate composée de theriaque, mithridat, conserue de melisse, de roses, de fleurs, de violettes, de nenuphar, de buglose, de bourrache escorce de citrons, meslez en pareille portion auec syrop de lymons, pour en prendre le poix d'vn escu ou enuiron, trois ou quatre heures deuant le repas au matin. Tous les anciens ont aussi beaucoup loüé non seulement contre la peste, mais aussi contre toute sorte de venin, vne noix, deux figues, quinze ou vingt feüilles de ruë, & vn grain de sel, pilez & meslez ensemble, & prins tous les iours deuant desieuner. La vinette confitte en bon vinaigre est fort excellente, principalement en temps chaud, de laquelle on prendra deux ou trois feüilles en les maschant long temps en la bouche auant les aualler, non seulement le matin, mais aussi à toutes heures quand on va par la ville. On pourra aussi allant par la ville, porter en la main dans vne boite pertuisee vne esponge trempee en vinaigre & eau rose, pour la sentir souuent au nez, ou bien vn mouchoir moüillé en la mesme liqueur. Aucuns y adiouftent de la canelle, ou cloux de girofle. Quelques-vns portent branches de rosmarin, autres d'absynthe, autres de melisse, autres de saulge, l'odeur desquelles corrige aucunement l'air, & conforte les parties nobles.

Vn citron lardé de canelle, ou cloux de girofle, est encore meilleur pour le mesme effect. Il y en a qui portent pommes de senteurs, composees de styrax, calamite, benjoin, ladanum, myrrhe, bois d'aloës, roses, musc, ciuette, ambre gris, camphre, & semblables, qui ne sont toutesfois gueres bonnes à ceux qui sont subiects aux defluxions, ny aux femmes subiectes à suffocation de la matrice. On tiendra aussi en la bouche, allant en lieux dangereux racine d'angelique, ou de valeriane, ou d'aulnee, ou de canelle, ou de l'escorce de citrons. Quelques-vns ont attribué grande vertu contre la peste, à certaines pierres precieuses, comme au ruby, au saphyr, à l'esmeraude & hyacinte, principalement quand on les porte à nud sur la chair, soit au doigt, ou à l'endroit du cœur. Mais quant à l'arsenic & autre poison qu'aucuns conseillent de porter à l'endroit du

cœur,

du cœur, ie ne le puis aucunement approuuer.

Or d'autant que tous les remedes preseruatifs de la maladie conta-
gieuse doiuent estre appropriez à la complexion, à l'aage, à la saison
& au lieu; pour en vser salubrement, il est besoin d'auoir l'aduis de son
Medecin. Car si on pensoit indifferemment vser de mesmes remedes,
& en mesme quantité, en mesme façon, en tout temps, on se trompe-
roit bien lourdement : par ce que si on faut seulement en quelque circonstance, & qu'on prenne, vn qui pro quo, en lieu de conseruer sa
santé, on se met en danger de tomber malade tout à fait. Partant la
medecine ne peut estre seurement ordonnee, ny deuëment prescrip-
te, sinon par ceux qui cognoissent l'art, & qui sçauent donner valable
raison de ce qu'ils font.

Comment le Magistrat se doit gouuerner tandis que
la peste regne.

CHAP. III.

L E Gouuerneur de la Republique en temps de peste, doit faire
commandement que les ruës soient bien pauees, afin que les
eaux bourbeuses & ordures qu'on iette hors des maisons, ne croupissent par les chemins, & que chacun face nettoyer à l'endroit de son
logis, & que le tombereau passe tous les iours par les ruës & places
publiques, pour porter la boüe & autres immondices bien loing hors
de la ville.

Le deuoir du Magistrat. Touchant la Police de la vil-le. 1.

Il faut qu'il face visiter par les gens de bien à ce deputez le bled, la
chair, le poisson, les fruicts, herbes & autres viures qu'on vend en la
ville, & qu'il deffende toute viande gastee & corrompuë, nuisible au
corps humain, & qu'il chastie rigoureusement tous ceux qui seront
trouuez en faute.

2.

Il est requis qu'il face tuer les chats & les chiens vagabonds : & les
porter bien loing hors la ville, & les enterrer, à fin de n'infecter l'air qui est autour d'icelle. Et qu'il ne permette point de
nourrir aux maisons, pourceaux, oysons, ny autres animaux im-
mondes.

3.

Il est expedient qu'il face trauailler les pauures forts & robustes de
corps, pour les occuper, afin qu'ils n'aillent plus mendier : & qu'il
tienne la main que chacun selon sa puissance ayde à viure ceux qui ne
peuuent gaigner leur vie, comme vieilles gens, petits enfans, estropiats & malades, sans qu'aucunement il leur soit loisible, pendant la
contagion, d'aller demander l'aumosne par la ville, sur peine de punition corporelle.

4.

Il faut qu'il face deffense à tous reuendeurs & reuenderesses de porter par la ville, ou aux marchez & lieux publics aucuns habillemens,

5.

Oo

toilles, draps, pannes, ou autres hardes, pour les vendre: & aux frippiers
d'achepter aucunes choſes qui ſortent des maiſons infectees: de tranſporter deſdites maiſons aucuns meubles, que premierement ils ne
ſoient bien éuentez & nettoyez.

6.   Qu'il face deffenſe ſur peine de punition corporelle, à tous ceux
qui ſe ſentent malades de peſte, ou qui communiquent auec eux, ou
qui hantēt és maiſons ſuſpectes, de ſe trouuer aux aſſemblees ou lieux
publics.

7.   Qu'il commande expreſſément à tous ceux qui ſçauront où il y aura quelques malades peſtiferez, d'en aduertir incontinent la Police,
pour les faire penſer par ceux qui ſeront deputez, ou en leurs maiſons, s'ils veulent & ont le moyen d'y demeurer, ou pour les faire
tranſporter aux lieux à ce deſtinez; pour eſtre penſez comme les
autres.

8.   Il eſt beſoin és villes & bourgs où il n'y a point d'Hoſpitaux deſtinez pour loger les peſtiferez, de faire baſtir pluſieurs cabanes auec
bois & palliſſades ſituees en lieu le plus conuenable & expoſé au
meilleur air, aſſez diſtantes l'vne de l'autre, tant pour euiter la contagion, que pour la bruſler, ſans danger d'endommager les autres, apres
la mort de ceux qui y auront eſté logez. Les frais deſquels baſtimens
ſe pourront reprendre ſur les biens de ceux qui les auront occupez,
s'ils ont le moyen: ſi non, faudra faire cela aux deſpens de la communauté.

9.   Il faudra que Meſſieurs de la Police, choiſiſſent quelque lieu prés de
ces logettes, pour faire enterrer tous ceux qui mourront: & qu'ils
commandent qu'on les mette bien auant en terre.

10.   Il eſt expedient qu'ils facent faire, quand l'air eſt corrompu, par les
ruës & carrefours de la ville, tous les ſoirs des brandons de feu de genéure, de geneſt, de laurier, & autre bois ſec, non pourry ny puant,
comme de cheſne, cherme & autres pareils. On y pourra mettre parmy du romarin, de la ſaulge, & autres herbes, fleurs, graines, ſemences, & racines ſeches & odorantes, ainſi que fit autresfois Hippocrate
en Athenes, pour y faire ceſſer la peſte.

11.   D'autant qu'il eſt impoſſible de preſcrire remedes en certaine quantité propres à toute ſorte de peſte, à toutes perſonnes, & en tout tēps,
ſoit pour prendre dedans le corps, ſoit pour appliquer exterieuremēt,
il eſt neceſſaire qu'il y ait vn ou deux Medecins, gens de bien, craignãs
Dieu, ſçauans & experimentez, leſquels ſeront gagez de la ville pour
aller viſiter les peſtiferez, ou du moins pour aller deux ou trois fois le
iour en vn certain lieu deſigné, entendre le recit des miniſtres & gardes des malades, pour leur ordonner, tant par eſcrits que verbalement
remedes conuenables, ſelon la grandeur & eſpece du mal, l'aage, force
& temperament de chacun patient, ſans negliger les autres circonſtances, auſquelles faut que les Medecins ayēt touſiours eſgard, pour

selon icelles se regler, principalement quand il est question d'ordonner medecine laxatiue, alteratiue, ou confortatiue. Car la raison &
l'experiēce, monstrent euidemment qu'il faut diuersifier les remedes selon la diuersité tant des malades, que des maladies.

Il est necessaire aussi d'auoir des Chirurgiens & Apothicaires, bien
experimentez en leurs arts, qui seront pareillement salariez du public,
pour mettre en execution ce que les Medecins conseilleront, & non
pas pour entreprendre de saigner, ou bailler medecine sans l'aduis des
Medecins. Car la plus grande part de telles maladies sont si chatoüil-
leuses, qu'on ne peut tant soit peu faillir, sans mettre les malades en
danger de mort.

Il est besoin aussi que lesdits Apothicaires, soient garnis de bonnes
drogues, & principalement de remedes qui sont bons contre la peste,
comme de theriaque, mithridat, eaux theriacales, conserues, electuaires, poudres, syrops, eaux cordiales, d'onguens, emplastres, & autres
medicamens, tant simples que composez, soit pour prendre dedans le
corps, soit pour appliquer par dehors.

On doit chastier rigoureusemēt tous ceux de quelque qualité qu'ils
soient, qui faudront à leur charge, ou qui feront quelque insolence, &
tort aux malades, ou à ceux qui les seruiront.

Comment chacun se doit gouuerner en particulier, durant vne
constitution pestilente.

CHAP. IIII.

POVR se preseruer de la peste, ce n'est pas assez de sçauoir ce qui
concerne la Police de la ville en general : mais il faut aussi que
chacun en particulier, ait soin de ce qu'il doit faire à l'endroit de sa
personne.

D'autant que l'air chaud & humide est plus subiect à putrefaction,
on doit en temps de peste souhaitter de viure en vn air froid & sec,
bien qu'il soit besoin quelquesfois d'eschauffer, & quelquesfois
d'humecter l'air des chambres, ayant esgard à la complexion, à l'aage, à la region, à la saison, & autres circonstances, lesquelles ie laisse à la discretion & prudence des Medecins presens. En temps chaud,
il est bon de raffraichir la chambre auec vinaigre & eauë rose, & d'y
asperger des fueilles de vigne, rameaux de chesne & de saux, roses,
violes, fleurs de nenuphar, & autres semblables cueillies apres Soleil leué, & en lieu non infecté : Et d'y tenir des fruicts de bonne
odeur, comme pommes, poires, coings, citrons, oranges. En temps
froid, il faut faire bon feu en la chambre, & la parfumer auec encens,
vernix, benioin, grains de laurier & de geneure, oyselets de cypres :

Regime de vi-
ure propre à
chacun, en tēps
de peste.
De l'election de
l'air.

Et y femer du romarin, du thym, de la mariolaine, faulge, abfynthe, menthe, ruë, moyennant qu'on puiffe fans s'offenfer, fouffrir leur odeur. Le plus feur eft de faire fa demeurance és lieux hauts, où l'air eft toufiours moins fubiect à infection. Et ne faut ouurir les feneftres de la maifon, que le Soleil ne foit leué, ny les laiffer ouuertes apres le Soleil couché. Au matin on doit ouurir celles qui font tournees vers l'Orient, & apres Midy, celles qui font expofees au Septentrion, ou à l'Occident : & tenir clofes celles de Midy, par ce que le vent qui fouffle de ce cofté là, eft de fa nature peftilentiel. Il ne fait guere bon demeurer és lieux eftroits où le Soleil ne donne iamais, ny és lieux qui ne penuent receuoir de vent. Il faut auffi euiter les rayons de la Lune, & l'air de la nuict, & faire honneur au Soleil en temps nebuleux & obfcur. Et ne faut, s'il eft poffible, fe pourmener par la ville és endroits où plufieurs perfonnes font mortes, ny hanter les lieux publics.

Il fe faut nourrir de bonnes viandes & aifées à digerer. Il n'eft pas bon de ieufner, ny de trop boire ou manger. On fe trouue mieux de s'ofter de table auec quelque peu d'appetit. L'heure de prendre fa refection eft quand l'appetit eft venu, apres que la digeftion eft faicte. Il eft bon de defieuner auparauant que fortir du logis, principalement de prendre du vin, lequel a grande vertu contre le mauuais air. La diuerfité de viandes en vn mefme repas n'eft pas bonne. Que le pain foit de bon grain, non efchauffé, ny aucunement gafté, qu'il foit quelque peu falé, mediocrement leué, cuict d'vn iour ou deux, en lieu non fufpect de mauuais air. Le veau, le mouton, les chappons, les poullets font bons boüillis auec ozeille, cichoree, endiue, foulcy, buglofe, bourrache, verjus, & vn petit de faffran. Les perdrix, pigeons, aloüettes, leuraux, lapreaux, & femblables font bons roftis, auec faulce de vinaigre, fimple ou rofat, verjus, jus d'ozeille, de citrons, ou d'oranges. Le poiffon nourry en belle eau courante, fablonneufe ou pierreufe, rofty ou boüilly auec faulce de vinaigre, verjus, jus de citrons ou d'oranges, n'eft point mauuais à ceux qui l'ayment. La chair trop vieille tuee, & le poiffon trop gardé, ou nourry en eau limonneufe, & toutes autres viandes qui fe corrompent aifément dans l'eftomach, font fort dangereufes. Le vin pouffé, troublé, efuenté, ou autrement corrompu eft dangereux. L'eau de marets, trouble ou infecte, ne vaut rien, ny à boire, ny à faire le pain. Le bon vin & les bonnes viandes prinfes moderément, engendrent bonnes humeurs, lefquels ne reçoiuent pas fi facilement la contagion. Le vinaigre eft fort falubre en temps de pefte, auquel on peut adioufter canelle, cloux de girofle, eau rofe, & autres chofes femblables. Le verjus eft bon auffi. Les pruneaux bien cuicts & fucrez, les prunes de Damas bien meures, & les cerifes en leur faifon, prinfes en petite quantité à l'entree du repas, ne font nuifibles. Les pomes de Capendu, & les bon-

nes poires cuites, assaisonnees auec succre & poudre de canelle, ou
anis confit, à l'issuë de table sont bonnes. Les citrons & oranges en
salades, auec roses & succre sont salubres. Aussi sont les capres bien
dessalees.

Il est expedient de prendre exercice moderé au matin & au vespre *De l'exercice.*
auant le repas, en lieu non suspect de mauuais air. Car l'exercice mediocre resueille la chaleur naturelle, & fortifie tellement les membres, que les functions naturelles, vitales & animales en sont renduës
plus vigoureuses. Mais il se faut bien donner garde de s'eschauffer excessiuement en s'exerçant.

Le dormir doit estre mediocre, & le veiller aussi. Car le trop dor- *Du dormir &*
mir engendre superfluité d'humeurs. Et le trop veiller desseche la per- *veiller.*
sonne, multiplie la cholere, & donne mauuaise couleur. C'est signe
d'auoir assez dormy, quand on sent à son resueil la teste legere, & les
sens bien esueillez.

On doit procurer le benefice de ventre pour le moins vne fois le *De l'euacuatiõ*
iour. Quand on est constipé, il est bon de prendre quelque boüillon *des excremens.*
laxatif, ou quelque autre remede par l'aduis de son Medecin. Il ne faut
point retenir son vrine, ny autre superfluité. Il est bon le matin de
bien moucher & cracher. Et si on a quelque fistule ou autre vlcere, la
nettoyer. Il se faut bien garder en temps de peste, d'estre excessif au
ieu d'amour, ny d'entrer en sa ioüissance que premierement la digestion ne soit faicte, & que nature n'y incite.

Au reste il faut viure ioyeusement, & se recréer honnestement cha- *Des actions*
cun selon son estat, sans se melancholier, sans se courroucer, sans au- *de l'ame.*
cunement se passionner, & sur tout sans auoir crainte ny apprehension
de la peste, & ne se point tourmenter l'esprit à profondes meditations,
ny à fortes imaginations.

Comment ceux qui conuersent auec les pestiferez se doiuent gouuerner,
pour se garantir de la contagion.

CHAPITRE V.

CEVX qui hantent auec les pestiferez, ou parmy les gens suspects, *Dequoy les as-*
se doiuent soigneusement garder de prendre leurs haleines, de *sistans des pesti-*
sentir ou receuoir l'odeur de leur sueur, vrine, vomissement, la boüe *ferez se doiuent*
de leurs apostemes, ou d'autre chose issante de leurs corps; de man- *garder.*
ger ou boire leur demeurant: de vestir leurs accoustrements, de dor- 1.
mir en leurs licts: & de se mettre entre le feu & le lict des malades. 2.
Ceux qui ont de la galle, des vieilles fistules, ou des autres vl- 3.
ceres, ne les doiuent dessecher, ains plustost les prouoquer à cou- 4.
ler, afin que nature aye quelque chemin pour se descharger. Pour 5.
6.
7.

meſme raiſon, pluſieurs ſe ſont bien trouuez des cauteres , qu'ils s'e-
ſtoient fait appliquer, aucuns és bras, autres és iambes.

CHAP. VI.

Le deuoir des
airieurs des
maiſons infe-
ſtees.

1. IL eſt beſoin que ceux qui entreprendront de nettoyer les maiſons
infeſtees, en premier lieu ſoient gens de bien, afin qu'ils s'acquittent de leur deuoir ſelon leur conſcience, & qu'ils ne facent point de
tort là où ils iront.

2. Qu'ils tiennent ouuertes le long du iour toutes les feneſtres des
chambres infeſtees, hors mis du coſté où il y a de la contagion, à fin
de donner iſſuë au mauuais air, & entree au bon.

3. Qu'ils facent tous les iours ſoir & matin des brandons de feu de
bois aromatic & gommeux, comme de genéure, de geneſt, de laurier,
de ſapin, ou autre bois ſec enduit de gomme de pin, terebentine, encens, oliban, & huile de nard, non ſeulement au fouyer, mais auſſi au
lieu des chambres, & en la court de la maiſon infeſtee, ſe donnant
bien garde de l'endommager.

4. Qu'ils facent eſchauffer bien chauds des catreaux de degrez, leſquels ils eſteindront auec du vinaigre & eau roſe par les chambres, &
principalement aupres des licts où les malades auront eſté : & qu'ils
facent par tout le logis des parfums auec encens, vernix, oyſe-
lets de cypres, du bois de genéure, & autres choſes odoriferantes.   Sera bon auſſi de tirer des arquebuſades dans les maiſons
infeſtees, & à l'entour d'icelles, ſe donnant bien garde du feu.

5. Qu'ils mettent en la lexiue le linge, & tout ce qui peut eſtre mis
dedans ſans eſtre endommagé, puis apres qu'ils le lauent bien en belle
eau courante.

6. Qu'ils portent les habillements de drap tant de laine que de
ſoye, les tapiſſeries, les licts, couuertures, ciels & cuſtodes, aux
galeries, greniers, courts ou iardins, où ils pourront eſtre bien
eſuentez, en les ſecoüant & battant de verges ou houſſines deux
ou trois fois le iour, quelque bonne eſpace de temps. Car le vent
principalement Septentrional, l'air libre & le Soleil, ſont fort
propres pour diſſiper la corruption & venenoſité des choſes infeſtees.

7. Il faudra pareillement porter les papiers, lettres & liures en
quelque gallerie, grenier ou ſalles ouuertes de tous coſtez, là où
ils ſeront ſecoüez, remuez & fueilletez, vne ou deux fois le iour,
& ce par pluſieurs iours.   Les bahuz ſeront auſſi portez au vent ou-

uerts, & feront fouuent frappez de houffines & efpouffettes.

Les autres meubles comme chalits, coffres de bois, tables, chaires, bancs, efcabeaux & armoires, feront remüez hors de leurs places bien nettoyez tout à l'entour, tant dedans que dehors, puis bien lauez auec forte lexiue, en laquelle on aura fait boüillir bajes de laurier & de genéure, faulge, rofmarin, origan, ruë, vinaigre & autres chofes femblables, & fait efteindre de la chaux viue. Il fera bon auffi d'en lauer les parois, & les planchers des chambres. Et fi elles font nattees, le plus feur eft d'ofter la natte & la brufler. Si dauenture il y a des troux aux murailles, il les faudra boucher auec du plaftre.

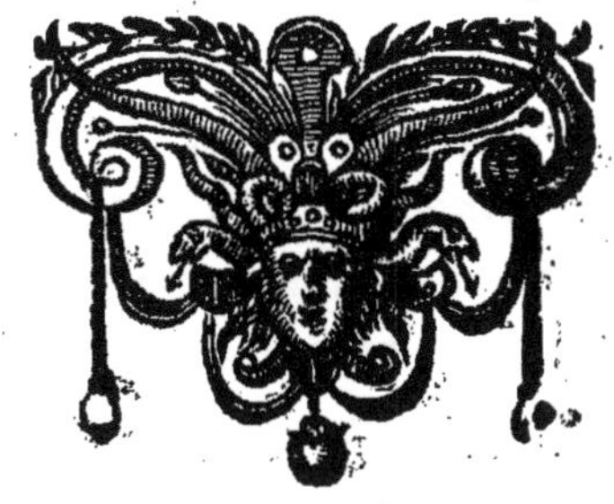

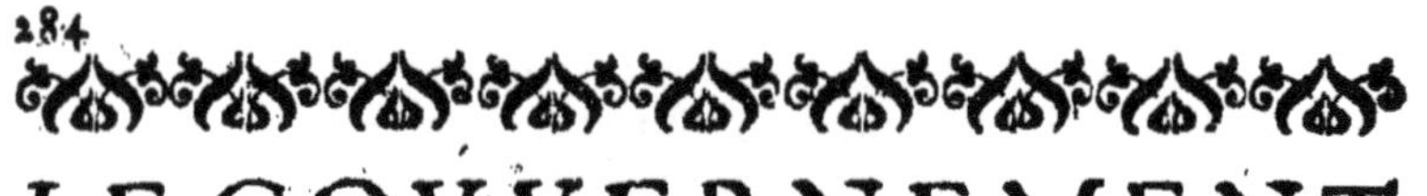

LE GOVVERNEMENT
DES PERSONNES SVBIECTES A
QVELQVE MALADIE PARTICVLIERE.

A MONSIEVR LE VICOMTE DE CRA-
MAILLE, SEIGNEVR DE S. SOVPPLEX, VAVDE-
faincourt, Mouronuilliers, Macelot, Sainct Pierre aux
Arnes, &c. Confeiller du Roy, Gentil-homme ordinaire
de fa maifon, Bailly de Vermandois.

MONSIEVR,

Apres auoir defcrit le regime conferuatif de fanté, il m'a pris enuie pour combler mon œuure, d'y
adioufter encore le regime preferuatif des mala-
dies, qui ont accouftumé d'affaillir par fois les perfonnes. Deux
chofes m'ont conuié à vous en faire la dedicace : l'vne que ie ne
voulois pas (pour le rang que vous teneʒ en cefte Prouince)
eclypfer en mes efcrits la fplendeur de voftre nom : l'autre que ie
ne vous pouuois tefmoigner par preuue plus fignalee l'affection
que ie porte à voftre feruice, qu'en mettant les armes au poing,
pour vous defendre contre les ennemis iureʒ de Nature. Vne
infinité de gens qui courent tous les iours fortune d'eftre atta-
queʒ par ces cruels tyrans, vous auront beaucoup d'obligation,
d'auoir obtenu en voftre faueur les fauue-gardes, que ie leur ay
donné, pour les en exempter. Prenez donc en gré ce prefent que
ie vous offre, pour vous faire paroiftre par effects, que ie fuis,

MONSEIGNEVR,

Voftre tres-humble feruiteur, & fidele
Medecin LA FRAMBOISIERE.

LE

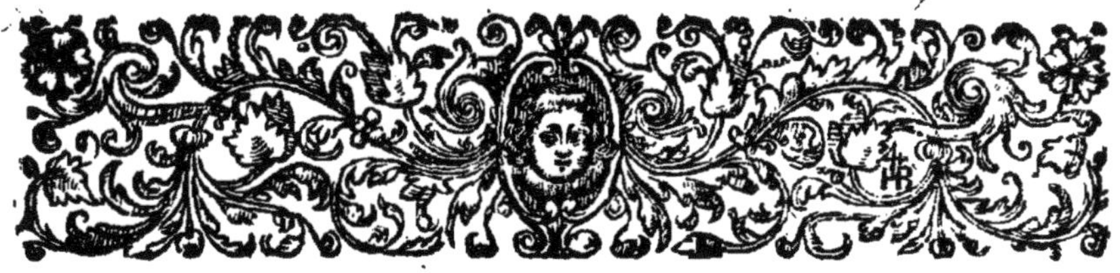

LE HVICTIESME LIVRE
DV GOVVERNEMENT DE
LA FRAMBOISIERE.

Comment ceux qui font fubiects à la migraine fe doiuent gouuerner.

CHAP. I.

L A migraine eſt ordinairement cauſée de vapeurs mordi- *Cauſe de la mi-* cantes, eſleuées des hypochondres à la teſte, leſquelles *graine.* preſſent & piquent ore le pericrane, ore les meninges du cerueau. Ces vapeurs procedent du ſang eſchauffé, agi- té & troublé, pour auoir beu du vin fort en quantité, ou mangé des viandes extrememẽt chaudes, ou trop longuement ieuſné, ou demeuré long temps au Soleil, ou prins quelque violent exercice, ou trauaillé exceſſiuement l'eſprit, ou pour s'eſtre choleré & paſſionné outre meſure, ou pour quelque autre pareille occaſion. Ceux qui ont *Pourquoy en y* l'habitude de tout le corps rare, & la teſte debile, à force de veiller, d'e- *eſt ſubiect.* ſtudier & de s'employer aux affaires ſerieuſes ſont ſubiects à la migrai- ne; d'autant qu'ils ont la teſte diſpoſée à receuoir les fumées d'embas, & le corps prompt à leur faire paſſage, de ſorte que le cerueau en eſt fa- cilement remply, ſi toſt qu'il ſe commet quelque faute en la maniere de viure. Or pource que l'art ne peut pas ayſément corriger les vices *Pourquoy elle* de nature, il eſt bien difficile d'arracher tellement le mal (principale- *eſt difficile à* ment quand il eſt hereditaire, ou ja enraciné de long-temps) qu'il ne *guarir.* puiſſe plus retourner. Mais pour le moins faut-il donner ordre qu'il ne tourmente pas ſi fort, ny ſi ſouuent.

Pour ce faire il eſt neceſſaire d'euiter tout ce qui eſchauffe immode- *Regime de vi-* rément le ſang, & tout ce qui peut enuoyer à la teſte abondance de va- *ure propre pour* peurs acres comme le vin fort, les ails, les oignons, les raues, la mou- *la precaution.* ſtarde, & leurs ſemblables, & faut inuiolablement obſeruer vne ma- niere de viure raffraichiſſante.

Pp

Il eſt bon quand on recognoiſtra y auoir plenitude au corps, de tirer
dů ſang de la cephalique, pour raffraichir la maſſe ſanguinaire trop
chaude, & empeſcher par ce moyen la generation des fumées, qui ont
de couſtume de monter à la teſte. Pareillement de purger par interualle la cholere meſlée parmy le ſang, auec des benings cholagogues. Et
pour deſtourner la bile par bas, & la retirer arriere de la partie dolente,
les clyſteres refrigeratifs, où il y entre des medicamens propres à purger l'humeur bilieuſe ſont conuenables. Il eſt expedient auſſi d'appliquer par fois des ventouſes aux eſpaules, & de faire des frictions tous
lès matins.　Apres auoir euacué le corps, il faut venir aux topics propres à la migraine, qui ſoient aucunement refrigeratifs, & reſtraintifs,
pour reprimer les vapeurs chaudes, & fortifier la teſte. Mais pour vſer
de tous ces remedes comme il appartient, il eſt beſoing de paſſer par
l'aduis de quelque docte Medecin.

Comment ceux qui ſont ſubiects au mal caduc ſe doiuent gouuerner.

CHAP. II.

L'EPILEPSIE procede d'abondãce d'humeur phlegmatique corrompuë qui remplit à coup les ventricules anterieurs du cerueau.
Car le cerueau chargé de la quantité, & aiguillonné de la qualité maligne de ceſte humeur, ſe reſerre en ſoy-meſme, & ſe choque, ne plus ne
moins qu'en eſternuant, afin de pouſſer dehors tout ce qui luy eſt nuiſible: & comme il eſt reſerré, il tire à ſoy les nerfs & les muſcles, tellement qu'on tombe ſoudainement par terre.　De là vient qu'on l'appelle maladie caduque. Aucuns la nommẽt haut mal, les autres, le mal
S. Iean.

Ceux qui y ſont ſubiects doiuent garder vne maniere de viure ſubtile,
qui eſchauffe & deſſeche, afin d'empeſcher la generation de la pituite,
en rendant le ſang loüable. C'eſt pourquoy la chair des volatiles leur
eſt plus propre, que celle des autres animaux: & eſt meilleure roſtie que
boüillie, & encore plus ſalubre d'eſtre aſſaiſonnée auec ſaulge, mariolaine, poulliot ou hyſope, qu'autremẽt. Le poiſſon leur eſt du tout cõtraire. Le frequent vſage des cappres leur eſt merueilleuſement profitable. Ils ſe doiuent abſtenir de fruictage, de laictages, de legumes, de
ſalades, & generalement de toutes viandes froides & humides, & groſſieres. Pareillement d'ails, oignons, mouſtarde, & de toutes autres choſes vaporeuſes. Il leur faut oſter le vin principalement pur, pource qu'il
remplit le cerueau de vapeurs, qui par apres ſe conuertiſſent en phlegme. Pour leur boiſſon ordinaire ils vſeront d'eau boüillie auec raclure
de corne de cerf, ou vn petit de gingembre, ou de canelle, ou ſemence
de coriande preparée: s'ils n'aymẽt mieux boire de l'hydromel, qui

leur eſt fort bon. Il faut euiter le dormir de iour, & que celuy de nuiĉt ſoit moderé:& fuir le ſoin, la triſteſſe, la crainte, & autres paſſions d'eſprit.   Ils feront bien de pendre ordinairement au col de la ſemence & racine de piuoyne, du guy de cheſne, & du corail rouge, afin d'en auoir touſiours l'odeur au nez. Outre ce regime de viure, ils ont beſoin d'vſer de remedes accommodez à leur aage & à la ſaiſon, par l'ordónance de quelque docte Medecin, pour preparer, euacuer, diuertir, deſtourner arriere du chef l'humeur pituiteuſe qui cauſe le mal : & de topics conuenables au cerueau, pour corriger ſon intemperature, & le fortifier. *Cure preſeruatiue du mal caduc.*

Comment ceux qui ſont ſubiects aux catarrhes ſe doiuent gouuerner.

CHAP. III.

LEs catarrhes prouiennent ordinairement de chaleur, ou froideur exceſſiue, & de repletion du cerueau, & debilité de la partie receuãte. Car le chaud extréme en fondant les humeurs contenuës dans le cerueau, les rend plus propres à couler en bas: & le froid violent en cóprimant le cerueau, les fait couler dehors, tout ainſi que ſi on preſſe vne eſponge pleine d'eau, on en void ruiſſeler l'eau de tous coſtez. Toutes les choſes qui engendrết abondance d'humeurs ſuperfluës au cerueau, & qui y enuoyết quantité de vapeurs, cóme les fortes odeurs, les vins genereux, les viandes vaporeuſes, & les bains chauds, cauſent pareillement les defluctions. Les parties debiles ou pour leur rarité, ou pour quelque infirmité accidentaire, ſont diſpoſées à receuoir la deſcharge des ſuperfluitez de la teſte. *Cauſe des catarrhes.*

Pour empeſcher la generation des catarrhes, il faut de bóne heure en retrancher toutes les cauſes. Partất eſt beſoin de choiſir vn air qui ſoit temperé en chaleur & froideur. S'il eſt trop froid, on le doit eſchauffer auec des bons feux: & s'il eſt exceſſiuement chaud, le refroidir auec des herbes & fleurs qui en ayent la proprieté. Il eſt expedient auſſi que l'air ſoit ſec, d'autant que l'air moitte remplit le cerueau d'humidité ſuperfluë. Pour ce il ſera bon d'habiter aux lieux eſleuez, & eſloignez des riuieres.   Il faut fuir les vents Meridionaux & Septentrionaux, pource que ceux là répliſſent le cerueau, & ceux-cy le preſſent, & par ce moyế eſmeuuent les defluctiós. Les vents coulis ſont extremémết dangereux pour les catarrhes. Il ne ſe faut guere expoſer aux rayós du Soleil, ny au ſerein.   Le changement ſoudain de l'air, & la mutation des ſaiſons ſont au rang des cauſes qui eſmeuuent le catarrhe.   Si les ſaiſons auſſi ne gardent leur temperature (comme a tres-bien remarqué Hippocrate au troiſieſme liure des Aphoriſmes) l'année ſera toute catarrheuſe.   Quand l'air eſt inegal, c'eſt à dire tantoſt chaud, tan- *Regime de viure propre pour les catarrheux.* *L'eſlection de l'air.*

toſt froid,il excite auſſi ayſément les defluxions. C'eſt pourquoy ceux qui ſont ſubiects aux catarrhes , ſe doiuent ſoigneuſement contregarder durant vn tel temps.

Ils doiuent ordinairement vſer de viandes deſſicatiues , & s'abſtenir de toutes viandes vaporeuſes, venteuſes,groſſes,pleines d'excremens, & difficiles à digerer. Et ne mettre iamais dans l'eſtomach de nouuelle viande,que la premiere ne ſoit bien digerée. Et ſe contenter d'vne ſorte de viande,qui ſoit bonne,pource que la varieté engendre tout plein de cruditez. Et s'accouſtumer à manger plus au diſner qu'au ſoupper; d'autant que le dormir,qui ſuit le ſoupper de bien prés, enuoye grande quantité de vapeurs au cerueau, leſquelles ſe conuertiſſent apres en eau. Et ne ſe faut iamais ſaouler,ains ſe leuer de table auec appetit. Et quand on retrancheroit vn repas ſur toute la ſemaine, on ne s'en porteroit que mieux. Car le trop manger & le trop boire rempliſſent le cerueau. C'eſt pourquoy les yurognes,& ceux qui mangent trop, ſont ordinairement ſubiects aux catarrhes ſuffocatifs. Vray eſt que l'abſtinence trop grande eſmeut auſſi les catarrhes , à cauſe que l'eſtomach eſtant vuide , & n'ayant de quoy ſe remplir, eſt contraint d'attirer les humiditez des parties voiſines. Les catarrheux doiuent manger du pain de bon froument,bien cuict,& à la fin du repas du biſcuit , auquel on mettra vn peu d'anis,& de fenoüil. La chair roſtie leur eſt beaucoup meilleure que la boüillie. Ils doiuent touſiours choiſir celle qui n'abonde pas en humeurs excrementeuſes , & laiſſer les oyſeaux de riuiere,pour vſer de ceux de montaigne. Les potages ne leur valent rien. Le poiſſon leur eſt du tout contraire. Le laictage eſt ennemy des catarrhes & toute ſorte de legume. On recommande entre les herbages , la ſaulge,la menthe,l'hyſope,le ſerpolet,le roſmarin, le cerfueil,le fenoüil, & le coq. Mais on defend expreſſément les ails & oignons, pource qu'ils ſont trop vaporeux,& toutes herbes froides & humides,comme laictuë,pourpier,ozeille & ſemblables. Tous fruicts qui abondent en humidité,comme pommes,prunes,melons,concombres,leur ſont defendus. Ils pourront vſer de ceux qui ont vertu de ſecher, comme pignons,noiſettes,piſtaches,amandes,poires,coings, figues,raiſins ſecs, meſles,ſorbes,& ce à la fin du repas. Voylà pour le manger.

Quant au boire,l'eau cruë,& le breuuage actuellemēt froid eſt nuiſible aux catarrheux. La ptiſane eſt bonne quand la defluxion eſt chaude,& que l'eſtomach la peut porter. Mais le bouchet,l'hydromel,& le petit vin bien trempé d'eau,ſont meilleurs à ceux qui ont le cerueau & l'eſtomach froids. L'hypocras, & tous vins forts, gaignent quant & quant le haut,& répliſſent le cerueau de vapeurs. Boire auſſi toſt qu'on ſe met à table eſmeut le catarrhe. Il n'y a rien ſi pernicieux à ceux qui ſont ſubiects aux defluctions,qne de boire lors qu'on s'en va coucher.

Le dormir exceſſif rend le corps tout peſant,& retient les excremens au dedans. Il ſuffit de dormir ſix ou ſept heures. Il faut auoir ce pendant

la teſte & les pieds bien couuerts. On doit dormir la teſte vn peu eſle-
uée ſur les coſtez. Car le dormir ſur le dos, eſchauffe le tronc de la groſſe veine caue, qui eſt couché ſur l'eſpine, & enuoye par ce moyen grãde quantité de vapeurs au cerueau.   Qu'on ſe garde bien de dormir à
midy, ny quant & quant apres le repas: Et de ſe mettre ſoudain apres le
paſt à la lecture, ou à l'eſcriture, ou à quelque profonde meditation,
pource que cela deſtourneroit la chaleur naturelle qui doit eſtre occu-
péc à la digeſtion.

Les longues veilles peuuent autant nuire que le trop dormir, d'autãt *Le veiller.*
qu'elles diſſipent la chaleur naturelle, & refroidiſſent le cerueau. L'e- *L'exercice.*
xercice moderé eſt fort recommandé deuant le paſt.

Il eſt bon tous les matins de ſe biẽ peigner & frotter la teſte, de mou- *L'euacuation*
cher, cracher & ſe purger de tous excremens naturels. Le ventre doit *des excremens.*
eſtre touſiours laſche. Le trop frequent vſage de Venus eſt nuiſible aux *Les paſſions de*
catarrheux, pource qu'il affoiblit le cerueau, & diſſipe la chaleur natu- *l'eſprit.*
relle. Les paſſions de l'ame fort violentes, les offenſent pour meſme
raiſon.

Pour ſe garantir du catarrhe, ce n'eſt pas aſſez de tarir ſa ſource, par *Regime des pre-*
l'exacte obſeruation de ce regime: mais il faut encore eſpuiſer ſa fon- *ſeruatifs des*
taine par remedes vacuatifs. Quand le corps eſt Plethoric, & que l'in- *catarrhes.*
temperature chaude du cerueau, ou du foye cauſe la defluxion, celle-là
en attirant, & celle-cy en enuoyant force exhalatiõs chaudes en haut,
il eſt beſoin de tirer du ſang. Mais la ſaignée n'a point de lieu, s'il n'y a
plenitude au corps, & lors que l'intemperature froide du cerueau ou de
l'eſtomach cauſe le catarrhe, par le moyen des cruditez qu'elle engendre, ne pouuant pas bien cuire l'aliment, ny diſſiper les reliques, pour la
foibleſſe de la chaleur naturelle: il eſt expedient a lors de preparer premierement le corps & les humeurs ſuperfluës, par clyſteres, ju-
leps & apozemes aperitifs: puis de les purger par pilules, ou potions
phlegmagogues: Et quelquesfois les vuider & deſſecher auec decoctions ſudorifiques.

Apres auoir par remedes vniuerſels euacué le corps comme il appartient, il faut particulierement euacuer le cerueau par errhines, maſticatoires, gargariſmes, veſicatoires, ventouſes, cauteres, & autres topics, puis corroborer la chaleur naturelle du cerueau, tant par remedes
internes, comme opiates, tablettes, poudres digeſtiues: qu'externes,
comme poudres capitales, ſachets, parfums, fomentations & emplaſtres: afin d'oſter l'intemperature froide & humide, qui fait vne perpetuelle generation d'excremens. Et doit-on auoir ſoing de fortifier auſſi bien la partie qui reçoit, que celle qui enuoye. Mais il ſe faut addreſ-
ſer à vn docte Medecin, pour ordonner tous ces remedes en temps &
lieux, & les approprier non ſeulement à la complexion & à l'aage, mais
auſſi au mal. Car il conuient traicter autrement vn catarrhe froid qu'vn
chaud.

P p iij

Comment ceux qui sont subiects au mal des yeux se doinent gouuerner.

CHAP. IIII.

*Cause de la de-
bilité de la veuë*

*Regime pour la
conseruation de
la veuë.*

Election de l'air.

LA débilité de la veuë vient ordinairement d'vne humidité superfluë du cerueau & des yeux, qui est cause de l'impetuosité des esprits animaux. C'est pourquoy il est besoin pour la conseruation
de la veuë, de dessecher & fortifier ces deux parties. Partant ceux qui
sentent quelque diminution à leur veuë, doiuent exactement garder
ce regime de viure.

Il faut choisir vn air qui soit temperé, pur & net: & fuyr le trop chaud,
trop froid, trop humide, trop gros, & celuy qui est plein de brouïllars,
& de vapeurs. Il n'est pas bon de s'exposer à l'ardeur du Soleil, ny aux
rayons de la Lune, ny au serain. Les vents Meridionaux & Septentrionaux sont ennemis des yeux. Car (comme dit Hippocrate en la troisiesme section des Aphor.) Le vent Austral rend la veuë trouble,
l'oïye dure, la teste pesante, les sentimens hebetez, & tout le corps
lasche & paresseux, pource qu'il engendre des esprits grossiers. Au contraire le vent de Bize mord & pique les yeux, pource qu'il est trop
vif.

Les lieux bas, aquatics, humides & marescageux ne sont pas propres à la veuë. Il est beaucoup meilleur d'habiter és lieux secs & vn
peu esleuez. Si on est contraint de se loger és lieux humides, il y faudra
faire ordinairement du bon feu: Et parfumer souuent la chambre, auec
fueilles d'Euphrase, fenoüil, mariolaine, bois d'aloës puluerisé, & encens meslez ensemble, afin d'alterer & purifier l'air. Il se faut garder de
la fumée, de la poussiere, & de la trop grande clarté. Car vne lumiere
excessiue dissipe les esprits, & fait souuent perdre la veuë. Nous lisons
que les soldats de Xenophanes ayans passé par les neiges deuindrent
quasi tous aueugles, & que Denys Tyran de Sicile aueugloit ainsi
tous ses prisonniers. Car les ayant enfermez dans vne cachote obscure, les faisoit tout soudain conduire en vn lieu bien clair, & par ce moyẽ
perdoient tous la veuë. Toutes couleurs ne sont pas propres à la veuë,
le blanc dissipe les esprits, les attirant à soy, le noir les rend trop
grossiers. Il n'y a que le vert, le bleu & le violet, qui la resiouïs-
sent. La couleur du Saphir, & de l'esmeraude est fort propre à la
veuë. Si tu veux voir ces deux couleurs meslées, prens des fleurs de
bourache, & des fueilles de pimpernelle, & les iette dans ton verre
quand tu voudras boire, cela te seruira doublement. Car la couleur
resiouyra tes yeux, & les herbes rabbattront par leur proprieté la fumée du vin.

Le manger.

On se doit abstenir en general de toutes viandes grossieres, visqueu-

ſes, & vaporeuſes, venteuſes, douces, ſalées, piquantes, & pleines d'excremens. Il faut s'accouſtumer à manger moins au ſoupper qu'au
diſner. Le pain doit eſtre de pur froment, bien leué & bien cuict. On
y pourra mettre de l'anis ou du fenoüil. Il ne le faut iamais manger
chaud, ny paſſé trois iours. Quand il y a de l'yuroye au pain, il nuiſt extremement à la veuë. Les chairs qui ſont ayſées à digerer, & qui n'a-
bondent pas en humidité ſuperfluë ſont les meilleures, comme celles
de poullets, chappós, perdrix, gelinotes, phaiſans, tourterelles, allouet-
tes, pigeons ſauuages, & autres oyſeaux de montaignes, leſquels on
peut entrelarder de ſaulge, ou de ſerpolet. Les Arabes ont remarqué
certaines chairs qui ont proprieté de fortifier & eſclaircir la veuë, cô-
les chairs d'arondelle, de pie, d'oye, de viperes bien preparées, de loup,
de bouc, des oyſeaux de proye. Ils ſe ſeruent bien ſouuent des chairs
d'arondelle & de pie ſechée au four, pour ſaulpoudrer leurs viandes.
Ils aſſeurent que les yeux des animaux, pour la conformité qu'ils ont
aux noſtres, ſont propres à conforter noſtre veuë. Ils nous defendent l'vſage des chairs de pourceau, de liéure, de cerf, & autres ſemblables.

Les poiſſons ſi nous croyons Auicenne, ſont ennemis des yeux.
Mais cela ſe doit entendre de ceux des eſtangs, qui ont la chair viſqueuſe, ou qui ſont ſalez. Car les perches, truites, & autres ſemblables nourris en eau pierreuſe, ne ſont pas contraires. Les œufs frais &
mollecs auec vn peu de ſuccre & de canelle, eſclairciſſent merueilleuſement la veuë, mais s'ils ſont fricaſſez auec le beurre, ils nuiſent
infiniment. La patiſſerie & le laictage ne ſont pas propres aux yeux. Les
fortes eſpiceries, comme le gingembre, le poiure & la mouſtarde offenſent les yeux. Il ſe faudra contenter de giroffle, muſcade, canelle,
auec vn peu de ſaffran. On fait des ſels artificiels pour ſaler les viandes,
qui ſeruent merueilleuſement à eſclaircir la veuë, comme le ſel d'euphraſe preparé en ceſte façon.

Prenez du ſel cômun vne once, dé poudre d'euphraſe deux dragmes,
de canelle & de macis demy dragme, meſlez le tout enſemble, & en ſalez vos viãdes. Le ſel theriacal eſt auſſi tres-excellêt, auquel on pourra
adiouſter de la muſcade, du macis, du giroffle & du fenoüil. Il y en a qui
adiouſtêt à ces ſels là chair de pie roſtie au four. Tous legumes ſôt fort
côtraires à la veuë, horſmis les lupins, qui aydêt par quelque proprieté.

Pour le regard des herbes, on recommande pour les yeux le fenoüil, perſil, romarin, ſerpolet, la ſaulge, mariolaine, betoine, menthe, pimpernelle, cichorée, les aſperges. On defend au contraire la laictuë, porée, le pourpier, naſitort, les choux, ails & oignons,
comme auſſi les truffes & champignons. Les Arabes recommandent
les naueaux. Vray eſt qu'il y faut touſiours meſler du fenoüil ou de
l'anis, pource qu'ils ſont fort venteux. Les fruicts cruds & qui ont
beaucoup d'humidité nuiſent à la veuë. On pourra à l'entrée de

table vfer de pruneaux cuicts , & au deffert d'vne poire ou d'vn coin
bien cuict,pour fermer l'orifice de l'eftomach, & empefcher que les
fumées ne montent en haut. Il fera bon apres le repas de prẽdre vn peu
de fenoüil,ou d'anis confit,vn morceau de cotignac, de mirobolans,
ou de noix mufcades confites. Les figues &les raifins ne font pas defẽ-
dus,fi font biẽ les noix,les chaftaignes,& les oliues trop meures. Voylà pour le manger.

Le boire.   Quant au boire,Ariftote en fes Problemes efcrit que ceux qui boiuent de l'eau ont la veuë plus fubtile. Toutesfois Auicenne & Rhafis
condamnent l'vfage de l'eau,& croy qu'ils ne font pas defplaifir à plufieurs bons compagnons qui aymeroient autant perdre la veuë que le
vin. Pour les accorder il faut boire le vin fort trempé,& choifir vn petit vin,qui ne foit point fumeux. Le vin d'euphrafe eft fingulier pour la
conferuation de la veuë. On pourra auffi ietter vn bouquet d'euphrafe
dans le vin qu'on boit ordinairement. Ceux qui ne voudront boire du
vin,vferont d'vn hydromel fimple,lequel leur fera encore meilleur, fi
on y adioufte du fenoüil,de l'euphrafe & du macis. Au furplus on fe
doit abftenir de boire d'autant. Car le trop boire eft dommageable au
mal des yeux.

Le dormir &
veiller.   Au dormir & veiller il faut garder vne mediocrité. Le dormir trop
profond nuift,le dormir du midy rend le vifage bouffi, trouble la veuë,
& appefantit tout le corps. Il faut dormir fur les coftez, & la tefte affez
haute. Les veilles exceffiues diffipent les efprits, reftoidiffent le cerueau,& nuifent infiniment à la veuë.

L'exercice &
euacuation des
excremens.   Il eft bon de fe coucher trois ou quatre heures apres le foupper, & fe
leuer affez matin,fe pourmener par la chambre, touffer, cracher, nettoyer les oreilles,purger le corps de fes excremẽs ordinaires: Puis peigner la tefte toufiours en arrierre,& la tenir bien nette. Et ne faut pas
lauer le vifage ny les yeux d'eau froide. Car le froid eft ennemy des
yeux & du cerueau. Il vaudra mieux mettre vn peu de vin blanc, auec
de l'eau de fenoüil & d'euphrafe tiede. L'exercice moderé de tout le
corps eft bon au matin,& ne peut-on viure en fanté , fi on ne trauaille
pour diffiper les excremens de la troifiefme concoction. Les particuliers exercices feruiront auffi,comme les frictiõs des cuiffes & des iambes,pour diuertir les vapeurs qui montent aux yeux.

    Les yeux ont leur particulier exercice. Le mouuement trop & fou-
dain circulaire les affoiblit:de les tenir longuement fifchez en vn lieu,
& comme immobiles,cela les laffe encore plus,pour ce qu'en ce mouuement tonic toutes les fibres des fix mufcles font également tendues,
il eft donc meilleur de les mouuoir,pource que les mufcles faifans leur
action succeffiuement,fe foulagent l'vn l'autre. Il n'eft pas bon de lire,
ny efcrire beaucoup,principalement apres le repas,ny s'amufer à quelque lettre menuë,ou à quelque autre befoigne bien deliée,pource que
la faculté & l'organe trauaillent trop autour de ces petits obiects. Il ne
faut

faut point regarder les corps qui se meuuët de vitesse, ny qui tournent en rond.

Ceux qui sont subiects au mal des yeux doiuent auoir le ventre tousiours lasche. Quand il est trop paresseux, ils le doiuent solliciter auec boüillons, pruneaux & raisins laxatifs, clysteres lenitifs, & autres remedes benings. Le frequent vsage de Venus leur est extremément nuisible. Toutes passions de l'ame nuisent fort à la veuë, mais entre autres la melancholie & les pleurs.

Pour se garantir du mal des yeux, il ne suffit pas d'obseruer soigneusement ceste maniere de viure: ains faut encore purger la teste par pilules, ou potions propres, pour descharger le cerueau & les yeux de leurs superfluitez. Il est besoin d'euacuer aussi tout le corps qui leur enuoye ordinairement des excremens, par cathartics conuenables, & de consumer quelquesfois les humiditez excessiues, par decoctions sudorifiques. Puis d'euacuer particulierement le cerueau par masticatoires, ventouses, & cauteres. Apres l'euacuation faut penser à fortifier le cerueau & les yeux, tant par remedes internes, comme opiates, tablettes, conserues, poudres & condits, que par moyens externes, comme sachets, parfums, bonnets artificiels, eaux, collyres, & vnguents. Mais il se faut addresser à vn sçauant Medecin, pour ordonner tous ces remedes en temps & lieux, & les accommoder non seulement à la temperature & à l'aage, mais aussi au mal, auquel on est subiect. Car il conuient diuersifier aussi bien les remedes preseruatifs que les curatifs, selon la diuersité des maladies des yeux.

Solicitude du ventre.

Passion de l'ame.

Remedes preseruatifs du mal des yeux.

Comment ceux qui sont subiects à la colique, se doiuent gouuerner.

CHAP. V.

LA colique est causée le plus souuent de ventositez qui procedent de crudité d'estomach; quelquesfois d'humeurs phlegmatiques, grosses & visqueuses, prouenans d'excez, d'oysiueté & de mauuaise nourriture. Ceux qui y sont subiects se doiuent tenir chaudement, & se contregarder du froid, & se nourrir de bonnes viandes faciles à digerer, nullement venteuses, comme de chappons, poullets, pigeons, perdrix, léuraux, lapreaux, hachis de moutons assaisonnez auec muscade, gingembre, poyure & autres semblables espiceries, & vser tant en saulce qu'en boüillon de thim, mariolaine, hysope, fenoüil, d'ails, oignons, porreaux, & autres herbes qui eschauffent, incient & subtiliët, & s'abstenir de salades, de fruicts cruds, de concombres, de melons, & de tous alimens refrigeratifs. Ils ont besoin de boire du bon vin au repas, mais modéremët, & de prendre quelquefois au matin trois doigts d'hydromel vineux auec vne rostie, vne autrefois autant de vin d'absynthe à

Cause de la colique.

Regime de viure pour s'en preseruer.

cœur ieun:& de ne point boire d’eau, ny de biere, ny de cydre. Il faut
sur toutes choses, qu’ils soient sobres, & qu’ils prennent ordinairemēt
exercice deuant le repas, pour resueiller la chaleur naturelle, & consō-
mer les superfluitez, & qu’ils ne trauaillent point trop l’esprit aux affaires serieuses incontinent apres le past, craignant de distraire nature occupée alors à faire la coction. Qu’ils taschent de bien dormir la nuict,
afin que la digestion se face mieux, & qu’ils ayent soin de prouoquer le
benefice de ventre par clysteres carminatifs, quand il sera constipé.
Qu’ils auallent souuent deux ou trois pilules elephangines, ou de hiere, ante cibum, pour nettoyer le ventricule & descharger les intestins.
Qu’ils prennent anparauant que de desieuner tantost vne tablette de
diarrhodon, ou aromaticum rosatum, tantost vne cuillerée de syrop
aromatic; & entre le repas vn myrabolan, ou vn morceau d’escorce de
citrons confits; & apres le past vne cuillerée de poudre digestiue, ou vn
morceau de biscuit fait auec anis, fenoüil, ou coriandre.

En se couchant qu’ils se facent frotter la region du ventricule auec de
l’huyle de muscade, ou autre qui ait mesme vertu, & qu’ils portēt coustumierement vn escusson ou sachet aromatic sur l’estomach, afin de le
fortifier, & d’aider à la digestion ; & qu’ils se retirent deux ou trois fois
l’an vers vn Medecin expert, pour leur ordonner vne bonne medecine
appropriée à leur complexion & aage, à la saison & au pays, auec vne
opiate cordiale, afin de purger tout le corps à bon escient, & corriger
apres l’intemperature de l’estomach, & le corroborer.

Comment ceux qui sont subiects à la grauelle
se doiuent gouuerner.

CHAP. VI.

<table>
<tr><td>Comme la pier-
re est engedrée.</td><td>

COMME nous voyons faire la brique d’vne terre gluante cuicte
au four par le feu:ainsi est la pierre engendrée aux roignons d’vne
humeur grosse & visqueuse, par la chaleur immoderée des reins. Car ce
suc terrestre, insinué auec le sang, & la serosité aux reins, estant par leur
ardeur bruslé & desseché, se tourne incontinent en grauier, qui vient
petit à petit à s’amasser, se conglutiner, & s’endurcir tellemēt, qu’auec
le temps le calcul en est formé.</td></tr>
<tr><td>Regime de vi-
ure pour s’en
preseruer.</td><td>

Parquoy pour se garantir de la grauelle, & empescher la genera-
tion de la pierre, il faut garder vne maniere de viure non seulement
refrigeratiue & humectatiue, afin de temperer la chaleur excessiue
des reins accompagnée de seicheresse, mais aussi attenuatiue & de-
tersiue, afin d’engarder qu’il ne s’engendre point au corps d’humeur
espoisse & gluante, qui puisse fournir de matiere au calcul, pour re-
taucher par ce moyen la cause tant materielle, qu’efficiente. Partant</td></tr>
</table>

est besoin d'vser ordinairemēt de chairs de veaux, chéureaux, poullets,
pigeonneaux & autres semblables, tantost boüillies auec laictuë, endiue, ozeille, pourpier, ou orge mōdé: tantost rosties & assaisonnées auec
ius de citrons, verius, ou vinaigre. Il est bon de prendre par fois deuant
le repas vn boüillon de maulue, guimaulue, violier, ozeille, choux rouge, pimpernelle, saxifrage, turquette, racines de percil, fenoüil, asperge,
toutes bonnes, semences froides, ciches rouges, auec force beurre. Les
salades de pimpernelle, saxifrage, corne de cerf, & autres herbes pareilles macerées en huile & vinaigre sont bonnes, comme sont aussi les capres bien dessalées, les asperges, & le houblon. On doit éuiter toute
viande grossiere & opilatiue, comme est la chair de porc & de bœuf, &
la venaison. Pareillement le poisson à escaille, & celuy qui a esté nourry en eaux bourbeuses, toute sorte de legumes, le pain mal cuict, le fromage, & tous fruicts cruds. Il se faut abstenir aussi d'aulx, oignōs, porreaux, moustarde, d'espiceries & de toutes choses acres, qui eschauffent
outre mesure. Pour la boisson ordinaire le vin blāc, subtil, suffisammēt
trempé est propre, & le gros, noir, aspre ou doux, contraire; comme est
aussi l'eau fangeuse, & la biere. Il faut prēdre exercice mediocre, & ne
point dormir de iour, ny se coucher de nuict sur les reins. Que si en ob- Aduis pour ob-
uier à la gra-
uelle.
seruant exactement ce regime de viure, on apperçoit encore, pour la
mauuaise disposition des parties nobles s'engendrer au corps quelque
mauuaise humeur, de peur qu'elle ne fluë aux roignons, il faut auoir
promptement recours au Medecin, pour la diuertir & euacuer par bas,
en ordonnant ores de la casse, ores de terebenthine de Venize, ores des
pilules elephangines, ou quelque autre bening cathartic qu'il iugera conuenable à la complexion, à l'aage, à la saison & region. Et si d'a-
uenture il en est desia quelque peu coulé aux reins, craignant qu'elle
ne s'arreste & attache là, il y faut aussi tost remedier, par l'vsage des diuretics froids, entre lesquels le vin d'Alkekenge tient le premier rang.
Combien que si apres cela, il s'amasse encore du sable aux roignons,
pour luy donner la chasse, on pourra hardiment venir aux diuretics
chauds, qui sont tant soit peu acres & detersifs, & propres à desoppiler
les vreteres. Or pour la precaution du calcul, il n'y a point de plus
prompt, ny de plus efficacieux remede, que d'aller en temps & lieu boire des eaux de Spa, ou de Pougues en Niuernois. Car elles ostēt la cause efficiente & materielle du calcul, en corrigeant l'intēperature chaude des reins & du foye, & en vuidāt du corps les humeurs grosses & visqueuses par les conduits de l'vrine.

Qq ij

Comment ceux qui sont subiects aux gouttes se doiuent gouuerner.

CHAP. VII.

Causes des gouttes.

LES gouttes prouiennēt de deux causes, de la superfluité d'humeurs, & de la foiblesse des iointures.

Aduis pour s'en preseruer.

Partant pour s'en preseruer, faut estre diligent d'euacuer les humeurs peccantes, & de fortifier les iointures debiles. Or d'autant que les humeurs superfluës sont fort fluides au Printemps, & en Automne, elles engendrent coustumierement les gouttes alors. C'est pourquoy ceux qui y sont subiets ont besoin en ce temps-là d'appeller de bonne heure le Medecin, pour leur ordonner ou la phlebotomie, quand il recognoistra le sang pecher en quantité, ou la purgation auec medicamens phlegmagogues, ou cholagogues, ou melanogogues, quand il apperceura la pituite, ou l'vne ou l'autre bile dominer au corps, afin de faire euacuation de l'humeur qu'il iugera disposée à exciter les douleurs arthritiques.

Regime des goutteux.

Au surplus ils doiuēt garder ordinairement vn regime de viure cōtraire à l'humeur qui surpasse la symmetrie naturelle. Comme si la bile est excessiue, qui soit froid & humide: & si la pituite surmonte, qui soit chaud & sec. Il faut tousiours choisir les alimens de bon suc, & aisez à digerer, & fuyr la diuersité des viandes, l'vsage des legumes, des fruicts, & tout ce qui est difficile à cuire, & facile à se corrōpre en l'estomach. Les salures, espiceries & autres choses acres, cōme aulx, oignós, moustarde, sont bien nuisibles aux bilieux, mais non pas aux pituiteux, pource que elles aident à la digestion, & consomment les humeurs superfluës. Ie cognois vn hōme de Damery, nommé Gerard le Preux de cōplection phlegmatique, qui apres auoir eu long-temps les gouttes, en a esté guary à l'aage de soixante ans, en prenant seulement tous les iours au matin vne gousse d'aulx, comme vne pilule, par l'espace d'vn an entier. Il ne faut point prendre son repas deuant que la digestion de la viande soit parfaicte en l'estomach, de peur que le foye ne soit contraint d'attirer, ou plustost de receuoir du ventricule par les veines Meseraïques l'aliment encore crud. Car delà s'ensuit vne deprauation de la nourriture par tout le corps ; à raison que le vice de la premiere coction ne peut estre corrigé par la seconde ny troisiesme. Pour ceste cause on ne se doit iamais mettre à table, si on n'a faim, ny attendre à en sortir qu'on soit saoul. Si ne faut-il pas toutesfois traicter tous les goutteux d'vne mesme façon. Car les bilieux qui abondent en chaleur fort actiue, doiuent estre plus amplement nourris, & manger plus souuent, à raison que la faim aiguise la cholere,

& pour ceste occafion irrite les douleurs.   Les phlegmatics n'ont pas
befoin de beaucoup de viandes humides, pource qu'ils n'ont point la
chaleur fi vigoureufe, & qu'ils portent quafi leur nourriture auec eux.
Delà viẽt que le boüilly eft propre aux cholerics, & le rofty aux phlegmatics.   Les goutteux, principalement ceux qui font de complexion
chaude, feront bien de ne point boire devin, ou pour le moins de le trẽ-
per autant que leur eftomach le pourra porter. Ils doiuent par mefme
moyen fuyr le frequent vfage de Venus: Car il n'y a point de plus fingulier remede, pour fe garantir de la rage articulaire, que l'abftinence
de Bacchus & de Venus.   Car luy par la chaleur & vapeur a puiffance
de prouoquer les fluxions, & d'exciter les douleurs, & elle de faire diffipation des efprits, & de la chaleur naturelle, & augmentation de la chaleur eftrange, de forte que les parties nerueufes en font extremement
debilitées. Il faut auffi fur toutes chofes eftre diligent à s'exercer; & ne
point eftre pareffeux à trauailler.   Car comme l'oifiueté caufant force
cruditez & humeurs fuperfluës, fournit de matiere aux gouttes, ainfi
l'exercice refueillant la chaleur naturelle, ayde à la digeftion, & confomme les fuperfluitez, & par ainfi ofte la matiere au mal.   Il faut pareillement euiter le trop long fommeil, & le dormir de iour : enfemble
toutes les paffions de l'efprit, auec les profondes & laborieufes meditations. Outre ce il eft bon de fe faire appliquer des cauteres, pour donner yffuë par dehors au virus arthritic. D'auantage les topics aftringés,
comme fomentations, bains, onctions, frictions & emplaftres, ne font
pas feulement vtiles, ains neceffaires, pour corroborer & affermir les
iointures debiles.

LE
GOVVERNEMENT
REQVIS EN L'VSAGE DES
EAVX MINERALES, TANT POVR
la preseruation, que pour la guarison
des maladies rebelles.

PAR LE SIEVR DE LA
FRAMBOISIERE.

AD D. FRAMBOESARIVM.

AMBROSIAM qui FERT, hausit de Niuere lympham,
Lympha dein claram prabuit Ambrosiam.
Pocula qua nostris fert immortalia tellus,
Immortale tuum nomen ad astra vehit.

ANTONIVS DV FOVILLOVX,
Medicus Niuernensis.

A MONSIEVR DE
L'ORME CONSEILLER ET
MEDECIN ORDINAIRE DV
Roy, & premier de la Royne.

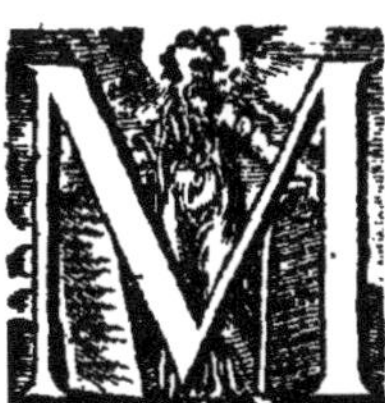

MONSIEVR,
Entre tant de remedes que la nature liberale nous produit à largeſſe pour l'entretien de ſanté, & l'expulſion des maladies, il ne s'en trouue point de plus ſouuerain que les eaux minerales.

Les effects admirables qu'on remarque tous les iours en celles de Pougues, Spa, & autres ſemblables nouuellement deſcouuertes en Champagne, Normandie, Auuergne & ailleurs, & celles de Bourbon, Bourbonne, Plombieres, Aix, & vne infinité d'autres tant froides que chaudes, en rendent fidel teſmoignage. Combien auons nous veu de cruelles maladies qui n'auoient cedé à tous les autres remedes, entierement guaries par l'vſage des eaux acides? Combien par l'vſage des bains? Ce ſont vrayemēt remedes Poly-chreſtes, qui ſe peuuent parangonner à tout le reſte des remedes que nous tirons des mineraux, vegetaux & animaux. Car nous y recognoiſſons par euidens ſuceez vne merueilleuſe vertu diuine-ment empreinte. Et côme Dieu a poſé en certaines eaux des hauts myſteres pour la guariſon de nos ames : ainſi a il donné aux eaux Medecinales des proprietez ſingulieres pour guarir nos infirmi-tez corporelles. Si bien que nous pouuons dire haut & clair à l'i-mitation du Prophete Royal: Mirabilis in aquis Dominus. L'an 1600. apres auoir veu boire à vne infinité de gens, & beu

moy-mesme des eaux de Pougues pour esprouuer leur efficace en
ma propre personne:pendant que i'estou sur le lieu, ie m'occupay à
descrire en peu de mots le gouuernement requis en l'vsage d'icelles.   L'ayant communiqué à Monsieur Ranchin qui en faisoit
vser alors à Monseigneur le Connestable:il me coniura de pour-
suiure tout d'vn train celuy des bains de Bourbônois. Ce que ie fis.
Vous verrez l'vn & l'autre nouuellemēt reduit en vn liure que ie
vous presente pour vous faire paroistre le resentiment que i'ay de
l'affectiã que vous m'auez tousiours portée, depuis que i'ay eu cest
heur d'estre cogneu de vous. I'espere quelque iour vous tesmoigner
en vn plus ample sujet,combien ie reuere vostre amitié qui m'oblige à demeurer toute ma vie,

MONSIEVR,

Vostre seruiteur tres-humble,
LA FRAMBOISIERE.

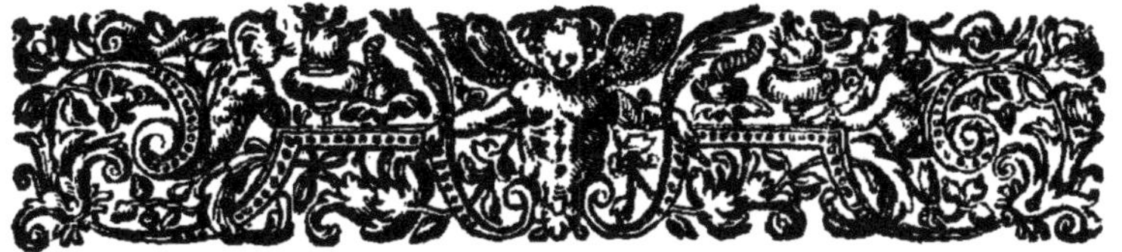

LE NEVFVIESME LIVRE
DV GOVVERNEMENT DE
LA FRAMBOISIERE.

CHAP. I.

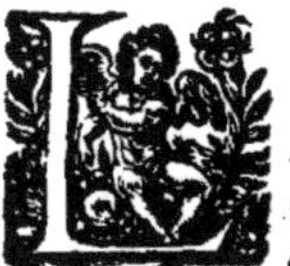

Es maladies rebelles qui n'ont voulu ceder aux remedes ordinaires, font bien fouuent domptées par les eaux minerales. Pour fe bien gouuerner en l'vfage d'icelles, quatre chofes font requifes, la qualité conuenable, la quantité raifonnable, la façon commode, & le temps opportun. Car quiconque defire d'eftre guary de quelque maladie contumace, doit aduifer quelle eau luy eft conuenable, & en vfer autant, ainfi & alors qu'il eft befoin.

L'vfage des eaux minerales.

La maniere de s'y bien gouuerner.

Entre les eaux minerales les vnes font froides, afpres, acides, piquantes au gouft, & propres pour boire, comme celles des fontaines de Pougues & de Spa, defquelles ie veux maintenant parler. Les autres font chaudes, defficatiues, refolutiues, confortatiues, & plus propres à fe baigner qu'à boire, comme celles de Bourbon, Lancy, & Archambaut, de Bourbonne, de Plombieres, & d'Aix, defquelles ie traicteray cy apres.

Difference des eaux minerales, prife de leur qualité.

Les autheurs ne font pas tous d'accord touchant la compofition & maniere des eaux Medecinales. Monfieur Pidoux Medecin du Roy & Doyen de la faculté de Medecine à Poictiers, qui a efcrit le premier des fontaines de Pougues, tient qu'elles font vitreoleufes & fulphurées, pour receuoir les vapeurs efleuées de la mine de vitreol & de foulphre, par l'action du feu foufterrien. Monfieur de Maffac Doyen de la faculté de Medecine à Orleans, que i'honore pour fon profond fçauoir, & beau iugement, du depuis en a efcrit en vers Latins deux liures, non moins doctes que fubtils, où il maintient y auoir recogneu au gouft du vitreol & du nitre, à l'œil du bol blanc, & par coniecture du fer. Monfieur Petit Medecin de Gyan, bien experimenté en l'v-

La compofition minerale des eaux de Pougues.

R r

ſage de ces eaux , pour les auoir frequenté dés y a plus de vingt
ans , eſt d'aduis qu'elles ſont vitreoleuſes , nitreuſes , terreſtres,
ferrées, & ſulphurées, comme il m'a franchement declaré, en communiquant auec luy de leur compoſition & vertu, à Pougues, où il
eſtoit venu conduire Madame de Montigny. Il ne faut point douter qu'elles ne participent principalement de la mine de vitreol, d'autant que le gouſt acide & acre , auec quelque horreur , eſt comme qui auroit deſtrempé du vitreol auec de l'eau. Ioint que l'huile de vitreol que tirent les Alchymiſtes eſt fort acide , deux ou trois
gouttes duquel auec force eaux , eſtanchent merueilleuſement la
ſoif, comme font ces eaux. D'auantage les deiections du ventre
de tous ceux qui en boiuent ſont fort noires , non tant pource qu'elles purgent l'humeur noire , que pource que le vitreol donne touſiours ceſte couleur aux excremens des perſonnes tant ſaines que malades. On y ſent auſſi du nitre piquant ſur la langue, en vertu dequoy
elles ſont purgatiues. Et bien qu'elles ſemblent claires & pures de
prime face, ſi ſont-elles neantmoins meſlées auec de la terre deliée,
qui apparoit par vne legere decoction. Car ſi on en fait boüillir quelque quantité, elle deuient incontinent trouble, & épeſſe comme
laict, la terre blanche demeurant au fonds du vaiſſeau, ainſi que la
lie. Il eſt probable que ces fontaines ſoient pareillement ferrumi-
neuſes, attendu qu'il y a force mines de fer aux enuirons, & qu'elles approchent fort du gouſt de l'eau, où les mareſchauds eſteindent le
fer chaud. Au ſurplus ceſte taye graſſe & inſipide, qui nage deſſus
l'eau, quand elle eſt repoſée, & ceſte couleur iaunaſtre, aucunement
luiſante , qui s'attache ſur les pierres où elle coule, fait croire qu'il
y a du ſoulphre. Outre ce que l'eau eſt ſi vaporeuſe, qu'elle remplit incontinent le cerueau , & donne enuie de dormir. Et auſſi
que la mine de vitreol contient touſiours en ſoy du ſoulphre , &
l'vn conioint auec l'autre s'appelle marchaſite. Tellement que pour
auoir le vitreol pur, il faut mettre la mine en vn fourneau, & faire bru-
ler & conſumer le ſoulphre, puis le vitreol demeurant meſlé auec des
parties terreſtres, eſt ſeparé par effuſion d'eau commune, qui le fait diſſoudre. Et qui plus eſt, quãd on nettoye la boïe des fontaines, les pierres du fonds ſentent le ſoulphre à pleine gorge.

<table>
<tr><td>La compoſition
des eaux de
Spa.</td><td>Les eaux de Spa ſont pareillement participantes de vitreol, de ſoul-
phe & de fer, mais non pas de nitre. En lieu de l'albique, on y apperçoit
de la rubrique. Aucuns eſtiment qu'elles paſſent par des veines ſablées
d'or, qui les rend cordiales.</td></tr>
<tr><td>La vertu des
eaux Medici-
nales.</td><td>La vertu des eaux Medecinales procede en partie de la nature
des elemens de l'eau & de la terre, en partie des mineraux meſlez par-
my. A cauſe de l'eau elementaire elles ſont refrigeratiues & hume-
ctatiues. A cauſe de la terre, refrigeratiues & deſſicatiues : A rai-
ſon de l'acrimonie du vitreol, elles ſont calefactiues, apetitiues, deter-</td></tr>
</table>

fiues, refolutiues & penetratiues : neantmoins pour fon acidité, elles raffraichiffent, & pour fon afpreté & aftriction, corroborent. Celles qui retiennent du nitre, pour fa mordication lafchent le ventre , & pour fon amertume incifent les glaires & vifcofitez des humeurs. Par le moyen du fer qui eft terreftre & ftypic, elles refroidiffent, deffechent, refferrent les fibres des parties relafchées , & fortifient les membres. Le foulphre qui y entre, par fa chaleur, fechereffe, tenuité d'effence, & fubtilité de matiere, corrige leur froideur & humidité elementaire , & les rend beaucoup plus tenuës & legeres, que l'eau commune. De là vient que pour auoir des parties diuerfes & diffemblables, elles produifent des effects contraires, & guariffent des maux tous differens. Car elles efchauffent & refroidiffent , humectent & deffechent, eflargiffent & reftreffiffent, defoppillent & rebouchent, lafchent & raffermiffent, purgent & refferrent. Et encores qu'elles foient de nature meflée de chaleur & froideur, fi eft ce que la qualité froide furmonte la chaude. Car la chaleur des efprits mineraux, qu'on y recognoift au gouft picquant, n'eft pas fuffifante pour vaincre la froideur qui prouient de l'element de l'eau, & de la terre, & de l'acidité du vitreol , & acerbité du fer; mais bien pour les faire penetrer plus foudainement.

Les eaux Medecinales font fingulierement propres aux grauelleux. Car elles oftent la caufe efficiente & materielle du calcul, en corrigeant par leur froideur & aigreur l'intemperature chaude des reins, & en euacuant du corps pour leur quantité & acrimonie les humeurs groffes & vifqueufes par les conduits de l'vrine. Mefme diffoudent, rompent, & pouffent dehors les pierres nouuellement conglutinées aux roignons, & en la veffie, en deftrépant & nettoyant le phlegme gluant, dequoy le grauier eft cimenté. Le feptiefme iour de Iuillet, l'an 1600. Monfieur du Paffage Gouuerneur de Valence ayant vfé des eaux de Pougues par l'efpace de quatre iours en ma prefence rendit trois pierres, & m'affeura alors que l'Efté paffé il en auoit ietté plus de cent, vn mois apres qu'il eut beu de ces eaux. Ce qui l'auoit occafionné d'y retourner cefte année. Vne infinité de perfonnes trauaillées de la Nephritique par l'vfage des eaux de Spa, ont rendu force pierres. Et à la verité puis que les efcailles d'œufs , & les perles, bien qu'elles foient dures, s'amolliffent dans le vinaigre; & le plomb, quoy que pefant, par la vapeur du vinaigre eft diffout en cerufe; & le cuiure, qui eft extrememeut dur, en ver de gris ; & les cailloux, fi durs qu'ils rebouchent le fer, neantmoins efchauffez du feu & arroufez de vinaigre, promptement fe mettent en pieces, comme l'experience a defcouuert : il ne fe faut point eftonner, fi les eaux acides par leur aigreur auec acrimonie rompent les pierres des reins, & de la veffie.

Pourquoy les eaux Medecinales font propres à la pierre.

Elles font auffi recommandées pour les vlceres des reins, de la

Aux vlceres

des reins, de la veſſie & autres parties.

veſſie , du perineon & des autres parties , pource qu'elles ſont deter-ſiues , & deſſicatiues & aſtringentes. Vn marchand de Neuers, vn Bourgeois d'Antrein , & vne Damoiſelle de Poiƈou, en ont eſté guaris, comme a curieuſement remarqué Monſieur du Fouilloux mon collegue , Doƈteur en Medecine autant diſcret que mo-deſte.

A la difficulté & ardeur d'v-rine.

Elles ſont experimentées pour la difficulté & ardeur d'vrine, d'autant qu'elles ſont aperitiues & refrigeratiues. En vertu dequoy elles empeſ-chent les pollutions noƈturnes, & temperent l'ardeur de Venus, & re-priment la boüillante luxure.

A l'hydropiſie.

Les eaux de Pougues ſont fort vtiles à l'hydropiſie qui procede d'ob-ſtruƈtion du foye, de la rate, ou autres parties naturelles , parce qu'elles deſopilent les entrailles, faiſans euacuation des humeurs choleriques, melancholiques ou phlegmatiques , qui ſuffoquent la chaleur natu-relle du foye, & l'empeſchent de ſanguifier. Monſieur du Fouilloux homme d'honneur & digne de foy, rend teſmoignage par ſes obſerua-tions, que pluſieurs hydropics ont eſté parfaitement guaris par l'vſage de ces eaux.

A la melancho-lie hypochon-driaque.

Les eaux de Pougues ſont fort profitables à la melācholie hypochō-driaque , principalement quand elle prouient de la bile tellement eſ-chauffée aux hypochōdres , qu'elle en eſt deuenuë noire par aduſtion, enuoyant force vapeurs malignes delà au cerueau. Car elles ſont eua-cuation de ceſte humeur, non ſeulement par les vrines , mais auſſi par les ſelles, & temperent la chaleur eſtrange conceuë au foye, à la rate, & par tout le meſentere. I'ay veu Monſieur de Mirambeau Gentil-hom-me de Xaintonge , extremement vexé depuis pluſieurs années d'vne melancholie hypochondriaque , qui luy cauſoit force cruditez, roſts, ventoſitez, bruits au ventre, crachemens douleur, d'eſtomach & de ra-te, battemens d'arteres, ardeurs aux entrailles , eſtouffemens , veilles, terribles ſonges, eſtranges imaginations, apprehenſions & chagrins, en peu de temps ſoulagé & deliuré de tous ces ſymptomes, par l'vſage des eaux de Pougues, leſquelles luy faiſoient faire par iour quatre ou cinq ſelles bilieuſes, melancholiques & pituiteuſes, outre l'euacuation des vrines.

A la debilité d'eſtomach, & chaleur de foye.

On les a trouué par experience conuenables à ceux qui ont debilité d'eſtomach, & chaleur de foye enſemble, pource qu'elles corroborent l'vn, & temperent l'autre, & purgent les ſuperfluitez phlegmatiques & choleriques qui en procedent.

A la colique.

Pour meſme raiſon aucuns tourmentez de la cholique tant humora-le que venteuſe, en ont receu guariſon.

Aux vomiſſe-mens, cours de ventre, & flux de ſang.

Elles arreſtent le vomiſſement, le deſuoyemēt de ventre, & le flux de ſang, de quelque partie qu'il ſoit, à cauſe qu'elles ſont rafraichiſſantes & aſtringētes. Monſieur Pidoux en a veu pluſieurs qui vomiſſoiēt ſouuent, eſtoient ſubiects à flux de ventre, piſſoient le ſang, qui en ont eſté guaris du tout, & autres fort ſoulagez.

Elles ſont pareillement profitables aux flux deſordonnez des femmes, comme il appert par l'experience de pluſieurs Dames qui en ont beu, & en ont eſté entierement guaries, & de là en auant bien reglées en leurs purgations, d'autant que ces eaux euacuent tant par les ſelles que par les vrines la cacochymie du corps, d'où prouiennent les fleurs blanches, ou iaunatres, & adouciſſent l'acrimonie qui procede de la corruption des humeurs, & corroborent les vlceres.

Elles cōuiennent pour meſmes cauſes aux palles couleurs, langueurs, deſgouſtemens & appetits eſtranges des filles, & à celles qui ſont ſubiectes à la ſuffocation de matrice. I'ay penſé vne religieuſe, de nature ſanguine, extremement vexée à l'aage de trente ans, d'vne ſuffocation de matrice & de pluſieurs griefs ſymptomes dependans de là, qui a receu beaucoup de ſoulagement d'auoir eſté, par mon aduis, boire des eaux de Spa, ſur le lieu.

D'auantage on les a recogneu donner allegement aux parties animales & vitales quand elles endurent quelque mal par le conſentemēt des parties naturelles. Car elles ſont bonnes aux migraines, vertiges, epilepſies, catarrhes, palpitations de cœur, difficultez de reſpirer qui ſuruiennēt par la ſympathie de l'eſtomach, du foye, de la rate, ou d'autres parties d'embas.

Qui plus eſt, elles ſont propres aux etyſipeles, galles, dartres, demāgeaiſons, voire à la lepre qui n'eſt pas encore confirmée, pource qu'elles rafraiſſent le foye & le ſang trop eſchauffez, & purgent les humeurs aduſtes du corps.

De ſorte que la vertu miraculeuſe reluit de tous coſtez, par l'eſtabliſſement de la temperature, & de la confirmation des parties naturelles, en deſbouchant leurs conduits, tant pour la diſtribution du nourriſſemēt, que pour l'expulſion des excremēs. Et ne ſe faut point eſmerueiller ſi elles ſont profitables à tout le corps en paſſant ſeulemēt par le vētre inferieur, attendu que de luy & par luy vient toute la nourriture, & que c'eſt luy qui vuide toutes les ſuperfluitez du corps. Tellemēt qu'il n'y a membre qui ſe puiſſe paſſer de luy, & qui ne reſſente proffit de ſa bonne diſpoſition, & qui ne compatiſſe à ſon indiſpoſition.

Au demeurant ce que ie priſe le plus en ces eaux, c'eſt que (tant pour le peu de ſeiour qu'elles font au corps, que pour eſtre coniointes auec eſprits chauds, vitreoleux & ſulphurez, & cuites en la mine) elles n'offenſent aucunement la chaleur naturelle : au contraire elles la confortent.

Les eaux de Pougues & de Spa ne ſont guere differentes l'vne de l'autre. Car elles ont meſme gouſt, guariſſent meſmes maux, & produiſent meſmes effects; horſmis que celle de Pougues eſt quelque peu

plus pesante.& laxatiue, celle de Spa plus legere , & diuretique. En
vertu dequoy celle-là est plus efficacieuse aux maladies où l'euacuation est plus necessaire par bas que par les vrines ; & celle-cy plus sin-
guliere aux maladies où l'euacuation est plus requise par les vrines que
par le ventre.

*Quelle eau on
doit choisir.* Entre les fontaines de Pougues, ie trouue l'eau de S. Marceau meilleure & plus efficacieuse que celle de S. Leger. Comme elle est plus
piquãte au goust, aussi ne faut-il pas doubter , qu'elle ne côtienne plus
de la mine de vitreol & de nitre. Celle de S. Leger semble plus sulphu-
rée. Ie conseille de boire ordinairement de celle de S. Marceau. Entre
les fontaines de Spa, ceux qui sont sur le lieu doiuent plustost boire de
l'eau de Sauenir que du Pohon, pour ce qu'elle est plus tenuë & plus
efficacieuse. Neantmoins quand on la veut transporter loing, il faut
prendre de celle de Pohon, pour ce qu'elle ne s'euapore point si tost, &
retient plus longuement sa force & vertu. L'an 1598. traictant à Rocroy
Madame de Geffroüille, Gouuernante de la ville, extremement tour-
mentée de la Nephritique, i'enuoyay querir à Spa , qui est distant de
là de 2.iournées, quatre douzaines de bouteilles d'eau du Pohon, pour
luy faire boire, & vne douzeine de Sauenir, pour esprouuer sa vertu.
Mais ie trouuay celles du Pohon toutes pleines d'eau forte & piquante , & l'eau de Sauenir n'auoir plus de force, ny autre goust que l'eau
commune, & diminuée d'vn verre en chaque bouteille, iaçoit qu'elles
eussent esté toutes emplies aux fontaines, & aussi bien bouchées l'vne
que l'autre.

De la quantité d'eau, qu'il faut boire.

CHAP. II.

*Combiē il faut
boire d'eau.* LEs eaux acides se boiuent en plus grande quantité à Spa , qu'à
Pougues. On en prend ordinairement à Spa quatre vingts ou
cent onces. Aucuns en ont beu iusques à trois cens onces , qui sont
vingt & cinq liures. Anciennement on n'en prenoit que quinze
ou vingt onces à Pougues. Maintenant on en boit communément
cinquante ou soixante onces , i'en ay pris moy-mesme quatre vingt
onces. Monsieur de Parcoutt Gouuerneur de Dijon en prenoit en
ma presence huict vingts onces. Quelques vns ont esté si hardis
que d'en prendre deux cens onces, & s'en sont bien trouuez. Et sans
doubte tant plus on en boit, tant plus on en ressent de proffit, moyennant qu'on les rende bien, & qu'on n'en reçoiue point de nuisance
au corps. Mais il s'y faut comporter auec discretion, ayant esgard à
l'âge, à la taille grande ou petite, à la complexion forte ou delicate, & à
la portée de l'estomach.

Ie suis d'aduis auec Monsieur Pidoux que ceux qui ne les rendent
pas bien par l'vrine, apres auoir vsé de tous les remedes possibles, n'en

Boiuent point d'auantage de vingt onces, iaçoit qu'ils n'en puissent esperer le profit, qu'a de coustume de faire la grande quantité, quand elle
passe librement par le foye, & s'en va promptement par les roignons
aux voyes de l'vrine.

Les bonnes gens du temps passé n'en beuuoient à Pougues que *Cōbiē de iours*
neuf iours seulement qu'ils appelloient neufuaine. Mais auiour- *on en doit boire.*
d'huy on y demeure dix, quinze ou vingt iours, aucuns vn mois, ou six
semaines, comme à Spa. Quelques vns apres en auoir vsé quinze iours
durant, font intermission d'vn mois, puis en prennent encore autant.
Il y en a plusieurs qui y retournent l'année suyuante. Ceux qui s'en
sont bien trouuez, continuent plusieurs années à en aller boire. Ce
que i'approuue fort, d'autant que pour estre guery de quelque maladie fascheuse & inueterée, il en faut boire long temps, & par diuers
interualles. Autrement leur qualité & vertu minerale, ne peut estre
imprimée au corps.

Quand on n'en vse que pour la precaution, ou pour la guerison de
quelque legere maladie, dix ou douze iours suffisent à restablir la temperature des parties naturelles, & desboucher, vuider & nettoyer leurs
conduits.

A Spa on en prend coustumierement deux fois le iour. Mais l'apres- *Combiē de fois*
disnée sur les trois heures, on en boit la moitié moins que le matin. *le iour on en*
Les personnes robustes en peuuent faire de mesme à Pougues. Car la *doit prendre.*
coction de la viande à ceste heure-là est faite en l'estomach. Aussi
ne faisons nous point de difficulté d'ordonner des apozemes & autres
remedes aperitifs & diuretics sur les deux ou trois heures apres midy,
comme au matin.

De la maniere d'vser des eaux Medecinales.

CHAP. III.

IL se faut accoustumer petit à petit à l'vsage des eaux acides, afin *Cōmēt il faut*
qu'elles n'offensent point le corps: On se doit contenter au *boire les eaux*
commencement de la moitié de ce qu'on a enuie d'en boire, & aug- *acides.*
menter tous les iours de dix onces, iusques à ce qu'on soit venu à
la quantité que l'estomach peut porter : puis la continuer tant qu'on
trouuera bon. Et quand on la voudra laisser, diminuer de dix onces
chaque iour, comme on a commencé. Et ne les faut point boire si
à coup, que l'estomach en soit chargé, ny aussi mettre d'auantage
de demie heure à tout prendre. Et est besoin apres en auoir beu vn
verre ou deux, de manger vn petit de canelat, ou d'anis confit, tant
pour boire les autres verres plus à l'aise en eschauffant la bouche,
que pour consumer les vents, puis de faire vne petite pourmenade.
Et acheuer de boire de ceste façon, en faisant vne pause à chaque
fois. Il ne faut ny disner ny souper de trois ou quatre heures apres,

iusques à ce que toute l'eau soit sortie , ou la plus grande part , & que l'vrine commence à venir teinte, qui auparauant estoit claire. Et estre soigneux de remarquer si l'eau qu'on rend le iour & la nuict par les vrines ou le ventre , peut égaler la quantité du boire & des choses liquides qu'on a pris au matin, & aux repas.

Où il les faut boire.

Il ne faut point doubter que les eaux acides n'ayent plus de force & de vertu estans beuës à la fontaine que transportées loing, attendu que leur plus subtile partie s'exhale incontinent , de sorte qu'elles ne sont pas si aperitiues, ny si legeres. Vray est qu'elles en sont moins vaporeuses, & plus refrigeratiues. Il n'y a point de danger à Pougues , ny à Spa, quand on n'a point la commodité d'aller à la fontaine de la faire porter iusques en la chambre, moyennant que la bouteille soit bien estoupée. La plus part la font maintenant apporter de Pougues à Neuers, pour la boire là à leur commodité. I'en ay beu à la fontaine, & à Neuers, & l'ay trouué auoir mesme goust, & mesme force. Monsieur de la Riuiere premier Medecin du Roy en fit porter l'an 1600. de Pougues à Lyon pour boire sa Majesté. On transporte ordinairement celle de Spa, plus de cinquante lieuës loing. Mais ceux qui sont esloignez des fontaines doiuent boire les eaux, sutost qu'elles sont arriuées chez eux, & auoir gens par chemin pour en rapporter d'autres , à mesure que les premieres sont beuës, & bien recommander aux porteurs de boucher les bouteilles, comme il appartient.

Comment il se faut gouuerner durant l'usage de ces eaux.

Autour de l'air.

Quand on voudra prendre l'air, il faut choisir le temps propre, qui ne soit ny trop chaud, ny trop froid, ains temperé, & libre de grand vent, pluye, broüillard, & en se pourmenãt dehors, garder que l'ardeur du Soleil ne donne sur la teste, & n'attire l'eau au cerueau.

Aux repas.

Il se faut contenter de deux repas, du disner & souper. Le disner soit trois ou quatre heures apres auoir acheué de boire, qui pourra estre enuiron les neuf ou dix heures ; & le souper à sept heures du soir , si on a beu apres midy : sinon, à cinq ou six heures. Et bien que ces eaux excitent l'appetit, si ne faut-il pas pourtant mãger son saoul, de peur d'engendrer des cruditez, qui leur donneroient obstacle au passage. Les viandes soient de bon suc & nourrissement, & faciles à digerer, comme veau, mouton, cheureau, chappons, poulets, pigeonneaux, perdreaux, cailles, œufs frais. Le pain blanc bien cuict & leué. Le boüilly est plus propre à disner, & le rosty à souper. Il faut fuir la varieté des viãdes, les saulces, saleures, espiceries, fricassées, patisseries, tartes, & autres éguillons de gueule. Les viandes de suc gros & visqueux, de dure digestion & de mauuais nourrissemẽt, qui pourroient boucher les cõduits, ne valent rien, comme porc, bœuf, venaison, pieds, ventre & teste de beste, poissons, laictage, fourmage, herbage, salades , poids, féues & fruicts cruds ou cuicts, horsmis les raisins de Damas, amandes, & autres secs, & quelque poire cuicte pour issuë. Le biscuit & le masse-pain sont conuenables au dessert. Le boire soit d'vn vin delicat, blanc au matin, si on

veut

veut, & clairet au foir, moins trempé d'eau que de couftume, puis fobrement felon la foif, fans que la friandife & bonté du vin conuie à
boire d'auantage. Car on eft peu alteré en beuuant ces eaux. A Spa la
plus part mettent de pareille eau qu'ils ont beu le matin, ou du Pohon
dans le vin, qui le fait trouuer meilleur, & plus piquant. Mais ie fuis
d'aduis auec Monfieur Pidoux, de ne point mefler le medicament auec
le nourriffement, de peur que la tenuité & proprieté de cefte eau ne
conduife les viandes indigeftes au foye & conduits de l'vrine, & face
obftruction : quoy que d'aucuns propofent ne s'en trouuer mal, &
qu'on boit bien du vin blanc, qui peut auoir vne tenuité auffi grande
que cefte eau.

Il fe faut mettre au lit à neuf heures du foir, & tafcher d'auoir bon *Au dormir.*
repos, afin d'eftre plus gaillard le lendemain au matin pour prendre
l'eau. C'eft vne des commoditez qu'elle apporte, que de faire dormir,
pour ce qu'elle eft fort vaporeufe, & qu'elle tēpere la bile, & raffraif-
chit tout le corps. Mais il fe faut bien donner de garde de dormir de
iour, ny au matin, ny l'aprefdinée, quelque enuie qu'on en aye, d'autāt
que cela cauferoit defluxion, mal & pefanteur de tefte & de tout le
corps, & feroit que l'eau n'en pafferoit pas fi bien.

Il eft neceffaire de prendre vn petit d'exercice auparauant que boi- *Au mouuemēt*
re, en beuuant, & apres auoir beu, pour refueiller la chaleur naturelle. *& au repos.*
Il fe faudra donc pourmener doucement fans s'efchauffer ny fe laffer,
ou aller fur vn cheual de pas, ou d'amble, ou mulet, le matin & fur le
vefpre, auant prendre l'eau, en la prenant, & apres l'auoir pris. Le refte
du iour on fe doit tenir affis à deuifer, ou faire quelque chofe qui ne
donne point de peine ny au corps, ny à l'efprit. Il ne faut lire, n'efcrire
tout le matin, ny auffi toft apres difner. Les femmes ne doiuent coul-
dre, ne trauailler à ouurages quelconques, où il faille auoir le corps
courbé, & la tefte baiffée.

Il n'eft pas bon de ioüer long-temps aux efchets, ny aux cartes, ny
aux dez, pource que cela eftourdit la tefte. Le ieu de paulme & tout autre exercice violent eft defendu.

Il faut paffer ioyeufemēt le tēps, fans s'ennuyer, fafcher ny courrou- *Aux paßions*
cer, & fans ioüer gros ieu, pource qu'il paffionne l'efprit, pour la crain- *de l'efprit..*
te qu'on a de perdre, & l'enuie de gaigner. Tout eftude, trauail d'efprit
& longue meditation font pareillement nuifibles.

Il eft expedient d'auoir ordinairement le ventre lafche. Auffi les eaux *En la vuidan-*
de Pougues ont-elles couftume de le lafcher. S'il arriuoit à quelqu'vn *ge des excre-*
d'eftre conftipé deux iours fuiuans, il faudroit prēdre vn clyftere, pour *mens.*
tenir toufiours les cōduits plus libres. Si d'auenture les mois furuiennent aux femmes pendant le temps qu'elles boiuent de ces eaux, il faut
faire intermiffion d'en boire, iufques à ce que leurs purgations foient
ceffées. Les hommes & les femmes doiuent coucher à part, non feulement durant l'vfage de ces eaux, mais encore vn mois apres pour le

moins. Car ils ont beſoin de conſeruer leurs forces, eſprits & chaleur
naturelle, pour la confirmation de leur ſanté.

Du temps propre pour l'vſage des eaux acides.
Chap. IIII.

Quelle eſt la meilleure ſaiſõ pour les eaux acides.

ENtre les quatre ſaiſons de l'année, l'Eſté eſt ſingulierement propre pour boire les eaux acides. Car tant s'en faut que ceſte grande quantité d'eau froide qu'on boit alors, ſoit difficile à ſupporter au
corps, qu'au contraire elle l'exempte des incommoditez qu'il ſouffre
durant les grandes chaleurs, comme deſgouſtemēt, alteration, veilles,
& eſtouffemens. De ſorte qu'aux iours Caniculaires, quand tous les
autres medicamens euacuatifs ſont nuiſibles, pource qu'ils affoiblif-
ſent le corps par la reſolution qu'ils font de la chaleur naturelle, les
eaux de Pougues, de Spa, & autres de pareil gouſt, ſont merueilleuſement profitables, d'autant qu'en temperant le corps elles rendent la chaleur naturelle plus forte & vigoureuſe, la faiſant par
leur froideur reſſerrer & reünir. De là vient qu'on en a meilleur appetit. En cas de neceſſité on en peut prendre au Printemps & en Automne, voire en Hyuer, principalement quand le temps eſt ſec. Il les faut
boire l'Hyuer en la chambre, & ſe chauffer vn peu apres les auoir pris,
& eſtre ſoigneux de les vuider entierement, craignant les conuulſions
des cuiſſes & iambes, les gouttes crampes, & autres dangereux accidens.

En quel temps il fait meilleur boire.

Elles ſont bien meilleures quand le temps eſt ſec, que lors qu'il
eſt pluuieux. Car les eaux de pluye & torrens ſe meſlans auec les ſources des fontaines par les creuaſſes de la terre oſtent vne grande partie
de leur vertu, & les rendent peſantes à l'eſtomach, & aux hypochondres, de ſorte qu'elles ne paſſent pas ſi promptement, ny entieremēt
par les veines, comme en temps ſec, quand elles ſont pures. Parquoy
durant les pluyes il en faut intermettre l'vſage, & attendre deux ou
trois iours, qu'elles ayent repris leur premiere force.

Et à quelle heure.

Il eſt bon de boire les eaux acides au matin, quand l'eſtomach a para-
cheué la digeſtion de la viande du ſoupper du iour precedent enuiron
vne heure ou deux apres Soleil leué. Car Apollon fauoriſe aux actions
des medicamens. On en peut encore boire ſur les trois heures apres
midy, quand la coction de la viande du diſner eſt faite.

Aduis aux ma-lades qui vou-drõt aller à Pou-gues, ou à Spa.

Combien que i'aye familierement declaré le Gouuernement requis
en l'vſage des eaux de Pougues & de Spa, pour la precaution, & gueriſon des maladies rebelles : ſi eſt-ce que ie conſeille aux gens de
moyen qui s'y voudront acheminer, de ſe faire cõduire par quelque
Medecin bien verſé en la cognoiſſance de ces fontaines, pour les aſ-
ſiſter à toutes heures, en allant ſeiournant & retournant, & leur ordonner clyſteres, apozemes, medecines, & autres remedes conuena-

bles pour les bien preparer & purger sur le lieu, auparauant que prendre les eaux, & les repurger quand ils auront acheué de boire, & les soulager des accidens qui leur peuuent suruenir en beuuant, comme vomissement, mal d'estomach, colique, enfleure, pesanteur de teste, endormissement, gouttes-crampes, conuulsions, catarrhes, fiéure, & plusieurs autres. Et quand les malades n'auront point les commoditez de mener vn Medecin expres auec eux, du moins qu'ils prennent aduis de ceux qui frequentent ordinairement sur les lieux, de ce qu'ils auront à faire. Car ils sont le plus souuent detenus de longues & fascheuses maladies, & ont le corps si mal disposé qu'il engendre force mauuaises humeurs, lesquelles il faut preallablement euacuer, & deliurer les obstructions le mieux qu'il sera possible, afin que les conduits estans libres l'eau passe plus ayfément, & ne se retienne aux hypochōdres, ou s'espāde par tout le corps par les veines, ou monte au cerueau. Et ayant acheué le temps qu'on a deliberé de boire, craignāt qu'il soit demeuré quelque reste d'eau, & de sa rubrique ou albique és premieres voyes, il est expedient de prendre encore medecine. Et quand il leur arriue quelque dangereux symptome durant l'vsage de ces eaux, il est besoin d'y pouruoir promptement par remedes propres. Au surplus i'aduise tous ceux qui ont leur santé en recommandation, qu'apres auoir vsé de ces eaux, ils obseruent soigneusement la maniere de viure que ie leur ay ordonné en mon Gouuernement de santé; & qu'ils rendent graces à Dieu qui a creé les medicamens, & establi les Medecins pour les secourir en leur necessité.

Quelle vertu & proprieté ont les bains chauds.

Chap. V.

Les bains chauds de Bourbon Lancy, Bourbon Archambaut, Bourbonne en Bassigny, Plombieres en Lorraine, & Aix en Allemagne, outre l'eau elementaire actuellement eschauffée du feu souterrain, sont participans de soulphre, sel nitre & alum. En vertu dequoy ils eschauffent, & dessechent, nettoyent, digerent, resoluent, attirent, consument les humeurs superfluës, resueillent & fortifient la chaleur naturelle, reserrent & corroborent les membres debiles. *La cōpositiō des bains chauds.* *Leur faculté.*

Partant sont singulierement propres à la paralysie, au spasme, à la sciatique & goutte froide. Ils sont profitables à l'hydropisie causée du foye excessiuement refroidy, & non de la suffocation de sa chaleur naturelle par vn tas d'humeurs superfluës. Ils sont bons à la colique vēteuse, à la douleur de reins qui procede de cruditez, & à la difficulté d'vrine qui vient d'obstruction des conduits vrinaux. Ils sont fort recommandés pour les affections de la matrice, ils la confortēt & disposent à conceuoir. Ils sont vtiles aux pituiteux, qui sont trop gras & hu- *A quelles maladies ils sont propres.*

mides, & aux refroidis & maleficiez, aux icterics, grateleux, roigneux, galleux, vlcereux, hernieux, foulez & estropiats.

L'vtilité de la douche.
Sur la teste.

La douche de l'eau de ces bains dextrement faicte sur la teste, & sur l'estomach & autres parties du corps est tres-profitable.

La douche sur la teste est propre au cerueau, nerfs & iointures, pour les intemperies froides & humides, pour les vertiges, epilepsies, catarrhes, surditez, bourdonnemés d'oreilles, tremblemens de membres, migraines, & douleurs de teste inueterées.

Sur l'estomach.

La douche est bonne sur vn estomach froid, humide, debile, qui vomit souuent, qui ne digere pas bien, & qui est subiect à douleur causée de ventositez. Elle se peut aussi donner sur la hanche, & autre partie, qui a besoin d'estre eschauffée & confortée. Les clysteres de l'eau de ces bains sont bons aux douleurs de ventre.

De la fange.

A Bourbonne il y a de la bourbe en quantité, qui est merueilleusement bône appliquée en forme de cataplasme sur les iointures & parties debiles, pour les fortifier. C'est pourquoy le bourg est nommé Bourbonne. Aux autres bains où il n'y a point de fange, faudra mala xer de la terre où passe l'eau, auec l'eau mesme, en façon de cataplasme.

Quels bains ils faut choisir.

Bien que les bains desquels nous traictons, pour participer tous de mesmes mineraux, ayent mesmes proprietez : si est-ce que ceux de Bourbon, Archambaut, de Bourbonne, & d'Aix, sont plus chauds, plus sulphurez, nitreux & alumineux, que ceux de Bourbon Lancy. Ceux de Plombieres sont les plus temperez de tous. Et comme les bains plus chauds & violens, ont plus de puissance, ainsi les autres sont-ils plus seurs, où la chaleur, & secheresse est suspecte.

Combien on se doit baigner.

CHAP. VI.

Combien de temps il faut demeurer au bain.

ON se baigne ordinairement deux heures à Plombieres. On ne se baigne pas tant à Bourbon Lancy, & encore moins à Bourbon Archambaut, Bourbonne & Aix, où l'eau est plus chaude, & plus minerale.

Combien de iours on se doit baigner & recenoir la douche.

On continuë les bains huict iours, quinze iours, trois sepmaines, vn mois, selon que la maladie est legere ou grande, & que les forces du malade les peuuent plus ou moins supporter. On donne la douche sur la teste vingt ou vingt-cinq iours, quand l'eau n'est guere chaude : mais quand elle est fort chaude, douze ou quinze iours sont bastans. Il suffit de la bailler huict ou dix iours sur l'estomach, ayant esgard au foye & à la rate qui luy sont contigus, & que n'estant point couuert d'os comme le cerueau, il est plus promptement eschauffé. Combien qu'on definisse mieux le terme de la douche par le succez. Car quand on sent la chaleur assez accreuë, & la froideur ostée, il est temps de cesser, de peur d'eschauffer trop, en passant outre.

On a de coustume de se baigner & de donner la douche deux fois le iour, quand les forces du malade le permettent, & que la maladie le re- *Combiē de fois* quiert. Ceux qui seront debiles, ne se baigneront, & ne prendront la *le iour.* douche qu'vne fois par iour, mais continuëront plus long-temps.

<hr>

Comment il se faut gouuerner aux bains.

CHAP. VII.

IL se faut accoustumer petit à petit à l'vsage des bains. Il suffit le premier iour de se baigner vne demie heure à la fois, & le lendemain *Comment il se* vne heure. Le malade y demeure d'auantage de là en auant, si ses forces *faut baigner.* sont bastantes pour supporter la chaleur du bain.   Quand il sera sur les termes de le quitter, il y arrestera moins, comme au commencement.

Il en faut faire de mesme en l'vsage des douches. On cōmencera par *Et receuoir la* les plus debiles, puis on viendra aux plus vehementes.   Les premiers *douche.* iours qu'elle soit basse, estroite, brefue & moins chaude: en apres plus haute, plus large, de plus longue durée, & plus chaude, augmentāt peu à peu, selon que l'aage, le sexe, & la constitution le permettront.   La maniere de la receuoir est diuerse, pour la commodité du patiēt, & la situation des parties malades. Les vns sont assis: les autres couchez, d'autres à genoux.

Auparauāt qu'entrer au bain, il est bon de prendre d'vne opiate cor- *Ce qu'il faut* diale. Car aux grandes & longues maladies, outre la foiblesse, y a ordi- *faire deuant le* nairement quelque maligne & pernicieuse qualité coniointe, qui res- *bain.* sent ie ne sçay quoy de veneneux, à l'occasion dequoy les remedes alexicacs sont tres-vtiles. Et cōme la vertu de l'eau du bain fait par sueurs euidentes expulsion de la maladie: ainsi interieuremēt & par façon secrette les cardiacs domtēt les impressions d'icelle, faisant mourir toutes ses profondes racines, luy retranchant toutes les occasions du retour à l'aduenir.

On a accoustumé dedans le bain de boire deux ou trois verres par in- *Dedans le bain.* terualles de la mesme eau, prise à sa source, pour prouoquer la sueur d'auantage. Ce que i'approuue quand on a le foye temperé, mais quād on l'a trop chaud, non.

Au partir du bain il se faut mettre tout nud au lit, & endurer patiem- *Apres le bain.* ment la sueur. Ceux qui sont fort alterez & qui ont le foye fort chaud, ie leur conseille de boire sitost qu'ils sont dans le lit, vn verre de iulep Alexādrin, ou autant d'eau du bain raffraichie, auec vne once de syrop de limons, ou de grenades meslé parmy. Monseigneur du Bec Archeuesque de Reims par mon ordonnāce en vsoit ainsi à Plombieres l'an 1598. au mois de Septembre. Et s'en trouuoit merueilleusement bien. Car tant s'en faut que ce breuuage raffraichissant empesche la sueur,

qu'au contraire il la prouoque, & si tempere le foye & les reins extremement eschauffez par l'vsage du bain. Quand on a suffisamment sué,
il se faut faire bien essuyer par tout le corps, auec des linges secs, moyé-
nement chauds, commençant à la teste; descendant apres à la poictrine
& aux autres parties d'enbas. Puis est expedient de faire embrochation
sur la region du foye & des lombes, auec l'onguent refrigerant de Galien, ou le cerat santalin, pour corriger la chaleur estrange du foye
& des reins empreinte par le bain, & pour fortifier ces parties affoiblies par les sueurs. Cela fait, il se faut leuer & habiller.

*Apres la dou-
che.*

Apres chaque douche, il est besoin de se faire bien essuyer & secher
la teste, & de mettre sur la partie rasée vn morceau de drap d'escarlate
& vne coiffe de toille par dessus, pour conseruer plus longuement la
chaleur qui y est imprimée. Mesme ayant acheué tout le téps des douches faudra tenir la teste couuerte de mesme façon par l'espace de quarante iours, pour resister aux iniures de l'air : Et porter ordinairement
sur la region de l'estomach vn escusson.

*Comment il se
faut comporter
pendant l'vsa-
ge des bains,
autour de l'air.*

Pendant l'vsage des bains, il faut obseruer vn mesme regime de viure
que ceux qui vsent de la decoctió de gajac, sarze pareille, bois d'eschine, ou autre sudorifique.

Il est bon de se tenir ordinairement clos & couuert dans sa chambre,
sans s'exposer beaucoup à l'air, principalement quand il est tant soit
peu froid, à cause que les pores du cuir sont alors plus ouuerts.

*Au manger &
au boire.
Au dormir.
Au mouuemét
& repos.
Aux passions de
l'ame.
En l'euacuatió
des excremens.*

Il faut viure sobrement, se contentant de deux repas le iour, n'vser
que de bonnes viandes & aysées à digerer, boire moderément, & bien
tremper son vin, dormir mediocrement, intermettre les exercices du
corps, & demeurer en repos, auoir l'esprit tranquille, gay & ioyeux, se
retirer du seruice de Venus, & faire iournellement excretion de superfluitez, & quand nature manque en son deuoir, procurer par artifice le
benefice de ventre.

Quand il fait bon vser des bains.

CHAP. VIII.

*Quel temps on
doit choisir
pour se baigner.*

POvr vser discretement des bains, on doit choisir le temps temperé. Car le trop froid est cótraire à leur action, & le trop chaud, dissipe les forces.

*Quelle est la
meilleure saison
pour se baigner
& prendre la
douche.*

C'est pourquoy le Printemps est la plus commode saison de l'année
pour se baigner, & l'Automne apres. Les bains chauds ne sont point
bons en esté; pource que les forces ne sont point bastantes alors pour
supporter l'euacuatió qu'ils font par les sueurs, ny l'Hyuer aussi, d'autant qu'il resserre les pores du cuir, & qu'il repousse au profond du
corps les humeurs superfluës. Mais il vaut mieux y aller au Printéps vn
peu plus tard que trop tost, s'aduançant d'autát plus vers l'Esté suiuát,
cóme plus on s'eslongne de l'Hyuer passé, afin que si au partir du bain

il y auoit sous le cuir quelques reliquats d'humeurs bilieuses, sereuses
ou aqueuses, rencontrant vn air quasi semblable à l'eau, y soient par
sueurs, moitteurs ou vapeurs tirez hors du corps, dãs lequel s'ils crou-
pissoient feroient ou galles, ou demangeaison, ou oppillation au cuir,
puis putrefaction, puis inflammation, puis sieure. Par ainsi il fait bon
s'accommoder de la primeuere bien temperée, & voisine de l'Esté, nõ
seulement pour l'vsage des bains, mais aussi pour l'administration des
douches. Au cõtraire il est meilleur d'aller aux bains en Autõne vn peu
plustost que trop tard, à cause qu'il est de bien prés suyui de l'Hyuer,
lequel par sa froidure repousseroit du dehors au dedãs du corps ce que
le bain auroit n'agueres tiré du dedans au dehors tãt par sueurs que vaporeuse fumée, & transpirations imperceptibles. Tellement qu'Auril,
May & Septembre sont les plus propres mois de toute l'année, tant
pour se baigner que pour prendre de la douche.

L'heure commode est celle du matin, la premiere apres Soleil leué,
& du vespre, la seconde auãt Soleil couché. Car il ne faut pas entrer au
bain, ny receuoir la douche, deuant que la coction de la viande soit faicte, de peur d'attirer par leur chaleur l'aliment encore crud de l'estomach dãs les veines.

A quelle heure il se faut baigner & prendre la douche.

Ores veux ie aduertir tous ceux qui se veulent accõmoder des bains
naturels auec heureux succez, qu'il est necessaire quãd ils y serõt arri-
uéz, de deuëment preparer le corps & les humeurs, puis les vuider
par saignée & purgation, s'il y a plethore & cacochymie. Car si le
corps n'est biẽ preparé, il luy arriue comme aux vaisseaux percez trop
bas, qui ne peuuent desgorger le vin, s'oposant la lye au trou. Autant
en est il quand quelque pepin ou autre matiere s'y presente, comme és
conduits vrinaires, s'il s'y rencontre quelque humeur glaireuse, sable,
pierre, où l'vrine est retenuë, iusques à ce qu'on l'ait fait vuider. Ainsi
en aduient-il par tout le corps, auquel y a obstructions. Et pour ce faut
destouper les voyes & chemins, & ouurir les conduits par lesquels les
humeurs doiuent prendre leurs cours, & la nourriture sa brisée. Et en
ce gist la raison sur laquelle est fondée ceste ancienne & de tout temps
vsitée façon de preparer le corps & les humeurs d'iceluy auant que les
en tirer hors, soit par haut, soit par bas, soit par vrines & sueurs. Par ce
mesme chemin passent les Chirurgiens bien appris en la curation des
tumeurs cõtre nature, vsant auant que vuider l'humeur y contenuë de
preparatifs, cõme sõt les remollitifs, suppuratifs & digestifs, apres lesquels s'ensuiuent les detersifs & modificatifs. Ainsi fait Nature de laquelle nous ne sõmes que disciples, spectateurs & imitateurs, quãd par
ses mouuemẽts critics elle termine ses maladies, preparãt les humeurs,
puis les exacuant. Et ainsi auant que faire *Mourir* le mal, Nature le fait
Meurir. Et qui autrement fait, mal fait. Or de coucher par escrit les for-
mulaires des preparatifs & purgatifs propres soiẽt clysteres, apozemes,
iuleps, syrops, soiẽt potions laxatiues, boles, pilules, tablettes, ou opia-

*Aduis aux ma-
lades qui vont
aux bains.*

tes, ie ne puis. Car autant qu'il y a de personnes malades, d'especes de maladie, & de causes diuerses, autant y a-il de diuersité de considerations, respects, indications & intentions, pour deuëment ordonner les remedes. Et comme la guerre se fait à l'œil : ainsi la Medecine. C'est pourquoy ie conseille à tous ceux qui voudront entreprédre le voyage des bains, d'y mener quant-&-quant vn Medecin bien expert en l'vsage d'iceux, pour leur ordonner sur le lieu les remedes qu'il iugera conuenables, apres auoir prudemment remarqué toutes les circonstáces. Ioint qu'il leur peut arriuer vne infinité d'accidés dangereux, pendant qu'ils se baignent, où la presence d'vn Medecin qui a frequenté les bains, est plus que necessaire, pour les promptement secourir. D'auantage quád il est question d'administrer la douche, soit sur la teste, soit sur l'estomach, la conduite d'vn Medecin bien entendu en cela y est requise, pour bien remarquer l'endroit, où il la faut donner, & iuger combien il la faut continuer.

Au surplus ie conseille à ceux qui se sont acheminez aux bains de Bourbon Lanci, & Bourbon Archambaut, apres y auoir demeuré autant qu'il estoit besoin, de s'en aller au partir de là droit à Pougues boire cinq ou six iours des eaux acides, pour leur raffraichir le foye & les reins, eschauffez outre mesure par le long vsage des bains. Et ceux qui iront à Aix en Allemagne, ie les aduise au retour d'en aller faire autant à Spa. Mais ceux qui auront esté à Plombieres ou à Bourbonne, d'autant qu'ils n'ont point de fontaines acides proches de là, doiuent vser long-temps de iuleps raffraichissans, à ceste intention. De là en auant qu'ils gardent tous soigneusement les ordonnances qu'ils trouueront en mon Gouuernemét de la vie humaine. En ce faisantie les asseure du recouurement de leur santé, à laquelle ils aspirét, moyennant la grace de Dieu, à qui seul soit tout honneur & gloire de siecles en siecles.

FIN.

LES LOIX
DE MEDECINE,
POVR PROCEDER
METHODIQVEMENT A LA
GVARISON DES MALADIES:

PRACTIQVEES SVR TOVTES SORTES

DE MALADES, ES CONSVLTATIONS
faictes auec des plus celebres Medecins de ce temps.

PAR
NICOLAS ABRAHAM, SIEVR DE LA
FRAMBOISIERE, CONSEILLER ET
Medecin ordinaire du Roy.

Tt

A LA REYNE, MERE
DV ROY, REGENTE EN
FRANCE.

MADAME,

Prefentant au feu Roy mes Loix de Medecine nou-uellement defcrites en Latin, il me commanda de les tourner en François. Pour obeir & complaire à fa Maiefté, ie me fuis mis en deuoir d'enrichir no-ftre langue, d'vn art fi vtile au genre humain. Mais fçachant, MADAME, qu'il y a des enuieux de l'honneur de leur patrie, marris de voir naturalizer les Sciences qui ont efté iufques icy eftran-geres en France, i'en vien faire vne offrande à voftre Maiefté, efpe-rant qu'en faueur du bien public, elle les prendra volontiers en fa pro-tection, pour les garantir du blafme des mefdifans. Veritablement ie ne les pouuois produire au iour fous la fauue-garde d'vne plus augufte Princeffe. Car outre ce que voftre Maiefté eft iffuë d'vne tres-florif-fante Maifon, & alliee à la plus illuftre race de la Chreftienté, le Ciel vous a doué d'vne ame genereufe, où reluifent les vertus heroiques de vos anceftres. Sur toutes voftre pieté, bonté & prudence, eterniferont la memoire de voftre renommee au facré Temple d'Honneur. Ie fup-plie tres-humblement voftre Maiefté receuoir d'vn œil fauorable ce mien labeur, pour gage du fidele feruice que luy doit, & defire rendre,

MADAME,

Voftre tres-humble & tres-obeïffant
fubiect & feruiteur,

LA FRAMBOISIERE.

Tt ij

AVANT-PROPOS,

A MONSIEVR PETIT, NAGVERE CONSEILLER ET ARCHIATRE DV TRES-CHRESTIEN Roy de France & de Nauarre, HENRY LE GRAND, & auiourd'huy Medecin ordinaire de la Reyne.

MONSIEVR,

Les plus aduisez Monarques, apres auoir amplifié leurs Monarchies par les armes, pour les rendre plus celebres, y ont faict fleurir les bonnes lettres, & interpreter en leur langue les Sciences descrites en langage estranger. Ainsi Alexandre le Grand, premier Monarque des Grecs, a-il extremement affectionné Aristote, pour auoir enseigné en Grec toutes les parties de la Philosophie. Ainsi Iule Cesar premier Empereur des Romains, a-il caressé Ciceron, pour auoir expliqué en Latin la doctrine des Grecs. Nestre grand Roy HENRY à leur imitation, apres auoir par la valeur de son espee remporté la victoire sur ses ennemis, a baillé charge de rebastir les Colleges, & restablir les Professeurs des bonnes lettres par toutes les Vniuersitez de son Royaume, faisant gracieux accueil aux gens sçauans, & sur tous à ceux qui se sont occupez à declarer les Sciences en François. Quand ie luy presentay mes Canons & Consultations de Medecine en Latin, il les receut de bon œil, disant qu'il voyoit volontiers les beaux esprits de son Royaume s'employer à esclaircir les Ars vtiles à la Republique. Mais il me demanda pourquoy ie n'auois pas escrit en François. Ie fis responce, que ces ieunes Oeuures estoient destinees pour l'vsage des Medecins qui parlent coustumierement Latin entr'eux. Aussi tost sa Maiesté repartit, que tous ses subiects qui parloient Latin, entendoient bien le François: mais que tous ceux qui parloient bien François, n'entendoient pas le Latin. Monseigneur du Bec, Archeuesque de Reims qui m'auoit conduit vers sa Maiesté, me dit alors de sa part, Le Roy vous commande de les traduire en François. Voila, Monsieur, ce qui m'a induit à descouvrir aux François les thresors de Medecine Grecs, Latins & Arabes, que vous trouuerez en ce volume que ie vous donne pour tesmoignage du ressentiment que i'ay de vostre amitié, qui m'oblige à demeurer perpetuellement,

MONSIEVR,

Vostre seruiteur tres-humble,
LA FRAMBOISIERE.

N. AB. FRAMBESARII
IN MEDENDI LEGES A SE
DESCRIPTAS PRÆFATIO,
AD CLARISSIMVM VIRVM, AN
DREAM LAVRENTIVM, FERRERIÆ DOminum, Regis Consiliarium, primariumque
Medicum, ac Monspeliensis Academiæ Cancellarium.

COGITANTI mihi sæpenumerò, (illustrissime Archiatré) & attento animo perpendēti, qua ratione ad Apollinaris quam profiteor artis summum perfectionéque
perueniatur, in mentem subijt illud præclarè à Galeno
proditū, cap. 6. lib. 9. Meth. Med. ἐχ οἷόντ᾽ ἔστι τέχνης ἐδεμίας ἐπιστήμην κτήσασθαι, χωρεὶς τὸ μέθοδόν μὲν τινα διὰ τῶν καθόλυ
κεφαλαίων θεωρημάτων, ἄσκησιν δ᾽ διὰ τ῾ ἐν μέρει λαμβανειν· παρά δ᾽ εἰχ μόνων, ὥτε γὰ οἱ ἐντειχρεῖς τὸ γυμνάζεσθαι πολυειδῶς ἐν τοῖς κτ μέρος ἐπὶ τῷ καμνόντων ἃ χα σφάλλε, ὄυτ᾽
ἀν τλῶ τῆ γυμνασίαν ἐγχωρεῖ γυνεσθα προσηκόντως αὐτε τ῾ καθόλυ γνώσεως. ἐν ἐκείνοις
μὲν γὰ ἡ μέθοδος, ἡδ᾽ ἄσκησις, ἐν τοῖς κτ μέρος. ὅπερ ἂν ὅσοι βαδίσαι τινὰ ὁδὸν ἐφίενται,
τοῖς σκέλεσιν ἀμφοτέροις ἐν μέρει χρῶνται, θατέρῳ δ᾽ ἒι τις σκάζων μόνῳ χρῶτο, παμπόλλῳ τε χρόνῳ ἂν κτ τὸ σφάλλεσθ πολλάκις κα᾽ ὑπὸ τὰ πορείας, οὗτος ἔστι ἐπὶ τέλος ἀγνοσεῦ ἀφικέσθαι. τέχνης ἐθέλει χρησκον ἑαυτὸ τοῖς ἰδίας πόνοις οἷόντερ σκέλεσιν ἐ μὲν
γαψοις, ἢ ὅπως αὐτοῖς ὀνομάζειν ἐθέλ ητω· μεθόδῳ μὲ ἐν τοῖς καθόλυ θεωρήμασιν· ἀσκήσει
δ᾽ ἐν τοῖς κτ μέρος. Non licet vllius artis scientiā nācisci, nisi & methodū
quandā habueris per vniuersalia vocata theoremata, & in particularibus exemplis te exercueris. Cum neque fieri possit, vt sine multiplici
in ægris singulis exercitatione, quod ex vsu sit facias, nec sine vniuersalium cognitione probe exercitatio procedat. quippè cùm in vniuersalibus methodus, in particularibus exercitatio consistat. Quemadmodum igitur qui iter aliquod ingredi student, vtróque inuicem vtuntur
crure, qui altero claudus, vno duntaxat vtitur, & longo spatio & sæpè
errans viam peragit: ita sanè & qui finem cuiuslibet artis consequi pa

rat, duobus his veluti cruribus vel inſtrumētis, vel quomodocúmque
appellaſſe libet vti debebit, in vniuērſalibus theorematis, methodo: in
particularibus, exercitatione. Quod cùm perſuaſiſſimum haberem, in
eo omne ſtudium collocaui, vt omnibus veterum & recentiorum monumentis accuratè excuſſis, quæcumque ab optimis quibúſque tum
Græcis tum Latinis, tum Arabibus generatim præcepta ad medendi
vſum conducere diuturna meditatione obſeruaueram, non minùs per-
ſpicua, quàm cōpendiaria methodo perſtringerem, eadémque exactè
quotidianis conſultationibus meis in praxim traducta ſcriptis mandā-
rem, ne præſentibus modo hominibus, ſed & poſteris conſuluiſſe, nec
mihi ſoli, ſed & philiatris omnibus profuiſſe videar. Imprimis igitur
aphoriſticam medendi methodum catholicis theorematis ex Principum Medicorum decretis cōſtitutam, ac ſubinde methodicam in particularibus exemplis, quæ varijs ægrotantibus inuiſcendis mihi videre
contigit, exercitationē tradidi: ſicque expeditiſſimā ac tutiſſimā viam
demonſtraui, qua Medicus vtriſque cruribus innixus, nequaquā clau-
dicare, ſed rectà ad artis finē peruenire queat, vt nec κοινότητας tantū cō-
templans, Methodicus Theſſali ſectator, nec ἰδιότητας ſola in particularibus exemplis vtens, Empiricus, ſed vtráque ſcientiæ adipiſcendæ organa, rationem & experientiam adhibens, Dogmaticus iure poſſit appellari.   Totum opus libros nouem continet, quórum primo communem medendi rationem; conſequentibus verò propriam ſingulis
ſingularum corporis partium affectibus complexus ſum. Ab iis originem duxi, qui caput Principum animæ facultatum domicilium obſi-
dent, ad eos ſubinde vergens, qui oculos, aures, nares, aliáque ſenſuum
organa infeſtant. Tum ad morbos progreſſus, qui cor, pulmonem atque thoracem, vitalium facultatum ſedem inuadunt; ad eos deinceps
perrexi qui hepar, ventriculum, inteſtina, lienem, renes, veſicam, teſtes
atque vterum, facultatum naturalium inſtrumenta adoriuntur.   Hinc
ad articulorum dolores tranſij. Externa tandem corporis vitia (in quibus Chirurgi occupantur) perſecutus, tumores præter naturam imprimis, mox vulnera & vlcera, poſtremò fracturas & luxationes deſcripſi.
Sub ſingulis autem titulis leges ad ſingulos morbos propellendos ne-
ceſſarias ante expoſui: his conſentaneas conſultationes, ad morbidos
in ſuam priſtinam valetudinem reſtituendos inſtitutas proximè ad-
iunxi: adeò vt primùm de ægritudine, deinde de ægrotis vbique diſſe-
ruerim. Sic primo libri ſecundi titulo de phrenitide & phreniticis: ſecundo de mania & maniacis: tertio de melancholia & melancholicis:
quarto de lethargo & lethargicis: quinto de vertigine & vertiginoſis,
deque ephialte & ἐφιαλτωμένοις: ſexto de epilepſia & epilepticis: ſeptimo de
apoplexia & apoplecticis, deque paralyſi & paralyticis: octauo de catarrho & καταρροιζομένοις: nono de cephalalgia & cephalalgicis. Primo libri tertij titulo de ophthalmia & ophtalmicis: ſecundo de amauroſi &
ἀμαυρωθεῖσις: tertio de ſuffuſione & ſuffuſis: quarto de ſurditate & ſur-
daſtris: quinto de hæmorrhagia & αἱμορραγῶσι: ſexto de dyſodia & δυσω-

ſin:ſeptimo de ſynanche & ſynanchicis. Primo libri quarti titulo de
febribus & febricitantibus: ſecundo de aſthmate & aſtmaticis : tertio
de peripneumonia & peripneumonicis: quarto de hæmoptyſi , & hæ-
moptoicis: quinto de phthiſi & phthiſicis: ſexto de pleuritide & pleu-
riticis: ſeptimo de empyemate & empyis. Primo libri quinti titulo de
hydrope & hydropicis: ſecundo de ictero & ictericis: tertio de cholera
& choleticis: quarto de cœliaca & cœliacis: de lienteria & lientericis:
de diarrhœa & διαῤῥοιζομένοις, déque dyſenteria & dyſentericis : quinto
de colica & κωλικευομένοις: ſexto de ileo & ilioſis : ſeptimo de hæmor-
rhoidibus & hæmorroiſcis; octauo de ſplenis tumore & ſplenicis: nono
de calculo & calculoſis : decimo de ſtranguria & ϛραγγυριῶσι: vndecimo
de gonorrhœa & γονοῤῥοῖσις : duodecimo de immodicis vteri fluoribus
& ῥοϊκαῖς γυναιξὶ; decimo tertio de menſiū ſuppreſſione & ἀναδάρτοις mulieribus: decimo quarto de vteri ſuffocatione & hyſtericis. Sic libro
ſexto de arthritide & arthriticis: libro ſeptimo de ἀποσήμασιν & ἀποσημα-
τίαις: libro octauo de vulneribus & vulneratis; déque vlceribus & vlce-
ratis: libro nóno de fracturis & fractis; déque luxationibus & luxatis:
atque ita primum de affectibus indefinitè, deinde de perſonis affectis,
pro varia temperamētorum, ætatum, regionum, temporum, victuum,
cæterarumque circunſtantiarum ratione, definitè tractaui.

Cùmque ad Medicinam via & ratione faciendam, affectus, qui proponitur diagnoſis imprimis habenda; dein exitus Prognoſis aſſidenti-
bus prædicenda, tùm agredienda eius Therapia ſit, omnes omnium ti-
tulorum leges, in tres ordines diſtinxi; quorum primo Diagnoſticas
quibus affectus ſpecies, cauſa, ſedéſque internoſcuntur: ſecundo Pro-
gnoſticas quibus morbi euentus præſagitur: tertio Therapeuticas quæ
in curatione agenda iubent, prohibétque cōtraria, concinnè diſpoſui.

Has autem Leges, iampridem Latinè editas, ac nunc demum Gallicè redditas, duplici nomine tibi offero, (Medicorum Coryphæe) vnó,
vt meam pro tua ſingulari in me beneuolentia perpetuam in te obſer-
uantiam teſtificarentur, altero vt tuam in clientelam commiſſa Momi lucernam haud vererentur. Siquidem dignitatis tuæ ſplendore po-
tes obſcuri liuoris tenebras momento depellere, authoritatiſque tuæ
clypeo venenatos obtrectatorum aculeos retundere, ac ſuggillatores
mordaces proſternere. Scio non defuturos Medicos qui ægrefetāt hoc
opus meum vernacula lingua exaratum. Sed modo tibi gratum ſit, ne
flocci quidem facio, ſi ab alijs improbetur. Quid? Nonne antiquorum
Archiatrōn veſtigia ſequor? An non Hippocrates , Galenus cæteríque
Græci Græcè, Celſus alijque Latini Latinè, Auicenna ac reliqui Arabes Arabicè Medicinam promulgarunt? Cur igitur nobis Gallis eam-
dem Gallicè interpretari non licebit ? Illam (inquiunt) lingua vulga-
ri explanans, Empiricorum numerum in Gallia augebis. At, inquam, ſi
rerum Naturæ ſagaces, ſi acerrimi quæſtionis cuiuſque diſceptatores,
ſi linguæ non modo Latinæ ſed & Græcæ periti, ſi omni virtutum ge-

nere ornati, ingenuarum Artium à me Gallicè traditarum, ope euadát:
si deinde salubrem victus rationem ex regulis nostris decernant, si postea affectam sedem, morbi speciem, causamque internoscere, euen-
tum tempestiuè præsagire, ac remedia curationi conuenientia, ex nostris legibus præscribere perdiscant; si medicamēta deniq; ex præscrip-
to nostro præparare queant, non amplius Empirici, sed Dogmatici
censendi erunt. Túmque liberè in celeberrimis academijs doctrinæ
suæ specimen exhibere, ac medendi licentiam consequi poterunt. Sic
ad Reipub. salutē Dogmaticorum Medicorum numerus augebitur.
Vecordes autem Agyrtæ longè facilius deprehendentur à solertibus
hominibus, qui monumenta nostra vel à limine salutarint: Hi quippe
imperitos à peritis Medicinæ professoribus melius secernent, cautio-
résque facti, non ita temerè prestigiatoribus, sed iis duntaxat qui tem-
peramentorum, morborum, ac remediorum notitiam habuerint, suam
salutem deinceps credituri sunt. Legum verò Medicinalium à me pa-
trio sermone descriptarum eò libentiùs patrocinium te suscepturum
esse mihi persuasi, quod primus de morbis quibusdam Gallica oratio-
ne elegantissima disserueris. Non est igitur quod aduersarios nostros
reformidem, cùm patronum habeam & doctrina & authoritate claris-
simum. Sic enim famam tuis monumentis extendisti, vt vix vllis terrarum oris Laureatum nomen iam ignotum putem. Siquidem tāta fide,
facilitate ac diligentia expressam nobis reliquisti corporis humani fa-
bricam, vt omnibus cùm vetustioribus tùm recentioribus rei Anato-
micæ scriptoribus palmam præripueris. Prætereo illam Medicinæ
partem quæ de Crisibus agit, multis antea difficultatū inuolucris im-
plicitam eximia ingenij dexteritate luculenter à te enodatam. Adeo vt
nihil mirum, si nunc in aula Regia tanquam Medicorum sydus fulgē-
tissimum prælucere videaris. Itaque (quod reliquum est) abs te supplex peto, vt hoc munusculum tanquam mei perpetui in te obsequij
pignus, æquo animo accipias: quin & memoriam nostri tuam vt conserues, non quod de tua constantia dubitem, sed quia mos est ita ro-
gandi, rogo. Quod si feceris, magnus ad tua pristina erga me studia cu-
mulus accedet. Regi nostro, tibi, ac nobis viue diu fœlix. Vale, Parisijs,
Cal. Iun anno, 1608.

AD LECTOREM.

I quis forsitan in re leui & commentitia operam me impendisse existi-
met, audiat doctissimum Fernelium præclaris demonstrationibus
docentem,

Naturæ legibus Medicinæ leges esse consentaneas.

Niuersa illa mundi natura, omnia continēs atque per singula meabilis,
vt Solis & Lunæ reliquorúmque syderum cursus & conuersiones, tem-
porúmque vices & tempestatum commutationes atque Oceani æstus re-
ciprocationésque moderatur: ita & hanc rerum immensitatem ordine certo & constantia regit immutabili. Nec verò tam sapiēter & vniuersa gubernare & singula
fouere posset, nisi diuina quadā mente architectatrice & conseruatrice vteretur: quæ
consilio & recta ratione omnia prudenter administret, & prouidēter tutetur. Hæc
autem ipsius ratio, lex est naturæ, summa quippe vis insita in natura, qua admini-
strantur omnia atque existunt & conseruantur singula, ceu imperium quoddam
cui cuncta pareant, & sine quo nec rerum natura, nec mundus ipse consistat. Atque hæc quidem lex vna cum mundo nata, è summa est mense Deique numine
profecta. Nam, vt inquit Plato, quum Deorum sator mundum naturámque
conderet, huic simul leges fatales indixit. Iam verò quicquid aut animantium,
aut stirpium, aut metallorum genere continetur, inferiore hac mundi regione com-
prehensum, id peculiari quoque quadam natura (quæ sua est rei cuiusque) constat, quæ quod genuit, tuetur & regit. Hæc rursum peculiaris cuiusque natura,
propria lege eáque stabili & rata ducitur, qua actiones omnes perficis, illáque tota
est obediens & subiecta vniuersæ naturæ, eiúsque propria lex summæ legi: vt
omnia vna quasi consensione & sympathia iussis supremæ legis obtemperent. Itaque quicquid habet naturæ imperium, id perpetua constantia rectáque ratione &
conuenienti lege sustinetur. Hæc si ad nostram medicámque contemplationem re-
feremus, quicquid in homine præter cognitionem & voluntatis arbitrium inest,
id omne administratur naturæ legibus. Ad huius autem similitudinem effictum
simulachrum quoddam est Medicina, quæ naturæ legem semper intuens, in eám-
que defixa, ad ipsius imitationem, studium & opus omne dirigit, vt homini
firmam miniméque morbis obnoxiam valetudinem conseruet & tueatur, lapsam
verò & affectam erigat & in integrum restituat, vitámque ipsam saluam & incolumem quàm potest fieri longissimè producat. Illa quidem nata aut potius æter-
na, hæc verò scripta naturæ lex est: illa archetypus & primarium exemplar, hæc
solida & expressa quædam est eius effigies. Has nulla vis humana, nulla regionum locorúmve mutatio, nulla temporum decursio peruertit: sed inuiolata, sta-

Vu

biles & omni seculorum æternitate immutabiles & perpetuæ manent. His vel inuiti (quia mors omnibus communis) colla submittunt, qui omnium gentium populos sibi subijcere & legibus astringere contendunt. His imperatores summíque reges parent, aut certè non impunè refragantur. Hæ legum omnium præstantißimæ, omnium gentium peræque communes, prorsus necessariæ & immutabiles. Quum igitur sit tanta earum necessitas, tanta præstantia, enitendum omninò vt integræ, puræ & castæ hauriantur è saluberrimis & purißimis naturæ fontibus: non eæ quidem arctæ & rigidæ, sed blandæ ac mites, quæ morbis grauiter afflictos erigant, recreent & reficiant: eos verò qui earum ope Medicinam sint facturi, magna dignitatis commendatione apud omnes extollant, siantque tandem suasori honorificæ, morigero & obtemperanti frugiferæ, toti denique humano generi salutares.

Ι. ΓΑΥΤΗΡΙΟΥ ΤΕΤΡΑΣΤΙΧΟΝ.

ΤΑΣΔΕ σοφὰς σελίδας νηλεὴς γνὺς Αἰδωνεύ,
    Χαῖρε κράτος νεκρῶν ὀκδακρύων ἔκιφη,
Τῶν γ' Ασκληπιαδῶν εὐτάκτως ἡγεμονῦντας,
    Καὶ νέκυας ζῶσιν, ἤγαγεν Αβράμος.

IDEM.

Enserat in lucem, Pluto, hos migrare libellos,
    Et mea, collachrymans, regna valete, refert.
Frambesarius en Medicum prima agmina ducens,
    Solem etiam extinctis reddere promptus, adest.

EIVSDEM.

LE
PREMIER LIVRE
DES LOIX DE LA
FRAMBOISIERE.

TOVCHANT GENERALEMENT
LA METHODE DE PROCEDER A LA
guarison de chaque maladie.

LOIX,
Pour discerner le mal.
I.

POVR practiquer la Medecine par methode, il faut premieremēt cognoistre le mal, puis predire ce qui en aduiendra, & incontinēt apres mettre la main à la cure; attēdu que [b] la Therapeutique suit tousiours la Diagnostique & la Prognostique. Car quiconque veut vser de remedes profitables, doit remarquer au preallable les choses presentes, consequemment prognostiquer celles qui sont à venir: d'autant qu'il est besoin d'entendre l'estat present de la maladie, afin qu'on y puisse apporter le remede conuenable: puis de preuoir le futur, afin d'entreprendre promptement la cure, s'il y a esperance de salut; ou de predire le peril, si l'on craint la mort; ou de ne se point ingerer de penser la maladie, si elle est necessairement mortelle. Car pour maintenir sa reputation, [c] il ne faut iamais entreprendre la cure, & encore moins promettre la guarison des maladies deplorees, ains les conuient laisser là, & en predire seulement la fin. Où toute l'esperance de salut est perduë, ce seroit en vain donner occasion aux ignorans de calomnier les remedes qui ont sauué tant de gens.

[a] Πρὸς τὸ ἰᾶσθ ὀρθῶς, πρῶτον μὲν διαγνῶναι χρὴ τί ποτε ὂθ τὸ πάθος, δεύτερον ἢ προγνῶναι τὶ μέλλον ἔσεσθ, εἶτ' ἐπιχειρεῖν αὐτὸ θεραπεύειν. *Gal. sur le 1. liu. de la Diete des mal. aig. & ailleurs.*

[b] Παντελῶς ἡ θεραπεία τῇ διαγνώσει τε ἢ προγνώσει σύνεπτ). Δια-γνῶναι μὲν ὰ χρὴ τὰ πάροντα, προγνῶναι δ' ἐξ αυτῶν τὰ δ᾽ μησόμευα τ μέλλοντα χρήσαθ βοηθήματι θεραπείῳ. *Gal. c. 6. du lin. 10. de la Meth.* [c] Οὐ χρὴ κεκρατημένοις ἐγχειρεῖν, ἀλλ᾽ ἀφίστασθ δηλονότι προσαγορεύσαντα μόνον ἐς ὅτι τελευτήσει τὸ νόσημα. *Gal. sur l'aph. 29. du 2. liu.* Ἐφ' ὧ μὲν ανέλπιςος ἡ σωτηρία, μάταιον ἂν εἴη διαβάλλειν τοῖς ἰδιώταις τὰ πολλὺς σώ-ζοντα βοηθήματα. *Gal. ch. 9. du lin. 11. de la Meth. Celsus ch. 29. du 5. liu.*

La methode qu'on doit tenir en la practique de Medecine.

Pourquoy la Therapeutique suit tousiours la Diagnostique & la Prognostique.

Ce que doit faire le Medecin, quand la maladie est deploree.

Vu ij

C'eſt donc le deuoir d'vn homme bien aduiſé , de ne point
toucher celuy qui ne peut eſchaper, de peur qu'il ne ſemble
auoir donné le coup de la mort à celuy qui ne le pouuoit euiter.
Que ſi l'on veut hazarder quelques remedes, pour autant que
les effects de nature ſont admirables, & que nous ne deuons
tant attribuer à l'apparence des ſignes manifeſtes , que nous
eſtimions la puiſſance de nature luy eſtre inferieure : auſſi que
ce ſeroit choſe cruelle d'abandonner du tout le malade , fuſt il
totalement deploré ; l'on y pourra mettre la main, en aduertiſ-
ſant de bonne heure ſes parens , que ſans doute il en mourra,
afin que la mort ſoit imputee à la grandeur de la maladie, & non

Quand elle eſt dangereuſe.

pas à celuy qui le traicte. Mais quand le patient eſt en grand
danger , & non toutesfois entierement deſeſperé , on doit
aduertir les aſſiſtans que la guariſon eſt incertaine , & l'iſſuë douteuſe : afin que ſi nonobſtant l'art, il en meſaduient
par la grandeur du mal , qu'on ne penſe ny que la maladie
ait eſté incogneuë , ny que le malade ait eſté circonuenu. Ioint
que le Medecin eſt tenu d'exhorter alors le malade à la diſpoſition de ſa conſcience & de ſes biens. Parquoy pour faire methodiquement la Medecine, il faut auoir en premier lieu la cognoiſſance du mal preſent, puis en predire l'euenement aux aſſiſtans,
& entreprendre apres la cure, s'il eſt curable.

II.

Par quelle ma-
niere on aura
entiere cognoiſ-
ſance du mal.

Pour en auoir la cognoiſſance parfaite , il faut au preallable
faire curieuſement perquiſition du ſiege , en apres de l'eſpece,
puis de la cauſe du mal. Si toutesfois le mal paroiſt d'auantage
que la partie malade, l'on s'en doit premierement informer, afin
que celle-cy qui eſt plus obſcure ſe puiſſe mieux remarquer. Si
la partie malade eſt notoire d'elle-meſme, il ſuffit de diſtinguer
du commencement l'eſpece du mal, & de rechercher quant &
quãt ſa cauſe. Si le ſiege & l'eſpece de la maladie ſont manifeſtes,
il ne reſte ſeulement qu'à s'enquerir ſoigneuſement de la cauſe.

III.

Par quels ſignes
on cognoiſt le
ſiege du mal.

L'on apperçoit quelle partie du corps eſt malade, par l'action
offenſee, par l'eſpece & ſituatiõ de la douleur, par les excremẽs,
& par les accidens, & propres ſymptomes. Toutesfois tous ces
ſignes ne paroiſſent pas touſiours, mais du moins en voit-on ordinairement quelques-vns en chaque partie malade.

IIII.

Comme la par-
e malade eſt
gneuë par
tion offen-

L'action offenſee monſtre que la partie d'où couſtumiere-
mẽt elle procede, eſt malade. Car vne functiõ animale, vitale ou
naturelle eſtant intereſſee, fait paroiſtre qu'il y a quelque partie
animale, vitale ou naturelle trauaillee. Cõme la leſion de l'entẽ-
dement, de l'imagination, & de la memoire, monſtre que le cerueau eſt malade ; la perdition du ſentiment & du mouuemẽt que

les nerfs ou le principe des nerfs font offenfez. L'aueuglemēt,
la furdité, l'odorat & le gouft depraué, que les yeux, les oreilles, les narines & la langue font mal difpofez.   La difficulté de
refpirer, que les poulmons ou autres parties dediees à la refpiration patiffent : le pouls contrenature & la palpitation, que le
cœur fouffre : la difficulté d'aualler, que l'œfophage eft bouché : Si la digeftion ne fe fait pas bien, que l'eftomach eft vi-
tié.   Quand le corps manque de bonne nourriture, & eft de
mauuaife habitude, que le foye eft indifpofé; par ce moyen
on cognoift en quelle partie du corps la maladie eft affife.

L'efpece de la douleur declare auffi qui eft la partie malade,
comme la douleur pulfatiue enfeigne que l'artere ou la partie
voifine eft trauaillee : la pongitiue fait paroiftre que la membrane eft piqnotee : la conuulfiue, que les nerfs ou tendons,
font tirez par violence : la tenfiue, que les veines font remplies outre mefure : celle qui femble profondement froiffer,
donne à entendre que le periofte endure : Si elle eft lafche &
molle, que le mal eft en la chair.   Quand on la fent pefante
& obtufe, elle indique qu'il y a quelques entrailles mal difpofez. La fituation de la douleur, eft encore vn indice du fiege de
la maladie.   Comme fi la douleur eft du tout arreftee à l'hypochondre dextre, il eft à prefumer que le foye eft mal difpofé : &
fi elle eft au flanc feneftre, on coniecture que le vice eft à la rate. Car où eft la douleur, là eft la maladie. C'eft pourquoy il eft
befoin lors qu'on fait l'anatomie du corps humain, de confiderer diligemment la fituation de chacune partie. Et ne faut point
oublier à s'informer du malade, fur quel cofté il fe couche
plus volontiers.   Car fi le mal eft exterieur, il a plus de peine,
quand il eft couché fur la partie malade; s'il eft interieur, tout au
contraire.

Ce qui fort du corps fait quelquefois clairement paroiftre la
partie offenfee ; principalement fi quelque portion d'icelle,
vient à fe manifefter au dehors.   Comme fi en touffant on iette quelque cartilage, il ne faut point douter que la canne des
poulmons ne foit entamee; fi dans les vrines on apperçoit
quelque lopin de chair, il y a apparence que les roignons font
endommagez; fi parmi les felles on voit des raclures de boyaux,
il eft certain que les inteftins font vlcerez ; les grefles, fi les raclures font deliees ; les gros, fi elles font efpeffes & charnuës.
L'on eft affeuré que l'eftomach eft navré, quand la viande ou
le chyle fort par la playe; & que les inteftins font bleffez, quand
il y efchappe de la matiere fecale par l'ouuerture ; & que la veffie eft couppee; quand l'vrine coule dehors par l'incifion. Ayant
receu vn coup à la poictrine, on cognoift que la pleure eft per-

cee, quand le vent souffle du dedans au dehors. Encore prend-
on garde à la façon de ce qui sort, pour descouurir le siege du
mal. Car le sang saillant hors d'vne playe comme en sautant,
monstre que l'artere est ouuerte. Si quelque piece de la partie
offensee, vient à sortir toute seule, sans meslange, le siege du
mal est proche de là: mais si elle est exactement meslee parmy les excremens naturels, il est plus haut & plus esloigné.

Par les accidés. Les accidens sont pareillement indices de la partie malade.
Car la taye est signe que l'œil est offensé; l'enflure du flanc droit
que le foye est mal disposé; & celle du flanc gauche que la rate
est vitiee.

Et propres sym-
ptomes. Au surplus les propres symptomes descouurent le lieu, où est
le mal. Car la resuerie mõstre que le cerueau trauaille; les ioües
extremement rouges, que les poulmons sont enflammez; le dé-
goustement de viande, que l'estomach est indisposé; les deiections semblables à la laueure des chairs nouuellement tuees,
que le foye est debile.

V.

Pourquoy il se
faut curieuse-
ment enquerir,
si la partie est
offensee de soy-
mesme, ou par
consentement.
Apres auoir remarqué la partie malade, il se faut diligemment
informer, si elle est trauaillee par idiopathie, ou par sympathie,
pour ce qu'il est besoin de donner premierement secours à la
partie qui de soy mesme & par son propre vice est deuenuë malade, Idiopathie est vne propre indisposition de la partie, comme est la cataracte de l'œil. Sympathie est vne indisposition qui

Que c'est que
Idiopathie.
Sympathie.
aduient à vne partie, par le vice d'vne autre: ou pour l'affluence
de quelque humeur ou vapeur enuoyee d'ailleurs, ou faute de
l'influence de la faculté, ou de la matiere requise pour l'action.
Or la partie qui a esté trop long temps trauaillee par le consentement d'vne autre, en acquiert quelquefois vne propre indisposition. De sorte que d'vne simpathie se fait à la parfin vne
idiopathie. Et bien qu'elle soit vne propre indispositiõ, si n'est-
elle pas pourtant primitiue, ains consecutiue. Les Grecs appellent celle-là protopathie, & celle-cy tantost deuteropathie,
tantost hysteropathie. Parquoy quand c'est vne propre indisposition, il faut curieusement distinguer, si elle est primitiue, ou
deriuee d'vne autre antecedente.

Par quel signe
l'vne est distin-
guee de l'autre.
L'on discerne ainsi l'idiopathie d'auec la sympathie. Quand
l'indisposition est seule, continuelle & sans aucune intermission, & qu'elle n'augmente ny diminuë par l'accroissement,
ny la declinaison d'vn mal qui est autrepart, ains demeure tousiours en mesme estat, & que les remedes qu'on y apporte, profitent, c'est signe qu'elle est propre. Mais quand elle suruient
apres vn autre mal, & qu'elle accroist durant la croissance d'i-

celuy, & s'adoucit au declin, & qu'on n'apperçoit point de
soulagement des remedes appliquez dessus, il ne faut point
douter qu'elle ne soit par association. Ainsi la douleur de teste
causee par le consentement de l'estomach, est-elle distinguee
de celle qui est faite par le propre vice du chef, quand elle a suc-
cedé à l'enuie de vomir, au rot aigre, ou d'odeur bruslee, & au
mal de cœur, & qu'elle reçoit augmentation & diminution,
quand & celle de l'estomach, & qu'elle n'est point soulagee par
l'application des topics conuenables à la teste.

VI.

Ayant recogneu la partie du corps preallablement offensee,
il se faut enquerir de quelle indisposition elle est persecutee.
[a] L'indisposition qui empesche l'action est nommee maladie;
ce qui la suit, symptome; & ce qui l'engendre, cause. Tellement
[b] que toute indisposition contre nature, est ou maladie, ou cause
de maladie, ou symptome.

Le symptome est apperceu de soy-mesme, sans autres signes,
pour ce qu'il se represente perpetuellement à quelqu'vn de
nos sens. Mais la maladie & sa cause interieure, le plus souuent
sont eslongnees de nos sens, & ne se manifestēt point à la veuë:
neantmoins elles sont cogneuës par les symptomes, qui en sont
les signes, à sçauoir par les actions blessees, par les excremens,
& par les accidens du corps.

VII.

[a] Maladie est vne indisposition contre nature, qui blesse immediatement l'action. Toutes & quantesfois donc que tu ver-
ras l'action de la partie manifestement offensee, tu la pourras
bien dire vexee de maladie.

La maladie est triple, similaire, instrumentaire & commune.
Celle-là blesse premierement l'action de la partie similaire;
l'autre peruertit preallablement l'vsage de la partie organique;
la derniere offense tous les deux ensemble. Parquoy si l'action
de la partie entant que similaire, est blessee, la maladie sera similaire: Si l'vsage de la partie entant qu'elle est instrument de
quelque function est troublé, la maladie sera instrumentaire;
& si l'vn & l'autre aduient ensemble, elle sera commune. Or
l'action de la partie similaire est offensee par intemperature
simple, chaude, froide, seche, humide ou composee, chaude
& seche, chaude & humide, froide & seche, froide & humide;
soit nüe, ou auec matiere. L'vsage de l'organe est peruerty
par le vice de la grandeur, du nombre, de la situation, & le
plus souuent de la conformation, comme par obstruction. L'vn

& l'autre est offensé par solution de continuité, comme phlegmon, skirrhe, ou autre tumeur contre nature, vlcere, playe,
fracture, luxation. De là vient qu'intemperature est maladie
similaire; obstruction, maladie organique; & solution de con-
Comme l'espece de la maladie est cogneuë par l'action offen-sée. tinuité, maladie commune. Diuerses especes de maladie sont
cogneuës par diuerses sortes d'action blessee. Comme l'asso-
pissement continuel, denote l'intemperie froide & humide du
cerueau: La veille excessiue, l'intemperie chaude & seche. Le
Par l'espece de la douleur. pouls frequent, viste & inegal, la fiéure. Ainsi la proprieté de la
douleur est-elle demonstratiue de la maladie, comme la dou-
leur inflammatiue de l'intemperie chaude, & la stupefactiue de
l'intemperie froide.

Par les excre-mens. Les excremens aussi expriment quelquesfois asseurément l'espece du mal. Car si quelque portion d'vn membre est contenuë
aux excremens, il y a vlcere, comme quand on iette par bas des
raclures de boyaux, ou qu'on crache quelque cartilage de l'aspre artere. Si la viande est renduë par bas sans auoir receu aucun
changement, c'est vne lienterie. Quand il y a du sable au fond
des vrines, on coniecture la pierre au roignon.

Par les accidés du corps. Les accidens du corps declarent pareillement l'espece de la
maladie, comme la couleur citrine, vne oppilation de foye; la
couleur brune, vne obstruction de rate; la langue noire, la fiéure ardente; les ongles crochuës, la plithisie; les iouës rouges,
la peripneumonie. Entre ces accidens, ceux qui sont propres &
inseparables, sont tenus pour tres-certains, pour ce qu'ils ont
vne tres-grande vertu demonstratiue.

VIII.

Par la nature & situation de la partie mala-de. La nature & situation du lieu, est de tres-grande importance, pour recognoistre l'espece de la maladie, pour ce que cha-
que partie a ses propres maladies. Comme les yeux seuls sont
subiects à la cataracte: les reins & la vessie presque tousiours, à
la pierre: les intestins aux vers, & non pas l'estomach: le cœur
ne peut iamais souffrir vlcere profonde: ny le poulmon, douleur.

IX.

Par les choses antecedentes. Pour cognoistre encore plus manifestement la maladie, il
faut diligemment considerer les choses antecedentes, comme
la nature, l'habitude, l'aage, le pays, la saison, la disposition [a] Τοῖς οἰκείοις
de l'air, comment viuoit le malade auparauant, & de quelles νοσύμασιν ἐνα-
maladies il a accoustumé d'estre persecuté. [a] Car toutes per- λωτότεροι
sonnes sont bien plustost surprises des maladies qui leur sont πάντες. *Gal.*
familieres. [b] Or les maladies chaudes sont familieres aux gens *sur l'aph.* 39.
chauds, les froides aux froids, les humides aux humides, & les *du l.* 2.
seches aux secs, tant à ceux qui sont tels de nature, d'habitu- [b] Τῇ ϑ θερμῶ
de,

φύσει ἢ ἕξει ἢ **de & d'aage, que pour la region, la saison, & la constitution**
κλικίᾳ ἢ ὥρᾳ **d'air.   Et iaçoit que pour les fautes qu'on commet iournelle-**
ἢ καταστάσει ἢ **ment en la maniere de viure, toutes sortes de maladies puissent**
χώρᾳ, τὰ θερ- **arriuer à toutes complexions, à toutes aages, en tous lieux, &**
μότερα τῶν νο- **en tout temps : si est-ce⸜ qu'elles suruiennent bien plustost au**
σημάτων ἔξιν **temperament, à l'aage, au lieu & au temps, auec lequel elles**
οἰκεῖα. τοῖς δ **ont affinité.   Vne maladie Epidemique est incontinent reco-**
ψυχροτέραις **gneüe, quand elle a cours parmy le peuple, & que plusieurs en**
τὰ ψυχρότε- **sont trauaillez au mesme temps.   Toute maladie hereditaire,**   *Par les parens.*
εραις. κτ̀ δ τὸν **comme l'epilepsie, la grauelle, la goutte, est suspecte à ceux qui**
αὐτὸν λόγον, ἢ **sont nez de parens epileptics, grauelleux, goutteux, ou subiects**
τοῖς μὲν ἔνερ- **à autre semblable indisposition.**
τέραις τὰ ἐνεότερα, τοῖς δ' ὑγροτέραις τὰ ὑγρότερα. sur l'aph. 34. du liu. 2. ⸜ Νοσήματα πάν-   *Par application*
τα μὲν ἐν πάσῃσι τῇσιν ὥρῃσι γίνεται, μᾶλλον δ' ἔνια κατ' ἐνίας αὐτέων ἢ γίνεται ἢ παροξύνεται.   *de choses profi-*
Hipp. aph. 19. du liu. 3.   *tables ou nuisi-*
bles.

    Dauantage on entre souuent en coniecture de l'espece de la
maladie, par l'vsage des choses qui proufitent, ou qui nuisent.
Car l'intemperature chaude rengrege, quand on y applique
quelque chose de chaud, & se modere par l'vsage des choses
froides. L'intemperature froide tout au contraire.

X.

    Si tost que la maladie est cogneüe, il faut soigneusement re-   *Combien il y a*
chercher sa cause. Elle est interne ou externe. L'interne est dou-   *de sortes de cau-*
ble, antecedente & coniointe. Il est besoin de s'enquerir pre-   *ses de maladie.*
mierement de la cause coniointe, pour ce quelle produit immediatement la maladie. Il est donc expedient de sçauoir si c'est   *Pourquoy la*
ventosité, ou quelque humeur peccante, sang, bile iaune, ou   *cause coniointe*
noire, ou pituite, ou autre chose contre nature, comme pierre,   *doit estre pre-*
grumeau, vers, ou quelque sorte d'excrement. La couleur & la   *mierement re-*
nature de la partie, l'espece de la douleur, & la façon de l'ex-   *cherchee.*
crement, auec l'humeur dominante au corps, en seront in-   *Le moyen de la*
dices.   *cognoistre.*

XI.

    Car quand la partie eschauffee contre nature, est rouge, elle   *Par la couleur.*
est remplie de sang; si on l'apperçoit iaunastre, elle est outre
mesure trempee de bile : Mais celle qui est refroidie, estant
blanchastre, est chargee de phlegme : & lors qu'elle est liuide,
ᵃ Τὸ χρῶμα **de melancholie; d'autant que ᵃ la couleur du cuir est ordinaire-**
τῶν χυμῶν ἐοι- **ment semblable aux humeurs qui sont cachees dessous. Diuer-**   *Et la nature de*
κὸς αὐτέων. **ses parties sont destinees à engendrer & amasser diuers excre-**   *la partie.*
Gal. sur l'aph. **mens, comme le foye, à la bile iaune; la rate, à la noire; l'esto-**
6. du 1. liu. **mach, les boyaux & le cerueau, à la pituite; les reins & la vessie,**
à la pierre; les intestins, aux vers.

    La douleur est fort piquante, quand elle est causee de chole-   *Par l'espece de la douleur.*

re : Elle est moderee, quand elle procede du sang. Et obtuse, quand elle prouient de melancholïe, de pituite & de ventosité, si ce n'est lors qu'elles font grande distension, pour leur abondance.　Si ce qui sort de la partie malade, est vne portion de la matiere y contenuë, il exprime par sa couleur ou sa substance, quelle elle est.　De l'humeur dominante, il en sera parlé cy apres.

Par la façon de l'extrement.

XII.

Ce qu'il faut faire apres auoir cogneu la cause coiointe.

Quand la cause coniointe de la maladie est cogneüe, il se faut informer apres, si elle est seule, ou si elle est entretenuë de quelqu'autre antecedente.　Celle qui est amassee en maniere de congestion par le vice de la partie offensee seulement, est reputee seule : Mais quand tout le corps ou quelque membre se descharge sur la partie malade, de quelque abondance d'humeur, comme d'vn fardeau qui le molestoit, il y a alors vne cause antecedente, qui accompagne la coniointe : tellement qu'on a deux sortes de causes internes, ausquelles il conuient remedier.

XIII.

Combien il y a de sorte de cause antecedente.

Que c'est que Plethore.

Cacochymie.

Par quels signes on les cognoist.

La cause antecedente de la maladie est double, l'vne est nommee Plethore, autrement plenitude, l'autre Cacochymie.[a] Plethore est vne repletion de toutes les humeurs également augmentees, ou bien de sang seulement.
[b] Cacochymie est vne repletion de cholere, ou de melancholie, ou de phlegme. Les signes de l'vne & de l'autre, sont prins tant des causes precedentes qui font amas d'humeur, comme de la temperature de tout le corps & des parties principales, de l'aage, de la saison, de la constitution de l'air, de la region, de la maniere de viure, & de l'euacuation coustumiere supprimee, que des accidens qui suiuent, à sçauoir des qualitez du corps, comme de la couleur & de l'habitude ; des mœurs des functions animales, vitales & naturelles, comme du sommeil, des songes, du pouls, de la coction : des excremens : des maladies suruenuës auparauant, & des choses qui nuisent & qui profitent.

a. Πληθώρα μὲν ἐστὶν ἀπάντων τῶν χυμῶν ὁμοτίμως αὐξηθέντων, ἢ τοῦ αἵματος μόνου πλεονεξία. Gal. c. 3. du li. 2. des med. locaux.

b. Κακοχυμία δ' ἐστὶ τῆς ξανθῆς ἢ μελαίνης χολῆς, ἢ τοῦ φλέγματος πλεονεξία. Gal. c. 6. du li. 13. de la Meth.

XIIII.

Combien il y a d'especes de plenitude.

La plenitude a deux especes, l'vne coustumierement appellee *ad vires*, en laquelle le sang, bien qu'il ne soit excessif, ny en qualité, ny en quantité, opprime neantmoins les forces debiles d'ailleurs : l'autre, *ad vasa*, laquelle surpasse la symmetrie naturelle.　Celle-cy est ou legere, quand elle remplit seulement la cauité des veines, n'excedant gueres la mediocrité : ou tensiue, quand elle estend desia, & desioint presque les tuniques des vaisseaux, pour son abondance.　Car en icelle ils sont

πληθώρα πρὸς τὴν δύναμιν.
πρὸς ἀγγεῖα, autrement.
κ' τὸ ἔγχυμα.

fi remplis de fang , qu'ils ne s'enflent pas feulement, ains viennent encore à s'eftendre & quafi fe creuer. Et bien qu'elle foit
extremement exceffiue, il fe peut faire toutesfois, qu'elle n'e-
ftouffe point les forces. Car le plus fouuent (comme on void
aux luicteurs) les forces croiffent auec le fang , & la maffe du
corps. Mais s'il aduient que les forces en foient affoiblies, ce fera alors, *plenitudo fupra vires.*

Quand donc en la plethore, le corps n'eft aucunement appe-
fanty, & que les forces demeurent toufiours en mefme eftat,
c'eft vne feule plenitude de vaiffeaux.   Et lors que le corps deuient lourd , le mouuement pareffeux , les fens affoupis , le
fommeil fafcheux, profond & troublé, & que la perfonne en
fongèant penfe eftre fort preffee, ou porter quelque fardeau,
ou ne fe pouuoir remuer, c'eft vne plenitude au preiudice des
forces.

*Quelle differ-
ce il y a entre la
plenitude , ad
vafa & ad vi-
res.*

XV.

Les caufes qui engendrent abondance de fang, font fignes antecedens de plenitude, comme
la complexion exactement temperee de tout le corps, principalement du foye & du cœur : & celle qui eft moderement
chaude & humide.

*Les signes de
plenitude , an-
tecedens.*

εὐκρασία.

L'aage de croiffance.   Car les enfans & les adolefcens, & les
iouuenceaux qui font entre-deux, ont beaucoup de fang, à
caufe qu'ils ne font guere eflongnez des principes de leur generation.

*ἡλικία ἐπαυ-
ξητική. τὰ
παιδία ὶ τὰ
μειράκια, ὶ οἱ*

La faifon printaniere. Car le fang abonde au Printemps,
pour ce qu'alors les froidures ceffent , & y furuient des eaux.
Le pays temperé.

*ἐν τῷ μεταξὺ
ἀμφοτέρων
βῆ αι πλεῖςον
ἔχει τὸν τῦ
αἵματος χυ-
μόν. Gal. fur le
.li. des Epid.
τῦ ἧ ε ε αἷμα
πλεῖςον.
Hipp. au liu.
de la nat.
bum.*

La bonne chere qu'on fait, en fe traictant magnifiquement de
bon vin & de bonnes viandes; la vie recreatiue & fans foing; l'e-
xercice moderé, & le dormir mediocre.

L'euacuation naturelle du fang fupprimee, ou l'artificielle
par trop long temps intermife.

Mais les accidens qui monftrent la domination du fang au
corps, font fignes confequens de plenitude, comme

Confequens.

La couleur de la face & de tout le corps, plus rouge que de
couftume; ou meflee de blanc & de rouge.

La tumeur des veines également apparante par tout.

La tenfion manifefte des vaiffeaux remplis de fang outre mefure.

*Κόπος αὐτό-
ματος.
Τειῶ ὄντων
κόπων, ἑλκώ-*

La laffitude tenfiue arriuee de foy mefme, fans auoir trauaillé,
en laquelle le corps & toutes les ioinctures pour leur pefanteur, ont grand peine à fe mouuoir. Car elle fe faict quand les
grandes veines enflees d'vne extreme quantité de fang, fe vien-

nent defcharger dans les petites, & celles-cy dans les mufcles, de forte qu'ils en font remplis & eftendus.

L'habitude du corps fort charnuë, d'autant qu'elle procede d'abondance de fang. Mefme la mediocrement charnuë, accompagnee d'vne chaleur douce, benigne & vaporeufe, pour ce qu'elle eft indice d'vn naturel bien temperé, qui engendre quantité de fang.

Les mœurs ioyeufes, facetieufes, paifibles & douces, d'autant qu'elles font indices d'vn corps bien complexionné.

La fimplicité & ftupidité d'efprit. Car elle eft caufee du fang, pour eftre de nature humide.

La pefanteur de tefte, pour l'abondance des vapeurs qui montent au ceruëau.

Le fommeil profond & paifible, auec fonges de chofes ioyeufes & plaifantes.

Le pouls fort, grand & plein. Car les veines font fi pleines de fang, qu'elles en refpandent vne partie par anaftomofe dans les arteres, lefquelles eftans remplies rendent le pouls tel, non feulement au carpe, mais auffi aux temples, aux doigts & par toutes les extremitez.

La refpiration plus difficile & frequente, principalement apres l'exercice, pour ce que les mufcles du thorax, pour l'abondance du fang, font pareffeux. De là vient que l'haleine eft plus frequente, pour l'vfage ; mais plus courte, à raifon que la capacité interieure de la poictrine eft plus eftroite.

La promptitude à rendre du fang par les felles, les hemorrhoïdes, les mois, les vrines, les narines, & le crachat.

La facilité d'endurer grande euacuation de fang.

Au furplus la fueur qui coule continuellement en abondance tout le long de la maladie, eft vn indice de plenitude.

Dauantage, quand on a accouftumé d'eftre fouuent trauaillé de maladies plethoriques, comme de fiéure fynoque, & de phlegmon. Car tout phlegmon eft caufé d'affluence de fang.

XVI.

La cacochymie eft triple, colerique, melancholique & phlegmatique. Les caufes qui amaffent quantité de cholere, font fignes antecedens de cacochymie cholerique, comme

La complexion chaude & feche. Car [a] on voit beau-

τι᾽ καὶ ἕξεσις
κράσεσι τ̃ αὖ-
θρώπων ἡ ξαυ-
θὴ χολὴ πλεί-
ση φαίνε͂) γί-
ομδύη.
*Gal. au ch. 8.
du 2. liu. des
fac. nat.*

Ἡλικία τῶν
παγίσκων ἐστὶν
ἀπὸ τ̃ πέντε
ὶ εἴκοσιν ἐτῶν,
μέχρι πέντε ὶ
τειάκοντα.
*Gal. sur l'aph.
9. du 5. liu.*

Ἡ ξαυθὴ χο-
λὴ κτ᾽ τ̃ ἀκ-
μαστικὴν ἡλι-
ίαν πλεονά-
ει.
*Gal. sur l'aph.
9. du 5. liu.*

Τῦ θέρεος ἡ
ολὴ πλείση.
*Hipp. au liu. de
a nat. hum.*

Ἡ ξηρότης
τὸς χυμοὺς ἐρ-
γάζεται χολω-
δεστέρους τῆ
ποιότητι.
*Gal. sur l'aph.
7. du 3. liu.*

Γυμνάσια ὶ
πόνοι ὶ θυμοὶ
ὶ φροντίδες ὶ
ἀγρυπνίαι, καὶ
ἀσιτίαι ὶ ἔν-
διαι πλείονα τὸν τ̃ ξαυθῆς χολῆς ἀθροίζουσι χυμόν.

coup de cholere s'engendrer aux hommes de temperature chaude & seche, pour la conformité qu'il y a de ceste humeur là, auec ce temperament-cy.

ᵇ L'aage virile & fleurissant, qui s'estend depuis 25. ans, iusques à 35. ᶜ Car la cholere abonde en cest aage-là, pour ce que
la chaleur naturelle est alors beaucoup plus seche & plus actiue
qu'auparauant, vne grande partie de l'humeur radicale qui la
temperoit, estant consumee.

La saison d'Esté. ᵈ Car la bile est excessiue en Esté, pource
que l'air qui nous enuironne alors, rend le sang plus chaud
& sec.

La constitution seche du temps. ᵉ Car la secheresse fait les humeurs plus bilieuses en qualité.

La region chaude & seche, & principalement.

La maniere de viure precedente trop chaude & seche.

ᶠ Mesme les exercices, les trauaux, les fascheries, les soings,
les veilles, les jeusnes & abstinences, amassent beaucoup de
cholere.

Pareillement l'euacuation de la bile, qui se faisoit coustumierement de soy-mesme, par vomissement, par bas, par les vrines ou les sueurs, estant supprimee: ou celle qui se souloit faire
auec medicamens, estant intermise.

Mais les marques consecutiues de la bile extremément abondante au corps, sont

La couleur de la face, des yeux & de tout le corps, palle, jau-
nastre, ou citrine, approchant à celle des Icterics.

Ou brune. ᵍ Car quand le temperament est fort excessif
en chaleur, la couleur est noirastre.

L'habitude du corps seche, maigre & gresle. ʰ Car les gens
gresles, sont pour la plus part bilieux.

Et veluë, ⁱ pour ce que la temperature chaude & seche, est
toute couuerte de poils.

Le poil roux, ᵏ d'autant que le poil roux est l'excrement li-
monneux de la bile.

Et encore plus le noir. ˡ Pource que le poil noir se fait quand
l'exhalaison bruslee par la force de la chaleur, est exactement
changee en suye: Et le roux, lors qu'elle n'est pas tant rostie.

Consequens.

Γal. au ch. 13. du 2. l. des temp.
ᵍ Εἰ κράσις ἐπὶ πλέον ἥκει θερμότητος μελάγχρους. *Gal. en l'art. succinct.* ʰ Διὰ τὸ πολὺ οἱ ἰσχνοὶ, χολώδεις εἰσί. *Gal. sur l'aph. 6. du 4. liu.* ⁱ Δασεῖα μὲ ἡ θερμὴ ὶ ξηρὰ κράσις ἐστὶν ἐρχάτως. *Gal. au 10. ch. du 2. liu. des temp.* ᵏ Ἡ θρὶξ ξαυθὴ τ̃ ξαυθῆς χολῆς ἰλυῶδες περίττωμα ἐστί. *Cal. au lieu preallegué.* ˡ Ἡ θρὶξ μέλαινα μὲ ἐστὶν ὅταν ὑπὸ ῥώμης τῦ θερμοῦ συγκαυθείσης τ̃ ἀναθυμιάσεως, ἀκριβῶς λιγνὺς γένηται τὸ περίττωμα. ξαυθὴ δ᾽ ὅταν ἧττον κατοπτηθῇ. *Gal. là mesme.*

La grosseur des veines estenduës par la violence de la chaleur. [m] Dautant que ceux qui ont les veines fort larges, sont plus chauds de nature; & ceux qui les ont plus estroites, plus froids. Car c'est le fait de la chaleur de les dilater & enfler.

La chaleur acre & mordicante au toucher.

La promptitude de courage, & inclination à se courroucer & venger.

Les sens vifs, legiers & soudains.

L'esprit subtil & inuentif. [n] Car la subtilité & industrie de l'entendement procede de l'humeur bilieuse.

Le sommeil petit & leger, accompagné d'inquietude.

Les veilles presque continuelles, [o] pour ce qu'elles se font pour l'intemperature chaude du cerueau seule, ou pour l'abondance d'humeur bilieuse conjointe auec

Les songes de feu, de guerre & de choses furieuses.

Le pouls vehement, soudain, frequent & dur.

Amertume de bouche, perte d'appetit, extreme soif, mal de cœur, suyui de conuulsion epileptique, & syncope stomachique.

Vomissement & flux de ventre bilieux.

Le ventre souuent constipé.

L'vrine jaune, enflammee, acre, auec peu de sediment.

Les maladies bilieuses frequentes, comme fieure tierce & ardente, resuerie, jaunisse, herpes, erysipele, pustules choleriques espanduës par tout le corps.

Pareillement si l'euacuation de la bile est profitable & aysee à supporter, & l'vsage des choses froides delectable, pour ce qu'elles domptent la bile effrenee, comme les choses chaudes l'irritent.

De là vient [p] qu'vne maladie bilieuse est rengregee par application de choses chaudes, comme elle est mitigee par remedes rafraichissans.

XVII.

Les signes de cacochymie melancholique, antecedẽs.

La cacochymie melancholique est cogneuë premierement par les causes productiues de melancholie comme sont

La temperature naturelle froide & seche, auec debilité de rate; ou bien chaude du commencement, mais deuenuë froide par transmutation. [q] Car si quelqu'vn auparauant chaud & sec, par adustion du sang, engendre force bile noire, il deuient froid & sec, & aussi tost melancholic.

[m] Ὅσοι μὲν εὐρυτέρας ἔχουσι τὰς φλέβας θερμότεροι φύσει, ὅσοι δὲ στενοτέρας ψυχρότεροι. τοῦ θερμοῦ γὰρ ἔργον εὐρῦναί τε καὶ διαφυσῆσαι ταύτας. *Gal. au 9. ch. du 2. liu. des temp.*

[n] Ὀξυθυμία. Τὸ ὀξὺ καὶ συνετὸν ἐν τῇ ψυχῇ διὰ τὸν χολώδη χυμόν ἐστι. *Hipp. au li. de la nat. hum.*

[o] Ἀγρυπνίαι γίνονται διὰ θερμὴν δυσκρασίαν τοῦ πρώτου μορίου τῶν αἰσθητικῶν, ἢ μόνην, ἢ καὶ χυμοῦ χολώδους πλεονάσαντος. *Gal. sur l'aph. 3 du 2. liu.*

[p] Τὸ χολῶδες νόσημα παροξύνεται τῶν θερμαινόντων ἐπιτιθεμένων, ὥσπερ αὖ πάλιν ὑπὸ ψυχόντων ἀνίεται.

[q] *Gal. au 2. ch. du 10. liu. des medic. locaux.* Εἴ τις ἔμπροσθεν θερμὸς καὶ ξηρὸς ἐκ συγκαύσεως τοῦ αἵματος ἐγγεννήσαι πλείστην τὴν μέλαιναν χολὴν, οὗτος γοῦν ἐστὶν, ὁ πρὸς τῷ ξηρὸς εἶναι καὶ ψυχρὸς, εὐθὺς καὶ μελαγχολικός. *Gal au dern. ch. du 2. liu. des temp.*

L'aage declinant [r] qui s'eſtend depuis 35. ans. iuſques à 49.
[s] Car la melancholie abonde en ceſt aage-là, à cauſe qu'en ſuccedant à la ieuneſſe qui eſt la plus bilieuſe de tous les aages, il
reçoit la bile bruſlee.

La ſaiſon automnale. [s] Car la melancholie eſt fertile en ce
temps-là, à raiſon que l'Automne ſuccedant à l'Eſté, qui eſt
tres-chaud & ſec ſur toutes les ſaiſons de l'annee, reçoit la bile
aduſte.

La nourriture groſſiere & viſqueuſe, comme de pain bis, de
chair de porc, de bœuf, de lieure, de cerf, principalement ſalee,
de gros vin noir, de biere, de vieil fromage.

La vie triſte, touſiours occupee aux affaires penibles, à la
contemplation, à l'eſtude des lettres, ſans recreation d'eſprit, ny
exercice du corps. Car en icelle la chaleur naturelle s'aneantit,
& les humeurs par aſſopiſſemét deuiennent groſſes & eſpaiſſes.

La ſuppreſſion de la melancholie qui ſouloit eſtre euacuee
de ſoy-meſme par les hemorrhoïdes, par les menſtruës, par les
ſelles, par rongnes & gratelles, ou bien par medicamens.

En apres par les ſignes de la melancholie dominante au corps, Conſequens
comme ſont

La couleur brune ou noiraſtre de la face & de tout le corps.
Le cuir plein de rongnes, gratelles crouſteuſes ou farineuſes.
Durté, enfleure & douleur de rate.
L'habitude du corps ſeche & maigre.
Le regard triſte, morne & renfrongné.
Crainte, triſteſſe, taciturnité, ſolitude, vaine imagination,
opiniaſtreté. [v] Car la conſtance & fermeté d'eſprit procede de
l'humeur melancholique.

Le courage tardif à ſe courroucer, mais difficile à s'appaiſer
eſtant vne fois courroucé.

Le dormir troublé & inquieté d'horribles ſonges, comme de
viſions d'eſprits malings, de tourmens de mort, de ſepulchres &
autres choſes eſpouuantables.

Le pouls petit, tardif, rare & dur.
L'appetit ſouuent depraué, & quelquefois deſordonné, à
cauſe d'vne matiere acide qui abreuue & ſuce l'orifice de l'e-
ſtomach.

La melancholie ſortant de ſoy-meſme en abondance, par
vomiſſement, par les ſelles, par les vrines, par les ſueurs, par les
hemorrhoïdes.

L'vrine clere & blanche, quand il n'y a point de melancholie
meſlee auec; mais eſpoiſſe & noire, lors qu'il s'en euacue quelque portion parmy.

Les maladies melancholiques arriuans ſouuent.

Quand les medicamens qui purgent la melancholie soulagent la personne, & que les viandes attenuantes profitent, & les
grossieres offensent.

XVIII.

La cognoissance de la cacochimie pituiteuse est prise premierement des causes qui font amas de pituite, comme sont

Le temperament froid & humide.

La vieillesse, qui s'estend depuis 49. ans iusques à la fin. [a] Car
en cest aage là, il s'engedre force phlegme, faute de chaleur naturelle.

La saison d'Hyuer. [b] Pource que selon Hippocrate l'Hyuer remplit le corps de pituite, tant pour la longueur des nuicts,
que pour l'abondance des pluyes.

De là vient qu'on deriue le nom Latin *Hyems*, du verbe
Grec, ὕω qui signifie pleuuoir.

Le temps humide. [c] Car l'humidité de l'air qui nous enuironne, amasse quantité d'humeurs pituiteuses & de superfluitez
aqueuses.

L'vsage immoderé des viandes froides & humides. La grande
quantité d'eau qu'on boit. Les excés de la bouche.

La vie sedentaire & sans exercice.

La demeure és lieux aquatics & marescageux.

Le long dormir principalement apres le repas.

L'euacuation du phlegme qui se souloit faire naturellement
ou artificiellement par haut, ou par bas, supprimee.

Les mois des femmes arrestez contre la coustume.

Secondement des indices apparens du phlegme abondant au
corps, comme sont

La couleur du visage & de tout le corps blanchastre, quelquefois plombee ou liuide, la face bouffie, la masse du corps
grosse & grasse. [d] Car les gens gros & gras, sont ordinairement
froids & pituiteux, d'autant que la graisse est tousiours engendree par la froideur de l'habitude du corps.

Les veines & arteres deliees & estroites, pource qu'elles contiennent fort peu de sang & d'esprit.

[e] La peau blanche, mollasse & sans poil, pour ce que la complexion froide & humide n'est aucunement veluë.

Le poil blanc; pource qu'il est engendré du phlegme.

Le sexe feminin; [f] pour ce que la femelle est de nature plus
froide, que le masle.

Tous les mouuemens du corps tardifs, auec pesanteur & pa-
resse, les sens stupides, l'esprit lourd.

Le sommeil profond & pesant.

Songes d'eaux, de pluye & de neige.

Pesanteur

[a] Κατὰ τὴν με-
τοπωρικὴν ἡλι-
κίαν πάμπολις
ἐστὶν ὁ χυμὸς
φλεγματώδης.
Gal. sur l'aph.
31. du 3. liu.

[b] Ὁ χειμὼν
πληροῖ τὸ σῶ-
μα φλέγμα-
τος.
Hipp. au liu.
de la nat. hu.

[c] Ἡ ὑγρότης τοῦ
περιέχοντος
τούς τε φλεγ-
ματώδεις ἀ-
θροίζει χυμούς,
καὶ τῶν ὑδα-
τωδῶν περιτ-
τωμάτων οὐκ
ὀλίγα.
Gal. sur l'aph.
7. du 3. liu.

[d] Οἱ παχεῖς καὶ
πιμελώδεις
ψυχροὶ καὶ
φλεγματώδεις
εἰσί. πιμελὴ γὰρ
διὰ ψύξιν ἕ-
ξεως ἀεὶ γίνεται.
Gal. au 9. ch.
du 2. liu. des
temp.

[e] Ῥᾳδίως ἄ-
τριχος ἡ ψυχρὰ
καὶ ὑγρὰ κρᾶ-
σις ἐστί.

Au ch. 10. du
2. li. des temp.

Ἡ λευκὴ θρὶξ
ἔγχρονος φλέγ-
ματος.

là mesme.

ψυχρότερον
ἐστὶν ἄρρενος τὸ
θῆλυ φύσει.

Au ch. 9. du
mesme liu.

Pesanteur de teste.

Le pouls petit, tardif, rare & mol.

Tardiue digestion, rotaigre, enuie de vomir apres le repas.

L'vrine blanche ou palle, tantost cruë, tantost espoisse & trouble, auec force sediment.

Le phlegme sortant abondamment de soy-mesme par haut, ou par bas.

Le corps le plus souuent moite.

Les fleurs blanches aux femmes.

Les maladies pituiteuses, comme œdeme, catarrhe, coustumieres & frequentes.

Quand l'euacuation du phlegme naturellement ou artificiellement faite, est proffitable; & que les alimens & medicamens chauds, ne sont pas moins vtiles que delectables.

Or dautant que la pituite salee acquiert vne chaleur contre nature, par le meslange de la bile ou par pourriture; elle est remarquee par les signes de colere & de phlegme meslez ensemble. Et si est assez souuent recognuë à la saueur, & par vne demangeaison, auec vne vilaine galle qu'elle produit.

*Les signes de la
pituite salée.*

XIX.

L'estomach froid & humide, auec debilité de la chaleur naturelle, prouenant d'intemperature simple, ou du vice des humeurs.

*Les signes de
ventosité, ante-
cedens.*

La rate enflee & oppilee de melancholie, empeschant par sympathie la digestion de l'estomach:

Les viandes venteuses, comme sont les fruicts cruds, les feves, les chastaignes, les truffes:

Le brunage excessif, la trop grande quantité de bouillons, l'yurongnerie, la gloutonie:

L'oysiueté, le dormir immoderé, l'aage, le pays & le temps froids, excitent abondance de ventositez.

Et quand il y a beaucoup de vents amassez au corps par les causes susdites, il se fait vne distension du ventricule & de l'intestin colum, principalement en l'hypochondre senestre auec vn bruyement.

Les douleurs tensiues vagabondes par tout le corps, courent çà & là.

L'on oyt à tout propos des vents sortir par haut & par bas, dont s'ensuit quelque soulagement. Lon entend souuent des tintemens d'oreilles.

L'on est fort subject à la colique, & aux autres maladies causees de flatuositez.

L'on songe volontiers de quelque chose qui courre viste, ou qui vole, & quelquefois du tonnerre & de tempeste.

XX.

La cause externe de la maladie, appellée dés Grecs procatarctique, vulgairement primitiue, doit estre curieusement recherchee, pource qu'elle nous conduit à la cognoissance tant de la cause interne, que de la maladie. Car l'air, la viande & le breuuage trop chaud, les veilles, le mouuement violent, la fascherie & la suppression des excremens, engendrent des humeurs & des maladies chaudes.

Au contraire l'air & le viure trop froid, le dormir, l'oysiueté, la crainte, & toute euacuation immoderée causent des humeurs & des maladies froides.

Les maladies seches ordinairement accompagnent les chaudes; & les humides, les froides; pour ce que la chaleur s'associe volontiers de la secheresse; & la froideur de l'humidité, d'autãt qu'elle est mere des cruditez. Pour descouurir donc exactement la cause & l'espece de la maladie qui nous est cachée, il est besoin par vne diligente inquisition & interrogation sur toutes les choses que le vulgaire appelle non naturelles, de tirer & apprendre du malade, s'il ne s'est point exposé à l'air intemperé, ou impur; s'il n'a point fait d'excés à boire ou manger, à veiller, à tranailler; ou s'il ne s'est point trop employé au seruice de Venus, ou s'il n'a point eu l'esprit passiõné outre mesure, ou si quelque euacuation coustumiere n'est point retenuë; comme la menstruale aux femmes, & l'hemorrhoïdale aux hommes. Et conuient de s'en enquerir d'autant plus soigneusement, qu'il y va souuent de la vie du malade, faute de sçauoir la cause euidente du mal. Car s'il arriuoit que quelcun fust tombé en fiéure, pour auoir trop veillé, ou ieusné, ou s'estre emancipé au jeu d'amour, & sans considerer la cause de la maladie, on luy alloit aussi tost ordonner la seignée & la purgation, on luy feroit courir fortune de la vie, attendu que la maladie vient d'inanition. Car il faut tout au contraire reparer la dissipation des esprits & des forces par remedes Analeptics, & non pas l'augmenter par phlebotomie & cathartics.

LOIX,
Pour iuger l'issuë de la maladie.

I.

LEs loix fondamentales du prognostic sont tirées des choses naturelles, non naturelles & contre nature, comme de trois fontaines. Car nous presagions & predisons que la maladie sera salutaire ou mortelle, & courte ou longue, par les forces, l'habitude, & l'aage du patient, par la saison, la constitution du temps,

& la maniere de viure, par la cause, l'espece & le siege du mal,
auec les symptomes que nous remarquons au changement des
actions, des excremens & des qualitez du corps.

II.

[a] Si les forces sont bastantes pour obtenir victoire sur la maladie, sans doubte le malade en reschapera : sinon il en mourra.
[b] Car les malades ne meurent jamais, pendant que les forces
sont bastantes. [c] Mais il faut de necessité mourir, tout aussi tost
que les forces viennent à succomber sous le faix de la maladie.
[d] Or pour prognostiquer le iour de la mort, il faut considerer
combien la maladie surpasse les forces, & obseruer les plus violens accez. Car si on apperçoit la maladie tellement surmonter
les forces naturelles, qu'elles ne puissent plus guieres resister,
la mort s'ensuyura bien tost : & s'il apparoist du contraire, plus
tard. Tellement que la source du prognostic, gist en la confe-
rence des forces du malade, auec la grandeur de la maladie. Car
si nature est assez forte pour vaincre la maladie, l'esperance du
restablissement de la santé, est asseurée : & si elle est si foible
qu'elle ne puisse estre victorieuse de la maladie, la mort neceffairement arriuera, & faut attendre l'vne ou l'autre, plustost ou
plus tard, selon que les forces seront plus robustes, ou plus debiles. Il appert par là que tous les autres signes salubres ou mortels, ne sont point pour autre raison indices de salut ou de mort,
que pour ce qu'ils monstrent la force, ou la foiblesse de nature,
au combat de la maladie.

III.

[a] C'est vn grand bien d'estre né mediocrement charnu, c'est à
dire tellement proportionné qu'on ne soit ny gros, ny gresle.
Car vn corps ainsi composé est de tres-bonne habitude, & a
beaucoup de forces, quand il se presente quelque maladie à la
repousser. Mais si on s'esloigne de la mediocrité, la grosse taille
est pire, que la mince : [b] d'autant que ceux qui de nature sont
fort gros & replets, meurent bien plustost que les maigres.

A raison que les veines & arteres des personnes grasses, sont
estroites, & pourtant ont fort peu de sang & d'esprit, de sorte,
qu'auec l'aage, pour vne bien legere occasion la chaleur naturelle vient à s'esteindre.

Mais les gens maigres, pour ce qu'ils ont les veines & les arteres plus larges, & dauantage de sang & d'esprit dedans, ne

courent pas si tost fortune de la vie. Vray est qu'ils reçoiuent *Hip.aph.44.*
ceste incommodité d'estre plustost offensez des causes exter- *du 2. liu.*
nes, faute d'estre fourny de graisse. Si bien que les gras sont plus
subiects aux iniures internes, & les maigres aux externes.

IIII.

De la ieunesse,　[a] La ieunesse a beaucoup de puissance pour combatre vaillam- ᵃ Ἡ νεότης κρα-
ou de la vieil- ment la maladie, d'autant qu'elle ne manque point de cha- τίσην πρὸς τὸ
lesse. leur naturelle, requise à la coction & excretion des mauuaises δ.εγ.ςνείως αὐ-
humeurs. τέχειν τῇ νόσῳ.

[b] Au contraire la vieillesse ne peut plus aysement resister à πλεῖςον γὰ ἔ-
l'assaut de la maladie, pour la debilité des forces, attendu qu'el- χει τὸ ἔμφυτον
le n'a gueres de chaleur naturelle. De là vient [c] que les mala- θερμόν.
dies sont bien plus lógues aux vieilles gens, qu'aux ieunes, à rai- ᵇ ἐκ ἔτι δύνα-
son qu'ils abondent en humeurs froides, desquelles la coction ται ῥᾳδίως αὐ-
ne peut estre faite qu'auec vne longue espace de temps, pour la τέχειν τὸ γῆ-
foiblesse de leur chaleur. Mesme la plus part des maladies chro- ρας, πρὸς τλω
niques qui suruiennent aux vieillards, les accompagnent ius- τῦ νοσήματος.
ques au tombeau. ἔφοδον. γέρκσι

γὰ ὀλίγον τὸ θερμόν. [c] Ὅκοσα ἂν πρεσβύτησι χρόνια νοσήματα ἤγηται, τὰ πολλὰ ξυναπο-
θνήσκει. *Hipp.aph. 39. du 2. liu.*

V.

De la saison　[a] Le Printemps est fort salubre, & nullement mortel, quand il ᵃ Ἦρ ὑγιεινότα-
vernale, ou garde sa temperature. Mais en Automne les maladies sont tres- τον καὶ ἥκιςα
Autamnale. aigues & mortelles pour la plus part. Car l'Automne est mala- θανατῶδες. ἐν
dif & tres-dangereux pour plusieurs raisons. La premiere pour- φθινοπώρῳ ὀκ-
ce qu'estant froid & sec, il est diametralement contraire à no- ξύτατω αἱ νῦ-
stre vie, qui consiste en chaleur & humeur; & si empesche la ge- σοι, καὶ θανα-
neration du sang, dequoy nostre corps est composé & nourry: τωδέςαται τὸ
La seconde pour ce qu'il reçoit de l'Esté son deuancier le corps ὀπίπαν.
langoureux & lasche. La troisiesme d'autát que par sa froideur, *Hipp. aph. 9.*
il repousse dedans le corps les humeurs superfluës fonduës par *du 13. liu.*
la chaleur d'Esté, & auancées au cuir pour sortir. La quatriesme
à cause que sur le midy, il rarefie le cuir & ouure les pores par
la chaleur, & incontinent apres deuenu froid, il se ruë dans le
corps, comme vn ennemy, pour esteindre par sa qualité maligne la chaleur naturelle desia languissante. Au surplus qu'il
amasse des cruditez au corps, qui estoufent la chaleur naturel- ᵇ Τῶν νοσημά-
le, par l'vsage des fruicts cruds qu'il nous fournit. των τάχος μὲν

Estiuale ou　[b] L'Esté apporte de l'auancement aux maladies, & l'Hy- τὸ θέρει, βρα-
Hyuernale. uer du retardement. Pour ce qu'en Esté les pores estans ou- δύτητα δ ὁ χει-
uerts, les mauuaises humeurs du corps fonduës par la cha- μὼν προσί-
leur de l'air, sont promptement resoutes : & en Hyuer les θησι.
pores estans bouchez par la froideur, elles sont retenuës au *Gal.sur l'aph.*
dedans. *12. du 1. liu.*

VI.

[a] Entre les constitutions de l'annee, la seche est bien plus salubre & moins mortelle, que la pluuieuse. Car elle ne faict aucun amas d'excremens, & resiste à la pourriture. L'humide au contraire cause force superfluitez, d'où vient la generation des maladies. [b] Quand les saisons sont constantes gardans leur temperature ordinaire, si bien que toutes choses naturellement arriuent en leur temps, les maladies pareillement sont constantes, & de bon iugement : mais quand les saisons sont inconstantes, aussi sont les maladies variables & de mauuais augure. [c] Car leurs crises sont accompagnees de symptomes dangereux, ou elles causent promptement la mort, ou elles font des recidiues.

Marginal Greek (left): [a] Τῶν κατασασίων τοῦ ἐνιαυτοῦ οἱ αὐχμοὶ τῶν ἐπομβρίων εἰσὶν ὑγιεινότεροι, ἢ ῆσσον θανατώδεις. [b] Ἐν τοῖσι κατασασῶσι καιροῖσιν, ἢν ὡραίως

τὰ ὡραῖα ἀποδιδῶσιν, εὐσταθέες καὶ εὐκρινέες αἱ νοῦσοι γίνονται. ἐν δὲ τοῖσιν ἀκαταστατοισιν, ἀκατάστατοι καὶ δύσκριτοι. [c] κακόκριτοι. Hipp. aph. 8. du 3. liu. [c] ἢ γὰρ μετὰ κινδυνωδῶν συμπτωμάτων αἱ κρίσεις γίνονται τοῖς τοιούτοις νοσήμασιν, ἢ αὐτίκα ὀλέθριοι, ἢ πάντως ὑποστραπιάζουσιν. Gal. au com.

VII.

[a] Quand le malade veut seconder le Medecin qui combat sa maladie, il est aysé d'emporter la victoire. Or s'il croit le Medecin & pratique ses ordonnances, il luy sert de second, & se declare ennemy de la maladie. [b] Au contraire si le malade quittant là le Medecin, se range du party de la maladie, accomplissant ce qu'elle demande, il court fortune de la vie en deux manieres, l'vne en laissant le Medecin tout seul engagé au duel, l'autre en seruant de second à la maladie, qui estoit auparauant toute seule. Car il est certain que deux sont plus forts qu'vn.

Marginal Greek (left): [a] Ἐὰν ὁ κάμνων συναγωνιστὴς ᾖ τῷ αὐτῷ ἀγωνιστῇ ἰατρῷ γένηται, τῷ ἐυκαταγώνιστον τὸ νόσημα. Ὁ κάμνων δ' ἐὰν πείθηται τῷ ἰατρῷ, καὶ τὰ προστατό-

μενα πράττη, συναγωνιστὴς γινόμενος αὐτῷ, καὶ πολεμῶν τῷ νοσήματι. [b] ἀλλ' ἐὰν ὁ κάμνων ἀποστὰς τοῦ ἰατροῦ, τὰ κελευόμενα πρὸς τοῦ νοσήματος ποιῆ κατὰ διπλοῦν τρόπον κινδυνεύει, ἕνα μὲν ὅτι τι μόνον εἴασε τὸν ἰατρόν, ἕτερον δ' ὅτι δεύτερον ἐποίησεν ὄντα πρότερον ἕνα. ἰσχυροτέρους δ' ἀναγκαῖον εἶναι τοὺς δύο τοῦ ἑνός.

Marginal (left): Gal. sur les Epid.

VIII.

[a] La grandeur de la maladie suit la grandeur de la cause. Car comme vne cause legere produit vn mal leger ; ainsi vne grande, en produit-elle vn grand. De là vient qu'vne vehemente cause contre nature, est vn indice tres-certain d'vne grande & dangereuse maladie.

Marginal Greek (left): [a] Τῷ μεγέθει τῆς αἰτίας, καὶ τὸ τοῦ πάθους ἕπεται μέγεθος.

Marginal (left): Gal. sur l'aph. 42. du 2. liu.

IX.

[a] La bile cause tousiours des maladies aiguës, qui sont terminees en peu de temps, pour ce qu'elle est aysee à resoudre pour sa subtilité. [b] Mais la melancholie est la plus visqueuse de toutes les humeurs, & qui fait des plus longues stations, à raison qu'elle est

Marginal Greek (left): [a] Τὸ χολῶδες, ἀεὶ ὀξείας ἐργάζεται νόσους.

Marginal (left): Gal. sur l'ap. 32. du 7. l.

Marginal notes (right): De la constitution du temps seche ou humide. — Constante, ou inconstante. — De la maniere de viure que le Medecin ordonne, obseruee ou negligee par le malade. — De la cause suffisante grande ou legere. — De la matiere bilieuse. — Melancholique.

froide, seche & espoisse, n'estant autre chose que la lye du [b] Μέλαινα χο-
λὰ τῶν ἐν τῷ
sang.

Phlegmatique. [c] Aussi est la pituite fort visqueuse, & apres la melancholie, la σώματι ἐκλεγ-
πων γλιχερ-
plus difficile à tirer dehors.

τάτη, καὶ τὰς ἐδρὰς χρονιοτάτας πεπόωνται.   [c] Τὸ φλέγμα γλιχροτατον ἐστὶ, καὶ βίῃ μάλιστα ἄγεται μετ᾽ χολὴν μέλαιναν.

X.

De l'espece de la maladie accordante ou repugnante à la complexion, l'habitude, l'aage & la saison. [a] Les malades desquels la maladie symbolise plus à leur natu- *Hipp. au l. de* re, habitude & aage, & à la saison, sont moins en danger que *la nat. hum.* ceux où il n'y a aucune conformité. Car toute maladie chau- Ἐν τῇσι νόσοι- de, froide, seche, humide, estant conforme à la complexion, σιν ὁ ὁσον κινδυ- l'habitude & l'aage du malade, & à la saison, a dautant moins νεύσιον, οἷσιν de peril, qu'elle est moins esloignee de la constitution natu- ἢ οἰκεῖν τῆς relle, & pourtant y pourra plus aysément retourner, attendu φύσιος, καὶ τῆς qu'elle procede d'vne cause plus legere. Comme au contraire ἕξιος, καὶ τῆς la maladie qui ne symbolise ny à la têperature, ny à la taille, ny ἡλικίης, καὶ τῆς à l'aage, ny au temps, est beaucoup plus dangereuse, pour ce ὥρης, ἡ νῦσος ἡ qu'elle est plus esloignee du naturel, & partant plus difficile à μᾶλλόν, ἢ οἷσιν guarir, pour estre prouenuë d'vne cause plus grande. Telle- ἂν μὴ οἰκεῖν ment que de deux fiéures ardantes égales en grandeur, celle κατ᾽ τι τετίων. qui sera suruenuë en Esté à vn ieune homme, maigre, de temperament chaud, ne sera pas si dangereuse, que celle qui sera arriuee en Hyuer, à vn vieillard, gras, de complexion froid.

XI.

De la maladie lente ou aiguë. [a] Les maladies lentes sont volontiers longues. [a] Mais les ma- *Hipp. aph.* ladies aiguës sont iugees en dedans quatorze iours. [b] Et les fort *34. du 2. liu.* aiguës, en sept iours, pour la plus part. [a] Τὰ ὀξέα τῶν

[c] On ne peut asseurément predire des maladies aiguës, ny la νοσημάτων κρί- santé, ny la mort. [d] Car outre ce qu'elles sont soudainement νεται ἐν τεσσα- iugees, elles deuiennent incontinent grandes. Tellement que ρεσκαίδεκα pour la grandeur du mal, auec le soudain changement qui arri- ἡμέρῃσι. ue en la crise, & aussi que l'humeur peccante est souuent trans- *Hipp. aph.* portee de lieu à autre, l'issuë en est douteuse. *23. du 2. liu.*

[b] Κάτοξυ νόσημα τὸ πάμπαν κρίνεται ἐν ἡμέραις ἑπτά.   *Gal. au liu. des def. Medic.* [c] Τῶν ὀξέων νοσημάτων ἡ πάμπαν ἀσφαλές αἱ προδίαι χορεύσεσῃ τε τῇ θανάτῳ, ὔτε τῆς ὑγίεης. *Hipp. en l'aph. 19. du 2. liu.* [d] Τὰ γὰ ὀξέα νοσήματα πρὸς τῷ κρίνεσθαι ταχέως, ἀστάτως καὶ μέγεθος ἔχει. *Gal. au com.*

C'est pourquoy pendant que l'humeur est en son motuement, il faut suspendre le iugement, pour ce qu'on est en doute si la fluxion se fera sur vne partie noble, ou ignoble, dedans ou dehors, par des conduits conuenables, ou contraires.

Et bien que l'humeur fust arrestee en la partie, encore le Medecin ne doit-il point resoluëment asseurer, que le malade

guarira, si quand-&-quand il n'adiouste moyennant qu'il n'y
suruienne rien de nouueau, & qu'il suiue le conseil, & garde le
regime qui luy aura esté ordonné.

e 'Γηναικὶ ἐν
στρεὶ ἐχύσῃ
ὑπὸ πινος τῶν
ὀξέων νοσυμά-
των ληφθῆναι,
θανάσιμον.
Hipp.aph.31.
du 5.liu.

c Quand vne femme grosse est saisie de quelque maladie aiguë,
il y va de la mort. Car la fiéure aiguë demande vne nourriture
fort legere, qui peut faire accoucher la femme grosse auant terme, son fruict venant à mourir de faim. Et si pour sauuer l'enfant, on donne souuent à manger, la fiéure continuë augmentee par la maniere de viure, fera mourir la mere. Et si c'est quelqu'autre maladie aiguë, sans fiéure, comme l'epilepsie, l'apoplexie, la conuulsion, la femme enceinte ne supportera iamais
la grandeur, ny la vehemence de telle maladie.

<h2 style="text-align:center">XII.</h2>

Pour predire l'euenement de la maladie, il faut diligemment
considerer la partie offensee, si elle est noble ou ignoble, publique ou priuee. Car la condition, dignité & necessité de la
partie qui souffre, sont de grande importance pour donner sentence au profit ou preiudice du malade.

De la partie malade noble ou ignoble.

<h2 style="text-align:center">XIII.</h2>

a 'Εν πάσῃ νύ-
σῳ τὸ ἐῤῥῶσθ
τὴν διάνοιαν,
καὶ εὖ ἔχειν
περὶ τὰς προ-
σφορὰς, ἀγα-
θον, τὸ δ' ἐναν-
τίον, κακόν.
Hipp. aph.
33. du 2. liu.
b Ὁκόσοι ἢ πο-
νέοντες τι τῶ
σώματος, τὰ
πολλὰ τῶν πό-
νων ὐκ αἰσθά-
νονται, τούτοι-
σιν ἡ γνώμη νο-
σεῖ.
Hipp.aph. 6.
du 1.liu.

a En toute maladie la constance de l'entendement, auec la bonne disposition à ce qui est presenté pour nourriture, est bon signe; & le contraire, mauuais.

La fermeté d'entendement & l'appetit, sont nombrez entre
les bons signes, à cause que celle-là rend tesmoignage de la santé du cerueau, des meninges, de la mouëlle de l'espine, du diaphragme & de toutes les parties nerueuses; & cestuy-cy de l'integrité de l'estomach & du foye. Au contraire l'alienation d'esprit & le deffaut d'appetit, sont tenus pour mauuais signes, pour
ce que l'vn monstre les parties animales estre offensees, & l'autre les naturelles.

b Or tous ceux qui sont trauaillez de douleur en quelque endroit que soit, & ne la sentent point, ont l'entendement malade, pour ce que l'apprehension n'apperçoit aucunement le
mal.

De la constance ou varieté d'ã-tendemẽt, auec appetit ou desgoustement.

<h2 style="text-align:center">XIIII.</h2>

a Ἄεισον τὴν
νύκτα καθεύ-
δειν. καὶ τὴν
ἡμέραν ἐγρηγο-
ρέναι.

a Il est fort bon de dormir la nuict, pour faire reparation des
esprits animaux, & coction des humeurs, par le moyẽ de la chaleur r'entree au centre du corps : & de veiller le iour, pour esclaircir les esprits animaux, donner mouuement aux humeurs,
& faire sortir dehors les superfluitez du corps. b Mais il est tres-
mauuais de ne point reposer, ny nuict, ny iour. Car l'impuissan-
ce de dormir procede, ou de la douleur & des tourmens qu'on
souffre, ou de la secheresse du temperament du cerueau, qui
causera vne alienation d'esprit.

Du dormir & du veiller.

Le sommeil qui surpasse les bornes de mediocrité, est pareil-lement mauuais, pour ce qu'il est indice d'vne extreme froideur du cerueau, qui induit coustumierement la lethargie, si elle est meslee auec humidité ; ou la catalepsie, si elle est accompa-gnee de secheresse.

En la maladie où le dormir fait peine, il y va de la mort. Car si le sommeil nuit au temps où il a de coustume de profiter beau-coup, comme au declin de la maladie, ce n'est pas sans raison qu'il denote la mort ; d'autant que la chaleur retiree durant le sommeil au profond du corps, & par ce moyen augmentee, n'ayant peu toutesfois pour sa foiblesse, ou la malice des hu-meurs, vaincre la cause du mal : monstre que nature, qui apres le dormir n'est aucunement soulagee, ains se porte encore pire qu'auparauant, s'en va succomber sous le faix de la maladie, qui est plus forte.

Κάκιϛον ἢ μὴ
κοιμᾶωϛ, μήτε
τῆς νυκτὸς, μή-
τε τῆς ἡμέρης·
ἢ ἢ ἀπὸ ὀδῦ-
νης τε καὶ πό-
νων ἀγρυπνίη,
ἢ παραφρονύ-
νη ἔϛαι.
Hipp. au 2. li.
des prog.
Ὕπνος τῦ με-
τρίη μᾶλλον
γινόμενος, κα-
κόν.

X V.

Du pouls fort
ou debile.

Le pouls est le fidel messager du cœur, apportant certaines nouuelles de la vie & de la mort. Le pouls grand, & vehement, est indice des forces, sur lesquelles est fondee l'esperance du re-stablissement de la santé. Mais le pouls petit, & languide, mon-stre la foiblesse de la faculté vitale, d'où prouient la crainte de la mort. L'inegalité du pouls est tousiours mauuaise, quand elle perseuere. L'intermission du pouls aux ieunes hommes est tres-dangereuse.

Hipp. aph. 3.
du 2. liu.
Ἐν ᾧ νοσήματι
ὕπνος πόνον
ποιέη, θανάσι-
μον.
Aph. 1. du 2.
liu.

Car elle les menace de la mort soudaine, si elle n'est faite d'ob-struction & oppression des arteres. Elle est moins perilleuse aux enfans, & encore moins aux vieillards.

X V I.

De la liberté, ou
difficulté de res-
pirer.

Il faut croire que la respiration libre, est tres-salutaire en toutes maladies aiguës ; pour ce qu'elle denote la tempera-ture de la poictrine & des parties y contenuës. Ioint que la res-piration demeurant en son entier, fait paroistre que la chaleur naturelle est encore vigoureuse pour combatre vaillamment la maladie. Au contraire la difficulté de respirer, monstre l'intemperature des parties vitales, & la suffocation des forces.

Εὐπνοιαν χρὴ
νομίζειν κάρτα
μεγάλην δύ-
ναμιν ἔχειν εἰς
σωτηρίην ἐν
ἅπασι τοῖσιν
ὀξέσι νοσήμασι.
Hipp. au 1. li.
des prog.

Car la respiration frequente & grande, est signe de quelque inflammation aux parties pectorales.

Mais la respiration grande & rare, presage alienation d'esprit : Comme la respiration petite & rare, est indice de la mort, d'autant qu'elle rend tesmoignage de l'extin-ction de la chaleur naturelle, qu'on apperçoit manifeste-ment par l'haleine froide, qui sort par les narines & la bou-che.

X V I I.

XVII.

C'eſt vn bon preſage, d'auoir touſiours le cœur ſain : mais *De l'integrité,*
ceux qui tombent ſouuent & fort à cœur failly, ſans occaſion *ou defaut de*
manifeſte meurent en fin ſoudainement, pour la debilité de la *courage.*
faculté vitale.

XVIII.

La coction apparante aux excremens du malade, ſignifie que *De la coction,*
la criſe ſe fera bien toſt, auec aſſeurance de ſanté. Mais la cru- *ou crudité.*
dité denote ou qu'il n'y arriuera point de criſe, ou que le patient
eſt fort trauaillé, ou que la maladie ſera longue, ou qu'apres
auoir eſté guarie elle retournera, ou que la mort s'en enſuyura.
Car comme la coction ſe fait, quand nature eſt victorieuſe des
cauſes de la maladie: ainſi le contraire aduient-il, lors qu'elle eſt
ſurmontée par icelles. De là vient que la matiere qu'on jette par
bas, eſtant molle & liée & iaunaſtre, & n'ayant trop mauuaiſe
odeur, eſt iugée loüable, d'autant qu'elle eſt bien cuite: Pareillement que l'vrine de conſiſtence mediocre, de couleur iaunaſtre,
ayant vne reſidéce blanche, vnie & égale, eſt reputée tres-bonne, à cauſe qu'elle rend teſmoignage de la coction de l'humeur
pecante, & par conſequent de la victoire de nature. Au contraire la deiection liquide & aqueuſe, blanche ou palle, eſt eſtimée
mauuaiſe, à raiſon qu'elle eſt crüe: De meſme l'vrine aqueuſe &
tenuë, blanche & luyſante d'outre en outre, eſt tenuë pour vicieuſe, pour ce qu'elle eſt crüe, & ſans aucune coction.

XIX.

Quand les excremens du malade ne ſont guieres eſloignez *Des excremens*
des naturels, ils monſtrent que la maladie eſt legere. *du malade, peu*
Mais s'il y a vn fort grand eſloignement du naturel: il faut pé- *ou fort eſloi-*
ſer que la maladie eſt mortelle. Car les excremens extremement *gnez des natu-*
changez, font paroiſtre que nature eſt vaincüe par la grandeur *rels.*
de la maladie.
De là vient que les ſelles noires, liuides, verdaſſes, & fetides
ſont mortelles, à cauſe qu'elles ſont du tout alienées de leur có-
ſtitution naturelle: Et que les vrines noires, eſpoiſſes & troubles
comme celles des iumens, ſont tres-mauuaiſes, pour eſtre fort
diſtantes de la naturelle.
Les ſelles bigarées ſignifient longueur de la maladie. Car
elles monſtrent diuerſes indiſpoſitions, cauſées d'humeurs
differentes. Et pourtant eſt beſoin que nature employe
beaucoup de temps à la coction, ayant tant d'ennemis à combattre.
Les vrines au deſſus deſquelles vous voyez nager de la greſſe,

Z z

comme des toiles d'araignes, sont condamnées, pour ce qu'elles
sont indices de colliquation. Car les vrines grasses se font de la
graisse fonduë au corps, par la chaleur estrange.

ᵃ Τὰ διαχωρή-
ματα ποικίλα
χρόνιον ἔσεσθαι
νόσημα σημαίνει. ᵈ Τὰς λιπαρότητας τὰς ἄνω ὑφισταμένας, ἅμα χνοώδεας μέμφεσθαι. συντή-
ξιος γὰρ σημεῖα. Hipp. au 2. liu. des prog.

XX.

ᵃ Les sueurs sont tres-bonnes en toutes maladies aiguës, quand
elles arriuent aux iours critics, & qu'elles font cesser du tout la
fiéure. Encore sont-elles bonnes, quand elles font plus aysémét
supporter la maladie au patient, moyennant qu'elles soyent vniuerselles. Mais celles qui n'apportent point de soulagement, ne
seruent de rien. Celles qui sont froides ; & qui apparoissent seulement autour de la teste, de la face & du col, sont tres-mauuai-
ses. Car suruenans à vne fiéure aiguë, elles presagent la mort ; &
à vne fiéure plus moderée, longueur de maladie.

ᵇ Attendu que la sueur froide coulant sans cesse en abondance, est indice d'vne lógue maladie, à raison qu'elle procede d'vne
grande quantité de matiere froide & grossiere, qui ne peut aysément estre euaporée, ny domptée par la chaleur naturelle; cóme
la sueur chande est signe d'vne courte maladie, pour estre causée
d'vne matiere subtile, que nature peut resoudre en peu de téps.

ᵃ Οἱ ἱδρῶτες,
ἄριστοι μὲν εἰσὶν
ἐν πᾶσι τοῖς ὀξέ-
σι νοσήμασιν,
ὁκόσοι ἐν ἡμέ-
ρῃσί τε κρισίμοι-
σι γίνονται, καὶ
τελείως τοῦ πυ-
ρετὸν ἀπαλλά-
ττει. ἀγαθοὶ
ᵇ καὶ ὁκόσοι
διὰ παντὸς τοῦ
σώματος γινό-
μενοι ἀπέδει-
ξαν τὸν ἄνθρω-
πον εὐπετέστε-
ρον τὸ νόσημα. οἱ δ' ἂν μὴ τοιοῦτόν τι ἐργάζονται, ἢ λυσιτελέες. κάκιςαι δὲ οἱ ψυχροὶ τε καὶ
μουνὸν περὶ τὴν κεφαλὴν τε καὶ τὸν πρόσωπον γινόμενοι κὴ τὸν ἀυχένα, ὗτοι γὰρ ξὺν ὀξέι πυρετῷ θάνατον προσημαίνουσι. ξὺν δὲ πρηϋτέρῳ, μῆκος νόσε. Hipp. au 1. liure des prog.

ᵇ Ἱδρὼς γὰρ πολὺς ἀεὶ ῥέων, ὁ ψυχρὸς μείζω, ὁ δὲ θερμὸς ἐλάσσω νοῦσον σημαίνει. Hipp. aph. 42.
du 4. liu.

XXI.

ᵃ Si la face du malade est semblable à celle des sains, c'est vn
tres-bon signe, principalement si elle paroist tout de mesme
qu'en santé.

ᵇ Au contraire c'est vn tres-mauuais augure, quand elle est si
differente de la naturelle, qu'elle semble hideuse à voir; comme
elle est lors, qu'on apperçoit le nez aigu, les yeux enfoncez, les
temples abbatuës, les oreilles froides & retirées & les bouts d'i-
celles tournez à l'enuers, la peau du front dure, tenduë & seche,
la couleur du visage palle, ou noire, ou liuide, ou plombée. Car
si ceste difformité ne prouient de cause manifeste, comme faute
de dormir, ou de manger ou de flux de ventre, sans doute elle
presage que la mort est fort proche : attendu que ceste grande
extenuation est faite par la malignité de la maladie.

ᵃ Τὸ πρόσωπον
τοῦ νοσέοντος,
εἰ ὅμοιον ἔϊ τοῖ-
σι τῶν ὑγιαινόν-
των, μάλιστα δὲ
εἰ ἀυτὸ ἑαυτῷ,
ἄριστον. ᵇ Τὸ δ' ἐναντι-
ώτατον τοῦ ὁ-
μοίου, δεινότα-
τον. εἴη δ' ἂν τὸ
τοιόνδε. ῥὶς ὀ-
ξεῖα, ὀφθαλ-
μοὶ κοῖλοι, κρόταφοι ξυμπεπτωκότες, ὦτα ψυχρὰ καὶ ξυνεσταλμένα καὶ οἱ λοβοὶ τῶν ὤτων ἀπε-
στραμμένοι καὶ τὸ δέρμα τὸ περὶ τὸ μέτωπον σκληρόν τε καὶ περιτεταμένον, καὶ καρφαλέον ἐόν, καὶ
τὸ χρῶμα τοῦ ξύμπαντος προσώπου χλωρόν τε, ἢ καὶ μέλαν ἐόν, καὶ πελιὸν, ἢ μολιβδῶδες. Hipp.
au premier liure des prog.

XXII.

Quand il se fait des changemens par tout le corps, de sorte qu'il deuient tantost froid, tantost chaud, maintenant d'vne couleur, & incontinent apres d'vne autre, c'est signe que la maladie sera longue. Car les indispositions diuersement meslan-gées, sont tousiours plus longues que celles qui sont d'vne seule façon, pource que nature n'en peut dompter plusieurs en peu de temps.

Tellement que les changemens des qualitez & des couleurs monstrent que la maladie est causée de diuerses humeurs, à la coction desquelles nature a besoin d'employer beaucoup de temps. Car pour la diuersité des humeurs qui dominẽt au corps, on apperçoit au cuir varieté de couleurs.

XXIII.

Il est tres-bon que les hypochondres soyent mols, égaux & sans douleur: & tres-mauuais de les auoir durs, tenduz, inegaux & douloureux. Car comme ceux-là font paroistre la temperatu-re des muscles de l'epigastre, du mesentere, du foye, de la rate & de l'estomach: ainsi ceux-cy monstrent-ils qu'il y a intempera-ture, à sçauoir inflammation, ou skirrhe, ou des vẽtositez en ces parties là.

En toutes maladies il est bon que les enuirons du nombril & du ventre inferieur soyent gros & en bon point & mauuais d'e-stre fort attenuez & tabides. Car les hypocondres gros & char-nus, sont indices de force: mais les tenus sont mauuais & com-me signes & comme causes; d'autant qu'ils sont signes de la debilité des parties tabides; & causes que la coction des viandes n'est pas si bien faite en l'estomach, ny la sanguification au foye: attendu que de la grosseur de l'epigastre est augmentée la cha-leur naturelle, de laquelle les parties de dedans eschauffée, cui-sent mieux la viande, & engendrent meilleur sang.

XXIIII.

En considerant ce qui aduient au corps, si on y remarque quelque bon signe, il ne faut pas penser que le malade asseuré-ment en doiue reschapper pourtant: ny pareillement iuger, si on y apperçoit quelque mauuais signe, que resolüment il en mour-ra. Car vn bon signe, peut estre surmonté par vn mauuais qui se-ra plus grand: & au contraire vn mauuais vaincu par vn bon, qui aura plus de force.

XXV.

Comment la maladie se termine.

Que c'est que crise.

Combien il y en a de sortes.

La maladie quitte tout à coup par crise, ou petit à petit par so-lution. [a] Crise est vn soudain changement de la maladie, à la santé, ou à la mort, qui se fait lors que nature separe les mau-uaises humeurs des bonnes, pour les chasser dehors. Il y en a de deux sortes. Car elle se fait par excretion ou par abscez. Celle là aduient par flux de sang, ou par sueur, ou par flux de ventre, ou par vomissement, ou par flux d'vrine.

XXVI.

Par quelle maniere elle se fait.

En quels iours elle a de coustume d'arriuer.

Par quels signes on presage son aduenement.

Les indices des iours critics.

La crise salutaire arriue ordinairemēt le 7. 14. ou 20. iour. C'est pourquoy ces iours là sont appellez critics. On prenoit la crise future par les signes de coction qui apparoissent le 4. 11. & 17. iour. Dont vient que ces iours là sōt nōmez des Grecs ἐπίδηλοι ἢ θεωρηταὶ, c'est à dire indicatifs & contemplatifs. Car selon la do-ctrine d'Hippocrate, [a] le quatriesme iour est indice des septies-mes: le huictiesme est le commencement de l'autre sepmaine: l'vnziesme est aussi remarquable, d'autāt qu'il est le quatriesme de l'autre sepmaine: le dix-septiesme est encore remarquable, à raison qu'il est le 4. apres le quatorziesme; & le septiesme depuis l'onziesme.

ἐπίδηλον ἀρχή. θεωρητὴ δ' ἡ ἑνδεκάτη. αὑτη γὰρ ἐπὶ τετάρτη τῆς ἑτέρης ἑβδομάδος. θεωρητή δὲ πάλιν ἡ ἑπτακαιδεκάτη. αὑτη γὰρ ἐπὶ τετάρτη μὲν ἀπὸ τῆς τεσσαρεσκαιδεκάτης, ἑβδόμη δ' ἀπὸ ἑνδεκάτης. Hipp. aph. 24. du liu. 2.

XXVII.

Les signes antecedēs de la crise.

[a] Quand la crise de la maladie doit estre faite au septiesme iour, on apperçoit au quatriesme vne nuée rouge en l'vrine, & autres signes correspondans. Car dautant que le quatriesme iour est in-dice du septiesme, s'il y apparoist quelque signe de coction, il monstre que la crise se fera le septiesme iour. Quand il y a donc vne nuée apparante en l'vrine, non seulement rouge, mais blan-che, & encore plustost vne hypostase blanche, vnie & égale, si le mouuement de la maladie est fort soudain, c'est vn presage de la crise future.

Les signes de la crise prochaine.

[b] Quand la crise approche, la nuict qui precede l'accez est fort fascheuse, mais celle qui suit apres, est ordinairement plus aysée à supporter. Car durāt que nature separe les mauuaises humeurs, d'auec les bonnes, pour les pousser dehors, il arriue qu'en ce troublement les malades sont fort trauaillez. Or est-il que ce grand trauail apparoist plus manifestement la nuict precedente l'accez, à cause que le dormir en est interrompu. Mais la nuict suyuant, apres la crise parfaite, ils sont beaucoup soulagez, dau-tant que nature est deschargée des humeurs superfluës.

XXVIII.

Comment on

Les signes vniuersels par lesquels on discerne l'espece de la

[a] Ἡ μὲν κρίσις ὁ ξύμπονος ὀξὺς ἐν νόσῳ μεταβολὴ πρὸς ὑγίαν ἢ θάνα-τον. γίγνεται δ' τῆς φύσιος δια-κρινύσης ἀπὸ χρησῶν τὰ μο-χθηρὰ ἢ παρα-σκευαζούσης πρὸς τὴν ἔκκρι-σιν. Gal. sur l'aph. 13. du 2. liu.

[a] Τῶν ἑπτὰ ἡ τετάρτη ἐπίδη-λος ἑτέρης ἑβ-δομάδος ἡ ὀγ-

[a] Ὁκόσοισιν ἑβ-δομαῖα κρίνε-ται τυτέοισιν ἐπίφελον ἔχει τῆς εἰς τὴν τε-τάρτην ἐρυθρὸν, καὶ τ' ἄλλα κα-τὰ λόγον. Hip. aph. 71. du l. 4.

[b] Ὁκόσοισι δὲ κρίσις γίνεται, τυτέοισιν ἡ νὺξ δύσφορος ἡ πρὸ τῶ παρο-ξυσμῶ, ἡ δ' ἐπιοῦσι εὐφο-ρωτέρως ἐπι-πολύ. Hipp. aph. 13. du l. 2.

crife future, font prins de l'efpece de la maladie, de la partie malade, & de la nature du patient.   Car les maladies chaudes & les
aiguës, font couftumierement iugées par excretion : les froides
& les longues, par abfcez.

S'il y a inflammation en la partie gibbeufe du foye, il faut attendre la crife par flux de fang de la narine dextre ; ou par flux
d'vrine : Si le mal eft en la partie caue, par flux de ventre, ou
vomiffement, ou fueur. Les inflammatiõs du cerueau & de toute la tefte, font le plus du temps iugées par hemorrhagie : celles du ventricule & du mefentere, par vomiffement & flux de
ventre.

Auffi le flux de fang furuient-il le plus fouuent aux ieunes gens
cholerics, trauaillez de fiéure aigue; & le flux de vétre aux vieilles gens phlegmatics. Voila les communs, & voicy les propres
prognoftics de chacune crife.

Rougeur de vifage, extreme douleur de tefte & de col, battement d'arteres aux temples, diftenfion de l'hypochondre, auec
difficulté d'haleine, efbloüiffement, & larmoyement, tintemēt
d'oreilles, & chatoüillement des narines, prefagent que la crife
fe fera par flux de fang du nez.

Ardeur & pefanteur des lombes, auec douleur & tenfion de
l'hypogaftre, par flux de fang menftrual.   Suppreffion d'vrine, & frifsõ auec le pouls mol & ondeux, & les parties exterieures du corps chaudes & vaporeufes, denotent qu'elle aduiendra
par fueur. Rots, vétofitez, inflation de vétre & douleur de reins,
par flux de ventre. Naufée, mal de cœur & de tefte, vertige, crachat frequent, amertume en la bouche, & palpitation de la leure
d'embas, fignifient qu'elle arriuera par vomiffement.

Quand les fignes de coction ont precedé, & qu'on apperçoit
le troublement de la crife, on peut bien affeurer qu'elle fe fera
par flux d'vrine, s'il n'y a indice quelconque ny de flux de fang,
ny de fueur, ny de flux de ventre, ny de vomiffement, principalement fi le patient fent pefanteur en l'hypogaftre, & ardeur au
bout de la verge, s'il a rendu durant le cours de fa maladie force
vrines efpeffes, s'il eft aagé, & malade en Hyuer.

Pefanteur & douleur de tefte, profondité de fommeil, & furdité, fuccedans incontinent apres vne difficulté d'haleine foudainement furuenuë fans caufe manifefte à vne perfonne tra-
uaillée de longue maladie prefagent vn abfcez derriere l'oreille.
Mais s'il n'y a figne quelconque de parotide, & que le malade
ayt rendu long-temps fon vrine claire & crüe, & qu'il fent pefanteur, douleur, téfion ou chaleur aux hypochondres, il faut attendre vn abfcez aux parties d'embas. Si quelque partie du
corps a efté autrefois intereffée, l'apofteme fe formera en ceft

---

Notes marginales :

- prenoit l'efpece de la crife future.
- Par l'efpece de la maladie.
- Par la partie malade.
- Par l'aage & complexion du patient.
- Signes que la crife fe fera par flux de fang.
- Par fueur.
- Par flux de vétre.
- Par vomiffement.
- Par flux d'vrine.
- Par abfcez.

endroit là. Il arriue volontiers en hyuer, & apres vne excretion
critique imparfaicte.

XXIX.

Outre ce que la crise salutaire, doit estre auparauant signi-
fiée en vn iour indicatif, & faite en vn iour critic, auec excretion manifeste, ou abscez notable, sans accidens dangereux, il
est besoin qu'elle soit parfaite. I'appelle parfaite, celle qui
euacuë entierement toute la matiere peccante; & imparfaite,
celle qui n'en vuide qu'vne partie. Celle là est asseurée, mais
il ne se faut point fier à celle-cy. Car les mauuaises humeurs
demeurées au corps apres la crise sont coustumierement causes
des recidiues.

Au surplus la crise qui se fait, est iugée bonne, à la qualité conuenable de la matiere qui sort, à la quantité moderée, à la façon
commode & au temps oportun de l'euacuation.

On cognoist que la crise est parfaite & asseurée, au restablissement des functions naturelles, vitales & animales: à la coction
des excremens, & à la qualité du corps reduite au naturel.

XXX.

Il ne se faut point fier aux allegemens, qui n'arriuent point
auec raison, ny craindre beaucoup les maux qui suruiennent cō-
tre raison. Car la plus part d'iceux sont incōstans, & n'ont point
accoustumé de perseuerer, ny durer long-temps.

Car quand vne maladie vehemente cesse soudainement, sans
que le corps ayt esté euacué, ny par sueur, ny par vomissement,
ny par flux de ventre, ny par flux de sang, & sans y appercevoir
aucun signe de coction, on ne doit point tenir telle allegeance
pour bien asseurée, & ne s'y faut aucunement fier, attendu qu'elle menace quelque ie ne sçay quoy de plus mauuais, qui pourra
arriuer apres. Tout ainsi qu'il ne faut point beaucoup redouter
les maux qui suruiennent à la maladie contre raison, comme difficulté d'haleine, resuerie, rigueur, reduplication de fiéure, d'autant qu'ils ne sont point stables, ny de durée, & tant s'en faut
qu'ils signifient quelque chose de mauuais, qu'au contraire, ils
presagent quelquefois vne bonne crise, qui doit bien tost estre
faite au grand soulagement du patient.

Q Viconque veut exactement garder la methode curatiue,
doit commencer aux premieres indications, puis venir

à celles qui suyuent apres, & de celles-là aux plus prochaines, & ne point cesser iusques à ce qu'il soit paruenu à leur fin preten-duë. Nous prenons icy *indication*, pour enseignement de ce qu'il faut faire en la cure des maladies, pour tendre à leur guarison:& vsons du mot *indiquer*, pour donner indication ; afin de ne point sortir hors des termes de l'art.

μεταβῆναι ἢ ἐντεῦϑεν ἐπὶ τὰς ἐφεξῆς, εἶτ᾽ αὖϑις ἐπὶ τὰς ἐκείνων ἐχομένας, καὶ τῦτο ποιῦντα, μὴ παύσαϑαι πρὶν ἐφικέϑαι τῦ τέλυ αὐτων. *Gal. au 7. c. du li. de la meth.*

II.

Les forces deuant toutes choses doiuent estre conseruées aux personnes. Apres l'indication des forces, s'ensuyt celle des in-dispositions qu'on veut penser. Car les forces indiquent tous-iours leur conseruation, & les dispositions contre nature, leur ablation. Or comme les forces naturelles sont conseruées par leur semblable:ainsi sont les dispositiõs contre nature ostées par leur contraire.

ἡ δύναμις ἁπασῶν πρώ-των φυλακτέα τοῖς ἀνϑρώ-ποις ἐστί. κ̅ ἡ ᾽ δύναμιν, ἀπὸ τ̅ διαϑέ-

στων ἐστὶν ἔνδειξις, ἃς ϑεραπεύειν προσήκ(ε). Δεῖ γὸ ἡ δύναμις ἐν δείκνυσι τ̅ ἑαυτ̅ φυλακὴν, πᾶσα ἢ παρὰ φύσιν ἡ διάϑεσις τ̅ ἀναίρεσιν. *Gal. au 13. ch. du 9. liu. de la meth.*

III.

En toutes maladies, où la cause efficiente est encore presente, il faut commencer la cure par icelle. ᵇ Pour ce qu'il est impossi-ble de guarir parfaitement vne maladie tant qu'elle sera accom-pagnée de la cause qui l'a engendrée. ᶜ C'est pourquoy les mala-dies ne cessent iamais, pendant que les mauuaises humeurs qui les causent, croupissent au corps.

ἐπὶ πάντων ἁπλῶς τ̅ νο-σημάτων, ὧν τὸ ποιῦν αἴτιον ἔτι πάρεστιν, ἀπ᾽ ἐκείνυ τ̅ ϑερα-

πείας ἀρκτέον. *Gal. au 4. cha. du 4. liu. de la meth.* ᵇ ἐχ οἷόντ᾽ ἐστὶ τελέως ἰαϑῆναι διάϑεσιν ἀδειμίαν, ἔτι μενέσης τ̅ ἔργα ζομένης αὐ τὴν αἰτίας. *au ch. 11. du 7. liu.* ᶜ ἐκ λύε᾽ τὰ νοσήματα, μενόντων τ̅ ποιουντων αὐ τὰ χυμῶν. *sur l'aph. 25. du 2. liu.*

IIII.

Apres auoir osté la cause, il faut venir à la maladie engendrée d'icelle. Car on doit tenir pour regle generale, qu'il est necessai-re de retrancher preallablement la cause efficiente, & s'achemi-ner apres à la maladie qu'elle a produite.

ἐν κοινὸν ἔχιν δεῖ παραγγελ-μα, τὸ ποιῦν ἔ-ξαίρειν νόσον

αἴτιον ἐκκόπτειν προτερον, εἶϑ᾽ ἥκιν ἐπὶ τὸ γεγονὸς ὑπ᾽ αὐτ̅. *Gal. au c. 89. de l'art. med.*

V.

La cure du symptome n'est iamais faite la premiere, mais tous-iours celle de la maladie qui cause le symptome.

οὐδενὸς συμ-πτώματος ἡ ϑε-ραπεία γίνεται

πρώτως, ἀλλ᾽ ἀεὶ τ̅ ἐργαζομένης αὐτὸ διαϑέσεως. *Gal. au 2. com. sur le 6. des Epid.*

VI.

Quand la maladie est encore en sa naissance, il faut empescher la generation de ce qui est à naistre, & guarir ce qui est desia en-gendré. On empeschera la generation de ce qui est auenir, en re-tranchant la cause antecedente ; & guarira-on la maladie desia faicte, en ostant la cause conioincte.

τῆς νό συν-γενομένης τὸ μ̅ γεννησόμενον, κωλύσαι χρὴ, τὸ ἢ δεῖ χρὴ, τὸ ἢ

ἤδη γεγονὸς, ἰᾶσθαι. Κωλυθήσε() ζ̃ τ̃ προηγυμέμ̈νς αἰτίας ἀναιρεθείσης. γεγονυῖα ζ̃ νόσος ἤδη διεγ-
μευθήσε() τ̃ γοσε (συνεκτικῆς) αἰτίας λυθείσης. *Gal. au ch. 88. de l'art med.*

<h3 style="text-align:center">VII.</h3>

*Que la mala-
die causée de
fluxion a dou-
ble indication.*   [a] En toutes maladies causées de fluction, il faut premierement [a] arrester ce qui flüe encore, puis tirer dehors ce qui est ja flué. C'est pourquoy la cure du phlegmon, du catarrhe & de toutes autres maladies qui sont faites par fluction, tend presque tousiours à deux buts, dont le premier est, que l'humeur qui coule encore soit retenuë : l'autre, que celle qui est ja coulée & arrestée en la partie malade, soit euacuée.

marg. grec: Ὅσα μ̃ νοσού-
ματα ἀπὸ ῥεύ-
ματος γίνε(), τὸν
ῥοῦς παύφν καὶ
πρῶτον, ἐπ φτα
τὸ συνερρυηκὸς
ἐξάγειν. *Hipp
au l. des lieux.*

<h3 style="text-align:center">VIII.</h3>

*Qu'en la com-
plication de
deux maladies,
il faut prendre
indication de
l'ordre.*   [a] Toutes & quantesfois qu'il y a deux maladies compliquées, [a] dont l'vne ne peut receuoir guarison deuant l'autre, il faut prendre indication de l'ordre. Or est-il besoin pour proceder par ordre, que la curation de celle qui empesche la guarison de l'autre aille tousiours deuant. Comme si vn phlegmon fait compagnie à vn vlcere, il est necessaire de guarir premierement cestuy-là, & de cicatrizer apres celle-cy.

marg. grec: Ἔνθα μ̃ εχ
οἷόν τ̃ θεραπευ-
θῆναι τοδὲ πρὶ
τοῦδε, ὃ ἀπὸ τῆς
τάξεως σκοπὸς
αἱρετέος. *Gal.
au c. 12. du 7.
l. de la meth.*

<h3 style="text-align:center">IX.</h3>

*Comme les in-
dications con-
traires, doiuent
estre meslées.*   [a] Quand deux indications sont diametralement contraires, il [a] ne faut point, en bandant trop son esprit à l'vne, oublier du tout l'autre, ains ayant tousiours autant souuenance de celle-cy, que de celle-là, les mesler le plus également qu'il sera possible. Comme si quelqu'vn est trauaillé de deux maladies, tellement contraires entre-elles, que l'vne demande vn remede chaud, & l'autre vn froid : il en faudra prendre vn qui soit temperé, afin qu'il ne puisse nuire, ny à celle-cy, ny à celle-là, ains aucunemēt profiter à l'vne & à l'autre. Pareillement quād l'estomach est froid, & le foye trop chaud, les choses temperées sont conuenables, & toutes celles qui sont mixtionnées de chaudes & de froides, & l'vsage alternatif tantost de celles-cy, tantost de celles-là. C'est pourquoy lors qu'vn phlegmō est en sa croissance, on mesle des medicamens repercussifs parmy les digestifs. *Gal. au sixies-
me chapitre du septieme liure de la meth.*

marg. grec: Ἐναντιωμ̃νων
ἀλλήλοις τῶν
σκοπῶν, ὐ χρὴ
τ̃ ἑτέρῳ ἀκρο-
τητος ὀρεγνώ-
μενον ἐπιλα-
θέσθαι θατέρα
παντάπασιν,
ἀλλ' ἀμφοῖν
ἀεὶ μεμνημέ-
νον, εἰς ὅσον
οἷόντε ἔσι μι-
γνύφν αὐτές.
Gal. au sixies-

<h3 style="text-align:center">X.</h3>

*Qu'il faut, lors
que les indica-
tions sont repu-
gnantes choisir
celle qui est de
plus grāde im-
portance.*   [a] Quād il y a repugnance entre les indications, apres auoir bien [a] consideré celle qui est prise des forces, & celle de la cause, & celle de la maladie, tu suyuras la plus importante de toutes, sans toutefois negliger les autres.

marg. grec: Μαχομένων
τ̃ ἐνδείξεων, ἢ
τοι τ̃ ἀπὸ τῆς
δυνάμεως, ἢ

τὴν ἀπὸ τ̃ αἰτίας ἢ τὸ πυρετ̃ προαιρεμψύω, ἣ τὸ μψὶ ἰσμ ερστέρῳ μᾶλλον ἑπομένῳ, μὴ μ̃ τοῖγ' ἀμελ̃ντι μηδὲ τ̃ ὑπὸ λοίπων. *Gal. au 1. cha. du 10. liu. de la meth.*

<h3 style="text-align:center">XI.</h3>

Et prefixer   [a] C'est vn theoreme tres-necessaire qui commande de guarir [a] Θεώρημα ὄρτιν

premie-

premierement les choses qui pressent d'auantage, c'est à dire qui sont plus dangereuses.

b Car l'indisposition qui est premierement & principalement cause de precipiter la personne au peril, doit estre pensee la premiere. C'est pourquoy les veilles excessiues, les cruelles douleurs, toute euacuation immoderee, principalement de sang, la suppressió des superfluitez, & autres pareils symptomes qui debilitent les forces & augmentent la maladie, de telle sorte qu'il en peut promptement arriuer du danger, contraignent souuent le medecin d'abandonner la propre cure de la maladie, pour soudainement venir à leur secours.

XII.

a La methode generale de penser les maladies, est accomplie par la qualité & quantité conuenable des remedes, auec la maniere & le temps d'en vser.

XIII.

a Il faut que tous les remedes soient contraires en qualité, attendu que les contraires sont remedes des contraires. Car si tout ce qui est immoderé, est cótraire à nature, & ce qui est moderé, selon nature: il faut de necessité que ce qui est immoderé soit reduit à mediocrité par vn contraire immoderé. b Partant les contraires doiuent c estre guaris par contraires. De là vient que toutes maladies causees de repletion, sont guaries par euacuation, & celles qui prouiennent d'euacuation, par repletion, & ainsi les autres par contrarieté.

XIIII.

a La temperature du corps du malade, auec la maladie mesme, definit la mesure de la contrarieté. Car pource qu'il ne suffit pas d'appliquer des remedes froids à vne maladie chaude, si cela n'est fait auec mesure raisonnable; Autrement qu'il seroit à craindre, manquant en la mesure, qu'il ne demeurasse quelque reliquat de la maladie; & excedant la mesure, qu'on excitasse vne sorte de maladie contraire à l'autre; pour obuier à cela, il faut sçauoir la nature du corps qu'on veut penser, afin qu'entendát cóbien la maladie est esloignee de sa symmetrie, on puisse iustement limiter la mesure du remede refrigeratif. Par ainsi la quantité de chaque remede, doit estre mesuree selon la temperature du malade, & la grandeur de la maladie ensemble.

XV.

*en façõ, s'ils
ont petit à pe-
it mis en vfa-
ge.*

[a] Il faut mettre petit à petit les contraires en vfage, & fe repo- [a] Ἐκ προσα-
fer par fois. [b] Car il eſt dangereux de trop euacuer à coup, ou χρῆς τ᾽ ἀναρ-
remplir, ou efchauffer, ou refroidir, ou efmouuoir le corps en τία προσάγειν,
quelque autre maniere que ce foit. Pour-ce que tout ce qui eſt καὶ διαναπαύ-
exceffif, eſt ennemy de nature, mais ce qui fe fait petit à petit, ειν.
eſt fans peril. Il eſt donc bien plus feur de fe feruir tout douce- *Hip. en la 2.*
ment & moderément des contraires, que d'en vfer exceffiue- *fect. du 6. liu.*
ment & fubitement, d'autant que nature n'endure point vo- *des Epid.*
lontiers les foudains changemens. [b] Τὸ γὰρ κατ-

πολὺ ἐξαπίνης κενοῦν, ἢ πληροῦν, ἢ θερμαίνειν, ἢ ψύχειν, ἢ ἄλλως ὁκοσοῦν τὸ σῶμα κινεῖν, σφα-
λερόν ἐστι γὰρ πᾶν τὸ πολὺ τῇ φύσει πολέμιον, τὸ ᾧ κατ᾽ ὀλίγον, ἀσφαλές. *Ap. 51. du 2. l.*

XVI.

*Et pour le re-
gard du temps,
s'ils font don-
nez dés le com-
mencement de
la maladie,
fans attendre
fa force.*

[a] Quand les maladies commencent, remuë ce qu'il te femble- [a] Ἀρχομένων
ra bon de remuer. Mais quand elles font en leur vigueur, il τῶν νόσων ἤν τι
eſt meilleur de les laiffer en repos. Car il eſt plus expediēt d'ap- δοκέῃ κινέειν,
porter les remedes au commencement, qu'en l'eſtat des mala- κίνει. ἀκμα-
dies, pour deux raifons : l'vne que les accidens font plus foibles ζουσῶν ᾗ ἡσυ-
à l'entrée & à la fin, & beaucoup plus forts en la vigueur : l'autre χίην ἔχειν
que nature qui eſt durant la vigueur entierement occupee à βέλτιον. περὶ
cuire l'humeur peccante, & à pouffer dehors la maladie, ne doit *Hip. aph. 29.*
point eſtre deſtournee de fon deffein par aucuns remedes. *du 2. liu.*
[c] Car d'autant que la coction fe fait principalement alors, il eſt [b] Περὶ τὰς
bien meilleur d'euacuer du commencement vne partie de la ἀρχὰς ᾗ τὰ
matiere, afin que nature puiffe plus aifément venir à bout du τέλη πάντα ἀ-
reſte. Mais lors que la maladie eſt en fa force, nature trauaillant σθενέστερα, περὶ
defia à la coction, il n'eſt plus temps de faire euacuation. ᾗ τὰς ἀκμάς
ἰσχυρότερα. *Aph. 30. du 2. liu.* [c] Ἄμεινον ἐν ἀρχῇ κενοῦν, ὃ πως ἐλάττονα ᾗ ὕλην γινομένων, ῥᾷον ἡ φύσις δύνηθῇ πέψαι. κατ᾽ ᾗ τὰς ἀκμάς, πότ᾽ ἤδη πέπει, περιττὸν τὸ κενοῦν. *Gal. au cõ.*

XVII.

*Qu'il ne faut
point vfer de
remedes, fi l'ef-
pece de la ma-
ladie n'eſt pre-
mierement biē
recogneuë.*

Si l'efpece de la maladie eſt fi obfcure, que tu la puiffe bien
recognoiſtre du premier coup, ne te haſte point d'y apporter fi
toſt remedes : ains laiffe faire feulement nature. Car eſtant aidee
& appuyee d'vn bon regime de viure, elle chaffera en fin la maladie dehors, où la defcouurira & mettra en euidence. Ioint
qu'vn remede incertain & douteux ne peut eſtre ordonné fans
preiudice. Si d'auenture tu es contraint d'en efprouuer quelqu'vn, du moins qu'il foit leger, à fin que s'il n'eſt pas autrement profitable, qu'il ne foit guiere nuifible.

XVIII.

*Que les fimples
remedes font
propres aux
fimples mala-
dies, & les com-*

[a] A vne fimple maladie, il n'eſt befoin que d'vne fimple cura- [a] Ἁπλῷ μὲν
tion : mais il ne faut pas qu'elle foit fimple, quand la maladie eſt ἐφ᾽ ἁπλῷ νο-
compliquee. σήματι ᾗ τὴν
θεραπείαν, οὐχ ἁπλῶς ᾗ ἐπὶ συνθέτῳ ποιεῖς θεράπον. *Gal. au 1. ch. du 4. li. de la meth.*

XIX.

[a] Pour accomplir la cure, il ne suffit pas que le Medecin fasse bien son deuoir, mais est besoin aussi que le malade & ceux qui l'assistent, s'acquittent du leur, & qu'il n'y manque rien de ce qui est requis. [b] Car il faut que le malade s'efforce de combattre la maladie auec le Medecin. C'est pourquoy le malade qui desire sa guarison, doit premierement obeir au Medecin, & ne se point abandonner à son plaisir: en apres auoir autour de luy des gens propres pour le seruir: puis estre commodément logé, & bien fourny de tout ce qui est necessaire au restablissement de sa santé.

[a] Δεῖ ὐ μόνον ἰητρὸν παρέχειν τὰ δέοντα ποιέοντα, ἀλλὰ ᾧ νοσέοντα, ᾧ τοὺς παρεόντας, ᾧ τὰ ἔξωθεν. Hipp. au 1. aph. du 1. li.

Que le Medecin bien qu'il ordonne les remedes conuenables, ne peut toutefois parfaire la cure, si le malade & ceux qui l'assistent ne luy sont obeïssans.

XX.

[a] Celuy qui fait toutes choses auec raison, encore qu'elles ne succedent point selon raison, ne doit point tendre à autre but, si rien ne l'induit à changer ce qu'il trouuoit bon du commencement. Car ce n'est pas auoir peu de discretion de ne point legerement quitter ce qui sembloit expedient, bien qu'il n'en soit encore reüssy aucun profit apparant. Comme la marque d'vne goutte d'eau, qui distille sur vne pierre, ne se peut sensiblement apperceuoir, qu'auec vne longue espace de temps; ainsi en aduient-il aux maladies crües, qui ne reçoiuent coction qu'auec difficulté; ausquelles quand la raison a trouué ce qui est profitable, selon toutes les indications considerees l'vne apres l'autre, il ne se faut point departir de ce qu'elle a premierement iugé bon de faire, pour n'en auoir encore manifestement recogneu l'vtilité; moyennant qu'il n'y suruienne autre accident, qui nous contraigne de changer nostre premier dessein. Car nous vsons auec raison des remedes que ces indications-là nous fournissent.

[a] Ἐναντῆ δὲ τῷ νοσήματι ὗ νοσέοντα μετὰ ὗ ἰατρῦ Χ̑ῆ. Au 1. des Epid.

[b] Πάντα κατ λόγον ποιέοντι, ᾧ μὴ γινομένων ὗ μεταβαίνειν ἐφ' ἕτερον, μένοντος ὗ δόξαντος ἐξ ἀρχῆς. κατ λόγον, μή. Hip. aph. 52. du li.

Comme les choses que le Medecin fait auec raison, ne succedant point selon son desir, ne le doiuent pourtant destourner de son premier dessein.

XXI.

Il y a trois sortes de remedes, auec lesquels sont guaries toutes les dispositions contre nature, qui peuuent receuoir guarison, à sçauoir la diete, la chirurgie, & la pharmacie.

Qu'il y a trois sortes de remedes.

[a] Il faut que la maniere de viure appellee des Grecs diete, soit repugnante à la maladie, & familiere à nature. [b] Car les indications des viures salubres doiuent tousiours estre contraires aux choses qui sont contre nature, & semblables à celles qui sont selon nature. Par ainsi la maniere de viure raffraichissante est conuenable aux maladies chaudes; celle qui eschauffe, aux froides; l'humectatiue, aux seches; & la desiccatiue aux humides. [b] C'est pourquoy il est expedient de faire endurer la faim aux personnes, qui ont la chair trop humide, d'autant que la faim desseche l'humidité superfluë du corps.

[a] Ταῖς ἐνδείξεις ὗ ὑγιεινῶν διαιτημάτων, ἀπὸ μὲ ὗ παρὰ φύσιν ἐναντίας, ἀπὸ δ' ὗ κατὰ φύσιν ὁμοίας. Gal. sur l'ap. 16. du 1. liu.

Que la diete, quãt à sa qualité, doit estre contraire à la maladie, & familiere à nature.

[b] Τοῖσι σώμασι τοῖσιν ὑγραςτὰς σάρκας ἔχουσι, δῆ λιμὸν ἐμποιέειν. λιμὸς ᵹ ξηραίνι τὰ σώματα. Hippocr. aph. 59. du 7. li.

XXII.

Aggreable au malade, autât que faire se peut.

[a] Le boire & manger quelque peu plus mauuais, mais plus aggreable, doit estre preferé aux meilleurs moins aggreables. [a] Car il faut quelquefois conceder des viures qui ne sont pas des meilleurs, non seulement pour gratifier au malade, mais pour son plus grand proffit : d'autant que l'estomach embrasse plus estroitement, & retient mieux les choses que nous prenons volontiers, & auec grand plaisir, & si en fait plus aysément la coction. Au contraire il reiette auec desdain les choses mal-plaisantes & desagreables, pour-ce qu'elles luy donnent enuie de vomir, ou qu'elles luy causent inflation, ou flottement. [b] C'est pourquoy il faut gratifier aux malades, en chose dont il n'en peut reussir grande nuisance.

Τὸ σμικρῷ χεῖρον καὶ πόμα καὶ σιτίον, ἥδιον ᾗ, τῶ βελτιόνων μ̄ ἀηδέστερον ᾗ, μᾶλλον αἱρετέων. Hip.aph.38. du 2. liu.

[b] Δεῖ χαείζεσθαι τοῖς κάμνουσιν, ἐν οἷς μὴ ἀκολουθῇ μεγάλη βλάβη. *Philoteus au com.*

XXIII.

Et non esloignee de la coustumiere.

[a] En la maniere de viure, il faut donner quelque licence à la coustume. Car les choses qui sont de long-temps accoustumees, encores qu'elles soient plus pires, coustumierement offensent moins, que celles qui ne sont point accoustumees.

[a] Δοτέον τι τῇ ἔθει. Τὰ γὸ ἐκ πολλῦ χρόνου συνήθεα, κἂ ἢ χείρω. τῶν ἀσυνήθων. ἧσσον ἐνοχλεῖν εἴωθε. Hip.aph.50. du 2. liu.

XXIIII.

Que la diete, quât à sa quâtité, doit estre fort estroite, lors que la maladie est en sa vigueur.

[a] Quand la maladie est en sa vigueur, il est necessaire alors d'vser d'vne diete tres-subtile ; tant pour la grandeur des symptomes, que pour la coction de la maladie. Car il ne faut point, par vn autre nouuelle coction, distraire nature qui est fort occupee à celle des mauuaises humeurs, & toute preste de remporter la victoire, si elle n'est empeschee.

[a] Ὁκόταν ἀκμάζῃ τὸ νόσημα, τότε καὶ τῇ λεπτοτάτῃ ἀναγκαῖον χρέεσθαι. Hip. aph.8. du 1.l.

XXV.

Et qu'elle est tres-aiguë.

[a] Quand la maladie est fort aiguë, elle cause incontinent des extremes douleurs. A raison de quoy il faut vser d'vne diete extremement tenuë ; d'autant que la maladie tres-aiguë est en sa vigueur dés les premiers iours, comme les cruels symptomes qui luy font aussi tost compagnie tesmoignent. [b] Car on appelle maladie tres-aiguë, celle qui paruient incontinent à son estat. Et par ce mot *incontinent*, il faut entendre enuiron les quatre premiers iours, ou quelque peu apres.

[a] Ὅκου μὴ κάτοξυ τὸ νόσημα. αὐτίκα τοὺς ἐσχάτους πόνους ἔχει καὶ τῇ ἐσχάτως λεπτοτάτῃ διαίτῃ ἀναγκαῖον χρέεσθαι. Hip. aph.7. du 1.liu. [b] Κάτοξυ γὸ νόσημα τῦτο ὅθι. τὸ αὐτίκα ἀκμάζον. αὐτίκα δ' ἀκουστέον, περὶ τὴν πρώτην τετράδα. ἢ μικρὸν ταύτης ἐξώτερον. Gal. au com.

XXVI.

Qu'elle doit biê estre estroite, si la maladie est forte du premier coup ; mais plus ample, si la maladie est

[a] Quand la force de la maladie paroist incontinent, il faut aussi tost nourrir legerement : mais quand elle arriue tard, il est besoin à son arriuee & tant soit peu deuant, de retrancher le viure ; & de nourrir auparauant plus plantureusement le malade, afin qu'il la puisse supporter. [b] Car les dietes tenuës & estroites, sont

[a] Ὁκόσοισι μὲν αὐτίκα ἡ ἀκμὴ. αὐτίκα λεπτῶς διαιτῶν τῶν ὁκόσοισι τ῀

μὴ. ἐς ἐκεῖνο **touſiours dangereuſes aux longues maladies, pour ce qu'el-** *longuement à*
καὶ πρὸ ἐκείνυ **les abbatent les forces, qui doiuent alors eſtre conſeruees en** *venir en ſa for-*
μικρὸν ἀφαιρέ- **leur entier, pour pouuoir reſiſter à la longueur de la maladie.** *ce.*
τέον. ἔμπροςθεν ἢ πιωτέρως διαιτᾷν, ὡς ἂν ἐξαρκέσῃ ὁ νοσεων. *Hip. aph. 10. du 1. li.* Αἱ λεπ]αὶ
καὶ ἀκριβέες δίαιται ἐν τοῖσι μακροῖσιν ἀεὶ παθεσι σφαλεραὶ. *au 4. aph. du 1. l.*

XXVII.

ᵃ Τὰ μὴ καθα-ᵃ **Quand les corps ne ſont point nets, tant plus tu les nourri-** *Qu'elle doit*
ρὰ τ̃ σωμά- **ras, tant plus les offenſeras-tu. Car d'autant que les corps caco-** *pareillement*
των, ὁκόσον ἂν **chymes, ont pluſtoſt beſoin d'euacuation, que de nourriture,** *eſtre eſtroite*
θρέψῃς μᾶλλον **il y a apparence qu'il ne les faut guiere nourrir : attendu que le** *aux corps im-*
βλάψεις. **mauuais ſuc amaſſé de longue main au corps, gaſte l'aliment** *purs.*
Hipp. aph. 10. **nouuellement prins, de ſorte que la cacochymie en eſt aug-**
du 2. li. **mentee au double. Ce qui aduient principalement lors que l'e-**
ſtomach eſt remply de quelques humeurs vicieuſes. Car tout
ainſi qu'en meſlant de l'eau claire parmy de la boüe, elle deuiĕt
toute boüeuſe & trouble, de meſme la viande, bien qu'elle ſoit
pure & de bon ſuc, miſe en trop grãde abondance dans vn corps
ord & cacochyme, vient - elle à ſe corrompre entiere-
ment.

XXVIII.

Il faut ordonner vne maniere de viure eſtroite aux vieillards; *Et aux vieilles*
mais plus large aux enfans, & moderee à ceux qui ſont entre *gens : mais plus*
deux aages : ᵃ **Pour ce que les vieillards endurent fort ayſément** *large aux en-*
ᵃ Γέροντες εὐ- **le ieuſne; en apres ceux qui ne ſont encore qu'entrer au declin** *fans & adoleſ-*
φορώτατα νη- **de leur aage, les adoleſcens moins, & les enfans moins de tous.** *cens.*
ςείω φέρυσι, ᵇ **Car ceux qui ſont en l'aage de croiſſance, ont beaucoup de**
δεύτερον οἱ κα- **chaleur naturelle. Partant ont beſoin beaucoup de nourriture,**
θεςηκότες ἥκι ᵉ **autrement leur corps ſe conſume. Mais il y a peu de chaleur aux**
ςα μειρακια, **vieillards. C'eſt pourquoy il ne leur faut guieres d'alimens;**
πάντων ἢ μά- **d'autant qu'elle s'eſteint par en trop prendre.**
λιςα παιδία. *du 1. liu.* ᵇ Τὰ γὸ αὐξανόμρμα πλεῖςον ἔχει τὸ ἔμφυτον θερμόν. πλείςης ἂν δεῖται
Hipp. aph. 13. τροφῆς. ἢ μή, τὸ σῶμα αὐ ἁλίσκεται. γέρασι ἢ ὀλίγον τὸ θερμὸν. διὰ τῦτο ἄρα ὀλίγων ὑπεκκαυμά-
των δέονται. ὑπὸ πολλῶν γὸ ἀπὸ σβέννυται. *aph. 14. du 1. liu.*

XXIX.

ᵃ Αἱ κοιλίαι ᵃ **Les ventres en Hyuer & au Printemps, naturellement ſont** *En Hyuer &*
χειμῶνος ἡ **fort chauds, & les ſommes fort longs. C'eſt pourquoy il faut en** *au Printemps.*
ἠεος θερμότα- **ces temps là donner d'auantage de nourriture : d'autant qu'ils**
ται φύσει, ἡ **ont plus de chaleur naturelle, ſelon Hippocrate. Il entend par**
ὕπνοι μακρύ- **les ventres, l'eſtomach receptacle de la viande, & le ventre vni-**
τατοι, ἐν ταυ- **uerſel, où ſont contenus les inteſtins & les autres parties natu-**
τῇσιν ἂν τῇσιν **relles qui ſeruent à la coction. Mais ſi on veut ſçauoir pour-**
ὥρῃσι ἡ τὰ **quoy la chaleur naturelle eſt augmentee en Hyuer, Ariſtote en**
προταρματα **attribuë la cauſe à l'antipériſtaſe de l'air. A raiſon que la chaleur**
πλείω δοτέον. **naturelle a de couſtume en Hyuer de s'enfuyr, & ſe retirer au**

plus profond du corps, arriere de la froidure qui nous enuiron- ἢ γὸ τὸ ἔμφυ-
ne par dehors ; comme au contraire en Esté, coustumierement τον θερμὸν
elle s'espand par toute la superficie du corps, vers sa voisine qui πλέιον ἔχυσι.
est au dehors. De là vient qu'en Esté sa substance est exhalee & *Hipp. aph.* 15.
dissipee : & en Hyuer retenuë & resserree.   Et pour ceste cause *du* 1. *liu.*
la coction, la sanguification & la nutrition se font mieux en
Hyuer.

XXX.

Pour le regard de la façon de viure, il est besoin en Esté & en
Automne de manger moins & plus souuent : & en Hyuer & au
Printemps de repaistre plus liberalement, & non pas si souuent.
[a] Pour ce qu'en Esté & en Automne l'on supporte à grand' pei- [a] Θέριος ἢ
ne les viandes, en Hyuer fort aysément, & au Printemps aucu- φθινοπώρῳ σι-
nement bien. τία δυσφορώ-

XXXI.

[a] Il faut nourrir tout doucement & restaurer peu à peu les Τὰ ἐν πολλῷ
corps qui sont attenuez de long temps : & restituer inconti- χρόνῳ λεπτυ-
nent l'embonpoinct, à ceux qui sont diminuez tout à coup. νόμδρα σώμα-

XXXII.

[a] Il faut donner à manger au malade, quand la maladie donne [a] Εν τοῖσι πα-
intermission ou relasche : & pendant les accés, s'en abstenir, ροξυσμοῖσιν
d'autant que la viande est nuisible alors ; pour ce que nature qui ὑποστέλλεδζ
est alors du tout occupee à la coction de la maladie, ne doit χρὴ τὸ προσι-
point estre destournee par la coction des viandes.   Ioint que si θέναι γὸ βλά-
tu donne quelque nourriture durant les accés, tu augmenteras πτει. *Hip. aph.*
la cause, & la maladie apres. 11. *du* 1. *liu.*

XXXIII.

Entre les operations Chirurgiques, la saignee tient le premier
rang, pour ce que [a] c'est le remede commun des maladies qui [a] Ἡ φλεβοτο-
procedent de plenitude. [b] D'autant que l'euacuation de toutes μία κοινὸν βοή-
les humeurs également, qui est la plus exquise entre les autres, θημα ὃτι τ
se fait par la phlebotomie. πληθωεικῶν

XXXIIII.

La saignee n'est pas seulement vn remede euacuatif, mais aus- [a] Ἡ φλεβοτο-
si reuulsif & deriuatif. [a] Car la Phlebotomie est profitable, quãd μία χρήσιμος
nous voulons diuertir à l'opposite, ou destourner de costé le ὅταν ὁρμῶν
cours impetueux des humeurs. χυμῶν φορ-

XXXV.

[a] Il faut quand les forces sont bastantes, tirer du sang iusques Χρὴ μδὺ ἔρρω-

μ... κ δυνά-
μεως ἔχει
λειπουμία.
ἄγειν, ἐπὶ τι
μεγίςων φλεγ-
μονῶν, κ πυρε-
τ διαχατσά-
των, κ ἀλγη-
μάτων σφο-
δροτάτον.
Gal.sur l'aph.
23.du 1.li.

à cœur failly, aux fieures ardentes, aux grandes inflammations, & aux extremes douleurs. Car si on tire du sang iusques à l'ipothymie, aux fieures ardentes, toute l'habitude du corps est incontinent raffraichie, & l'excessiue chaleur esteinte: à plusieurs le ventre deuient lasche, & y arriue des sueurs. Par ce moyen aucuns sont du tout deliurez de la fieure, autres en reçoiuét beaucoup de soulagement, la vehemence de leur maladie estant passee. La saignee celebree iusques à cœur failly, est aussi merueilleusement profitable aux grandes inflammations, tant pour ces mesmes raisons, que pour ce qu'elle arreste les fluxions, causes procreatrices des inflammations, & en ce faisant empesche l'accroissement des phlegmons. Par ainsi elle appaise incontinent les cruelles douleurs causees de l'ardeur des fieures & des inflammations. C'est pourquoy aux douleurs insupportables, il ne se trouue point de plus souuerain remede, que d'euacuer iusques à l'esuanouissement, si on s'en veut rapporter à Galien.

quantité iusques à cœur failly, aux fieures ardentes, aux grandes inflammations, & aux vehemétes douleurs, si les forces sont bonnes.

XXXVI.

Il faut tirer du sang en quantité, toute en vne fois, si la maladie presse, & que les forces le permettent: sinon peu à peu, & à plusieurs fois. Car toutes euacuations extremes, sont dangereuses, & principalement les saignees excessiues faites à coup.

Et quant à la maniere, à foison, & tout en vn coup, si les forces sont bastantes: si non petit à petit & tout doucemét.

a Αἱ κενώσεις
αἱ ἐς τὸ ἔχατοι
ἄγουαι, σφα-
λεραι.Hip.au
3.aph.du 1.li.

XXXVII.

a Ὁκόσοισι
φλεβοτομίη
φαρμακείη
ξυμφέρει, τυ-
τυς προσῆκον

Ceux à qui la saignee ou la purgation est profitable, doiuent estre saignez, ou purgez au Printemps. Car ceste saison est fort propre pour faire euacuation par phlebotomie ou Pharmacie; d'autant qu'alors il n'y regne point de grande chaleur, pour exhaler le corps; ny de froideur, pour congeler les humeurs; ny d'inegalité, pour peruertir les forces, mais plustost vne bonne temperature.

Et pour le regard de la saison, au Printemps, pour la precaution des maladies.

τ ἦρος φλεβοτομεῖν, ἢ φαρμακεύειν. Hip.aph.du 6.liu. b Ἐπειδὴ τὖτε ἡ θερμασία θέῃ, ἡ διά-
λυσιν τῶν σωμάτων ἐργαζομένη, ἄτε ψῦξις τἰυ μῖξιν ἐπιφέρουσα τῶν χυμῶν, ἐκ ἀνομαλία τηεῷ ?
ἴσοι τὰς δυάμεις, ἀλλὰ μᾶλλον εὐκρασία. Philoteus au com.

XXXVIII.

a Γυνὴ ἐν γα-
ςεὶ ἔχουσα φλε-
βοτομηθεῖσα,
ἐκ πτρώσκει, κ
μᾶλλον εἰ μεί-
ζον ἔτι τὸ ἔμ-
βρυον. Hippo.
ap.31.du 5.li.

Il ne faut pas legerement ouurir la veine d'vne femme grosse. D'autant qu'vne femme enceinte estant saignee, accouche auant terme, & encore plustost si son fruict est desia grand. Pour ce qu'ayant tiré le sang duquel estoit nourry l'enfant, il deuient tellement sec dans la matrice, faute de nourriture, que rompant ses liens il tôbe dehors. Si ce n'est d'auanture que la mere abonde fort en sang. Car tant s'en faut alors qu'il faille craindre l'auortement, qu'au contraire pour la conseruation de la mere & de l'enfant, il est expedient de tirer du sang. Comme il a esté souuentesfois practiqué auec heureux succez, par l'aduis des plus celebres Medecins de France, sur les plus illustres Dames de la

Qu'il ne faut pas saigner vne femme durant sa grossesse, sans grande consideration.

Cour. Entre autres, Madame la Duchesse de Guise, a esté main-
tesfois saignee durant sa grossesse, pour l'engarder d'accoucher
auant terme, & empescher que son fruict ne vint à estre oppri-
mé par la grande abondance du sang.

XXXIX.

Quant à la qualité des medicamens, que les purgatifs doiuent estre propres à l'humeur peccante. Et les alteratifs côtraires à l'in-emperature.

Les medicaments purgatifs, doiuent estre ordonnez aux maladies cacochymiques, ceux qui tirēt la bile, aux bilieuses; ceux
qui tirent la pituite, aux pituiteuses; & ceux qui tirent la melancholie, aux melancholiques : [a] pour ce que la cure de la cacochymie est faite par la purgation, qui est particulierement
appropriee à l'humeur qui outrepasse la mesure. Et entre les alteratifs, les froids cōuiennent aux maladies chaudes, les chauds
aux froides, les secs aux humides & les humides aux seches : d'autant que l'intemperature chaude doit estre refroidie, & la froide reschauffee, & pareillement l'humide dessechee, & la seche
humectee par son contraire.

[a] Ἡ κακοχυμία διὰ τ̄ οἰκείας ἑκάστου τ̄ πλεο-ναζόντων χυ-μῶν καθάρ-σεως θεραπεύ-εται. *Gal. au* 6. *ch. du* 13. *l. de la met.*

XL.

Quant à la quantité, que les petits remedes cōuiennēt aux petites maladies, & les grands aux grandes.

[a] Il faut donner les medicamens doux de nature aux maladies
legeres, & les forts à celles qui sont fortes. [b] Car aux maladies
extremes, les plus extremes remedes y sont tres-bons. De là
vient que l'Orateur Romain voulant monstrer cōment l'homme magnanime doit entreprendre des hazards, dit : En se pre-
sentant aux dangers, il faut imiter la coustume des Medecins,
qui traictent legerement ceux qui sont legerement malades :
mais aux plus grandes maladies, sont contraints de se seruir de
remedes dangereux & doubteux.

[a] Τοῖσι μ̄ ἀσθε-νέσι νοσήμασι, ἀσθενῆ φάρμα-κα φύσει, τοῖσι δ' ἰσχυροῖσι ἰσχυρά χρὴ δι-δόναι. *Hip. en l'addit. des lieux.* [b] Ἐς τὰ

ἔσχατα νοσήματα αἱ ἔσχαται θεραπεῖαι ἐς ἀκριβείην κράτισαι. *Hip. aph.* 6. *du* 1. *li.*

XLI.

Quant à la manierē de l'e-uacuatiō qu'el-le doit estre fai-te par les lieux commodes que nature a desti-né.

[a] Il faut tirer les choses qui ont besoin d'estre mises dehors,
par les lieux commodes, où principalement nature tend. Et les
destourner, si elles ne tendent point où il faut. Il est donc expedient que le Medecin soit curieux d'obseruer le mouuement de
nature, & l'inclinatiō de l'humeur peccāte : afin que si elle se fait
en quelque endroit commode, de luy aider; & si au contraire
elle cherche quelque passage incommode, de l'empescher & la
retirer. Comme si l'humeur phlegmatique ou melancholique
prend son cours en bas, & que nature ait desia fait quelque effort par les intestins, pour chasser la fieure; le Medecin doit ordonner vn clystere, ou autre remede propre, pour esguillonner
nature : Et si la bile superfluë gaigne le haut, & que nature s'efforce de la ietter dehors par la bouche, il est expedient de faire
prēdre vn vomitoire. Car c'est tirer où nature tend principalemēt. Et si vous faites autremēt, vo⁹ peruertirez l'ordre de nature, vous violēterez les forces, & si mettrez le malade en danger.

[a] Ἃ δῖ ἄγειν, ὅκυ ἂν μάλιστα ῥέπῃ ἡ φύσις, διὰ τῶν ξυμ-φερόντων χω-ρίων ταύτη ἄγειν. *Hipp. ap.* 21. *du* 1. *li.* Καὶ ἀπισπᾶν ἢν μὴ ᾗ δῖ ῥέ-πῃ. *au* 6. *des Epid.*

Aux

Φαρμακεύειν
τοῖσι λίην
ξέοιν,ἤν ὀργᾷ,
ὐθήμερον χω-
ζειν γὸ ἐν τοῖ-
τοιέτοιοι κα-
ὸν. Hip.aph.
o.du 4.liu.

a Aux maladies fort aigues, il faut purger le mesme iour, si la matiere est esmeüe. Car il n'est pas bon de temporiser là, comme aduertit Hippocrate ; de peur que la vehemence du mal ne s'accroisse, que les forces du malade ne s'abbattent, & que les humeurs vagabondes, tracassans çà & là, en diuers endroits du corps, ne viennent à s'arrester sur quelque partie noble. Ce mot Grec ὀργᾷν, proprement dit des animaux poussés & esmeus d'vne concupiscence naturelle à l'acte venerien , a esté par similitude transferé aux humeurs. Quand donc aux maladies tres-aigües, on recognoistra par tout le corps ou aux parties nobles , nature auoir aussi grãde enuie de se descharger des humeurs superfluës, que nous voyons les animaux incitez d'vne ardante conuoitise à ietter hors leur semence,il faut purger incontinent. Mais pour ce que ceste enuie là ne prend pas souuent à nature de se despestrer de ce qui est nuisible, aux commencemens des maladies aigües;& si on ne purge iamais alors que pour ceste occasion là:

Ἐν τοῖσιν ὀξέ-
ι πάθεσιν ὀλι-
ίκις, κ̀ ἐν αρ-
il arriue **b** qu'aux commencemens des maladies aigües, on n'vse gueres de purgations,& encore faut-il faire cela auec beaucoup de premeditations.

ϋ ση τῆσι φαρμακείησι χρέεαϑ, κ̀ τῦτο προεξευκρινήσαντας ποιέειν. Hip.aph.24.2.liu.

XLIII.

Τὰ σώματα
ξῆ,ὅκα αὖτις
βέλεται κα-
θαίρειν, ἐυρρα
σιέφν. Hip.
ph.9.du 4.l.

a Quand on veut purger les corps, il les faut preallablement rendre fluides. Autrement la purgation se fera à grand'peine, & auec difficulté,trenchée,inquietude,esuanoüissement, debilité du pouls,& dissolution des forces. Or pour rendre les corps fluides,est-il besoin d'ouurir tous les conduits , & d'attenuer & decoupper les grosses & gluantes humeurs cachées au dedans.

XLIIII.

Πέπονα φαρ-
μακεύειν κ̀ κι-
έφν, μὴ ὠμὰ,
μηδ' ἐν αρχῆ-
σιν,ἢν μὴ ὀργᾷ.
Hip.aph.22.
du I.liu.

a Il faut purger & esmouuoir les humeurs cuites,& non pas les crües,ny mesme aux commencemens,si ce n'est qu'elles soyent esmeües,& n'ayent point d'arrest. Car comme nature n'est de soy aucunement prouoquée à l'euacuation,si elle n'a premierement fait coction de la matiere:ainsi le Medecin doit-il euacuer la matiere qui est ja cuite ,& non pas la crüe. D'autant que les humeurs crües sont toutes paresseuses & tardiues à se mouuoir, à cause de leur espesseur & froideur : de sorte qu'elles bouchent les passages par où doit estre rendu au ventre,ce qui a esté attiré par le medicament , & causent des fascheux accidens faute de sortir dehors.

XLV.

Τὰς κυέσας
φαρμακεύειν
ἢν ὀργᾷ τετρά-
a Il faut purger les femmes grosses,si la matiere est esmeüe,depuis le quatriesme mois,iusques au septiesme. Mais les plus ieunes & les plus vieilles sont à craindre. Car les enfans sont atta-

Bbb

Pour le regard du temps de la purgatiõ,qu'elle doit estre faite au commencement des maladies aigües, si la matiere est agitée.

Sinon,quãd le corps sera preparé.

Et que les humeurs crües auront receu coction, & non pas plustost.

Aux femmes grosses depuis le quatriesme

mois, iusques au septiesme, quand les humeurs font esmeües.

chez à la matrice, de mesme façon que les fruicts aux arbres. Les fruicts qui ne font que naistre, ont leurs queües encore si tendres, qu'estans battus de quelque vent violent, ils tombent ayſément en bas. Mais auec le temps comme ils tiennent plus fermemét, aussi ne font ils pas si aysez à cheoir, iusques à ce qu'estans paruenus à leur parfaite maturité, ils tombét d'eux-mesmes sans violence quelconque. De mesme s'il arriue aux femmes incontinét apres leur cóception de sauter, ou de se laisser cheoir en quelque lieu glissát, ou en quelque maniere que ce soit de se trop esmouuoir le corps ou l'esprit, ce qui estoit engendré dans la matrice eschappe facilement. Autant leur en aduient-il, quand les enfans font desia grandets. Mais au milieu de la grossesse, ils tiennent plus fermes àl a matrice, & ne font pas si subiects à naistre auant terme. C'est pourquoy les femmes enceintes peuuent endurer alors des plus forts mouuemens, sans offenser leur fruict, & par consequét estre plus seuremét purgées, si la matiere le requiert.

μλυα κ ἄχει
ιπτ ὰ μλυῶν.
τὰ δι νηπα κ
τὰ πρεσβυτε-
ρα ευλαβεια-
χή. *Hip. aph. 1. du 4. liu.*

XLVI.

Que l'euacuation ne conuiét pas lors que la crise se fait, ou qu'elle est parfaite.

a Quand la crise se fait, ou qu'elle est entierement faite, il ne faut rien remuer, ny innouer, ny par medicamés, ny autres esguillonnemens, ains laisser faire nature. Car d'autant que la crise est vn œuure de nature seule, & non du Medecin, quand elle se fait, ou qu'elle est desia parfaite, le Medecin ne doit rien qui soit attenter, ains laisser faire tout à nature, de peur de troubler son actió, durant qu'elle est totalement occupée à pousser dehors la matiere nuisible.

Mais quand la crise est imparfaite.

Mais si la crise est demeurée imparfaite, c'est le deuoir du Medecin de suppléer au defaut, en s'employant à euacuer le reliquat des mauuaises humeurs, craignát que par succession de temps, venans à se putrefier, elles ne renouuellent la maladie.

a Τὰ κρινόμδυα
κ τὰ κεκριμέ-
να αρτίως μη
κινέειν, μηδὲ
νεωτεροποιέειν.
μήτε φαρμα-
κείησι, μήτ'
αλλοισιν ερε-
θισμοῖσιν, αλ-
λ' εαν. *Hip. aph. 20. du 1. li.*

XLVII.

Que les purgatifs font difficiles à porter durant les iours Caniculaires.

a Sous la Canicule & auant sa venüe, les medecines laxatiues font fascheuses. Car toutes purgations fortes font mal-aysées à supporter & nuisibles durant les iours Caniculaires, pour trois raisons : la premiere que tous purgatifs, estans naturellement chauds, enflamment le corps desia eschauffé par l'ardeur de l'air : & la seconde qu'ils dissipent les forces desia affoiblies par la vehemence de la chaleur : la troisiesme que les actions du medicament purgatif, & celles de l'air qui nous enuironne, font appointées contraires ; attendu que cestuy-cy tire au dedans au dehors, & cestuy-là tout au rebours au dehors au dedans.

a Υπο κύνα κ
προ κυνος, ερ-
γώδεες αφαρ-
μακείαι.
Hipp. aph. 5. du 4. liu.

XLVIII.

Et quád le ventre est fort plat.

b Le ventre inferieur extremement attenné & amaigry, ne peut porter sans danger les purgations par bas.

δεῖ λεπτὸν κ εκλεπτας περι τὰς ακάτω καθαρσίας, Hip. au 35. aph. du 2. li.

a Επωφαλὲς
το ήτερον σφι-

XLIX.

[a] Φερομῴων ἔτι [a] Quand la fluxion tombe encore sur la partie offensée, il la faut
τῶν ῥευμάτων repercuter: [b] C'eſt pourquoy les repercuſſifs qui ont vertu de reſ-
ἐπὶ τὸ πεπον- ſerrer, ſont propres au commencement pour deux raiſons, l'vne
θὸς ἀποκρύε- qu'ils fortifient tellement la partie, qu'elle ne reçoit pas ſi toſt
θαι χεή. les ſuperfluitez qui y abordent: l'autre qu'ils font ſortir dehors
[b] Ὅθεν τὰ ἀπο- la plus ſubtile portion de ce qui y eſt deſia arreſté.
κρυσικᾷ μετέχοντα δηλαγὸ τι τῆς ςυπλικᾶς δ'υνάμεως ἐπὶτὴ δεια πρὸς τᾶς ἀρχὰς ὅτι. Gal. au 15.
ch. de 11. de la meth.

*Que les reper-
cuſſifs doiuent
eſtre appliquez
au commen-
cement d'vne
maladie cauſée
de fluction.*

L.

[a] Ἐςὶ τῶτο τὸ [a] C'eſt vn precepte commun preſque à toutes maladies engen-
παρ*γγελμα drées de mauuaiſes humeurs, qu'il faut vſer ſur la fin de remedes
κοινὸν ἐπὶ πάν- qui eſchauffent & deſſechent: d'autant qu'ils conſument entie-
των χεδὸν τῶν rement le reliquat de la matiere peccante.
διὰμοχθηρὰς χυμᾶς ςυςάντων νοσημάτων ὡς ἐπὶ τῇ τελευτῇ τοῖς θερμαίνουσι ᾗ ξηραίνουσι χῇθαι.
τελέως γὸ ἐκκόπτει ταῦτα τὸ καταλήπόμμον τᾶ χυμᾶ. Gal. au 7. ch. du 14. lu. de la meth.

*Et les reſolutifs
ſur la fin.*

LE
SECOND LIVRE
DES LOIX DE LA
FRAMBOISIERE.

POVR PROCEDER METHODIQVE-
MENT A LA GVARISON DES MALA-
dies du cerueau, & des parties deſtinées à ſon ſeruice.

Proiect de l'au-
theur.

VOVLANT traicter des maux du corps en particulier, afin de proceder methodiquement à leur
guariſon, par les Loix de Medecine : ie toucheray
au preallable ceux qui attaquent les parties animales, & premierement ceux du chef, où reſident
les principales facultez de l'ame: ſecondement ceux des organes
des ſens exterieurs: conſequemmēt ceux des parties vitales: puis
ceux des parties naturelles. En apres ceux des iointures. Et au
partir de là pourſuyuant ceux des parties externes, où ſont employez les Chirurgiens, ie diſcoureray des tumeurs contre nature, & incontinent apres des playes & vlceres, finalement des
fractures & luxations.

Les maux du
chef diſtinguez
en trois ordres.

On diſtingue les maux du chef en trois ordres, ſelon la difference du lieu où ils ſont aſſis. Car les vns ont leur ſiege en la
ſubſtance du cerueau, les autres és ventricules & conduits, aucuns aux membranes.

Ceux de la ſub-
ſtance du cer-
ueau.

En la ſubſtance du cerueau qui eſt le throne & inſtrument des
principales facultez de l'ame, à ſçauoir de l'entendement, de l'i-
magination & de la memoire, les ſymptomes des functions of-
fenſées ſont la phreneſie, la manie, la melancholie & la lethargie.

Ceux des ven-
tricules & con-
duits.

Es ventricules du cerueau & conduits par leſquels l'eſprit
animal eſt diſtribué aux organes des ſens, & aux membres mouuans, ſe forment les vices du ſentiment & du mouuement, cōme
le Vertige, l'Incube, l'Epilepſie, l'Apoplexie, la Paralyſie &

le Catarrhe. Sous le nom de membranes, on entend icy les *Ceux des mem-* meninges & le pericrane, où se font seulement les douleurs, à *branes.* raison de leur sentiment exquis.

TITRE I.

DE LA PHRENESIE.

LOIX,
Pour la discerner.

I.

PHrenesie est vne perpetuelle resuerie auec fiéure. Car la con- *Que c'est que* tinuelle alienation d'entendement, & la fiéure aigüe, sont *Phrenesie, &* signes essétiels de phrenesie, par lesquels on la distingue d'auec *comment elle est* les autres sortes de folie. Tellement qu'elle est differente de la *differente de la* manie & de la melancholie, pour ce qu'elles sont sans fiéure; & *manie, de la me-* de la resuerie qui suruient en la vigueur des fiéures vehemétes, *lancholie & de* d'autant que celle-cy n'est point perpetuelle, comme celle-là, *la resuerie sym-* attendu qu'elle cesse au declin de la fiéure. *ptomatique.*

II.

La vraye phrenesie est premierement engendrée au cerueau, *Son siege.* voire du propre vice d'iceluy. A raison dequoy elle est distin-guée de la phrenesie bastarde, qui suruient par compassion de l'estomach, ou du diaphragme, lequel communique son indis-position au cerueau. Car la fine Phrenesie est causée d'vne in- *Sa cause.* flammation simple ou erysipelateuse, ayant son origine, celle-là d'abondance de sang, & celle-cy de bile iaune, ou d'humeur bi-lieuse deuenuë noire par adustion, qui occupe les tayes du cer-ueau, & aucunefois le cerueau mesme, d'autant qu'il est quel-quefois enflammé auec ses meninges, & quelquefois seulement eschauffé.

III.

Outre les deux signes essentiels de phrenesie, que les Grecs *Ses marques.* appellent Pathognomoniss, il y en a encores d'autres acciden-taires, par lesquels sont remarquez les phrenetics : A sçauoir qu'ils veillent presque tousiours, & qu'ils ont le repos extreme-mét troublé: Car ils se leuent, ils saultent, ils crient; & si la mala-die prouient de sang, ils rient; & si elle est causée d'humeur bilieuse, ou atrabilaire, ils sont si furieux & enragez, qu'on ne les peut tenir, ils parlent à la volée & sans iugement, ils ne res-pondent rien de certain à ce qu'on leur demande, si ce n'est auec mutinerie, ou indiscretion. Au surplus ils ont les yeux rouges, quelquefois secs, quelquefois larmoyás & pleins d'ordure : leur langue est rude, par fois le sang leur coule du nez, l'vrine est souuent retenuë. D'auantage ils s'amusent à arracher des lopins de laine, & à prendre des poils & autres fatras des couuertures & des habillemens, ils ont le pouls petit & frequent ; & la respiration grande & rare, pour-ce qu'ils ne sçauent pas quand il faut reprendre leur haleine, pour auoir perdu entierement la memoire. C'est pourquoy nature recompense par la longueur ce qui doit estre fait tost & souuent.

LOIX.
Pour iuger l'issuë de la Phrenesie.

I.

Comme toute Phrenesie est pernicieuse. Principalement celle qui procede de bile aduste. Que les resueries facetieuses, sont moins à craindre, que les serieuses.

TOute sorte de Phrenesie est pernicieuse, d'autant qu'elle est engendrée en vne partie où reside la principale faculté de l'ame. Mais la plus horrible de toutes les Phrenesies, c'est celle qui est causée de cholere aduste.

II.

Les resueries qui se font auec risée, ne sont pas accompagnées de si grand peril, que les serieuses; pour-ce que les ioyeuses folies prouiennent seulement du sang eschauffé, ou bien de simple chaleur, sans humeur peccante. C'est pourquoy elles sont aucunement semblables aux plaisanteries des yurongnes. Mais celles qui sont à bon escient causées de cholere fort aduste & presque noire, sont tres-furieuses & tres-dangereuses, pour-ce qu'elles procedent d'vne humeur maligne.

Αἱ παραφρο-
σύναι, αἱ μὲ
μετὰ γέλωτος
γινόμεναι ἀσ-
φαλέστεραι. αἱ
ἢ μετὰ σπυ-
δῆς ἐπισφαλέ-
στεραι. *Hipp.*
aph. 53. *l.* 6.

III.

Comme les vrines blanches & claires sont de mauuais augure, en la Phrenesie.

Les vrines qui apparoissent blanches & claires, sont mauuaises, principalement aux Phrenetics; pour-ce qu'elles denotent vne extreme indigestion, & outre cela vne attraction de toute la cholere à la teste. C'est pourquoy Galien asseure qu'il n'a iamais veu guarir de Phrenetic, où telles vrines s'estoient apparuës.

Ὁκόσοισιν ἔρα
διαφανέα ἢ
λευκὰ, πονηρὰ,
μάλιστα ἢ ἐν
τοῖσι φρενιτι-
κοῖσιν ἐπιφαί-
νεται. *Hipp.*
aph. 72. *l.* 4.

LOIX,
Pour bien penser la Phrenesie.

I.

Pourquoy il faut penser de bonne heure la Phrenesie, & auec quels remedes.

D'Autant que la Phrenesie est vne maladie tres-aiguë, causant des cruels symptomes, elle doit estre soigneusement pensée dés son commencement, selon l'ordonnance d'Hippocrate, voire auec des remedes forts, pour-ce qu'il faut employer

Par la loy 41. dist. 3. liu. 1.
Par la loy 40. d. 3. l. 1.

les extrémes remedes aux extrémes maladies, cóme luy mesme
commande.

I I.

En toute Phrenesie, il faut tirer du sang, s'il n'y a rien qui empesche, mais plus liberalement & plus hardiment, en la Phlegmoneuse, qu'en l'Erisipelateuse. On doit piquer la veine cephalique, pour destourner la cause antecedente, & oster la cöiointe;
& faire l'ouuerture estroite, afin que la playe soit plustost reprise. Toutesfois s'il y a plenitude manifeste on ouurira la basilique
auparauant, pour euacuer l'abondance du sang.

Comme il faut
tirer du sang.
Et de quelle
veine.

I I I.

Il faut purger en la Phrenesie, principalement en la bilieuse,
mais premierement auec des plus legers medicamens, de peur
d'enflammer & irriter d'auantage les humeurs. Et si ceux-là ne
sont suffisans, auec des plus forts, quãd le corps est robuste pour
les supporter: & ce sans preparation quelconque, tant pour ce
que la matiere est esmeüe, & d'elle-mesme prompte à euacuation, que pour ce que la maladie ne donne point de relasche.

Comme on doit
purger, & auec
quels medica-
mens.

I I I I.

Il faut fuir en la Phrenesie l'vsage continuel des topics refrigeratifs, craignant que la maladie ne se tourne en lethargie. En
apres pour ce qu'ils resserrent les pores, & par ce moyen retiennent les fumées dans la teste. Aussi ne doit-on point vser de narcotics par dedans, si les forces ne sont bastãtes, de peur d'esteindre la chaleur langoureuse.

Aduertissement
en l'vsage des
topics & hypno-
tics.

*Voyla les loix generales necessaires à la guarison de la Phrenesie, que vous
verrez maintenant pratiquées sur l'exemple particulier d'vn Phrenetic, en
vne consultation que i'ay autrefois faite auec Monsieur de Iour Medecin à
Vitry en Parthois.*

CONSVLTATIO I.

De Phrenitide.

*Onspicua sunt in hoc iuuene duo pathognomonica Phrenitidis indicia,
perpetuum delirium & acuta febris necnon & assidentia signa quæ
laborantem phreniticum esse confirmant, oculi rubentes atque squalidi, oculorum venæ turgentes, sanguinis è naribus fluxus, lingua aspera, spiratio
rara, & magna, pulsus exiguus & frequens, vrinæ suppressio, immodica vigilia, somnus difficilis ac turbulētus, adeò vt æger subinde interrupta quiete è lecto surgat, exiliat, ac furibundè vociferetur, verbáque sine ordine
& sensu effundat, interrogantibúsque nihil certi aut maiore cum tu-
multu aut temeritate respondeat, necnon & floccos auellat, & festucas
ex stragulis ac vestibus carpat. Porrò non ex simplici sanguinis inflammatione, sed ex erysipelatosa à bile flaua adustione in atram de-
generante, cerebrum ac meningas eius occupante phrenitidem fieri*

Diagnosis.
Lege l.d.1.s.2c.
l.2.
L. 3.d.1.t.2.l.
2. & c.

constat , cùm ægrotans ita ferociat , támque immaniter ſæuiat, vt coer-
ceri niſi vinculis nequeat , ac omnium quæ dicit facitque obliuiſcatur , &
ſimul cum ratione imaginatio lædatur. Quod ad prognoſim attinet , nulla
Phrenitis periculo vacat, authore Galeno , quòd in ea parte generetur in
qua princeps animæ facultas reſidet , ſed illa longè periculoſiſſima quæ ex
aduſta bile oritur : vnde ſeria non cum riſu deliramenta exiſtunt. Nam
ex Hippocrate deliratianes quæ cum riſu fiunt ſecuriores , quæ verò ſe-
riâ, periculoſiores. Aquoſæ præterea vrinæ ſunt mali ominis. Cùm autem
morbus adhuc ſit ἐν τῷ γίνεϑ , duplex medendi ſcopus, vnus prophyla-
ĕticus, ne abſolutum fiat eryſipelas prohibens: alter therapeuticus, in curando affectu iam genito conſiſtens. Ad prohibendum morbi incrementum,
bilioſa materia adhuc ad cerebrum appellens auertenda & repellenda. Ad
morbi verò geniti tentandam curationem , materia cerebro meningibuſ-
que impacta vacuanda & diſcutienda, coniunĕtáque capitis intemperies
calida corrigenda, necnon & inſomnia , iſchuria , aliáque grauiora phrenitidis ſymptomata caſtiganda. Ad auertendam autem materiam in
cerebrum ruentem, ſimúlque amouendam illic affluxam, ſecanda protinùs
vena cephalica , ſed non ita liberaliter mittendus ſanguis atque in
phlegmonode phrenitide. Deinde cucurbitulæ ceruici & homoplatis affigenda. frictiones item ac ligaturæ dolorificè artubus reuulſionis cauſa
adhibendæ. Ad reuellendum præterea atque vna eadémque opera vacuandum , exhibenda cholagoga blandiora, ne bilis vehementioribus catharticis excandeſcat & exagitetur, indéque febris augeatur , vt bolus ex
caſſiæ ʒj. & rhei Ɔ iij. potus ex ʒij. ſyrupi de cichorio compoſiti cum rheo
in decocto cephalico diſſolutis : Ac ſi hæc non ſufficiant , etiam valentiora , quia ex Hippocrate extremis morbis extrema exquiſitè remedia
adhibenda , vt electuarium de ſucco roſarum, diaprunum ſolutiuum, catapotia aurea vel aggregatiua , enemata item frequenter inijcienda non
modò clementia, ſed etiam acriora, ex decocti remollientis ℔ j. caſſiæ
& aliquandò diaprun. ſolut. ʒ j. ſacch. rub. ʒ j. ß. ſalis communis ʒ j. olei
violac. ʒ ij. Ad repellendam verò à ſupernis partibus materiam fluentem, & calidam capitis intemperiem vna emendandam frigida adſtrin-
gentia, cuius generis eſt oxyrhodinum ex aceti parte vna, olei roſati duabus, & aqua roſar. vel ſucci plantag. & ſolani quatuor, ſyncipiti adhibenda : vel collo ex panno aliquo circumponenda , vt vias contrahant
per quas materia aſcendit & ipſa cogant, craſſent & ad motum ineptam
reddant. Vtendum etiam medicamentis frigidis & adſtringentibus,
vt ſyrupo roſato & granatorum cum duplo aquæ roſarum , plantag. ſolani bugloſſ. victu item refrigerante , & adſtringente , vt ptiſanæ
cremore , iuſculis lactuca , intybo , & oxalyde alteratis , aqua hordei. Poſtea ad diſcutiendum humorem parti laboranti impactum admouenda capitis temperatè calida, vt columbus, gallus, catulus, aliúdue ſimi-
le animalculum viuum per ſpinam ſectum, vel arietis pulmo aut hepar ad-

huc

Iaſis.

huc calens, aliáque remedia clementer digerentia, vt fotus capitis ex semi-
nibus altheæ, lini, fœnigrecí, floribus chamæmeli, meliloti, in aqua suffi-
cienti coctis: Et litus ex oleo chamæmel. & anethin. Interim ad conciliãdum
somnum , deliriumque sedandum syrupus violaceus & papauerinus
cum aqua lactucæ sæpe sumendus, vnguentumque populeum fronti ad-
mouendum, ac si necessitas vrgeat, Philonis antidotum, vel opium ip-
sum, magna tamen cum cautione, sumendum, vel admouendum. Ad
vrinam verò suppressam promouendam oleum de scorpionibus pubi illi-
nendum è regione vesicæ. Fotus item circa pubem & perinæum ex mal-
ua, bismalua, parietaria, floribus chamæmel. & melilot. in aqua & vino
albo decoctis, aliáque id genus vretica remedia ex vsu erunt. Siqua cura-
tionis spes reliqua esse videatur, his est molienda remediis.

Hæc consulebat Frambesarius cum D. Diurno, pro bilioso
iuuene, æstate media, Vitrici ægrotante, anno 1587.

TITRE II.

DE LA MANIE.

LOIX,
Pour la discerner.

I.

Manie est vne resuerie auec rage & furie, sans fieure, pro- *Que c'est que*
uenant d'humeur atrabilaire, engendree par adultion de *Manie.*
la cholere, ou de la melancholie, ou du sang. *D'où elle pro-*
cede.

II.

Quand le mal procede d'vne superfluité de cholere bruslée, *Signes pour co-*
les malades se courroucent incontinent, donnent des iniures, *gnoistre si la*
& sont si temeraires & effrenez, que de se ruer, comme bestes *Manie est cau-*
sauuages, sur ceux qu'ils rencontrent à l'improuiste , lesquels *see par adultion*
de cholere.
ils mordent, ou battent, ou outragent en diuerses sortes. Quand *De melancho-*
il vient de melancholie fort aduste, ils se mettent des phantasies *lie.*
en l'esprit, & se contristent, & se donnent frayeur de choses
vaines & ridicules ; par fois ils demeurent long temps sans
dire mot, & desdaignent de parler ; puis tout en vn instant
ayant rompu leur silence, ils ne se peuuent plus taire : de sorte
qu'apres auoir esté taciturnes, ils deuiennent grands babillards.
Et quand il est engendré d'abondance de sang boüillant, con- *De sang boüil-*
uerty par adultion en humeur atrabilaire, leurs resueries sont *lant.*
ioyeuses, ils rient desmesurément, & chantent tousiours, les
oreilles leur cornent sans cesse, si bien qu'ils pensent ouyr
des ioüeurs d'instrumens. Au surplus la complexion, l'aage,
l'habitude , la saison, la region , la disposition de l'air , &

la maniere deviure precedente, monſtrent aſſeurement de quelle humeur eſt prouenuë l'atrabilaire , & par conſequent la
Manie.

I I I.

Qu'en la Ma-
nie le cerueau
eſt trauaillé par
ſon propre vice,
ou par compaſ-
ſion.

Le cerueau patit icy de ſoy-meſme, ou par aſſociation dès autres parties. Car l'humeur atrabilaire dont ceſte maladie eſt
cauſee, s'amaſſe quelquefois en la teſte, quelquefois par tout le
corps, quelquefois aux hypochondres.

L O I X,
Pour iuger l'iſſuë de la Manie.

I.

Comme la di-
ſenterie, ou l'hy-
dropiſie, ou l'ex-
taſe ſuruenant
à la Manie eſt
bon preſage.

QVand la diſenterie ou l'hydropiſie, ou l'extaſe ſuruient à la
Manie, c'eſt bon ſigne. Car il n'eſt pas hors de raiſon que
la dyſenterie, ou l'hydropiſie ſuccedant, ne ſoit la guariſon de
la Manie, à cauſe du tranſport des humeurs peccantes, qui ſe
fait du chef aux parties inferieures. Or l'extaſe, qui eſt vne vehemente perturbation d'entendement, telle qu'ont couſtumierement ceux auſquels la criſe doit incontinent arriuer, ſignifie que nature ſe prepare pour euacuer bien toſt par criſe
l'humeur peccante ſeparee.

Ἐπὶ μανίῃ δ-
ſεντερίη , ἢ
ὕδρωψ, ἢ ἔκς-
σις ἀγαθόν,
Hipp.aph.5
l.7.

I I.

Comme les va-
rices & les he-
morrhoïdes ſont
proffitables aux
Maniacs.

Quand les varices ou les hemorrhoïdes ſuruiennent aux Maniacs, c'eſt leur guariſon : ſi la Manie prouient de Melancholie, & non pas de cholere. Car les varices (qui ſont veines eſlar-
gies aux cuiſſes & aux iambes) & les hemorrhoïdes arriuent
lors que nature pouſſe aux parties moins nobles le ſang melancholic & groſſier, qui cauſe la Manie. De ſorte qu'on en eſt deliuré par ce moyen là.

Τοῖσι μαινομ-
νοισι κιρσῶν
αἱμορροΐδων
πλημορεδώων,
μανίης λύσι-
Hip.aph.21.
l.6.

L O I X,
Pour bien penſer la Manie.

I.

Quand on doit
tirer du ſang en
la Manie, & de
quelle veine.

Quand il ne
faut point ſai-
gner.

SI la Manie prouient d'abondance de ſang boüillant , il en
faut tirer vne bonne quantité , premierement de la mediane, pour l'euacuation & reuulſion: puis de la ſaphene, principalement aux femmes, pour prouoquer leurs menſtruës. Mais
ſi le mal eſt cauſé de bile bruſlée, ſans plenitude, il n'eſt pas
bon d'ouurir la veine, pour ce que le ſang eſt le frein de la cholere.

II.

Il faut en la Manie procurer le sommeil en toute maniere, auec remedes, non seulement prins par la bouche, mais aussi appliquez par dehors.

Passant vn iour auec Monseigneur de Vaudemont, par sainct Hubert en Ardenne, i'y trouuay vn Espagnol Maniac, pour lequel on me pria de donner vn aduis, que ie produiray icy pour approbation de ces Loix.

Comme il faut procurer le dormir par tous moyens.

CONSILIVM, DE MANIA.

FVriosa citra febrem insania quæ iracundia, iurgiis, clamoribus, horrendo aspectu, magno denique corporis impetu & mentis perturbatione laborantem ita exercet atque impellit vt, quasi fera & immanis bellua, in obuios dentibus, vnguibus, & pugnis inusitata rabie petulanter inuadat, horrenda profectò mania est, ortum ducens ex bile flaua adustione in atram conuersa, quæ cùm in reliquo corpore, tùm in capite præsertim turget & excandescit, propter calidiorem sicciorémque temperiem, ætatem, regionem, aëris constitutionem, æstatem, victus rationem, curas, sollicitudines & vigilias antecedentes. Quod ad prognosim attinet, si desipientia omnis periculosa, Galeno authore, ferina sanè dementia longè periculosissima ac perniciosissima non abs re putanda est. Vt enim à maligno admodum humore gignitur, ita & sæuissima inuehit symptomata. Ad tentandam curationem morbificus humor ante omnia præparandus syrupis violato, nymphæato, acetoso, de cichorio, de fumaria, cum aquis violarum, lupulorum, bugloss. nymphæa, cichorij, oxalydis : deinde sensim vacuandus & reuellendus, modò catharticis potionibus, vel bolis ex cassia, myrobalanis citrinis, tamarindis, senna, catholico, confectione hamech, syrupo rosarum pallidarum, modò pilulis ex hiera, indis aut de lapide lazuli, modò enematis blandioribus ex foliis violarum, malu. alth. lactuc. seminibus iiij. frig. maior. & oleo violato paratis, postea verò acrioribus. Nec etiam alienum erit ad auersionem hæmorrhoïdas prouocare, vt & ad deriuationem pyroticum suturæ coronali admouere. Materia item repellenda simúlque coniuncta intemperies emendanda irrigatione syncipitis ex oleo rosaceo, succo polygoni, aceto, ex linteolo frequentiùs iterata : Fotu capitis ex decocto violar. rosar. lactuc. capitum papau. florum stæch. & chamæmeli, addito aceto : Epithematis refrigerantibus & humectantibus hepati & cordi admotis. Proderit etiam inclinante morbo balneum aquæ dulcis. Ad cerebrum prætereà reliquúmque corpus contemperandum ac corroborandum, diamargaritum frigidum, diarrhodum abbatis, diatrionsantalum, conserua rosarum, violarum, nymphæa & buglossi, ex vsu erunt. Instituendus insuper victus refrigerans & humectans, li-

Dignotio.

Prædictio.

Curatio.

quidus & forbilis, vt ptisana cremor. Vitandus cibus flatulentus & qui
bilem gignit. propinanda aqua hordei, vino prorsus abstinendum.
Somni verò conciliandi imprimis habenda ratio hypnoticis tum sum-
ptis, tum admotis. Aluus si quando. adstrictior fuerit, statim subdu-
cenda. Amicorum autem præsentia dumtaxat admittenda, ignotorum
verò ac eorum quibus iratus est hominum ingressus omninò prohiben-
dus. Accuratè autem vinciendus est, ne vel sibi vel alteri noceat. Si
aliquis curationi relinquitur locus, his auxiliis molienda videtur.

Hæc consulebat Frambesarius pro Hispano Sanhu-
berti laborante, anno 1592.

Titre III.

DE LA MELANCHOLIE.

LOIX,
Pour la discerner.

I.

Que c'est que Melancholie, & par quels signes elle est recognuë.

MElancholie est vne resuerie sans fieure, accompagnée
d'vne frayeur & tristesse, sans occasion manifeste, prouenant d'vne humeur ou vapeur melancholique, qui occupe le
cerueau & altere sa temperature. Car ceux qui sont trauaillez
de ceste passion, pensent ou disent ou font des choses absurdes
& hors de raison, & si la peur & la tristesse ne les abandonnent
iamais. C'est pourquoy Hippocrate tient que ce sont deux signes inseparables de la Melancholie. Aucuns se mettent en
phantasie de ne point parler, & de passer toute leur vie en silence. Puis ils fuyent le plus qu'ils peuuent la compagnie & han-
tise des personnes. Plusieurs cherchent les deserts, & quelquefois vont errans par les cimetieres, ou les hideuses cauernes, &
s'y retirent, & souuent hurlent ainsi que les loups: le vice desquels est proprement appellé Lycanthropie.

Ἢν φόβος καὶ δυσθυμίη πο-λὺν χρόνον διατελέῃ, με-λαγχολικὸν τὸ τοιοῦτον.
Hip. aph. 23. l.6.

II.

Où est contenuë la matiere me-lancholique. Difference de la melancholia.

L'humeur noire & limoneuse qui cause la Melancholie, tantost est enclose dans la teste seulement, tantost abonde par-
tout le corps, tantost s'amasse en la rate & és parties voisines
trauaillées d'intemperature, ou d'oppilation. C'est pourquoy il
y a trois differences de Melancholie; la premiere, qui vient par
le vice propre du cerueau; l'autre par sympathie de tout le corps;
& la derniere, appellée hypochondriaque, autrement venteuse.

III.

Signes pour dis-cerner la pre-miere difference de melancholie.

La premiere difference de melancholie, qui a son propre
siege au cerueau, est descouuerte, quand la crainte & la tristesse
perseuerent long temps, sans cause manifeste, & qu'on apper-

çoit aucuns signes de sang melancholic abondant par tout le corps, ny mal quelconque aux hypochondres. La seconde sorte de melancholie, qui vient par compassion de tout le corps, est cogneuë aux causes antecedentes, & aux marques apparentes du sang melancholic foisonnant aux veines, à sçauoir à la complexion seche, & chaude du commencement, puis deuenuë froide par laps de temps, à l'aage declinant vers la vieillesse, à la saison Automnale, à la region froide & seche, à la maniere de viure grossiere, à la suppression des menstrües, ou des hemorrhoïdes, à la guarison des varices, à l'habitude du corps gresle, noire, & veluë, à la largeur des veines, & à l'espesseur du sang qu'on a tiré. Mais les signes de la Melancholie hypochondriaque, paroissent au dessous des hypochondres, d'où la vapeur noire & obscure vient à grimper au siege de l'entendement. L'on y sent vn grand & fascheux battement d'arteres, comme a bien remarqué Hippocrate. Plus vne grande ardeur, à cause de l'adustion de l'humeur, toutesfois sans induire la soif, pour ce que de l'indigestion de l'estomach, il s'engendre force humiditez, qu'on iette par crachement : dont prouiennent pareillement des rots, des ventositez, des bruyemens & des flottemens. Aussi y a-il souuent douleur, & palpitation de cœur, & quelquefois suffocation. Quand on a prins de la viande trop chaude & mal-aisee à digerer, il s'en esleue vne vapeur acre en haut, qui augmente les resueries melancholiques, lesquelles s'addoucissent par viande refrigeratiue, flux de ventre, vomissement & reupes. A plusieurs il y a enflure à la rate, & au mesentere, auec renitence & douleur. Aux autres, l'on n'apperçoit aucun amas d'humeurs, principalement quand ils ont esté auparauant cholerics, & que l'humeur melancholique n'est pas seulement peccante, mais aussi l'atrabilaire.

LOIX,
Pour iuger l'issue de la Melancholie.

I.

SI en la Melancholie, il se fait vn transport de la matiere aux ventricules du cerueau, ou aux nerfs, ou aux yeux, il est merueilleusement dangereux. Car il presage l'apoplexie, ou bien l'epilepsie, ou la conuulsion, ou l'aueuglement. Et si est à craindre, que venant à estre fort bruslee, putrefiee, le mal ne se tourne en Manie.

II.

Comme les hemorrhoïdes sõt vtiles aux melancholics.

Si les hemorrhoïdes suruiennent aux melancholics, c'est bon signe. Pour ce qu'elles font euacuation du gros sang, & de l'humeur limoneuse meslee parmy.

τῦ σώματος, ασπασμὸν, ἢ μανίην, ἢ τύφλωσιν σημαί-νει.

III.

Que la Melancholie recẽte est guarissable, & l'inueteree incurable.

La passion Melancholique est au commencement aysee à guarir: mais quand elle est enuieillie, habituee, & comme naturalisee, elle est du tout incurable, selon Trallian.

Hipp. aph. 56. li. 6.

IIII.

Comme la premiere & la seconde sorte de Melancholie.

La Melancholie qui procede du propre vice du cerueau, & celle qui se fait par compassion de tout le corps, est merueilleusement rebelle & difficile à guarir. Mais l'hypochondriaque est beaucoup plus traictable, & plus aysee à guarir. Neantmoins par succession de temps elle degenere en la premiere espece; & si elle vient d'auenture à s'enraciner plus fort, elle induit la rage, & quelquefois vne fiéure hectique.

Τοῖσι μελαγχολικοῖσιν αἱμορροΐδες ἐπιγινόμεναι, ἀγαθὸν.

Hipp. aph 12. li. 6.

LOIX,
Pour bien penser la Melancholie.

I.

Pourquoy il faut tirer du sang en la Melancholie.

Et de quelle veine.

LA saignee doit estre celebree en la Melancholie, quand les forces y consentent, pour destourner la cause antecedente, oster la conioincte, restablir la temperature, & preparer le reste de la matiere. Mais en la premiere espece de Melancholie, il faut pour la precaution plustost que pour la curation tirer du sang, quand il est trop abondant, de la cephalique: en l'hypochondriaque, de la basilique; & en celle qui prouient du vice de tout le corps, de la mediane, par laquelle on euacuë egalement du chef & du reste du corps, pour empescher la generation de la matiere, & corriger le symptome. Il est expedient de percer la saphene aux femmes, qui ont leur purgation menstruelle arrestee, & aux hommes à qui les hemorrhoïdes contre leur coustume sont supprimees. Et quand le mal perseuere, il sera bon d'ouurir encore la veine du front. Au demeurant on doit tousiours faire l'ouuerture de la veine large, pour donner issuë au plus gros sang.

II.

Quelle purgation il faut ordonner en la Melancholie.

L'humeur melancholique bien preparee, doit estre purgee par interualles, premierement auec des medicaments qui la tirent hors doucement, & plustost par breuuages que par pilules; afin que le corps en soit moins desseché & eschauffé, & en fin auec ceux qui ont plus de force, si le mal est rebelle, pour chaſſer vn excés contraire à nature, par vn pareil excés de medicamens. De ſorte qu'il eſt bon de s'ayder alors d'ellebore. Car les anciens n'ont point dit en vain, que ceux deſquels l'entendement n'eſtoit point arreſté, auoient beſoin d'ellebore. Mais il faut prendre garde à deux choſes, quand on en voudra vſer, l'vne qu'il ne ſoit point donné en ſubſtance, ains en decoction ou infuſion, & ce apres la purgation vniuerſelle. Autrement il induiroit conuulſion ou ſuffocation ; l'autre, qu'il ne ſoit point meſlé parmy des myrabolans, ou autres aſtringens, craignant de le retenir trop longuement au corps.

Aduertiſſemēt en l'vſage de l'ellebore.

III.

D'autant qu'en la Melancholie hypochondriaque, le plus du temps la rate, & l'eſtomach ſont les premieres parties offenſees, il y faut principalement prouuoir par l'vſage des topics conuenables.

Pourquoy en l'hypochōdriaque il faut pouruoir à la rate & à l'eſtomach.

IIII.

Il faut obſeruer les phātaſies du Melancholic, & ſe ſeruir d'aucunes, pour tendre à la guariſon : comme s'il s'imagine d'auoir force grenoüilles au ventre, on luy doit accorder, & promettre qu'on les chaſſera ayſément dehors, moyennant qu'il y vueille donner conſentement. Et apres l'auoir purgé, faire mettre ſecrettement des grenoüilles viues dans ſes ſelles, pour luy monſtrer quand & quand. Par ce moyen-là l'on le guarira plus facilement, ayant oſté ſa fauce opinion. Ioint que les vns veulent eſtre amignardez & flattez ; les autres doiuent eſtre tanſez, battus & liez, de peur qu'ils ne facent mal à eux meſmes, ou à autruy : & faut donner ordre qu'ils ne ſoient iamais deſtituez de fortes gardes, & leur oſter tous les moyens de ſe pouuoir outrager : principalement s'ils deuiennent furieux, la Melancholie ſe tournant en Manie. Pour la ratification de ces loix, ie produiray autant d'exemples qu'il y a de differences de Melancholie.

Comment les Medecins & les gardes ſe doiuent comporter autour des melancholics.

CONSVLTATIO I.

De Melancholia primaria.

CVm hic iuuenis alioqui ſanus ſine cauſa manifeſta metuat & contriſtetur, atque hominum conſuetudinem conſpectúmque fugiat, ac ſolitudines quærat, omnémque vitam in taciturnitate tranſigendam putet, multáque animo ridicula & ab omni ratione aliena fingat, Melancholia procul dubio laborat, eáque primaria & propria capitis vitio contracta. Caput quippe temperamenti calidius (vt ex rubente admodum facie, rubriſque puſtulis videre eſt) ſanguinem adurit & in ſuccum melancholi-

Dignotio.

cum vertit, qui colore atro mentis sedem obtenebrans, timorem ac mœstitiam, crassitie verò in suscepta quantumuis falsa opinione constantiam
affert, multósque exustione fumos suscitat, qui animum sic exagitant vt
alienæ cogitationes absurdæque imaginationes continenter illi obuersen-
tur. Cerebrum autem hic nec præcordiorum nec totius corporis sympathia,
sed primò & per se affici ex eo constat, quòd nulla præcesserint symptomata in hypochondriis molesta, nec in toto corpore, sed in cerebro duntaxat

Prædictio.   redundantis melancholici sanguinis signa adsint. Quod ad prognosim spectat, cùm non ita pridem Melancholia hæc orta fuerit nec altissimis iam
defixa radicibus, haud curatu difficilis videtur futura. Nam humor qui
molestiam exhibet, ob temporis breuitatem, vt excernatur, nondum con-

Curatio.   tumax esse potest. Galenus frequentibus balneis & victu humido, euchy-   *c. 6. lib. 3. de lo-*
mo miniméque flatuoso, sine alio potentiori remedio huiusmodi affectum   *cis aff.*
curasse profitetur, vbi nondum ob longum temporis tractum nocuus humor multùm euacuationi resisteret. Nec ad mali quidem curationem phlebotomia opus esse asserit, quamuis ob aliam causam sanguis mitti possit.
At hic plenitudinis ratione ad præcautionem detrahendus videtur sanguis. Ac morbificus præterea humor rite præparatus, melanogogis blandioribus è cerebro repurgandus, atque etiam si opus fuerit, valentioribus.
Danda insuper enixe opera vt omnibus modis exhilaretur ægrotantis animus, & iucundissimis amicorum sermonibus, cantu & musicis instrumentis demulceatur, & quæcumque terrorem incutiunt, mœrorémque
afferunt remoueantur.

Consultabat Frambesarius cum D. Bertino,
pro ciue Ligniensi, anno 1591.

CONSVLTATIO II.

De Melancholia ex totius corporis consortio.

Dignotio.   **M**Entis citra febrem alienatio, quæ iamdiu laborantem cum metu &
mæstitia affligit, non modò Græcis, sed Latinis etiam Melancho-
lia dicitur, vt quæ ex melancholico humore cerebrum occupante ac temperaturam suam immutante oriatur, qui animum ita perturbat, vt multa
fingat & loquatur, & sæpe etiam efficiat absurda, longéque à ratione ab-
horrentia. Cùm autem Melancholia triplex sit, primaria, hypochondria-
ca, & quæ totius corporis vitio sit, hanc à toto corpore fieri constat, quòd
sine præcordiorum affectione fatiget, quòdque signa adsint quæ melancholicum humorem in toto corpore nedum in capite dominari & exuperare demonstrant, temperamentum siccum & calidum quidem à principio, ex
permutatione autem frigidum, ætas declinans, anni constitutio, regioque
frigida & sicca, præcedens victus, ratio crassa & sordida, progressa vigilia, & curæ, hæmorrhoïdes iamdiu suppressæ, corporis habitus niger,

Prognosis.   hirsutus, gracilis, squalidus, venarum latitudo, &c. Quod ad prognosim

fim attinet, inueterata hæc Melancholia non modò cerebri, verumetiam
hepatis, lienis ac totius adeò corporis vitio profecta, non nisi difficillimam
ac diuturnam curationem admissura est. Periculum insuper ne melancholica materia vehementiùs incalescens Maniam, vel putrescens Febrem,
vel in neruos translata Spasmum, vel in cerebri ventriculos affatim irruens Apoplexiam vel Epilepsiam tandem excitet. Curandi ratio à venæ *Curatio.*
sectione auspicanda, cùm præsertim corpus vniuersum sanguine melancholico abundet. Secanda autem vena media ad capitis & reliqui corporis
plenitudinem æquè vacuandam. Ac si sanguis quidem crassus nigérque
fluxerit, multò largiùs ac liberaliùs erit detrahendus. Mox concoctioni ac
præparationi redundantis succi diligenter incumbendum, iulepis ex syrupo violato, de buglosso, de pomis, de fumaria, de epithymo, cum stillatitiis liquoribus buglossi, cichorij, lupulorum, mellissophyl. fumaria: atque apozematis ex decocto radicum aperientium, polypodij, corticum
cappar. tamarisc. glycyrrhiz. thymi, epithym. lupul. fumar. capil. omnium, florum iij. cordial. genist. vuarum passarum, & syrupis de epithymo, de fumaria, bisantino, oxymelite simplici comparatis. Tum morbificus humor ritè apparatus & natura obsequens redditus sensim vacuandus & auertendus, exhibitis per interualla purgationibus melanogogis,
sed blandioribus (ne exsiccemus ac excalfaciamus nimiopere corpus) vt
potionibus ex polypodio, epithymo, mirobalanis Indis, foliculis sennæ,
catholico, ac si contumax affectus fuerit, etiam valentioribus, vt elleboro aptè præparato, confectione hamech, pilulis Indis & de lapide lazuli:
àcrioribúsque enematis frequentiùs iniectis ex decocto malu. mercur. fumar. bugloss. thym. epithym. lupul. seminum anis. fœnic. cartham. catholico, diacassia, diasena, confectione hamech, hiera, sach rubro, sale, oleo
violato, & similibus. Nec ad auertendum prætermittenda sunt extremarum partium frictiones, ligaturæ dolorificæ, cucurbitula sine scarificatu,
sanguisuga fronti aliisque locis apposita. Nec sternutatoria & masticatoria item negligenda. Proderit & in eum finem cauterium sutura coronali
adhibere. Necnon & hæmorrhoïdas prouocare, cùm præsertim melancholiæ, si superueniant hemorrhoïdes, morbi solutio contingat, authore Hippocrate. Posteà reliquia humoris discutienda, principésque corporis partes contemperandæ ac corroborandæ frequentibus balneis ex aqua dulci, in
qua folia maluæ, althæ, violarum, rosarum, nymphæ, capita veruecum, semina lini, fœnigr. flores bugloss. chamæmel. melilot. decocta sint:
Irrigatione capitis rasi ex decocto lactucæ, malu. alth. florum nymphæ,
violarum, stœch. chamæmel. capitum veruecum, pluribus diebus manè
facta: vnctione ex oleo amygdalarum dulcium, violaceo, chamæmelino,
post balneum vel irrigationem capiti & spinæ adhibita: Odoramentis ex
aqua rosacea & violacea: Epithematis cardiacis cordi admotis. In eundem scopum & diambra, diamoschum dulce & amarum, diamargaritum
frigidum, lætificans Galeni, aliáque id genus electaria præscribendo. Ac
præterea victus ratio humida & moderatè calida, quæque melancholicum

*humorem minimè possit procreare instituenda. Cibis ergo vtendum boni
succi, humidis ac temperatis, nec flatulentis, vt carnibus caponum, gallinarum, perdicum, phasianorum, piscibus saxatilibus & similibus, elixis, non assis, nec frixis. Pro potu vino albo, tenui, neque valde antiquo.
Somnus si non sponte obrepat, omnibus modis conciliandus. Coitus moderatus non interdicendus. Equitatio, nauigatio, deambulatio per loca amœ-
na & viridia, omnisque mediocris exercitatio imperanda. Quacumque
metum & mœstitiam afferunt fugienda, ægrotantisque animus iucundissimis amicorum sermonibus, cantu & musicis instrumentis exhilarandus,
ac bona spe erigendus atque fulciendus. Si qua profectò curandi ratio profutura est, hæc vna potissimum videtur.*

Consultabat Frambesarius cum D. Pascotio,
pro ciue Spinalensi, anno 1592.

CONSVLTATIO III.
De Melancholia hypochondriaca.

Diagnosis.

PRⱥclarè Hippocrates (viri clarissimi) aph. 23. lib. 6. scriptum reliquit: si timor & mœstitia longo tempore perseuerent, Melancholiam
significant. Cùm igitur laborans iamdiu sine causa euidenti meticulosus ac
tristis præter consuetudinem euaserit, nemini dubium esse potest, quin melancholicus sit. Adde quòd multa animo & cogitatione fingat & obloqua-
tur, efficiátque absurda, longéque à ratione aliena, ac vitam sibi acerbam
putet & amarissimam, etiamsi ex ea migrare pertimescat, illúmque totam
in taciturnitate transigendam credat, ac solitudines quærat & hominum
consuetudinem conspectúmque fugiat. Hanc autem Melancholiam, nec ex
peculiari capitis vitio, nec ex totius corporis consortio, sed ex sinistri hy-
pochondrij sympathia contractam esse indicant quæ subiet præcordia ante-
cesserunt symptomata valdè etiamnum molesta, cruditates, flatus, acidi
ructus, rugitus frequentes, ac veluti murmura quædam circa hypochon-
dria, sputum humidum copiosúmque, ac dolor ventriculi interdum vehemens, & ad dorsum vsque protensus, quandoque suffocatio, & difficultas anhelitus, ingens in præcordijs æstus, ac valida & molesta arteria-
rum pulsatio, renitens dolénsque splenis tumor, & alia id genus, quorum continens causa melancholicus humor est crassus ac fœculentus in liene
vicinísque partibus obstructione laborantibus, per synathrismum conge-
stus præter modum incalescens, & ardore quodam efferuescens; è quo vapores adusti & maligni sursum in caput elati, cerebri temperiem alterant, adeóque mentem interturbant, vt læsa vehementer imaginatrice absurda inde excitentur phantasmata, turbulenta insomnia, ridicula deliramenta, ac maxima animi pathemata, præsertim verò metus & mœstitia, quia melancholicus vapor ater & obscurus in mentis sedem irrepens,
densas illi tenebras offundit, quæ terrorem incutiunt, mœrorémque affe-

runt, quemadmodum lucis splendor confidentiam & lætitiam parit.
Quod ad prognosim attinet, hæc Melancholia eò minùs videtur periculo- Prognosis.
sa, eóque faciliùs ac celeriùs curationem admissura, quod nec cerebro primo & per se nec per totius corporis consensum affecto contigerit, sed hy-
pochondriaca tantùm sit, eadémque non multùm inueterata, non ex humore capiti impacto, sed ex vapore melancholico in mentem obrepente orta. Sed quoniam cerebrum si diutiùs ex præcordiorum consensu laboraue-
rit, quandoque proprium inde contrahit affectum, sitque ex sympathia
tandem idiopathia: Nec rarò malum si longo temporis tractu altiùs radices egerit, furorem accersit, & aliquando febrem hectica haud absimi-
lem, danda enixè opera, vt quamprimùm illi succuratur. Curationis Therapia.
exordium à vena interna brachy sinistri sectione ducendum est, aluo tamen priùs enemate subducta. Deinde melancholicus humor ad expulsionem præparandus, syrupis de succo borraginis, de pomis odoriferis, de
cichorio, de fumaria, de corticibus citri, de absynthio, capillari, bizantino, violaceo, rosaceo, cum aquis bugloss. borrag. melissophyll. scabio-
sa, lupulor. iulepi formâ datis: & apozematis ex decocto radic. asari, petrosel. fœnic. asparag. rusci, gramin. cich. cappar. folior. hyss. sampsuci,
serpyll. meliss. beton. fumar. scolopend. adiant. lupul. ac præsertim pulegij, centaurij minoris, absynth. chamædryos, chamæpytios, flor. bugloss.
borrag. chamæmel seminum anis. fœnic. dauci, corticum citri, passularum, & syrupis commemoratis, pro pluribus dosibus præscriptis. Tum
apparatus humor paulatim purgandus est non vehementioribus catharticis, ne eorum calore immodico, & à remotis partibus attractione augeatur affectio, sed blandioribus, vt senna, polypodio epithym syrup. rosar.
pallidarum, catholico, diaphœnic. hiera simplici, & similibus iterum atque iterum exhibitis sub potionis, boli, vel catapotij formam. Aliquando etiam vomitum cientibus, non tamen fortioribus, ne stomacho noxam
inferant, sed lenioribus, vt syrupo acetoso & oxymelite cum aqua tepida.
Necnon & clysteribus ex remollientibus, flatus discutientibus, & melanogogis etiam acrioribus comparatis sæpiùs iniectis. Flatûs præcterea resoluendi ac inde orti dolores mitigandi fotibus hypochondriorum, ex rutæ,
anethi, absynth. serpyll. puleg. artemisiæ, baccarum lauri, seminum anis.
cumini, & similium decocto in aqua, vino, & pauco aceto: litibus ex
oleo nardino, rutaceo, de absynthio, pro regione ventris inferioris: vn-
ctionibus ex oleo capparorum, liliorum, amygdalarum dulcium, chamæmelino, floribus genistæ, seminibus nigella Romanæ, cinamomo, ammoniaco, aceto, in vnguenti formam redactu, pro regione lienis: Sacculis ex floribus chamæmeli, rosarum, seminibus anis. fœnicul. cumin. fœnigr. foliis lauri, serpyll. absynth. ruta, pulegij paratis, pauco aceto vel
vino albo irroratis, supra ventriculum calidè admotis: Cataplasmatis ex
radice cyperi, foliis arthemis. ebuli, absynth. floribus chamæmel. anthos,
seminibus anis. fœnic. cumin. oleo rutaceo & de absynthio confectis, circa præcordia applicatis. Ad flatus quoque discutiendos, natúmque ex fla-

Ddd ij

tuoso spiritu dolorem confestim leuandum , cucurbitulæ leues hypochon-
driis affigenda. Videtur enim præsidium hoc (Galeno libr. 12. meth. teste)
in huiusmodi malo incantamenti cuiuspiam simile quid efficere. Nec ad
auersionem frictiones ac ligaturæ crurum etiam prætermittenda sunt.
Danda adhæc medicamenta sunt , quæ animi tenebras abigere , atque adeò
lætitiam parere valent, visceráque corroborant ac vires reficiunt. vt conser-
uæ buglossi , violarum , rosarum , anthos , cortex citri conditus, lætificans
Galen. diamargaritum frigidum , diacuminum , confectio alkermes cum
quadrupla borraginis conserua , omnibus conditis anteponenda , Dureto
authore. Quod ad victus rationem spectat , cibis vtendum euchymis ,
eupeptis , temperatis , ac citra calfactionem incidentibus , & aperienti-
bus , nec atram bilem nec flatus procreantibus , vt iusculis pullorum , ca-
ponum & similium carnium bugloss. borrag. cichor. & aliis id genus alte-
ratis , sed parua quantitate datis , ne fluctuationem , cruditatémque in
ventriculo augeant , hordei cremore , vino tenui , albo , optimè diluto, se-
ro lactis præsertim Caprini. Omnibus modis conciliandus somnus , exer-
citium mediocre imperandum , animi perturbationes procul relegandæ , ac
Musicis instrumentis , cantilenísque oblectantibus animus reficiendus.
Hæc mea est de propositi affectus dignotione , præsagitione & curatione
sententia.

Consultabat Frambesarius Lutetiæ cum
DD. Marescotio & Riolano pro nobili
Campano, mense Febr. 1599.

N'estoit qu'il suffit d'auoir fourny autant d'exemples, qu'il y a de sortes
de Melancholie , i'eusse icy couché par escrit l'aduis que ie donnay l'an
1602. au mois de Iuillet , consultant auec les Docteurs Thomas de Rye,
Medecin de son Altesse de Liege , & Auger Medecin de la ville pour le
Seigneur de Roncher , Chambellan de son Altesse de Lorraine , tourmenté
de l'Hypochondriaque.

T I T R E IIII.
DE LA LETHARGIE.
L O I X,
Pour la discerner.
I.

Que c'est que
Lethargie. **L**Ethargie est vne indisposition assopissante, auec fiéure
lente, oubliance & lascheté, procedante d'vne froide &
humide intemperature du cerueau, causee de matiere phlegmatique. Car l'abondance d'humeur pituiteuse venant à ar-
Comment elle rouser le cerueau, induit vn endormissement presque inuinci-
se fait. ble. Et combien que ceste humeur soit froide de sa nature, si
est ce qu'elle se pourrit, s'eschauffe & allume la fiéure, qui toutesfois n'est pas violente, tant pour la qualité de l'humeur,

que pour ce aussi qu'elle se putrefie en vne partie froide hors de
l'intemperature froide du cerueau, est tellement offensee la memoire, que les Lethargics tenans en main vne chose qu'ils au-
rõt demandee, & qu'on leur aura promptement baillee, ils ne se
souuiennent point de l'auoir requise, ny receuë. Et ne sont pas
seulement oublieux, ains aussi stupides, hebetez, nonchalans,
lasches & paresseux; d'autant qu'ils ont les membres engourdis
de froid, à raison de la pituite qui domine.

II.

La Lethargie est differente du Care, pour-ce que cestuy-cy
est sans fieure, & celle là auec fieure : ou bien (comme veulent
les autres) pour-ce que la fieure vehemente precede le Care, &
que la fieure lente suit la Lethargie. C'est pourquoy les endor-
missemens qui suruiennent aux malades durant les accez des
fieures sont plutost Carotics, que Lethargics : attendu que le
Care est comme quelque symptome, & que la Lethargie cõsiste
de soy-mesme, & amortit les actions du cerueau.

LOIX,
Pour iuger l'issuë de la Lethargie.

I.

SI l'on ne remedie à la Lethargie , elle fait bien tost mourir,
d'autant qu'elle est du nombre des maladies aiguës, selon
Celsus. Car le Lethargic meurt en dedans sept iours. Mais s'il
eschappe la sepmaine , il recouure sa santé, comme a remarqué
Hippocrate.

II.

S'il suruient vn tremblement à vn Lethargic , ou bien vne
sueur froide autour de la teste, ou qu'il iette par bas force excremens liquides, il est en grand danger. Mais quand il s'y fait vn
abscés derriere les oreilles, c'est vn tres-bon signe. Car le mal
quitte dés lors.

III.

Comme souuent vne maladie naist de l'autre, ainsi la Lethargie le plus du temps vient-elle à succeder à la Phrenesie, quand
on a trop vsé de refrigeratifs; ou à la fieure synoque, quand il y
est arriué quelque euacuation excessiue.

LOIX,
Pour bien penser la Lethargie.

I.

TV penseras ainsi la Lethargie : du commencement tu res-
ueilleras le malade; en aprés tu euacueras, destourneras, &

Ddd iij

repercuteras la matiere; puis tu corrigeras l'intemperature &
les accidens; finalement tu conforteras le chef; & si ordonne-
ras sur toutes choses vne maniere de viure conuenable.

II.

Comme il faut
saigner &
purger.

En la Lethargie il faut, pour faire euacuation, ouurir la veine
dés le commencement, s'il n'y a rien qui empesche: puis purger
l'humeur peccante, auec medicamens propres.

Pour confirmation de ces Loix, ie proposeray icy l'exemple d'vn Le-
thargic que i'ay autrefois traicté, auec Monsieur Viscot Medecin de
Reims.

CONSVLTATIO.
De Lethargo.

Dignotio.

Prædictio.

Curatio.

INexpugnabilis penè dormiendi neceßitas, oblinio & marcor cum lenta
febre, indubitata sunt Lethargi signa. Cuius causa est frigida & humida cerebri intemperies cum materia pituitosa in cerebro putrescente coniuncta, vt ex ægri temperamento, ætate, anni tempore, regione, victus ratione, atque ex affectus specie etiam dignoscere est. Quod ad prognosim attinet, hic affectus, nisi ei succurratur, cùm ex genere acutorum
sit, Celso authore, celeriter iugulat. Nam vt Hippocrates lib. 2. de
morb. scriptum reliquit, in septem diebus occidit: Hos verò si lethargi-
cus effugerit, sanus euadit. Recta victus ratione quæ pituitæ generationi aduersetur præscripta, ex cibis tenuantibus, incidentibus, concoctu facilibus, hydromelitis vel vini albi oligophori potu, & rebus non
naturalibus debito modo adhibitas, ad auxilia statim properandum primò materiam vacuantia, auertentia, & repellentia, deinde intemperiem
relictam emendantia, & partem affectam corroborantia, non neglectis interim medicamentis per interualla præparantibus. Ad vacuationem
auersionémque sanguis quàmprimum detrahendus, pro ægrotantis viribus,
purgatio dein imperanda ex agarico, diaphœnico, vel hiera diacolocynthidos. Acria enemata è malua, alth. salu. maior. origano, centaurio minori, roremarino, beton. seminibus fœnic. floribus chamæmeli, colocyn-
thide, agarico, hiera simplici, diacolocynt. diaphœnico oleo chamæmelino,
rutacea, melle rosato, frequenter inijcienda. Necnon & suppositoria acria
ex hiera diacolocynth. melle & sale confecta. Ad pituitam per os & nares eliciendam errhina, gargarismi & apophlegmatismi ex vsu erunt.
Ad reuulsionem præterea cucurbitulæ partim leues, partim cum scarificatione occipitio & humeris admouendæ. Extremæ corporis partes donec
rubescant & doleant fricandæ, atque vellicandę pungendęque sunt, vt
inde æger excitetur. Admouendus etiam capiti in eum finem sinapismus ex caricis. & sinapi ex aceto contritis confectus. Ad repellendum
initio adhibendum oxyrhodinum quod aceti minimum recipiat, cui mox

óleum chamæmelinum erit admiscendum. Ad relictam intemperiem
corrigendam, cerebrúmque corroborandum, theriaca vtendum & mithri-
daticio, aromatico rosato, diambra, cõseruis antbos, salu.beton.acoro condi-
tó, vel opiata ex hisce omnibus confecta. Admouendi item litus ex oleis di-
gerentibus & discutientibus, vitatis tamen propter febrem calidioribus: fo-
tus ex beton.salu.serpyll. maioran. in vino rubro decoctis: Atque sacculi
è milio & sale tosto. Hæc breuiter de propositi affectus diagnosi, prognosi, &
curatione dicta sint.

Consultabat Frambesarius cum D. Viscotio, pro vil-
lico Pronensi, Remis ægrotante, anno 1589.

TITRE V.

DV VERTIGE, ET DE L'INCVBE.

LOIX,
Pour les discerner.

I.

VErtige est vn estourdissement qui esbranle si fort le cer- *Que c'est que*
ueau & les sens, qu'il semble à veoir au patient que tout *Vertige.*
tourne & bouleuerse deuant luy, de sorte qu'il tomberoit
le plus du temps par terre, s'il n'estoit vistement soustenu &
appuyé.

Sa cause prochaine est vne vapeur subtile & chaude, insinuee *Sa cause pro-*
par les arteres aux vétricules du cerueau, & delà au rets admira- *chaine.*
ble, laquelle agitant & poussant çà & là les humeurs & esprits
y contenus, rend les sens & mouuemens troublez & confus.

Ceste vapeur est coustumierement exhalee de quelque mau- *Sa cause ante-*
uaise humeur, non pas continuellement & sans cesse, mais par *cedente.*
fois, & lors qu'elle est esmeuë par la force des causes euidentes. Or ceste humeur a son siege quelquefois au cerueau, & *Son siege.*
le plus souuent en l'estomach, aux hypochondres, & autres endroits. De là vient que le Vertige tantost tire son origine pro- *Comment il est*
prement du cerueau, tantost se fait par compassion de l'esto- *idiopathic, ou*
mach, & autres parties. Le premier qui procede du vice propre *sympathic.*
du cerueau se cognoist par la pesanteur & douleur de teste, le *Signes pour di-*
cornement d'oreilles, & la lesion de l'ouye, ou de l'odorat. Et *stinguer l'vn de*
l'autre qui vient du consentement de l'estomach, par l'enuie de *l'autre.*
vomir, l'appetit perdu, l'amertume de la bouche, & le mal de
cœur. S'il naist d'atteture d'ailleurs, les indices de la partie malade apparoistront. Les causes euidentes qui esmeuuent l'accés *Cause euidente*
du vertige, à ceux qui y sont subjets, sont l'ardeur du Soleil, *du vertige.*
l'exercice immoderé, & tout ce qui eschauffe ou agite les hu-

meurs, ou eſbranle le cerueau, & le regard des roües tournantes
ou des eaux courantes, ou autres choſes qui ont vn mouuement
ſubit.

II.

Qu'il y a deux differences de vertige, le ſimple & le tenebreux, & comment ils ſont diſtinguez par noms Grecs.

Le Vertige eſt ſimple ou tenebreux. Simple, s'il n'y a qu'vn *Aph* 21.23. &
eſtourdiſſement de teſte ſeulement; & tenebreux, s'il y a quant- 17. du liu. 3.
&-quant vn eſblouiſſement & offuſcation de la veuë. Les
Grecs les diſtinguent par noms propres. Car ils appellent
le ſimple tournoyement de teſte, dit en Latin *Vertigo*, δῖνος, autrement ἴλιγγος; & le tenebreux, σκοτόδινος, *id eſt Vertigo tenebri-*
coſa. Vray eſt qu'ils vſent ſouuent du mot σκότωμα, pour l'vn &
l'autre vertige.

III.

A qui & quãd il ſuruient.

Le vertige arriue ordinairement aux vieilles gens, en Hyuer, &
durant vne conſtitution Auſtrale, comme a bien remarqué Hippocrate.

IIII.

Que c'eſt qu'In-cube, & par quels ſignes il eſt cogneu.

Incube eſt vne oppreſſion du corps, ſi grande qu'on ne peut
bonnement reſpirer, ny parler, laquelle ſe fait de nuict. Les
ſens ne ſont point perdus, ains eſtonnez, endormis & hebetez,
ainſi que l'entendement & l'imagination. Car le patient penſe que ce ſoit quelque ennemy qui vient furtiuement ſe ruer
ſur luy, ou quelcun le requerant de luxure, qui ſe couche deſſus ſa poictrine, & le preſſe comme s'il y auoit vne peſante
maſſe appuyée ſur ſon corps, lequel s'enfuit auſſi toſt qu'il eſt

Dequoy & comment il eſt cauſé.

touché de la main. La cauſe de ceſte ſuffocation, eſt quelque
groſſe humeur pituiteuſe ou melancholique, qui tient non au
cerueau, ains autour des hypochondres, prouenãt d'indigeſtiõ,
pour auoir trop beu ou mangé, laquelle venant à s'enfler comprime le diaphragme & les poulmons; dont vne vapeur eſpaiſſe & froide eſleuee de là à la gorge, & au cerueau, empeſche la
voix, trouble les ſens & l'entendement, & altere tellement l'i-
magination, qu'on a des viſions horriblement eſtranges.

V.

A qui couſtu-mierement il arriue.

L'Incube eſt familier aux enfans, aux corps gras, meſme à
ceux qui ont peine à faire la digeſtion, comme aux gens de lettres, deſquels le cerueau eſt debile par l'aſſiduité des eſtudes, &
l'eſtomach ſubiect aux cruditez.

LOIX,
Pour iuger l'iſſuë du Vertige & de l'Incube.

I.

Preſage du Vertige.

LE Vertige eſt proche voiſin de l'Epilepſie & de l'Apople- Ἴλιγγος
xie. Car il les precede toutes deux, ſelon Galien. C'eſt περιχ(?) ἐπι-
pourquoy

ληψίας ἡ ἀπο-
πληψίας.
Gal. ſur l'aph.
17. du liu. 3.

pourquoy il ne le faut pas negliger, puis qu'il ſe tourne ayſément en l'vne ou l'autre maladie.

II.

Preſage de l'In-
cube.

L'Incube eſt auſſi couſin germain de l'Epilepſie & de l'Apoplexie. Car s'il dure long temps, il degenere ſouuent en l'vne ou
l'autre maladie. A raiſon que la vapeur eſpaiſſe & froide de laquelle il naiſt, montant ſouuent à la teſte, s'amaſſe & concree
peu à peu en humeur dans les ventricules du cerueau, dont s'enſuyuent ayſément ces maladies là.

D'où eſt deriué
ce mot.

Incube eſt deriué du verbe Latin incubare, *qui ſignifie preſſer ce, ſur-
quoy on s'eſt mis: les Grecs l'ont nommé* ἐφιάλτης, *c'eſt à dire le ſauteur,
ou qui ſaute deſſus, mot qui vient du verbe ſimple* ἄλλομαι, *& du compoſé* ἐφάλλομαι, *qui ſignifient ſauter, ſaillir & ſe ruer deſſus. Le vulgaire
nomme ceſte maladie chauſſe-mare, ayant opinion que ce ſoit quelque ſor-
ciere qui vient furtiuement de nuict ſe coucher ſur la poictrine des perſonnes. D'autres ont meſme cuidé que c'eſtoit quelque eſprit maling, qui ſe ve-
noit ruer ſur les gens ; Mais ce n'eſt ny ſorcelerie, ny diablerie, ny aucune
violence externe, car toute la cauſe du mal eſt dedans le corps.*

L O I X,
Pour bien penſer le Vertige & l'Incube.

I.

Comment il
faut proceder à
la cure du Ver-
tige.

LA cure du Vertige ſe fait en oſtant les cauſes par leurs contraires : Euacuant & deſtournant preallablement l'humeur
peccante, par ſaignee de la veine baſilique, ou cephalique, ou
mediane, des arteres qui ſont derriere les oreilles; par purgation,
par cautere : puis en reſerrant & empeſchāt les vapeurs de monter en haut, auec poudres, opiates & autres ſemblables remedes:
en digerant & confortant, par topics, & en nourriſſant de bonnes viandes les perſonnes maigres & couſtumieres de jeuſner,
pour leur r'eſtablir l'en-bon-poinct.

II.

Par quel moyen
ſe doit faire la
cure de l'Incu-
be.

Voicy ſommairement ce qui eſt requis de faire en la cure de
l'Incube: L'on donnera vn clyſtere vacuatif & carminatif durant l'accez; L'on tirera du ſang, s'il y a plenitude; l'on procure-
ra la coction & l'euacuation de la matiere pituiteuſe ou melancholique; L'on ordonnera des opiates, des poudres digeſtiues,
des linimens pour oindre la poictrine, des ſachets pour appliquer ſur le cœur, l'on aduiſera le patient de viure ſobrement, de
s'abſtenir de toutes viandes venteuſes, de ſoupper legerement,
ou point du tout, & de ſe coucher touſiours ſur le coſté.

Il eſt beſoin d'illuſtrer ces preceptes ſuccincts d'exemples
notables.

Eee

CONSVLTATIO
De Vertigine.

Dignotio.

AFfectus ita ex interuallis cerebrum sensúsque exagitans, vt sæpè laborans corruat, nisi propinquis nitatur adminiculis, Vertigo est, non simplex, sed tenebricosa, cùm non modò circumagi videantur omnia, verumetiam obtenebrationes hebetudinésque oculis obseruentur. Ea autem non ex ventriculi consortio fit, cùm nulla ventriculi symptomata, vt nausea, inappetentia, stomachi erosio, aliáve id genus molesta sint, nec ex alterius subditæ partis consensu, cum nulla eius affectæ indicia eluceant, sed ex primario cerebri affectu dependet, vt antecedens capitis grauitas atque dolor, aurium tinnitus, auditus olfactúsque oblæsio manifestè demonstrant. Proxima huius causa, vapor est caliginosus ex crassis humoribus cerebrum occupantibus, vel ex leui occasione concitatis excalfactísque efflatus, qui spiritum animalem exagitans & variè impellens, turbulentos sensus reddit.

Prædictio.

Quod ad prognosim attinet, hæc frequens vertigo ex idiopathia cerebri orta valdè periculosa est. Minatur enim Epilepsiam, vel Apoplexiam. Vapor quippe si quandò crassior euadens omnes cerebri ventriculos obstruat, attonitum: sin anteriores tantùm, comitialem morbum excitabit.

Curatio.

Itaque magna cura & diligentia curari debet. Imprimis autem secanda vena est, cùm præsertim phletoricum sit corpus. Deinde pilulis cocciis & de agarico, cum syrupo de stœchade subactis cerebrum erit per epicrasim repurgandum. Clysteres acres ad reuulsionem sæpè iniiciendi. Cucurbitulæ etiam cum scarificatu scapulis affigendæ. Pyroticum præterea occipitio admouendum ad deriuationem materiæ coniunctæ. Errhinis & masticatorius excrementitius humor per os & nares quoque eliciendus. Flatus item discutiendi, simúlque frigida cerebri intemperies corrigenda topicis capiti adhibitis, vt litu ex oleis digerentibus: fotu ex decocto cephalico: & sacculis ex milio, sale, seminibus anis. & fœnicul. in sartagine torrefactis. In accessione autem odoramentis, frictionibus, & id genus aliis æger excitandus. Ad cerebrum insuper contemperandum & corroborandum singulis matutinis vtendum opiata ex cephalicis conseruis & electuariis concinnata. Commorandum in aëre puro & lucido. Cibis vescendum boni succi, ac concoctu facilibus, flatúque omninò carentibus: fugienda omnia à quibus vapores sursum feruntur. Bibendum vinum aquosum, album tenuissimum, non admodum antiquum, aut hydromeli. Exercitium mediocre imperandum. Somnus diurnus vitandus. Cauendum ab animi perturbationibus. Res in gyrum actæ & rotatæ ac celeriter motæ, quia malum exacerbare valent, nequaquam intuendæ sunt.

Consultabat Frambesarius cum D. Dambraneo, pro ciue Fimensi, anno 1590.

CONSVLTATIO
De Incubo.

*G*_{*Rauis hæc corporis oppreßio, suffocatióque noŒturna , respirationem*   Dignôtio.}
impediens, vocémque intercipiens, Latinis Incubus, Græcis ἐφιάλτης
dicitur. Oritur ex craßiore pituita circum præcordia inhærescente, qua per
ventriculi cruditatem turgescente diaphragma, pulmonésque premuntur,
craßo autem vapore illinc in fauces & cerebrum expirato vox supprimi-
tur, sensus atque mens obturbatur, visísque tristibus offunditur. Quod PrædiŒio.
ad prognosim attinet, periculum est si diutiùs id malum persistat, ne in Epi-
lepsiam vel Apoplexiam tandem degeneret. Itaque illi diligenter occur-
rendum. Ad curationem parcè ac tenuiter viuendum est. Cibísque vten-
dum attenuantibus, concoŒu facilibus, non vaporosis, nec flatulentis : Pro Curatio.
potu vino albo, tenui atque diluto, vel hydromelite. Pituitosus humor in
ventriculo vicinísque partibus scatens, è quo vapores suscitantur, oxyme-
litis vsu præparatus, catapotiis ex hiera cum agarico, interdum potionibus
phlegmagogis, & acrioribus quandoque enematis vacuandus est. Nec
omittenda videtur phlebotomia, cùm venæ præsertim sanguine turgeant.
Prohibendus item vaporum ad caput ascensus, dato à pastu puluere ad
cochlearis dimidium, ex coriandro præparato, corallo, margaritis eleŒis, ci-
namomo, saccharo rosato, rasura eboris, oßis è corde ceruiconfeŒo. Prospi-
ciendum tandem ventriculo , necnon & capiti sumptis & admotis robo-
rando.

Consultabat Frambesarius cum D. Philiberto Ducis
Lotharingi Archiatro, pro matrona Nanceiana,
anno 1592.

TITRE VI.
DE L'EPILEPSIE.
LOIX,
Pour la discerner.
I.

*E*Pilepsie est vne conuulsion de tout le corps, laquelle se fait *Que c'est que*
par interualles, auec lesion de l'entendement & des sens. *Epilepsie.*
L'on l'appelle autrement mal caduc, pour ce que ceux qui en
font malades tombent à coup ; Il leur sort force escume de la *Signes pour la*
bouche, prouenant de l'humeur peccante au cerueau chassée *cognoistre.*
par vn mouuement violent ; les muscles se laschans ils laissent
aller quelquefois leur vrine, ou la matiere fecale, ou la semence
contre leur volonté, & iettent vn cry effroyable. Vray est que
quand la maladie est plus legere, ses symptomes ne sont pas si
apparans.

Eee ij

II.

On tient que la cause interne de l'Epilepsie est vne grande
abondance d'humeur pituiteuse ou melancholique, laquelle
venant à remplir à coup les ventricules du cerueau, fait que
pour l'empeschement du passage de l'esprit animal, le malade
tombe quand & quand. Combien qu'elle ne bouche pas tellement les côduits des esprits, qu'il n'y en passe tousiours quelque
peu, au moyen dequoy le cerueau par esbranlement tasche de
secoüer & pousser hors tout ce qui est nuisible. Mais toutesfois ce n'est pas la seule abondance d'humeur peccante qui induit l'Epilepsie, veu qu'en la Lethargie, il y en a abondance,
sans conuulsion ; & aussi que quand l'Epilepsie quitte subite-
ment, la paralysie necessairement luy succederoit, tout ainsi
qu'à l'Apoplexie, l'humeur estant chassee sur les nerfs. Ce qui ne
fut onques obserué nulle part. Parquoy outre l'abondance
d'humeur, il faut croire qu'vne qualité venimeuse, aduersaire
& ennemie de la substance du cerueau, est cause de l'Epilepsie,
laquelle toutes & quantesfois qu'elle s'esmeut & se glisse dedans les ventricules du cerueau, elle venant à l'assaillir, & luy
à la combattre, prouoque l'accez Epileptic, en façon de luicte
& de duelle. Or sa source est cachee tantost au cerueau, tantost à l'orifice de l'estomach, quelquefois aux parties plus esloignees, d'où furtiuement elle se traine & se coule petit à petit
par conduits secrets au cerueau. De là vient qu'il y a trois
differences d'Epilepsie, l'vne qui a son origine proprement au
cerueau, l'autre qui se fait du consentement de l'estomach,
& la troisiesme, par compassion de quelque autre partie.
Celle qui a son siege au cerueau procede assez souuent d'ailleurs que de la repletion de ses ventricules, comme l'on a remarqué par l'anatomie. L'on a quelquefois trouué que la
cause prouenoit d'vn abscés formé au cerueau, quelquefois
d'vne portion de la grosse meninge corrompuë par extreme
douleur, dont vne vapeur putride entroit dedans les ventricules du cerueau. Ceste premiere espece d'Epilepsie se cognoist
par la pesanteur ou cruelle douleur de teste, par l'estonne-
ment ou tardiueté d'entendement & des sens, par la couleur
pasle du visage, par les songes turbulens, & par ce que l'accez
saisit soudainement la personne, sans auoir apperçeu d'autres
symptomes. L'autre qui tire son origine de l'orifice du ventricule, se remarque à la douleur, distension & poincture qu'on
a auparauant soufferte dans l'estomach, & à ce qu'on ne peut
ayfément endurer la faim ; & quand l'accez approche, qu'on est
trauaillé de nausée, mal de cœur, & pasmoison, & sur la fin de
vomissement tantost pituiteux, tantost bilieux. La troisies-

Quelle est sa cause côioinie, selon la com mune opinion des Medecins.

Selon Fernel.

L'origine de sa cause.

Qu'il y a trois differences d'E- pilepsie.

Comme la pre- miere proxient de diuerses causes.

Par quels si- gnes elle est co- gneuë.

Marques pour discerner celle qui vient par sympathie de l'estomach.

me forte procede fouuent des doigts des mains & des pieds, *De quelqu'au-*
ou de la iambe, quelquefois de la matrice, principalement apres *tre partie.*
la conception, pour ce qu'il y a force fuperfluitez putrides retenuës auec le fruict. Elle eft aifee à defcouurir entre toutes les
autres. Car quand l'accez prend, l'on fent comme vn air froid
s'efleuer du lieu où la fource du mal eft cachee, iufques au cerueau, par les parties qui font entre-deux, duquel on peut bien
arrefter le cours au commencement, en faifant vne ligature fort
ferree autour du membre, quand fa commodité le permet.

III.

Les enfans font fubiects au mal caduc, & principalement les *Ceux qui y font*
petits, en apres les adolefcens, mais non pas les vieilles gens, *fubiects.*
felon Æginette.

Les Grecs l'appellent ἐπιληψία, mot tiré du verbe ἐπιλαμβάνεϲθ, qui *Pour quoy cefte*
fignifie furprendre & empoigner, à caufe que ce mal faifit & furmonte les *maladie eft ap-*
fens, de telle forte que les epileptics femblent eftre morts. *pellee Epilepfie,*
& Comitialis
Elle eft nommee des Latins, Comitialis morbus, *pour ce que s'il fuft* *morbus.*
aduenu és affemblees de l'ancien peuple Romain, lefquelles on appelloit,
Comitia, que quelqu'vn fubiect à l'epilepfie en fuft lors furpris & tom-
baft par terre, chacun fe retiroit chez foy, fans rien refoudre des affaires,
pourquoy l'on eftoit affemblé, pour ce qu'ils tenoient tel accident pour fi-
niftre prefage. Aucuns l'ont appellee anciennement maladie diuine, &
maladie Sacree, comme eftant enuoyee par punition fpeciale de Dieu, &
du depuis le mal de S. Iean. Mais nous difons que Dieu ny les Saincts ne
font point de mal aux hommes, & que cefte maladie a fa caufe naturelle,
comme les autres maladies.

LOIX,
Pour iuger l'iffue de l'Epilepfie.

I.

Paul. ch. 13. du 3. liu.
SI la maladie caduque ne fait incontinent mourir par la con- *Comme l'Epi-*
tinuité des accez, & la vehemence des fymptomes, elle eft *lepfie eft ordi-*
couftumierement longue. Car fi elle ne quitte à l'aage de pu- *nairement lon-*
berté, ny au commencement des menftruës, ny durant la gefi- *gue.*
ne, ou fi elle eft furuenuë depuis ce temps là, elle accompagne
ordinairement la perfonne iufques au tombeau : fi d'auenture
elle n'eft penfee par vn Medecin expert, qui employe toute fon
induftrie à la guarir.

II.

Τὰ ἐπιληπτι-
κὰ ὁκόσοισι πρὸ Ceux qui font attaints du mal caduc auant la puberté, en peu- *Qu'elle eft plus*
ἥϐης γίνεται, uent eftre guaris : mais ceux qui deuiennent Epileptics à l'aa- *aifee à guarir*
ge de vingt & cinq ans, meurent prefque tous auec leur mal. *deuant, que*

apres la puber-
té.

Car l'Epilepsie se guarit en ostant les humeurs pituiteuses, froides & humides, desquelles elle est engendree. De là vient que ceux qui en sont surprins deuant la puberté, par le changement de cest aage en vn autre plus chaud & sec, s'ils se gouuernent comme il appartient au viure & aux autres remedes, en peuuent estre deliurez. Mais s'ils passent vingt & cinq ans, ils en ont iusques à la mort. Car puis que la ieunesse de complexion chaude & seche, n'a point chassé la maladie qui luy est contraire, comment l'aage suiuant qui symbolize auec elle en froideur & humidité l'extermineroit-il? attendu qu'il est naturellement enclin à la conseruer, comme semblable à soy.

μετάςασιν ἴσχ,
ὁκόσοι σῂ πέν-
τε κ̀ εἴκοσιν
ἐτέων γίνεται,
τυτέοισι τὰ
πολλὰ συμα-
ποθνήσκει.
Hip.aph.7.l.
6.

I I I.

Quand elle est
plus dangereu-
se.

La maladie caduque est plus dangereuse au Printemps, & si arriue plustost en ce temps là, qu'aux autres saisons. Et quand elle est inueteree, elle est incurable, pour ce qu'elle est plus forte que les remedes, selon Hippocrate.

Selon Celius
Aurelian.
Hippocrate au
liu. de la mala-
die sacree.

I I I I.

Qu'elle se tour-
ne souuent en
Melancholie.

Les Epileptics pour la plus part deuiennent Melancholics, & les Melancholics, Epileptics, selon Hippocrate.

Au 6.l.des Epi.

V.

Que la com-
pagnie de la
Quarte, luy est
quelquesfois
bonne.

Si l'Epileptic est vne fois saisi de la quarte, ou de quelqu'autre fiéure longue, le plus du temps il s'en porte mieux.

Selon les Ara-
bes.

L O I X,
Pour bien penser l'Epilepsie.

I.

Comme il faut
penser l'Epilep-
sie aux petits
enfans.

AVx enfans qui sont souuent attaints du haut mal, on doit deuant toutes choses prouuoir à la nourrice. Il luy faut ordonner vn regime de viure attenuatif & dessiccatif, afin que son laict deuienne plus subtil & plus sec, & luy faire vser des remedes propres au mal.

II.

Ce qu'il faut
faire en l'ac-
cez.

Et durant l'in-
termission de
l'Epilepsie.

Durant l'accez il faut tout incontinent destourner du cerueau la matiere nuisible par tous moyens, & resueiller le sentiment assopy, pour estre plustost quitte du mal. Et pendant la tréue, donner ordre premierement de preparer, puis d'euacuer petit à petit, diuertir & deriuer l'humeur peccante, pareillement de combattre la qualité maligne, & de corriger apres l'intemperature froide & humide du cerueau, & fortifier le chef.

I I I.

Comme doit
estre pensee l'E-

Si l'Epilepsie se fait par compassion de l'estomach, il faut aduiser deuant toutes choses de le purger par haut & par bas, & de le conforter auec des remedes propres, pris par la bouche & appliquez par dehors. Et si elle prouient d'vne vapeur venimeuse qui s'esleue de quelque quartier plus esloigné au cerueau, l'on fera vne ligature fort serree au dessus de la partie qui l'enuoye, l'on appliquera vne ventouse auec scarification sur le lieu, pour empescher l'esleuation de la vapeur : puis quand le corps aura esté purgé, l'on mettra dessus la partie mal disposee des medicaments qui ont vertu d'attenuer, brusler & vlcerer, pour faire commodément exhaler la virulence.

pilepsie, qui vient par sympathie de l'estomach.
Ou de quelque autre partie.

IIII.

En l'Epilepsie il ne faut point oublier à tirer du sang, s'il ny a rien qui repugne, quand la grandeur de la cause, l'agitation de la matiere, l'oppression du cerueau, & l'obstruction des hypochondres le requierent. Or pour faire plus grande reuulsion, doit-on plustost ouurir la saphene que la veine du bras, par l'aduis de Galien.

Quand la saignee a lieu en l'Epilepsie.
Quelle veine il faut ouurir.

V.

Les enfans trauaillez d'Epilepsie, en sont deliurez principalement par mutation d'aage, de saisons, de lieux & de nourriture, selon Hippocrate. Combien que tout changement ne guarisse pas le mal caduc, ains seulement cestuy qui rend la temperature du corps plus chaude & seche, & diametralement contraire à la cause de la maladie, qui est froide & humide, comme aduertit Galien.

Il ne reste plus qu'à ratifier les loix de l'Epilepsie, sur vn Epileptic. Au retour du siege de Rouen consultant à Abbeuille auec le Seignor Gonzales Medecin du Prince d'Ascolie, pour vn enfant de bonne maison, subiect au mal caduc, ie donnay cest aduis, qui pourra seruir à d'autres.

Comme le chãgement d'aage, de saisõ, de lieu, & de viure est profitable à l'Epilepsie.

Τῶν ἐπιληπτικῶν τοῖσι γέοισιν ἀπαλλαγὴν αἱ μεταβολαὶ μάλιϛα τῆς ἡλικίης, ϗ τῶν ὡρέων, ϗ τῶν τόπων, ϗ τῶν βίων ποιέυσι.
Hip. aph. 45. li. 2.

CONSVLTATIO
De Epilepsia.

Periodica totius corporis connulsio, qua laborans subitò concidit, sensuum omnium atque mentis functionibus interceptis, vt nec audiat, nec videat, nec expeditus praeteritorum meminerit, Epilepsia est, eáque non leuis, cùm multa praesertim ex ore spuma in paroxysmo exeat, solutísque musculis interdum vrina vel stercus praeter voluntatem excernatur, & obscura vox elidatur. Huius causa est ingens pituitosi humoris copia, anteriores cerebri ventriculos repentè infarciens, necnon & maligna venenatáque qualitas istic prorepens. Cerebrum quippe partim illius mole grauatum, partim huius infensa vi vellicatum seipsum contrahit atque concutit, haud secus ac sternutatione, vt quicquid noxium est excutiat, contractum verò neruos ac musculos ad se trahit, vnde repentinus in terram casus contingit. Hunc autem caducum morbum, nec ex ventriculi

Dignotio.

*nec ex alterius subditæ partis cum sensu, sed ex primario & peculiari cere-
bri affectu fieri ostendunt, grauis capitis dolor, sensuum mentísque stupor
ac tarditas, turbulenta insomnia, faciei pallor, & quòd accessio ægrum
repentè adoriatur, nulla symptomatum in subiectis partibus molestorum
præsensione. Quod ad prognosim attinet, hic comitialis morbus quoniam
acutissimos habet paroxysmos, valdè periculosus est. Nisi tamen symptomatum vehementia statim iugulet, cùm ante pubertatem contigerit, victu, & præsidiis conuenientibus magna diligentia adhibitis, curationem
aliquando est admissurus. Nam auctus cum ætate calor humidus cerebrum
exsiccabit, in quo præcipua recuperandæ sanitatis spes videtur posita. In
curatione duo tempora maximè obseruanda, paroxysmi vnum, intermissionis alterum. In paroxysmo danda est enixè opera, vt materia protinus à
cerebro omnibus modis auertatur, ac sopitus excitetur sensus, quò citiùs
soluatur accessio. Itaque in eum finem brachiis & cruribus ligaturæ dolorificæ, frictionésque adhibendæ, conuulsæ ac distortæ partes inungendæ,
irriganda, & in rectum dirigendæ, os aperiendum, cuneúsque dentibus
interponendus. Theriaca, mithridatium, sinapi, hiera picra cum oxymelite ori indenda. Oleum saluiæ, rorismarini, vel anisi arte chymica extractum in aures, narésque infundendum. Ac sternutamentum vehementibus ptarmicis proritandum. Suffitus Castorij, assæ fœtidæ, radicis & seminis pæoniæ, naribus admouendus. Glans acris immittenda, ex agarico, sale gemmæ, hiera, & melle despumato confecta. Intermissionis verò tempore morbificus humor antè præparandus, deinde sensim vacuandus, reuellendus, deriuandus, malignáque qualitas summopere oppugnan-
da: tum cerebrum frigidius, humidius, indéque imbecillius calfaciendum, exsiccandum atque corroborandum. Ad præparandam pituitam
crassam lentámque, melicratum ex hyssopi stœchados, & calamenti decocto, vel oxymelis symplex, vel scylliticum, vel apozema præscribatur huiusmodi: ℞ radicum scyllæ præp. angel. enulæ campan. pæoniæ maris,
acori, ireos Florent. an. ℥ j. polyp. quern. sem. cartham. passul. mundat. glycyrrhiz. rasæ an. ʒ vi. beton. hyssop. thym. chamædr. chamæpy.
melissoph. visci querni an. M. j. sal. maior. an M. ß. flor. cordial. anth.
genist. an. P. j. seminum pæon. maris, seseleos an. ℥ ß. seminum anis. fœn.
an. ʒij. fiat decoctio ad ℔. j. in colat. dissol. syrup. de hyssopo, syrup. de
stœch. & oxymel. simp. an. ℥ j. fiat apozema conditum cinamomo, pro iij.
dosibus. Ad materiam verò per interualla vacuandam paretur syrupus
catharticus ex eiusdem decocti ℔. j. in qua turpeti gummosi ℥ ß. agaric.
albi ℥. j. fol. sen. mundat. ʒ ij. gingib. & cinam. an. ʒ ij. per noctem infusæ
parum bullierint, cum mellis optimi & sacchari albi ℔. ß. confectus, quo
bis in mense vtatur ad ℥ ij. cum aqua betonicæ. Purgatio interdum ex diluto rhei & agarici an. ʒ j. in quo dissolutæ sint hierę diacolocynth. ʒ ij. de-
cernatur. Hyberno præterea tempore pilulę de hiera cum agarico, cocciæ &
fœtidæ ex vsu sint. Acribus etiam clysteribus frequenter aluus perfunda-
tur, qui præter cætera accommodata recipiant diaphœnici, hieræ simplicis*

&

Prædictio.

Curatio.

& aliquando diacolocynth.an. ʒß. Ineunte Vere Hollery consilio aperiatur malleoli vena ad maiorem reuulsionem, vt humor ἀνάρροπος fiat κατάρ-
ροπος. Cucurbitulæ item cum scarificatione, scapulis & occipitio affigantur.
Nec frictiones vnquam omittantur. Ad materiæ deriuationem errhina &
apophlegmatismata vsurpentur. Sternutatorius puluis ex radic.pæon.pyre-
thri an.Ɔ.ij.nuscis moschat.Ɔ.j.ellebori nigri pulueratiƆ.ß. constans, in-
suffletur in nares. Ex radicibus etiam pæon. ac pyrethr. & nuce moschat.
cum mastiche subactis fiant masticatoria. Ad malignam qualitatem oppu-
gnandam gestetur collo nodulus ex seminis pæoniæ, radicis visci querni &
corallij rubri an.ʒij.cuius vaporem demissis in sinum naribus sæpè inspi-
ret. Nec enim contemnenda videntur amuleta à veteribus pariter ac recentioribus tantoperè commendata. Ad frigidam & humidam cerebri intemperiem corrigendam, roburque illi conciliandū, inungatur caput prius
rasum, vel saltem detonsum, ex oleo anethino, rutaceo, sampsucino, irino,
adiecto pulueris cyperi aut ireos momento. Admoueatur cucupha ex cephalicis pulueribus concinnata. imperetur opiata ex conseru.buglos.beton. an-
th.an.ʒ j.mithridat.optimi, theriaces an.ʒ ß.confect.Alkermes & lati-
ficantis Gal.an.ʒj.seminum & radic.pæon.maris, visci querni, cranij humani, rasuræ corn.cerui, corallij rub.pulueratorum on. ʒ ij. & aliis generis
eiusdem alexipharmacis, quæ tota substantia & occulta proprietate malignam qualitatem in hoc malo delitescentem profligare traduntur admixtis
confecta, qua vtatur ad nucis auellanæ magnitudinem, manè post purgationem tribus vel quatuor horis ante cibum. Victus ratio insuper instituatur calfaciens & exsiccans, quæ incidat & extenuet. Solis volatilium animalium carnibus vescatur parca manu, assis potius quàm elixis, ac saluia,
maioran.pulegio, byssopo conditis. Frequens capparorū esus mirificè proderit. A fructibus abstineat, præsertim à crudis & horariis, à lacte & lacti-
ciniis, à leguminibus & piscibus, à lactuca, portulaca, aliisque frigidis &
humidis oleribus. Item ab alliis, cæpis, sinapi, & eiusmodi euaporantibus.
Circuncidatur vinum, præsertim vetustum, meracum, & copiosiùs sump-
tum, vt pote quod caput repleat. Sitque pro potu aqua simplex, in qua inco-
xerit rasura cornu cerui, cum exigua parte gingiberis, vel in qua cinamomum & coriandri præparati semen decoctum fuerit, vel aqua mulsa. Somnus diurnus omninò vitetur, nocturnus verò sit moderatus. Curas, solici-
tudines, mœstitiam, timorem, omnésque animi perturbationes fugiat. His
omnibus ritè administratis, si perstiterit affectus. Gaiaci vel sarsæ parillæ
decoctum, cui radix pæoniæ, angelicæ, saluia, betonica, stœchas, & alia id
genus cephalica sint admista, bis in die manè & vesperi exhibendum.
Nam præterquàm quod incidit, extenuat, exsiccat, malignam quoque qualitatem abigit. Quod sine hoc quidem remedio leuetur æger, ad cauteria
confugiendum erit, extremo occipiti, vel vtrique brachio admouenda. Hac
methodo morbus hic comitialis mihi videtur curandus.

Consultabat Frambesarius cum D. Gonzale Medico Principis Asculani pro nobili puero Abbauillæo, anno 1592.

Titre VII.
DE L'APOPLEXIE ET
PARALYSIE.

LOIX,
Pour la discerner.

I.

Que c'est qu'A-poplexie, & par quels signes elle est cognuë.

APoplexie est vne soudaine priuation du sentiment & du mouuement de tout le corps, auec lesion des principales functions de l'ame, difficulté d'haleine, & ronflement. Car celuy qui en est frappé, tout en vn instant tombe, cõme s'il estoit abbatu d'vn coup de tonnerre, & gist les yeux clos, sans sentiment, sans mouuement, sans entendement, tel qu'vn mort, excepté qu'il respire, encore ceste respiration est-elle malaisee, &

En quoy elle est differente du Care, de la Catalepsie & de la suffocation de matrice.
De la Syncope.

conioincte auec vn grand assoupissement. Et en cela principalement est-elle differente du Care, de la Catalepsie, & de la suffocation de matrice, d'autant que ces trois autres maladies ont la respiratiõ libre & aisee. Mais elle differe de la Syncope, pour ce qu'en celle-cy il ny a point de pouls apparant, ou du moins est extremement languide; & en l'Apoplexie il demeure plein & fort, iusques à tant que la mort soit proche. Aussi est-elle distinguee de l'Epilepsie, où le mouuement de la faculté animale

De l'Epilepsie.
De l'Hemiplegie.

n'est point aboly, ains seulement depraué: Et de l'Hemiplegie, ou Paralysie, laquelle prouient du cerueau bouché d'vn costé seulement, & non pas par tout.

II.

La cause de l'Apoplexie.

L'Apoplexie est le plus du temps causee d'vne pituite espaisse & froide, qui trop abondante, vient à remplir generalement tous les ventricules du cerueau, ou à estouper en vn instant, ou estrecir tant peu que ce soit les arteres du rets admirable, par lesquelles l'esprit monte du cœur aux cauitez du cerueau. Car lors cet esprit venant à leur faillir, elles ne peuuent plus fournir de sentiment ny de mouuement aux nerfs: par consequent faut que la personne tombe par terre. Fernel maintient que l'Apoplexie ne peut estre iamais engendree de sang, ny d'humeur melancholique, contre l'opinion de tous les autres Medecins.

III.

Pour quelle raison elle se fait.

Toutes les Apoplexies se font, quand l'influence de la vertu animale ne peut estre departie du chef aux parties d'embas, & ce, ou pour quelque tumeur phlegmoneuse qui s'y est engendree au cerueau, ou pour ce que ses ventricules sont remplis d'humeur pituiteuse, selon Galien.

Πᾶσαι μὲ αἱ ἀποπληξίαι γίνονται, ἢ φυχῆς δυνάμεως ἐπιῤῥεῖν ἀδυνατούσης τοῖς κάτω ἢ

IIII.

Ceux qui se trouuent souuent auoir la teste fort pesante, & toutle corps lasche & failly, auec des esbloüissemens, item les vieilles gens, les phlegmatics & les yurongnes, qui ont le col court, sont exposez plus que les autres à l'Apoplexie. Si d'auenture elle accable les ieunes gens & en Esté, il faut croire qu'elle est merueilleusement forte.

V.

Les Apoplexies viennent principalement, depuis quarante ans, iusques à soixante; selon Hippocrate. Non pas toutes, (comme aduertit Galien) mais celles qui se font d'humeur atrabilaire, pour ce qu'elle est fort abondante en ceux qui ont cest aage-la.

VI.

La Paralysie se fait tantost d'vne legere Apoplexie, & alors est proprement appellee Paraplegie, tantost d'vn engourdissement croissant petit à petit, lequel est vray messager de la Paralysie.

VII.

La Paralysie est parfaite ou imparfaite. Parfaite, où il y a priuation de mouuement & de sentiment ensemble. Imparfaicte, quand le sentiment est aboly, & que le mouuement demeure; ou quand le mouuement est perdu, & que le sentiment est entier. Or la Paralysie, où vn costé seulement, dextre ou senestre a perdu le sentiment & le mouuement ensemble, est proprement nommee Hemiplegie, c'est à dire resolution de la moitié du corps. Outre celle-là, il y a la Paralysie vniuerselle, quand, la teste demeurant en son entier, toutes les parties qui sont au dessous, viennent à estre destituees de sentimét & de mouuement; & la particuliere, qui arriue à vne partie seulement, comme au bras, à la main, à la iambe. Quand le mouuement & sentiment n'est point aboly, ains est seulement engourdy & hebeté : les Latins appellent cela *stupor*, & les Grecs νάρκη.

VIII.

La cause de l'Hemiplegie tient en vne partie de l'espine seulement. Si auec la partie dextre ou senestre du corps, il y a resolution des parties dextres ou senestres de la face, le cerueau auec la moüelle de l'espine est offensé en sa partie dextre ou senestre. En la Paralysie vniuerselle, la moüelle de l'espine est offensee toute à trauers. Quand la cuisse est paralytique, il n'en faut point chercher la cause au dessus des lombes. S'il y a quelqu'autre membre perclus, la cause est contenuë en la partie de l'espine, de laquelle il reçoit des nerfs.

Or ceste cause le plus du temps est vne pituite espaisse, qui

κεφαλῆς, ἤτοι
διὰ φλεγμο-
νώδη τινὰ διὰ
θεσιν ἐν αὐτῷ
τῷ ἐγκεφάλῳ
συςᾶσαν, ἢ τ
κοιλιῶν αὐτῦ
ἐμπιπλαμέ-
νων ὑγρότητος
φλεγματώδης.
Gal. sur l'Aph.
42. du 2. l.

Ἀπόπληκτοι
μάλιςα γίνον-
ται ἡλικίῃ τῇ
ἀπὸ τεσσαρά-
κοντα ἐτέων
ἄχρις ἑξήκον-
τα. Hip. aph.
57. l. 6.

Ceux qui y sõt subiects.

A quel aage elle arriue plustost.

Comment se fait la Paralysie.

Combien il y en a de sortes. Que c'est que Paralysie parfaicte. Imparfaicte. Que c'est que Hemiplegie. Paralysie vniuerselle.

Particuliere.

Stupeur.

L'origine de l'Hemiplegie.

De la Paralysie vniuerselle. De la particuliere.

La cause de la Paralysie.

bouche entierement le nerf, & empefche que l'efprit animal
ne foit diftribué du cerueau à la partie où il eft inferé. C'eft
quelquefois auffi vne tumeur contre nature, referrant le nerf
ou la moüelle; ou vne contufion, prouenuë de quelque cheute,
ou coup qu'on a receu; ou vne luxation des vertebres, ou vne
autre forte de folution de continuité, qui empefche l'influence
de l'efprit.

D'où eft defcé-
du ce mot Apo-
plexie.

Ce mot Apoplexie, vient du verbe Grec ἀποπλήτ1ω, qui fignifie battre, eftonner, rendre ftupide & fans fentiment : pour
ce que le principal effect de cefte maladie, eft de battre tellement la perfonne, qu'elle femble eftre abbatuë d'vn coup de
tonnerre, & frappee de la foudre, à raifon de quoy aucuns l'ont
appellé *Sideration*, comme qui diroit, foudroyement.

Paralyfie.

Ce mot Paralyfie eft deriué du verbe παραλύω, qui fignifie def-
lier, à caufe que cefte maladie, fait que les nerfs font comme de-
ftendus, & fans leur vigueur accouftumee.

LOIX,
Pour iuger l'iffüe de l'Apoplexie & Paralyfie.

I.

Comme la for-
te Apoplexie eft
incurable, & la
legere malaifee
à guarir.

IL n'eft pas poffible de guarir la forte Apoplexie, ny ayfé de
donner guarifon à la legere. Car l'Apoplexie le plus du
temps eft incurable, à caufe de la refpiration, qui eft offenfee.
Tellement que le grand ou petit empefchement de la refpiration, eft indice de la vehemence ou legere Apoplexie. Or celle là eft toufiours mortelle, & pourtant n'en faut-il pas temerairement entreprendre la cure : mais celle-cy combien qu'elle ne foit pas ayfee à guarir, en y employant toutesfois les remedes conuenables bien à propos, pourra par aduenture receuoir guarifon.

Λύειν ἀποπλη-
ξίην ἰσχυρὴν μὲ
ἀδύνατον,
ἀσθενέα ἢ οὐ
ῥηΐδιον. Hipp.
aph. 42. l. 2.
Ἀποπληξία δ᾽
ἀνίατος ὅτην
ὡς τὰ πολλὰ
διὰ τ̃ βλάβην
τ̃ ἀπνοῆς.
Gal. au com.

II.

Comme l'Apo-
plexie, fi elle ne
fait foudain
mourir, fe tour-
ne en Paralyfie,
ou induit quel-
qu'autre mal.

L'on ne refchappe guière de l'Apoplexie, pource que le plus
du temps auec le fentiment & le mouuement, elle abolit la refpiration, dont s'enfuit la mort foudaine. Et fi par l'vfage des remedes propres, elle vient à quitter, couftumierement elle degenere en Paralyfie, la matiere eftant pouffee du ventricule pofterieure du cerueau fur l'vne ou l'autre partie de la moüelle de
l'efpine : ou bien elle laiffe l'entendement offenfé, ou la memoire perduë.

III.

Comme la Pa-
raplegie eft plus
dangereufe que

Si l'Apoplexie fe tourne en Paralyfie, il y a danger qu'elle ne
retourne, comme auparauant. De là vient que la Paraplegie eft
beaucoup plus griefue, & plus dangereufe, que la Paralyfie qui

est venuë petit à petit, quoy que celle-cy soit opiniastre.

IIII.

La Paralysie qui se fait en certaines parties du corps, & non par tous les membres, n'est iamais vne maladie aiguë, mais souuentefois longue, & le plus du temps guerissable, selon Celsus.

V.

La Paralysie qui prouient du nerf couppé, ou d'vn coup donné tout à trauers de la moüelle de l'espine, ou d'vne grande luxation des vertebres, est incurable. Au surplus si le membre perclus est diminué, ou sa couleur changée, il ne se guerit qu'auec grande difficulté, ou par aduenture point du tout. Car il y a apparence qu'il n'est pas seulement priué de la faculté animale, mais aussi de la naturelle, & aucunement de la vitale, selon Paul.

VI.

La Paralysie ne se guarit qu'à grand peine, ou iamais aux vieilles gens, pour-ce qu'ils ont la chaleur naturelle debile, dont vient qu'ils engendrent force humeurs froides & espaisses. Il y a plus d'esperance de guarison en Esté, & au Printemps qu'en Hyuer & en Automne, si le malade se gouuerne bien. Si la sieure, ou le tremblement suruient à la Paralysie, c'est bon signe.

LOIX,
Pour bien penser l'Apoplexie, & la Paralysie.

I.

POur tenter la cure de l'Apoplexie, sans s'amuser à preparer l'humeur qui cause le mal (pour-ce qu'il n'en baille pas le loisir, tant est soudain) il la faut tout incontinent euacuer, diuertir, destourner, & dissiper; & inciter la vertu naturelle assopie, à se despestrer de ceste matiere, qui estoupe les conduits du cerueau; & solliciter par tous moyens la deliurance de l'obstruction, à fin de donner issuë à l'esprit animal, & entree au vital. Et pour ce faire, l'on se doit aider des plus forts remedes, d'autant que ceste maladie qui est des plus vehementes, ne cede aucunement à ceux qui sont legers.

II.

En l'Apoplexie sanguine, il n'y a point de plus prompt remede que la saignee. C'est pourquoy on doit tirer liberalement du sang de la cephalique, non pas tout en vn coup, mais à diuerses fois, pour esueiller & non pas aneantir les forces. Mais en l'Apoplexie pituiteuse à bon droit la phlebotomie est tenuë pour suspecte, pour-ce qu'elle fait mourir ou deliure la per-

---

Marginalia:

la Paralysie faicte petit à petit.

Comme la Paralysie particuliere est souuent guarissable.

Et quelquefois incurable.

Pourquoy la Paralysie ne reçoit point guarison aux vieilles gens.

En quels temps on doit plustost esperer le recouurement de sa santé.

Bon presage en la Paralysie.

Ce qu'il faut faire pour tendre à la guarison de l'apoplexie.

Et de quels remedes il conuient vser.

Quand on doit tirer du sang, en l'Apoplexie, & comment.

Quand la saignée est suspecte.

fonne, felon Celſus: de ſorte qu’apres auoir oſté du ſang, ſi le
mouuement & l’entendement ne retourne incontinent, il n’y
a plus d’eſperance. Partant s’il n’y a rien qui empeſche, ayant
baillé au preallable vn clyſtere fort acre, l’on tirera vn peu de
ſang par interualles, pour-ce que la grandeur du mal le requiert,
comme le principal but de la ſaignee, ſuyuant la doctrine
d’Hippocrate & de Galien. Ce qu’on fera bien plus hardiment, ſi le corps eſt plethoric. Mais ſi la vertu du corps eſt
eſpuiſee par compagnie charnelle, ou quelque autre vuidange d’eſprit, l’on ſe contentera d’appliquer des ventouſes, auec
ſcarification au col, aux eſpaules, & aux feſſes, principalement és corps gras, delicats & debiles, où les veines ne
ſont point apparantes, ou ne peuuent ſouffrir la lancette.

I I I.

Combien il ſe
faut propoſer de
buts en la cure
de la paralyſie.

En la cure de la paralyſie, trois choſes ſont requiſes, premierement que l’humeur qui a cauſé le mal, ſoit petit à petit ſubti-
liee, attenuee & detergee: en apres qu’ayant eſté ainſi preparee,
elle ſoit peu à peu euacuee, diuertie & deſtournee: puis que le
reſidu ſoit digeré, l’intemperature corrigee, & le cerueau, les
nerfs & les membres perclus confortez.

I I I I.

Quels remedes
il faut choiſir.

Il faut icy employer du commencement les plus doux remedes, puis petit à petit venir aux plus forts, par l’aduis des experts
Medecins.

V.

En quel endroit
il conuient ap-
pliquer les to-
pics.

Les remedes locaux doiuent eſtre iuſtement appliquez
à l’origine des nerfs, à ſçauoir à la teſte, ſi le mal paroiſt
à la face : à l’eſpine du dos, ſi les bras ſont perclus : aux
vertebres des lombes, ſi les iambes ſont paralytiques.

*Pour confirmer ces Loix, i’euſſe volontiers repreſenté icy l’hiſtoire
de la maladie du tres-reuerend Prelat, Meſſire Philippe du Bec, Ar-
cheueſque & Duc de Reims, premier Pair de France, ſurpris à
coup (l’an 1598. le 77. de ſon aage) (pendant qu’il oyoit le Roy en
confeſſion, à Angers, le iour de Paſque, ſur les vnze heures,) d’vne
legere Apoplexie, qui degenera quant-&-quant en Paralyſie, de laquelle i’ay touſiours empeſché la perfection, par l’vſage des plus ſinguliers remedes, que ie luy ay ordonné depuis ſix ans en ça, auec
l’aduis de Meſſieurs de la Riuiere, du Laurent, & Pena, Medecins
du Roy, d’Ambraine, Bleucourt & Heruet Medecins de Reims,
auec leſquels i’ay ſouuentefois conſulté, pour le recouurement de la
ſanté de mondit Seigneur. Mais il ſuffit de produire deux exemples
notables, l’vn d’vn noble citoyen de ſainct Quentin en Vermandois,
tombé en Apoplexie, pour lequel i’ay eſté appellé en conſultation auec
le ſeigneur Hebin Medecin du lieu : l’autre de monſieur de Gueux, gen-*

il-homme de Reims, saisi d'vne paraplegie, que i'ay traicté long-temps
malade, auec monsieur Dambraine.

CONSVLTATIO I.
De Apoplexia.

REpenté suborta sensus ac motus in vniuerso corpore priuatio, vnà *[Dignotio.]*
cum principum functionum læsione, spirandíque difficultate atque
stertore, citra controuersiam Apoplexia est: quam pituitosus humor, frigidus, crassus, ac lentus, propter senilem ætatem, hybernum tempus, immodicam Venerem, crebras ebrietates, assiduásque cruditates nimium auctus
excitauit, omnes cerebri ventriculos affatim & vniuersè amplens, ac subitò commune neruorum principium obstruens, arteriásque retis admirabilis, adeò vt spiritus animalis è cerebro ad subdita membra prohibeatur exitu, ac vitalis è corde ad cerebrum aditu. Quod ad prognosim spectat, ve- *[Prædictio.]*
hemens quidem apoplexia omninò lethalis est propter magnam respirationis noxam, sed vbi leuior est, aliquis curationi relinquitur locus, etsi non
prorsùs vacat periculo, nec solutu facilis est, lege Hippocratis, ἀποπλη-
ξίωι ὀχυρὰν λύσιν μὲν ἀδύνατον, ἀσθενέα δ' ἡ ῥηίδιον. Soluere Apoplexiam
fortem impossibile, debilem verò non facilè. Itaque cum respiratio aliquem
adhuc seruet ordinem, nec omninò intercipiatur, nondum videtur deplorata salus. Sed fortassis apoplexia in Paraphlegiam desinet, qua tamen
laborans poterit auxiliis conuenientibus adhibitis aliquandò liberari. Ad *[Curatio.]*
tentandam autem curationem, morbificus humor etiam non apparatus
(quia morbus hic acutissimus inducias apparandi non permittit) valentibus remediis quamprimùm vacuandus, auertendus, deriuandus ac discutiendus est: sopitáque naturalis facultas ad obstruentis materiæ expulsionem, excitanda: omnibúsque modis procuranda obstructionis solutio,
vt spiritus animalis exitum habeat, ac vitalis aditum. Statim igitur ad euacuandum, & auertendum, naturámque vnà proritandam, acrior clyster
imperandus, constans ex decocto saluiæ, beton. maiora. origan. calaminth.
rutæ, centaury minoris, flor. anth. stœch. bacc. lauri, seminum anis. fœnic.
sesel. cum agaric. albi ℥ß. in quo dissol. benedict. laxat. hiera diacolocynt.
an. ℥ß. sacch. rub. mellis anthos. an. ℥j. succi mercurial. ℥j. olei aneth.
& rutæ. an. ℥j.ß. Acres etiam balani digitos sex longæ ex hiera diacolocynth. sale gem. agaric. & elleboro cum melle dispumata confectæ in anum
immittenda, ad pigram aluum subducendam ac velut sepultam excretricem suscitandam. Hiera praeterea diacolocynth. ℥ß. aut pilularum cocciar. vel fœtidarum ʒj. ß. in hydromelite vel aqua calendula vel saluiæ
dissoluta, ex cochleari iniycienda in fauces, ad purgandum expultricémque
stimulandam. Quoniam autem phlebotomia suspecta est, effœtis præser-

tim viribus, eius loco cucurbitulæ cum scarificatu scapulis atque natibus affigenda, ad auertendam materiam, naturámque suscitandam. In eúmque finem frictiones vehementes, cum asperioribus linteis, atque ligatura dolorificæ extremis partibus adijciendæ. Vellicandus barbæ pubísque pilus, concutiendum agitandúmque corpus, ligneo baculo os aperiendum, ac pennæ oleo irino imbutæ immittendæ sunt, vomitúsque pronocandus. Gargarismus ex oxymelite scyllitico & hiera picras. vel diacolocy. in os infundendus. Errhinum ex euphorbij, pyrethri, & cinamomi an. ʒ ß. in aqua rosar. ʒ ij. paratum, ex cochleari in nares instillandum, ad deriuandam eliciendámque per eas pituitam. Ciendum item sternutamentum, ex puluere castorij, piperis, ellebori, euphorbij naribus insperso. Sinapi comminutum salique permistum & in aqua vitæ maceratum, naribus illinendum, ac odoramenta excitatoria ex castorio, opopanace, galbano, sagapeno adhibenda. Totum caput, collum, spina, brachia, oleo saluiæ arte chymica extracto, aut nardino, irino, costino, & aqua vitæ inungenda sunt. fotus item ex calfacientibus cephalicis, sinapismus, emplastrum vesicatorium rubificans, aliaque id genus topica tandem adhibenda, vt concreta ac velut congelata pituita fundatur atque liquescat, faciliúsque digeratur, In quem finem & sartago igne candens propè caput admouenda. Vtendum præterea mithridatio, theriaca, anacardina confectione, diambra, acoro códito, conserua betonic. maioran. Saluiæ ad corroborandum cerebrum, ac relictam intemperiem emendandam. Vbi malum remiserit, cibus mollis, distribui facilis, succulentúsque assumendus, propinanda mulsa, cauendúmque à vini potione. Si soluta apoplexia succedat paralysis, propria curatione illi opitulandum erit.

Consultabat Frambesarius cum D. Herbino, pro
ciue Samarobrino, anno 1588.

CONSVLTATIO II.
De Paralysi.

<table>
<tr><td>Dignotio.</td><td>

DImidij corporis resolutio cum cacophonia repentè suborta, Paralysis est exquisita, cum sensum simul ac motum perimat: hanc pituitosus humor ratione ætatis senilis, hyemalísque temporis in cerebro præsertim frigidiori exuperans excitauit, qui inde in spinalem medullam affatim decumbens, neruos in dextrum corporis latus propagatos obstruit, impeditque quò minus animalis spiritus in partes affectas deferatur ac distribuatur. vnde sensu motuque priuantur, sitque consummata Hemiplegia. Cùm autem faciei etiam pars resoluta sit, cerebrum vnà cum spinali medulla affici constat. Quod ad prognosim attinet, perfecta quidem Hemiplegia, chronica ac</td></tr>
<tr><td>Prædictio.</td><td>

ægrè cedens affectio est, quòd ab humore frigido, crasso & lento, neruis tenaciter impacto oriatur, eóque diuturnior ac solutu difficilior futura est, quòd hyeme contigerit, quæ morbos contumaciores ac longiores facit, quòd calor natiuus præ senecta ætate debilis sit, quódque ægrotas medicorum con-</td></tr>
</table>

silio

silio minimè sit obsequens. Sed magis adhuc metuendum, ne turgidus humor qui magna vbertate è cerebro in spinalem medullam etiamnum influit, alterius quoque lateris neruos obstruens, vniuersalem Paralysin, aut in commune neruorum principium cumulatim irruens Apoplexiam excitet. Itaque duplex nobis proponitur medendi scopus, prior prophylacticus, ne grauiores affectus præ morbifici humoris orgasmo impendentes superueniant prohibens: alter therapeuticus, in curando pathemate iam genito consistens. Ad exitiosos affectus imminentes *Præcautio.* arcendos, injiciendus statim clyster acriusculis, ex salu. maioran. hyssop. calaminth. centaurij minoris, flor. chamæmel, melilot. stæch. & similium cephalicorum decocto, in quo phlegmagoga, diaphœnicum, benedicta laxat. hiera diacolocynth. Item sal commune vel gemmæ, oleum liliorum, rutaceum, vinum maluaticum dissoluantur. Emisso clystere mittendus sanguis ex cephalica lateris incolumis, sed parua quantitate, quia frigidus morbus, atásque prouecta. Admouenda cucurbitulæ ceruici & scapulis. Adhibendæ frictiones ac ligatura dolorifica extremis partibus sanis. Sopitus ac somnolentus æger agitandus, concutiendus, vellicandus, omnibúsque modis suscitandus, vt humores cum spiritu & calore ab internis ad externa retrahantur ac reuocentur. Errhinis, ptarmicis, & aliis id genus auxiliis materia turgens à capite auertenda. Ad moliendam autem factæ paralyseos curationem, tria *Curatio.* requirantur, primum vt morbificus humor sensim incidatur, extenuatur, & detergatur: deinde vt apparatus paulatim vacuetur, reuellatur, & derinetur: tum vt eius reliquiæ digerantur, intemperies corrigatur, cerebrum, nerui, partésque resolutæ roborentur. Instituenda igitur victus ratio excalfaciens & exsiccans, quæ pituitæ generationem prohibeat, vnáque incidat, attenuet, & detergeat. Vtendum ergo assis carnibus perdicum, pullorum, auicularum, caryophyllis ac cinamomo confixis, pane biscocto, potu aquæ mulsæ, vel cum saccharo, & cinamomo cocta, vinum initio prorsùs fugiendum, quia tenuitate sua partes neruosas facilè permeat & implet, fluxionémque auget, sed declinante morbo concedendum, quod discutiendo & exsiccando non parum prosit. ὀλιγοποσία verò summoperè imperanda. Præscribenda item medicamenta incidendi, attenuandi, & detergendi facultate prædita, sed primùm mitiora, quale est hydromeli, in quo radix ireos Florentinæ, stachas, saluia, pulegium, serpyllum & similia coxerint. Deinde valentiora, cuiusmodi sunt syrupi de stæch. de 5. radicibus, de bizantiis, de hyssopo, cum decocto rad. pæonia, rusci, asparagi, ireos fol. beton. salu. hyssop. chamæpytios, verbasci, florum anth. stæch. sem. iiij. frigid. maior. nucis moschat. caryophyllorum, cinamomi &c. Decoctum præterea ligni sancti vel per se vel cum radice sarsæ parillæ, herbísque nerualibus valdè profuturum est ad crassum & lentum humorem partibus neruosis impactum attenuandum, ac per sudores discutiendum. Simulac autem pituita leuiter ad expulsionem parata fuerit, exhibenda per epicrasim phlegmagoga blandiora, *vt catapotia de hiera, de agarico, assaieret, elephlangina, mastichina, quæ purgando etiam roborant. Vbi verò validioribus auxiliis præparata fuerit valentiùs etiam purgantia ex vsu erunt, vt pilulæ coccia, & fœtidæ, potiones ex agarico trochisc. diaphœnico, hiera diacolocynth. &c. Acriora etiam enemata ad vacuandum simul ac reuellendum, non modò principio, verumetiam toto morbi tempore vsurpanda, vbi præsertim aluum contigerit adstrictiorem esse. Post multas autem totius corporis vacuationes, sternutatoriis, errhinis, apophlegmatismatis, & gargarismatis, locus erit, ad materiam consinentem deriuandam. Reliquiæ autem humoris discutiendæ, vnáque resolutæ partes roborandæ tum sumptis saluiæ, betonica, anthos conseruis, nuce moschata condita, zinzibere, acoróque condito, diambra, theriaca veteri, mithridatio, aut opiata ex hisce omnibus cum syrupo de stœchade parata: tum admotis toti spinæ, membrísque paralyticis, neruaalibus oleis initio leuioribus, vt chamæmel. aneth. rutaceo, vulpino, deinde vehementioribus, vt costino, de spica, de castoreo, de euphorbio aquæ vitæ permistis: nec & oleis saluiæ, lauendulæ, caryoph. arte chymica extractis: vnguentis calidis, vt martiato, Arregonio, Agrippæ: fotibus ex herbis neuriticis, vt primula veris, chamæpiti, saluia, rorem sent. minori, calaminthe, hyperico, aromatísque nonnullis, vt nuce moschata, caryophyl. cinamomo, in æquis partibus aquæ & vini decoctis: vaporariis item ex iisdem factis, necnon & balneis sulphureis arte comparatis: frequentibúsque frictionibus ex linteis calentibus & pluribus deambulationibus ante cibum. Si quid mali tandem supererit, ineunte vere mittendus æger ad thermas Plumberias, quas mirificè paralyticis conducere ipse comperi. Hac methodo laborans mihi videtur curandus.*

Consultabat Frambesarius cum D. Dambraneo, pro nobili viro sexagenario, Remis laborante, postridie Calend. Decemb. 1592.

CONSVLTATIO III.
De tremore.

Dignotio.

TREmor quo laborantis corpus concutitur, ex duobus contrariis perficitur motibus: vno quidem à facultate animali membrum attollente, sed id quidem diu nequeunte propter neruorum imbecillitatem: altero verò ab humore pituitoso, crasso, & lento in neruos motorios diffuso propter grauitatem suam membrum deprimente. Pituitam quippè cùm in reliquo corpore, tùm in cerebro exuperare arguunt frigidius ægri temperamentum, ætásque senecta.

Præsagitio.

Quod ad prognosim attinet, affectus hic ægriùs ex eo curationem admissurus est, quòd æger iam sit prouecta ætatis, totúsque corporis habitus valdè extenuatus, & tabidus, ac vires proinde multùm imbecilles.

Curatio.

Tentanda tamen curatio καθάρσει, παροχετεύσει, ᾗ διαφορήσει. Imprimis ergo repurgandū cerebrum potione ex agarico, diaphœnico, vel alio conuenienti phlegmagogo. Sed purgationi præmittenda videtur bidui aut tridui præparatio, per apozema ex docto cephalico, &

syrupis de stœch. de 5. radicibus, aliísque incidentibus constans. De-
riuanda deinde per os & nares pituita apophlegmatismis atque er-
rhinis. Tum diaphoresis procuranda cephalicis discutientibus, quæ ma-
teriam reliquam per halitum resoluant, intemperiem cerebri corrigant,
partémque primariò affectam roborent, vt sacculis calidis vertici capi-
tis rasi admotis, cucuphis ex cephalicis & aromaticis pulueribus con-
cinnatis, fotibus ex saluia, betonica, maiorana, primula veris, floribus
anthos & stœchad. baccis lauri, & similibus in æquis partibus aquæ &
vini decoctis: atque litibus ex oleis digerentibus, vt chamæmelino, ane-
thin, rutaceo, irino, non modò capiti, sed & toti spinæ extremísque parti-
bus adhibitis. Ac tandem balneis in quibus cephalica herba & radi-
ces incoxerint, atque vaporariis ex hisce comparatis. Cucurbitulæ item
citrà scarificationem à priori vertebra vsque ad spinam lumbósque affi-
gendæ, vt scilicet crassi & lenti humores vertebrarum foramina obstruen-
tes ad cutis extimam superficiem trahantur, atque adeò subindè faci-
liùs discutiantur. Si his remediis malum non cedat, decoctum ligni
sancti & sarsæ parillæ per aliquot dies erit illi ex vsu, ad excremen-
titium humorem exsiccandum & sudoribus euocandum exhauriendúm-
que. Exhibendus autem illi victus euchymus, mediocriter tenuis, modò
ex assis, modò ex elixis, vt neque nimiò plus humectet, neque omninò sic-
cet, propter insignem corporis marcorem atque ariditatem. Vitanda verò
omnia quæ neruos offendere possunt. Vinum itaque præsertim meracius
circuncidendum quoad in totum morbo solutus fuerit. Bibat interea hy-
dromeli cum decocto saluia aut betonica, aut aquam cum saccharo & ci-
namomo coctam. Hæc mihi videntur, ad pristinam ægrotantis sanitatem
restituendam, facienda.

Consultabat Remis Frambesarius cum DD.
Dambraneo & Bleucorteo, pro D. Hiero-
nymo Ceruo Remigiano. 3. Calend. Octo.
1588.

TITRE VIII.
DV CATARRHE.

LOIX,
Pour le discerner.

I.

CAtarrhe est vne defluxion d'humeur superfluë, qui tombe
du chef sur les parties d'embas.

Ce mot Catarrhe est deriué du verbe Grec Καταῤῥέω, qui signifie couler en bas.

II.

Le catarrhe est froid ou chaud. Le froid est souuent causé d'vne

groſſe & eſpaiſſe pituite: & le chaud, d'vne pituite ſalee, ou d'autre humeur acre.

III.

Les cauſes du
catarrhe.

La cauſe efficiente du catarrhe, eſt tantoſt froide, tantoſt
chaude. Car quelquefois la froideur exprimant les humeurs,
qui ſont au cerueau, & quelquefois la chaleur les faiſant fondre,
eſmeut la defluxion : côme font auſſi les choſes qui rempliſſent
la teſte de fumees, comme le vin pris outre meſure, les bains
chauds, les viandes qui demeurent trop longuement cruës dans
l'eſtomach, & les alimens vaporeux, comme les aulx, oignons,
mouſtarde, raues, & les odeurs par trop fortes.

IIII.

Les marques
du catarrhe
froid.

L'on cognoiſt que le catarrhe eſt froid, tant par les choſes antecedentes, comme la temperature, l'aage, la region, la qualité
du temps, & la maniere de viure froide & humide : que par les
ſuyuantes, comme la peſanteur, diſtention & froideur de teſte,
la palle couleur du viſage, l'aſſopiſſement, la pareſſe, la ſtupidi-
té d'entendement, l'eſblouiſſement, l'ouïe plus dure, la voix
Du chaud.

plus caſſe, & les vrines plus cruës. Au contraire la temperature, l'aage, la region, la conſtitution du temps, & la maniere de
viure chaude, auec la chaleur & douleur de teſte, la face & les
yeux rouges, l'humeur qui tombe acre, ratiſſant la gorge & eſ-
corchant la bouche & les narines, le gouſt ſalé, l'appetit perdu,
l'alteration, la fieure, & les vrines plus chargees de couleur,
monſtrent que le Catarrhe eſt chaud.

LOIX,
Pour iuger l'iſſuë du Catarrhe.

I.

Comme le ca-
tarrhe eſt plus
ou moins dan-
gereux, ſelon la
partie où il
tombe.

SI l'humeur diſtille du chef aux narines, le mal eſt leger ; ſi
elle degoutte dans la gorge, il eſt pire ; ſi elle coule ſur les
poulmons, il eſt tres-mauuais, ſelon Celſus. Car il y a danger
que par ſucceſſion de temps l'Aſthme, ou la Phthiſie ne s'en en-
ſuyue.

II.

Comme il ne
faut point ne-
gliger les deflu-
xions.

Les plus courtes defluctions, ſi elles ſont negligees, ont accouſtumé d'eſtre longues. Mais elles ne ſont point mortelles, ſi
ce n'eſt quand elles viennent à vlcerer les poulmons, ſelon Celſus. Car alors le corps deuient ſec, & tombe tout en chartre.

III.

Comme les de-
fluxis dans la

Les enroüeures & rouppies ne reçoiuent point de coction
aux gens extremement vieux. C'eſt pourquoy elles les ac-

-compagnent ordinairement iusques à la mort, comme toutes *gorge, ou les na-* autres fortes de maladies prouenuës d'humeurs froides, à caufe *rines, font in-* qu'ils n'ont plus la force, pour la debilité de leur chaleur natu- *curables aux* relle, de cuire la matiere dont elles font engendrees. *vieilles gens.*

IIII.

Si d'auenture la fiéure furuient à ceux aufquels la pituite de- *Comme la fié-* goutte par le nez, ou qui font enroüez, elle fert à la coction du *ure furuenant* Catarrhe, comme aduertit Hippocrate. *aux Catharres, est vtile.*

V.

Ceux qui font fouuent accablez de Catarrhe, ne font point *Comme les de-* hors de danger ; d'autant qu'à toute heure ils font expofez à di- *fluxions prouo-* uers maux, le plus du temps pernicieux. Car la defluxion fe *quent diuerfité* ruant à coup fur le principe des nerfs, les menace d'Apoplexie *de maux tres-* & de Paralyfie, ou Connulfion : fur les nerfs optics & acuftics, *dãgereux, pour* d'aueuglement & de furdité : fur les ioinctures, des gouttes : fur *la variété des* les poulmons, de Péripneumonie, Phthifie & d'Afthme : dans *li ux où elles fe* l'eftomach, d'indigeftion & de Lienterie : dans le larynx, de *iettent.* Squinance & de fuffocation foudaine : & par les veines à la pleure, de pleurefie: & dans les grandes veines, de fiéure putride: Et tombant fur les dents, les efpaules, les reins, la veffie, & au- tres parties internes ou externes, y caufe fouuent des extremes douleurs.

VI.

Les plus fubiects aux defluctions, font ceux qui ont le *Ceux qui font* foye chaud, & le cerueau extremement froid, humide & *fubiects aux* debile. *Catharres.*

VII.

Sur toutes les faifons de l'annee l'Automne eft enclin aux de- *Et quand.* fluxions, à caufe des frequentes mutations d'air.

L O I X,
Pour bien penfer le Catharre.

I.

SI la matiere du Catarrhe eft chaude, degouttante par vne *Pourquoy en la* chaleur fondante, ou froide tombante en bas par vne froi- *cure du Catar-* deur exprimante ; la matiere & la caufe requierent des mefmes *rhe, fa matiere,* remedes. Mais fi la matiere eft froide, & la caufe chaude, ou la *auec fa caufe* matiere chaude & la caufe froide; la matiere & la caufe, deman- *efficiente doit* dent des remedes contraires. Il faut donc en cefte rencontre *eftre foigneufe-* *Par les loix* d'indications repugnantes, auoir pluftoft efgard à celle qui *ment confide-* *ther. 10. & 11.* preffe plus, fanstoutesfois negliger l'autre. *ree.* *au l. 1. du l. 1.*

Ggg iij

II.

En la cure du Catarrhe, l'on se doit proposer trois buts, le premier est de tarir sa source; le second d'espuiser sa fontaine; le troisiesme d'arrester le cours impetueux de ses ruisseaux. Pour tarir la source du Catarrhe, il est besoin d'ordonner vne maniere de viure, qui empesche l'accroissement de l'humeur superfluë: pour espuiser la fontaine, quand la matiere sera bien preparee, il la faut euacuer, diuertir, destourner, resoudre: Et pour arrester son cours impetueux, reserrer les passages trop lasches, par où elle coule, fortifier les parties debiles, & corriger l'intemperature.

III.

Si le Catarrhe tout à coup fluë en si grande abondance, & auec vne telle impetuosité, qu'il y ait peril eminent de la vie, ou si la defluxion subtile, acre & corrosiue, vlcerant la gorge, tombe directement sur les poulmons, là matiere incontinent sans estre ny cuite, ny preparee par medicament quelconque, doit estre euacuee & diuertie, par saignee, purgation, & forts clysteres: & la fluxion aussi tost apres arrestee par astringens.

Autrement ne la faut-il pas repercuter & repousser au cerueau, qui est vne partie noble. Ioint que les astringens retardent la sortie du crachat.

IIII.

La saignee est profitable au Catarrhe, s'il y a plenitude, s'il tire son origine du foye trop chaud, & du sang trop bouillant, s'il tombe sur vne partie necessaire à la vie, comme est le poulmon, & si la fiéure luy fait compagnie. Autrement n'y est-elle pas conuenable, tant pour ce que le cerueau qui est vne partie exangue & froide, en est d'auantage refroidy, que pour ce que l'humeur distille du chef sur les poulmons par l'aspre artere, & non par les veines.

V.

En la cure du Catarrhe, il faut choisir les plus legers purgatifs du commencement, de peur d'esmouuoir d'auantage la matiere qui fluë, en vsant de medicaments plus forts.

VI.

Il n'est pas bon d'vser d'errhines, ny de sternutatoires, deuant que l'humeur qui fluë soit preparee & purgee, pour ce que ces medicamens là esmeuuent la matiere du Catarrhe, & par ce remuëment empeschent sa coction. C'est pourquoy ils n'ont lieu qu'apres les remedes vniuersels.

VII.

Pour arrester le Catarrhe chaud, les astringens froids sont plus conuenables, & les chauds plus propres au Catarrhe froid.

Il ne faut plus que reduire ces loix en practique, sur les exemples de ceux qui ont esté trauaillez, de l'vn & de l'autre Catarrhe.

fir pour arrester
la defluxion.

CONSVLTATIO I.

De Catarrho in pulmones decumbente.

*Destillatio cui laborans est obnoxius, cùm à capite in pulmones de-
cumbat, non κόρυζα grauedo, non βράγχος raucedo, sed κατάῤῥους propriè dici debet, iuxta distichum :*

Si fluat ad pectus dicatur rheuma Catarrhus,
Ad fauces Branchus, ad nares esto Coryza.

*Huius causa est superuacanea pituita, quæ tum in cerebro impensè frigido
& humido præ imbecillitate alimentum ad se delatum non conficiente, nec
vapores dissoluente : tum in vniuerso corpore propter ægri temperiem, ætatem, hyemem, regionem, cœli constitutionem, ac consuetam victus rationem, frigidam & humidam immoderatiùs exuperat, vt capitis distentio,
grauitas & frigiditas, faciei pallor, ad somnum propensio, mentis torpor,
sensus hebetudo, motus piger, vox per nares obmurmurans, intercepta via,
vrina cruda, deiectiones liquidæ & aquosæ, & alia id genus signa manifestè declarant. Hæc diagnosis. Quod ad prognosim attinet, frequens hæc in
pulmones destillatio longè periculosissima est, in hac præsertim ætate senili,
& tanta virium imbecillitate : Metuendum enim ne post tussim & dy-
spnœam, asthma immedicabile inducat, vel si affatim irruat, repentinam
suffocationem, ac subitaneam mortẽ inferat. Quæ vt præcaueantur, summa diligentia curatio suscipienda est, licet haud facilis esse videatur, quia
propter caloris natiui penuriam, Catarrhi haud secùs atque βράγχοι ἢ κό-
ρυζαι in valdè senibus coctionem non admittunt, ac propterea ipsos senes
ferè comitantur ad mortem, authore Hippocrate.*

Præsagitio.

*Ad curationem verò ordine moliendam, contraria imprimis viuendi
ratio instituenda, quæ materiam augeri prohibeat : deinde materia catarrhi demenda est, tum fluxio sistenda, si necessitas vrgeat, alioqui materia
in cerebrum partem principem nequaquam regerenda ac repellenda : Postremò parti mandanti & recipienti prospiciendum erit.*

Curatio.

*Sit igitur victus calfaciens & exsiccãs concoctu facilis ac boni succi, vt ex
carnibus pullorum, perdicum, caponum, vitulina, hœdina, &c. ouibus sorbilibus. Sitque moderata cibi quantitas, ac cœna parcior prandio. Potus sit
vinum aquosum, vel aqua mulsa, vel in qua parum cinamomi & sacchari
decoctum fuerit, eiúsque quantitas exigua. Nam procurata sitis multum
confert. Vitentur aër frigidus, ventus Aquilonius, & quæcumque constringere humores in cerebro possunt. Item somnus longior & diurnus & supinus. Dormiat autem in ventrem magis, vt Catarrhus in nares fluat. Excrementa alui in dies respondeant. Vidematur materia Catarrhi præparanda.*

primùm, deinde vacuanda, auertenda, & deriuanda. Præparanda autem
pituita crassa & lenta tenuantibus, incidentibus & detergentibus, initio
mitioribus, vt melle rosato, syrupo capillorum Veneris, syrupo glycyrrhize,
cum duplo aquæ saluiæ, hyssopi, vel decocti pectoralis ex hordeo, glycyrrhia,
vuis passis, mixtis, ziziphis, adianto, & similibus compositi. Deinde valentioribus, vt syrupo de quinque radicibus, de hyssopo, de prassio, de stœchade, cum aqua saluiæ, hyssopi, betonica, maiorana, vel decocto pectorali. Itē
oxymelite simplici & cōposito. Præparata verò euacuāda & auertēda purgatione ex pilulis cocciis & de agarico, vel diaphœnico, electuario. Indo alib-
ve phlegmagogo blādiori, ne materia quę fluit exagitetur: clysterib° acriusculis ex decocto maiorana, saluia, calaminthes, origani, florū stœchad. maluæ, hordei, in quo hiera picra, mel rosatū, & oleū rutaceum dissoluta sint:
quibus vis inest ex alto reuocandi, nedum purgandi. Reuellenda præterea
cucurbitulis non modo scapulis & brachiis, sed etiam natibus affixis, frictionibus, & ligaturæ extremorum, cautcries vtrique brachio admotis, vel
vt Areulano placet, pyrotica in commissura coronali imposito, vel vt aliis
placet, ponē cutes. Deriuanda vero per nares eri binis ex qua maioranæ,
succo foliorum & radicum beta, decocto melanthij, & his fortiore succo
ireos & cyclamini: & sternutatoriis ex gingibere, pipere, ptarmica, pyrethro, sinapi, castoreo, &c. Sed amborum vsus nequaquam tutus antequam
probè cocta vacuatáqne catharticis materia fuerit, quod ambo catharri materiam exagitent, & motu ipso coqui prohibeant, vt ex Gatinaria monet
Syluius. Fluxio autem ab eorum qua supra comprehensa sunt vsu adhuc
perseuerans, vt ingruentis asthmatis vel impendentis suffocationis metus
arceatur, sistenda erit gargirasmasis, suffumigijs, formulis in ore retentis,
& pilulis adstringentibus, aut incrassantibus. ♃ (igitur) myrrhæ, aut olibani, aut sandaraca ℥ß. fiat decoctio, in vino pro gargarismate. vel ♃ cyperi, calami aromatici & glycyrrhizæ ana ʒ ij. foliorum lentisci & myrtillorum ana M. ß. cortic. thuris ℥ß. fiat decoctio, in colatura dissolue diamori
℥ ij. mellis rosati ℥ß. fiat gargarismus. ♃ olibani, sandaracæ ana ʒ ij. fiat
decoctio in vino adstringente, excipiatur fumus, vel ♃ ligni aloes, costi
ana Э ij. galliæ moschat. ʒ ß. olibani, sandaraca ana Э j. cum styrace liquida, fiant trochisci, & super prunas suffumigium. Fiat etiam suffumigium
ex sola nigella Romana in puluerem redacta & torrefacta. In eundem finem spica vel myrrha in ore contineatur. Trochisci bechici in ore etiam re-
tineantur. Fiant pilulæ ex bolo Armenio, terra sigillata, mastich. conserua
rosarum, &c. horâ decubitus deuoranda. Caput præterea rasum siccandum
& corroborandum erit frictionibus matutinis, admotis sacculis ex milio,
sale, furfure, saluia, maiorana, seminibus anisi & fœniculi torrefactis in
sartagine: Suffitibus ex caryophyllis, cinamomo, ligno aloes, roremarino,
saluia, maiorana, foliis lauri, mastiche, thure, gallia moschata, & moscho:
Litibus ex oleo rutaceo, & anethino: Pileolis interfutis ex foliis lauri maiorana, saluia, betonica, floribus anthos, stœchados, spica nardi, rosis rubris, semine nigella Romana, thure, mastiche, cinamomo, mace, nuce mos-

chata,

chata, caryophyllis, & similibus: Globulis odoriferis ex caryophyllis, gallia moschata, nuce moschata, styrace calamita, ladano, cubebis, tragacantha, & aqua maiorana: Necnon & vsu conseruarum saluiæ, betonic. anth. acori, corticum citri conditi, nucis moschatæ &c. theriaca, mithridatij. Quod autem pulmonibus iam impactum est bethicis detergendum, maximè verò syrupo de hyssopo & capillari, modò vice eclegmatis, modò iulepi forma dilutis. Illinendúmque pectus ex oleo chamæmelino, liliorum, amygdalarum dulcium, lini, butyro recenti. Si qua propositi catarrhi speranda curatio est, his mihi videtur perficienda remediis.

Consultabat Frambesarius cum Medico ducis Parmensis, pro sene pituitoso Hyeme apud Ambianos laborante, anno 1592.

CONSVLTATIO II.

De Catarrho à causa calida.

Catarrhus quo tentatur hic Iuuenis, à pituita salsa è cerebro in subiectas sedes illabente nascitur. Sed ortus sui causa iecori impensè calido referenda est accepta. Inde enim multi vapores suscitantur qui in caput elati, frigore cerebri in aquosam pituitam concrescunt, quæ in cerebri ventriculis diutius obhærens salsam & acrem qualitatem tempore conquirit. Hæc autem ambientis caloris vi dissoluta, & aliis externis irritamentis prouocata, in subditas partes nunc destillat, eáque ratione catarrhum infert & constituit. Siquidem non externum frigus cerebrum humore imbutum exprimens, sed æstus humores cerebri colliquefaciens, balneum laxans, & perturbans exercitatio, animi pathema, vinum immoderatius ingestum, & alia id genus quæ in caput impetum facere consueuerunt, destillationem excitarunt. Quocirca catarrhus, non frigidus, sed calidus esse videtur, vt ex faciei & oculorum calore, rubore, tenui materiæ consistentia, ex sapore salso, ex acrimonia interiores oris partes narésque erodente & exulcerante, ex siti, & ex subita eius generatione liquidius cōstat. Hæc diagnosis. Quod ad prognosim attinet periculum est ne catarrhus febrem mox accersat, néve synanchem vel pleuritidem prorliet, ac si diutius perseueres, ne perispneumoniam ac tandem phthisim inducas. Quamobrem non differenda sed ineunda statim tum victus ratione, tum chirurgia, tum medicamentis curatio est. Cunctæ enim destillationes breues (vt inquit Celsus) si neglectæ sint, longæ esse consueuerunt. Ac si quando temporis diuturnitate pulmonem exulcerarint, exitiosa. Imprimis igitur frugalis vita est imperanda, cæna nulla, aut pauca, declinatio ab äere feruido, à ventis austrinis, Solis & Lunæ radiis, abstinentia à vino & rebus vaporosis, vt cœpis, alliis, sinapi, raphano, & odoramentis supra modum calidis, à thermis, exercitationibus immodicis, animi perturbationibus & iis omnibus quæ humores dissoluere in cere-

Dignotio.

Prædictio.

Curatio.

bro possunt. Vtendum cibis concoctu facilibus & boni succi, vt sorbitionibus ptisanæ, iusculis pullorum gallinarum, & carnium similium, lactuca,
portulaca, endiuia, acetosa, buglosso, borragine alteratis, piscibus saxatilibus. Oryzogala & amygdalogala cum saccharo rosato erunt posthac exhibenda. Aqua hordei propinanda. Post cibum neque legendum, neque scri-
bendum. Fugiendus somnus diurnus. Vitandus decubitus supinus, eligen-
dus verò pronus. Quod ad chirurgiam spectat, phlebotomia quamprimùm
administranda est, cùm præsertim nec temperamentum, nec ætas, nec vires
reclament, primùm ad vniuersum corporis habitum refrigerandum, eáque
ratione perennem vaporum generationem qui ab hepate & sanguine calidiore in sublime elati catarrhum mouent prohibendam: deinde ad totius
corporis plenitudinem ex vasis tumidis & distentis conspicuam, antecedentem febris impendentis causam, vacuandam: tum ad materiam alioqui synanchem vel pleuritidem, vel alia grauiora symptomata breui excitaturam
in contrarium reuellendam. Eam tamen iterare satiùs erit, quàm semel
multam quantitatem sanguinis extrahere. Venáque cephalica in brachio
dextra angusto foramine aperienda, ne spiritus natiuúsque calor dissipen-
tur, qui cum catarrhi materia pugnant. Ad auertendum præterea cucurbitulæ scapulis & natibus posthac erunt admouenda: extremarum partium
frictiones, vincula, pyrotica suturæ coronali aut brachiis, aliáque id genus
auxilia chirurgica etiam adhibenda. Sed priùs præparanda purgandáque
materia. Medicamenta igitur statìm à sanguinis missione vsurpanda, primum præparantia, deinde purgantia, à quibus auertentia ex vsu erunt, tum
fluxionem sistentia, partémque affectam roborantia. Vtendum ergo ad humoris acrimoniam demulcendam alterantibus syrupis violato, papauerino,
nenupharino, cum aquis stillatitiis lactucæ, nymphææ, cichorij, vel decocto
hordei, glycyrrhizæ, quatuor seminum frigid. maior. triumfloru̅ cord. sem.
papau. albi. Mox ad catarrhi materiam repurgandam cathartica, sed leuiora
exhibenda, ne excandescat catarrhus, vt cassia in bolum concinnata ad ʒ j.
cui elect. de succo rosarum Ɔ ij. adiectis sint. Postea paulò valentiora vt potio
ex rhei elect. & agaric. an. Ɔ ij. infusis in decocto pectorali, cui catholici &
diaprun. solut. an. ʒ ij: & syrupi rosarum pallidarum ℥ j. dissolutæ sint. Vel
catapotia aurea, sine quibus, & de agarico ad ʒ j. vel Ɔ iiij. A purgatione
non chirurgica auxilia modò, sed & medicamenta auertentia, vt enemata
acriuscula, errhina ex aqua violarum, vel hordei, & alia genus eiusdem
conueniunt. Destillatio verò acris & erodens, nisi ab alterantium euacuan-
tium & auertentium vsu conquieuerit, ne tandem exulceratis pulmonibus
tabem inducat, compescenda erit adstringentibus & incrassantibus, vt syrupis rosarum siccarum, myrtillorum, cydoniorum, papauerino & nenupharino, ex cochleari datis, præsertim sub horam somni, dum catarrhus commouetur: Opiata ex conserua rosarum ℥ ij. boli Armen. terræ sigillat. volro-
chisc. de bolo, de berberis an. Ɔ ij. mastic. Ɔ j. cum syrupo cydoniorum, data
ad ʒ j. horâ somni: Puluere ex conserua rosarum siccarum ℥ß. coriandri
præparat. ʒ j. anisi conditi ʒ iij. rosarum siccarum puluerataram ʒ j. boli

Armenæ Ɔ iiij. elect. diaireos simplic. diatragacanth. frigid. an. ʒ ij. sacch. rosati q. s. dato à pastu ex cochleari, ad vaporum ascensum ad cerebrum inhibendum. Item carne cydoniorum, & pyris asteriusculis coctis, secunda mensa datis. Post etiam coriandro, vt confirmetur venter & fumi prohibeantur, Gargarismis ex aqua rosarum vel plantag. & syrupo de papauere, vel ex decocto rosarum, hordei an. P. j. seminum plantag. p apau. albi, portulac. an. ʒ j. cum diamori & dianuci an. ʒ j. Electuario diatragacanth. frig. in ore contento, vel solo tragacantho, vel terra sigillata: Trochiscis in ore contentis ex boli Armenæ lotæ cum aqua rosarum, terra sigillata lotæ cum decocto papau. an. ʒ j. elect. diatragacanth. frig. cum oui albumine dissoluti ʒ ß. cum modico syrupo rosarum siccarum, ad magnitudinem lupini, vel trochiscis de glycyrrhiza ex succi glycyrrhiz. ʒ vj. sanguinis dracon. terra sigill. an. ʒ vj. sach. rosat. ad duplum, gummi tragacanth. in aqua rosarum soluti q. s. ad ʒ j. sumptis: Catapotiis iij. ex boli Armen. & succi rosarum an. ʒ ß. horâ decubitus deglutitis. vel pilulis de cynoglosso ad Ɔ ß. sub horam somni deuoratis: Suffumigiis ex aceto supra lapidem vel ferrū ignitū effuso, vel ex santal. citrini ʒ ß. rosarum, violar. an. P. ij. in aqua decoctis vel ex rosarum rub. coriand. præpar. an. j. gummi hederæ, sandarac. mastich. olibani an. ʒ ij. trochisc. de camphor. ʒ ß. semin. papau. albi Ɔ ij. concass. quibus suffumigantur cooperimenta capitis. Item pomis odoratis. Quibus omnibus etiam cerebrum corroborabitur. Hæc sunt quæ huic supprimendæ destillationi conferre videntur.

Consultabat Frambesarius Plumberiæ, cum D. Pascotio, pro ingenuo iuuene Lotharingo, laborante æstiuo tempore, anno 1592.

CONSVLTATIO III.

De frigida destillatione.

Dignotio.

DVplex morbus catarrhi è cerebro in subditas partes sæpiùs irruentis causa est, frigida & humida cerebri intemperies cum materia, & meatuum per quos humor defluit laxitas. Ille similaris, hic verò organicus existit. Illius morbi indicia sunt, tum ætas, regio, temporis constitutio ac victus ratio frigida & humida, tum distentio grauitasque capitis & frontis, ad somnum inclinatio, faciei pallor, ac manifesta pituitosi humoris excretio. Huius verò conspicua nota est, humoris per palatum destillantis copia, quæ frigoris cerebrum comprimentis vi deorsum detrusa, meatus per quos defluat præter modum reserat & relaxat. Quod ad prognosim attinet, non est *Præsagitio.* à periculo tutus qui tam graui catarrho valdè est oportunus, cùm funestos tandem morbos sæpiùs excitet. Itaque illius curationi diligenter incumbendum. Hæc autem tribus continetur capitibus, primo vt perennis materiæ pituitosæ generatio prohibeatur: secundo vt quæ in cerebro iam exupe- *Curatio.*

ras dematur : postremo vt laxior destillationis via adstringatur, fluxióque
intercipiatur, ac frigida tandem & humida cerebri intemperies corrigatur,
capútque corroboretur. Ad pituitæ generationem prohibendam, instituenda victus ratio calfaciens, exiccans, concoctu facilis, ac boni succi, eáque
moderata. Atque imprimis vitandus aër frigidus & humidus, necnon &
somnus longior, diurnus ac supinus. Vt redundans materia dematur, primùm præparanda, deinde vacuanda, auertenda & deriuanda. Ad præparandam pituitam crassam & lentam, tenuantia, incidentia, & detergentia
initio mitiora, vt mel rosatum, serapium adiantinum : mox valentiora, vt
oxymel, serapia de quinque radicibus, de stœchade, de hyssopo, cum decocto
pectorali sunt vsurpanda. Præparata verò euacuanda erit purgatione ex pilulis cocciis & de agarico: vel potione ex diaphœnico & elect. Indo in conuenienti decocto dissolutis. Auertenda clysteribus acriusculis frequenter
iniectis, cucurbitulis occipiti, scapulis & natibus affixis, frictionibus, ligaturis, & cauteriis vtrique brachio admotis. Deriuanda per nares errhinis
ex decocti maiorana ℥ ij. succi betæ ℥ j. ß. mellis ℥ j. & sternutamentis
proritatu ex puluere maior. nigella, nucis mosch. an Ɵ j. pyreth. & ellebor.
albi an. Ɵ ß. in nares per calamum attracto. Laxiores verò meatus per quos
decumbit humor tandem adstringendi stypticis gargarismis, ex rosis rubris, hordeo, semine papaueris albi decoctis in aqua & modico aceti. Orbicu-
lis in ore contentis, ex boli Armena in aqua rosarum lotæ ℥ ij. amyli ℈ ij.
gummi tragac. & Arabici an. ʒ j ß. sach. candi ℥ j. cum syrupo papauer. lu-
pinorū instar formatis. Eclegmatis ex conser. rosar. veter. ℥ j. diacodij ℥ j ß.
diatragac. frig. ʒ ij. syrupi rosarum siccarum q. s. Catapotiis ex bolo Armena, terra sigillata, mastiche, conserua rosarum, sub horam somni deuoratis.
Ad frigidam & humidam intemperiem, & inde natam cerebri imbecillitatem emendandam, extrinsecùs admouendi erunt sacculi ex floribus betonic. stœchad. chamamel. melilot. rosarum, fóliis lauri, maioran. thure, mastiche, nuce moschata, caryophillis. Suffitus ex succino, semine melanthij, sty-
racæ calamyta, benioino, macere, caryophyllis, nuce moschata, in puluerem
crassiusculum redactis. Litus ex oleo rutaceo & anethino. Cuculli ex samp-
suco, rosis rubris, floribus rorismarini, saluia & stach. spica nardi, cortice
citri sicci, macere, pipere, nuce moschata, caryophyllis, in puluerem redactis, & bombace carpta exceptis. Sic propositus catarrhus mihi videtur
methodo sistendus.

    Hæc consulebat Frambesarius pro ciue Eduenci, anno 1592.

CONSVLTATIO IIII.

De calida destillatione.

Qvæ laborantem grauiter affligit destillatio, ex duplici morbo nascitur, vno similari, altero organico: quibus sublatis vnà etiã disparebit.

Similaris morbus est cerebri intemperies non frigida quidem, sed calida, **Diagnosis.** *humores in cerebro dissoluens, pluresque vapores à subiectis partibus attrahens, quàm concoqui aut per halitum expelli possint. Vnde non simplex, sed cum materia existit. Hanc quippe indicant non antecedentes causæ modò, temperies, ætas, regio, temporis constitutio, victúsque ratio calida: verùm etiam consequentes eius notæ, nasus faciésque rubicunda, partes capitis calidæ, temporum arteriæ multùm pulsantes, acer tenuísque humor qui subinde per os excernitur, quæque illi succeßit febris, vt & cibi fastidium. Organicus verò morbus est reseratio meatuum per quos humor defluit, non tantùm ab externo aëre feruidiori, sed potißimùm ab acrimonia & vellicatione destillantis humoris orta. Quod ad prognosim attinet, affectus hic nequa-* **Prognosis.** *quam negligendus, cùm febrem habeat coniunctam, ac nisi maturè illi succurratur, peripneumoniam, ac exulceratis tandem præ humoris acrimonia pulmonibus phthisim minetur. Ad moliendam curationem morbus vterque catarrhi parens extirpandus est.   Ad calidam intemperiem cum materia* **Therapia.** *delendam refrigerans victus ratio instituenda, fugiëdus aër feruidus, ventus austrinus, abstinendum à vino & rebus vaporosis, vt cœpis, aliis, sinapi, raphano, & odoramentis suprà modum calidis, à balneis calidioribus, exercitationibus immodicis, animi perturbationibus, & iis omnibus quæ intemperiem calidam augere, humorésque dissoluere in cerebro possunt. Medicamenta etiam refrigerantia quæ humoris acrimoniam demulceant, & tenuitatem incrassem vsurpanda, vt syrupus violatus, nymphæatus, papauerinus, cum aquis stillatitiis lactuca, nymphæa, cichory, vel ptisana. Postea ad intemperiem vnà cum materia, necnon & febrem vnà cum antecedente eius causa summouendam, venæ sectio semel atque iterum administranda est.   Vt materia reliqua dematur, purganda est ex caßia, rheo, catholico, & diapruno solutiuo, vel catapotiis aureis & sine quibus: Auertenda clysteribus acriusculis, cucurbitulis occipiti, scapulis, & natibus admotis, frictionibus, vinculis & aliis id genus remediis: Deriuanda per nares errhinis & ptarmicis leuioribus. Vt fluxio tandem supprimatur meatus per quos destillat humor adstringendi, syrupis rosarum siccarum, myrtillorum, cydoniorum, vice eclegmatis ex cochleari sumptis.   Atque stypticis gargarismis, trochiscis in ore contentis, catapotiis & suffumigiis. Hæc recta est proposita distillationis arcendæ ratio.*

Consultabat Frambesarius cum D. Bertrando medico Regio, pro strenuo Vascone, in obsidione Lauduni, anno 1594.

TITRE IX.

DES DOVLEVRS DE TESTE.

L'OIX,
Pour les difcerner.

I.

Combien il y a de fortes de douleur de tefte.
Que c'eft que Cephalalgie prife generalement.
Proprement.
Que c'eft que Cephalee.
Que c'eft que Migraine.

ON fait trois differences de douleur de tefte, la Cephalal-gie, la Cephalee & la Migraine. Toutefois la Cephalalgie eft le plus du temps largèment prife, pour toute douleur de te-fte, foit nouuelle ou inueteree, foit qu'elle occupe toute la te-fte, ou vne partie d'icelle feulement, fi bien qu'elle comprend en general la Cephalee & la Migraine. Mais en fa propre & pe-culiere fignification, c'eft vne douleur de tefte recente. La Ce-phalee, vne douleur de tefte inueteree & rebelle. Et la Migrai-ne, vne douleur qui ne tient que la moitié de la tefte, tantoft la dextre, tantoft la feneftre.

II.

D'où procede la douleur de tefte.

Toute douleur de tefte procede d'intemperature, ou de folu-tion de continuité. La caufe de l'vne & l'autre maladie eft inter-ne ou externe. La caufe interne eft la quantité ou qualité vicieu-fe des humeurs, vapeurs, ou ventofitez, qui s'engendrent en la tefte, ou y arriuent d'ailleurs. La caufe externe, eft la grande chaleur ou froideur de l'air, ou l'excés du boire ou manger, ou quelque coup, ou autre chofe femblable. La douleur de tefte prouient le plus du temps d'intemperature chaude ou froide, nuë & auec matiere fanguine, cholerique, melancholique, pi-

Les caufes & marques de la fimple intempe-rature chaude de la tefte.

tuiteufe, vaporeufe ou venteufe. La fimple intemperature chaude de la tefte, eft caufee de l'ardeur du Soleil d'Efté, de l'e-xercice violent fait durant vne extreme chaleur, de courroux, & autres pareilles occafions. La douleur qui en reuffit eft mer-ueilleufement grande, pour ce qu'entre les premieres qualitez la chaleur eft tres-actiue. Au premier attouchement de la main, l'on apperçoit incontinent la tefte plus chaude; la face paroift plus feche, les yeux font rouges, le patient reçoit du con-tentement & du foulagement des fomentations & onctions

De l'intempe-rature froide.

refrigeratiues. L'intemperature froide eft engendree de l'air froid, principalement quand on y a trop longuemét demeuré, la tefte defcouuerte, & de l'indifcrette applicatió des chofes froi-des. La douleur eft auffi vehemente, mais l'on n'apperçoit point de chaleur à la tefte, la face ne paroift pas feche ny re-ftrite, ains bouffie & blefme; les yeux ne font point rouges, &

fi le malade ne fent pas volontiers les chofes froides. L'intem- *De l'intempe-*
perature coniointe, eft recogneuë tant par les caufes & fignes *rature conioin-*
de la matiere fuperfluë, que par la qualité de la douleur. *te auec matiere.*

III.

Les douleurs pefantes denotent plenitude; les mordicantes, *Comme la cau-*
acrimonie d'humeurs ou de vapeurs; les pulfatiues, inflamma- *fe eft cogneuë*
tion; les tenfiues, fans pefanteur & pulfation, monftrent vne *par la qualité*
abondance d'efprit fubtil & venteux; & auec pulfatiõ, vne in- *de la douleur.*
flammation de quelque partie membraneufe; & auec pefanteur,
vne abondance d'humeur contenuë dans les membranes. Car
la douleur pefante prouient d'abondance d'humeurs froides &
pituiteufes. La douleur mordicante, corrofiue & perforatiue,
d'humeur ou vapeur bilieufe & acre, qui pique les membranes.
La douleur tenfiue, d'abondance de ventofitez ou d'humeurs
plus douces infinuees entre le crane & le pericrane, ou entre
le crane & la dure mere, qui feparent ces membranes de l'os.
La douleur pulfatiue, de fang fubtil & choleric, ou d'efprit fuperflu, duquel les arteres enflees & eftenduës pouffent plus fort
& heurtent contre les membranes. Telle eft prefque toute douleur qui retourne tous les iours à certaines heures, foit auec
fieure, ou fans fieure: Mais les caufes de ces douleurs-là peuuent
eftre plus affeurément difcernees par les indices de l'humeur
dominante au corps.

Τὰ μ̈ μ̈ βά-
ρυς ἀλγήματα,
πλῆθος δηλοῖ. τὰ δ̈ μ̈ δή-
ξεως, ἢ χυμῶν,
ἢ ἀτμῶν δρι-
μύτητα. τὰ δ̈
μ̈ σφυζμοῦ
φλεγμονὴ τὰ
δ̈ μ̈ τάσεως,
εἰ μ̈ ἄνευ βά-
ρεις ἢ σφυγμῶ
γίγνοιτο, πνεύ-
ματος λεπτῦ κ̈
φυσώδους, πλῆ-
θος δηλοῖ. εἰ δ̈
μ̈ σφυγμῶ
φλεγμονὴ ὑ-
... σώ-
ματος. εἰ δ̈ μ̈ βάρους γίγνοιτο ἡ διάτασις, πλῆθος ἐντὸς τ̈ ὑμένων ἱδρυμένον. *Gal. 2. l. de la*
compof. des medic. top.

IIII.

La douleur de tefte eft externe ou interne. La douleur fuperfi- *Marques pour*
cielle a fon fiege au pericrane, & la profonde aux meninges du *difcerner la*
cerueau: Celle-là fe rengrege en remuerfant les cheueux, & en *douleur de tefte*
touchant la tefte; & celle-cy s'accoife en la preffant. Au fur- *externe, d'auec*
plus fi la maladie eft dans le crane, la douleur defcend iufques *l'interne.*
à la racine des yeux, pour-ce que les tuniques des yeux tirent
leur origine des meninges du cerueau. Et fi la maladie eft hors
du crane, la douleur ne s'eftend pas iufques-là, felon Galien &
les autres Medecins Grecs. Toutefois Fernel nie qu'il n'y ait
que les douleurs internes qui paruiennent iufques au fond des
yeux; & maintient que les douleurs externes y atteindent
affez fouuent, à caufe que le pericrane où ils font affis ceint
par deffous le creux des yeux. Mais Rondelet refpond que les
douleurs externes procedent le plus du temps de caufes externes, & principalement du froid; & que le pericrane à l'endroit
où il ceint la cauité des yeux n'endure point l'iniure du froid, ny
du chaud, ny de la feichereffe externe. Tellement que les douleurs qui arriuẽt hors du crane, ne vont point iufques au fondement des yeux.

V.

Comme la douleur de teste aduient par idiopathie, ou sympathie.

La Cephalalgie aduiét quelquefois par le propre vice duchef, à sçauoir quand toute la cause du mal est en la teste mesme: quelquefois par le consentement de tout le corps , comme és fieures , ou des parties d'embas mal disposees, comme de l'estomach, du foye, de la matrice, auec lesquelles le chef patit volontiers. La Cephalee vient tousiours de l'indisposition propre du chef ; & la Migraine par compassion des hypochondres, & des parties inferieures.

LOIX,
Pour iuger l'issuë des douleurs de teste.

I.

Presage de la Cephalalgie causee d'intemperature simple, chaude & froide.

COmme le mal de teste causé de l'ardeur du Soleil est aisément appaisé, ainsi celuy qui vient de la froideur de l'air, n'est-il pas beaucoup fascheux à guarir, estant recent. Mais l'intemperature simple tant chaude que froide , ne demeure pas long-temps seule, sans faire venir la matiere semblable à soy. Tellement que de simple, elle deuient bien tost composee.

Καθάπερ ἡ ἔγκαυσις ἐκ τῆ δύσλυτος διάθεσις ὕτως ἐδὲ ὅτε ψύξις ἐκ τ̃ πειέχοντος ἠψῶνται, δυσκόλως διεξεπινέεται πρ̀ρς παντος.
Gal. au 2. l. des medic. locaux.

II.

De la Cephalee.

La Cephalee est vn mal de teste, qui dure long-temps, & duquel on ne peut estre deliuré, qu'auec grande difficulté, comme tesmoigne Galien.

Κεφαλαία χρόνιός τε καὶ δύσλυτος ἐστι κεφαλαλγία.

III.

Que denote le mal de teste causé de sang bilieux.

Quand le mal de teste prouient d'abondance du sang, la Synoque est à craindre, mesme la fieure ardente, & la phrenesie, si le sang est choleric.

Gal. c. 9. l. 3. des lieux aff. & au 2. des med. loc.

IIII.

Celuy qui tourmête sans cesse.

La douleur de teste qui tourmente sans cesse , & qui empesche le dormir, n'est pas exempte de danger. Car elle presage que la resuerie est bien proche, principalement s'il y arriue vomissement erugineux. Mesme si la douleur de teste presse fort, &

Et qui est extremement rebelle.

qu'elle ne s'accoise point, ains accroisse par l'vsage des remedes, elle menace surdité, phrenesie, aposteme, conuulsion, & au partir de là la mort, selon les Arabes.

V.

Qui surprend à coup auec sterteur & aphonie.

Ceux qui estans sains sont saisis à coup d'vne douleur de teste, & perdent incontinent la parole, & ronflent, meurent en sept iours, si la fieure ne les prend. Car quand la douleur de teste , auec empeschement de la voix & autres actions volontaires, aduient soudainement à ceux qui estoient encore sains,

Οκόσοισιν ὑγιαίνουσιν ἐδυώαι γίνονται ἐξαίφνης ἐν τῆ κεφαλῆ εἰ παραχῆ-

ils

μα ἄφωνοι γί-
νονται ἢ μέγ-
χροιν, ἀπόλ-
λωται ἐν ἑπ]ὰ
ἱμέρησιν ἢν μὴ
πυρετὸς ἐπι-
λάβῃ. Hip.
aph.51.l.6.

ils courent grande fortune de la vie, principalement s'ils ronflent, & s'ils ont perdu le sentiment & le mouuement ; pour-ce
que c'est vn indice manifeste d'Apoplexie, de laquelle il faut im-
puter la cause, non seulement à vn esprit flatueux, mais aussi à la
grande abondance d'humeur pituiteuse fluée toute à coup des
ventricules du cerueau.

Tellement qu'il n'y a point de moyen d'eschaper de ce peril,
si ce n'est que la fiéure d'auenture succedant, vienne par sa chaleur à extenuer & resoudre l'esprit flatueux, & l'humeur phlegmatique.

VI.

Κεφαλὴν πο-
νέοντι ἢ περὶ
δ'ωέοντι, πύον
ἢ ὕδωρ, ἢ αἷμα
ξυὲν κατὰ τὰς
ῥῖνας, ἢ κατὰ τὸ
ςόμα, ἢ κατὰ τὰ ὦτα, λύει τὸ νόσημα. Hip.aph.10.l.6.

Celuy qui est tourmenté du mal de teste, & des enuirons, en est
deliuré, quand il y sort du pus, ou de l'eau, ou du sang, par les narines, ou par la bouche, ou par les oreilles. S'il arriue que la douleur de teste procede d'inflammation, ou d'abondãce d'humeur
cruë. Car l'inflammation estant suppurée, ou l'humeur superfluë
sortie, la maladie quitte quand & quand.

VII.

Κεφαλῆς ὀδύ-
ναι ἰσχυραὶ τε
ἢ ξυνεχέες,
ξὺν πυρετῷ,
ἢν μὲν τι τῶν
θανατωδέων
σημείον προσγίνοιτο ὀλέθριον κάρτα. Hip.au 3.liu.d.des prog.

Les vehementes & continuelles douleurs de teste, auec fiéure,
s'il y suruient encore quelque signe mortel, ne presagent que la
mort : mais si sans tel signe la douleur passe vingt iours, & que la
fiéure ne cesse point, il faut attendre vn flux de sang par le nez,
ou quelque aposteme aux parties d'embas.

VIII.

La douleur de teste, qui n'est pas venuë dés le commencemẽt,
est vn indice certain de la crise, qui se fera par vomissement, ou
par flux de sang, selon Galien.

IX.

Ὁκόσοισιν ἐν
πυρετοῖσι τὰ
ὖρεα ἀνατετα-
ραγμένα οἷον
ὑποζυγίου, τυ-
τέοισι κεφα-
λαλγίαι ἢ πά-
ρεισιν, ἢ παρέ-
σονται. Hipp.
aph.70.li.4.

Si ceux qui ont la fiéure, font leurs vrines troubles, comme
celles des caualles, ils sont ou seront trauaillez du mal de teste.
Pour-ce que les vrines espesses & troubles monstrent vne esmotion d'vn esprit flatueux. A raison de laquelle il y monte
force vapeurs au cerueau, qui causent desia douleur de teste, ou
la causeront bien tost.

LOIX,
Pour bien penser les douleurs de teste.

I.

POur bien penser tous les maux de teste interieurs, il faut
premierement oster la cause antecedente par saignée &

purgation:en apres tirer hors la matiere conioincte par la bouche & les narines , auec masticatoires , gargarismes, errhines,
ou sternutatoires:puis appliquer des topics par dehors, pour resoudre le reste de l'humeur peccante, corriger l'intemperature
du cerueau, & fortifier le chef.

II.

La saignée est ordonnée,quand il y a plenitude & abondãce de
sang,quand il y a obstruction notable, quãd il y a playe, cheute,
cõtusion,fiéure, inflammation,& quand la douleur est intolera-
ble.	Si le mal de teste procede du reste du corps,il faut ouurir
premieremẽt la basilique,puis la cephalique;ou la mediane seu-
lement.Et s'il vient de la suppression des menstruës, ou des hemorrhoïdes,les veines de la cheuille du pied. Et si le mal perseuere tousiours,la veine du front,des temples,& celle qui est située derriere les oreilles : choisissant toutefois celle qui approche plus du lieu, où est la douleur.

III.

A celuy qui sent douleur en la partie posterieure du chef , il
est expedient d'ouurir au front la veine droicte , pour faire eua-
cuation auec reuulsion.	Car la reuulsion se fait à l'opposite,se-
lon la longueur en haut & en bas , selon la largeur à droict & à
gauche,selon la profondeur en deuãt & en derriere.C'est pourquoy quand la douleur sera en la partie posterieure du chef, il
se fera euacuation auec reuulsion du front;comme si la douleur
estoit en la partie anterieure,la mesme euacuation auec reuulsiõ
se feroit de la partie posterieure.Ainsi les longues defluxions sur
les yeux,ont-elles esté souuentefois guaries,apres auoir tiré du
sang derriere la teste,auec l'vsage des ventouses.

IIII.

L'ouuerture de l'arterre est trouuée bonne à ceux qui ont
douleur de teste & esblouïssemẽt,pour l'intemperature des ar-
teres,& quand le sang chaud & vaporeux est cause du mal.	Il
faut choisir au front, aux temples,ou derriere les oreilles, celle
qui est la plus brillante,plus chaude , & rouge,& où la douleur
est plus vehemente.

V.

Nous ordonnons la purgation deuant & apres la saignée ; &
si purgeons nous quelquefois sans saigner.	Auant la saignée
il faut purger doucement , pour faire sortir les cruditez qui
sont en la premiere region du corps, de peur qu'elles ne vien-
nent à s'insinuer dans les veines auec le sang.	Les clysteres le
plus du temps font office de purgation , lesquels és douleurs
de teste sont de si grande importance, qu'en destournant la matiere par bas , ils empeschent souuent les retours du mal : C'est

pourquoy és douleurs periodiques, quãd l'accez est sur le poinct de prendre, ils sont commodément donnez, & reïterez durant le cours de la maladie.

VI.

Il ne faut point attraire l'humeur du chef, ny par masticatoires, ny par gargarismes, à ceux qui ont les poulmons subjects au cathárre, à inflammation, & à vlceration; ny à ceux qui ont des vlceres en la bouche, ou dans la gorge. Alors les errhines sont plus commodes, pour attirer la matiere aux narines. Car jaçoit que l'humeur allechée de la teste dans la bouche, se purge en crachant, si vient-elle toutefois à frayer vn chemin, par lequel elle tombe de nuict en dormant sur les parties debiles. Quand ces remedes sont conuenables, le temps d'en vser, c'est le matin & auant manger.

VII.

Les errhines sont nuisibles, quand on a les yeux debiles & desia malades, & le nez subject aux escorchures. Alors il est plus expedient d'vser de gargarismes, pour destourner la matiere peccante arriere des yeux. Le temps d'en vser, c'est le matin, loing du repas & du bain. Il faut commencer aux plus doux, & venir apres aux plus forts. Les sternutatoires pareillement sont contraires aux defluxions sur les poulmons: & profitables à ceux qui ont la teste pleine de vapeurs, & lors que la matiere est desia subtiliée, incisée & cuicte. Si on sent quelque mordication apres en auoir vsé, il faut mettre du laict de femmes, ou de l'huile violat dans les narines. Or est-il que le deuant de la teste se purge d'auantage par les narines, le milieu par la choane & le palais, & le derriere par la nuque, les nerfs & les veines.

VIII.

En toutes douleurs de teste il se faut seruir de topics, qui soient au commencement repercussifs, au declin digestifs, & sur la fin confortatifs. On doit vser de repercussifs plus raffraichissans, quand la cause du mal est chaude, le corps robuste & ieune, durant l'esté & en pays chaud. Et s'y comporter au contraire, lors qu'il y a quelque circonstance repugnante. Les repellans doiuent estre appliquez tiedes, quand la matiere est froide & cruë; & froids, quand elle est chaude & bilieuse.

IX.

Il se faut abstenir de repercussifs en la teste, s'il y a fiéure, pource qu'ils empeschent la transpiration de la vapeur febrile, & par ce moyen augmentent la fiéure: pareillement si toute la matiere est fluée dans la teste, d'autant qu'ils la pousseroient plus auãt: finalemẽt si le mal de teste est auec catarrhe chaud, lequel seroit augmenté par astringens, comprimans la matiere.

X.

Quand & cõ-
ment, & de
quels narcotics
il faut vser.

Es chaudes maladies du chef, si la vehemence de la douleur, ne cede point aux autres remedes, il faut venir aux narcotics, qui assopissent le sentiment du tact, & par ce moyen appaisent aucunement la douleur: mais on les doit discretement appliquer, & ne les point choisir trop forts, ny les laisser trop long-temps tenir à la teste, qui est vne partie noble, & de nature froide, pource qu'ils en ont endormis maints, qui ne se sont iamais esueillez depuis.

XI.

Quand on doit
appliquer les
topics chauds.

Les topics qui eschauffent, doiuent estre appliqués sur le chef, lors que l'estomach est vuide, & non plein de viandes, de peur qu'ils n'en attirent des vapeurs à la teste, par leur chaleur.

XII.

Comment il
faut diuersifier
les topics, auec
le temps.

A la douleur de teste on doit vser au commencement d'vne cure repercussiue, faite auec remedes refrigeratifs & astringens. Apres cela il faut mesler quelque peu de lenitifs & de maturatifs parmy les repercussifs. Puis y adiouster des resolutifs en ostãt petit à petit les repercussifs. Or entre les remedes qu'on applique, ceux là sont estimés les meilleurs qui ont la substance des subtiles parties, selon Galien.

Περὶ τ̃ κεφαλγίαν, καὶ τὰς χὰς μὲ ἀποκρυςικῇ θεραπεία χρη-σέον, ἐκ τῆ̃ τ̃ ψυχόντων, κ̀ εὑρόντων δυνάμεως γινομένη. μετὰ δ̀ ταῦτα τ̃ παρηγορεικῶν κ̀ πεπλικῶν φαρμάκων τι μιγνῦναι χρὴ τοῖς ἀποκρυςικοῖς, εἴτα τι κ̀ τῶν διαφορητικῶν προσθετέον, ἀφαιρωῦτα κτ̀ βραχὺ τ̃ ἀποκρυςικῶν. *Gal. liu. 2. des med. loc.*

XIII.

La maniere de
remedier au
chef malade
par compassion.

Si le chef est malade par la sympathie de tout le corps, il y faut prouuoir, en obuiant à l'intemperature, & à la matiere dominãte. S'il y a plenitude aux veines, l'on tirera du sãg: Et si la qualité est plus vitiée, l'on aura recours au medicament purgatif. Et s'il est trauaillé par compassion de quelque partie, comme du foye, ou du ventre ou de l'estomach, il est besoin d'y remedier auparauant. Car il est necessaire de guarir au preallable la partie premierement mal disposée, par le consentemẽt de laquelle est causée la douleur de teste: puis la teste premierement par astringẽs, qui la fortifient, afin qu'elle ne reçoiue plus la cause du mal: en apres par remedes propres pour chasser l'indisposition qu'elle a desia receuë; comme sont les refrigeratifs, si l'intemperature chaude y est empreinte, ou les calefactifs, si c'est l'intemperature froide.

Εἰ μὲν ὅλῳ τῷ σώματι συμπάσχει ἡ κεφαλὴ, τούτῳ προνοητέον προς τε τὴν δυσκρασίαν, καὶ προς τὴν κρατοῦσαν ὕλην ἐπισκεψαμένως, κ̀ εἰ μὲν εἴη πλῆθος, κ̀ μάλιςα κατὰ τὰς φλέβας, φλεβοτομησομένῳ. εἰ δ̀ μᾶλλον ποιότης καθαρτικῷ χρησώμεθα φαρμάκῳ. εἰ δ̀ μορίῳ συμπάσχει, οἷον ἥπατι ἢ γαςρὶ, ἢ ςομάχῳ, τ̀ τὰ τοῖς βοηθητέον. *Gal. li. 2. des med. loc.*

XIIII.

En quel endroit
de la teste il faut
appliquer les to-
pics.

Soit qu'il faille raffraichir la chaleur du chef, prouenuë de l'ardeur du Soleil, ou d'autres causes, ou qu'il faille eschauffer la

froideur y emprainte, le deuant de la teste, est commode. Car il
est aysé par cest endroit-là de faire entrer dedans la chaleur ou la
froideur des medicamens qu'on applique à la teste, à raison que
les sutures n'y sont pas si serrées, ny les os si espais. Ioint que les
medicamens refrigeratifs ne doiuét iamais estre appliquez derriere la teste, pour ce que c'est le commencement de la moëlle
de l'espine, d'où sortent vne infinité de nerfs espandus par tout
le corps. On peut aussi commodément faire onction dedans les
narines, d'autant que la qualité des medicamens appliquez là,
est incontinent communiquée au ceruëau par l'inspiration.
C'est pourquoy estans contraints de nous ayder de narcotics, il
vaut mieux en frotter les narines que la teste. Mais il se faut
bien garder d'en mettre dans les oreilles, comme font aucuns.

XV.

Tous ceux qui ont mal à la teste doiuent demeurer en repos,
pendant que la douleur est en son accroissement & en sa vigueur: & se promener és lieux commodes, quand elle est au
declin. Les lieux chauds sont propres à ceux qui ont besoin
de chaleur, & les froids à ceux qui ont affaire de raffraichissement. Il est bon de faire force promenades auant manger, & peu
apres le repas.

Quand le repos & le mouuemét sont proffita-bles au mal de teste.

Qui sont les lieux cõmodes à se promener.

XVI.

Si la douleur de teste est critique, les remedes n'ont point lieu,
si ce ne sont d'auenture ceux qui hastent & auancent le vomissement, ou le flux de sang par le nez, quand la crise est sur le
poinct de ce faire en ceste maniere-là.

Que les reme-des n'ont point lieu, quand la douleur est cri-tique.

XVII.

Si deux douleurs ensemble arriuent en diuers endroits, celle
qui est plus vehemente, offusque l'autre. Pour ce qu'elle la
rend moins sensible, en tirant à soy l'apprehension, qui est cause
du sentiment de la douleur. De là vient que les ligatures dou-
loureuses qu'on fait aux extremitez pour la reuulsion, obscurcissent assez souuent la douleur de teste & des autres parties, tellement que le malade par ce moyen n'est plus si tourmenté du
mal, duquel il se plaignoit auparauant.

Δύο πόνων ἅμα
γινομθμͷων μὴ
κατὰ τὸν αὐτὸν
τόπον, ὁ σφο-
δρότερος ἀ-
μαυροῖ τὸν ἕτε-
ρον. Hip. aph.
46. l. 2.

Comme vne douleur fait cesser l'autre.

Ce n'est pas assez d'auoir establi ces Loix, il en faut voir à ceste heure l'e-
xecution sur autant de personnes, qu'il y a de sortes de douleur de teste, és
consultations suyuantes.

CONSVLTATIO I.
De dolore capitis ex nuda intemperie calida orto.

Dignotio.

Vehementißimus capitis dolor qui dominum repentè corripuit, à calida intemperie oritur, quam immoderatior pilæ exercitatio, in sphæristerio Soli ardenti exposito excitauit. Hanc enim capitis frontísque calor primo statim manus iniectu perceptus, oculorum rubor, dolorísque vehementia manifestè demonstrant, præterquàm quòd frigidis oblectetur &

Prædictio.

iuuetur æger, calidis verò lædatur & offendatur. Quod ad prognosim attinet, intemperies quæ cephalalgiam infert cùm nuda sit atque simplex, haud curatu difficilis existit, sed metus est ne ingens dolor ardórque humorum aut vaporum copiam accersant, coniunctámque cum materia intemperiem non ita curatu facilem contrahant. Quo circà medendi scopus duplex, vnus

Curatio.

Therapeuticus, in remouenda intemperie calida consistens, alter Prophylacticus humorum ac vaporum ad dolentem excalfactámque partem confluxũ probibens repellénsque. Ad vtrúmque consequendum, refrigerentia & adstringentia quam primùm vsurpanda. Deligendus ergo locus in quo decumbat æger, vbi aër naturâ frigidus sit, vel arte talis redditus, sparsis per aream rosis, violis, nymphææ floribus, vitium capreolis, ruborum ramis, & id genus alijs, aqua frigida humi proiecta, ac de vasis in vasa subinde transfusa. Quies iniungenda, somnus procurandus, Venus & animi perturbationes vitandæ, aluus quoties adstricta fuerit sollicitanda. Nec multis vtendum cibis, sed euchymis ac naturâ frigidis, vt cremore ptisanæ, elixis pullorum carnibus, succo arantiorum vel limonum vel omphacio conditis, iusculis lactuca, portulaca, intybo temperatis. Pro potu aqua hordei vel in qua parum cinamomi decoctum fuerit, interdicto vino. Medicamẽta item refrigerentia ac modicè adstringentia tenuiúmque partium sumenda, vt syrupus acetosus simplex, violatus, nymphæatus, oxysaccharum, cũ tripla aqua cocta. Et extrinsecùs admouenda, vt oxyrhodinum ex olei rosati ℥iij. aceti ℥j. aquarum stillatitiarum nymphæ, lactuca, rosar. an. ℥ß. fronti, syncipiti ac temporibus, sed non occipiti adhibendum. Et cataplasma ex rosis, violis, nymphææ floribus, lactucæ folijs contusis, aqua rosarum aspersa, fronti applicandum. His præsidijs reptantes ad cerebrum humores vaporésque erunt initio repellendi, necnon & frictionibus, ligaturis, & frequentibus enematis reuellendi. Sed quoniam præ calore capitis cucurbitulæ instar trahente, vix fieri potest, quin aliqui humores ad caput attracti sint, quos discutere opus est, caput deinceps oleo chamæmelino illinendum, admouendáque diaphoretica ad discutiẽdum quicquid materia ad caput pellectumfuerit. Proderit etiam corpus cùm pletoricum atque impurum esse videatur, phlebotomia & catharsi vacuare, ne huic Cephalalgiæ Ephemera, vel Synochus vel ex intermittentibus febribus aliqua succedat. Hæc mihi videntur ad hunc

sedandum dolorem , imminentésque præter naturam affectus præca-
uendos, facienda.

CONSVLTATIO II.
De dolore capitis, ex nuda intempe-
rie frigida, conttacto.

INgens capitis dolor sic repentè subortus, ex frigida gignitur intemperie,   Dignotio.
ab aëre impensè frigido contracta, cùm præsertim laborans aperto capite
in eo diutiùs fuerit versatus, neque frigidis gaudeat & iuuetur , neque ca-
put tractu calidum sentiatur, neque oculi rubescant, neque facies arida , &
collapsa, sed subtumida & decolor appareat. Quòd ad prognosim attinet , cũ   Prædictio.
dolorifica intemperies nuda sit, citrà vllius humoris affluxum , ac recèns ab
ambiente illata, solutu facilis est, omnique periculo vacat, quod corpus be-
nè temperatum purúmque nacta fuerit. Calidis autem curanda remedijs,   Curatio.
capiti admotis atque sumptis. Sacculi igitur imprimis capiti sunt appli-
candi ex milio ,furfure, sale, saluia , maiorana, seminibus anisi ,fœniculi,
baccis lauri , iuniperi contusis & in sartagine simul torrefactis parati:
hisque calentibus caput accuratè fouendum,alioqui frictionibus ex linteis
calidis vtendum. Nec inutiliter etiam adhibebuntur embrochæ, è flo-
ribus meliloti & chamæmeli ,betonica,saluia,maiorana, origano,pulegio,
serpyllo, lauro, stœchade & similibus in æquis partibus aquæ & vini de-
coctis.Mox à fotu oleum rutaceum calidum syncipiti superfundendum, vel
chamemelinum aut anethinum , ac si vehementiori calefactione. opus sit,
nardinum, laurinum, & irinum,per se , vel addito euphorbio , vel pipere,
quibus etiam frons & narium ac aurium meatus illinendi. Vino vtendum
subtili & oligophoro. vescendum ouis sorbilibus,carnibus auicularum,& ijs
similibus, danda etiam theriaca ad magnitudinẽ auellanæ,horâ somni.Hæc
videntur ad hominem dolore liberandum sufficere.

CONSVLTATIO III.
De Cephalalgia sanguinea.

A Plenitudine sanguinis,ortam esse Cephalalgiam arguũ t tũ plethorã   Dignotio.
procreatrices causa,eucrasia, ætas adolescẽs,vernũ tẽpus,victus lau-
tior,neglecta exercitatio,tũ notæ πολυαιμίας indices,capitis grauitas,faciei
rubor atq; calor, venarũ tumor ac tẽsio,arteriarũ tẽporaliũ valida pulsatio,
pulsus magnus & vehemẽs, vrina rubicũdior & crassior.Quod ad prognosim   Prædictio.
attinet,periculũ est ne ingẽs capitis dolor in hoc præsertim plethorica corpo-
ris habitu,cõtinentẽ febrẽ, vel phrenitidẽ vel alium quendã exitiosũ affectũ
tãdẽ accersat,nisi sublata causa,maturè prouideatur. Quamobrẽ demenda   Curatio.

quamprimùm exuperans materia, coniunctáque capitis intemperies emēn-
danda triplici remediorum genere, manu, victu, & medicamentis. Statim
igitur secanda dextri cubiti vena, primùm basilica ad sanguinis in toto corpore redundantis euacuationem: deinde cephalica, ad eiusdem ad caput affluentis reuulsionem. In quem vsum & cucurbitulæ homoplatis, & frictiones & vincula arctißima extremis partibus adhibenda. Protinùs quoque
instituenda victus ratio tenuis, ad imminuendam sanguinis copiam, & refrigerans ad calidam intemperiem corrigendam. Quocircà cubiculi refrige-
randus aër apertis fenestris Aquilonē, non Solem spectantibus, inmißa per
Euripos aqua, sparsísque per aream floribus ac folijs salicum, vitium, iunco-
rum, arundinum, ac turbâ hominum ingredi prohibitâ, quæ halitu & trans-
piratu aërem calfacit atque inficit. Vtendum pane loto, hordeato, piscibus
carne friabili præditis, fructibus austeris, oleribus frigidis, lactuca portulaca, inthybo, cucumere, cucurbita, condimentis ex omphacio, aceto, succo arā-
tiorum, aut limonum, aut citreorum, aut oxalidis, potu aquæ frigidæ, aut cū
hordeo coctæ. Abstinendum carnibus, ouis, vino, venere, ira, omnique immodico animi corporísque motu, atque longiori somno. Hac viuendi lege instituta, pergendum ad medicamenta refrigerandi adstringendíque facultate prædita, quæ sanguinem feruidiorem ac tenuiorem in caput repentem
contemperant, incraßant, ad fluendumque ineptiorem reddunt & meatus
per quos fluit adstringunt, cuius generis sunt syrupi de granatis, de limonibus, acetosus, rosatus, violatus, nympheatus, myrthinus, cum duplo aquarū
cichorij, lactucæ, portulacæ, plantaginis, iulepi formâ dati ad ℥ vj. duabus
horis ante pastus. Et quoniam flaua bilis quæ in sanguine erat naturalis, in-
flammata turget, sanguinísque ob transpirationem prohibitam calfacti portio tenuior, in bilem flauam promptè transit, vt craßior multò post in melā-
choliam: vtendum postea cholagogis sed mitioribus, vt rheo, myrobalanis citrinis in aqua intybi infusis, decocto prunorum, tamarindorum. Extrinsecus verò topica principiò admouenda affluentem in caput sanguinem repellentia, non frigida tantùm actu & potestate, sed etiam adstringentia, vt
valentius materiam in vicinas partes regerant, & simul caput roborent,
ne tàm promptè nouam fluxionem admittat. Qualia sunt oleū rosatum inū-
ctum per se, vel cum mucagine seminis psyllij, oxyrhordinū ex olei rosati ℥ j.
& aceti ℥ ß. vel aquæ stillat. vel succi rosarum, plantag. lactuc. semperuiui, solani, quibus actu maximè frigentibus imbuti panni raso syncipiti tandiu applicandi sunt, donec incalescant, túmque noui horum loco substituen-
di. Post hæc materiam sanguineam biliosámque in capite reliquam clementer digerentia adhibēda sunt. vt fotus capitis ex seminibus althææ fœni græci, floribus chamæmeli, meliloti, in aqua sufficienti coctis: litus ex oleo chamæmelino, & liliorū. In quem scopum gallus etiam vel columbus, vel pulmones magni animalis adhuc calentes capiti possunt admoueri. Hæc mea est
de propositi doloris diagnosi, prognosi, atque curatione sententia.

CONSVLTATIO

CONSVLTATIO IV.

De Cephalalgia biliosa.

Vm iuuenis temperamento calido & sicco præditus, ac immodicis exercitationibus, vigiliis, meríque potui liberaliori assuetus, æstate correptus fuerit acri ac mordaci capitis dolore, cum ingenti eius ardore, faciei pallore, ac oris amaritudine, nemini dubium esse potest à flaua bile in caput impetum faciente malum ortus sui causam ducere. *Quod ad progno-* *Prædictio.* sim spectat, Cephalalgia hæc periculosissima. Minatur quippe phrenitidem, si meninges cerebri bilis appulsu iam feruentes inflammentur, febrémque ardentem, si bilis in venis maioribus turgens incendium putredinémque concipiat. Quocircà quàm celerrimè fieri potest sæui huius doloris immi-nentiúmque morborum causa rescindenda est. Vt autem biliosus humor turgidus & veluti furibundus qui cruciatum excitat, absque molestia, mi-noríque negotio educatur & extrahatur, victu & medicamentis refrige-rantibus & humectantibus primum alterandus, refrænandus, ritéque præparandus est, deinde conuenientibus auxiliis euacuandus, reuellendus, & repellendus. Imprimis itaque æger moretur in aëre frigido & humido, qui arte parari potest si ædium pauimentum assiduè liquoribus irroretur, floresque ac germina quæ frigidæ humidæque facultatis sunt, per arcam spargantur, ac omnia quæ excalfaciunt remoueantur. Victus frigidus & humidus sit, nec nimioperè tenuis, quia naturis biliosis inimica est inedia. Vtatur sæpè iusculis carnium, lactuca, portulaca, oxalyde, aliisque id ge-nus oleribus alteratis, piscibus saxatilibus, fructibus, etiam crudis, po-mis, pyris acidis. Potus sit aqua, aut ptisana. Vino autem prorsùs absti-neat, quiescat, longiori somno indulgeat, lætetur, & omnes animi pertur-bationes declinet. Vtatur item medicamentis refrigerantibus & hume-ctantibus quæ bilis feruorem restinguant, impetum furorémque obtundant, vt iulepo rosato, syrupis de granatis, de limonibus, acetosa, violato, nym-phæato, cum aqua cichory, rosarum, lactuca, vel decocto cichory totius, endiu. lactuc. oxalydis, feminum cucumeris, cucurbitæ, portulacæ, flo-rum violar. nymphæ rosar. prunorum Damascenorum, ziziphorum, my-xorum, &c. Hac ratione bilis cocta & veluti subacta ac edomita, naturæ-que obsequens reddita, cholagogis vacuanda & reuellenda est. Exhibea-tur ergò potus ex rhabarbaro ad ℥ ij. cum spica Ə j. in aquæ in tybi ℥ iij. infuso, deinde valenter expresso, additis diapruni simplicis vel solutiui ℥ ij. & syrupi rosarum pallid. ℥ j. vel ex decocto Manipul. vnius cichory, lactucæ nouellæ, endiu. oxalyd. florum violarum & nymphæ, cum ta-marindorum, & prunorum Damascenorum an. ℥ j. in quo infundatur myrobalan. citrin. ℥. ß. dissoluatúrque syrupi violati ℥ j. vel catapotia

Kkk

aurea, de rhabarbaro aut de hiera simplici deglutiantur. Clysteres refrigerantes in quibus cholagoga, vt diacassia & catholicum sint dissoluta, frequenter inijciantur, ad materiam in caput ruentem deorsum auertendam.
Si dolor à purgatione nequaquam mitescat, mittendus sanguis, non modò ad redundantis bilis sanguini permistæ euacuationem, eiúsque in caput
impetum facientis reuulsionem, sed etiam ad disflationem & refrigerationem, adeóque doloris sedationem. Parcè tamen detrahendus, quòd eo largiùs vacuato laxatis veluti habenis bilis incandescat ac efferuescat. Ea de
causa & cucurbitulæ homoplatis affigendæ, primùm leues, deinde cum
scarificatu. Interìm topica etiam ab initio admouenda, quæ fluentem in
caput materiam reprimant repellántque, ac calidam capitis intemperiem
coniunctam vnà oppugnent, vt oxyrhodinum, oleum rosatum, aqua vel
succus plantag. rosarum, quibus synciput, frons, & tempora illinantur.
Isthæc remedia si intolerabilis eludat dolor, ad Narcotica veniendum erit,
sed quæ nec ita valentia sint, nec diu hærere permittantur, præsertim capiti membro principi & frigido. Adhibeatur itaque fronti conserua nenupharis vnguento populeo permista, aut linteum oleo hyoscyamino vel
nenupharino imbutum raso syncipiti applicetur: vel opij v. vel vj. grana
oleo de castoreo dissoluantur, pro litu frontis & temporum, vel opij ℈ j.
nucis moschat. vel caryophyll. ʒ j. dissoluantur lacte muliebri, vel aqua
rosacea, & naribus illinantur, vt inspirando medicamenti qualitas ad capitis interiora perueniat. Materia autem biliosa quia facile ob leuitatem,
raritatem & tenuitatem exhalat, vix vllas sui reliquias in capite super-
stites facit, quæ diaphoreticis egeant. Sed de propositi doloris diagnosi, prognosi, & therapia satis supérque dixisse videor.

CONSVLTATIO V.

De Cephalalgia melancholica.

<table>
<tr><td>Dignotio.</td><td>

GRauem hunc ac perseuerantem capitis dolorem ab atrabile procreari
constat, cùm causæ ac notæ eius in corpore redundantis euidentes sint,
temperies sicca & calida quidem à principio, ἐκ μεταπτώσεως autem frigi-
da, ætas inclinans, autumnale tempus, victus ratio crassior, vitæ con-
ditio tristis, multis curis, contemplationibus, ac literarum studiis impli-
cita, nulla interposita animi hilaritate, ac corporis exercitatione : color
fuscus obscurus ac nigricans, habitus siccus, macilentus, hirsutus, aspe-
ctus, horridus ac mœstus, pulsus paruus & depressus, somnus turbulen-
tus horrendis insomniis fluctuans. </td></tr>
<tr><td>Prædictio.</td><td>Quod ad prognosim attinet, metus est
grauiorum morborum impendentium, vt Melancholiæ, vel Maniæ, vel
Quartanæ febris. </td></tr>
<tr><td>Curatio.</td><td>Quæ omnia vt præcaueantur, dolórque sedetur, melan-
cholicus crassúsque succus, quo corpus scatet, victu & medicamentis in-
cidentibus extenuatus aptéque preparatus, sensim melanogogis repurgan-</td></tr>
</table>

*dus est, vt senna, cuscuta, epithymo, myrobalanis Indis, catholico, con-
fectione Hamech, pilulis de fumaria, de lapide lazuli, Indis, &c. Deinde materia coniuncta apophlegmatismis & errhinis per os & nares elicienda: tum admotis topicis intemperies capitis emendanda, parsque laborans corroboranda erit. Hæc breuiter de proposito symptomatis diagnosi,
prognosi, & curatione dicta sint.*

CONSVLTATIO VI.

De Cephalalgia pituitosa.

*C**Ephalalgiam à pituitosa materia excitatam esse indicant imprimis* Dignotio.
*ægroti temperamentum frigidum & humidum, prouecta ætas, hy-
bernum tempus, antecedens victus frigidus & humidus, vita deses, somnus multus, & alia id genus, quæ pituitæ prouentum faciunt: deinde manifesta eius in capite reliquoque corpore redundantis signa, grauans tensi-
uúsque dolor, magna in somnum propensio pigritia, albicans facies & œde-
matosa, frigentia tempora, oculi, nares, os humentia, nulla sitis, pulsus
paruus. Quod ad prognosim spectat, cùm hic affectus laborantis naturæ,* Prædictio.
*habitui, ætati ac tempori consentaneus sit, minùs videtur periculosus, sed
chronicus est proculdubio futurus, tum propter hyemem quæ morbis diuturnitatem addit, tum propter pituitam crassam, lentam & viscidam, angustos capitis meatus obstruentem, quæ non nisi pedetentim longóque
tempore educi & discuti potest. Ad curationem victus ratio tenuis, cale-* Curatio.
*faciens & exsiccans imprimis instituenda. Aër itaque in quo æger ver-
sabitur, arte reddatur calidus & siccus, luculento igne suffitibus aroma-
tum, vt caryophyllorum, cinamomi, ligni aloës, & similium: vescatur
pane fermentato, salso, bene cocto, cui anisum fuerit admistum, carnibus
magna ex parte assis, & odoramentorum accessione conditis, ouis sorbilibus: ex oleribus, petroselino, serpyllo, saluia, hyssopo, thymo, satureia,
maiorana: ex fructibus, vuis passis, amygdalis dulcibus. Pro potu vtatur vino tenui, aliàs hydromelite. Diutiùs solito vigilet, corpus ani-
múmque exerceat. Aluus pigra arte subducatur. Hac victus ratione instituta, phlegmaticus humor præ crassitie ac lentore tenax & contumax
accuratè concoquendus, & ad eductionem apparandus: tum euacuandus, auertendus, deriuandus, discutiendus, coniunctáque capitis intemperies corrigenda, ac laborans pars corroboranda. Ad phlegmaticum
humorem præparandum, medicamenta quibus extenuandi, incidendi
detergendi vis inest exhibenda, primùm clementiora, vt mel rosatum,
oxymeli simplex, syrupus acetosus simplex: deinde valentiora vt oxymeli
compositum, scylliticum, item syrupi de quinque radicibus, de stœchade,
cum duplo aquarum cephalicarum, maioranæ, betonicæ, saluiæ, melysso-
phylli, per plures dies matutinis ac vespertinis horis, julepi formâ dandi:*

vel apozema parandum ex radicum quinque aperientium ana ℥ j. radicum ireos, acori ana ʒ ij. foliorum hyssopi, serpylli, origani, maiorana, betonicę, calaminthes ana M. j. seminis carthami ʒ vj. seminum anisi, fœniculi, cardui benedic. ana ʒ ij. florum anthos, stœchados, saluia ana P. j. decoctis ad ℔. j. in cuius colatura dissoluantur syrupi de hyssopo, & oxymelitis simplicis ana ℥ ij. pro quatuor dosibus, cinamomi, aut nucis moschatæ ʒ. j. conditis.   Simulac autem humor blandioribus auxiliis apparari ceperit, phlegmagogis primùm etiam clementioribus sensim purgandus erit, vt pilulis ex hiera Galen. asseueret Auicennæ, elephanginis Mesuæ, sumptis horâ somni ad Ə ij. Præparatus deinde exactius per valentius concoquentia, totus si fieri potest euellendus & vacuandus, catharticis etiam valentioribus semel atque iterum sumptis, vt catapotiis ex agarico, cocciis fœtidis ad ʒ j. vel bolo ex agarici trochiscati Ə iiij. diaphœnici ʒ iij. cassiæ recèns extractæ ʒ vj. vel potione ex agarici trochiscati ʒ j. & myrobalanorum cepularum ʒ ij. in hydromelite infusis, adiectis diacarthami ʒ iij. syrupi rosarum pallid. ℥ j. Clysteres etiam ex decocto betonicæ, maioranæ, stœchados, florum meliloti, chamæmeli, maluæ, brassicæ, melle rosato, diaphœnico, vel benedicta laxatiua, vel hiera diacolocynthidos, sale, & oleo chamæmelino, anethino, vel rutaceo, sæpiùs iniiciendi sunt, non solùm ad euacuationem eorum quæ in intestinis continentur, verumetiam ad reuulsionem eorum quæ ad caput feruntur. In quem vsum & balani acres, ex melle, sale & puluere hiera conducent. Nec omittenda erunt, reuulsionis gratia, frictiones brachiorum ac crurum, necnon cucurbitulæ citra scarificationem in occipitio ac dorso affixæ. Posthæc pituita in capite reliqua, partim per os deriuanda apophlegmatismis, ex mansu mastiches, vuarum passarum, piperis, pyrethri, staphydos agriæ: & gargarismis ex decocto hyssopi, saluiæ, thymi, & oxymelite scyllitico: partim per nares, errhinis ex succo maioranæ, betæ, vino albo, gingibere, pyrethro, nigella, ac sternutatoriis ex pyrethro, pipere, castoreo, elleboro, albo, euphorbio. Ad pituitæ præterea reliquias penitus discutiendas, coniunctámque intemperiem frigidam & humidam vnà emendandam, atque caput pristinæ constitutioni restituendum roborandúmque, sumenda manè theriaces aut mithridatij veteris ʒ j. semel in hebdomada, sex horis ante cibum, acori conditi ℥ ß. duabus horis ante pastum per se, vel cum aqua maioranę, betonicę, saluię. Item conserua anthos, saluia, betonicę ad ʒ ij. Admonendáque extrinsecùs topica conuenientia, vt vnctiones ex oleo anethino, chamęmelino, liliorum, costino: irrigationes ex decocto foliorum lauri, florum betonicę, maioranæ, meliloti, in vino rubro: Sacculi ex milio, sale, seminibus anisi, & fœniculi torrefactis in sartagine: Pomum odoriferum ex maiorana, stœchade, caryophyllis, cinamomo, nuce moschata, benioino, styrace, &c. aliáque id genus. Sed de Cephalalgię diagnosi, prognosi, & curatione quidem satis.

CONSVLTATIO VII.
De dolore capitis à flatu.

Apitis dolorem à flatu excitatum esse indicant tensionis sensus citrà Dignotio,
grauitatem ac pulsum, aurium tinnitus, ac antecedens flatulentorum
ciborum vsus, necnon dolor vagus & locum subinde mutans, ac statis ferè
diei horis repetens. Flatus autem non in capite modò gignitur ab imbecillo
calore, verumetiam à subiectis partibus in caput effertur ex materia crassa,
frigida, pituitosa redundante suscitatus. Vnde hic affectus solutu côtumax, Prædictio.
& diuturnus futurus est. Ad curationem victus ratio excalfaciens nec fla- Curatio.
tus generans imprimis instituenda, deinde acria enemata ex decocto malu.
bismalu, parietar. mercurial. centaur. salu. maior. origan. hyssop. seminum
anis. fœnic. florum anth. aneth. chamæmel. melilot. hierapicra, benedicta
laxatiua, diaphœnico, melle anthosato, sacch. rub. oleo chamæmel, anethin.
& similibus parata frequenter erunt iniicienda, ac materiâ pituitosam per
aluum deturbandam, ex eáque ortum flatulentum spiritum ad caput vergentem deorsum reuellendum. Tum odoramentis vtendum & iis quæ ster-
nutamenta proritant. Interim topica extrinsecùs adhibenda, initio repellentia, quæ moderatè refrigerent ad influentem spiritum præ agitatione
excalfactum reprimendum : mox mitigantia & concoquentia : tum discutientia ad flatuosum spiritum meatuum angustiis infarctum concoquëdum
& attenuandum, attenuatúmque resoluendum, necnon & imbecillum caput corroborantia, vt nec flatus gignat amplius, nec influentes admittat.
Admouendum itaque quamprimum dolenti capiti oleum rosaceum, quòd
videlicet repulsorium, mitigatorium, concoctorium, ac præterea discussoriŭ
sit, vt Galeno placet. Idque cum aceto, quòd & repulsoriam simul, & atte- Lib. 2. de com-
nuatoriam imo & discussoriam facultatem habeat, eodem authore. His pos. medic.
mox admiscendum erit oleum chamæmelinum, aut anethinum, quòd à χξ τόπ.
materia frigida oriatur flatus, si malum augescat, Archigenis authoritate,
irrigatio facienda erit ex ruta viridi cum aceto & oleo trita, aut ex succo
radicum iridis cum aceto. Polygonum quoque cum ruta, oleo & aceto dilutum, aut serpyllum cum aceto & oleo tritum. Vt & amygdalæ amaræ cum
oleo & aceto tritæ, cerati crassitudine ex linteolo fronti inducta, magnope-
rè conferent. Posthæc laurinum oleum cum ruta & aceto illinendum. Maximéque sacculi erunt applicandi ex milio & sale torrefactis in sartagine
parati, vel ex maiorana, serpyllo, absinth. salu. ruta, seminib. cumini, carui,
dauci, floribus salu. anth. stœch. torrefactis leniter super tegulam vel
laminam ferri ignitam. Cucuphæ etiam, ex puluerum galang. calami aromatic. cyperi an. ℥ j. corticis citrei sicci, santalorum omnium an. ℥ ß. folior.
beton. meliss. hyssop. salu. calamint. origan. & puleg. siccorum an. M. ß. nucis moschat. caryophyll. seminis rutæ, gingib. & pyrethri, rosarum, granorum & folior. myrthy an. ℥ ij. parata, interdiu noctúque gestanda. Cuius

beneficio caput sic corroborabitur, vt si quid supersit euaporandum, id facilè discutiatur, neque deinceps flatus tam promptè gigni vel admitti possit. Proderit & in eum finem diacumini aut dianisi ʒ j. assumere, aut tantumdem theriacæ vel mithridatij.

CONSVLTATIO VIII.
De dolore capitis à calido vini generosi vapore genito.

Dignotio.

Prædictio.
Curatio.

VInum generosum meracius ac liberalius ingestum caput ideò dolore tentat, quòd ipsum omninò calidis vaporibus repleat, interiores membranas distedentibus ac ferientibus. Vnde cruciatus ingens excitatur, sed qui diu duraturus non sit. Ad huius curationem prohibendus imprimis vaporum in caput ascensus, deinde qui in ipsum iam recepti sunt, discutiendi. Ad prohibendos vapores in sublime permeantes euacuatione & refrigeratione opus est. Itaque crudum adhuc vinum in stomacho fluctuans euacuandum vomitu, hausta tepente aqua, pauco aceto vel acetoso syrupo permista, vel potius deiectione, iniectus balanis vel clysteribus acribus, sumptis etiam catapotiis aliquot Ruffi, vel ex hiera vel similibus. Deinde refrigerantibus medicamentis vapores qui ex alto ad caput feruntur reprimentibus vtendum est, quale rosaceum est per se & cum aceto aut cum hedera aut brassicæ succo. Quin & ipsa brassicæ folia in aqua calida macerata & capiti circundata, illigatáque φυσικῶς (vt post Galenum scribit Ægineta) hoc est naturali quadam proprietate & ἀντιπαθείᾳ ebrietati resistunt, vt quæ vapores respecent. Eiusdem etiam decocta esus in id efficax est. Cornu etiam ceruinum, verbenacáque rectæ semen ex aqua potum proprietate naturali ebrietatem sedant: vt & amara amygdala, quinque aut septem ieiuno oblata, ebrietatem arcere creduntur. Habenda deinceps ratio somni & quietis. Postea cibis vtendum erit refrigerantibus ac vapores arcentibus, bonique succi & stomacho vtilibus, vt ptisana cremore, ouis sorbilibus, pullis columbarum, piscibus saxatilibus, ex oleribus, lactuca, ex fructibus, cydoniis, malis & pyris adstringentibus pane ex aqua loto. Pro potu aqua, hydrorosato cum vino granatorum. Ad vaporum autem reliquias tenuibus capitis meatibus impactas penitùs discutiendas, rosacei olei loco, vtendum primùm chamæmelino moderatè calido, postea vino, cui tandem nardinum vel costinum, vel aliud generis eiusdem (si opus fuerit) admiscendum. Ad id etiam quod in caput iam repsit resoluendum, proderit & moderatus vini potus, iuxta illud scholæ Salernitanæ consilium,

> Si nocturna tibi noceat potatio vini,
> Hoc matutina rebibas, & erit medicina.

Non enim sine ratione (vt ait Hollerius) vulgò persuasum est, vini noxam, vini potu elui. Nam quæ mala suæ substantiæ tenuis copia inuexit, eadem suâ qualitate tollit, calefaciendo & exsiccando. Itaque vapores crassi disperguntur eo modo, quo dolores oculorum inde ortos scripsit Hippocrates meraca potatione discuti. In eundem finem remittente dolore plures ante cibum deambulationes plurimùm conducent, vt & balneum, in quo caput aqua calida erit perfundendum. Hac ratione capitis dolor ab ebrietate profectus videtur curandus.

CONSVLTATIO IX.

De Cephalæa.

Diuturnus ac contumax capitis totius dolor qui Dominum frequenter leui occasione exercet, Cephalæa est, non ea quidem leuis, sed maximas habens exacerbationes, adeò vt neque strepitum ferat ægrotus, neque vehementiorem vocem, neque luminis splendorem, neque vini potionem, neque odoramenta caput replentia, neque motum, sed in quiete & tenebris præ doloris vehementia cupiat decumbere, vt cui videatur caput veluti à malleo obtuso pertundi. Cumque ad oculorum radices vsque extendatur dolor, nec capitis pressu exacuatur, intra caluariam potiùs videtur consistere. Quod ad prognosim spectat, hic affectus curatu difficilis, propter frigidam capitis intemperiem, ac magnam inde imbecillitatem à longo tempore contractam, vnde magnus fit frigidorum pituitosorúmque excrementorum in cerebro prouentus, ex quibus capitis dolor grauis tam frequens excitatur. Ad tentandam curationem, victus ratio calfaciens & exsiccans imprimis instituenda, deinde materia crassa ac viscida incidente & detergente apozemate præparata per epicrasim purganda est, modò pilulis cocciis ac de agarico: modò potionibus pituitam ducentibus: modò syrupo cathartico ex cephalicis & phlegmagogis comparato: necnon & clysteribus acrioribus pituitam deorsum auertentibus: tum masticatoriis, apophlegmatismis, errhinis & sternutatoriis pituita per os & nares elicienda. Interim topica etiam valentiora extrinsecùs admouenda ad reliquias humoris discutiendas, cerebri intemperiem emendandam, caputque roborandum, cuiusmodi sunt olea de castoreo & euphorbio raso capiti illinenda. Item puluis seminum cumini & fœnicul. baccarum lauri, nucis moschat. cinamomi, caryophyll. galliæ moschat. mastich. sandaraca, &c. capiti inspergendus. Sacculi item & suffitus, cauterium tandem ceruici & brachio ad musculum Deltoïda vocatum, quo humeralis vena perreptat, applicandum, vt commodè deriuari ac retrahi materia possit. Quòd si his præsidiis sæpius iteratis malum non cesserit, diæta tenuis viginti dierum spatio est imperanda, lignique sancti decoctum bis quotidie offerendum, ad cras_

sos humores attenuandos atque discutiendos per sudores. Si qua sit cura-
tionis spes, his molienda videtur remediis.

CONSVLTATIO X.

De Hemicrania.

Dignotio.

HEmicrania Græcis dicitur dolor cui iam diu hic iuuenis est obnoxius, dimidiam capitis partem nunc dextram nunc sinistram occu-
pans. Huius continens causa vaporosus est Spiritus, qui quoties paulò
liberalius vel meracius vinum æger ingerit vinosum, vel solito vehementius se exercet, vel æstiuo Soli aliquantulum immoratur, vel irascitur,
vel diuturniori inedia vtitur, vel ex alia leui occasione à bilioso sanguine
excalfacto sursum elatus, cerebri meningas vel pericranium ferit ac velli-
cat. Cùm enim aliquandò ad oculorum vsque fundamenta dolor pertin-
gat, nec capitis pressu exacuatur, aliquandò nec manus contactum facilè
ferat, nec capillorum radices inuerti sinat, palàm est quandoque pericranium, quandoque interiores membranas dolore affici. Per breuia autem interualla vel è leuissima occasione vehementer exacerbatur, quòd caput præ
immodicis lucubrationibus valdè illi imbecillum, aptissimum sit vt calidis
vaporibus impleatur, vniuersique corporis habitus tenuis atque rarus ad
ipsum implendum admodum sit idoneus, vt qui vapores facilè trans-

Prædictio.

mittat. hinc fit vt affectio hæc curatu sit difficillima propter capitis
ἰσμάθειαν, cùm naturæ vitia vix ars vlla possit corrigere: cumque iam per
multos annos altissimis sit defixa radicibus, haud facilè radicitus euelli po-

Curatio.

test. Ne tamen tam sæpè recurrat, nec tam grauiter affligat, cane peius &
angue vitandum quicquid sanguinem vehementius excalfacit, idque omnem quod vaporum acrium copiam sursum ad caput mittere potest, vt merum generosum allium, cæpe, sinapi, raphanus, Cephalica autem vena quæ
è directo malè affectæ particulæ est incidenda, vbi plenitudo apparebit, ad
calidiorem sanguinem refrigerandum, & inde vaporum ad caput facilè
permeantium prohibendam generationem. Victu præterea & medicamentis refrigerantibus sanguis contemperandus. Bilisque illi permista beni-
gnis cholagogis per epicrasim repurganda. Ac clysteribus refrigerantibus,
quibus cholagoga admista sint, sæpe iniectis deorsum reuellenda, admotís-
que cucurbitulis, ligaturis extremitatum, ac frictionibus ab affecta parte
aliorsum auertenda. Vniuerso corpore vacuato, ad topica veniendum
Hemicranica, sed quæ aliquam refrigerandi & adstringendi vim pos-
sideant, ad calidos vapores reprimendos, capútque roborandum. Hæc
summatim dicta sint.

Consultatio

I.   Confultatio, pro nobili viro Ducis Guifiani à cubiculo,
      Remis, anno 1587. menfe Maio laborante.

II.   Pro honefto viro, Guifiæ, anno 1591. menfe Nouembri
      laborante.

III.   Pro ingenuo adolefcente, Mozoni anno 1587. méfe Apri-
      li dolente.

IIII.   Pro ftrenuo iuuene in exercitu Ducis Guifiani, Valcolor
      laborante, menfe Iulio, anno 1587.

V.   Pro Theologo, Parifijs ann. 1586. méfe Octob. laboráte.

VI.   Pro ciue Cranenfi anno 1587. menfe Ianuar. laborante.

VII.   Pro Barone Hermanuillæo , in exercitu Ducis Mayen-
      nenfis Mineriæ, anno 1592.

VIII. Pro Comite Tubingenfi, anno 1591. Cameraci laboráte.

IX.   Pro generofo viro, Catalauni degente anno 1587.

X.   Pro ingenuo iuuene, à cubiculo Comitis Briennenfis, Li-
      gnici Barrorum, anno 1591. menfe Iunio conquerente.

LE
TROISIESME LIVRE
DES LOIX DE LA
FRAMBOISIERE.

POVR PROCEDER METHODIQVE-
MENT A LA GVARISON DES MALA-
dies qui arriuent aux organes
des sens exterieurs.

L'ordre des ma-
ladies icy des-
crites.

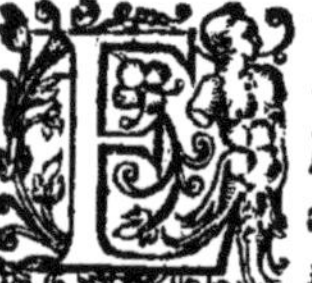 NTRE les organes des sens exterieurs, les yeux tiennent le premier rang. C'est pourquoy ie parleray premierement de leur indisposition : en apres de celle des oreilles: puis de celle des narines: & tout d'vn train de celle dela gorge située à l'extremité des parties animales, & à l'entrée des vitales & naturelles.

Les plus nota-
bles indispositi-
ons des yeux,
des oreilles, du
nez, de la gorge.

Les principales & plus frequentes indispositions des yeux, sont l'Ophtalmie, l'Amaurose & la Cataracte. Celles des oreilles, la surdité & la dureté d'oüye. Celles du nez, l'Hemorrhagie & la puanteur d'haleine. La plus remarquable maladie de la gorge, est la Squinance.

TITRE I.

DE L'OPHTHALMIE.

LOIX,
Pour la discerner.

I.

Que c'est qu'O-
phtalmie.
D'où vient ce
mot.

OPhthalmie est vne inflammation de la membrane appellée conionctiue, & par consequent de tout l'œil. Celsus la nomme en Latin *Lipitudo*.

Ophthalmie a prins son nom de la partie où elle est assise. Car ce mot Grec ὀφθαλμὸς, signifie l'œil, d'où est deduit ὀφθαλμία.

Ὀφθαλμία
ἐστὶν ἡ περιχό-
του ὑμένος τῷ
κερατοῦ δεῖ
φλεγμονή.
Gal. c. 1. l. 2.
Glanc.

II.

Les indices d'Ophthalmie sont tumeur, tension, douleur, cha- *Les signes d'O-*
leur & rougeur de la conionctiue, & au surplus les larmes coulã- *phthalmie.*
tes des yeux, & la chassie adherante aux coings.

III.

L'Ophthalmie est engendrée de sang trop abondant, qui viët *La cause de*
à couler sur la conionctiue. Or si le sang est plus pur, il y aura en *l'Ophthalmie,*
la partie plus grande tumeur, tension & rougeur, les larmes se- *& par quelles*
ront auucunement grosses, non acres ny corrosiues, & la chassie *marques elle est*
amassée és coings des yeux molle. S'il est plus bilieux, la tumeur *recogneuë.*
sera petite & superficielle, la couleur blaffarde, la douleur acre &
cuisante, les larmes seront menuës, extremement bruslantes, &
corrosiues, & la chassie des coings seche & rude. S'il est plus pituiteux, la tumeur sera lasche, la couleur blanche, les larmes de-
couleront en plus grande abondance, les ordures paroistront
mollasses, & les symptomes moins violens. L'on cognoistra encore plus exactement quel est le sang, à la complexion, à l'habitude, à l'aage, & à la maniere de viure ordinaire du patient mesme, à la saison & à la constitution du temps.

IIII.

Quand les yeux paroissent presque secs, sans estre enflez, ny *Que c'est que*
ietter larmes, ains sont seulement rouges & pesans, auec quelque *xerophthalmie.*
douleur legere & demangeaison, ce mal là est appellé des Grecs
ξηροφθαλμία, *id est, arida lippitudo.*

V.

L'intemperature chaude de l'œil auec vn peu de rougeur, & *Que c'est que*
quelque douleur legere, sans tumeur, prouenuë de cause exter- *Taraxis.*
ne, côme du Soleil, de fumée, ou de poudre est appellée des Grecs
τάραξις, c'est à dire troublement. Or ce mal n'est pas vne vraye
Ophthalmie, mais il s'y tourne fort aisément, d'autant que c'est
comme vn commencement d'inflammation.

VI.

Si les deux paupieres pour la vehemente inflammation, sont *Que c'est que*
tellement renuersées, que l'œil demeure ouuert, & ne se puisse *Chemosis.*
fermer, à cause que le blanc est plus esleué & eminent, & que le
noir plus enfoncé fait comme vn entre-baillement, la maladie
n'est plus proprement nommée Ophthalmie, ains χήμωσις en
Grec.

VII.

Si les paupieres endurent vne si grande inflammation, & tien- *Que c'est que*
nent tellement ensemble, que l'œil ne se puisse plus ouurir, ce *Phimosis.*
mal est dit en Grec φίμωσις, c'est à dire closture des choses qui
doiuent naturellement estre ouuertes.

LOIX,
Pour iuger l'issuë de l'Ophthalmie.

I.

Bon signe en l'Ophthalmie.

S'Il suruient flux de ventre à celuy qui est trauaillé d'Ophthal-mie, c'est bon signe, pour ce qu'il euacuë, retire en bas, & destourne arriere l'abondance d'humeur, dont elle est engendrée. Ὀφθαλμιῶντι ὑπὸ διαρροίης ληφθῆναι, ἀγαθόν. Hip. aph.

II.

Dãgereux signe en l'Ophthalmie.

Quand les larmes qui sortent des yeux, sont acres & bruslantes, il y a danger que la prunelle, n'en soit vlcerée, & si est à craindre apres cela que la veuë n'en soit perduë. 17. l. 6.

III.

Maux qui suruiennent à l'Ophthalmie, faute d'auoir esté pensée comme il appartient.

Si l'Ophthalmie est negligée, elle se tourne aysément en suffusió, ou fait dilaxation de la prunelle. Quelquefois l'œil en deuiét flestry, tapide & atrophié, ou ridé & restrecy.

LOIX,
Pour bien penser l'Ophthalmie.

I.

Remedes cõuenables aux douleurs des yeux. Diorisme requis pour en bien vser.

L Es douleurs des yeux se guariffent par boire du vin pur, par bain ou fomentation, par saignée, ou par medecine laxatiue, selon Hippocrate. Si ne faut-il pas pourtant mettre ces remedes en vsage, sans limitatió, comme aduertit Galien, attendu qu'il y eschet des maux aux yeux, où le vin pur est bõ ; d'autres où les bains ou fomentations sont profitables, aucuns où la saignée ou la purgation est requise. Car ceux qui sans estre Plethorics au corps, ont les petites veines des yeux remplies de gros sang, se trouuent bien de boire du vin, d'autant qu'il eschauffe & subtilise le sang, deliure les obstructiõs & digere. Mais le bain est vtile à ceux qui sans apparence de crudité, ny de plénitude, sont neantmoins trauaillés de fluxion d'humeurs acres sur les yeux, lesquelles venans à se dissoudre dans l'eau douce sortent dehors, ou du moins estans destrempées s'adoucissent. Or quand la fluxion est arrestée, les fomentations chaudes ont lieu, pour faire resolution de ce qui est encore demeuré dans les tuniques des yeux. Et si le mal des yeux prouient de tout le corps, l'euacuation vniuerselle alors est necessaire, de sorte qu'il est besoin, quand le sang est par trop abondant, d'ouurir la veine, & quand il y a quelque humeur peccante aux corps, de la purger.

Ὀφθαλμῶν ὀδύνας ἀκρητοποσίη, ἢ λυτρὸν, ἢ πυείη, ἢ φλεβοτομίη, ἢ φαρμακείη, λύει. Hip. aph. 31. l. 6.

II.

En la cure de l'Ophthalmie , trois poincts font requis : le *Combien il fe*
premier eſt d'ordonner vn regime de viure eſtroit & refrige- *faut propoſer de*
ratif, pour empeſcher l'augmentation du phlegmon : Le ſe- *buts en la cure*
cond d'euacuer la matiere antecedente, par ſaignée, purgation *de l'Ophthal-*
& autres pareils remedes : Le troiſieſme d'oſter la cauſe con- *mie.*
iointe, par topics diuerſifiez ſelon les quatre temps de la maladie , en appliquant au commencement des repercuſſifs à
part , en l'accroiſſement des repercuſſifs reſolutifs meſlez enſemble, en l'eſtat des reſolutifs purs , & au declin des reſolutifs
& confortatifs.

III.

Il faut icy appliquer ſouuent des medicamens nouueaux, pour
ce qu'ils ſont incontinent lauez & arrouſez de l'humeur nou- *Pourquoy il*
uelle qui coule aux yeux , & des larmes qui en ſortent à foi- *faut renouuel-*
ſon. *ler ſouuent les*
topics.

IIII.

En l'Ophthalmie les errhines ne ſont iamais ordonnées ſans
danger, pour la ſympathie des yeux & des narines, à cauſe du *Pourquoy les*
voiſinage. *errhines n'ont*
point lieu icy.

V.

En vne petite inflammation , il n'eſt pas beſoin des grands re- *Remedes ſuffi-*
medes. Car elle peut eſtre guarie auec ius ou eau de roſes & de *ſans pour vne*
plantin, blanc d'œuf, & laict de femme. *petite enflam-*
mation.

Apres auoir generalement touché la Theorique des loix eſtablies pour la
guariſon de l'Ophthalmie, il en faut pourſuyure la practique, ſur vn exem-
ple particulier.

CONSVLTATIO
De Ophthalmia.

COnſpicua hæc adnatæ oculi membranæ inflammatio cum tumore,
tenſione, calore, rubore atque dolore mordaci, acres accerſens lachry- *Dignotio.*
mas, ac ſubinde ſiccas aſperáſque ſordes in cáthis maioribus inhæreſcētes,
vera eſt ophthalmia, quam tenuis bilioſíque ſanguinis copioſioris fluxio, è tē-
porum angulorúmque venis in obſcuras & latentes oculi venas irruens excitauit, vt ex ægri temperamento, ætate, anni tempore, conſueta victus ratione , cæteríſque cauſis bilioſi ſanguinis copiam exaggerantibus conſtat.
Quod ad prognoſin attinet, ſi malum diutiùs perſeueret, metus eſt exulcera- *Prædictio.]*
tionis oculi, præ lachrymarum manantium acrimonia impendentis, quæ cæ-
citatis periculum adferret. Itaque expeditam opem requirit hic affectus.
Curatio tribus capitibus continetur, primo vt victus ratio tenuis atque refrigerans, quæ phlegmonem augeri prohibeat, inſtituatur: ſecundo vt cauſa antecedens auferatur: tertio vt coniuncta materia remoueatur. Imprimis igi-

L11 iij.

tur æger cibo parciore vtatur, quo partes inanitæ auidiùs quod habent humorum retineant, ne ad oculum dolentem confluant. Abstineat vino, carnibus, ouis, lacte, allijs, cæpis, ac omnibus denique alimentis polytrophis,
vaporosis, acribus atque salsis. Bibat aquam in qua coriandri præparati semen, vel hordeum fuerit decoctum. Decumbat in obscuro ac tenebroso loco,
quia lumen humores commouet, atque in aëre frigido. Caueat ab animi perturbationibus, corporis exercitio, venere, quietem eligat. Aluum frequenter
exoneret. Ad demendam antecedentem causam secanda vena humeralis,
quæ è directo est laborātis oculi, non semel tantū, sed bis aut sæpiùs, si necessitas vrgeat. Ac perseuerante malo etiam vena vel arteria frontis vel temporum, Galeni consilio. Imperanda deinde purgatio quæ bilem sanguini permi-
stam educat & vacuet, ex diluto ʒij. rhei electi, & ʒiij. myrobalan. citrin.
cum cinamomi ℈j. in aqua cichory infus. in quo catholici vel elect. de succo
rosarum ʒij. & syrupi rosarum pallidar. ℥j. dissolutæ fuerint. Vel ex cassiæ
℥j. & rhei ʒj. in bolos concinnatis, nisi malit pilulis aureis & lucis vti.
Vacuato corpore biliosi sanguinis ad oculum fluentis impetus deorsùm ad
ignobiliores corporis partes frictionibus, ligaturis artuum, cucurbitulis leuibus & cum scarificatione scapulis & ceruici affixis reuellendus erit. Ad
coniunctam materiam admouendam topica sunt adhibenda, initio quidem
phlegmones repellentia, cuiusmodi sunt collyria adstringentia, & anodyna
oculo imponenda, ex mucag. seminum psyllij & cydoniorum in aqua plantag. extractæ an. ℥ß. aquæ rosarum, lactis muliebris an. ʒiij. trochisc. alb.
Rhas. ʒj. & albumine vnius oui parata: & anacollemata quæ vias contrahant per quas fluit materia, fronti & temporibus aptanda, ex bolo Armena, terra sigillata, mastiche, sanguine draconis, & similibus, albumine
oui exceptis. In incremento autem digerentia repellentibus admista, vt aquæ
fœniculi, euphras. verben, chelidon. maioris, & mucagines lini, althæ, fœ-
nigræ. prioribus collyrijs adiecta. In statu verò discutientia meraciora, qualia erunt collyria ex aqu. euphras. fœnicul. & chelidon. an, ʒj. aloes lota in
vino albo, tuthiæ prepar. ana ʒj. sachar. candi ʒij. syrupi rosarum siccarum
℥ß. In declinatione verò materiæ reliquias discutientia, & affectam partem corroborantia simul, vt fomenta ex semine fœnigræc. floribus meliloti,
stœchad. rosis rubris, in aquis partibus aquæ fœniculi, vel calendulæ, & vini styptici decoctis, cū spongia aut lintheolo molli. Et collyria ex sarcocoll. ex
lacte muliebri nutritæ ʒij. aloës lota & myrrhi an. ʒj. mastich. ℈j. vini &
aquæ euphras. an. ʒij. Hac arte opthalmia proposita mihi videtur curanda.

Consultabat Frambesarius cum D. Bleucorteo,
pro ciue Retelensi, anno 1590.

TITRE II.
DE L'AMAVROSE.

LOIX,
Pour la difcerner d'auec l'Amblyopie.

I.

AMaurofe eft vn parfaict empefchement de voir, fans qu'il y apparoiffe mal quelconque en l'œil, la prunelle demeurant faine & nullement changée. Mais l'Amblyopie n'eft qu'vne hebetation de veuë, ou éſblouïffement continuel, fans apparence que l'œil foit aucunement intereffé. *Quec'eſt qu'A-maurofe. En quoy elle differe de l'Amblyopie.*

Ce mot ἀμαύρωσις vaut autant à dire comme obfcurciffement. Car il eſt defcendu du verbe ἀμαυρόω, qui fignifie obfcurcir. Mais ἀμβλυωπία c'eſt vn nom compofé d'ἀμβλύς, id eſt obtuſus, hebes, & d'ὤψ, ὠπὸς, id eſt oculus, viſus. *D'où ſont deriuez ces mots.*

II.

L'vn & l'autre mal aduient à aucuns foudainement, aux autres petit à petit, tellement qu'ils ne voyent que bien peu, ou rien du tout. S'il fe fait peu à peu, c'eft ou pour la groffeur ou deffectuofité, ou debilité de l'efprit vifuel, ou pour l'efpaiffeur ou reftreciffement des membranes, ou pour la vifcofité des humeurs de l'œil. Mais s'il fe fait à coup, la refolution, ou l'obftruction du nerf optic en eft caufe. L'obftruction vient d'humeurs efpaiffes & vifqueufes fubitement tombées dans le nerf, lefquelles empefchent que l'efprit vifuel ne peut eftre porté par iceluy à l'œil. Quand le nerf eft perclus, l'œil ne fe meut que tardiuement, ou point du tout. Mais quand le creux du nerf eft bouché & eftoupé d'vne quantité d'humeurs efpaiffes & vifqueufes, il s'en enfuit pefanteur de tefte, principalement à la racine des yeux. Les caufes exterieures du mal ont precedé, comme les cruditez ordinaires, boire & manger trop, eftre longuement au Soleil, auoir extrememēt froid à la tefte, fe mettre à lire incontinent apres le repas, fe baigner mal à propos, & habiter auec femmes defmefurément & hors heures. Car ces chofes & leurs femblables, engendrent l'Amaurofe, fi elles font fortes; & l'Amblyopie, fi elles font legeres. Tellement que ces deux maux procedent de mefmes caufes, hors mis que les vnes font plus grandes, & les autres moindres. Par ainfi il n'y a difference que pour le regard du plus & du moins. *Comment l'vne & l'autre fe fait.* *Par quels fignes la caufe eft recognuë.*

LOIX,
Pour iuger l'issuë de ces maux.

I.

Pourquoy l'A-
maurose est plus
dangereuse que
l'Amblyopie.

L'Amaurose est beaucoup plus dangereuse & plus difficile à guarir, que l'Amblyopie, pour ce que celle-là prend sa naissance de causes plus fortes & enracinées, & que celle-cy les a plus legeres, & aysées à arracher.

II.

Quand elle est
incurable.

A grand' peine l'Amaurose reçoit-elle iamais guarison, principalement quand elle est venuë petit à petit.

LOIX,
Pour les bien penser.

I.

Par quel moyen
l'on doit tenter
la cure.

IL faut tenter la cure de l'Amaurose, & de l'Amblyopie, premieremēt auec des remedes qui ostent la cause: en apres auec des medicamens qui aiguisent & restablissent la veuë, appellez des Grecs ὀξυδορκικά.

II.

Remede non à
negliger.

Entre autres remedes l'application du cautere derriere la teste est fort approuuée, Pour declarer l'vsage de ces preceptes communs, ie citeray icy vn exemple notable.

CONSVLTATIO
De Amaurosi.

Diognosis.

AFfectus hic videndi facultatem eripiens nullo in oculi partibus quæ sub aspectu cadunt vitio apparente, ἀμαύρωσις Græcis dicitur, vulgò Gutta serena. Cum autem non pedetentim irrepserit, sed repentè inuaserit, & capitis grauitas sentiatur, oculísque rectè moueatur, in causa est nerui optici obstructio, crassis lentísque humoribus è cerebro confertim in ipsū illapsis orta, propter quam visorij spiritus prohibetur aditus. Quod ad pro-

Prognosis.

gnosim attinet, hæc perfecta cæcitas ex graui causa de repentè suborta vix vllam arte curationem admissura est. Si quam tamen curationem tentare placeat, aperiatur primū cephalica vel media vena, quia æger plenitudine laborat. purgetur subinde caput pilulis coccijs, addito trochiscorū. Alhandal Ɔ ß. vacuetur cerebrū masticatorijs, non errhinis, ne trahāt ad partem affectam. humeris affigantur cucurbitula cum scarificatu. cauterium

occipitis

occipitis cauo admoueatur, vel initio ceruicis fiat paracentesis, ad reuulsio-
nē. Præscribantur collyria quæ visū acuant oculúque roborent, ex aquis stil-
latitijs euphras. fœnicul. chelidon. calēdulæ, melle, pompholyg. aloë, myrrha,
felle perdicis, capræ vel gallina. Capiti frictiones adhibeātur ex facculis ple-
nis pulueribus cephalicis. Mane vtatur opiata ex conseruis cephalicis salu.
anth. stœchad. & mithridatio confecta, victúsque exiccans & extenuans in-
stituatur.

Consultabat Frambesarius cum D. Dambraneo, pro
Vinitore Cormissano, anno 1589.

TITRE III.

DE LA CATARACTE.

LOIX,

Pour le discerner la Cataracte, d'auec les
maux qui luy ressemblent.

I.

LA Cataracte que les Grecs appellent ὑπόχυμα, c'est à dire suffusion, doit estre curieusement distinguée des maux, qu'ils
nomment γλαύκωμα, πτερύγιον, ὑπόσφαγμα, ὑπόπυον, auec lesquels elle
a quelque affinité. Cataracte est vn assemblement d'humeur su-
perflüe qui s'espaissit, comme vne petite peau, entre la tunique
cornée, & l'humeur crystaline, à l'endroit de la prunelle de l'œil,
lequel empesche que le premier organe de la veuë, fait en forme
de crystalle, ne reçoiue distinctement les especes des choses externes, & qu'il ne les discerne librement.

Du commencement que l'humeur est encore si subtile, qu'elle ne peut estre apperceuë, il semble qu'on ne voit autres choses
deuant ses yeux, que des fumées & vapeurs, puis apres des mou-
cherons. Auec le temps elle deuient si espaisse, qu'elle offusque
entierement la veuë, quand elle couure toute la prunelle, où si
elle n'en couure qu'vne partie, elle n'offusque aussi qu'vne partie des choses representées. Et comme la figure de la suffusiõ est
diuerse, ainsi les obiects sont-ils diuersement representés. Il y a
deux sortes de suffusion, l'vne qui aduient par le propre vice de
l'œil, & l'autre par le consentement de l'estomach. La suffusion
propre abuse seulement l'vn des yeux, en representant faussemēt
les choses; ou si elle les trompe tous deux, ce n'est pas toutefois
ensemble, ny de mesme façon. La suffusion qui se fait par cõpas-
sion, les abuse tous deux ensemble, & egalement, de mesmes visions. En celle-la les apparitions sont perpetuelles, sans cesser vn
iour, voire vne heure. Mais en celle-cy il y a remissiõ & intermis-

Mmm

Que la catara-
cte doit estre biē
distinguée par-
my les maux
des yeux, qui
luy ressemblent.

Que c'est que
Cataracte.

Signes pour la
recognoistre.

Combien ily a
de sortes de suf-
fusion.

Marques pour
discerner l'Idio-
patique, d'auec
la sympatique.

fion, quãd on prend moins de viãdes qu'à l'ordinaire, & quel'e-
stomach la digere bien, ou qu'il est purgé auec de l'aloës. Et ren-
gregemẽt, quand il y a indigestiõ, ou que l'estomach fait du mal,
ou qu'on a enuie de vomir. Au surplus la Cataracte est tãtost recente & non encore enracinée, tantost cõfirmée & du tout figée.

Si elle retire à la couleur de fer, ou de plomb, ou d'eau marine,
elle est de mediocre consistence: mais si sa couleur ressemble au
plastre, ou à la gresse, elle est endurcie outre mesure. D'auantage si en frottant la paupiere de l'œil malade, la Cataracte vient à
s'espandre & se dilater, & incontinent apres retourne en sa premiere figure & grandeur, l'humeur n'est point encore affermie.
Et si pour la frictiõ du doigt, il n'y arriue aucun changement ny
de largeur ny de figure, elle est desia confirmée.

II.

Glaucoma est vn changement qui se fait de l'humeur crystalline en couleur verdoyante & blaffarde, cõme celle d'azur, à cause de sa secheresse & espaisseur. De sorte qu'il est bien differẽt de
la Cataracte, d'autant que cestuy-là vn dessechement & espaississement de l'humeur crystalline: & celle-cy vn assemblement
d'humeur estrange coulée d'autre part en l'œil. Ioint que ceux
qui sont trauaillés de Cataracte, voyent tous la clarté grande ou
petite: mais ceux qui ont le *Glaucoma*, n'apperçoiuent aucunemẽt
la lumiere.

III.

Pterygion est vne excroissance nerueuse de la membrane con-
ioinctiue, qui prend son origine du coing de l'œil, & petit à petit
s'estẽd iusques à la prunelle, & en fin la couure & offusque. Les
Latins l'appellent *vnguis*, les Barbares *vngula*, les François ongle.

IIII.

Quãd pour quelque coup receu en l'œil, les vaisseaux sont rõ-
pus ou meurtris, & que le sang se respand entre les tuniques, &
qu'il y apparoist au dessus comme des taches, au commencemẽt
rouges, & puis apres liuides & noires, les Grecs appellent cela
ὑποσφάγμα, les Latins *Sugillatio*. Or quelquefois ce sang respandu
en quantité hors de ses vaisseaux, par succession de temps se suppure, & tourne en boüe (comme tout sang amassé par mõceaux
sous le cuir aux autres parties du corps) alors se fait l'*Hypopyon*, lo-
pus sous la cornée occupant la moitié du noir de l'œil, ou luisant
par toute la cornée. D'ont vient qu'on y sent vne grande douleur pulsatile, qui s'estend iusques aux temples ; & si a rougeur
tout à l'entour.

*Le mal nommé des Arabes Cataracte, vulgairement tays & maille, est
appellé des Grecs ὑπόχυμα, & en Latin Suffusio, pour ce qu'il est causé d'vne
humeur espanduë sous la tunique cornée à l'endroit de la prunelle de l'œil.*

*Marques pour
discerner la re-
cente, d'auec la
confirmée.*

*Que c'est que
Glaucoma.
Comment il est
different de la
Cataracte.*

*Que c'est que
Ptherigion.*

*Que c'est que
Hypolphag-
ma.*

*Comment se
fait l'Hypo-
pion.*

*Pourquoy la
Cataracte est
nommée Hy-
pochyma &
Suffusio.*

Ce nom Grec ὑπόσφαγμα est descendu du verbe ὑποσφάζω, qui signifie assommer & meurtrir dessous.

Ce mot Grec ὑπόπυον est composé de πύον qui signifie pus & de ὑπό, c'est à dire dessous.

D'où est deduit
Hyposphag-
ma.
Hypopyon.

LOIX,
Pour iuger l'issuë de la Cataracte, & des maux qui luy retirent.

I.

LA Cataracte qui ne fait encore que commencer, se resout bien, mais telles qui de long-temps a sa consistence acquise, ne se peut aucunement resoudre. Aussi vient-on bien plustost à bout d'vne petite, que d'vne grande. C'est pourquoy deuant qu'elle soit enracinée, & venuë en perfection, elle peut estre guarie sans operation manuelle. Mais quand elle est confirmée, elle demande l'ayde du Chirurgien: moyennant qu'elle soit d'vne espaisseur mediocre seulement. Car lors qu'elle est endurcie outre mesure, si elle est piquée de l'esguille, en l'abbatant, elle amene la tunique auec soy, & la deschire, dont s'ensuit vne extreme douleur accompagnée de peril.

La Cataracte curable, & celle qui est incurable.

II.

Glaucoma est vn mal incurable, pour ce qu'il change la substance des humeurs.

Pourquoy le Glaucoma est incurable.

III.

L'ongle qui est delié & blanc reçoit plus aysément guarison: & celuy qui est espais & noir, plus difficilement. Aussi est-il facilement consommé auec des medicamens abstersifs, estant recét & petit: mais celuy qui est inueteré & grand, ne peut estre guary, que par la main seulement. S'il est renuersé, eminent & endurcy, il est incurable, d'autant qu'il est maling, & tient du chancre.

Le Pterygion qui est aysé, & celuy qui est difficile à guarir.

IIII.

La cure de la Sugillation ne doit point estre differée, pour ce que si le sang n'est bien tost resou, & auant qu'estre caillé, il se suppure volontiers, & induit par ce moyen en l'Hypopyon; & aussi que l'œil par succession de temps se ternit & noircit.

Qu'il ne faut point delayer la cure de l'Hyposphagma, de peur que l'Hypopyon ne luy succede.

LOIX,
Pour bien penser la Cataracte, & les autres vices qui luy approchent.

I.

Par quel moyen il faut tenter la cure de la Cataracte recente.

IL faut tascher de guarir la Cataracte qui n'est point encore acheuée, par vn regime de viure exacte, qui eschauffe, desseche & subtilise, sans remplir la teste de vapeurs; & par remedes vacuatifs, reuulsifs, & resolutifs, comme saignée, purgation, masticatoires, ventouses, frictions, cauteres, clysteres acres, collyres premierement legers, en apres plus forts, fomentations digerantes. Mais si la suffusion est confirmée, ayant piqué

De la Cataracte confirmée.

l'œil au coing prochain de la temple, on l'abbattra auec l'esguille, moyennant qu'elle ne soit ny trop coulante, ny trop fort attachée aux tuniques de l'œil, ains qu'elle ait atteint vne mediocre consistence, Si elle est venuë par compassion, l'on prouuoy-

De celle qui se fait par sympathie.

ra au preallable à la partie premierement mal-disposée, puis aux yeux malades.

II.

Commët il faut traicter le Pterygion.

Pour la guarison de l'ongle, il faut premierement ordöner vn regime de viure subtil & attenuät; en apres purger le corps plein d'humeurs grosses & visqueuses; & vser apres de topics abstersifs, pour consumer ce qui est superflu à la partie. S'ils n'en peuuent venir à bout, on aura recours à la Chirurgie.

III.

Commët il faut penser l'Hypo-sphagma.

Pour guarir la sugillation, apres auoir ordonné la saignée ou la purgation, s'il en est besoin, il y faut tout incontinent appliquer des topics resolutifs, adioustant au commencement quelques styptics parmy, pour-ce que la tunique des petites veines d'où sort le sang, est rompuë & froissée: puis sans aucun meslange d'astringens. Mais on s'aidera en premier lieu des plus legers, en apres des plus forts.

Vous verrez ces loix pratiquées sur vn paysant, trauaillé de la Cataracte, qui nous est venu autrefois trouuer à Reims pour auoir nostre aduis.

CONSVLTATIO
De Cataracta.

Diagnosis.

OCulorum vitia quibus alienum quidpiam conspicitur visionem præpediens sunt ὑπόσφαγμα, ὕπωπον, πτερύγιον, γλαύκωμα, ὑπόχυμα. quæ cùm inter se non minùs re quàm nomine discrepent, accurratè distinguendü quisnam sit hic præter naturam affectus iuxta pupillam conspicuus, qui impedit ne crystalloïdes primum videndi organum externarum rerum species excipiat, néve illas liberè cernat. Primò non est ὑπόσφαγμα sugillatio, quòd nulla ex ictu sanguinis intra tunicas effusio facta sit, nec inde macula principio rubra, ac postea liuescēs apparuerit: Neque ὑπόπυον, nullo sub corneam effuso sanguine qui in pus versus fuerit, nullóque inde vehementi dolore pulsatorio, ac rubore totius oculi prægresso: Neque πτερύγιον, vnguis, quia neruosa nequaquàm est adnata oculi membranæ excrescentia, ab angulo maiori exoriens, & ad pupillam inde perueniens: Neque γλαύκωμα, humoris crystallini in glaucum colorem transmutatio, quia laborans lucem à tenebris discernit, cum sub glaucomate ne lux quidem à tenebris distingui possit. Relinquitur ergò vt ὑπόχυμα, quod Græcis etiam ὑπόχυσις, Latinis suffusio, vulgò cataracta dicitur, visioni officiat. Adde quod principio fumi, vapores, nubes, muscæ, & alia id genus ante oculos obuersari visu sint, quæ antecedentia hypochymatis signa existunt. Iam verò humoris præter naturam inter corneam membranam & crystallinum humorem affusi concretio, albicantis tunicæ instar, maiorem pupillæ partem obtegens manifestè animaduertatur. Vnde visus ita læditur, vt perspicuè non possit discretas rerum species & colores oculus apprehendere, quæ consequentes sunt suffusionis notæ, citra controuersiam pathognomonicæ. Hæc autem hypochysis non per consensum ventriculi, sed proprio oculi vitio contracta, est cum visa alterij tantum oculo non vtrique simul per initia apparuerint, eáque citra vllam intermissionem aliquandiu perseuerauerint, etiamsi cibos pauciores & euchymos æger sumpserit, & probè coxerit. Ac paucis præterea post initium visorum diebus pupilla euaserit tenebrosa atque impura. Quod ad prognosim attinet, *Præsagitio.* hæc suffusio cum nec tanta sit vt toti pupillæ prætendatur, & visum ex toto adimat, nec ita inueterata vt alias iam radices egerit, nec post oculi frictionē vnita permaneat, sed dissiliat ac diffluat, nec penitùs ideò confirmata videatur, non est prorsùs incurabilis. Ad tentandam igitur curationem, imprimis mittendus sanguis è cephalica. Caput per interualla pilulis lucis, coccijs, de agarico, interdum potionibus phlegmagogus repurgādum, cerebrū apophlegmatismis vacuandum. Ad reuulsionem cucurbitulæ leues & cum scarificatu occipitio affigenda cauteria admonenda. Nec frictiones vnquā negligenda. Acriora enemata sæpiùs inijcienda. Topica item digerentia adhibenda, vt collyria primùm leuiora, deinde etiam valentiora, ex aquis euphras. chelidon. succo fœniculi, sacch. cando, felle perdicis, capræ, galli & similibus, ex aqua mellis destillata, & fomēta ex radice chelidon. folijs beton. verben. flor. cham. melilot. euphras. calend. maior. seminibus fœn. & fœnigrec. in aqua & vino albo decoctis. Victus ratio insuper calfaciens, exiccans, incidens, atque tenuis instituēda, ac vini imprimis abstinentia. Si autem his remedijs diutiùs vsurpatis suffusio non discutiatur, sed in dies magis magisque crassescat, & pupillam obducat, simul ac coctione mediocrem consistentiā acquisierit, sic vt neque mollior neque durior sit, acu punctō ad paruum angulum oculo deturbanda erit. Vbi quippe omninò confirmata est hypochysis, si quæ sit *curationis spes reliqua, in sola chirurgia videtur posita. Haec mea est de proposito affectu curando sententia.*

Consultabat Frambesarius cum D. Dambranco
pro Agricola Tartanensi, anno 1590.

TITRE IIII.

DE LA SVRDITE', ET DVRETE' D'OVYE.

LOIX,

Pour les discerner.

I.

Quelle differēce il y a entre surdité & dureté d'oüie.

QVand les oreilles sont tellement offensées, que non seulement on a peine d'entendre, ains qu'on commence à ne plus rien ouïr du tout, les Grecs nomment ce mal-là κώφωσις, c'est à dire surdité : mais il appelle la dureté d'ouïe, ὑποκώφωσις, βαρυκοΐα ἢ δυσηκοΐα.

II.

Leur cause.

La surdité & pesanteur d'ouïe est quelquefois acquise auant la natiuité par le vice de la conformation, ou pour-ce que l'organe de l'ouïe manque, ou bien qu'il a vne mauuaise figure. Quelquefois elle prouient apres la naissance, ou de l'humeur bilieuse qui gaigne le haut ; ou d'humeurs froides & grossieres entrées aux oreilles, & entassées bien auant dedans : Quelquefois aussi d'ordures y assemblées & endurcies, ou d'vn cal, ou tubercule charneux, qui s'y est engendré, ou d'autres empeschemens qui estoupent les pertuis des oreilles : Quelquefois d'vne inflammation, aposteme, vlcere, ou autre solution de continuité.

III.

Marques pour recognoistre les causes.

Si la sourdesse ou pesanteur d'ouïe procede d'humeurs cheleriques, elle arriue tout à coup, & coustumierement apres les fiéures, la bile retournant au cerueau. Au surplus la face & toute l'habitude du corps fait paroistre que la temperature est bilieuse. L'aage, la maniere de viure, la constitution du temps, & la region chaude & seche monstrent que l'humeur bilieuse est abondante. Si elle tire son origine d'humeurs froides & grossieres tombées dans les oreilles, il y aura pesanteur tant d'oreilles que de teste, & d'autres indices de la pituite dominante. S'il y a quelque bagage qui bouche le trou des oreilles par dehors, on l'apperçoit manifestement par les sens. Si les oreilles sont trauaillées d'inflammatió, l'on y sent chaleur, douleur pulsatile & extremement poignante, & y suruient-il vne petite fiéure, accompagnée de ses symptomes. Et si vn abscés succede à l'inflammation, & vne vlcere à l'abscés, il y sort du pus dehors par le pertuis de l'oreille, qui adoucit la douleur, & allege la pesanteur.

LOIX,
Pour iuger l'issuë de la surdité & dureté d'ouye.

I.

LA surdité qui procude du vice de nature, ou qui suruient incontinent apres la naissance, estant parfaicte, est incurable. Encore celle qui n'est pas parfaicte, mais inueterée, ne reçoitelle pas, ou bien difficilement guarison, selon Paul.

La surdité incurable, & celle qui reçoit malaysément guarison.

II.

κόσσιοι χο-
ώδεα τὰ δια-
όχημαῖα, κω-
όσιος ἐπιγε-
μύης, παύονται κỳ ὁ κόσσιοι κώφωσις, χολωδέων ἐπιγινομένων παύεται. Hipp. aph. 28. l. 4.

Ceux qui ont vn flux de ventre bilieux, deuenãs sourds, il cesse: Et ceux qui sont sourds, leur suruenant vn flux de ventre bilieux, ils oyent incontinent clair, quand la sourdesse prouient d'humeur bilieuse, & non pas pituiteuse.

Qu'vn flux de ventre bilieux suruenant à la surdité, est profitable.

III.

κόσσιοι αὐ ἐν
σι πυρετοῖσι
ἐπι κωφω-
, αἷμα ἐκ ρι-
ρυὰν, ἤ κοι-
ἐκπερίχθεῖσι, λύῃ τὸ νόσημα. Hipp. aph. 60. l. 4.

Ceux qui deuiennent sourds durant la fiéure, s'il leur suruient vn flux de sang par le nez, ou vn desuoyement de ventre, ils sont aussi tost quittes de leur sourdité; pource que l'humeur peccãte, qui en estoit cause, est euacuée ou retirée arriere des oreilles par l'hemorrhagie, ou la diarrhée.

Qu'il est expedient que l'Hemorrhagie, ou diarrhée suruienne à ceux qui sont deuenus sourds pendant la fiéure.

IIII.

La dureté d'ouye est bien à craindre, pource que prenant petit à petit accroissement, par succession de temps, elle induit vne parfaicte surdité.

Comme il ne faut point negliger la dureté d'ouye.

LOIX,
Pour bien penser la surdité & dureté d'ouye.

I.

LA surdité qui vient à naistre de la bile montant en haut, se guarit sans grande difficulté, en euacuant l'humeur peccante par medicamens cholagogues, qui la tirent en bas.

Par quel moyen on cognoist la surdité & dureté d'ouye, causée d'humeurs bilieuses.

II.

Si la surdité, ou dureté d'ouye prouiét d'humeurs cruës & gros-

D'humeurs pituiteuses.

ſieres, il faut ouurir la veine, ſi le mal eſt recent, ou s'il y a des humeurs cruës & groſſieres en abondance meſlées parmy le ſãg: ſi non, il ſuffira de purger auec hiere, pilules cochées, & autres ſemblables phlegmagogues, aprés auoir preparé les humeurs. La purgation vniuerſelle eſtant deüement faite, il eſt expediẽt d'attirer la pituite du chef par maſticatoires, ſternutatoires, & errhines; & de la reſoudre quand-&-quand par topics inciſifs & attenuatifs, mis dans les oreilles. Au ſurplus il eſt beſoin de deſſecher & corroborer la teſte par tous moyens.

Pour la verification de ces loix, ie produiray icy deux exemples notables. Le premier de monſieur Morus, Docteur Theologal à Reims, tres-renommé pour ſa doctrine, & ſa ſainteté de vie, qui m'a autrefois appellé en conſultation auec pluſieurs Medecins du lieu, pour vne dureté d'oüie qui luy arriua ſur ſes vieils iours. Le ſecond d'vn honneſte marchand de la ville deuenu ſourd tout à coup, pendant qu'il eſtoit trauaillé de fiéure.

CONSVLTATIO I.

De Hypocophoſi.

Diagnoſis. AFFECTVS aurium Domino M. Iamdiu moleſtus atque infeſtus, non κώφωσις, ſurditas, ſed ὑποκώφωσις, ἢ βαρυκοΐα, ἢ δυσηκοΐα, auditus grauis & difficilis appellari debet, cùm audiat quidem, ſed grauiter atque difficulter. Excitatur autem id ſymptoma vel ab humoribus frigidis, craſſis ac pituitoſis ad aures decumbentibus, ibíque penitùs impactis & cõquieſcentibus: aut à calidis ac bilioſis ſurſùm vergentibus, qui media intemperie, audiendi functionem lædunt: aut propter ſordes concretas obduratáſve, obortum in aure callum, tuberculum carnoſum, aliáve impedimenta, quæ auris anfractum obſtruunt: aut à phlegmone, abſceſſu, vlcere, aliáve continui ſolutione. At non ob calidos bilioſóſque humores ſurſum vergentes contigit hæc βαρυκοΐα, quia nec æſtiuo tempore iuuenem corripuit, nec poſt febrem recurrente bile ad cerebrum, de repẽtè infeſtauit. Nec ob ſordes aliáſve cauſas aurium meatus obturantes: cum præſertim illæſũ appareat auriũ foramẽ. Nec à phlegmone indéque nato vlcere, quia nec calor nec dolor vehementer lancinans atque pulſans, nec febris ſuis comitata ſymptomatis præceſſerunt, nec vnquam pus foras per auris anfractum manauit. Relinquitur ergò vt à frigidis, craſſis ac phlegmaticis humoribus in cerebro præ aſſiduis lucubrationibus, indefeſſíſque literarum ſtudys imbecillo redũdantibus, ác vtriuſque auris neruum, primum audiendi organum occupantibus ortum ducat, vt cõſtat, non modò è capitis grauitate, ſed etiã ex eo quòd ſenem hyberno tempore, à longa in loco frigido mora primùm prehenderit. Adde quòd ſum grauior, difficiliórque auditus illi contingat, cum mucoſa excrementa præ nariũ obſtructione non expurgantur, nec libera aluus eſt. Quod ad prognoſim atti-

Prognoſis. net, quæcumque ab ipſo ortu vel etiam paulò pòſt, ſed longiſſimè & perfe-

ctæ

*Et ſurditates conſtituuntur, immedicabiles exiſtunt: Quæ verò non ab-
ſolutæ quidem, ſed diuturnæ tamen, & ipſæ curationem non recipiunt, aut
certè difficillimam, inquit Ægineta. Quocircà cum iam à tribus annis hæc
hypocophoſis contracta ſit, vix vllam ſanè curationis ſpem polliceri audeam.
Si qua tamen curandi ratio profutura eſt, hæc in remediis materiam de-* Curatio.
*mentibus, & partem affectam roborantibus tota videtur poſita. Vt dema-
tur materia, per epicraſim repurganda eſt catapotiis cocciis, ex agarico, ex
hiera, vel ſyrupo cathartico ex cephalicis & phlegmagogis comparato: Deinde per os & nares apophlegmatiſmis, errhinis, & ptarmicis è capite elicienda: Tum topicis diſcutienda medicamentis in aures iniiciendis, quæ diui-
dant, incidant & attenuent craſſos & viſcoſos humores parti laboranti penitus impactos & tenacius inhæreſcentes. Cuiuſmodi ſunt rutæ ſuccus cum
melle, aut caſtoreum, cum oleo anethino, vel ſuccus cæpæ, porri cum aqua vitæ, vel oleum ſaluiæ arte chymica extractum in aures infuſum. Omnis item
piſcis, aut perdicis aut capræ fel, per ſe vel aceto exceptum, & aurium mea-
tui inditum: fomenta ex abſynthio, mentaſtro, origano, maiorana, ſtœchade
& ſimilibus in aqua decoctis quorum etiam vapor per infundibulum ollæ
adaptatum in meatus auditorios recipiatur: aceti inſuper vapor hoc modo
in aures acceptus. Caput poſtea omni modo corroborandum, tum ſumptis vt
conſeruis betonica, ſaluia, anthos, corticibus citri cõditis, nucibus meſcha-
tis conditis, aromatico roſato, theriaca, mithridatio, vel opiata ex commẽ-
moratis, ſyrupo de ſtœchade exceptis concinnata, ſub horam ſomni ad craſſioris fabæ quantitatem data: tum admotis, vt frictionibus matutinis, ſac-
culis ex milio, ſale, furfure, ſaluia, maioran. ſeminibus aniſi & fœniculi torrefactis in ſartagine: cucupbis ex cephalicis pulueribus bombace exceptis,
ſtatim à prandio, ac cœna nec legendum, nec ſcribendum. Cùm autem inue-
teratus ſit affectus, corpúſque ſenio, inedia, vigiliis & literarum ſtudiis
confectum, nec videtur ſanguis mittendus, nec victus tenuior eo quo vti
conſueuit imperandus. Hęc remedia ſunt, quę tentanda mihi videntur.*

Conſultabat Frambeſarius cum DD. Dambraneo,
Bleucorteo, Herueto, Iaqueſſenio & Viſcotio,
Doctoribus Medicis, pro D. H. Morọ Eccle-
ſiaſte clariſſ. Remis, die 24. Septemb. 1592.

*L'an 1606. 14. iour d'Auril, ie conſultay à Rheims, auec Monſieur du
Laurent, premier Medecin du Roy, & Monſieur de l'Orme, premier
Medecin de la Royne, pour le ſieur Nicolas Boulet, Receueur des deniers
Royaux, incommodé d'vne durté d'ouye prouenante de meſme cauſe.*

CONSVLTATIO II.

Περὶ βαρυκοΐας à biliofis humoribus ortæ.

Dignotio. HÆc auditus grauitas de repentè febri acutæ superueniens, διὰ χ λῶδη χυμὸν ἂν ἄρροπον, ob biliosum humorem sursum vergentem contigit. Facies enim & totus corporis habitus biliosam temperaturam præ se ferens, ætas florida, æstiuum anni tempus, ac consueta victus ratio calida & sicca, bilis exuperantiam indicant. Porrò quæ à biliosis humoribus ad superiora impetum facientibus nascuntur surditates (inquit Paulus) vacuationibus per medicamenta cholagoga ex facili abolentur. Quidam etiam sua sponte malo liberantur, bile inferiùs descendente. Quod Hippocrates confirmat. Quibus, inquiens, biliosæ accidunt deiectiones, hæ superueniente surditate cessant: quibus surditas sit, hęc superuenientibus biliosis deiectionibus cessat. Et quibus in febribus aures obsurduerunt, sanguis è naribus fluens, aut aluus turbata morbum soluit. Nisi igitur laborans breui ab hoc liberetur symptomate, benigno cholagogo, verheo in aqua lactucę infuso & syrupo rosarum pallidarum erit repurgandus.

Consultabat Frambesarius cum D. Viscotio, pro ciue Remensi, anno 1589.

TITRE V.

DE L'HEMORRHAGIE.

LOIX,
Pour la discerner.

I.

Que c'est que Hemorrhagie proprement, & generalement prise, selon son etymologie. HEmorrhagie est proprement prise des Grecs pour le flux de sang par le nez: açoit que ce mot αἱμορραχία, signifie generalement tout impetueux flux de sang, soit des narines, soit de la bouche, des poulmons, de la poictrine, soit de l'estomach, du foye, des intestins, du fondement, de la matrice, ou d'autres endroits, attendu qu'il est composé du nom αἷμα, c'est à dire sang, & du verbe ῥήγνυμι, signifiant icy non pas simplement rumpo, ains erumpo, c'est à dire sortir auec violence.

II.

Ses causes externes. Les causes d'Hemorrhagie sont externes ou internes. Externes, comme coup receu, cheute de haut, exercice violent, grand cry, chaleur extreme, longue demeuré au Soleil, & autres plusieurs cogneuës par le rapport du patient, ou de ses

gens. Les internes antecedentes sont Plenitude & Cacochy- *Internes.*
mie. Mais les prochaines sont maladies organiques ou communes : organiques, comme apertion ou rarefaction des vaisseaux; communes, comme ruption ou vlceration d'iceux. Car *Comme toute*
le sang sort immediatement des vaisseaux ouuerts, rarefiez, *Hemorrhagie*
rompus ou corrodez. De là vient que toute Hemorrhagie se *se fait.*
fait *per* ἀναστόμωσιν, διαπήδησιν, ῥῆξιν, ἢ διάβρωσιν. Car souuent le sang *Par ouuerture*
croist en telle quantité qu'il ne peut plus tenir dans ses vais- *ou rupture.*
seaux, tellement qu'il sort dehors auec impetuosité, apres les
auoir ouuerts ou rompus. Ce qui est recogneu par les signes de
la superfluité du sang. Quelquefois il est si subtil & sereux qu'il *Par transcola-*
passe comme la sueur à trauers des tuniques des vaisseaux rare- *tion.*
fiees. Quelquefois il est si acre, mordicant & corrompu, qu'a- *Par erosion.*
yant rongé ses vaisseaux, il coule dehors. Ce qu'on apperçoit,
tant par la qualité du sang qui est espandu, que par les autres signes de la cacochymie du corps. Parquoy l'ouuerture des vais- *Comment est*
seaux aduient pour l'abondance du sang qui se ruë impetueuse- *causee Anasto-*
ment à leurs orifices, principalement s'il est participant de *mosis.*
quelque qualité cuisante. La transcolation prouient de la sub- *Diapedesis.*
tilité du sang, & de la rarité des tuniques des vaisseaux. La rup- *Rexis.*
ture arriue, ou par la plenitude du sang, estendant violemment
les vaisseaux, ou par playe, ou contusion, par quelque coup,
cheute, ou autre cause violente apparente. L'eresion se fait, ou *Diabrosis.*
par dedans, pour l'acrimonie du sang, ou de l'humeur meslee
parmy, ou par dehors, auec medicamens cortosifs, ou le feu.

Ce mot ἀναστόμωσις *i.* apertio, *est deriué du verbe* ἀναστομόω, *qui signifie* *D'où est deriué*
desboucher, ouurir, composé de ἀνὰ *& de* στομίω, *i.* os facio, *descendu du* *ce mot ἀναστό-*
nom στόμα, *id est* os, *c. bouche.* *μωσις.*

Ce mot διαπήδησις, i. dissultatio, *est deriué du verbe* διαπηδάω, *i.* dis- *Diapedesis.*
sulto, transilio., saltu supero, seu transeo, *c. saillir hors de sa place,*
sauter par dessus, passer outre. Lequel est composé de διὰ, *& de* πηδάω, *i.*
salio, salto, *c. saillir, sauter.*

Ce mot ῥῆξις *i.* ruptura. *est deriué du verbe* ῥήσσω, vnde ῥήγνυμι. i. fran- *Rexis.*
go, rumpo, *c. rompre.*

Ce mot διάβρωσις, *i.* erosio, *est deriué du verbe* διαβρώσκω, *i.* peredo, *c.* *Diabrosis.*
manger tout, ronger, lequel est composé de διὰ *& de* βρώσκω, *i.* edo, *c.*
manger.

III.

Le flux de sang quelquefois arriue premierement & de soy- *Que l'Hemor-*
mesme, ou quelquesfois suruient aux maladies aiguës, & ce ou *rhagie est Cri-*
par la force de nature qui iette hors du corps par ceste voye-là, *tique, ou symp-*
ce qui l'importune, ou contre nature, pour l'abondance de la *tomatique.*
matiere peccante, qui bouillant s'enfuit, presque ainsi que le
moust enfermé dans vn tôneau. De là vient que l'Hemorrhagie

est quelquefois critique, quelquefois symptomatique.

IIII.

A qui elle arriue.

Les adolescens si tost qu'ils commencent à changer la voix, ou qu'ils entrent en l'exercice venerien, sont subiects au flux de sang par le nez.

Ephœbi
ὁκόταν τϱαχί
ζωσιν, ἢ ἀφϱο
διάζωσιν. αἱ
μοϱϱαγέωσι.
Hip.6.Epid.

V.

Comment en cognoist si le sãg sort d'vne veine, ou d'vne artere.

Le sang issu de l'artere, est plus subtil & plus iaune, & si sort en tressaillant : Au contraire, celuy qui vient d'vne veine, est plus espais, & plus rouge, & si ne sort point hors en sautant.

LOIX,
Pour iuger l'issuë de l'Hemorrhagie.

I.

Comme il succede des maux pernicieux à l'Hemorrhagie qui dure long temps.
Signes mortels en l'Hemorrhagie.

SI le flux de sang par le nez perseuere long temps, il est à craindre, qu'on ne tombe en fin à cœur failly, ou que le foye ne vienne à s'affoiblir & refroidir, & qu'il ne s'ensuiue de la Cachexie, & Hydropisie.

II.

Le flux de sang auec froideur dès extremitez, est mortel.

III.

Quand aux siéures ardentes il degoutte vn peu de sang par les narines, c'est vn signe mortel. Car cela monstre la debilité de nature, qui tasche à ietter hors les choses superfluës, mais elle ne peut, comme tesmoigne Galien.

IIII.

La bonne & la mauuaise Hemorrhagie.

Quand le sang fluë de la narine, qui respond directement à la partie malade, c'est bon signe. Mais le flux de sang arriuant au contraire, est mauuais, comme s'il se fait de la narine dextre, au mal de rate.

Hemorrhagia,
si fiat, κατ'
ἴξιν, bonum.
Tὸ ἀναπαλιν
αἱμοϱϱαγέειν.
πονηϱὸν. οἷον
ἐπὶ σπληνὶ μέ
γάλῳ ἐκ δεξίᾳ.
Hippocr. aux
Coac. & pror
rhet.

V.

Quand elle est profitable.

Quand les menstruës cessent, le sang venant à couler par les narines, est vtile, selon Hippocrate.

LOIX,
Pour bien penser l'Hemorrhagie.

I.

Consideration sur l'estanchement du sang.

LE flux de sang par le nez, ne doit point estre estanché, quand il est critic, si ce n'est que pour son abondance, il vienne à abbatre entierement les forces.

II.

Pour arrester le flux de sang, il faut premierement oster la cause antecedente, soit Plethore ou Cacochymie, en apres guarir la maladie, soit organique, comme apertion, ou rarefaction; ou commune, comme playe ou vlcere. *par quel moyen il faut arrester l'Hemorrhagie.*

III.

Il faut commencer la cure de l'Hemorrhagie, par les remedes qui destournent le sang aux autres parties du corps, pour faire retirer la cause antecedente : en apres venir à ceux qui sont propres à la maladie, cause prochaine & immediate du symptome. *De quels remedes il faut vser, pour esloigner la cause antecedente.*

IIII.

Les medicamens astringens qui rebouchent & reserrent, sont propres aux vaisseaux ouuerts & rarefiez, les glutinatifs à ceux qui sont rompus, & les incarnatifs auec alimens de bon suc, à ceux qui sont corrodés. *Qui sont les remedes propres à la cure de la maladie.*

V.

Si le flux de sang se fait par transcolation, il faut procurer la purgation des humeurs sereuses, le reserrement des veines, & l'espaississement du sang. Si par erosion, les medicamens escharotics, qui induisent vne crouste, sont conuenables. Si par ouuerture ou rupture, les reuulsifs, vacuatifs, refrigeratifs, restraintifs, oppilatifs & glutinatifs, sont requis. *Remedes particuliers pour guarir l'Hemorrhagie faicte par transcolation. Erosion; Apertion & ruption.*

VI.

Il se faut ayder du froid, és lieux d'où le sang coule, on pourra couler, non pas dedans, ains à l'entour, selon Hippocrate. *Où il faut appliquer les topics.*

VII.

Il ne faut point appliquer de remedes trop froids sur la teste, partie froide & noble, pour ce qu'ils congelent le sang & l'esprit animal, & esteindent leur chaleur naturelle. *Pourquoy il ne faut riē mettre trop froid dessus la teste.*

VIII.

Les narcotics & les caustics ne doiuent point estre mis en vsage, sans y bien penser auparauant, attendu qu'ils sont dangereux. *Aduertissement sur l'vsage des narcotics & caustics.*

IX.

Il n'est pas temps d'vser de topics refrigeratifs & restraintifs, auant que la matiere soit destournee vers les parties contraires, de peur que le sang tombant sur l'aspre artere, & les poulmons, ou dans l'œsephage ou l'estomach, ne suffoque le patient, ou retournant à la teste, ne cause des conuulsions, ou parotides. *Sur le temps d'vser des refrigerans & astringens.*

X.

Entre les topics qui arrestent le flux de sang par le nez, les vns font cela par leur froideur, en glaçant presque le sang, comme la laictuë, le pauot, l'opium: les autres par leur astriction, en chant le sang. *Par quel moyen les topics estanchent le sang.*

eſpaiſſiſſant le ſang, afin qu'il ne coule pas ſi ayſémēt: les autres,
pour ce qu'ils ont vertu de glutiner les orifices des veines ouuertes: comme l'encens, le blanc d'œuf, la gomme Arabique:
les autres en faiſant vne crouſte, qui ſert de couuercle, comme
l'arſenic, le vitreol, la chaux viue. Et ſi en a aucuns qui eſtanchent le ſang par vne proprieté occulte, comme le ſuc de pour-
reau, de mente, & d'ortie.

*Pour confirmer ces Loix, ie reciteray icy deux hiſtoires, la premiere d'vn
ieune Gentil-homme trauaillé d'Hemorrhagie au Siege de Laon, pour lequel
i'ay eſté appellé en conſultation auec Monſieur d'Alibour, Conſeiller &
premier Medecin du Roy.*

*La ſeconde du Sieur de Sallenoüe; ſurprins d'vn flux de ſang par le nez,
à Reims, que i'ay penſé malade, auec Monſieur d'Ambraine Doyen de la
faculté de Medecine audit lieu.*

CONSVLTATIO I.
De Hemorrhagia, quæ adoleſcenti æſtate ſuperuenit.

Dignotio.

Sanguinis è naribus tanto impetu erumpentis cauſa, externa quidem eſt
vehementior exercitatio, æſtuoſo cœlo ſuſcepta: ſed interna partim ſanguini quātitate & qualitate peccati, partim vaſis per anaſtomaſim reſeratis *lege diag. 2.*
referenda eſt. Is quippè propter motū immodicum excandeſcens, ad venas &
arterias quæ in capite & naribus ſunt, impetu ruit, ac præ copia, tenuitate
& acri quadam qualitate earum ora recludit. Vnde magna vbertate pro-
fluit. Sanguinis enim exuperantiam εὐπορία, ætas adoleſcens, vernum tempus antecedens, victus ratio plenior, pulſus plenus, grauans capitis dolor
antegreſſus, color faciei rubicundus, vaſorum tenſio, & alia id genus ſigna
apertè arguunt. At ſanguinis tenuitas vt & acris qualitas illi extrinſecùs

Præſagitio.

incidit, partim ab immodico exercitio, partim ab æſtate cœlíque conſtitutione calida & ſicca: hæc diagnoſis. Quod ad prognoſim attinet, ſi ſanguinis
profluuium longo tempore perſeuerauerit, timendum erit aut animi deliquium, aut iecoris imbecillitas & refrigeratio, nc demum cachexia & hydrops. Quamobrem hæmorrhagia cum præſertim nec critica ſit, nec ex con-
ſuetudine naturali, ſed omninò præter naturam, iāmque vires ægrotantis
propemodum infregerit, quamprimùm ſupprimenda eſt, manu, victu &

Curatio.

medicamentis. Curandi enim ratio à chirurgicis præſidiis ſanguinem ad
alias partes auertentibus inchoanda, vt antecedens cauſa remoueatur. Imprimis igitur ad fluoris impetum in contraria reuocandum phlebotomia è
cephalica brachy quæ è directo profuſioni reſpondet adminiſtranda, idque
anguſto foramine, vt ſubtilior ſanguis effluat, maneátque craſſior minùs ad
fluendum idoneus, ac ne etiam tanta fiat vacuatio. Erítque tutius ſæpè in
horas parum ſanguinis detrahere, quàm magnam ſemel quantitatem ducere. Vincula deinde dolorifica digitis manuũ & pedum, & articulis inyciē-
da ſunt. Cucurbitulæ ſtatim poſt vincula hypochondrio è regione naris ſanguine fluentis affigenda, necnon & ſcapulis & ſumma ceruici, etiam enim

*scarificatione. Frictiones etiam validæ brachiorum & manuum deorsum
ducendæ. Extremæ partes in aquam calidam immergendæ. Timor deniq;
incutiendus, cyathis aquæ frigidæ duobus vel tribus interuallo iniectis in
faciem ægri incogitantis. Per eum enim sanguis vnà cum spiritu & calore à
circumferentia ad centrum reuocatur. His peractis, instituenda victus ratio tenuis, refrigerans & adstringens vias per quas fertur sanguis. Quocircà versetur in aëre frigido, arte parato per acetum & aquam rosarum, folia vitis, salicis, rubi, nymphæ, violarum. Cibi sint glutinosi qui sanguinem
incrassent (quia biliosior & tenuior) quales sunt pedes & capita vituli,
veruecis, aliorúmque animalium, caseus recens, pinguis. Coquantur obsonia
in aqua chalybata, sumantúrque ex omphacio, succo vinorum granatorum,
aranciorum, limonum, ad infrigidandum sanguinem, vt sic ad fluendum
reddatur ineptior. Vescatur etiam lactuca, portulaca, endiuia, scariola, ad
vias per quas fluit sanguis densandas & contrahendas, necnon pyris, malis
cotoneis, mespylis. Bibat vinum crassum & rubrum aqua chalybata dilutum, contrà album & tenue deuitet. Quiescat tum corpore tum animo, quòd
vtriusque motus humores exagitet, & ad fluendum côcitet. hac viuendi ratione instituta, bilis quæ permista sanguini ipsum acriorem tenuiorémque
reddit, vacuanda, ex ʒ ij. rei in aquæ plantag. ʒ iiij. addita syrupi rosar.
pallidar. ʒ j. vel ex decocto ʒ ij. myrobal. citrin. in quo cathol. ʒ iij. & syrupi rosar. siccar. ʒ j. dissoluta sint, vel ex decocto prun. Damasc. & ta-
marind. an ʒ ß. seminum melon. cydon. plantag. an. ʒ j. flor. violar. & nenuphar. an. P. j. in quo rhei el. ʒ ij. cum santal. citr. Ɔ ij. infusâ, & syrupi cydoniorum, ʒ vj. dissolutæ fuerint. Mox properandum ad medicamenta refrigerantia & adstringentia quæ sanguinem velut glaciant, & ob id ad
fluendum ineptiorem reddunt, viásque condensant & contrahunt per quas
sanguis fluit, tum intrà corpus sumenda, cuiusmodi sunt syrupi limonum,
granatorum, nenupharis, papaueris, rosarum siccarum, myrtillorum, cydoniorum, cum duplo aquarum plantag. oxalyd. portulac. rosarum, solani, &
eum ʒ j. trochiscorum de berberis, de spodio, de bolo, de carabe. Opiata ex
conseru. rosarum, symphyti, additis bolo Armen. terra sigillat. corallo rub.
lapide hæmat. corn. ceru. vsto, seminibus plantag. & lactuc. cum syrupo
myrtillorum parata: tum extrà corpus adhibenda, vt anacollemata fronti
admouenda, ex boli Armen. sanguinis draconis an. ʒ iij. mastiches farinæ
volatilis an. ʒ ij. cum oui albumine & succo plantaginis, vel ex argilla, farina triticea incorporatis cum oui albumine, addito momento aquæ rosarum & aceti, & aliis id genus emplasticis, quæ sua lentitia meatus obstruen-
do sanguinem exitu prohibent. Linamenta naribus indenda iis quæ venarū
hiantium ora glutinare possunt imbuta, vt thuris ʒ ij. aloës ʒ j. redactis in
puluerem, & cum oui candido subactis, mollißimbque leporis pilo exceptis,
vel turunda in nares immittenda in boli Armen. terræ sigillat. ana ʒ j.
aloës & pilorum leporis minutim concisorum ana ʒ ß. cum oui albumine
& oxycrato exceptis, mersa. Escarotica vrendo crustam quæ hiatui vasorum
sit operculi vice inducentia, vt chalcitis & chalcanthum, adstringentibus*

quibuſdam, eſthara valentiùs hæreat permiſta, in puluerem redacta, ſi ſumma vrgeat neceſſitas, per ſe in nares inſufflanda. vel linamento capta indenda, vel narcotica quæ ſanguinem glaciant adſtringentibus permiſta, ve
opÿ gr.ÿ.camphor.gr.v,aloës ʒ ÿ. thuris ʒ iÿ.cum oui albumine incorpora-
ta,ſi prædicta nihil promoueant naribus indenda. Et quæ occulta proprietate ſanguinem ſiſtunt, vt ſuccus baſilici,porri,mentha, vrticæ ſpongia exceptus in nares immiſſus. Stercus aſininum recens in nares cum bombace
immiſſum, vel ipſius exiccati puluis in nares per calamum efflatus. Necnon
limacum ſimul cum teſta aſſatarum puluis ſimiliter efflatus, aut cum oui
albo ſubactus. Spongia vel lintea ſucco plantag. polygon. burſæ paſtoriæ,
equiſeti, vel oxycrato imbuta, iterum atque iterum fronti, mammis, teſti-
culis admouenda. Linteamina madefacta in aqua plantag. & roſarum an.
ʒ).aceti ʒ ß. camphor. ʒ j. collo inuoluenda. Epithemata ex aqua plan-
tag.cichor, roſar. oxalyd. an. ʒ ÿ.aceti ʒ j. diamargarit frig. diatrionſantalon an. ʒ j. boli Armen.ebor. vſti,lapidis hæmatitis an. ʒ ß. hepati applicanda. Hæc ſiſtendo ſanguinis profluuio mihi videntur conferre remedia.

  Conſultabat Frambeſarius cum D. Alboſio, Archiatro Regio, pro ingenuo adoleſcente, in exercitu
  Regio,Bruariæ,anno 1594.

CONSVLTATIO II.

De immodico ſanguinis è naribus profluuio.

Dignotio.

Citatior hæc Hæmorrhagia fit à plenitudine ſanguinis non puri, ſed
bile perfuſi ora venarum in nares deſinentium per anaſtomaſim reſe-
rante. Cum enim plethora & cacochymia bilioſa conſpicua ſint in corpore
ſigna, vtraque antecedens cauſa ſtatuenda eſt: vt & venarum reſeratio, quæ
morbus eſt organicus, proxima & immediata ſymptomatis cauſa. Quod ad

Prædictio.

prognoſim attinet, hæc ſanguinis ſuperuacanei eruptio, etſi hactenus huic
iuueni ſaluberrima fuit, quòd natura ſe exonerarit ea qua velut ſarcina pre-
mebatur materiæ copia, quæ alioqui febrem, vel phlegmonem, vel alium
grauiorem morbum aliquandò excitaſſet:ſi diutiùs tamen ſinatur, pernicio-
ſiſſima videtur illi futura. Periculum quippè eſt ne proſternat omninò vires, néve refrigerato præter modum hepate, hyerops, tandem conſequatur.
Itaque cùm iam ſatis ſupérque ſanguis profluxerit tempeſtiuum eſt vt ſup-
primatur. Ad ſiſtendam autem hæmorrhagiam remouenda primum ante-

Curatio.

cedens cauſa, auferendus deinde morbus. Ad antecedentem cauſam remo-
uendam,ſecanda imprimis vena cephalica brachÿ, quæ è directo profuſioni
reſpondet,non ſemel tantùm, ſed iterum atque iterum, interpoſito temporis
ſpatio. Deinde cucurbitulis, vinculis, frictionibus & aliis id genus remediis chirurgicis, ſanguis ad alias partes eſt auertendus. Dempta plenitudine, bilioſa impuritas ſanguini permiſta benigno cholagogo eſt expurganda.
Purgata

Purgata cacochymia plethora coniuncta properandum ad morbi organici curationē, alimentis & medicamentis reseratas venas obstruentibus, viásq; per quas fluit sanguis adstringentibus, præsertim frigidis moliendam. Vtendum ergo victus ratione refrigerante & adstringente, vt lactuca, portulaca, endiuia, scariola, pyris, malis cotoneis, mespylis. Cibis glutinosis sanguinem incrassantibus, vino crasso & rubro aqua chalybata diluto. Exhibendi syrupi de granatis, de limonibus, de nymphæa, de papauere, de rosis siccis, de myrtillis, de cydoniis, cum aquis stillatitiis plantag. oxalyd. portulac. nymphæa, atque trochiscis de berberis, de spodio, de bolo, de carabe. Postea extrinsecùs adhibenda erunt topica, vt anacollemata ex bolo Armena, sanguine draconis, mastiche, farina volatili, & oui albumine, fróti admouēda. Linamenta ex aloe, thure, bolo Armena, sanguine draconis, oui albumine, & aliis id genus emplasticis venarum hiantium ora obstruentibus & glutinantibus imbuta, naribus indenda. Lintea in aqua frigidissima, vel oxycrato, vel succo plantaginis, polygoni, bursæ pastoris, equiseti, vel aqua stillatitia plantaginis, cichorij, rosarum, oxalydis, solani, & aceto madefacta, iterum atque iterum fronti, collo, mammis, testiculis & hepati epithemathum modo applicanda. Hac methodo sistendum mihi videtur id sanguinis profluuium.

Consultabat Remis Frambesarius cum D. Dambraneo socero suo, pro Domino Sallanouano, anno 1588.

TITRE VI.

DES VICES DE L'ODOREMENT.

LOIX,
Pour les discerner.

I.

Qui sont les symptomes de l'odorement.

D'où prouient l'abolition, ou diminution du flairement.

LEs vices de l'odorement sont abolition ou diminution du flairement, & perpetuelle puanteur d'haleine. L'odorement se perd ou se diminuë, quand le conduit des narines & de l'os ethmoïde est estoupé, par lequel l'odeur a de coustume d'estre attiree: & ce, ou pour quelque carnosité, ou polype, ou inflammation, ou distillation du cerueau dans le nez. Et s'il n'y apparoist signe quelconque de pas vn de ces maux, il en faut attribuer la cause, ou aux premiers ventricules du cerueau, ou aux apophyses mammillaires, où est le sentiment des odeurs. Il est certain qu'il y a là ou intemperature, ou abondance d'humeurs, ou quelque corruption qui gaste le sentiment & ses esprits.

II.

La puanteur d'haleine procede ou des narines, ou de la bouche. Si des narines, c'est à cause de l'intemperature simple, ou
auec matiere, qui est aux premiers ventricules du cerueau, ou
aux proçez mammillaires ; ou pour l'obstruction des conduits
de l'os ethmoïde, prouenans d'excremens morueux retenus
contre la coustume; ou à raison d'vn polype, ou d'vne vlcere putride appellee *ozæna*, ou de quelque autre mal qui consiste aux
narines. Si elle sort de la bouche, elle viēt du vice de l'estomach,
comme d'indigestion, ou des poulmons, comme de Phthisie, ou
de la corruption des dents ou des genciues.

III.

Quand la faculté d'odorer est offensee, si la voix demeure en
son entier, la maladie est aux ventricules anterieurs du cerueau,
endommagés d'intemperature seulement, ou d'abondance
d'humeurs peccantes auec. Mais si la voix en a ressenty l'attouchement, estant aucunement empeschee & renduë casse, le
mal prouient d'obstruction de l'os ethmoïde, cause de quelques humeurs corrompuës. Car les narines seruent au flairement & à la respiration, & pour ceste cause aydent aucunement
à la voix. Quand la puantise sort du cerueau, elle n'est pas ap-
perceüe du patient, mais de ceux qui sont auprés de luy, pour
ce que les choses qui se putrefient dedans les meninges au sens
mesme des odeurs, ou auprés, ne le frappent point. Car auant
que chose quelconque puisse setir l'odorement, il est necessaire
que par interualle il s'esseue d'elle vne vapeur au sens mesme,
& aux premieres cauitez du cerueau. Si l'haleine puāte vient du
vice des narines, ou de la bouche, il se voit à l'œil. Si elle tire
son origine du ventricule, ou de la poictrine, les signes de l'estomach, ou du poulmon mal disposé apparoissent.

L O I X,
Pour iuger l'issuë de la lesion de l'odorement.

I.

CE mal ne doit point estre negligé, quand les ventricules anterieurs du cerueau ne sont pas seulemēt offensés d'intemperature, mais aussi remplis de mauuaises humeurs. Car de là est
assez souuent causee la Lethargie, ou l'Epilepsie, ou l'Apoplexie, principalement à ceux qui se couchent toute la nuict sur le
dos. Ainsi Pierre Blassy d'Alkmarie, qui desia vieil auoit perdu
l'odorement, par le vice du cerueau, & non par obstruction de
l'os ethmoïde, fut-il emporté tout à coup d'vne mort sou-

daine & inopinee, comme recite Pierre Foreſtus.

II.

Quand l'odorement eſt du tout perdu, à grand' peine reçoit-il guariſon. Et bien qu'il ne ſoit que depraué, ſi eſt-il neant-moins dangereux, principalement quand és maladies aiguës, on ſent quelque puante odeur. Or d'autant que la puantiſe eſt indice de pourriture, l'haleine puante, denote ordinairement putre-faction des parties ſpirituelles.

Que l'abolition d'odorement eſt incurable, & la deprauation dangereuſe.

III.

L'haleine froide qui ſort par les narines & la bouche, és maladies aiguës, eſt mortelle, pour ce qu'elle denote l'extinction de la chaleur naturelle.

Que l'haleine froide eſt mortelle.

Πνεῦμα ψυ-
χρὸν ἐκπνεό-
μενον ἐκ τ̄ ῥι-
νῶν ἡ τȣ̄ ſό-
ματος, ὀλέ-
θριον κάρτα ἤ-
δη γίνεται.
Hipp. 1. prog.

LOIX,
Pour remedier aux vices de l'Odorement.

I.

SI la function d'odorer eſt offenſee d'vne ſimple intempera-ture du cerueau, il la faut ſimplement penſer par remedes contraires. Mais s'il y a abondance d'humeurs auec, qui vienne à remplir les ventricules du cerueau, ou eſtouper les conduits colatoires, on la doit premierement euacuer par remedes vniuerſels, comme ſaignee & purgation: puis faire eſcouler le reſte par la bouche & les narines, auec topics, comme maſticatoires & errhines.

Comme la leſiõ d'odorer doit eſtre penſee.

II.

Prenez de la nielle pilee & criblee, meſlez-la tres-bien auec de l'huile fort vieil, & la faites attirer par le nez au patient, en inſpirant bien fort, & luy faites tenir tandis de l'eau dans la bouche. Galien a guary par ce moyen vn iouuenceau trauaillé d'vne longue diſtillation dans le nez, qui luy offenſoit le ſentiment des odeurs.

Comment il faut icy vſer de nielle.

Au liu. de l'or-gane de l'odo-rat.

III.

L'haleine puante ſe guarit, en oſtant le vice du cerueau, ou du nez, ou de la bouche, ou de l'eſtomach, ou de la poictrine, d'où il prouient. Pour auoir vne odeur agreable à la bouche, maſchez ordinairement de l'anis, des cloux de gyrofle, de la myrrhe, ou du maſtic. Pour couurir la puantiſe, tenez entre les dents vne boulette de *Gallia moſchata*; Lauez ſouuent la bouche, & inſpirez dans les narines, des paſtilles de *Gallia moſchata*, diſſous en vin chaud, ou du vin odorant où ayent bouïllis cloux de gyrofles, noix muſcade, canelle, canne aromatique, ſpicnard, roſes & autres ſemblables. Prenez de l'aloës & de ſon bois

Parquels moyẽs il faut obuier à l'haleine puãte.

de la myrrhe, du maſtic, du ſaffran, des cloux de gyroſles, de chacun vne dragme; formez en des pilules auec du miel roſat, ou du vin odórant ; & en faites aualler trois au patient, le ſoir, en ſe couchant & autant le lendemain au poinct du iour. Elles reſiſtent à la punaiſie, & corrigent l'odeur deprauee.

Pour ratifier ces loix, ie produiray icy l'exemple d'vn Corporal Punais, qui m'appella en conſultation auec monſieur du Four, Medecin du Roy, au ſiege d'Amiens, l'an 1597.

CONSVLTATIO

De narium fœtore.

Dignotia. Exhalans è naribus fœtor laboranti viciníſque moleſtus, non è ventriculo, nec è thorace, nec ex ore procedit, quia nulla affecti ſtomachi, nec pulmonis ſigna extant, nullúmque vitium in ore deprehenditur, præter olidum ſpiritum per narium ſympathiam ortum, ex quibus manifeſtè percipitur erumpere, ſi os aqua impleatur. Quare illius cauſa cerebro, vel naribus ferenda eſt accepta. At nec polypus, nec ozæna, nec aliud malum eſt in naſi foraminibus conſpicuum. Nec iis etiam propaginibus, in quibus eſt odorandi ſenſus viſium inhæreſcit, quia fœtidus odor ab ægrotante percipitur: Ea autem quæ in ipſo olfaciendi ſenſu intra meningas putreſcunt, ſenſum ipſum haud quaquam feriunt. Relinquitur ergò vt à mucoſis excrementis præter conſuetudinem retentis colatorios ethmoïdis oſſis meatus obſtruentibus oriatur, cum præſertim vox mali contagium ſenſerit, laborioſior quodammodo reddita. Quod ad Prognoſim ſpectat, nequaquam negli-

Prædictio. gendus hic affectus eſt. Nam præterquam quod eò difficiliùs curationem admiſſurus ſit, quò diuturniorem moram contraxerit: periculum eſt ne pituitoſa cerebri excrementa retenta præter modum in dies aucta, epilipſiam

Curatio. tandem, vel apoplexiam inferant. Curatio propter ſanguinis plenitudinem, à venæ ſectione auſpicanda. Deinde pituitoſa cerebri excrementa colatoriorum foraminum obſtructionem patientia aperiente apozemate præparata, modò phlegmagogis potionibus ex diaphænico & diacarthamo, modò catapotiis coccis, de agarico, & de hiera, per epicraſim repurganda. Tum per os & nares apophlegmatiſmis & errhinis deriuanda. Reſoluatur in vino calido gallia moſchata, quo nares & os colluantur. Vtatur errhino ex vino odorato, in qua nux moſchata, cinamomum, caryophyllum, calamus aromaticus, cyperus, myrthus, roſa, ſpicanardi, & alia id genùs decocta ſint. Colluat ſubinde os ex decocto florum roriſmarini in vino albo, cum myrrhæ, cinamomi & benjoini momento. Sternutatorio quandoque vtatur ex veratro albo tenuiſſimè trito. Odoramenta aſſiduè adhibeantur, qualia ſunt, narciſſus, ſerpillum, polium, mentha, &

*thymbra: quanquam omnium vtilißimum sit castoreum aceto dilutum,
quin & potum cum aqua mulsæ cyathis tribus valdè proderit, Ætio authore. Putorem quoque tegunt chiroteca, indusia & vestes odorem iu-
cundum spirantes. Nares item grauiter olentes emendat succus hederæ frequenter infusus. Victus ratio interim attenuans instituatur. Iis vtscatur
quæ non facilè in ventre putrefiant. Domus in qua degit moderatè calida
hyberno tempore reddatur. In siccioribus locis diuersetur, gymnasiisque pro
viribus vtatur, ac moderato somno nocturno, nec statim à cibo dormiat.
ceruicaliáque in lecto sublimia habeat, & in latus reclinetur. Hæc mea est
de propositi affectus dignotione, prædictione & curatione sententia.*

Consultabat Frambesarius in obsidione Ambia-
norum, cum D. Furno Medico Regio, pro
strenuo milite, anno 1597.

Titre VII.

DE LA SQUINANCE.

LOIX,
Pour les discerner.

I.

*Que c'est que
Squinance.*

SQuinance est vne inflammation de la gorge, qui bouche
tellement les passages de la viande & de l'air, qu'on ne peut
librement aualler, ny respirer: & si cause vne extreme douleur.
Elle est nommee des Grecs κυνάγχη & συνάγχη, du verbe κυνάγχειν
ἢ συνάγχειν, qui signifie suffoquer, pour ce que c'est vn mal pernicieux & fort soudain, qui a de coustume de faire sur le champ
courir fortune de la vie, en estranglant.

*D'où est deriué
son nom.*

II.

Il y a deux sortes de Squinance, vne vraye, & l'autre bastarde.
Celle-là est tousiours accompagnee de fiéure, mais celle-cy en
est exempte.

*Qu'elle est
vraye ou ba-
starde.*

III.

L'on remarque trois differences de vraye Squinance: la premiere, quand l'inflammation n'apparoist aucunement, ny dedans la gorge, ny dehors, tant est cachee dans les muscles interieurs du larynx. La seconde, quand on void manifestement le
phlegmon dedans la gorge, & qu'il n'y a point d'apparence de
tumeur, ny de rougeur au dehors. La troisiesme quand on apperçoit tumeur, rougeur, chaleur & douleur, non seulement
dedans la gorge, mais aussi par dehors. Elles sont toutes causees
de fluxion d'vn sang pur, ou bilieux, qui coulant par les rameaux

*Qu'il y a trois
especes de vraye
Squinance.
La 1.
La 2.
La 3.
Leur cause in-
terieure, & ma-*

des veines iugulaires en ces endroits-là, y engendre phlegmon
simple ou erisipelateux. Mais les motifs de fluxion sont diuers.
Car elle est excitee de grande froideur, ou d'excessiue chaleur,
ou de trop boire, ou de quelque coup, ou de chose estrange arrestee en la gorge.

IIII.

Comment se fait la premiere sorte de Squinance bastarde. La 2.

La Squinance bastarde procede d'vne desluxion de pituite,
qui du cerueau distillant dans la gorge & les muscles du col, y
cause tumeur, mais sans rougeur, ardeur & fiéure. Il y a encore
vne autre sorte de Squinance bastarde, laquelle veritablement
ne prouient pas de l'indisposition du gosier, ains de la luxation
interieure des vertebres du col, qui pressent & restrecissent
l'entree de l'œsophage, & du larynx. Elle est aisee à remarquer.

Marques pour la recognoistre.

Car outre ce qu'on n'y recognoist pas vn signe de vraye Squinance, le col est creux par derriere, & ne se peut flechir qu'à
peine & auec douleur. Ioint aussi qu'elle est venuë d'vne cheute, ou d'vn coup, ou de quelque humeur superfluë, qui a relasché les ligamens des vertebres, ou bien les a poussé hors de leur
place.

V.

Côme les Grecs modernes ont distingué les especes de Squinance par noms propres.

La Squinance assise aux muscles interieurs du gauion, est proprement appellee en Grec συνάγχη, & aux exterieurs παρασυνάγ-
χη, & aux muscles interieurs du sifflet κυνάγχη, & aux exterieurs
παρακυνάγχη, selon Æginete, & Trallian. Iaçoit que Galien n'approuue pas ceste distinction-là. Par le gauion est icy entendu
l'entree de l'œsophage que les Grecs appellent φάρυγξ, & les
Latins *fauces* : & par le sifflet, le nœud de la gorge, nommé de
ceux-la λάρυγξ, & de ceux-cy *guttur*.

L. 4. de loc. aff. c. 5. & com. in 3. prog.

LOIX,
Pour iuger l'issue de la Squinance.

I.

Quelle espece de Squinance est la plus dangereuse & plus aiguë.

LEs Squinances où il n'y apparoist rien dedans la gorge, ny
dehors, & qui font beaucoup de peine, & qui contraignent
de demeurer droit pour prendre haleine, sont fort à craindre,
pour ce qu'elles emportent incontinent les malades, comme
a bien remarqué Hippocrate. Car elles estranglent le mesme
iour, ou le second, ou le troisiesme, ou le quatriesme au plus
tard. Celles qui causent tumeur & rougeur en la gorge, & au
demeurant ne laissent point de faire autant de peine que les au-

La moins dangereuse & moins aiguë.

tres, encore qu'elles soient bien pernicieuses, si ne sont-elles
pas pourtant si soudaines. Elles sont beaucoup plus longues,
quand il y a rougeur non seulement dedans la gorge, mais aussi

Αἱ κυναΐκαι
δεινέταται μ̔
εἰσι κ̓ τάχιsα
ἀναιρῦσιν, ὁκό-
σαι μήτε ἐν τῇ
φάρυγγι μιδὲν
ἔκδηλον ποιέυ-
σι, μήτε ἐν τῷ
αὐχένι, πλεῖ-
ςον δὲ πόνον
παρέχυσι κ̓

par dehors. Et si l'on reschappe bien plustost de celles où la
rougeur occupe le col & la poictrine, moyennant que l'Erysipele ne rentre point dedans. Parquoy de toutes les sortes de
Squinance, la plus dangereuse, selon Hippocrate, c'est celle
où l'inflammation n'apparoist nullement, d'autant qu'elle est
accompagnee de plus cruels symptomes, & qu'elle menace à
toute heure de suffocation. Il n'y a pas tant de peril en l'autre
où les muscles interieurs de la gorge sont enflammez à veuë
d'œil, bien qu'elle ait d'aussi fascheux symptomes que la premiere, à cause que la tumeur manifeste reçoit promptement
remedes, & si peut estre mondifiee par la bouche. La troisiesme qui occupe le col auec les muscles interieurs du larynx, où
il y a apparente enfleure, rougeur, chaleur & douleur, est plus
legere, & plus seure, & auec plus d'esperance de conualescen-
ce, pour ce que l'inflammation sortant au dehors, peut estre
digeree & resoute. Mais la Squinance bastarde prouenuë de defluxion froide, ne doit point estre nombree entre les maladies
aiguës, attendu qu'elle est sans rougeur, ardeur & fiéure. Quand
à celle qui arriue apres la luxation des vertebres du col, elle est
du tout incurable.

La plus longue
& plus seure de
toutes.

Celle qui n'est
aucunemēt ai-
guë.
Celle qui est in-
curable.

II.

Si quelqu'vn qui a fiéure se trouue soudainement empesché
à reprendre son vent, comme s'il estouffoit, & qu'on n'apperçoiue point de tumeur à la gorge, c'est vn signe mortel. Car la
fiéure, principalement quand elle est vehemente, a besoin de
grande respiration, pour le raffraichissement du cœur qui est
eschauffé outre mesure. Or est-il que ceux qui estranglent ne
peuuent plus respirer, pour la compassion de quelque instrument seruant à la respiration. Mais si sans apparence de tumeur
à la gorge, soudain il arriue estouffement, c'est signe qu'il est
suruenu quelque inflammation au larynx, qui restrecit le conduit des poulmons.

Comme la suf-
focation surue-
nant à coup à
vn febricitant
sans apparence
de tumeur à la
gorge, cause la
mort.

III.

Si à vn homme detenu de fiéure, le col tout à coup vient à se
tourner au rebours, tellement qu'il ne puisse aualler qu'à
grand'peine, sans y auoir tumeur, c'est vn signe mortel. Car
quand il arriue qu'vn febricitant sans apparence de tumeur, ny
dans la gorge, ny dehors, ne peut plus aualler, pour la luxation
des vertebres du col, c'est vn symptome mortel, prouenant
d'inflammation des muscles qui sont autour de l'œsophage.
D'autant qu'il y a quelque communication de ces parties-là,

Cōme la luxa-
tion des verte-
bres du col sou-
dainement sur-
uenuë à vn fe-
bricitant est
mortelle.

par les ligamens & nerfs auec la moüelle de l'espine, & les membranes qui l'enuironnent, & les os des vertebres situez par dessus. C'est pourquoy les ligamens & nerfs estendus vers les parties enflammees, sont forcez de tirer les vertebres ou dedans ou de costé.

Hip. aph. 35. li. 4.

IIII.

Qu'il est bon en la squinance d'auoir le col enflé.

Si à celuy qui est tourmenté de Squinance, il suruient enfleure au col, c'est bon signe. Pour ce que le mal tire au dehors. Or est-il expedient que les humeurs peccantes soient transportees des parties interieures & plus nobles au cuir.

Hip. aph. 37. li. 6.

V.

Que c'est vn tres-mauuais signe, quand la matiere de la Squinance descend aux poulmons.

Ceux qui ne sont pas plustost deliurez de la Squinance, que le mal tourne au poulmon, meurent en sept iours. Et s'ils eschappent ce temps-la, l'empyeme suruient. Car les humeurs qui causent la Squinance estans transportees aux poulmons, estouffent le patient en dedans sept iours. Sinon, elles viennent à suppuration, de sorte que l'empyeme s'en ensuit. Et s'il arriue que le pus ne soit purgé comme il appartient par enhaut, ils deuiennent phtisics.

Hip. aph. 10. li. 5.

LOIX,
Pour bien penser la Squinance.

I.

Combien il se faut proposer de buts en la cure de la Squinance.

Par quels moyens on paruient au 1. but. Au 2.

LA cure de la Squinance consiste en deux poincts : l'vn à arrester l'humeur qui coule au larynx, & empescher par ce moyen l'accroissance de l'inflammation de la gorge, l'autre à oster l'humeur desia coulee au gosier, & en ce faisant guarir le phlegmon formé. L'on arrestera le cours de l'humeur qui augmente l'inflammation, par vne maniere de viure estroite & raffraichissante, & par remedes reuulsifs & repercussifs : Et si ostera-on l'humeur descenduë dans la gorge, generatiue du phlegmon, par remedes vacuatifs & resolutifs, ou par suppuratifs & detersifs, apres auoir percé l'aposteme par dedans la bouche.

II.

Pourquoy il faut incontinēt tirer du sang, & de quelle veine. Et comment.

Pour faire reuulsion du sang qui coule impetueusement au larynx, ensemble euacuation de celuy qui y est desia coulé, il faut tout incontinent ouurir la veine cephalique, puis celle qui est sous la langue. Et la saphene aux femmes, principalement quand leurs fleurs sont arrestees. Mais il ne faut pas tirer beaucoup de sang en vn coup, ains peu, & par plusieurs fois, de peur que si l'on faisoit vne grande euacuation toute à coup, le

patient

patient venant à cœur failly, ne fuſt en dãger de ſuffoquer, quãd
la matiere ſe iette à tas ſur la partie offenſee, ou qu'elle deſcend
de la gorge au poulmon.   Auſſi doit-on point faire l'ouuerture de la veine trop grande, craignant la lipothymie; ny trop
eſtroite, pour-ce qu'il n'y paſſeroit que le ſang plus ſubtil, &
que le plus eſpes demeureroit dedans.

<h3 style="text-align:center">III.</h3>

Pour repercuter il faut vſer dés le commencement de gargariſmes tant ſoit peu aſtringens.   Car ceux qui reſerrent fort n'y
ſont pas propres, pour-ce qu'en pouſſant les humeurs aux poulmons, ils precipitent le malade au peril de ſuffocation; ny
ceux qui ont ſeulement vertu de reſoudre, pour-ce qu'ils attirent plus qu'il n'eſt requis, à raiſon de leur chaleur. Et ſi ne faut
point appliquer de repercuſſifs par dehors, pour ce qu'ils pouſ-
ſeroient la matiere en dedans vers la partie enflammee.

Pourquoy il
faut du com-
mencement vſer
de gargariſ-
mes, & quels
ils doiuent eſtre.
Ceux qui ſont
contraires.
Pourquoy les
repercuſſifs ne
doiuent point
eſtre appliquez
au dehors.

<h3 style="text-align:center">IIII.</h3>

La Squinance doit eſtre penſee du commencement auec remedes bien forts, pour-ce que c'eſt vne maladie tres-aiguë, ſuyuant l'ordonnance d'Hippocrate. Si ne faut-il pas pourtant eſmouuoir les humeurs par purgatifs violens, principalement au
commencement, de peur qu'elles ne fluent plus abondamment,
ſur la partie offenſee, comme aduertit Auicenne.

Aph. 4. & 14.
l. 1. & aph. 10.
l. 4.

Pourquoy les
forts remedes
ſont propres à la
Squinance.
Mais non pas
touſiours.

<h3 style="text-align:center">V.</h3>

Si la ſquinance ne ſe peut reſoudre, il la faut faire meurit auec
ſuppuratifs, puis percer l'apoſteme, deterger apres l'vlcere, & en
fin la conſolider.

La maniere de
traicter la Squi-
nance, qui n'a
peu eſtre re-
ſoute.

*Reſte à monſtrer la practique de ces preceptes generaux, ſur vn exemple
particulier.*

<h2 style="text-align:center">CONSVLTATIO</h2>
<h3 style="text-align:center">De Angina.</h3>

Conſpicua in faucibus inflammatio cum tumore, rubore, acerboque do-
lore, tranſglutiendi ac reſpirandi libertatem eripiens, acutámque fe-
brem inuehens, vera Synanche eſt: quam bilioſi ſanguinis ratione tempera-
menti, ætatis, temporis, victus rationis in corpore redundantis fluxio è ve-
narum iugularium ramis in fauces repentè irruens excitauit. Quod ad pro-
gnoſim ſpectat, omnis vera angina periculoſiſſima eſt, vt quæ ſuffocationis
metum incutiat. Vnde συνάγχη ἀπὸ τῦ συνάγχειν, à ſuffocando Græcis ap-
pellata eſt.   Sed cùm legitima angina triplex ſit, vna quæ adeò in laringe
abſtruſa eſt, vt neque in faucibus, neque in ceruice quicquam appareat, al-
tera manifeſto in faucibus tumore, rubore atque calore ſe proferens,
tertia in ceruice nedum in faucibus omninò conſpicua: hæc profectò inter

Diagnoſis.

Prognoſis.

Ppp

vtramque differentiam extremam media , ne item strangulatu præsenta-
neum vitæ discrimen est allatura , quàm quæ penitùs est in gutture abscon-
dita , nec ita tuta censeri debet , quàm paracynanche quæ ceruicem magis
quàm interiores fauces occupat. Quoniam autem morbus adhuc est ἐν τῷ γί-
νεϟ , nondum ἐν τῷ ἦναι , curatio duobus continetur capitibus , primo in
sanguine ad fauces etiamnum fluente sistendo , eáque ratione incrementa
morbi prohibenda : altero in sanguine faucibus influxo educendo , indéque
nota phlegmone soluenda. Hippocratis enim canone , ὅσα μὲ νοσήματα ἀπὸ τ̃
ῥόων γίνεται, τὰς ῥόυς παύειν χρὴ πρῶτον, ἔπειτα τὸ συμπερρυηκὸς ἐξάγειν. Quicumque morbi à fluxionibus fiunt, primùm fluxiones sedare oportet, deinde
id quod influxit educere. Vt arceatur fluxio, turgida materia influens phlegmonem augens, restinguenda, auertenda; vacuanda, repellenda: vt verò quæ
fluxa impactáque est materia dissipetur , discutienda , vel si discuti non
possit, suppuranda, atque aperto tumore detergenda , ac cicatrix vlceri tandem inducenda, quò numeris omnibus absoluta videatur curatio. Ad re-
stinguendum feruidi sanguinis in fauces irruentis orgasmum instituendus
initio victus tenuis & refrigerans , qui phlegmonem augeri prohibeat , ex
solo prunorum & passularum cum saccharo & aqua decocto , vel cremore
ptisanæ, deinde ex iusculis volatiliū, animalium, lactuca, portulaca, oxalyde
& frigidis seminibus alteratis, tum ex ouibus sorbilibus in aqua coctis , &
similibus cibis perliquidis, & deglutiri facilibus: potus item ex aqua duntaxat hordei, cum saccharo, syrupo violato, acetoso, de limonibus , vino granatorum, ex iulepo rosato, & similibus. Abstinendum autem vino, carnibus, aromatis, iísque omnibus quæ nimium sanguinem augent & calfaciūt,
adeóque fluxionem proritant, necnon & glutinosis quæ cùm non detergeãt,
vias iam oppressas angustia intercipiunt. Somnus quoque longior, vt in aliis
omnibus inflammationibus , sic & in angina omnium maximè fugiendus,
quòd per somnum, vt testatur Hippocrates, sanguis intrò repat, ac proinde
in locum patientem faciliùs decumbat. Ad auertendum sanguinis ad pha-
ryngem fluentis impetum, ac tumorem vnà vacuandum , secanda protinùs
vena cephalica, dein quæ sub lingua sunt aperienda. Nec confertim tamen,
sed parcè ac pluribus interpositis vicibus erit molienda vacuatio, ne laborans animo linquatur, indéque suffocationis periculum superueniat, materia in affectam partem collectim prorumpente, aut à faucibus in pulmones
affatim illabente. Lenis postea purgatio exhibenda, quæ bilem sanguini per-
mistam per aluum deturbet. Si autem laborans propter deglutiendi difficultatem illam sumere nequeat, inijciendus clyster ex remollientibus & cholagogis , sed ob acutam febrem clementioribus constans , qui iterum atque
iterum deinceps erit iterandus. Cucurbitulæ item leues & cum scarificatione ceruici & scapulis affigendæ, necnon & frictiones ac ligaturæ dolorificæ
artubus adhibendæ. Ad appellentem humorem repellendum, gargarismis
leniter adstringentibus statim per initia vtendum, ex oxycrato, ex aqua vel
succo plantaginis, solani, lactucæ, acetosæ, omphacio, cum syrupo rosarum siccarum, myrtillorum, granatorum, diacaryodiamoro, diacodio, vel ex decocto

plantaginis, ægrimoniæ, rosarum rubrarum, lentium, palmularum, myxa-
rum, granorum berberis, hordei, malicorij seminum acetosæ portulacæ, su-
mach, in quo dissoluantur diamor. dianuc. & succus granatorum. Fortis ve-
rò repellentia nequaquàm adhibenda, ne materiam initò ad partem inflam-
matam regerant. Vbi verò fluxio constiterit, materia pharigini impacta, erit
dissipanda, tum gargarismis discutientibus, ex decocto betonic. byssop. ori-
gan florum chamæmel. melilot. seminum lini, fænigr. vuarum passarum,
plycyrrhiz. cum melle rosato: tum topicis digerentibus extrinsecùs adhibi-
tis, vt oleis chamæmel. liliorum, amygdalarum dulcium anteriori collo illi-
tis, & cataplasmatis ex farina seminum lini, fænigr. floribus chamæmel.
melilot, cum oleis chamæmel. & liliorum, ceruici admotis. Si autem coniun-
cta materia resolui nequeat, suppurantibus est coquenda, tum gargarisma-
tis ex lacte tepido cum saccharo, ex decocto radicum althæa, & liliorum,
caricarum pinguium, iniubarum, passularum, dactylorum: tum cataplasma-
tis ex eiusdem decocti magmate, & farina lini & fænigr. cum butyro, &
oleo liliaceo confectis. Suppurata materia, vt tumor disrumpatur vellican-
dus est vnguibus, aut ferro aperiendus. Vlcus posthæc melle rosato & aqua
hordei tergendum: postremò thure, bolo Armen. sanguine dracon. alumine
glutinandum & ad cicatricem perducendum. Hac methodo proposita sy-
nanche mihi videtur curanda.

Consultabat Frambesarius cum D. Dambraneo pro
  D. Colignone Sandionysiaco Doct. Theologo,
  annum circiter 35. agente, die 26. April. anno 1588.
  Remis laborante.

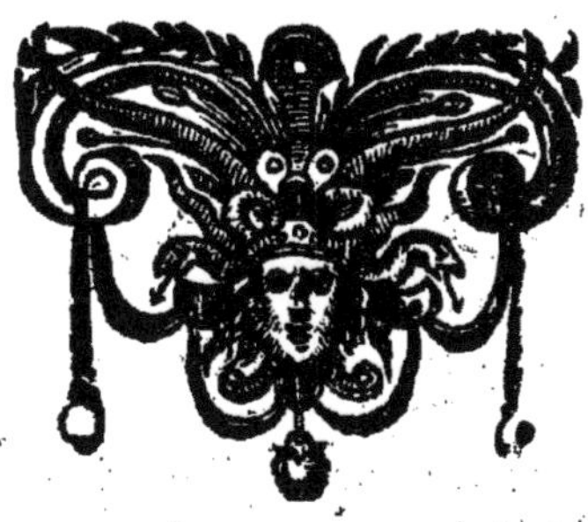

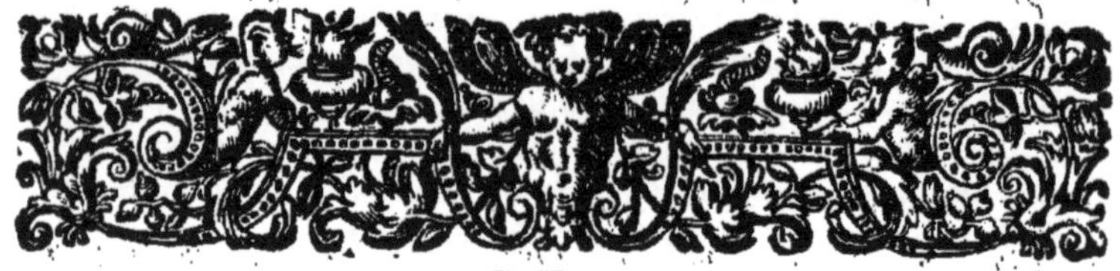

LE QVATRIESME LIVRE
DES LOIX DE LA FRAMBOISIERE.

POVR PROCEDER METHODIQVE-
MENT A LA GVARISON DES MALADIES
du cœur, & des parties seruantes
à son action.

Passage aux maladies des organes de la vie.

OY L A les principales maladies des parties animales declarees, poursuyuons celles des parties
vitales. D'autant que le Cœur est le principal organe de la vie, nous traicterons premierement de
son indisposition: puis apres de celle des poulmõs
& du thorax, qui sont destinez à son seruice.

*Les plus remar-
quables indis-
positions des
parties vitales.*

La principale maladie du cœur, est la fieure. Les plus notables
indispositions des poulmons sont l'Asthme, la peripneumonie,
l'hemoptysie, la phthisie : & celles du thorax, la pleuresie &
l'empyeme.

TITRE I.

DES FIEVRES.

LOIX,
Pour les discerner.

I.

*Que c'est que
fieure.*

*D'où est deriué
son nom.*

Fieure est vne chaleur contre nature allumee au cœur, & de
là espanduë par tout le corps, offensant toutes les actions.
Les Latins l'ont nommée *Febris*, qui vient de *feruor*, c'est à dire
ardeur, & les Grecs πυρετὸς, mot deriué de πῦρ, qui signifie feu,
pource que la fieure prend son estre, quand la chaleur naturelle
deuient ardente comme feu.

*Gal. sur l'aphi.
19. du 1. liu.*

La fiéure eſt primitiue, ou conſecutiue. Celle-la eſt eſſen-
tielle, & celle-cy ſymptomatique. Car la fiéure eſt tenuë pour
maladie, quand elle offenſe premierement & immediatement
les actions; & pour ſymptome, lors qu'elle ſuruient à vne maladie, comme à la Pleureſie, à la Squinancie, à la Phreneſie.

Qu'elle eſt eſ-
ſentielle ou
ſymptomati-
que.

III.

D'autant que le ſubiect où s'allume premierement la chaleur
contre nature, eſt triple; l'on a diſtingué trois ſortes de fiéure:
l'Ephemere, qui a ſon ſiege aux eſprits; la putride, aux humeurs;
& l'hectique, aux parties ſolides. Car noſtre corps eſt compoſé
de ces trois, des eſprits, des humeurs & des parties ſolides, que
Hippocrate appelle ἐνορμοῦντα mouuans, ἰσχόμενα contenus, &
ἴσχοντα contenans.

Qu'il y a trois
differences de
fiéure, priſes de
la diuerſité du
ſubiect, l'ephe-
mere, la putride
& l'hectique.

IIII.

Toutes fiéures ſont communement remarquees & reco-
gneuës à la chaleur extraordinaire, au pouls viſte & frequent, à
la langueur & debilité des forces, auec peſanteur ou laſcheté du
corps venuë de ſoy meſme, pour ce que tout le corps patit auec
le cœur.

Les ſignes com-
muns des fié-
ures.

V.

Εφημερος πυ-
ρετος ἅπας κα-
λεῖται, ὅσος κζ
ἴδιον λόγον
ἡμερᾷ γίνεται
μιᾷ.
Gal. au com.
ſur l'aph. 5 5. du
4. li.

Toute fiéure qui ne dure qu'vn iour, eſt auec raiſon proprement appellee ephemeros, des Grecs; diaria, des Latins; & iournaliere, des François.

Que ſignifie
fiéure epheme-
re.

VI.

L'ephemere eſt vraye, ou baſtarde. La vraye procede de quelque cauſe primitiue, qui allume immediatement les eſprits du
corps, comme de l'ardeur du Soleil, de l'exceſſif mouuement
du corps, d'vne violente paſſion de l'ame, comme de cholere,
rage, triſteſſe, crainte, ſoing, des veilles, occupations noctur—
nes, & de trop longue abſtinence. La baſtarde eſt le plus ſouuent cauſee de crudité, ſoit qu'elle prouienne de trop boire &
manger, ou de l'vſage des fruicts, & autres viādes corruptibles.
Quelquefois elle ſuruient d'auoir le ventre conſtipé, ou l'vrine
retenuë, ou la ſueur ſupprimee, ou l'exhalation fuligineuſe
empeſchee, à raiſon des pores qui ſont eſtoupez ou trop reſſer-
rez par l'air froid, ou quelque bain reſtraignant. Auſſi fait-elle compagnie aux bubons, & principalement à ceux qui arriuent aux aiſnes apres le trauail. Et generalement prend ſa naiſſance de toutes les choſes qui retiennent au corps, ou y intro-
duiſent d'ailleurs, non ſeulement la qualité, mais auſſi la matiere peccante, & qui prouoquent l'intemperature chaude ac—

Qu'il y a deux
eſpeces d'ephe-
mere.
La legitime.

La baſtarde.

cidentalement, en faisant obstruction, ou repercussion par antiperistase.

VII.

Ceux qui ont le corps chaud & sec, qui abondent en exhalations mordicantes, & desquels la sueur, l'vrine ou les solles sentent extremement mauuais, sont fort subiects à la fiéure Ephemere. Encore que Ioubert ne soit point de ceste opinion. Ceste
fiéure (dit-il) peut arriuer à toutes complexions, mais plus souuent à ceux qui ont le sang plus bening, & en grande abondance, quand le cœur pour quelque occasion manifeste a conceu
vne intemperature chaude. Aucuns escriuent que les picrocho-
les sont subiets à l'ephemere, bien que ce qui sort de leur corps
ne soit vaporeux, ains acre & mordicant, comme la fumee. Ce
qui ne me plaist point. Car si en santé leur chaleur est mordicante, comment l'apperceuroit-on suaue & douce, durant la
fiéure? Et toutesfois il tiennent que c'est là vne marque inse-
parable de l'ephemere. Mais ie respôd que les bilieux sont tres-
enclins à l'ephemere, d'autant que leur temperature sur toutes
autres s'enflamme ayfément, estant pour vne bien legere occasion incontinent changee en intemperature chaude: & que
leur chaleur neantmoins est appellee douce, en comparaison de
la chaleur acre & mordicante, qui trauaille ceux qui ont la fiéure putride.

VIII.

La fiéure Ephemere est aisee à distinguer de la putride. Car
celle-la seulement par la force des causes euidentes vient à coup
surprendre inopinément le corps sain: & celle-cy le vient peu à
peu attaquer à loisir, estant desia aucunement mal disposé. La
chaleur de celle-la est douce & suaué; & la chaleur de celle-cy
acre & mordicante à l'attouchement. Le pouls en celle-la est
égal & bien reglé, & en celle-cy inegal & desreglé. Car la contraction de l'artere qui fait le pouls est soudaine, & la dilatation
plus tardiue, principalement quand la chaleur accroist. D'autant que force fumees & exhalations fuligineuses procedans de
la pourriture enflammee, importunent tellement les esprits &
les humeurs, que nature par la contraction du pouls, deprimant
l'artere, se haste de les chasser dehors, n'estant pas si pressee
d'attirer l'air froid par la dilatation. Le pouls pareillement bat
quelquefois viste, quelquefois lentement, à cause de l'inegalité & du variable mouuement de la putrefaction. D'auantage
le pouls est tantost fort, tantost languide, nature estant ores
opprimee, ores deliuree. En l'ephemere l'vrine n'est guere, ou
point du tout differente de la naturelle, ny en substance, ny en
couleur, ny en residence: au contraire en la putride, on la voit

toutement cruë, ou bien peu cuite, principalement au commencement. Au surplus l'ephemere n'est point accompagnee
de fascheux symptomes, comme est la putride; & si n'a point
pour auant coureur ny le frisson, ny l'horreur; & si l'expiration, ou la sueur ne sent point plus mauuais que de coustume.
Si quelques vns de ces signes, ne se rencontrent point en
l'Ephemere, il faut croire qu'elle n'est point pure, ains bastarde.

IX.

La fiéure humorale est intermittente, ou sans intermission.
Les Grecs appellent celle-là διαλείπων, & celle-cy ἀδιάλειπτος,
sous laquelle ils comprennent la continuë, la continente, &
l'ardente qu'ils nomment en leur idiome συνεχὴς, συνοχος ἢ καῦ-
ὸς. L'intermittente est pareillement triple, quotidiane, tierce
& quarte.

X.

Synoque est vne fiéure, où il n'y a qu'vn accez continuel depuis le commencement iusques à la fin, qui dure plusieurs iours,
sans y apporter manifestement aucune relasche.

XI.

Il y a deux especes de Synoque, l'vne sans pourriture, & l'autre putride: Lesquelles sont engendrees du sang, non pas pur,
ains meslangé parmy les autres humeurs, qui soy mesme, ou
par sa vapeur eschauffe continuellement le cœur; celle-là,
quand il vient à bouillir; & ceste-cy, lors qu'il se putrefie dans
les grands vaisseaux. C'est pourquoy elles saisissent volontiers
au Printemps les adolescens temperez, viuans intemperam-
ment, lesquels bien qu'ils ayent le corps de bonne habitude,
neantmoins sont excessifs à boire & à manger; & generalement toutes personnes plethoriques. Elles se font pareillement
paroistre par toutes les marques de plenitude, comme à la rougeur du visage, à la repletion des veines; à la lassitude de toutes les ioinctures, à la pesanteur de teste, à l'extreme enuie de
dormir, au battement des temples, à la difficulté d'haleine, &
à la grandeur, force & vitesse du pouls. Par ainsi les causes de
l'vne & l'autre Synoque sont de mesmes, horsmis que celles
de la putride ont plus de force, attendu qu'elles ne prouoquent
pas seulement inflammation, mais aussi pourriture au sang.
Aussi sont les signes de l'vne ou de l'autre semblables, mais plus
notables & plus manifestes, & les symptomes plus fascheux,
en la putride, qu'en la simple Synoque. D'auantage en celle-cy
le cuir est mollet & non crasseux, auec vne douce chaleur &
moiteur, le pouls egal & bien reglé, & l'vrine peu differente de
la naturelle; au contraire en la putride, la chaleur est mordi-

cante à l'attouchement, le pouls inegal & desreglé, l'vrine rouge, espoisse, trouble & sans residence.

XII.

Il y a trois differences de synoque tant simple que putride:
La premiere est appellee des Grecs *συνοχος ὁμότονος ἢ ἀκμαστικὸς*,
d'autant qu'elle demeure continuellement en mesme estat, sans
croistre, ne descroistre: la seconde est nommee *ἐπακμαστικὸς*, pour
ce qu'elle accroist tous les iours peu à peu: & la troisiesme *παρακμαστικὸς*, à raison qu'elle va en diminuant, depuis le commencement iusques à la fin.

*Selô Gal. Fern.
& les autres.*

XIII.

*Que c'est que
Causos.*

Καῦσος est vne fiéure fort aiguë particulierement allumee en
l'humeur cholérique contenuë encore dans les vaisseaux, laquelle ne quitte aucunement, ains perseuere tousiours de mesme, depuis le premier commencement iusques à la crise; d'autant qu'on n'y voit aucune diminution manifeste. C'est pourquoy elle est continuellement accompagnee d'ardeur vehemente, d'alteration extreme, & de secheresse & noircissure à
la langue. Le vulgaire l'appelle fiéure Chaude, & nous Ardente.

*Καῦσος ἐστὶν ὁ
πυρετὸς κάτο-
ξυς ἀπὶ μονῆ τῇ
ξανθῇ χολῇ ἐν
τοῖς ἀγγείοις
ἐπὶ μὲν ἴσῃ
ἀναπτόμενος
εἰς ἀπυρεξίαν
μὴ παυόμενος,
ἀλλὰ διὰ παν-
τὸς ἀπὸ τῆς
πρώτης ἀρχῆς
ἄχρι κρίσεως
ὅμοιος διαμέ-
νων, ὅτι μὴ πα-
ρεγκμὴ τις αἰ-
σθητὴ φαίνηται,
διὰ τοῦτο μετὰ
καύματος ἰσχυ-
ρῦ, καὶ δίψης
ἀπαύσου, καὶ
γλώσσης ξηρᾶς
τε καὶ μελαίνης.
De Gal. au ch.
6. du 2. liu. des
crises; & au li.
des def. Med. &
en plusieurs au-
tres lieux.*

XIIII.

*Que c'est que
Lipyrias.*

Si elle deuient si maligne & si pernicieuse, qu'il semble proprement que les entrailles bruslent dans le corps, & que les parties exterieures soyent froides toutes ensemble, elle est à ceste
heure-là particulieremét nommee Lipyrias. Qui est bien la pire de toutes les fiéures ardentes, où la vehemence de l'ardeur
qui est au dedans, retire à soy, comme vne ventouse, la chaleur
de tout le corps.

XV.

*Que c'est que
fiéure continuë.*

Fiéure continuë est celle qui ne cesse iamais, deuant qu'elle
ne soit entierement terminee, encore qu'on y apperçoiue par
fois quelque diminution apparente. Parquoy comme la fiéure
continente, & l'ardente, n'ont point d'intermission, ny de re-
mission; ainsi la continuë n'a elle pas d'intermission franche &
absoluë, que les Grecs appellent apyrexie, mais elle donne bien
quelque relasche, ou tous les iours, ou de iour à autre, ou de

*D'où sont prises
ses differences.*

quatre en quatre iours. De là vient que la fiéure continuë est dite quotidiane, tierce, ou quarte.

*Συνεχὴς ἐστὶν ὁ
πυρετὸς εἰς
ἀπυρεξίαν μὴ
παυόμενος, πρὶν
τελέως λυθῆ-*

XVI.

*La cause de la
quotidiane,
tierce & quar-
te, tant conti-
nuë, que inter-
mittente.*

La fiéure quotidiane est engendree de pituite, la tierce de bile, la quarte de melancholie, tant la continuë, formee quand la
matiere se pourrit dans les grands vaisseaux; que l'intermittente, qui se fait lors que la pourriture est hors des vaisseaux; pour
ce qu'entre toutes les humeurs la pituite seule s'esmeut & liure
l'assaut

l’affaut tous les iours; la bile du iour à autre, & la melancholie
le quatriefme iour.

XVII.

La fieure continuë eft diftinguee de l’intermittente,non feulement pource qu’elle ne fe termine pas au bout de 24. heures, *cerner la fieure*
ou par fueur manifefte, ou peu à peu par tranfpiration infenfi- *continuë d’auec*
ble,comme fait l’intermittente:mais auffi que la chaleur faifit *l’intermittente.*
incontinent la perfonne,fans que le friffon,ou l’horreur, ou le
froid ayt precedé : l’vn defquels importune toufiours au commencement de l’intermittente, d’autant que l’humeur putride
efmeuë & agitee alors fait trembler les parties fenfibles.   Car
s’il y en a peu, ou fi fon acrimonie eft petite,& fon mouuement
lent & languide,elle prouoque la froideur feulement,en faifant
retirer la chaleur & l’efprit de la circonference du corps au centre. Et s’il y en a d’auantage , ou bien fi elle eft plus viftement
chaffee, elle caufe l’horreur : & quand il y en a grande quantité,
& qu’elle eft fort acre & mordicante , eftant auec impetuofité
fecoüee fur les membres qui ont le fentiment exquis,elle induit
le vray friffon.

XVIII.

La fieure quotidiane tant continuë, qu’intermittente,eft fa- *A qui , quand*
miliere à gens de nature froids & humides , gras,goulus, qui *& où aduient*
meinent vne vie oyfeufe & fedentaire, aux femmes, aux vieil- *la quotidiane.*
lards,en Hyuer,& aux contrees Septentrionales,d’autant qu’el-
le eft caufee de la pourriture du phlegme fuperflu, par les fignes
duquel elle fe donne à cognoiftre.

XIX.

L’accés de la quotidiane intermittente ne prend point tout à *Signes de la*
coup, mais petit à petit, en refroidiffant feulement les extre- *quotidiane in-*
mitez du corps ; les faifant fort rarement trembler de friffon. *termittente.*
L’on a le corps pefant, auec vne extreme enuie de dormir. Affez fouuent en ce commencement là, le cœur vient à faillir,ou
tomber en fyncope. Puis la chaleur accroift peu à peu & à
grand peine,auec vne grande inegalité,fentant tantoft le chaud,
tantoft le froid. La chaleur apres eftant allumee, femble au
premier attouchement douce & moite, ainfi que la vapeur qui
s’efleue du bois verd allumé : mais en fin y tenant plus long-
temps la main, fe fent aucunement mordicante & acre. Et
quand elle eft defia efparfe par tout le corps, il n’y a point de
violente ardeur qui contraigne le malade à fe defcouurir ; ny
de cuifante pointure, qui luy caufe jactation & inquietude; ny
de courte haleine, qui le force à refpirer fouuent l’air froid, ny
de foif vehemente, qui le preffe de demander à tous propos de
l’eau froide. Au declin de l’acces, il n’y furuient point de

sueur és premiers iours, mais de là en auant il en sort quelque
peu, qui est grasse & visqueuse,comme la vapeur. L'accés dure
dix-huict heures, tellement qu'il n'y en a que six d'intermission, encore n'est-elle pas le plus du temps entiere, ny pure.
Le pouls est petit, languide, profond & rare, principalement
à l'entree & en l'accroissement de l'accés, d'autant-que la chaleur naturelle est fort pressee par l'agitation de l'humeur
froide, espoisse & gluante. Il deuient par apres fréquent,
non pas tant toutefois qu'en la tierce : mais bien aussi leger
qu'en la quarte. Au surplus son inegalité est en tout temps
plus grande que aux autres intermittentes. L'vrine és premiers iours se voit claire & blanche,pour l'abondance de la matiere cruë, qui fait obstruction, & concussion de la chaleur naturelle : & quand la matiere vient à se cuire, & qu'il y en passe
quelque portion parmy l'vrine, ou la rend rouge, espoisse &
trouble.Les selles sont liquides,cruës,& phlegmatiques.

XX.

Que c'est qu'E-
piala.

Dequoy elle est
causee.

La fieure que les Grecs appellent ἠπίαλος, est vne espece de
quotidiane continuë, durant laquelle on sent en mesme temps
la chaleur & la froideur ensemble par toutes les parties du
corps. Ils tiennent qu'elle est causee de pituite acide & vitree, qui se pourrit tout doucement ; dont vne portion est
desia allumee,& l'autre n'a point essayé encore la pourriture.

XXI.

A qui, quand,
& où arriue le
plus souuent la
tierce, & l'ar-
dente.

La tierce qui de trois iours l'vn rengrege,lors qu'elle est côti-
nuë, &reprend auec frisson,quãd elle est intermittente,trauail-
le souuent les ieunes gens, de complexion cholerics, qui trauaillent coustumierement le corps & l'esprit, qui veillent longuement, & qui vsent ordinairement de viures chauds & secs,
en Esté,durant les chaleurs, és païs chauds : comme font aussi
l'ardente, pour-ce que l'vne & l'autre est engendree d'humeur
bilieuse.

XXII.

Combien il y a
de sortes de tier-
se.

Il y a deux sortes de tierce, vne exquise, & l'autre bastarde. Celle - là prend sa naissance de la bile pure, venant
à se putrefier : Celle-cy prouient du meslange de la bile, &
de la pituite.

XXIII.

Signes de la
tierce exquise.

La tierce exquise est entierement causee de cholere abondante au corps. Aussi en a-elle toutes les marques. Elle prend
tout à coup auec vne grande rigueur, qui fait le plus du temps
trembler tout le corps. La bile apres force horribles secous-
ses est sur la fin du frisson souuent renduë hors par vomissement. La chaleur de là en auant, est bien tost allumee, &

refpanduë par tout le corps : incontinent apres venant en fa
force, eft acre & piquante à l'attouchement, mais elle s'ad-
doucit toft apres. Le malade fent vne telle ardeur au corps,
qu'il eft contraint de fe defcouurir, & de fe ietter çà & là ; &
de refpirer beaucoup d'air, eftant preffé d'vne difficulté d'aleine ; Et fi voudroit fans ceffe auoir de l'eau à la bouche, tant
il eft trauaillé de foif. Et outre ce tourmenté de douleur
de tefte, tellement qu'il ne fe faut point eftonner, s'il eft
extremement agité de veilles, de courroux, & de rage. Le plus
long accés eft de douze heures, quelquefois de fept, ou de quatre ; qui fe termine auec force fueurs chaudes & vaporeufes:
fuiuy d'vne pure intermiffion. Le pouls au commencement
de l'accés eftant retiré au dedans paroift petit ; mais il fe
monftre apres plus vifte & plus frequent, qu'en toutes les
autres, d'autant qu'elle a plus grand befoin de raffraichiffe-
ment ; & au furplus vehement & fort, neantmoins aucunement dur, à caufe de la feichereffe de l'artere ; & n'eft guiere
inegal, pour la fubtilité de la matiere, qui s'y enflamme
aifément. Ioint auffi que l'attraction de l'air froid par la dilatation de l'artere, n'eft pas moins neceffaire que l'expulfion des excremens fuligineux, par la contraction. L'vrine eft iaune, ou enflammee, de fubftance mediocre, & de
fafcheufe odeur. Mais la tierce baftarde n'eft pas du tout *De la baftarde.*
caufee de bile, mais auffi de pituite. De là vient que le friffon n'eft pas fi violent, mais plus long ; & que la chaleur
n'eft pas fi piquante, ny fi vehemente, & ne s'efpard point
également par tout le corps, ne plus ne moins que le feu
empreint dans du bois verd, meflé parmy du fec ; & que
tous les fymptomes font beaucoup plus doux, que ceux
qui accompagnent l'ardeur, d'autant que la pituite efteint la
furie de la bile. C'eft pourquoy elle fe termine auec peu
de fueur, & qui n'eft pas beaucoup chaude. L'accés dure
plus de douze heures ; & tant plus il eft long, tant plus elle
eft impure.

XXIIII.

Il y a deux fortes de quarte, vne exquife, & l'autre *Combien il y a*
baftarde. L'exquife engendree de la melancholie naturelle, *de fortes de*
qui a fon principal fiege en la rate, aduient à ceux qui font *quarte.*
de nature froids & fecs, par confequent melancholics, au *A qui, & quãd*
declin de l'aage, & en Automne. Mais la baftarde, qui prend *aduient l'ex-*
fa naiffance de la bile noire, faifit couftumierement au milieu *quife.*
de l'Efté ceux qui font en la fleur de leur aage. *La baftarde.*

XXV.

L'accez de la quarte prend son commencement par vn grand
froid, qui petit à petit s'enforcit, tant qu'il apporte l'horreur,
& quelquefois le frisson violent, non pas poignant & piquant,
comme en la tierce, mais vrayement froissant, lequel fait trembler tout le corps, & criquer les dents, & brise quasi de sa
pesanteur les iointures & les os. Si tost qu'il est passé, il suruient vn vomissemēt amer, principalement quand le passage qui
va en l'estomach est ouuert. La chaleur allumee, n'est pas si
vehemente que celle de la tierce, mais plus ardente que celle
de la tierce, mais plus ardente que celle de la quotidiane ; &
si n'est pas égal par tout le corps, mais auec quelque meslange
de froideur, & quelque reliquat de douleur des iointures & des
os. La soif, les veilles, le mal de teste, & les autres symptomes,
sont plus cruels qu'en la quotidiane, & plus doux qu'en la
tierce. L'accez est plus long, qu'en toutes les autres intermittentes. Il se termine par sueur, laquelle est plus abondante qu'en la quotidiane. Le pouls à l'entree de l'accez est beaucoup plus languide, petit, tardif & rare, que le naturel. Puis
apres il se monstre fort, grand, frequent, & leger, & plus
inegal qu'aux autres fieures. L'vrine és premiers iours, est
quasi tousiours tenuë, blanche & aqueuse. De là en auant elle
change souuent & en substance & en couleur, & és choses contenuës, d'autant que sa matiere le plus du temps est diuerse. Or

la quarte d'Esté, qui prend son estre de la bile deuenuë noire
par adustion, a ses accés beaucoup plus fascheux, mais plus
briefs, que celle d'Automne. L'automnale le plus souuent
tire son origine de soy-mesme, & non d'vne autre fieure precedente, & succede ordinairement à la tumeur de rate, que l'a-
bondance de melancholie naturelle a engendré. Mais celle

d'Esté est issuë de la race des autres fieures ou continuës, ou intermittentes erratiques. Celle-là a son foyer en la rate, & celle-
cy au foye.

XXVI.

La quotidiane ne se fait guieres, que l'estomach ne patisse ; ny
la quarte, que la rate ne soit mal disposee, ny la tierce, sans l'indisposition du foye.

XXVII.

La derniere espece de fieure, est appellee Hectique, comme
qui diroit habituelle, ou pour-ce qu'elle est stable & difficile à
oster, comme vne habitude, c'est à dire accoustumance ; ou
pour-ce qu'elle consiste en l'habitude du corps, que nous nommons autrement parties solides.

XXVIII.

La fieure Hectique vraye & simple prend à coup dés le

commencement, ou bien succede à l'ephemere, & pro- *fieure Hectique
uient de causes apparentes vehementes, comme de cholere, *prend sa naif-
de tristesse, de trauail, d'extreme chaleur, d'alteration, d'ab- *sance.
stinence.

XXIX.

L'on distingue trois degrez en la fieure Hectique, le premier *Diuision de la
quand la chaleur de la fieure est seulement emprainte aux par- *fieure Hectique
ties solides, sans auoir encore faict dissipation notable de leur *par ses degrez.
substance: Le second, quand elle cõsume à veuë d'œil leur sub- *1.
stance charneuse: Le troisiesme, quand elle destruit apertement *2.
l'humeur radicale, & l'esprit nay auec, & est alors appellée des *3.
Grecs μαρασμώδης.

XXX.

Quand la fieure Hectique est en son commencement & au *Signes que la
premier degré, les causes primitiues vehementes ont prece- *fieure Hectique
dé. Trois ou quatre iours passez, la fieure qui ne peut plus estre *est au premier
dite Ephemere, perseuere tousiours de mesme, sans augmen- *degré.
tation, ny diminution notable, & sans douleur quelconque,
à raison qu'elle est egale, de sorte que le malade ne pense pas
auoir la fieure. Il y a vne grande debilité des forces, auec langueur. La chaleur à l'attouchement paroist premierement
douce, & incontinent aprés acre & mordicante. Le pouls se
monstre debile, petit, & frequent. L'on sent les arteres plus
chaudes que les parties d'alentour. Vne heure ou deux apres
le repas, la chaleur vient bien plus grande, & le pouls plus frequent & plus leger : mais quand la viande est digeree, la fieure
retourne à sa premiere egalité. Car comme la chaux arrousee
d'eau rend vne grande fumee, & vne chaleur plus acre, ainsi les
parties solides du corps embrasees d'vne chaleur hectique, es-
pandent-elles vne bien plus grande chaleur, lors qu'elles sont
moüillees de la liqueur des viandes. Quand l'Hectique est au *Au 2. degré.
second degré, outre les choses que dessus, à force que le cœur
est sec, le corps vient à fondre, & se consumer à veuë d'œil.
Dessus l'vrine il y nage de la graisse semblable aux toiles d'araignes. La peau est seche & crasseuse. Le pouls dur, tendu &
beaucoup plus debile & plus petit. Quand ceste cruelle fieure *Au 3. degré.
est paruenuë iusques au troisiesme degré, pour l'extreme ema-
ciation, les yeux sont enfoncez dans la teste. A grand'peine
peut-on ouurir les paupieres, tant sont seches, de sorte qu'elles clignent tousiours, comme si le patient dormoit, & neantmoins il ne peut dormir. Les temples sont abbatuës, le front
dur, tendu & sec ; la face crasseuse & plombee, ayant perdu
son lustre, & son teint vif terny. Le ventre est plat, abbaissé &
retiré, & tout le reste du corps si sec, qu'il semble proprement

qu'il n'y a plus rien que les os, couuerts de tayes & de peau, &
presque tout ainsi qu'vn Skelete. La peau paroist, en la maniant
aussi aride que le cuir d'vne beste.　Le pouls est extremement
dur, petit, debile & frequent.

LOIX,
Pour predire l'issuë des fieures.

I.

Comment & quand l'ephemere est terminee.

D'Autant que la fieure ephemere est allumee en vn sujet
tenu & aisé à dissiper, elle est le plus du temps terminee par
sueur, ou moiteur, ou transpiration insensible, en dedans vingt
& quatre heures, qui est l'espace d'vn iour naturel. D'où vient
qu'on luy a baillé nom iournaliere.

II.

Ce qui est à craindre en l'ephemere, si elle outrepasse vn iour.

Quand la fieure ephemere, au bout d'vn iour, ne diminuë aucunement par sueur, ny autre moyen, ains demeure en mesme
estat, il faut craindre qu'elle ne se change en synoque, ou en
putride, ce qu'on discernera par les signes de la fieure plus suspecte & apparente.

III.

Quãd le chan-gement de la sy-noque simple, ou putride, est à craindre.

Il est à craindre que la synoque simple ne degenere en putride, quand elle n'est pas simplement causee de la constipation
du cuir, qui reserre & estoupe exterieurement les pores: ains de
l'obstruction des humeurs grosses & gluantes, qui remplit &
bouche par dedans, non seulement les pertuis du cuir, mais aussi les menuës veines du foye & de l'habitude du corps.　Car
quand vne forte obstruction empesche trop long temps la
transpiration, de sorte que l'air frais ne peut entrer du dehors
au dedans, ny les excremens subtils, acres & fuligineux sortir
du dedans au dehors, il faut de necessité que la chaleur naturelle soit estouffee, & que toutes les choses chaudes & humides y
contenuës en fin se pourrissent.

IIII.

Côme le frisson suruenant à la fieure ardente, est vn bon pre-sage.

Quand le frisson suruient à vn qui est detenu de fieure ardente, c'est sa guarison: pour ce que ceste fieure est causee d'humeur
cholerique, qui se pourrit dans les vaisseaux, laquelle est poussee dehors lors que le frisson suruient: attendu qu'il n'arriue iamais, que la bile ne soit soudainement portee auec violence, du
long des parties sensibles du corps: & incontinent apres chassee hors, par les sueurs, ou flux de ventre, ou vomissemens qui
s'ensuiuent. Par ce moyen l'on est deliuré de la fieure ardente,
qui auoit prins sa naissance de l'humeur bilieuse.

Ὑπὸ καύσου ἐχομένῳ ἐπι-γενομένου ῥί-γεος, λύσις γί-νεται. *Hip. en l'ap.58. du 4. liur.*

V.

Tous frissons suruenans aux fieures, principalement ardentes, ont de coustume de prouoquer vne crise, bonne & parfaicte, si elles arriuent en vn iour critic, auec les signes de coction : ou mauuaise & imparfaicte, si le iour n'est point conuenable, ny les signes de coction apparens. C'est pourquoy ὁκόσοισιν ἐν τοῖσι πυρετοῖσι ἐκ ταίοισιν ἕκτη ῥῖγεα γίνεται, δύσκειται : Les frissons qui suruiennent le sixiesme iour aux fieures, sont de difficile iugement.

Hipp. en l'aph. 29. du 4. liu.

VI.

Si le frisson arriue, & que la fieure ne cesse point, le patient estant desia debile, c'est vn signe mortel. Car si le frisson est suiuy de quelque euacuation, qui ne fasse aucune intermission de la fieure, il y a apparence que le malade n'en reschappera pas, tant pour ce que la faculté debile ne peut endurer la violence du frisson, que pour ce qu'elle est dissipee par l'euacuation. Et si le frisson vient tout seul, & qu'il ne s'en ensuiue aucune euacuation, ce sera vn signe mortel, monstrant vne extreme foiblesse de nature, laquelle ayant accoustumé au partir du frisson d'euacuer les humeurs peccantes, ne le peut maintenant faire, pour estre vaincuë & abbatuë par la force de la maladie, de sorte qu'elle est proche de sa fin.

Ην ῥῖγος ἐμπί-πτῃ πυρετῷ μὴ διαλείποντι, ἤδη ἀσθενεῖ ἐόντι, θανάσιμον.
Hipp. en l'aph. 6. du 44. liu.

VII.

Si aux fieures qui n'ont point d'intermission, les parties du dehors sont froides, & celles de dedans bruslantes, & alterees, c'est vn signe mortel. Car cela arriue seulement καύσοις καὶ κοθεσώτοις, aux fieures ardentes fort malignes, que les Grecs nomment particulierement λειπυρίαι, quand vn phlegmon, ou erysipele, assis en quelque endroit le plus profond du corps, attire de tous costez le sang au lieu affligé. C'est pourquoy les parties interieures bruslent, & le cuir ce pendant est aussi froid qu'aux commencemens des accez d'vne fieure intermittente.

Εν ὁῖσι μὴ δια-λείπωσι πυρε-τοῖσιν, ἢν τὰ μὲ ἔξω ψυχρὰ ᾖ, τὰ ὃ ἔνδον καίηται ᾗ διψῃ ἔχῃ, θανάσι-μον.
Hip. en l'ap. 48. du 4. liu.

VIII.

Aux maladies aiguës la froideur des extremitez, est vn mauuais signe. Car aux fieures continuës, la froideur des extremitez, signifie vne tres-vehemente inflammation de quelque entraille, comme du foye, ou de l'estomach; dont la chaleur attire tout le sang à soy, comme vne ventouse, de sorte que les extremitez destituees de sang deuiennent froides.

Εν τοῖσιν ὀξέσι νοσήμασι ψύξις ἀκρωπηείων, κακόν.
Hip. au 1. aph. du 7. liu.

IX.

En vne fieure sans intermission, si la leure, ou le sourcil, ou l'œil, ou le nez du malade, vient à se reuerser, s'il ne void point, s'il n'oit point, le corps estant desia debile, quoy qu'il

Εν μὴ διαλεί-ποντι πυρετῷ, ἢν χεῖλος, ἢ ὀ-

arriue de tout cela, la mort eſt proche.   Car les reuerſemens des parties ſe font, quand les nerfs qui les touchent ſont eſtendus & retirez vers leurs principes.   Or quand cela aduient aupres de l'origine des nerfs, la fieure eſtant continuë & le malade debile, ce n'eſt pas ſans raiſon qu'on doit eſtimer la mort eſtre proche ; & encore pluſtoſt quand le patient n'oyt point, ou ne void point, à cauſe de la foibleſſe de la vertu ſenſible.

X.

Comme la difficulté de reſpirer, & l'alienation d'entendement auec fieure continuë, eſt mortelle.

Quand en vne fieure qui n'a point d'intermiſſion, il y arriue difficulté d'haleine & reſuerie, c'eſt vn ſigne mortel. D'autant que la difficulté d'haleine aduient pour quelque paſſion des parties qui ſeruent à la reſpiration: & l'alienation d'eſprit, pour l'indiſpoſition du cerueau.   Or l'vne & l'autre cauſe eſt dangereuſe, principalement quand la fieure continuë eſt ioincte auec.

XI.

Comme les conuulſions ſuruenans aux fieures aiguës auec grandes douleurs aux entrailles, ſont mortelles.

Quand il arriue des conuulſions aux fieures aiguës, & des extremes douleurs autour des entrailles, c'eſt vn mauuais preſage.   Car les fieures vehementes deſſechans les nerfs ainſi que le feu, les eſtendent & retirent, & par ce moyen induiſent des pernicieuſes conuulſions, qui viennent d'inanition & de ſechereſſe.   Quelquesfois auſſi les entrailles ſentent alors vne grande douleur, pour la vehemence de l'inflammation & la ſechereſſe. Or toutes & quantesfois que ces choſes ſuruiennent, elles preſagent la mort.

XII.

Côme la ſueur eſt mauuaiſe, ſi elle ne fait faillir la fieure.

Quand la ſueur ſuruient à vn febricitant, ſans faire eclypſe de fieure, c'eſt mauuais ſigne. Car la maladie en eſt prolongee pour ce qu'elle denote beaucoup d'humidité.

XIII.

Pourquoy il n'eſt pas bõ que le corps des febricitans ſe maintienne en meſme habitude, ne qu'il demienne trop attenué.

Quand le corps de ceux qui ont la fieure à bon eſcient, demeure en meſme eſtat, ſans aucunement diminuer, ou qu'il amaigrit plus que de raiſon, c'eſt mauuais ſigne. D'autant que l'vn denote longueur de maladie, & l'autre debilité de forces. Car quand il demeure en meſme eſtat, cela aduient pour la denſité du cuir, & la viſcoſité des humeurs. Qui eſt cauſe que la maladie ſera longue.   Au contraire quand il eſt trop attenué, cela arriue pour la rarité du cuir, & la tenuité des humeurs & quelquesfois pour la ſeule debilité des forces.

XIIII.

Que les fieures intermittentes ſont ſans peril.

Les fieures intermittentes ne ſont point dangereuſes: pour ce qu'elles ne ſont point cauſees d'inflammation, ny de maligne pourriture d'humeurs, attendu que l'vne & l'autre ne donne

φρὺς, ἢ ὀφθαλ-μὸς, ἢ ῥὶς δια-γραφῇ, ἢν μὴ βλέπῃ, ἢν μὴ ἀκὴῃ, ἢδη ἀδε-νέος ἰόντος ᵹ ϲώματος, ὅτι ἂν τϒτέων γί-νηται, ἐγγὺς ὁ θάνατος.
Hippo. au 49. aph. du 4. liu.

Ὄκκ αὖ ἐν τῷ πυρετῷ μὴ δια-λείπτϳτι δύ-ϲϳγοια γίνεται κ̀ παραφρο-ϲύνη, θάναϲι-μον.
Hipp. en l'aph. 50. du 4. liu.

Ἐν τοῖσι πυρε-τοῖσι τοῖσϳν ὀξέ-ϲιν οἱ ϲπαϲμοὶ καὶ οἱ περὶ τὰ ϲπλάγϳνα πόϳοι ἰϲχυρϳ, κακόν.
Hipp. en l'aph. 66. du 4. liu.

Πυρέϲϲοϳτι ἰδρὼς ἐπιϳϳυό-μεϳος μὴ ἐκλείπϳτος τϳ πυρετϳ, κακόν: μηκύϳει γὸ ἡ νϳϲος, καὶ ὑγραϲίϳν πλέϳϳ ϲημαί-ϳει.
Hipp. en l'aph. 56. du 4. liu.

Τῶν πυρεϲϲόϳ-τϳν μὴ παντά-παϲιν ἐπιϳϳο-λαίϳς τὸ δια-φόϳϳϳν καὶ μηϳ-
ne

ne aucune intermiſſion. Ioint que nature s'employe durant la treue, à la coction des viandes, dont prouiennent les eſprits nouueaux deſtinez pour la reparation des forces debilitees par la chaleur de la fieure.

δὲν ἐνδιδόναι τὸ σῶμα, ἢ καὶ συντήκεται μᾶλλον τῷ κατ' λόγον, μοχθηρόν. τὸ μὲν γὰ μῆκος νόσου σημαίνει, τὸ δ' ἀσθένειαν. *Hip. en l'ap. 28. du 2. li.*

XV.

Entre les fieures intermittentes, la tierce eſt la plus courte, & enſemble la plus douce: la quarte la plus longue, mais ſans peril, pour ſon regard: la quotidiane eſt longue, & ſi n'eſt pas ſans danger. Galien appelle la tierce, la plus douce de toutes, non pas qu'elle ne trauaille fort le malade & de chaleur vehemente, & de ſoif extreme, & d'autres ſymptomes faſcheux, mais pour ce qu'elle eſt du tout ſans peril, & qu'elle n'eſt aucunement maligne.

Qui eſt la plus briefue, la plus longue, & la plus ou moins dangereuſe de toutes les fieures intermittentes.

Πυρετοὶ διαλείποντες ἀκίνδυνοι. *D'Hip. & Gal. en l'aph. 43. du 4. liu.*

Ἐπὶ μὲν τοῖς διαλείπουσιν, ὀξύτατός τ' ἅμα καὶ ἐπιεικέστατος ὁ τριταῖος ἐστί. μακρότατος δ' καὶ ἀκίνδυνος, ὅσον ἐφ' ἑαυτῷ, ὁ τεταρταῖος. ὁ δ' ἀμφημερινὸς μακρὸς καὶ οὐκ ἀκίνδυνος. *Gal. au 1. li. de la meth. cur. à Glauc.*

XVI.

A ceux qui ſont trauaillez par accés, ſi la fieure à l'heure meſme qu'elle les a quitté, les reprend le iour d'apres à poinct nommé, elle eſt difficilement terminee. Car quand la cauſe des accés n'eſt point arreſtee, elle ne garde pas ordinairement vn meſme tour, ny vn certain terme: mais lors qu'elle eſt ſtable, elle le garde exactement. C'eſt pourquoy la cauſe qui eſt fixe, eſt difficile à diſſoudre, attendu qu'elle ne peut eſtre deſracinee qu'auec vne longue eſpace de temps, & par l'vſage de pluſieurs remedes, voire des plus forts. Mais celle qui n'eſt point confirmee, eſt aiſee à diſſoudre. De là vient qu'on n'a pas ſeulement recogneu par experience, mais auſſi ſemble bien raiſonnable que les fieures intermittentes, deſquelles les accés retournent iournellement, ou de iour à autre, ou de quatre iours l'vn, à meſme heure, ſoient plus difficilement terminees, que celles qui ne reuiennent point à meſme heure.

Cõme les fieures qui retournent ordinairement à meſme heure, ſont plus difficilement terminees, que celles qui n'ont pas leurs accés ainſi reglez.

Ὁκόσοισι παροξυσμοὶ γίνονται, ἢν αὖ ὥρην ἀφῇ ὁ πυρετὸς, ἐς τὴν ἄνειον τῇ αὐτῇ ὥρην ἢν λάβῃ, δυσκατάλυτέσι δύσλυτα. *Hip. en l'ap. 30. du 4. liu.*

XVII.

La tierce exquiſe eſt terminee au bout de ſept tours, pour le plus tard. Car ce que peut vn iour aux fieures continuës, vn accés le peut aux intermittentes: attendu que leurs iugements ſe font ſelon la ſupputation des accés. Tout ainſi donc que aux maladies continuës, le quatorzieſme iour eſt le terme des aiguës, & le ſeptieſme des fort aiguës; de meſme aux intermittentes, la tierce qui dure plus long temps, ſe termine au ſeptieſme tour. Et comme vne maladie fort aiguë, peut eſtre iugee au troiſieſme, quatrieſme, & cinquieſme iour, auſſi fait bien la tierce au troiſieſme, quatrieſme, ou cinquieſme accés, ſans que nature attende le ſeptieſme tour.

Combien dure la tierce exquiſe.

Ὅταν γὰρ ἀσήμαντον ᾖ τὸ τῶ παροξυσμῶν αἴτιον, οὐ φυλάττει τὴν αὐτὴ περίοδον τε καὶ προθεσμίαν, ὅταν ἢ ἐσηεργμένον φυλάττει, καὶ διὰ τοῦτο δύσλυτον μεν ὅτι τὸ ἐσηεργμένον, εὔλυτον ἢ τὸ μὴ τοιοῦτο. Gal. au com. Τριταῖος ἀκριβὴς κρίνεται ἐν ἑπτὰ περιόδοισι, τὸ μακρότατον. Hip. en l'ap. 59. du 4. liu. Ὁ γὰρ ἐπὶ τῶν συνεχῶν ἡμέρα μία δύναται, τοῦτο ἐπὶ τῶν διαλειπόντων ὁ παροξυσμός.

XVIII.

Les quattes d'Esté le plus du temps sont courtes, mais les quartes d'Automne sont longues, principalement celles qui touchent à l'Hyuer. Car les quartes comme toutes autres maladies sont briefues en Esté, pour ce que les pores estans ouuerts, les mauuaises humeurs du corps fonduës par la chaleur de l'air, sont promptement resoutes: & beaucoup plus longues en Hyuer, d'autant que les humeurs peccantes sont retenuës au dedans, à raison que les pertuis du corps sont bouchez par la froideur.

XIX.

La fieure Hectique qui est paruenüe iusques au troisiesme degré, est du tout incurable. Car d'autant que l'humeur radicale est nee auec nous, voire produite de la semence, tout ce que la fieure en a consommé, ne peut iamais estre reparé : & est necessaire que la personne meure long temps auparauant qu'il y en ait vne grande partie perduë. Mais pour ce que la substāce charneuse peut bien estre restauree, l'Hectique n'estant encore qu'au second degré, reçoit guarison ; si ce n'est que le malade, d'auenture, soit desia tout en chartre.

LOIX,
Pour bien penser les fieures.

I.

D'Autant que la fieure est vne intemperature chaude & seche, il la faut combattre auec des remedes refrigeratifs & humectatifs. C'est pourquoy les viures humides sont profitables à tous febricitans, principalement aux enfans, & à ceux qui ont accoustumé d'en vser : attendu qu'ils sont contraires à la maladie, & familiers au corps qui est humide de nature, à raison de l'aage, ou de la coustume. On entend icy les viandes humides potentiellement, combien qu'estans aussi telles actuellement, elles profitent encore plus. Car la maniere de viure liquide n'est pas seulement conuenable, pour ce qu'elle humecte, mais aussi pour ce qu'elle est fort aysee à digerer. Or est-il que les febricitans ont besoin de nourriture de tres-facile digestion.

II.

Pour la cure de la vraye Ephemere, & de l'Hectique simple, il n'y a qu'vne indication seule, à sçauoir alteration : mais en la fieure Putride, il y en a deux, euacuation & alteration. Celle-là qui fait desloger la matiere pourrie, dont est causé la fieure, & celle-cy, qui oste l'intemperature que la putrefaction a laissee. Aux fieures donc où la cause est cessee, il est besoin seulement d'alteration. Mais quand la matiere corrompuë au corps

engendre la fieure, il la faut preallablement euacuer, puis alterer l'intemperature, en apres s'il y a quelques fascheux symptomes, les corriger.

III.

Il est impossible de guarir la fieure Synoque, sans auoir faict
cesser la pourriture. Or ne la peut-on faire cesser, tant que la
cause demeure. Il en faut donc oster la cause, si l'on veut premierement arrester la putrefaction, & apres cela guarir la
fieure.

par quel moyen il faut guarir la Synoque.

IIII.

Il est expedient d'ouurir la veine, non seulement aux Synoques, mais aussi en toutes autres fieures prouenans de la pourriture des humeurs, principalement quand l'aage, & les forces
le permettent : D'autant que nature gouuernante du corps,
estant soulagee, & en partie deschargee du faix qu'elle porte,
viendra bien plus aysément à bout du reste. Parquoy pour s'acquitter du deu de sa charge, elle ne s'oubliera pas à cuire ce qui
peut receuoir coction, & à ietter hors ce qui doit sortir. La
Phlebotomie donc est profitable aux fieures putrides, pour ce
qu'elle oste τὸ αἵματος πλῆθος τ͂ δύναμιν βαρῦνον, ἡ τὰς φλέβας ἔμφραΤον,
la plenitude du sang qui opprime les forces, & bouche les veines, dont s'ensuit pourriture aux humeurs; & qu'elle esteint la
fieure accidentalement, en donnant issuë aux excremens fuligineux meslez parmy le sang, & entree à l'air frais, qui s'insinuë
dans les veines au lieu du sang qu'on a tiré, afin de remplir le
vuide, que nature a en horreur; & que par ce moyen elle raffraichit toute l'habitude du corps.

Pourquoy il faut saigner en toutes fieures putrides.

V.

Les principaux remedes des fieures Synoques, sont ces deux-
cy, la saignee, & l'eau fraische. Mais celle-la conuient en tout
temps, moyennant que les forces soient bastantes; & celle-cy
seulement quand on void les signes de coction apparens au
pouls & aux vrines, & que la fieure est fort grande.

Qui sont les principaux remedes de la Synoque.

VI.

En la Synoque il faut ouurir la veine tout incontinent, pour
empescher que la pourriture ne gaigne, esteindre la chaleur
contre nature, oster l'apprehension qu'on a de suffocation, ou
de syncope, & donner ordre que la crise ne soit prolongee outre le septiesme iour. Et conuient tirer du sang, si les forces &
l'aage ne repugnent point, iusques à cœur failly. Car premierement le corps est reduit sur le champ en vn estat côtraire, estant

Pourquoy en la Synoque, il faut promptement tirer du sang, & comment.

promptement raffraichy par ce moyen là. Or ne pourroit-om
rien trouuer plus plaifant, ny plus vtile au malade, ny à nature,
que cela. Puis il y furuient neceffairement flux de ventre, &
quelquefois auffi vomiffement de bile. Toft apres fuccedent
des moiteurs par tout le corps, & des fueurs abondantes: Mais
quand les forces & l'aage ne permettent point tirer du fang iufques à l'Ipothymie, c'eft le plus feur d'en ofter du commencement autant qu'il femblera eftre expedient, & defuppleer le defaut par la reiteration de la faignee.

<h2 style="text-align:center">VII.</h2>

Il faut donner hardiment à boire de l'eau fraifche, en la vigueur de la fieure continente & ardente, les fignes de coction
apparoiffans, s'il n'y a inflammation, ny autre tumeur contre
nature, ny obftruction notable aux entrailles; ny debilité à l'e-
ftomach, au foye, aux poulmons, aux reins, ou autres parties
nobles, prouenante de quelque vice particulier; principalement fi le malade eft accouftumé à boire de l'eau. Mais il n'en
faut point donner quand il n'y a aucune apparence de coction
au pouls & aux vrines; ny lors qu'il y a quelque phlegmon, ery-
fipele, œdeme ou fkirrhe, ou oppilation en quelque partie noble: pour ce que l'eau froide baillee mal à propos, & outre mefure, empefche la preparation & digeftion des humeurs groffes
& vifqueufes, qui engendrent tumeur & obftruction. Elle offenfe auffi ceux qui ont quelque partie noble debile; & fi
n'eft point feure à ceux qui n'ont guiere de fang, ny de chair.

<h2 style="text-align:center">VIII.</h2>

Il faut prendre garde en la Synoque de nourrir les malades au
temps qu'ils ont accouftumé d'eftre nourris en fanté, & quand
ils fentent plus d'allegeance. Car alors ils fupportent bien plus
ayfément la viande. Et en la fieure continuë, quand elle donne
relafche: & en l'intermittente, quand l'accez eft finy. Pareillement aux fieures aiguës effentielles, de prefcrire aux malades
du commencement vne maniere de viure tenuë, en l'accroiffement encore plus fubtile, & en la vigueur fort legere; pour ce
qu'on attend la crife alors, & qu'il ne faut point mal à propos
diuertir nature, pendant qu'elle s'employe à bon efcient à la
concoction & expulfion des humeurs peccantes: attendu que
cefte befongne là, eft bien plus preffee. Et de fe gouuerner tout
au contraire, aux fieures fymptomatiques caufees d'inflammation; ordonnant au commencement vne maniere de viure fort
eftroite, afin que toutes les parties du corps retiennent plus volontiers l'humeur fuperfluë, & par ce moyen arreftent la foudaine & violente impetuofité de la fluxion, & diminuënt l'inflammation, d'où procede la fieure fymptomatique; & permettant apres en l'accroiffement & en la vigueur d'vfer d'auantage.

De Gal. au 5.
cha. du 9. liu.
de la met. &
ailleurs.

Quand il con-
uient bailler à
boire de l'eau
fraiche au fe-
bricitant.

Quand il n'en
faut point pre
fenter.

En quel temps
il faut bailler à
manger, en la
fieure Synoque.
En la continuë.
Et en l'inter-
mittente.
Quel regime de
viure il faut
ordonner aux
fieures effen-
tielles.

Aux fympto-
matiques.

de nourriture, pource que les forces defaillent alors.

IX.

En la fieure quotidiane la maniere de viure, doit eſtre inciſi-
ue & attenuatiue. Et d'autant que la chaleur n'eſt pas autrement vehemente, il eſt beſoin d'aduiſer pluſtoſt de remedier à
la cauſe, qu'à la fieure meſme. Cependant il faut auoir ſoin du
ventricule, & principalement de ſon orifice.

*Ce qui eſt re-
quis en la cure
de la quoti-
diane.*

X.

Il faut raffraichir & humecter tant qu'on pourra en la tierce
exquiſe, pour dompter la cholere furieuſe, qui exerce ſa tyrán-
nie ſur le malade. Car on remedie aux contraires par les contraires, qui repriment ce qui ſurpaſſe, & reparent ce qui manque.
Or la cholere eſt la plus chaude & la plus ſeche de toutes les
humeurs qui ſont au corps. C'eſt pourquoi elle doit eſtre vuidee
par vomiſſement, ſi elle grimpe en l'eſtomach, ou par le ventre, ſi elle deſcend en bas. Meſme eſt beſoin de la chaſſer hors
par les vrines & les ſueurs. Les bains d'eau tiede ſont vtiles, quád
les ſignes de coction apparoiſſent, tant pour ce qu'ils tirent dehors quelque partie de la bile, que pource qu'ils ont vertu d'humecter & de raffraichir. Auant la coction de la maladie, il faut
retrancher du tout le vin : mais auſſitoſt qu'il y aura apparence
de coction, il eſt permis d'en boire vn peu, pourueu qu'il ſoit
ſubtil, & bien trempé. Sur la fin l'on en pourra vſer d'auantage
& plus hardiment. La viande frbide & humide eſt proffitable.
Or en faut-il prendre autant, que l'eſtomach en peut bien digerer. En la tierce baſtarde la maniere de viure ne doit pas eſtre
trop eſtroite, de peur que les forces ne s'abatent par la longueur
de la maladie : ny totalement refroidir & humecter, comme en
l'exquiſe, ains aucunement eſchauffer & inciſer.

*al. au 1. li de
cur. des mal.
Glauc.*

*Ce qu'il faut
faire en la cure
de la tierce ex-
quiſe.*

De la baſtarde.

XI.

La quarte doit eſtre doucement traictee du commencement,
pour-ce que l'humeur qui l'engendre, eſt rebelle à l'attraction.
Car auparauant qu'auoir receu coction, elle ne cede point au
medicament attractif. C'eſt pourquoy il ne faut point purger au
commencement auec violence, ne tirer du ſang, ſi l'on ne le
voit extremement abondant. Ayant couuert la veine, s'il ſe
monſtre noir & gros, comme aux ſplenics, l'on en tirera hardiment : mais s'il eſt iaune & ſubtil, on l'arreſtera promptement.
Et faudra ouurir la baſilique ou la mediane, du bras ſeneſtre :
Pour la nourriture du malade, l'on ordonnera des viandes
qui engendrent bon ſuc. Il fuyra celles qui ſont venteuſes, viſqueuſes & gluantes, comme la chair de porc, & celles qui refroidiſſent & deſſechent. Il vſera de vin blanc,
ſubtil & mediocrement chaud. En la vigueur de la ma-

*al. au 1. liu.
e la cur. des
mala. à Glauc.*

*Comment il
faut traicter la
fieure quarte.*

liberalior concedendus, ad reficiendos spiritus exhaustos, refarciendámque triplicis substantiæ iacturam labore, fatigatione, fame, vigilia, cura & animi meditatione factam, non tenuis & exquisitus, qualis est exhibendus iis qui diaria ab obstructione, aut cutis densitate, aut cruditate, aut bubone laborant. Balneum aquæ dulcis calidiusculum, praetereà est illi valdè profuturum, quia spiramenta corporis reserat (unde facilius febrilis calor expirabit) & humectat, & refrigerat non ex accidenti modò, vacuato subiecto & calore febrili, sed etiam per se aqua in cutis meatibus retenta post balnei exitum ad pristinam frigiditatem redeunte. Operæpretium quoque fuerit, declinatione febris plane absoluta vniuersum corpus balneo relaxatum multo oleo calente simplici perfundere & molliter manibus confricare. Mollis namque frictio, authore Galeno 2. de sanitate tuenda, laxat, emollit & digerit, quicquid exiguis corporis meatibus hæret. Oleum verò simplex tonsa relaxat, dura emollit, sicca humectat, densa rarefacit & in halitum digerit, & quoniam obstruit quodammodo suo lentore cutem, impedit ne aqua balnei exiguos corporis meatus ingressa, antè discedat, quàm satis superque refrigeratum humectatúmque corpus fuerit, & in halitum soluti humores. Interea oxyrrhodinum fronti totíque capiti est illinendum ad ardorem ex insolatu contemperandum.

Consultabat Frambesarius cum D. Prouancherio,
pro iuuene Picrocholo, Vitrici laborante, an-
no 1587.

CONSVLTATIO II.

De Ephemera notha, pro adolescente plethorico.

Dignotio.

FEbris hæc cùm de repente euidentium causarum vi, benè habitum corpus inuaserit, in quo nulla erat antè functionum querimonia, proculdubio Ephemera est. Non enim euidentes illæ & progressa causa putridam repentè ingenerant, nisi cùm vitiosa subest corporis præparatio. Hanc præterea testantur calor halituosus & citra acrimoniam vehementius increscens, pulsus celerior, frequentior ac vehementior citrà inæqualitatem, atque vrina nec colore nec substantia nec contentis à naturali discrepans, & alia id genus diagnostica febris ephemeræ signa. Sed cùm nec manifesto sudore, nec perspiratione intra diem naturalem soluta sit, eáque ab horrore incœperit, non vera diaria, sed spuria putanda est. Quæ non à Solis æstu labore, intenta animi contentione, vigilia, inedia aliísque causis præcatarcticis corpus inanientibus, & per se calfacientibus & exiccantibus illata est: sed à cruditate ex nimia cibi copia & vino meraciore, & ex alui retentione, sudoris halitúsque suppressione ob cutis densita-

tem

tem & conſtipationem ex frigore, & obſtructionem ex craſſo lentóque humore contracta eſt. Quo fit vt pertimeſcendus ſit eius in putridam febrem *Praſagitio.*
tranſitus, cùm preſertim calor paulò acrior eſſe incipiat, ac cephalalgia ſitis,
in appetentia cæteráque ſympromata ingrauefcant. Quocircà medendi *Curatio.*
ſcopus duplex, vnus therapeuticus in remouendis cauſis morbificis conſiſtens, aliter prophylacticus ne diaria in putridam febrem degeneret prohibens. Ad vtrumque conſequendum, phlebotomia imprimis adminiſtranda
eſt, cùm preſertim plethora licet impura eam expoſtulet, nec ætas, viréſque
reclament. Nam ἡ φλεβοτομία κοινὸν βοήθημα ἐστὶ τ῀ πληθωρικῶν νοσημάτων,
venæ ſectio commune auxilium eſt eorum qui ex plenitudine fiunt morborum, authore Galeno. Adde quòd phlebotomia preterquàm quòd plenitudinem demit, obſtructa liberat, adſtricta reſerat, ſudores mouet, aluum ſoluit
& vrinas ciet, que omnia hic requiruntur. Deinde corporis ac potiſſimùm
prima regionis impuritas, ex puluere hieræ, rheo, ſenna, catholico, alió ve
proprio pharmaco purganda eſt. Tum craſſus lentúſque humor incidendus & detergendus, meatúſque aperiendi, quò vaporibus diſcutiendis pateat aditus, idque incidentibus, detergentibus & aperientibus tum alimentis, vt ptiſanæ cremore & hydromelite, tum medicamentis, vt oxymelite, & decocto calamyntha, hyſſopi, origani, ſerpylli in aqua mulſa & ſaccharo. In eum finem id parandum erit apozema: ℞ radicum 5. aperient. polypod. querni ana. ℥ j. paſſul. mund. glycyrrh. an. ℥ß. cichor. totius, endiu.
ſcariol. agrimon. ana. M. j. comarum abſynth. florum cordial. an. P. j. fiat
decoctio ad ℔. j. in colatura diſſol. oxymelitis ſimplic. Gal. ſyrupi capil.
Ven. ana. ℥ ij. fiat apozema clarificatum, aromatiz. cinamomo, pro iiij. do-
ſibus mane & veſperi ſumendis. Poſtea adeundum erit balneum, corpúſque
moderatè confricandum, manibus oleo inunctis, ad cæcos cutis meatus di-
latandos, vaporéſque reſoluendos, & calorem alterandum. Cùm igitur humorum exuperantia effectrix cauſa ſit vt diutiùs protrahatur febris, illa
quamprimùm venæ ſectione demenda eſt. Cumque ſit à repletione immodi-
ta, tum ex cohibitis naturæ excrementis, tum ex pleniore & calidiore alimento profecta, confeſtim naturalis conſuetáque omnis vacuatio eſt molienda, adſtrictior aluus blanda purgatione ſubducenda, vel molli ſaltem
clyſtere ſollicitanda, vrina paucior diureticis monenda, ſudores præter naturam cohibiti diaphoreticis ciendi. Præterea inedia cibíque parcitas inſti-
tuenda. Et quoniam origo illi eſt à cruditate, concoctio etiam iuuanda electuario diarrhodon, aromatico roſato, cortice citrij condito, vel myrobalano
vel nuce moſchata condita. firmandus quoque ventriculus oleo maſtichino,
nardino, mentha vel abſynthij, dum concoctionis bonitas exiſtat.

Conſultabat Frambeſarius Tulli cum D. Roſeo,
pro adoleſcente Plethorico, anno 1587.

Sſ

CONSVLTATIO III.

De Synocho citrà putredinem.

Dignotio.

Neminem vestrum latet, laborantem febre vexari. Pulsus enim celer & frequens, sitis, calor præter naturam & alia id genus symptomata, manifesta sunt febris indicia. Febris porrò omnis vel in spiritibus, vel in humoribus vel in solidis partibus primò accenditur. Hæc autem non in spiritibus tantùm consistit, quia non est vno die soluta, quomodo Ephemera : nec in solidis partibus versatur, quia carnosa illarum substantia non est labefactata, vt in hectica. Ergò in humoribus sita est. Humoralis rursùs febris vel est διαλείπων, intermittens, vel ἀδιάλειπτος, minimè intermittens : Hæc autem nequaquàm intermittit. Est autem febris ἀδιάλειπτος triplex, συνεχὴς continua, σύνοχος continens, & καῦσος ardens. At hæc συνεχὴς propriè continua non est, quia continua statis periodis manifestas habet exacerbationes & remißiones : hæc verò nullas. Nec καῦσος ardens, quia καῦσος in corpus calidum siccúmque ac planè biliosum duntaxat incidit : hæc verò in corpus temperatum benéque habitum irruit. Est igitur Synochus, excitata procul dubiò à sanguinis plenitudine, cuius caußis & notis manifestè se prodit. Nam εὐκρασία, ætas pubescens, victus εὔχυμος, εὔπεπτος ἢ εὔκρατος, isque plenior & liberalior, consueta exercitatio neglecta, sanguinis vacuatio iamdiu suppreßa, vernum tempus, largioris sanguinis causæ procreatrices : & color faciei rubicundus ac floridus, habitus carnosus ac verè quadratus, venarum tumor ac tensio, laßitudo spontanea, pulsus magnus, plenus, frequens, ac velox, respiratio difficilis, somnus profundus, capitis grauitas, cæteráque plethoræ signa in hoc ægrotante reperiuntur omnia. Porrò Synochus duplex, vna sine putredine, altera putrida. Sed hæc citrà putredinem prorsùs existit, quia cutis non squalida sed mollis, non acri sed blando calore madoréque perfusa, nec vllam prorsùs exhibet putredinis notam, neque in pulsu, vt qui æqualis sit & ordinatus, neque in vrina, quæ nihil aut minimùm à naturali distat. quæque in putri summè vigent symptomata, in hac longè remißiora sunt omnia, quòd illa à putrescente in maioribus vasis sanguine excitentur, hæc verò ab eodem duntaxat efferuescente contracta sit. Quod ad prognosim attinet, morbum

Prædictio.

salutarem fore, iudico, primò ex viribus validis : secundò ex εὐεξία, bona corporis habitudine : tertiò ex ætate : quartò ab anni tempore : quintò ex eo quòd sit naturæ, habitui, ætati & tempori consentaneus : sextò quòd nullis grauioribus symptomatis sit comitatus. Vnum tamen imminet periculum, ne sanguine propter transpirationem diutiùs prohibitam in vasis maioribus tandem putrescente, synochus simplex in putrem degeneret. Id vt arceatur, ad eius curationem quamprimùm veniendum est. *Curatio autem duplici scopo continetur, primus in plethora febris* Curatio. *causa demenda consistit. Alter in calore febrili alterando. In vtrumque finem sanguinis missio quamprimùm est administranda, eáque cum vires ægrotantis robustissimæ sint ad lipothymiam vsque Galeni præcepto. primum namque in contrarium statum agetur corpus, celerrimè ex animi defectu refrigeratum. Quod nihil vtilius ac iucundius excogitari potest. Deinde necessariò superueniet alui deiectio, ac fortassè etiam biliosa vomitio. Quas res statim à toto corpore madores, sudorésve excipient. Sublata siquidem materiæ obstruentis portione, partes sese excitabunt ad reliquiarum depulsionem. Victus tenuis instituendus, ad sanguinis plenitudinem imminuendam, & refrigerans ad ardorem febrilem contemperandum. Vtatur igitur prunis elixis, hordeatis, & ptisana, aut aqua graminis pro potu. Aqua frigida potus si ægrotanti propinandus exhibeatur, quantum bibere libuerit, nequaquam est illi nociturus, cum signa coctionis conspicua sint in pulsu & vrinis, nec æger vllum habeat viscus imbecillum, vel tumore obsessum, alióve vitio labefactatum, sitque ψυχρόποτης, frigidæ potioni iamdiu assuetus. Abstineat vino, ouis, carnibus, iísque omnibus quæ sanguinem augent & excalfaciunt. Medicamenta quoque refrigerantia tenuium partium sumenda, vt syrupus acetosus simplex, oxysaccharum cum aquis cichorij, graminis, cucurbitæ, melonum. Admouenda etiam cordi & hepati epithemata ex aquis stillatitiis rosarum, acetosæ, endiuiæ, plantag. solani, additis trochiscis de camphora & pulucre trion santalòn atque aceto, quò faciliùs in corpus subeant.*

Consultabat Frambesarius Valentianæ, cum aliis
medicis, anno 1592. mense April. pro Ephebo
eucrato.

CONSVLTATIO IIII.

De Synocho putri.

MOrbus quo vexatur febris est continens, Græcis συνοχος appellata, Dignotio. *quia assiduò fatigat, nec vlla statis periodis manifesta percipitur excandescentia, nulláque remissio. Synochus in Galeno authore, febris est, in qua accessio vna à principio ad finem perpetuò manens, in multos dies porrigitur, nulla remissione sensibili apparente. Adde quòd hæc adolescentem plethoricum, ineunte Vere, prehenderit, séque ipsa plenitudinis omnibus prodat notis, vt quæ sit à copia sanguinis in vasis maioribus putrescentis excitatà. Nam corpus omne maximéque facies inflammatione ruboréque suffunditur, venæ copia distentę multùm turgent, distendens lassitudo artus omnes occupat, tempora vehementer pulsant, pulsus ma-*

gnus, plenus, frequens, & velox, respiratio difficilis, caput ingra-
uescit, & dolet, somnus profundus ac veternosus præmit. Quod autem synochus hæc putrida sit, ex eo constat, quod notas habeat quàm simplex insi-
gniores, ac magis conspicuas, ac prætereà calor acrius contactum feriat, pul-
sùsque non modò magnus, vehemens, celer & frequens, verum etiam inæqualis & inordinatus, ac vrina crassa, rubra, turbida, sedimentóque nullo,
ac proinde cruda. Ea autem nec ἐπακμαστικὸς est, nec παρακμαστικὸς sed ὁμότονος, quia nec augeri, nec minui febrilis calor ab initio visus est, sed perinde
sibi similis. Sequitur prognosis. Morbum profecto magnum ac pertimes-

Prædictio.

cendum esse tum valida quæ illum pepererunt causa, tum gravia quæ con-
sequuntur symptomata indicant. Sed virium robur, benè habitum corpus,
ætas valida, saluberrimum anni tempus, & affectus hisce omnibus vna
consentaneus metum omnem adimunt, salutémque breui futuram pollicen-

Curatio.

tur. Quocircà ad therapiam properandum est. Curatio autem tribus scopis
perficienda est. Primus in causa morbifica remouenda: secundus in extinguenda febre: postremus in grauioribus symptomatis mitigandis consistit.
Ad priorem scopum consequendum euacuatio molienda est & venæ sectione & purgatione, quòd sanguis non quantitate modò, sed & qualitate
peccet, sitque cacochymia plenitudinis comes. Cùm enim sanguinis exuperantia sit præcipua causa prohibitæ transpirationis & putredinis, phlebotomia protinùs (cùm nullum habeamus deplendæ plethoræ præsentius remedium) ne in anceps suffocationis periculum præcipitetur æger, pro viribus administrandæ est, subducta tamen priùs molli clystere aluo, ne humoris putridi in prima regione contenti colluuies ad maiorem perniciem in
secundam transferatur, contumaciórque obstructio inuehatur, affectúsque
feracior euadat. Misso sanguine, cacochymia cholagogis & melanogogis
pharmacis purganda, quòd sanguis dum putrescit tenuior in flauam, crassior in atram bilem degeneret. Præscribendus igitur potus constans ex rheo
& senna, & decocto refrigerante simul & aperiente, his additis quæ sanguinem puriorem reddunt, qualis hic erit: ℞. rad. gram. oxalyd. an. ʒß. cichor. totius, endiu. scariol. an. M.j. iiij sem. frig. maior. an. ʒ ij. flor. cord. an.
P.j folior. sen. mund. ʒ j. fiat decoctio ad ℔.ß. in colat. infunde rhei elect.
ʒ iij. cinam. ʒ j. in leui expreff. diffolue syrupi de cichor, syrupi de fumaria
compof. ana ʒ j. fiant duæ doses per duos dies continuos sumendæ, tribus
horis ante cibum. Ad secundum scopum perficiendum victus refrigerans
& humectans instituendus est, idemque tenuiffimus, quia morbus acutif-
fimus est, virésque constant. Medicamenta quoque ἀλλοιωτικὰ præscribenda, vt syrupi de acetofirate citri, de limonibus, de granatis, oxyfaccha-
rum simplex, cum aquis rosarum, cichorij, graminis, accetofæ, lactucæ, quæ
non modò ad ardorem febrilem obtundendum, sed etiam ad fistendum putredinem valdè conducunt. Aquæ frigidæ potu abstinendum, quandiu in pulsu & vrinis cruditatis notæ apparebunt. Eius loco vtendum
ptisana admixtis syrupis iam enumeratis, qui etiam ad sitim extinguendum plurimùm conferunt. Et quia sanguis qui putret in magnis venis

quæ circà lumbos sunt, calorem simul & dolorem, illic excitat, cerato refrigerante Galeni aut santalino illinantur. Erunt & ad obtundendum calorem epithemata regioni hepatis, & cordis admouenda.

Consultabat Frambesarius cum D. Prouancherio
Ducis Mayennensis Medico, pro nobili Germano, Nouioni prope Sanvalerium laborante,
anno 1592. mense Martio.

CONSVLTATIO V.

De Febre continua tertiana.

AD medicinam via & ratione faciendam, morbus qui proponitur *Dignotio.* accuratè imprimis internoscendus est, deinde euentus tempéstiuè præsagiendus, tum eius aggredienda curatio, vt præclarè est à Galeno proditum. Quocircà vt huic ægrotanti medendi methodum summatim perstringam, primo loco de morbi quo laborat. diagnosi, secundo de prognosi, postremo de curatione quid ipse sentiam, breuiter explicabo. Laborantem febre corripi pulsus celer & frequens, sitis, calor præter naturam, & alia id genus symptomata indicant. Omnis autem febris vel essentialis est vel symptomatica. Quòd autem hæc essentialis sit, vel ex eo constat quòd per se, nullóque alio præcedente morbo primùm prehenderit. Febris vera maria, vel est ephemera, vel putrida, vel hectica. Hæc autem nec ephemera est, quia iam per plures dies ægrotantem afflixit: nec hectica, quia carnosa partium solidarum substantia non est labefactata. Ergò putrida febris est. Adde quod conspicua sint in hac omnia putredinis indicia, calor acer & mordax, adeò vt tangentis sensum acriter feriat: pulsus respiratióque inæqualis: vrina ab initio cruda: ac neutra corporis constitutio progressa. Putrida porro febris vel est διαλείπουσα intermittens, vel ἀδιάλειπτος non intermittens. Hæc autem est ἀδιάλειπτος. Siquidem ad ἀπυρεξίαν nequaquàm desinit. Ἀδιάλειπτος autem febris triplex celebratur, συνεχής, σύνοχος ἢ καῦσος, continua, continens & ardens. Hæc autem neque synochus, neque causus est, quia in vtraque nulla fit periodica exacerbatio, nulláque antequàm omnino soluatur feruoris remißio, in hac autem statis periodis manifesta percipitur exacerbatio ac remißio. Sed continua febris est. Siquidem Galeno authore, συνεχὴς ἐστιν ὁ πυρετὸς εἰς ἀπυρεξίαν μὴ παυόμενος, πρὶν τελέως λυθῆναι, κἂν παρακμῆτις αὐτῆ φαίνηται, continua febris est quæ ad integritatem non desinit, antequàm ex toto soluatur, etsi declinatio aliqua sensibilis appareat. Hæc autem nec quotidie, nec quarto quoque die, sed alternis diebus excandescit & remittit: quod à bile, quæ sola ex humoribus tertio quoque die ἔφοδος facit, excitata sit. Hanc enim à putrescente in maioribus vasis humore bilioso excitatam demonstrant tum causa bilis flaua.

S.ſſ iij

copiam exaggerantes, nempè calida & sicca ægrotantis temperies, ætas
ἀκμαστικὴ, æstiuum tempus, sicca cœli constitutio, victus calidior &
siccior ac tenuior antegressus, mœrores, curæ graues, attentæ cogitationes, ingentes animi impetus, & vehementiores corporis exercitationes:
tum notæ bilis in corpore exuperantis, quales sunt color faciei & corporis reliqui pallidus, habitus corporis siccus, macer ac gracilis, hirsutus, pilus flauus, venarum amplitudo, calor tactu acer & mordax,
dolores punctorij, magna corporis iactatio, insomnia belli, furoris, ignis,
deliria rixarum & iracundiæ plena, vigiliæ, pulsus vehemens, velox,
frequens & durus, vrina flaua, flammea, acris & pauci sedimenti,
vomitio, deiectióque biliosa, & aliæ generis eiusdem. Hæc de morbi
diagnosi.   Quod ad prognosim attinet, cùm morbus acutus sit, salus profectò non potest, nisi dubia promitti, lege Hippocratis: τῶν ὀξέων νοσημάτων ἢ πάμπαν ἀσφαλέες αἱ προδιαγορεύσιες, ὔτε τῇ θανάτῳ, ὔτε τῆς ὑγιείης.
Acutorum morborum non omninò tuta sunt prædictiones neque salutis neque mortis : quia (ait Galenus) τὰ ὀξέα νοσήματα πρὸς τῷ κρι-
νεσθαι ταχέως, εὐθέως καὶ μέγεθος ἔχει, acuti morbi præterquàm quod
celerrimè iudicantur, statim etiam magnitudinem habent. Grauia
quippe symptomata quæ ægrotantem excruciant, periculum portendunt,
nempè vigiliæ, deliria, vehementes circa viscera dolores, corporis in-
quietudo, lipothymia, dyspnæa, sitis, inappetentia, cruditas in deiectionibus & vrinis conspicua, facies admodum contraria naturali, hy-
pochondria dura, tensa & dolentia, & alia id genus. Sed vires adhuc
constantes, ætasque valida, & morbus nat●, habitui, ætati, &
tempori consentaneus spem salutis non adimunt. Erit autem breuis
morbus, quoniam summa omnia habet quæ naturam ad celerrimam
pugnam inuitant : éstque à bilioso humore, æstiuóque tempore ortus.
Superest curatio, quæ tribus scopis perficienda est, primo vt putrescens in maioribus vasis humor febris continuæ soboles vacuetur ; secundo vt calida & sicca intemperies corrigatur : tertio vt grauiora
febris symptomata emendentur. Ad euacuandum humorem in magnis
vasis peccantem, phlebotomia maximè conducit. Nam vt præclarè scriptum reliquit Galenus, κάλλιστον φλέβα τέμνειν ὐ μόνον ἐν τοῖς συνόχοις
πυρετοῖς, ἀλλα καὶ τοῖς ἄλλοις ἅπασι τοῖς ἐπὶ σήψει χυμοῖς. ὅταν γε ἤτοι
τὰ τ̂ ἡλικίας, ἢ τὰ τ̂ δυνάμεως μὴ κωλύει. Saluberrimum est in febribus venam incidere, non continentibus modò, verumetiam aliis
omnibus quas putrescens humor concitat : vbi præsertim nec ætas, nec vires prohibent. Leuata quippè quæ corpus regit natura, exoneratáque
eo quo velut sarcina premitur, haud ægrè quod reliquum est vincet. Itaque proprij muneris haud oblita & coquet quod concoqui est
habile, & excernet quod potest excerni. Attamen ne sordescens excrementorum in prima regione contentorum colluuies in locum vacuandi sanguinis raptim traijciatur, aluus antè subducenda enemate, quod ex decocto quatuor remollientium, diacassia, saccharo ru-

bro, melle & oleo violaceo conficiatur. Detracto sanguine cathartica conueniunt cholagoga ad morbificam cacochymiam deturbandam. Siquidem ἡ κακοχυμία διὰ τ̃ οἰκείας ἑκάστῃ τ̃ πλεοναζόντων χυμῶν καθάρσεως θεραπεύεται, cacochymia curatur purgatione quæ cuique humori redundanti sit accommoda. Itaque repurgandum erit corpus ex rheo & myrobalanis citrinis, in decocto refrigerante & aperiente infusis, diapruno & syrupo rosarum pallidarum vnà dissolutis, ac in potu exhibitis, vel ex bolis cassiæ fistularis ac diapruni solutiui, quibus rheum fuerit admixtum. Ad calidam autem & siccam intemperiem corrigendam victus ratio frigida & humida est instituenda. Nam ex Hippocrate, αἱ ὑγραὶ δίαιται πᾶσι πυρεταίνουσι ξυμφέρουσι, victus humidus febricitantibus omnibus confert: eadémque tenuis, quoniam acutus morbus est. Siquidem ὁκόσοισιν αὐτίκα ἡ ἀκμὴ, αὐτίκα λεπτῶς διαιτᾶν. quibus statim morbus consistit, iis statim tenuis victus adhibendus est. Vtatur igitur ægrotans iusculis carnium lactuca, acetosa, endiuia, portulaca, buglosso, borragine alteratis. vtatur prunis cum saccharo coctis, hordeatis, amygdalatis. Vtatur ptisana pro ordinato potu. vini vsus interdicatur. In eumdem scopum ægrotanti iulepus Alexandrinus, iulepus ex aqua rosarum & syrupo violaceo, & è cichorio paratus, & apozemata quæ ex decocto radicum oxalyd. cichor. graminis, asparag. fol. bugloss. borrag. endiu. acetos. florum cardiacorum, seminum frigid. maior. & minor. syrupis è granatis & è limonibus constent, ægrotanti assumenda sunt, quæ præterquàm quòd febrilem calórem contemperant, corpúsque alterant, humori etiam morbifico præparando non parum conferunt. In declinatione etiam morbi, imò & in statu, si nimioperè exardescat & sæuiùs efferatur affectus, admouenda hepati epithemata refrigerentia & roborantia, ex aquis rosarum, cichor. oxalyd. an. ℥ ij. addendo santalorum omnium, spodij, corall. rubri an. ℥ j. spicæ nardi Ɔß. Ad sitim extinguendam vtatur syrupo violaceo, & de limonibus, aliquando per se ex cochleari, aliquando cum ptisana. Ad delirium compescendum & somnum accersendum inungantur frons & tempora vnguento populeo. Postea adhibeatur frontale ex conserua rosarum & nenupharis, horâ somni. Exhibeatur circa horam somni lac amygdalinum, cui ʒ ij. seminis papau. albi adiecta fuerint. Interdum etiam exhibeatur sub horam somni dosis ex syrupi papauer. ℥ j. diamargar. frig. Ɔß. & aqua lactuc. ℥ iij. Ad dolorem capitis propulsandum, oxyrhodinum fronti admouendum. Ad renum dolorem & ardorem contemperandum, cerato santalino & oleo violaceo simul perfusa inungantur lumbi. Hæc mea est de proposti affectus diagnosi, prognosi & curatione sententia.

Consultabat Frãbesarius cum D.
Philiberto Ducis Lotharingi Archiatro, pro nobili viro D. Gornæo, Nancei laborante ann. 1592.
mense Maio.

CONSVLTATIO VI.

De Quartana continua.

Dignotio.

MOrbus quo laborat febris est, eáque non ephemera, non hectica,
sed putrida. Nam prægressa corporis lassitudo spontanea, capitis
grauitas, somnus turbulentus, sensus hebetior, motus pigrior, respiratio difficilis, inappetentia, hypochondriorum distensio, cæteráque neu-
trius constitutionis symptomata, de quibus iamdiu conqueritur, putridam febrem esse arguunt : hanc præterea testantur putredinis notæ iam
conspicuæ, caloris acrimonia, pulsus inæqualitas & vrinæ cruditas.
Putrida verò febris continua est vel intermittens : hæc autem nequaquam intermittit : Continua igitur. Est autem continua febris duplex,
vna remittens, cuiusmodi est συνεχὴς continua propriè dicta, altera sine remissione, qualis est synochus & causus : hæc autem periodicas habet remissiones. Triplex porrò febris continua remittens, quotidiana
quæ quotidiè, tertiana quæ alternis diebus, & quartana quæ quarto
quoque die exacerbationes & remissiones habet : hæc autem è quarta-
narum genere est, quòd ab humore melancholico qui quarto quoque die
commouetur, procreata sit. Hanc enim à putrescente in magnis vasis
melancholico humore ortam indicant primùm causæ largiorem in corpore melancholiam congerentes, nempè temperamentum siccum & calidum à principio, ex permutatione aut frigidum, ætas inclinans, autumnale tempus, frequens crassorum & terrenorum alimentorum, vt
panis atri, carnis bubulæ, vini crassi, & casei veteris, vsus, vitæ con-
ditio tristis, multis curis, vigiliis, improbis laboribus implicita, nulla
animi hilaritate interposita, ac neglecta melancholiæ vacuatio quæ medicamentis fieri consueuerat : deinde conspicua melancholiæ in corpore
exuperantis signa, vt faciei totiúsque corporis color obscurus & nigricans, lienis durities, tumor, dolor grauis, corporis habitus siccus & ma-
cilentus, aspectus fixus, horridus ac mœstus, pulsus paruus, tardus,
rarus & subdurus: vrina initio tenuis & alba, postea crassa & nigra,
deiectio nigra, timor & mœstitia iamdiu perseuerans, taciturnitas,
solitudo, milanthiopia, inanis rerum commentatio, animus ad irascen-
dum quidem tardus, sed ferox, nec facilè placabilis, somnus turbulentus horrendis insomniis fluctuans, & agitatus spectris rerum nigra-
rum, dæmonum, tormentorum, mortis, cadauerum, sepulchrorum, quæ
plena sunt terroris, & alia eiusdem generis. Hæc morbi diagnosis:

Prædictio.

Quod ad prognosim attinet, morbus periculo non vacat. Idque iudico
primùm à viribus imbecillis : deinde ad habitu valdè extenuato &
tabido : tum tempore autumnali : postea ab improba victus ratione

qua

qua ægrotans vtitur benè monenti medico non obsequens : postremò à
symptomatis malignis, nempè à pulsu languido, paruo, tardo, raro, inæquali, inordinato : à lipothymia frequenter superueniente : à spirandi
difficultate : à delirio serio : à somno laborioso : à doloris insensibilitate : ab
anorexia : à deiectionibus & vrinis nigris : à sudoribus frigidis circa caput, faciem, & ceruicem tantùm erumpentibus : à facie admodum contraria naturali : ab hypochondrio sinistro duro, tensa & dolente. Morbus autem si non interemerit, non potest tamen nisi longo tempore finiri,
tum ratione autumni qui corporis meatus frigore occludit, tum ratione
humoris melancholici morbum committentis, qui omnium viscosissimus
& solutu difficillimus est. Hactenus de febris diagnosi & prognosi. Re-
stat therapia ad tres scopos omninò referenda, humoris morbifici euacuationem, febrilis caloris alterationem, & symptomatum seuiorum mitigationem : hi autem tribus remediorum generibus, diæta, chirurgia & pharmacia, conuenienti qualitate, quantitate, modo & tempore vsurpatis
perficiendi sunt. Diæta autem (quod ad qualitatem attinet) humectans
ægrotanti instituenda, nec adeò refrigerans atque in febre biliosa. In pastu
parum vini diluti concedatur non modò in ægrotantis gratiam, quódque
vino vti consueuerit, verumetiam ad imbecillas vires roborandas, & ad
iuuandam morbifici humoris frigidi concoctionem. Quod ad quantitatem
spectat, paulò plenior victus est exhibendus, quàm in acutioribus morbis:
quoniam enim vires elanguescunt, quas tamen integras seruare oportet, vt
morbi diuturnitatem perferre queant, omni ope enitendum & arte sic opitulandum est vt fulciantur. Sed (quod ad modum attinet) satius est parum cibi, ac frequentiùs ægrotanti offerre, quàm copiosiùs illum affatim
cibare, quo imbecilles vires sensim reficiantur, non opprimantur. Adde
quod autumno laboret, quo tempore cibos difficillimè ferunt. Tempus autem cibando opportunum erit, cum morbus dat inducias. Quoniam igitur non intermittit febris, cùm remittit, tum ægrotanti cibus potissimum
est concedendus, non in paroxysmis, ne in concoquendo humore morbifico occupata natura, ab officio distrahatur alimentis. Hæc Diæta. Quod
ad Chirurgiæ genus pertinet, phlebotomia tum ad humoris morbifici ua-
cuationem, tum ad febrilis ardoris refrigerationem, tum ad symptomatum mitigationem vtilissima est. Cuius quantitas è morbi magnitudine
metienda est. Itaque cùm magnus sit morbus, magna sanguinis missio
molienda est. Sed per epaphæresim erit administranda, quia plurimùm
atque repentè euacuare periculosum : quod autem paulatim fit tutum
est. Vena autem interna cubiti sinistri potiùs secanda, vt melancholicus sanguis è liene promptiùs & validiùs detrahatur. Nullum vero
tempus phlebotomiæ administrandæ opportunius optari posset hodierno
die, dum morbus adhuc in principio est. Quod ad pharmaca attinet, tria eorum genera hic conferunt, cathartica melanogoga ad morbificum humorem deturbandum, non valida quidem sed benigna propter virium imbecillitatem, quales erunt potus ex senna, polypo-

Curatio.

Ttt

dio, epithymo, catholico, diaphœnico, syrupo de fumaria, rosar. pall. &
decocto conuenienti constantes. Alliotica ad febrem extinguendam, hume-
ctantia quidem, sed non vsque adeò refrigerentia, atque in biliosa febre,
quia morbificus humor frigidus est, quales erunt syrupi è cichorio, è fumaria, adiantinus, bizantinus. Roborantia tum sumenda, vt conserua bugloss. borrag. violar. capill. ven. cichory, vinum absynthites: tum admouenda, vt oleum de absynth. de mentha, è capparibus, è genista. Erit autem per epicrasim potiùs repurgandum corpus, quàm vna vice purgationem ad extremum deducere. Sensim etiam humor erit præparandus, calor
alterandus, & partes imbecilles per temporis interualla roboranda. Tempus repurgando corpori idoneum erit statim à missione sanguinis, corpore
& humoribus ritè præparatis. In nullo autem morbi tempore alterantibus
non locus est. Ante purgationem enim ad humorem morbificum præparandum, & à purgatione ad ardorem febrilem contemperandum conueniunt.
Hæc de febris diagnosi, prognosi, & therapia summatim dicenda esse mihi
visa sunt.

> Consultabat Frambesarius cùm D. Futnerio
> Ducis Lotharingi medico, pro strenuo mili-
> te quadragesimum annum agente, subur-
> biis Nanceianis laborante, anno 1587. mense
> Septemb.

CONSVLTATIO VII.

De Quotidiana continua.

NEutra corporis constitutio antegressa, caloris acrimonia, pulsus inæqualitas & vrinæ cruditas, euidentißima sunt putridæ febris indicia. Putrida verò febris vel est διαλείπων intermittens, vel ἀδιάλειπτος non intermittens. Hæc autem nequaquam intermittit. Est igitur
ἀδιάλειπτος. Duæ autem sunt febrium ἀδιαλείπτου differentia. Aliæ enim
nullas habent periodicas exacerbationes & remißiones, vt synochus &
caussus: aliæ verò manifestas statis periodis excandescentias & declinatio-
nes obtinent, veluti συνέχεις continuæ, quæ iterùm triplices sunt, tertiana quæ alternis diebus, quartana quæ quarto quoque die, & quotidiana
quæ quotidie exacerbantur & remittunt. Hæc autem è continuarum quo-
tidianarum genere est. Nam quotidie febris fit anadiplosis, & caloris febrilis remißio, quòd à pituita quæ sola ex humoribus quotidie commouetur, orta sit. Hanc enim à putrescente in magnis vasis humore pituitoso
contractam apertè declarant, tum causæ prouentam pituitæ facientes, cuiusmodi sunt temperamentum frigidum & humidum, ætas senilis, hybernum tempus, humida cæli constitutio, fructuum, acetariorum, frigidorum humidorúmque omnino alimentorum immoderatus vsus, largior

cereuisia potus, consueta vacuatio iamdiu intermissa: tum indicia pituitæ
dominantis in corpore conspicua, qualia sunt faciei corporísque color albicans, facies tumida, totiúsque corporis moles ampla & obesa, vasorum angustia, cutis alba, mollis & debilis, pilus albus, pulsus paruus, tardus, rarus, mollis, vrina alba nunc tenuis, nunc crassa & turbulenta, cum multo
sedimento, deiectio liquida, aquosa, alba, cruda, pituitosa, corpus madore
sæpius diffluens, animi mores omnésque corporis motus tardi cum grauitate & segnitie, sensus obtusi, mens hebes, somnus profundus ac grauis, aquarum, pluuia, niuis, & submersionis plena insomnia, capitis grauitas, ructus
acidus, nausea sumpto cibo, & alia id genus. Hæc morbi diagnosis. Quod ad
prognosim attinet, vires ægrotantis imbecilles, habitus corporis admodum
crassus & obesus, ætas senecta, pulsus paruus & languidus, spirandi difficultas & delirium, somnus immodicus & laboriosus, deiecta appetentia,
magna excrementorum ametria, & corporis affectus à natura modo multum recedentes, laborantem in summum vitæ discrimen adductum testantur. Quia tamen morbus naturæ, habitui, ætatíq́; tempori consentaneus est,
non videtur omninò deploratus. Si autem salutaris futurus sit, longum tamen tempus est habiturus, tum propter hyemem quæ morbis tarditatem addit, quia meatus corporis frigore occludit, humorésque vitiosos intùs retinet,
tum propter pituitam morbi procreatricem, lentam & viscidam adeò vt
non nisi longo tempore educi & discuti possit. Morbi præterea diuturnitatem hypostasis vrinæ κριμνώδης, & corporis habitus nullo modo extenuatus
significant. Quoniam igitur nondum desperata omninò salus est, non est sine ope & auxilio ægrotans relinquendus, sed quamprimùm ægritudinis aggredienda curatio est. Hæc autem duobus continetur capitibus, quorum primum in ægrotantis viribus seruandis versatur, alterum in affectibus contra naturam remouendis, in quibus ea est seruanda methodus, vt febris
causa primùm, deinde febris, tum symptomata febrem consequentia sum-
moueantur. Id vt consequamur, victus ratio imprimis instituenda, nec plenior, ne vires iam præ crudi humoris copia grauatas opprimat, nec tenuior,
ne eas iam fatiscentes nimioperè attexat & prosternat, sed mediocris, quæ
eas seruet integras, vt febris diuturnitati pares esse queant. Pleniorem prætereà victum senilis ætas, & corporis impuritas, tenuiorem vero hybernum
tempus, morbúsque chronicus prohibent. Sit igitur victus moderatus, ísque
nec frigidior, ne crudi humoris coctionem impediat, nec calidior ne febrem
augeat, sed temperatus, incidens & extenuans, vt causæ & febri & symptomatis vnà summouendis conferat. Exhibeantur ergo panatella ex pane
loto confecta, iuscula pulli, capi, hyssopo, thymo, petroselino alterata, pressa,
consumpta, instaurantia, gelatina, oua sorbilia, & omnes cibi euchymi parca manu multùm nutrientes. Pro potu vino vtatur oligophoro in pastu, hydromelite extra pastum. Prætereà venæ sectio pro viribus administranda
est, quæ vires præ nimio humoris pondere oneratas subleuet & recreet, sublata qua premebantur sarcina, & febris causam detrahat, vacuata sanguinis pituitosi exuperantia putredinis materia, & febris calorem infrin-

Prædictio.

Curatio.

gat, inducto corpori refrigerio, & symptomatum sæuitiam retundat.
Medicamenta deinceps ex vsu erunt phlegmagoga, vt agaricum, diaphœnicum, diacarthamum, quibus humor pituitosus erit repurgandus, simul
ac ritè præparatus fuerit incidentibus & extenuantibus apozematis, &
syrupis de absynthio, de quinque radicibus, de stœchade, de hyssopo, oxymelite simplici & composito, & aliis generis eiusdem. Roborantia etiam
ventriculum pituitæ sedem, cæterásque partes affectas hic vel imprimis
necessaria sunt, tum sumenda, vt aromaticum rosatum, electuarium diarhodon, tum admouenda, vt ceratum stomachicum, oleum de absynthio,
oleum moschatellinum. Hæc sunt quæ de febris diagnosi, prognosi, atque
iasi breuiter dicenda esse duxi.

Consultabat Frambesarius cum Medico Nea-
politano, pro Satellite Teutonico, prouectæ
ætatis, Guisiæ, anno 1591. mense Nouemb. laborante.

CONSVLTATIO VIII.

De Febre ardente.

Diagnosis.

FEbris quæ generosissimum Principem immaniter excruciat, est ἀδιάλειπτος. Siquidem ad ἀπυρεξίαν nequaquam desinit. Tria autem sunt
summa februm ἀδιαλειπτῶν genera συνεχής, συνόχος ἢ καῦσος, continua,
continens & ardens. Hæc autem nec συνεχής continua propriè dici potest,
quia in continua statis periodis manifesta percipitur mutatio, in hac autem
nulla est periodica declinatio conspicua: nec συνόχος continens censenda
est, quia in corpus temperatum benéque habitum duntaxat incidit, hæc autem in calidum siccúmque ac planè biliosum irruit. Sed καῦσος ardens no-
minanda est, quia ex Galeno, Causus febris est peracuta in sola bile flaua
intrà vasa adhuc manente accensa, ad integritatem nequaquam desinens,
sed perpetuò à principio febris vsque ad crisim similis perseuerans, adeò vt
nulla declinatio sensibilis appareat. Adde quòd conspicua sint in hac πα-
θογνωμονικῷ duo causi signa, deurens calor & sitis inexplebilis. Nec desint
alia συνεδρεύοντα, vt lingua nigricans, arida, scabra feréque amara, vigiliæ ferè perpetuæ, delirium frequens, spiratio difficilis ac pènè suffocans, iactatio, inquietudóque indefessa, sitque adeo sæuioribus quam tertiana symptomatis comitata. Quod autem ex flaua bile in maioribus vasis cordi pro-
ximis putrescente excitata sit, constat tum ex causis flauæ bilis copiã in corpore exaggerantibus, nempè è temperie calida & sicca ætate florida, æstate,
sicca cæli constitutione, victu calidiore, sicciore & tenuiore, curis, laboribus,
immodicis exercitationibus: tum signis flauæ bilis copiam indicantibus, vt
colore sufflauo, habitu sicco & macilento, hirsuto, pilis sufflauis, venis amplis, calore acri & mordaci, punctorio dolore, magna corporis inquietudine,
insomniis belli, furoris, ignis, deliriis rixarum & iracundia plenis, vigiliis

ferè perpetuis, pulsu vehementi, veloci, frequenti & duro, vrina flaua, flam-
mea, acri & sine sedimento, vomitione deiectionéque biliosa, & aliis ge-
neris eiusdem. Hæc diagnosis. Quod ad prognosim attinet morbum lon-   Prognosis.
gè periculosissimum esse, tot támque sæua symptomata quæ ægrotantem tor-
quent, manifestè demonstrant.   Quamuis enim vires adhuc constantes in
hac potissimum florida ætate videantur, sitque morbus naturæ, habitui,
ætati: & tempori consentaneus, magna tamen functionum animalium, vi-
talium & naturalium læso, magna excrementorum ametria, magna quali-
tatum corporis immutatio, ita magnum esse morbum indicant, vt metus
sit ne vires tandem prosternat, proterat, omninóque superet. Quando in
febre non intermittente difficultas spirandi & delirium accidit, lethale est,
canone Hippocratis. .At laborans difficulter admodum spirat, frequen-
térque delirat. Pessimum (decreto Hippocratis) si somnus neque noctu ne-
que interdiu accedit: id enim ferè sine continuo dolore, esse non potest. At
laborans nocturna diurnáque vigilia premitur. In omni morbo nec
mente constare, nec benè se habere ad ea quæ offeruntur, malum, lege Hip-
pocratis. At laborans nec mente constat, nec benè ad oblata se habet. Quæ-
cumque enim offeruntur fastidit. Ergo functiones animales, vitales &
naturales magnopere læduntur.   Deiectio laudabilis, Hippocratis præce-
pto, debet esse mollis & cohærens, subruffa nec graueolens. At deiectio ægro-
tantis ab hac longè recedit. Est enim prædura, vehementer ruffa ac graueo-
lens. Vrina laudabilis debet esse mediocris, subruffa, hypostasimque albam,
leuem & æqualem habere. At vrina ægrotantis ab hac multùm declinat.
Est enim tenuis, flammea, ac sine vlla subsidentia. Ac proinde magna in
excrementis ametria est. Facies est admodum contraria naturali: hypo-
chondria dura, tumida, intenta & dolentia sunt: ardor ingens in corpo-
re sentitur: color omninò præter naturam cernitur. Sic vt magna quali-
tatum corporis immutatio videatur. Morbus autem diuturnus esse non po-
test, quia bilis à qua ortus est, acutos semper facit morbos, qui breui
terminantur: æstásque morbis addit celeritatem, propterea quod vitiosi hu-
mores ambientis calore per vniuersum corpus fusi promptè discutiantur,
meatibus totius corporis patefactis: Itaque si vires morbo resistere valeant,
salus: sin autem vires morbo succubuerint mors breui expectanda est.
Cum igitur dubia spes certa desperatione sit potior, vt ait Celsus, ad
curationem transeundum est, ἰατρικὴ, authore Hippocrate, ὅτι προσθέσις μὲ   Curatio.
τῶν ἐλλειπόντων, ἀφαίρεσις ᾗ τ῀ ὑπερβαλλόντων. Medicina est adiectio de-
ficientium, & detractio redundantium. In ægrotante autem redun-
dant biliosus humor febris author, febrilísque calor, vnde tot symptoma-
ta magno fœnore luxuriant. Vires verò si nondùm deficiant, periculum ta-
men est ne tanto oneri ferendo minimè pares tandem linquantur. Quo-
circà hic prosthesi, illic aphæresi, cáque duplici, euacuatione & alteratione
opitulandum est. In vtrumque sinem phlebotomia pro viribus administran-
da est, præmisso clystere. Nam humoris noxij plenitudinem vacuabit, &
totum corporis habitum refrigerabit, virésque onustas (sublata aliqua

humoris morbifici portione qua velut sarcina premebantur) subleuabit, & ad reliquias per aluum vel sudores excernendas excitabit. Id si statim à missione sanguinis non contingat, purgatio decernenda mitioribus cholagogis, vt cassia recens è canna pingui extracta, in bolos concinnata, aut rheo & myrobalanis citrinis in aqua endiuiæ maceratis, & leuiter expressis, addito syrupo rosarum pallidarum & diapruno simplici, vel catholico, vt aliquid è materia morbum committente detrahatur. Sic enim materiam reliquam natura facilius concoquet. Nec diutius differenda catharsis, quòd bona pars materiæ in ventriculo & citrà vias communes contineatur, turgeréque videatur. Materiæ enim in prima regione contenta signa sunt, sitis, ardor, morsus ventriculi, nausea, vomitúsque biliosus. Ad alterationem syrupi refrigerantes & attenuantes, de granatis, de limonibus, de cichorio, violaceus, rosaceus, nenupharinus, cum aquis lactucæ, endiuiæ, acetosæ, portulacæ, plantaginis, solani vsurpentur. In eundem scopum cibi offerendi sunt, quibus refrigerandi & humectandi vis inest, vt iuscula ex lactuca, & oxalyde, cucurbita, cremor ptisanæ & eiusmodi. Potus sit aqua in qua parum sacchar. & cinamomi decoctum sit, vel aqua hordei. Victus autem ratio nec plenior esse debet, propter morbi acumen, annique tempus, nec tenuior, ne vires nimioperè atterantur & fatiscant. Viribus præterea roborandis, conseruæ rosarum, buglossi, violarum, nenupharis, & pulueres diamargarit. frigid. diarrhod. Abbatis, trionsantal. & confectio Alkermes maximè conueniunt, siue per se sumantur, siue iusculis gallinæ, pullíve admisceantur. Si igitur vires præsymptomatum præsentium vel imminentium vehementia prostratæ prorsùs succumbere videantur, restaurans eiusmodi præscribatur: ℞ conseruæ bugloss. ʒij. conser. violar. nenupharis ana. ʒß. diamargarit. frigid. ʒiij. folia auri num. iiij. decocti capi perfectè cocti ℔.ß. aquæ rosarum, violarum, nymph. an. ʒij. vini albi ʒj. Ponantur omnia in vase vitreo diligenter obturato, & leuiter decoquantur. Epithemata quoque ex aqua bugloss. ʒij. aquarum rosarum, violarum, nympheæ ana quart. j. trochisc. de camphora Ɗ j. pulueris diamarga. frigid. ʒj. quibus puluis santal. corall. ossis è corde cerui, viníque albi modicum addi poterit, regioni cordis admouenda sunt, vt & hepati quæ constent ex aquarum cichor. endiu. lactuc. solan. ana quart. j. trionsantal. ʒj. & aceti modico: quibus semen acetosæ, berberis, portulac. endiu. scariol. corallus adiici potest. Horum autem vsus erit nec in principio, nec incremento, sed in vigore febris. Vbi etiam coctionis nota in vrinis apparebunt, balneúmque dulcis conueniet, cùm æger citrà tumorem ad inflammationis aut erysipelatis naturam tendentem ardenti febre media æstate laboret. Curatio si quæ speranda est, his mihi videtur perficienda remediis.

Consultabat Frambesarius cum D. Forniuallio, pro generosissimo Principe Claudio Lotharingo, Equite Aumalio, Mozoni laborante, anno 1587.

CONSVLTATIO IX.

De tertiana intermittente.

FEbris quæ laborantem exercet, exquisita est tertiana intermittens, à Dignotio.
syncera bile flaua extra vasa putrescente orta. Nam præter tertianum
circuitum cui à solo humore bilioso extra venas excandescente excitatur,
iuuenem corripuit naturâ calidum & siccum, habitu gracili præditum,
laboribus, vigiliis, mœroribus, curis, iracundiæ, victui parco, calido siccó-
que assuetum, æstate, calidáque, & sicca regione, & æstuoso cœlo, repentè
insigni rigore prehendit, quo vehementer corpus omne concutitur: sed cuius finem excusabilis vomitione redditur: hinc calor breui accenditur, &
in omne corpus effunditur, mox ad vigorem festinans, acer, pungens & in-
iectam manum acriter feriens, sed statim mitescens: laboránsque ita exu-
ritur vt & corpus nudet, & variè iactet, & spirandi difficultate oppres-
sus magnum multúmque spiritum ducat, sitíque enectus frigidam expetat,
vigiliis, capitis dolore, & ira furoréque percitus: Accessióque intra duodecim horas multo sudore calido & vaporoso prorsùs terminatur: pulsus accessionis initio contractus & paruus, posteà verò quàm in cæteris celerior
atque crebrior, vehemens & validus, & aliquantùm durus: vrina flam- Prædictio.
mea, substantia mediocris & odore grauis. Quod ad prognosim attinet, æger
à periculo tutus mihi videtur, licet grauioribus symptomatis torqueatur,
tùm quàm quòd viribus polleat, ætatémque floridam degat, ac legitima victus ratione medici consilio obsequens vtatur: tùm quòd febris natura, habitui, ætati, & tempori consentanea sit, purámque habeat intermißionem.
Nam ex Hippocrate πυρετοὶ διαλείποντες ἀκίνδυνοι, febres intermittentes
sine periculo sunt: quia (inquit Galenus) neque ex inflammatione aliqua,
neque ex maligna humorum putredine excitantur, cùm neutra harum intermittat. Adde quòd in intermißione natura cibos admissos conco-
quat, vnde noui spiritus fiunt, ex quibus vires febrili calore debilitatæ re-
sarciuntur. Febris autem cùm exquisita sit, intrà septem periodos omninò
iudicabitur, canone Hippocratis: τεταῖος ἀκριβὴς κρίνεται ἐν ἑπτὰ περιόδοισι,
τὸ μακρότατον, tertiana exquisita in septem circuitibus quàm tardißimè
iudicatur. Nec enim diuturnior esse potest, tùm ob bilem morbificam quæ
facilè præ tenuitate discutitur, tùm propter æstatem quæ corporis spiracula
reserat. Superest therapia, quæ tribus constat partibus, diæta, chirurgia &
pharmacia, in quibus quatuor consideranda veniunt (authore Galeno) qualitas, quantitas, vtendi modus & tempus. Victus ratio (quod ad qualitatem attinet) refrigerans & humectans ægrotanti decernenda est, canone
Hippocratis, αἱ ὑγραὶ δίαιται πᾶσι τοῖσι πυρεταίνοισι ξυμφέρουσι. Victus humidus febricitantibus omnibus confert. Exhibebuntur ergo iuscula borraginis, oxalydis, lactuca & endiuia, simul perfuso succo limonum &

arantij, quæ ex pullis & carnibus vitulinis comparabuntur : hordeata,
amygdalata, prunæ ex saccharo coctæ. A vino autem priusquàm morbus
concoquatur omninò arcendus æger. Bibat autem interim aquam hordei,
aut ptisanam. Vbi verò concoqui cœperit morbus, dandum erit initio vinum tenue, paucum & aquosum : liberaliùs verò vbi in propinquo erit
morbi solutio. Quod ad quantitatem spectat, victus tenuis principio ægrotanti conuenit propter morbi acumen. Canone enim Hippocratis, ὁκόσοισιν
εὐτίκα ἡ ἀκμὴ, εὐτίκα λεπτῶς διαιτᾶν : Quibus statim morbus consistit, iis
statim tenuis victus adhibendus est, vt natura alimento minimè præpedi-
ta, in humoris concoctionem fœliciùs incumbat : Necnon & propter biliosi
humoris impuritatem in corpore luxuriantem. Siquidem τὰ μὴ καθαρὰ τῶ
σωμάτων ὁκόσα ἂν θρέψης, μᾶλλον βλάψης, impura corpora quantò plus
nutries, tantò magis lædes. At in incremento quidem tenuior, atque
in statu tenuissimus esse debet, lege Hippocratis : ὁκόταν ἀκμάζῃ τὸ νόσημα,
τότε ᾧ τῇ λεπτοτάτῃ διαίτῃ αναγκαῖον χρέεσθαι. Quando morbus in suo vigore constiterit, tunc victu tenuissimo vtendum est. At in declinatione plenior exhibebitur ad resarciendam virium iacturam. Vsurpanda
autem (vt de modo aliquid dicatur) omnia alimenta veniunt elixa potiùs
quàm assa. Parúmque alimenti sed frequentius ægrotanti est offerendum,
vt vires eius ab ingenti æstu resolutæ sensim alimentis reficiantur, non as-
satim opprimantur. Ægrotantes enim propter ambientis feruorem vires dissoluentem, τηρέος ὄντα δυσφορώτατα φέρουσι, æstate cibos difficillimè
ferunt. Quod ad cibandi tempus spectat, ἐν τοῖσι παροξυσμοῖσιν ὑποστέλλεσθαι
χρὴ, in accessionibus abstinere oportet, lege Hipp. ne (inquit Galenus) natura in coquendo humore morbifico occupata ab officio distrahatur alimentis.
Ac ne etiam febrilis calor (cuius proprium est omnia corrumpere, vt natiui caloris concoquere & conseruare) crudos in stomacho cibos reperiens, ipsos corrumpat, putrefaciat & in bilem conuertat, sicque febris materiam
augeat, paroxysmúmque producat. Quocircà maturè tribus aut quatuor
horis ante accessionem alimentum præbendum erit, non tardius, quò natura satis vacui temporis, concoctionis gratia ante paroxysmi insidias nancis-
catur. Præterea in principio accessionum à somno æger excitandus, incremento meatus frictionibus aperiendi, in vigore potionibus ptisanæ & syruporum accommodatorum sudores mouendi, & in declinatione eliciendi
veniunt. Quod ad Chirurgiæ genus attinet, phlebotomia non ratione febris,
sed plethoræ videtur administranda. Saluberrimum enim (authore Galeno) in febribus venam incidere non continentibus modò, verumetiam aliis
omnibus quas putrescens humor concitat, vbi nec ætas, nec vires prohibent.
Leuata namque quæ corpus regit natura, exoneratáque eo quo velut sarcina premitur, haud ægrè quod reliquum est vincet. Quod autem ad
mensuram modúmque attinet, sanguis ad tria vascula è vena dextri brachij interna, quam basilicam vocant, detrahendus est, non quidem semel,
ne vires nimiopere fatiscant, hac præsertim feruida cœli constitutione,
sed partitè per epapheresim, quoniam τὸ κατ᾽ πολὺ καὶ ἐξαπίνης κενέειν, σφαλε-
ρόν.

ἐῡ. τὸ ἢ κατ᾿ ὀλίγον ἀσφαλὲς , *plurimùm atque repentè euacuare periculosum : sed quod paulatim fit , tutum est. Quod verò ad tempus pertinet, non post tertiam accessionem , vt præcipit Galenus, vena pertundenda
est , quòd id tempus ob vigorem morbi (in quo authore Hipp. nihil tentandum est , ne natura humori morbifico concoquendo & morbo profligando
prorsùs intenta ab instituto reuocetur) suspectum sit. Sed in præsentia sanguis mittendus, dum morbus adhuc in principio est , lege Hipp.* Ἀρχομ̣ένων τῶ
νόσων ἤν τι δοκέῃ κινέῃν, κίνη ἀκμαζ̣ουσῶν ἢ ἡσυχίλω ἔχειν βέλτιόν ἐϛὶ. *Cùm morbi
inchoant si quid mouendum videtur, moue : cùm verò consistunt ac vigent,
melius est quietem habere. Præmittendus tamen clyster ad repurgandam
primam corporis regionem, ne sordescens excrementorum colluuies in locum
vacuandi sanguinis raptim traijciatur.   Medicamenta deinceps erunt ex
vsu tum Cathartica, tum Alliotica. Inter purgantia autem eligi debent
cholagoga quæ biliosam cacochymiam febris causam clementer per aluum
deturbant: Cuiusmodi sunt rheum, myrobalani citrinæ, cassia, tamarindi,
diaprunum simplex syrupus violaceus, & rosaceus , & alia eiusdem generis. Si bilis etiam accessionis initio ad stomachum repat , per vomitum educenda est, præcepto Hipp.* ἄδ᾿εῖ ἄγειν, ὅκε αὖ μάλιϛα ῥέπῃ ἡ φύσις, διὰ τ̄ ξυμ-
φερόντων χωρίων ταύτῃ ἄγειν. *Quæ ducere oportet, quò maximè natura ver-
git, per loca conferentia eò ducere. Eadem lege per vrinam & sudores bilis
exigenda si illùc natura feratur. Sed in declinatione morbi & accessionum
potissimùm vrina potionibus in quibus apium & anethum maduerunt,
prouocanda. Sudórque euocandus vsu vini albi, tenuis, benè diluti, & syrupo acetoso simplici, & capillorum Veneris, cum decocto asparag. gramin.
seminum apij, petrosel. fœnic. aneth. cicerum nigrorum, aut mulsione quatuor
seminum frigidorum maiorum. Alliotica etiam quæ refrigerandi & humectandi vim habent ad bilis feruorem demulcendum , calorémque febrilem extinguendum vsurpanda sunt : Cuiusmodi sunt syrupi de cichorio , de
granatis, de limonibus, violatus, rosatus, nymphaatus, cum aquis lactucæ,
acetosæ, portulac. plantaginis, cuscuta, &c. Apozemata ex refrigerantibus
& humectantibus parata. Item quæ alterandi simul & roborandi vim habent, ne ob vestigia empyreumatis relicta, & ob virium imbecillitatem re-
cidiua febris priore deterior emergat. Alterant autem & roborant diamargaritum frigidum, elect. trium santalorum, conserua rosarum, & buglossi,
& ea quæ admouentur, veluti epithemata & sacculi hepati calidiori imponenda. Balnea quoque calida ex aqua dulci in declinatione febris duplici
nomine prosunt, tùm quòd aliquid bilis euocent , tùm quòd humectent &
potentia refrigerent. Hæc breuiter de febris diagnosi, prognosi & iasi dicenda esse mihi visa sunt.*

Consultabat Frambesarius cum D. Clario
Cardinalis Borbonij medico, D. Dambraneo, aliisque medicis pro ingenuo iuuene an. 1588. æstate, Remis laborante.

Vuu

CONSVLTATIO. X.

De Tertiana notha.

Dignotio. TErtiana quæ laborantem exercet, exquisita nequaquam est, sed spuria, ex permistione bilis atque pituitæ genita. Nec enim omnes bilis, sed quasdam etiam pituitæ redundantis causas habet euidentes. Hominem quippè corripuit naturâ biliosum, laboribus, vigiliis, victuíque calidiori & sicciori assuetum (vnde bilis in corpore luxuriat) sed media hyeme, frigida & humida regione, ac pluuioso cælo, quæ pituitæ prouentum faciunt. Hinc paroxismi initio rigor minùs quidem vehemens, sed diuturnior, in vigore calor minùs pungens minúsque vehemens, nec æquabilis in omne corpus inuadit, non absimilis igni ex mistis virentibus siccísque lignis succenso : Ardoris symptomata omnia mitiora, quòd bilis furorem pituita restinguat. Hinc etiam pauco nec admodum calido sudore inclinat : Accessióque vltrà horas duodecim multum exporrigitur. Quod ad prognosim atti-
Prædictio. net, vires robustæ, ætas florida, victus ratio legitima qua ægrotans vtitur, morbíque species, securitatem pollicentur : sed morbificus humor : tempus, regio, cælíque constitutio frigida, febrem longo tempore duraturam indicant. Curatio autem tribus absoluetur remedio-
Curatio. rum generibus, victus ratione, chirurgia & medicamentis. Victus ratio paulò plenior, nec ita refrigerans & humectans atque in exquisita tertiana, sed aliqua ex parte abstergens & attenuans sit. Quocircà ex pullis & carnibus vitulinis comparentur iuscula, non modò oxalyde, lactuca, endiuia, buglosso & borragine, sed etiam petroselino & asparago alterata. Nonnihil etiam piperis & origani cum ptisana, Galeni consilio, permisceatur. Bibat si malit extra pastum aquam coctam cum cinamomo, saccharo & pauco hyssopo. Extra accessiones vinum tenue, oligophorum, aqua dilutum concedatur. Quod ad Chirurgiam spectat, vena propter humorum copiam pertundenda est, cùm præsertim æger viribus valeat : sed quia diu duraturus est morbus ob cruditatem, mediocriter sanguis est extrahendus, vt in finem morbi vires seruentur : præmisso tamen enemate, ad primam corporis regionem repurgandam, quod constet ex decocto fol. malu. violar. mercur. pariet. origan. hyssop. flor. melil. chamæmel. semin. citrul. cucum. anis. fœnic. cartham. in quo dissol. hiera, benedicta lax. mel. rosatum, sal. oleum violaceum & chamæmelinum. Missa sanguine medicamenta ad præparandos humores morbificos tum sumenda, cuiusmodi sunt oxymel simplex, syrupus capill. Veneris, Bizan-

tinus., acetofus , cum aquis agrimon. taſſuthæ aſparag. gramin. cichor.
apij : tum extrinſecùs admouenda , vt fomenta ex decocto abſynth. menthæ , ſalu. flor. chamæmel. meliloth. aneth. roſarum rub. ſeminum lini,
fœnigr. aniſ. fœnic. cumin. pro regione ventriculi, hepatis , venarum me-
ſaraïcarum , necnon & hypochondriorum ad flatus qui ea diſtendunt
diſcutiendos. Et linimenta ex oleo maſtichino , chamæmelino , roſaceo
&c. præſertim circa regionem ventriculi. Apparati humores , cholagogis & phlegmagogis purgandi ſunt medicamentis , vt bolo ex caßia
recèns extract. ʒ vj. diaphœnic. ʒ ij. rhei & agaric. troch. an. Ә ij. cinamomi Ә ß. vel potu ex decocti radic. fœn. & cichor. an. ʒ ß. endiu. ſcariol. origan. byſſop. an. M. ß. ſeminis cartham. ʒj. glycyrrh.
ʒ ij. q. ſ. pro doſi , in qua infundantur rhei elect. & agaric. trochiſc. an.
ʒj. cinam. & gingib. an. Әj & in expreſſ. diſſoluantur diaprun. ſolut.
& diaph. an. ʒ j. ß. ſyrupi roſarum pallid. ʒj. vel pilulis ex agaric. albi
Әij. rhei el. Әj. cinam. & ſcœnanthi an. Ә ß. cum ſucco agrimoniæ , &
petroſelini concinnatis , octauo quoque die deuorandis ; vel potiùs hoc ſyrupo cathartico: ℞. rad. petroſ. aſparag. cichor. gram. an. ʒ j. endiu.
ſcariol. acetoſ. bugloſſ. borrag. capil. Ven. agrim. betonic. an. M j ſeminum iiij. frigid. maior. apij , petroſelin. aniſ. an. ʒ j. paſſul. mund. ʒ ß.
prun. n. xx. florum cord. anth. ſtœch. an. P. j. fiat decoctio ad ʒ xvj. in
qua infunde per noctem fol. ſen. mund. ʒ iiij. ſeminis cartham. ʒ j. agaric. albi ʒ ij. gingib. & cinamomi an. ʒ j. deinde parua ebullitione
facta, omnium fiat expreßio , in qua diſſol. ſacchari albi ℔. j. fiat ſy-
rupus perfectè coctus , non clarificatus , ponendo in fine decoctionis ex-
preßionem ʒ j. rhei el. infuſi in vino albo , quo ſyrupo vtatur bis in
hebdomada diebus intermißionis , cum aqua bugloſſi vel alia conue-
niente, ad materiam morbificam , quæ vna vice tota euacuari non poteſt citrà virium noxam per epicraſim radicitùs extirpandam. Proderit & vomitum proritare ex hydromelitis ʒ ij. cum decocti byſſopi
& raphani ʒ ij. in principio vel declinatione paroxyſmi , vel ſtatim à
cibo tepidè datis , ad ſtomachum pituitoſis excrementis quibus ſcatet
repurgandum. Sudores & vrinas mouentia in declinatione morbi &
acceßionum , Græcorum & Arabum conſilio vſurpanda erunt , cuius
generis ſunt ſyrupi capill. Veneris , & acetoſus cum decocto gram. aſparag. aut mulſione ſeminum iiij. frigid. maior. Item vinum album.
Vtendum præterea erit roborantibus refrigerandi facultate præditis,
ne ob veſtigia empyreumatis relicta , & ob virium infirmitatem reci-
diua febris priore deterior emergat, cuiuſmodi ſunt diamargaritum frigidum , elect. diatrionſantalon , diarrhodon Abbatis , conſerua roſarum , bugloßi & violar. & ea quæ admonentur veluti epithemata hepati calidiori imponenda. Sitis ſi vrgeat , extenda erit decocto hordei , iuiubarum , ſebeſtem , glycyrrhizæ , ſeminum cucurbitæ & lactucæ. Lingua aſperitas & ſcabrities ſi ſuperueneris , alumine & ſaccharo roſato cum aqua roſarum miſto delenda erit. Hæc de febris

diagnosi, prognosi & curatione dicenda esse mihi visa sunt.
Consultabat Frambesarius cum D. Gomero,
pro nobili viro natura biliosa, media hyeme apud Albamvillam laborante, an. 1591.

CONSVLTATIO XI.

De Quartana intermittente.

Dignotio.   QV æ ægrotantem iamdiu malè habet febris, exquisita quartana est, à melancholico humore extra venas putrente procreata. Nam præter-quàm quòd quarto quóque die, cum horrore, tremore dentium stridore, ὁσφρόνῳ, & pulsu paruo, tardo, raro inuadit, homini melancholico, qua-draginta annos nato, cibis crassis ac terrenis diu addicto, curis & mæro-ribus confecto, autumnali tempore superuenit. Hæc autem febris quia ex seipsa non ex alia præcedente febre originem habet, nec ex atra bile, sed ex naturalis melancholiæ exuperantia putrescente nata est, salutaris mihi vi-detur, sed quoniam sub autumni finem prehendit, diuturna proculdubio

Prædictio.   futura est. Nam ex Hippocrate, οἱ φθινοπωρινοὶ τεταρταῖοι μακροὶ, ἢ μάλιϛα οἱ πρὸς χειμῶνα συναπτόντες. Autumnales quartanæ longæ, præsertim quæ hyemem attingunt, quia succus melancholicus, crassus & lentus, ex qua autumnales quartanæ contrabuntur, intus retinetur, nec per id tempus

Curatio.   discuti potest, meatibus corporis frigore occlusis. Hæc de febris diagnosi & prognosi: sequitur curatio, quæ tribus remediorum generibus perficienda est, diæta, chirurgia & pharmacia. Diæta autem instituenda est causæ morbisicæ contraria, nempè calfaciens, humectans, extenuans & ape-riens. A suillis itaque carnibus, atque auibus quæ in paludibus degunt, arceatur æger, & ab omnibus aliis eduliis quæ viscida & tenacia sunt, tardéque exire solent. A flatuosis cibis, piscibus falsis, ab omnibus deni-que quæ corpus refrigerant & exiccant. Vtatur carnibus hædinis, vituli-nis, volatilibus, montanis, elixis potiùs quàm assis, ouibus sorbilibus, piscibus saxatilibus, & qui molli carne tenacitatis experte præditi sunt. Item capparibus. Salfamenta etiam ac sinapi cibis admiscenda sunt ad cras-sum & glutinosum humorem incidendum, & extenuandum, superua-cuámque humiditatem depascendam. Vinum album, tenue & mediocriter calidum, præsertim diebus intermissionis ægro concedendum, quòd sua te-nuitate humoris melancholici crassitudinem extenuet, caloris autem me-diocritate corpus humore melancholico refrigeratum modicè calfaciat, co-ctionémque iuuet, & vrinam promoueat. Sed diebus accessionis mulsa, aut aqua cinamomi & sacchari potiùs exhibenda. Interim in principio & in-cremento febris ob diaturnitatem morbi plenus potiùs quàm tenuis: in vi-gore tenuis potiùs quàm plenus victus exhibendus est, ne natura à conco-quendorū & excernendorū humorū negotio tunc perperā auocetur. Quinq;

antè aut sex horis ante accessionem alimenta erunt conferenda, vt natura peracta concoctione aduersus febris insultum sit vegetior. Mediocres etiam exercitationes in intermissione febris subeundæ, ac frictiones inter pastum moderatæ sunt adhibendæ, & quæcunque animum oblectant, lætitiâque afficiunt concedendā. Hæc victus ratio. Quòd ad Chirurgiam attinet, vena basilica brachij sinistri, pridie accessionis ad sanguinis melancholici luxuriantis vacuationem aperienda. Et si sanguis niger & crassus profluat, audacter mittendus est. Nam huius magna copia extracta, natura reliquo humori concoquendo superior euadet, febrémque breuiorem reddet. Sin autem tenuis ac syncerus appareat, statim supprimendus erit, quia eiusmodi sanguis crassum ac frigidum humorem tum sua substantia tum qualitate emendat. At quod ad medicamenta spectat, crassum lentúmque humorem incidentia, extenuantia, detergentia, ac omnibus modis præparantia primò erunt ex vsu, deinde purgantia per aluum, per vomitū, per vrinas & sudores, tum partes laborātes roborantia, à leuioribus ad valentiora sensim progrediendo. Quartana quippè laborantes per initia moderatè lenitérque tractandi, neque vllo vehementi medicamento, aut vacuatione irritandi, quòd humor qui quartanam efficit, tractui contumax ægrè inter initia & antequàm concoctus sit, trahens medicamentum sequatur, propter suam crassitiem ac frigiditatem, & quòd vias angustas per quas illi transeundum est obstruat. Quocircà hoc apozema erit accommodatissimum ad morbificum humorem præparandum, clementérque purgandum. ℞. rad. capparis & tamaricis an. ʒ iij. polyp. quern. ℥ ß. epithym. ℥ ij. lupul. cuscut. meliss. bugloss. borrag. an. M. j. seminum anis. & fœnicul. an. ʒ. ij. flor. genist. P. j. fiat decoctio pro iij. dosibus in duabus prioribus dissol. syrupi de fumaria, syrupi de pomis redolentibus, aut regis Sabor an. ℥ j. fiat apozema clarum, postridie accessionis duabus vicibus manè & vesperi sumendum. In vltima dosi bulliant flor. sennæ mund. ʒ iij. anis. ʒ j. in colat. dissol. cathol. duplic. ℥ ß. syrupi de epithyma ℥ j. fiat potus die sequenti ab apozemate sumendus. Ad eundem scopum sæpiùs vsurpari poterunt clysteres accommodati, primùm remollientes, postea purgantes. Sic & vsu oxymelitis syruporum de fumaria & de epithymo, cum aquis bugloss. borrag. lupul. fumar. meliss. genistæ, sensim melancholicus humor erit præparandus, & per epicrasim melanogogis repurgandus, principio leuioribus, vt senna catholico, deinde vbi concoctionis notæ apparebunt, valentioribus, vt pilulis Indis, è lapide lazuli, è fumaria, confectione hamech. Quæ vomitum proritant ante paroxysmum vel potiùs in principio paroxysmi ad vacuandam materiam peccantem iam agitatam valdè profutura sunt, si nauseat æger, qualia sunt asarum & agaricus in oxymelle infusa, & radicula transfixa surculis albi veratri in oxymelite vel hydromelite infusa. Vrinas & sudores mouentia, cuiusmodi sunt musculi petrosel. asparag. rusci, graminis, syrupus capill. Veneris, hydromel diureticum, & vina facticia, vbi signa coctionis se detegent, tempestiuè *vsurpabuntur. Ante manifesta quippè concoctionis indicia, si diuretica & hidrotica exhiberentur, contumaciorem obstructionem inueherent, duplicémque aut triplicem quartanam infligerent, sic ægri salus perperam ageretur. Visceribus affectis præterea prouidendum remediis roborantibus, cum sumendis, vt conseruis borrag. bugloss. anthos., cortice citri condit. confectione Alkermes, diamosco, vino absynthite, theriaca ad ʒ ʃ. per se, vel cum aqua vitæ ʒy. data initio accessionis: tum admotis, vt oleo è nuce moschata ventriculi regioni imposito, oleis è genista & capparibus ritè & tempestiuè lieni accommodatis: oleo irino, anethino, & rutaceo aqua vitæ permistis, quibus illinatur vniuersa dorsi spina, ad neruorum robur, & molestam horroris occursionem demulcendam, sudorésque ciendos. Hæc sunt quæ ad febris huius curationem mihi videntur decernenda remedia.*

Consultabat Frambesarius cum D. Dambraneo
aliisque medicis Remensibus, pro Doct.
Theologo Franciscano, quadragesimum annum agente, Remis Autumno laborante anno 1593.

CONSVLTATIO XII.

De Quartana notha.

Dignotio.

Quartana quæ laborantem excruciat, exquisita nequaquam est, sed spuria, non à melancholia naturali, sed ab atrabile extra venas putrente orta, vt ex eo dignoscere est quod iuuenem biliosum, media æstate prehenderit, sitque multò acutior ac grauior, quàm quæ à melancholia excitatur, ac longè maior celeriórque sit pulsus acriórque calor febrilis. Adde quòd ardenti febri successerit, flaua bile per adustionem in atram conuersa. Vnde eius in iecore non in liene focus, vt dextrum hypochondrium contactu ipso tumidum, tensum & valdè durum manifestè demonstrat. Hanc præterea atrabilariam esse non melancholicam argumento est, quòd melancholicus humor à liene ad ventriculum regurgitans augeat appetentiam, huic autem adiuncta sit inappetentia. Quod ad prognosim attinet, hæc longè peri-

Prædictio.

culosior est, quàm vera quartana, quòd senioribus omnino comitata sit symptomatis, quoniam atrabilarius humor ex bilis adustione factus, multò acrior existit quàm melancholia ex parte sanguinis crassiore confecta. Sed longè breuior futura est. Nam ex Hippocrate, οἱ δεινοὶ τεταρταῖοι τὰ πολλὰ γίνονται βραχέες, æstiuæ quartanæ magna ex parte breues, quòd bilis atra aëris ambientis calore per vniuersum corpus fusa promptè discutiatur meatibus corporis totius patefactis. Superest curatio tribus remediorum

Curatio.

generibus perficienda, victu, manu & medicamine. Victus refrigerans & humectans ad bilis feruorem demulcendum, ardorémque febrilem contemperandum decernendus est. Isque tenuior quàm in quartana exquisita,

quia acutior febris est. Nec tamen ob humoris acrimoniam die paroxysmi
omninò denegandus, sed maturè ante paroxysmum exhibendus. Quod ad
manus opem spectat, secanda vena basilica brachÿ dextri, quia ex iecore
morbi foco morbificum humorem maximè vacuat. At quod ad medicamenta attinet, quæ atræ bilis præassatæ feruorem leniunt, & absque manifesto
calore crassum humorem extenuant, imprimis conueniunt, cuiusmodi sunt
Zulapia ex syrupis è fumaria, è pomis redolentibus, è violis, cum aquis stillatitiis scolopendrÿ, lupuli, & cassuthæ, aut decocto borrag. bugloss. violar.
& melissæ comparata. Deinde benigna cathartica, vt cassia senna, epithy-
mus, catholicum, per epicrasim vsurpanda sunt, ad humorem morbificum
per aluum sensim educendum. Nec vomitum cientia, vt oxymel simplex
cum raphani decocto, negligenda, si sursum irrepat humor morbificus. Vrinas & sudores mouentia, vbi coctionis notæ apparuerint, erunt etiam ex
vsu. Tum hepati affecto prospiciendum roborantibus præsidiis, partim sumendis, vt electuario trium santalorum, conserua buglossi & rosarum: partim admouendis, vt epithematis & linimentis in id comparatis. Balneum
præterea aquæ dulcis non parum ægrotanti profuturum est, ad siccam &
adstrictam cutim relaxandam, & ad calidam corporis intemperiem corrigendam. Hæc de præsentis morbi diagnosi, prognosi, atque therapia breuiter dicta sint.

Consultabat Frambesarius cum D. Tognartio Ducis Lotharingi medico, pro ingenuo iuuene, naturâ bilioso, mense Iulio, anno 1587, Nancei laborante.

CONSVLTATIO XIII.

De Quotidiana intermittente.

Dignotio.

Omina laborans febre quotidiana intermittente à pituitoso humore
extra vasa putrescente procreata conflictatur. Nec eam ex eo tantùm
quòd quotidie typo simili redeat agnosco: Nam duplex tertiana & triplex
quartana singulis quoque diebus reuertuntur. Sed etiam quòd mulieri naturâ frigida & humida, obesa, prouectæ ætatis, otiosam vitam degenti,
largiori somno indulgenti, ac frigidiore humidioréque victu vtenti, bye-
me, frigida & humida regione, & pluuioso cælo acciderit. Ac præterea
quoniam huic facies subliuida & subtumida est, os ventriculi imbecillum,
deiecta appetentia, acidúsque luctus frequens. Nec accessio repentè sed
sensim inuadit, corporis extrema duntaxat refrigerans, non rigore con-
cutiens, adéstque corporis grauitas & inexpugnabilis dormiendi necessitas, ac plerumque & hoc initio animus defectione languescit. Calor dein
pedetetim & ægrè augescit, magna certè inæqualitate, qua modò calor, modò frigidus percipitur. Accensus tandé calor non acer, sed hebes & balbutie-

sus tangenti primùm occurrit, quasi ex succensis viridibus lignis vapor
sublatus. Posteà verò aliquantùm mordax & acer. Quum in omne corpus
iam effusus est, nullum vehemens incendium corpus nudare cogit, nec ardoris compunctio id variè iactare, nec spirandi difficultas multum frigi-
dúmque aërem ducere, nec sitis vehemens aquam frigidam exposcere. Inclinans accessio nullum vel paucum sudorem effudit. Accessìbque ad
horas octodecim vsque exporrigitur. Pulsus paruus, languidus, summis-
sus ac rarus accessionis initio & incremento, posteà verò creber euadit,
sed minùs quàm in tertiana, perpetuòque inæqualis. Vrina tenuis &
alba initio visa est, ex cruda materiæ copia, quæ & vehementer ob-
struebat, & natiuum calorem obterebat: nunc verò rubra, crassa, turbida
redditur, quia materia coquitur eiúsque nonnihil cum vrina præterfluit.

Alui deiectio liquida, cruda, pituitosa. Hæc de febris diagnosi. Quod ad
prognosim attinet, vires ægrotantis imbecillæ, habitus crassus, atásque
senecta periculum portendunt: sed cùm febris intermittat, & laborantis
natura, habitui, ætati, & tempori consentanea sit, omnem salutis spem non
adimit. Eius tamen curatio difficilis erit, quoniam causa & morbus con-
traindicant, & longa, quia humor morbificus crassus & lentus non nisi
longo tempore radicitus è corpore euelli potest, hyberno præsertim sem-
pore. Tribus autem scopis perficienda videtur, primo vt humor mor-

bificus imprimis præparatus euacuetur: secundo vt in eo præparando
vacuandóque caloris etiam febrilis ratio habeatur: tertio vt ventriculi
imbecillitas, dolor & reliqua symptomata emendentur. Ad duos priores
scopos consequendos, in aëre versandum temperato, vel parùm ad caliditatem & siccitatem vergente, alimentis vtendum euchymis quæ citra manifestum calorem incidant & extenuent, vt panatellis, iusculis capi, pulli,
carnium hædinarum, petroselino, hyssopo, thymo, asparago, buglosso & borragine alteratis, pressis, consumptis & contusis carnium delicatarum, passulis, prunis, amygdalis, dactilis. Pro potu vino oligophoro in pastu, extra
pastum hydromelite, vel bocheto ex cinamomo, saccharo, & aqua confecto,
vel ptisana ex gramine, hordeo, coriandro & cinamomo comparata. Medicamentis præterea humorem crudum coquentibus, lentum detergentibus,
crassum attenuantibus, & meatus constrictos aperientibus, vt syrupis ex
absynthio, è mentha, & è corticibus citri, qui calore temperato natiuum
recreando & augendo concoctionem iuuant. Item oxymelite, syrupis è stœchade, è quinque radicibus, è bizantiis, cum aquis fœniculi, hyssopi, eupatory, & aliis id genus incidentibus, extenuantibus & aperientibus. Deinde phlegmagogis pharmacis pituitam sensim & pedetentim apparatam elicientibus, vt agarico, diaphœnico,
diacarthamo, catapotiis ex hiera, stomachicis, aureis & cocciis.
Instante paroxysmo ad vacuandam pituitam quæ ventriculo continetur, vomitum prouocare proderit, ex syrupi acetosi aut oxymelitis
simplicis ℥ij. cũ decocto raphani, in quo ʒ ß. agarici bullierit, præsertim si
natura illum appetere videatur. Clysteres etiam ex decocto carminativo &

remolliente,

remolliente, diaphœnico, hiera picra, melle anthosato, & oleis anethi chamæmeli & liliorum comparati frequenter iniiciendi sunt ad vniuersam
putredinis illuuiem febris sobolem, quæ primam corporis regionem obsidet,
sensim per aluum educendam. Toto quoque morbi progressu prospiciendum
erit stomacho pituitæ morbificæ sedi, assumptis aromatici rosati & diarrhodon tabellis, theriaca vel mithridatio ex vino albo ad ʒ j. Admoto circà
regionem ventriculi cerato stomachico cum oleo nardino, absynthino, cum
puluere nucis moschatæ, cardamomi, galangæ & macis. Frigus etiam quod
in principio accessionis ægrotantem infestat, demulcendum erit illitu olei
irini, chamæmelini, & vini generosi, addendo assam aromaticam & myr-
rham. Si somni immoderati importunitas obreperit, excitanda erit odoramentis nigellæ Romanæ, caryophyllorum & nucis moschatæ. A phlebotomia autem abstinendum esse censeo, ne cruditatem contumaciorem inue-
hat, ac ne humoris in prima corporis regione peccantis colluuies in locum
sanguinis puri vacuati traducatur. Adde quod ægrotantis vires & ætas,
anni tempus, cœli constitutio & regio sanguinis missionem prohibeant. Hæc
mea est de febris diagnosi, prognosi & curatione sententia.

Consultabat Frambesarius Feræ cum D.
Prouancherio Ducis Mayennensis medico pro matrona Ferana, an. 1591. mense Decemb.

CONSVLTATIO XIIII.

De Febre Hectica.

QVæ in hunc iuuenem naturâ calidiorem & sicciorem incidit febris à Diagnosis.
Q vehementibus caussis euidentibus, iracundia, mœrore, labore, æstu,
inedia & siti orta, cùm in plures dies iam extensa sit, ephemera ampliùs
dici nequit: sed hectica vera simpléxque censeri debet, inflammatis procul
dubio iam solidis partibus. Nam febris perseuerat æqualis citrà insignem
vel additionem vel minutionem. Vnde laborans sine vllo dolore est, vixque
febricitare se putat. Magna virium imbecillitas est cum quodam languore.
Tangenti calor mitis primum apparet, sed mox acer ac mordax: pulsus durus, debilis, paruus, ac frequens, Hora vna duabúsve ab ingesto cibo calor exacuitur, pulsúsque crebrior atque celerior euadit: cibo autem confecto febris in pristinam æqualitatem redit. Vt enim si calcem humore con-
spergis, vapor multus acriórque calor suscitatur, ita & corporis solidæ
partes hectico, calore obsessæ, ampliorem calorem effundunt, dum cibi madore proluuntur. Vrinæ pinguedo telis araneorum similis innatat. Corpúsque iam manifestè liquescit & absumitur. Cutis vt cætera solida partes
arida squalidáque existit. Quod ad prognosim attinet, cùm iam febris

secundum magnitudinis gradum adepta sit, vt quæ magnam carnosæ
partium solidarum substantiæ iacturam fecerit, curatu profectò difficillima est. Attamen cum nondum sit in febrem marasmodem traducta, humido primigenio nondum exhausto absumptóque, æger non est
vsque adeò deperditæ sanitatis, quin adhuc aliquis curationi relinqua-
tur locus. Ad quam consequendam vnicus videtur esse scopus, in refrigerando & humectando situs, tàm iis quæ intrà sumuntur, quam
iis quæ extrà admouentur. Itaque æger aëre refrigerante & humectante, libero & clementi fruatur. Vescatur alimentis refrigerantibus & humectantibus, euchymis, concoctu facilibus & multum suc-
culentis, vt gelatinis, consumptis, instaurantibus, hordeatis, panatellis, iusculis carnium, lactuca, portulaca, buglosso, borragine, hordeo excorticato, & seminibus lactuc. portulac. & melonum alteratis,
quæ corporis emaciati iacturam resarciunt, promptéque assimilantur.
Vtatur lact. muliebri, vel asinino horis quatuor, ante prandium cum
saccharo rosato, hoc vt celerius, illo vt magis nutriat. Et quoniam
vires elanguescunt, sæpiùs quidem, sed parca manu cibus ingerendus
est. Vna quippè vice magnam ciborum copiam virtus inualida vin-
cere haud potest. Potus sit prisana ex hordeo, passulis, iuiubis, sebestem,
coriandris & glycyrrhiza comparata, quandóque vinum oligophorum aqua
dilutum. Motum immodicum & quicquid vires resoluere potest deuitet.
Semper autem procurandum est, vt tota morbi radix quæ adhuc altiùs in-
hærescit, penitus euellatur. Quocircà insignis animi affectus qui ægrotantem adhuc vergentiùs follicitat, omnibus rationis & orationis lenociniis
est demulcendus & compescendus. Simulac aluus plus æquo adstricta fuerit, lenibus clysteribus refrigerantibus & humectantibus, adiecta medulla cassiæ fistularis, erit eluenda. Intrà corpus ea etiam exhibebuntur medicamenta quibus refrigerandi & humectandi vis inest, cuiusmodi sunt
syrupus violaceus, nenupharinus, acetosus, electuaria diarhodon Abbatis, diatrionsantalon, diatragacanthum frigidum, saccharum rosatum,
conserua buglossi, violar. &c. Inter ea quæ foris admouentur, præsentis-
simum remedium erit balneum aquæ dulcis, primum mediocriter calidæ,
ad aperienda cutis spiracula, deinde tepidæ ad humectandum, postremò
frigidæ ad refrigerandum, roborandum adstringendúmque corpus vt con-
ceptam humiditatem retineat. Ad magis humectandum, flores violarum,
nympheæ, folia salicis, malu. lactuca, hordeum mundatum balneo inijci
poterunt: ad laxandas reficiendásque partes præ siccitate hectica tensas &
contractas, capita visceráque agnina, pedésque vitulini cum butyro incoqui etiam poterunt. Posthac linimenta conuenient ex oleo rosaceo,
violaceo, nenupharino, papauerino, amygdalino, butyro in aqua violarum & solani loto, & aliis eiusmodi, quibus vniuersum vngatur corpus.
Epithemata quoque cordi & hepati imponenda, ad illorum ardorem contemperandum siccitatémque corrigendam. qualia parari poterunt ex aquis
bugloss. violar. nymphæ, lactuca, hordeo mundato, seminibus cucurbitæ

& cucumeris, & aliis id genus refrigerantibus & humectantibus. Hæc ad febris huius dignotionem, prænotionem, & curationem dicēda esse duxi.

Consultabat Frambesarius cum D. Prouancherio collega suo, pro nobili iuuene, Sandesiderij, æstate media laborante, an. 1587.

CONSVLTATIO XV.

De febre Hectica marasmode.

Dignotio.

FEbris quæ Dominum laborantem exercet cognitio facillima, sed longè difficillima curatio est, imò prorsùs impossibilis. Hectica quippè confirmata est, & iam ad Marasmum perducta, cùm præsertim febrilis & immanis calor solidæ substantiæ primigenium humidum, natiui caloris & insiti spiritus subiectum iam absumpserit. Quo fit vt penitùs immedicabilis Prædictio. morbus existat. Quum enim nobis insitum sit & ex semine contractum humidum id primigenium, quicquid illius absumptum est, resarciri nunquàm potest. Quemadmodum igitur si quis in extinctum elychnium, oleum affundat, oleum & operam perdit, ita solidam partium substantiam, natiuo calore, spiritu & humore primigenio priuatum restituere qui contenderet, frustrà laboraret, quia aqueus, non aërius humor à calore febrili ex alimento substitueretur. Confirmatam autem hecticam manifestè indit ant cadauerosa facies, oculi concaui, nares acutæ, collapsa tempora, frons dura intenta & arida, venter quasi inanis, depressus atque contractus, reliquùmque corpus ita aridum vt nihil præter ossa membranis & cute obducta, & quasi sceleton esse videatur: ipsáque cutis apprehensa vt corium aridissima apparet. Pulsus omnium maximè durus, paruus, debilis ac frequens. Quoniam igitur nullus spei ampliùs relinquitur locus, nulla nobis tentanda curatio, ne simul ac victa ars malo fuerit, vel ignorasse, vel fefellisse videamur: sed ad vitandam calumniam funestus morbi exitus necessarius ægrotantis maturè prædicendus est. Nam vt prudenter monet Galenus, ὁ χρὴ κεκρατημένοις ἐγχειρεῖν. ἀλλ' ἀρίστας, δηλονότι προσαγορεύσαντα μόνον ἐς ὅτι τελευτήσει τὸ νόσημα, deploratos non oportet aggredi curare, sed relinquere, & morbi finē tantummodò prænunciare. Quod de præsenti morbo mihi videtur, dixi.

Id Frambesarius de honesto viro, cum CL. Medico Vvekero opinabatur Sammariæ, anno 1592.

Si ie n'auois produit autant d'exemples qu'il y a de differences de fieures, i'eusse icy couché par escrit l'aduis que ie donnay en Haynaut, l'an 1603. au mois de Decembre, consultans auec le Docteur Gosson, Medecin du Duc d'Arschot, pour le fils du Seigneur de Barbansson, Comte d'Aigremont, extrememēt malade d'vne fieure continuë, à l'aage de quatre ans. Plus l'aduis que ie donnay à Reims l'an 1598. consultant auec Monsieur Thalon Medecin de feu Madame de Neuers, pour Monsieur Fremy, extremement tourmenté d'vne fieure quarte.

TITRE II.

DE L'ASTHME, ET AVTRES SORTES
DE RESPIRATION DIFFICILE.

LOIX,
Pour discerner l'Asthme d'auec les autres especes de
courte haleine.

I.

Comme la dif-
ficulté de respi-
rer est diuerse-
ment nommee
en Grec, à me-
sure qu'elle
augmente.

LA difficulté de respirer a diuers noms en Grec, à mesure qu'elle accroist. Car quand elle est petite, & qu'elle n'induit point du tout de suffocation, elle est appellee δύσπνοια; quand elle est si vehemente, que le malade ne peut respirer, sans souffler & haleter, ἄσθμα; & quand il arriue encore qu'il faut necessairement estre droit pour reprendre son haleine, ὀρθόπνοια.

Celsus ch.4. du 4. liu.

II.

Que c'est que
Dyspnee.
Que c'est que
Asthme.

Bien que Dyspnee signifie generalement toute difficulté d'haleine, si est-ce qu'elle est proprement prise, pour vne frequente respiration, sans ahenner. Asthme est vne frequente respiration sans fieure, telle qu'ont ceux qui sont las pour auoir couru viste. Les Latins l'appellent *Anhelatio, & suspirium,* & ceux qui en sont trauaillez, *anhelatores,* & *suspiriosi;* & nous asthmatics, à l'imitation des Grecs. Orthopnee est quand les patiens sans

Que c'est
qu'Orthopnee.

fieure quelconque sont contraints de demeurer en leur seant, la teste haute & la poictrine droicte dedans le lict, de peur de suffocation, pource qu'estans couchez sur le dos, les cauitez du poulmon, où entre le vent, sont si restrecis, qu'ils pensent estre estouffez.

III.

D'où & com-
ment s'engen-
dre l'Asthme.
Quels gens sont
subiects à l'a-
sthme.
D'où procede
l'orthopnee &
la dyspnee.

Le vray asthme s'engendre d'vne grande abondance d'humeur grosse & visqueuse, amassee de longue main dans les cauitez du poulmon par maintes defluxions faites à diuerses fois, laquelle estoupe & restrecit les passages de l'air. De là vient que les gens catharreux, & de grand'aage, & qui ont la poictrine estroite, y sont coustumierement subiects. Si la cause est plus grande, l'orthopnee en prouient, & si elle est plus legere, la dyspnee sans fieure.

IIII.

Comment ce

Ce mal retourne par interualles ordinaires, toutes & quantesfois qu'il se iette quelque nouuelle defluxion dans les arteres des poulmons, desia oppilees de long temps. Car tous les vrays asthmatics & orthopnoïcs, lors qu'il fait beau, & qu'ils sont en repos, & auant manger, ont accoustumé de respirer plus à leur aise. Mais aussi tost que la matiere reserree & espessie au dedans, par vn temps froid ou humide, ou par trop boire, vient à estre moüillé, & se destremper, & comme enflee à se respandre, ils sont tourmentez d'vn nouuel accez de courte haleine.

mal retourne ordinairement & par interualles.

LOIX,

Pour iuger l'issue de l'asthme, & des autres difficultez de respiration.

L.

L'Asthme & l'orthopnee sont maux tres dangereux, & quelquefois si soudains, qu'ils estranglent promptement les malades, par les tres-vehemens accez qui arriuent, quand quelque grande defluxion se iette tout à coup auec imperuosité sur les poulmons, de long-temps remplis & restrecis. Mais la dyspnee est vn mal beaucoup plus doux.

Comme l'asme & l'orthopnee, sont maux fort dangereux. Mais non pas la dyspnee.

II.

Si l'asthme comme tout autre grand mal causé d'humeurs froides, suruient aux vieilles gens, Iles accompagne ordinairement iusques au tombeau.

Côme l'asthme suruenant aux vieilles gens est incurable.

III.

Les enfans qui deuiennent bossus apres la courte haleine, ou la toux, meurent bien tost. Car d'autant que leur poictrine est restrecie, & si ne se peut plus eslargir de là en auant, pour la durté des tubercules suruenus au dedans qui courbent les vertebres de l'espine du dos; & que les poulmons & le cœur accroissent auec l'aage, les instrumens de la respiration sont tellement pressez, qu'il n'est pas possible pour la difficulté d'haleine de viure long-temps.

Comme les asthmatics deuenans bossus ne viuent gueres.

Ὁκόσοι ὑβοὶ ἐξ ἄσθματος ἢ βηχὸς γίνονται πρὸ τῆς ἥβης, ἀπόλλυνται. Hipp. aph. 46. l. 6.

L O I X,
Pour bien penſer l'Aſthme , & autres maux pareils.

I.

Combien il y a de buts en la cure.
Par quels moyens l'on paruient au 1.

IL y a deux buts principaux en la cure, l'vn d'empeſcher la defluxion qui tombe ſur les poulmons; l'autre de deſoppiler leurs conduits remplis de longue main. Pour arreſter la defluxion, il faut ordonner vne maniere de viure attenuatiue & deſiccatiue, purger ſouuent les ſuperfluitez du cerueau, bailler force clyſteres acres, vſer d'herrines , & de ſternutatoires , appliquer des ventouſes au deſſus des reins , & ſi la neceſſité le requiert, des cantharides derriere la teſte, & des cauteres à la ſuture coronale ; faire tous les iours des frictions ſur la teſte, auec des ſachets deſiccatifs, reſolutifs , & corroboratifs , & au partir de là des parfuns : Et pour deſpeſtrer les poulmons ſurchargez de long-temps, procurer par tous moyens l'expectoration de la matiere eſpeſſe & gluante, dont ils ſont remplis, auec ſyrops, iuleps, apozemes, lochs, condits , electuaires , & autres pareils remedes attenuatifs , deterſifs , mondificatifs , remollitifs, lenitifs, bechics, reſolutifs & confortatifs.

I I.

Quand la ſaignee a lieu en l'aſthme.

Il eſt permis de ſeigner en l'aſthme à la fleur de l'aage, ſi de tout ce à quoy il faut auoir eſgard en la ſeignee , il n'y a rien qui repugne , ſi le mal eſt vehement , ſi la purgation menſtruale , ou hemorrhoïdale eſt ſupprimee , s'il y a fieure, ou crainte d'inflammation , autrement ne conuient-il pas ouurir la veine.

I I I.

Quels medicamens y ſont propres.

Il faut choiſir icy des medicamens qui ſans grande chaleur, & auec quelque humidité , ayent vertu d'attenuer , inciſer & deterger. Car par extreme chaleur ainſi que par froideur, les humeurs groſſes & gluantes s'eſpeſſiſſent & reſſerrent d'auantage , de ſorte qu'elles ſont incontinent apres plus mal-aiſees à nettoyer & arracher. Auſſi ne iette-on pas aiſément par le crachat ce qui a eſté detergé, à cauſe de ſon eſpeſſeur , s'il n'eſt deſtrempé en quelque liqueur. Au ſurplus en vn ſi long mal, il ne faut pas touſiours vſer de meſmes remedes; d'autant que nature meſpriſe en fin ceux, auſquels elle eſt accouſtumee.

IIII.

Entre les medicamens purgatifs, les pilules tiennent le pre- *De quels pur-*
mier rang, en ce mal icy; d'autant que pour leur longue de- *gatifs il faut*
meure en l'estomach, elles attirent mieux la matiere peccante *vser icy.*
des parties esloignees. Il faut reïterer souuent la purgation, à *Quand on s'en*
cause de la longueur de la maladie : mais non pas au temps de *doit abstenir.*
l'accez, durant que la matiere boüillonne aux poulmons, &
desborde par en-haut. Car il est à craindre que l'humeur qui
fluë estant agitee alors par la force du medicament, ne se
ruast en plus grande abondance sur les poulmons, & ne vint
à suffoquer.

V.

L'vsage des masticatoires est dangereux en l'asthme, pour- *Que les masti-*
ce qu'ils attirent la pituite dans la gorge, d'où elle doit plustost *catoires n'y sont*
estre destournee. *pas connena-*
bles.

VI.

La quantité du bruuage augmente la matiere du catarrhe, *Quand la*
& la difficulté de respirer, à raison qu'elle comprime le dia- *quantité de*
phragme, en faisant distension de l'estomach: mais elle sert à de- *bruuage est*
stremper la matiere contenuë en la poictrine, lors qu'elle est *defenduë, &*
attenuee & detergee, pour la faire plus aisément sortir par le *quand elle est*
crachat. Parquoy du commencement ayant enuie de consu- *permise.*
mer la matiere du catarrhe, il ne faut guere boire : mais quand
on est en resolution de tirer hors la matiere de l'obstruction,
il est permis de boire tres-bien: d'autant qu'il est besoin de fort
humecter, afin que ce qui est contenu és cauitez des poulmons
puisse estre plus facilement emporté par la toux.

Voyla les loix requises pour la guarison de l'Asthme declarees par
ordre, & les voicy practiquees sur vn Asthmatic en la consultation
suyuante.

CONSVLTATIO,
De Asthmate.

Qvi proponitur affectus, verum Asthma est, statis temporibus re- *Dignotio.*
currens. Nam laborans certis interuallis, cum anhelatione, veluti
citatiore cursu fatigatus crebrò spirare citrà febrem vllam percipitur.
Id autem duabus è causis consistit, vna est pulmonum pertinax obstructio, sensim ex pituita influente contracta, quæ eousque iam obduruit,
vt pars eius maxima casei duriusculi consistentiam obtineat: altera causa est distillatio è cerebro quibusdam circuitibus in pulmones affatim irruens, à qua angustiores iam pulmones maxima ex parte obstruuntur. Sub

hoc enim affectu iamdiu pulmonum arteriæ quædam tenùs obstructæ sunt
crassa atque lenta pituita, qua & ipsa pulmonum substantia infarcta
aliquantulùm videtur. Quoties autem nouæ capite destillatio eodem
incumbit, ea geminat obstructionem, implétque arterias, spiritum interci-
pit, ac magnam parit, anhelitus difficultatem, verique asthmatis accessionem, quæ coùsque persistit dum recens illapsa fluxio, aut dissipata sit, aut

Prædictio.

concocta excretione reiecta. Quod ad prognosim spectat, id malum profectò longè periculosissimum. Minatur enim repentinam suffocationem, præ
paroxysmorum vehementiâ imminentem : Necnon & curatu difficilli-
mum, quia valdè inueteratum vitium est, & iamdiu ex frigido crasso ac
viscido humore, in homine iam prouectæ ætatis contractum. Quo fit vt

Curatio.

non nisi longo temporis spatio vlla possit sperari perfecta sanitas. Duo autem præcipui sunt curationis scopi, vnus vt destillatio à pulmonibus arceatur, alter vt iamdiu infarcti pulmones expediantur. Primum vt asse-
quamur, demenda est imprimis distillationis materia, & enitendum vt
deinceps quàm paucissima gignatur. Id autem fiet, si victus obseruetur
tenuis seu parcus & siccans, cibúsque bis die sumatur, non è sorbitionibus,
iusculis cæterísque liquidis, sed è solidis ac siccis, ac ferè semper è carnibus
assis, iísque boni succi & concoctu facilibus, abstineátque à fructibus
præterquam ab vuis passis, ficubus, prunis & amygdalis : potus sit vinum album, aut rubrum, tenue, nec generosum nimis, nec vaporosum,
satísque aqua purissima dilutum, ne caput vapore tentet vel impleat.
Nec vnquam ad satietatem edat, quàm parcissimè bibat, ac sæpe sitim
toleret, vt hac viuendi ratione exhauriatur humor omnis superuacuus,
& corpus vniuersum gracilescat, ipsúmque caput quod mali fons est sic-
cescat. Adhæc exercitationem subeat mediocrem, præsertim manè &
sub cœnam. Somnúmque vitet pomeridianum, ac nocturnum iusto
longiorem, necnon & cœlum humidum ac frigidum. Et quoniam vna
victus ratio licet exquisita vix satis potest iamdiu affecti corporis omnem impuritatem eximere, in eundem scopum purgatio non semel tantùm, sed frequenter quoque adhibenda. Itaque præmissa humorum ad euacuationem præparatione, tertio aut quarto die qui suspe-
ctam accessionem præcedit, purgandum, sapiùs pilulis cocciis & de
agarico, interdum potione ex diluto agarici, & rhei, ac diaphœnico, admixto syrupo de hyssopo, vel alio generis eiusdem medicamento
satis valido, quod possit è cerebro aliísque partibus influxurum humorem vniuersum vacuare. Tum excrementitia cerebri pituita quotidie manè per nares deriuanda, errhino ex succo salu. betonic. maioran. radic. ireos, vino albo & hydromelite parato. Interdùm sternuta-
menta mouenda, vt eorum quæ in fauces & in pulmones influere consueuerunt reuulsio fiat in nares, per palatum autem apophlegmatismis
deriuare tutum non est, quòd ea via nimis propinqua sit faucibus,
per quas fluxio fit in pulmones. Sed auertenda insuper videtur à capite materia validis clysteribus frequenter iniectis, necnon & cucurbitulis,

ac si

ac si necessitas vrgeat, pyroticis etiam admotis. Praetereà detonsum vel de-
rasum caput quotidie manè sacculis ex milio, sale, seminibus anisi, fœnic.
cumin. baccis lauri, in sartagine torrefactus fricandum, ad frigida eius excrementa exsiccanda ac dissipanda, ipsúmque cerebrum corroborandum,
ne posthac tam multa superuacua gignat. Poterit & in eam finem suffiri
caput odoribus calidis, siccis & corroborantibus, vt nigella Romana, styrace, calamita, assa odorata, succino & rosis rubris: proderit & theriacæ
vel mithridatij aliquid interim exhibere, longè antè cibum. Hæc
igitur præcipua remedia sunt, quibus cerebro mandanti tanquam fon-
ti succurritur. Vt autem altera mali causa quæ pulmonibus infixa
est summoueatur, curatióque ad posteriorem scopum dirigatur, crassa
glutinosáque pituita pulmonum bronchiis, totíque substantiæ infarcta, incidenda, abstergenda, diluenda, ritéque ad enacuationem
præparata omnibus modis expectoranda, per aluum expurganda, per
sputum educenda, per poros discutienda, pársque laborans simul corroboranda, ne tàm facilis sit in consuetum malum relapsus. Ad id præ-
standum, oxymelite frequenter vtendum simplici, composito ac maximè
scyllitico, syrupis de glycyrrhiza, de marrubio, de hyssopo, de tussilagine, aliísque bechicis, cum duplo aquarum hyssopi, vel fœniculi,
vel decocti pectoralis. Apozema item præscribendum, ex decocto radic. enulæ campanæ & fœnic. polypodij querni, hyssop. thym. satureiæ,
tussilag. seminum cartham. anis. alth. pastul. mund. glycyrrh. & syrupis
thoracicis commemoratis constans, pro pluribus dosibus. Ex eodem apozemate, additis sennæ foliculis, agarico trochiscato, gingibere, ac iride Florentina comparandus est syrupus catharticus, quo per interualla
vtatur ad ʒ ij. cum aqua hordei. Electuaria insuper ex vsu erunt diaireos, diatragacanthum, diapenidion, saccharum candum, zingiber conditum, conserua enulæ campanæ, adianti, ireos, pilulæ hypoglottides, eclegma
ex hisce omnibus è pino, è scylla, è pulmone vulpis confectum, & alia id
genus quæ occulta nedum manifesta qualitate pulmones iuuant, & sputum promouent. Vbi longo horum remediorum vsu rudiorem mali partem
æger exemerit, vt reliqua radix penitùs euellatur, & quicquid superuacanei humoris superest per sudores exhauriatur, ac discutiatur, vtilissimum
fuerit diætam ex palmæ sanctæ decocto imperare, cui admista sint quæ tum
capiti tum pulmonibus insita proprietate opitulantur medicamenta. Vinum tandem conficiendum, ex vini albi optimi & hydromelitis perfectè
cocti an. ℔. j. in quibus rad. enulæ campanæ & polypodij querni minutim concisarum an. ʒ ij. per 24. horas infusa fuerint, quod manè tribus
horis ante cibum ad ʒ iiij. vel v. per aliquot dies datum discutiendis materiæ reliquiis, simúlque viribus corroborandis mirificè proderit. Extrinsecùs etiam pectus illinendum vnguento ex oleis liliorum, amygdalarum dulcium, anethino, chamæmel, rutaceo, butyro recenti, mucagine fœnigræc.
alth. croco, & radice iridis confecto, necnon & linteis asperis molliuscu-
lè fricandum, vt apertis poris aliquid materiæ exhalet, partíque affectæ robur

Yyy

addatur. Si quæ sit sanandi ac præcauendi asthmatis spes, in hisce præsidiis tota videtur posita.

> Consultabat Frambesarius Plumberiæ, anno 1592.
> cum D. Pasquerio, medico Regio, pro nobili
> Germano.

TITRE III.

DE LA PERIPNEVMONIE.

LOIX,
Pour les discerner.

I.

Que c'est que Peripneumonie.

PEripneumonie est vne inflammation du Poulmon, auec fieure aiguë & difficulté de respirer. C'est pourquoy le Poëte dit auec verité, que

> La Peripneumonie vn brasier consumant
> Va dans ses trous venteux, inhumaine, allumant.

Πεειπνευμονία ὅτι τȣ πνεύμονὸς φλεγμονὴ, μετ πυρετȣ ὀ-ξέος, ἢ δυ-πνοίας.
Gal. ch. 1. l. 2. à Glauc. & ailleurs.

II.

Qu'elle est primitiue, ou consecutiue.

La Peripneumonie s'engédre par fois de soy-mesme, sans aucun mal precedent : d'autrefois elle succede à d'autres maladies, comme aux catarrhes, squinances, Pleuresies & Asthmes.

III.

Dequoy & cȯment est causee la Peripneumonie primitiue.

Qu'elle s'engendre rarement.

Que la consecutiue suruient plus souuent.

La plus frequēte de toutes.

La Peripneumonie primitiue se fait d'vn sang subtil & bilieux chassé auec violence du ventricule dextre du cœur par la veine arterielle dans les poulmons, où il vient à se pourrir. Celle-là est la vraye & fine Peripneumonie, mais elle n'arriue guiere. Celle qui succede à la Squinance, & à la Pleuresie, suruient plus souuent, quand l'humeur est soudainement transportee de la gorge, ou du costé aux poulmons. L'vne & l'autre approche fort de la primitiue. La plus frequente de toutes, c'est celle qui est causee d'vne defluxion acre & subtile tombee à coup du cerneau sur les poulmons, qui est si extremement brusllante, qu'elle induit la fieure, auec courte haleine & toux, toutesfois sans crachement sanglant. Mais veritablement elle est fort differente de la premiere, tant pour le regard de la cause, que pour la grandeur des symptomes.

IIII.

Signes pour remarquer la Peripneumonie.

La fieure qui accompagne la Peripneumonie, est plus ou moins aiguë pour la diuersité de l'humeur qui excite l'inflamation. La difficulté de respirer presse à merueilles, pour-ce que

le poulmon enflammé s'appuyant fur le cœur caufe fuffocatiõ.
La toux importune fort. Il y a pefanteur & eflargiffement de
poictrine, fans douleur, fi ce n'eft que les membranes coniointes en long au thorax foient enflammees. Les ioües font extremement rouges, les yeux enflez. Et quand le phlegmon eft
pur on crache du fang, fi la maladie n'eft fort crüe. Le ferre-
ment & pefanteur de poictrine preffe d'auantage, neantmoins
la fieure n'eft pas fi bruflante. Quand l'inflammation eft eryfi-
pelateufe, le crachat qui fort en touffant eft iaune, & n'eft
guere teinct de rouge, la poictrine n'eft pas fi ferree, & n'y
fent-on point fi grande pefanteur, mais la fieure eft beaucoup
plus ardente, l'expiration plus chaude, & le defir d'infpirer l'air
frais, plus grand. Et quand elle eft œdemateufe, le crachat paroift comme de l'efcume, & blanc, la fieure plus moderee, &
auec endormiffement.

Signes pour difcerner fi le Phlegmon eft pur.

Ou eryfipela-teux.

Ou œdema-teux.

LOIX,
Pour iuger l'iffuë de la Peripneumonie.

I.

EN cefte maladie il y a plus de peril, que de douleur, felon
Celfus.

Au 2. & 3. l. des mal. & au liu. des affect.

Que la Peri-pneumonie eft dangereufe.

II.

Cefte maladie, felon Hippocrate, eft iugee au pluftoft en
quatorze iours, & au plus tard en dixhuict. Mais peu de gens
en efchappent. Toutefois s'ils paffent le dixhuictiefme iour, ils
crachent du pus, & par ce moyen font hors de peril de mort,
quand ils font fuffifamment purgez par en haut.

Quand elle eft terminee.

III.

Si le crachat iaune auec vn bien peu de fang meflé parmy, paroift dés le commencement de la Peripneumonie, l'on eft bien
plus affeuré de la conualefcence. Mais s'il ne furuient que le feptiefme iour, ou plus tard, il n'y en a pas tant d'efperance.

Quand elle eft plus ou moins feure.

IIII.

Quand la Peripneumonie arriue auec debilité des forces,
elle eft mortelle. Car de tous ceux qui font faifis de Peripneumonie, auffi bien que de Pleurefie & de Squinance, le feul falut
gift en la conftance des forces, felon Galien.

Sur le 3. des Prorrhet. & au 2. l. de la mort.

Quand elle eft mortelle.

V.

Quand le mal eft mortel, le malade ne dort point, ou bien
peu, il a les extremitez froides, les ongles liuides & courbees.
Et meurt le quatriefme, ou le feptiefme iour au plus tard. Mais

Signes de la mort en la Pe-ripneumonie.

Signes de falut.

fi la maladie tend au falut, il y fort du fang en abondance par le
nez, ou il arriue vn defuoyement de ventre, par lequel on iette
force humeurs bilieufes & comme de l'efcume. Quelquefois
l'inflammation venant à fuppuration, on rend du pus parmy les
vrines, ou les felles ; & fe fent-on incontinent apres foulagé.
Mais fi par force il entre en abondance auant dans les poulmons, il caufe fuffocation, ou phthifie auec des fafcheux fymptomes.

*Signes du chã-
gement de ma-
ladie.*

VI.

Si la Phrenefie furuient apres la Peripneumonie, c'eft mauuais figne; Pour ce qu'elle denote abondance de vapeurs chaudes efleuees des poulmons à la tefte, qui augmentent le mal au
double.

*Que la refue-
rie furuenant
à la Peripneu-
monie, eft mau-
uais figne.*

Ἐπὶ περιπνευ-
μονίῃ φρενῖτις
κακόν.
*Hip. aph. 1 2.
l. 7.*

VII.

La Peripneumonie qui fuccede à la Pleurefie, n'eft pas fi
dangereufe, que la primitiue, felon Hippocrate. Bien que celle
là foit affez mauuaife, comme il tefmoigne ailleurs. Car en vne
vehemente Pleurefie, fi la douleur de cofté eft incontinent ap-
paifee fans caufe apparente, il fe fait le plus fouuent vn tranf-
port de fa matiere aux poulmons, dont eft engendree la Peripneumonie, voire auec crachat fanglant, la toux & la fuffocation venans alors à s'augmenter fi fort, que peu de gens en efchappent.

*Que la Peri-
pneumonie
fymptomatique
n'eft pas fi pe-
rilleufe, que la
primitiue.*

*Iaçoit qu'elle
foit affez mali-
gne.*

*Aux Conques.
aph. 10. l 9.*

LOIX,
Pour bien penfer la Peripneumonie.

I.

LA Peripneumonie doit eftre penfee de mefmes remedes
que la Pleurefie ; horfmis qu'elle a befoin d'vne maniere de
viure plus fubtile, & de medicamens plus attenuatifs : Et fi ne
faut guiere vfer de breuuage, pour ce que l'humidité eft nuifible aux poulmons.

*En quoy la cu-
re de la Peri-
pneumonie eft
differente de
celle de la Pleu-
refie.*

II.

En la Peripneumonie, de quelque caufe qu'elle foit engendree, fi les forces le permettent, & qu'il n'y ait rien qui empefche, il faut incontinent ouurir la veine bafilique, & tirer premierement vn peu de fang, d'vn bras, puis de l'autre, s'il eft
befoin.

*Commět, quăd
& de quelle
veine il faut
tirer du fang
en la Peripneu-
monie.*

III.

Si quelque chofe engarde de faigner, il faudra appliquer des
ventoufes au thorax & aux coftez, & tirer autất de fang, que les
forces pourrốt endurer : ou bien ouurir le ventre auec quelque

*Si quelque cho-
fe empefche la
faignee ce qu'il
faudra faire.*

fort clystere. Et si le mal ne cede à ces remedes là, il sera permis au commencement de purger le malade, auec quelque medicament doux. Ce qu'on fera d'autant plus hardiment, que la fieure sera moderee, & la douleur plus legere. Car il n'est pas expedient icy que le ventre soit par trop supprimé, de peur que la fieure n'en deuienne plus aiguë, ne qu'il soit trop lasche aussi: craignant d'empescher le crachat de sortir par haut, & d'abbattre les forces du patient.

Quand il conuient purger, & auec quel medicament.

IIII.

Sur toutes choses, il faut auoir soin en la Peripneumonie, de nettoyer promptement & soudainement les poulmons, à force de cracher souuent, & d'appliquer par dehors des remedes digestifs & resolutifs.

A quel but on doit principalement tendre en la cure de la Peripneumonie.

Encore faut-il declarer l'vsage de ces loix generales sur vn exemple particulier.

CONSVLTATIO,

De Peripneumonia.

Morbus qui laborantem exercet, Peripneumonia est, non exquisita quidem atque ex influente sanguine veram pulmonum phlegmonem excitante orta, sed contracta ex destillatione acri & tenui è cerebro confertim in pulmones illapsa, ibique excandescente & putrescente, æstum acutámque febrem inferente, & magnam spirandi difficultatem & tussim sine cruenta tamen expuitione, & pectoris grauitatem ac distensionem sine vehementi dolore, genarum ruborem, oculorum tumorem & alia id genus symptomata, quæ peripneumoniæ indubitata signa sunt. Quod ad prognosim attinet, id genus morbi plus periculi, quàm doloris habet, authore Celso. Nam præterquàm quod grauibus comitatur symptomatis, exitiosos minatur affectus insuper imminentes, nisi quàmprimùm leuetur æger. Metus quippè est, ne processu temporis humore caloris vi suppurato empyema, ac puris tandem putredine labefactata, corrupta atque exesa pulmonem substantia, tabes consequatur. Quócircà aggredienda statim curatio, quæ morbi materiam extirpet, antequàm ad suppurationem perducatur. Secanda igitur protinùs vena in gibbera interna, primùm dextri, tum sinistri brachy, cùm vires præsertim robustæ sint, nibílque obstare videatur. Dein ad purgandam pituitam è cerebro in pulmones etiamnum decumbentem, exhibendum catharticum, sed blandum. Expedit enim authore Hippocrate aluum hic neque valdè suppressam esse, ne febris acutior euadat, neque nimiùm egerere, ne sputi per superiora eductio probibeatur, ægríque vires prosternantur, in quarum robore salutis spes omnis posita est. Interim verò anacatharsis acceleranda, sputum promouentibus præsidiis, vt

Diagnosis.

Prognosis.

Curatio.

Yyy iij

*ſyrupis iniubino, adiantino, è glycyrrhiza, ex hyſſopo, è praſſio, ecleg-
matis è pino, è ſcylla, è pulmone vulpis, pilulis bechicis, mulſa per ſe, &
cum nucleis pineis, pro potu data, decocto pectorali, decocto hyſſop. marrub.
origan. rad. iridis, helenij in aqua mulſa, ſorbitione ex ptiſanæ cremore cum
melle, origano aut hyſſopo, pro victu exhibita. In hoc enim morbo medicamentis extenuandi facultate maiori præditis, magis extenuatorijs cibis
opus eſt, quàm in pleuritide. Nec prætermittenda topica ſunt quæ digerendi ac diſcutiendi vim obtinent, vt linimenta ex oleo amygdalino, anethino, chamæmel. irino, rutaceo, butyro recenti ſalis experte, æſypo liquida ac gallinarum & anſerum pinguedine comparata, pectoris regioni
illinenda: Cerata ex oleo rutaceo, vnguento nardino, butyro recenti, medulla ceruina, æſypo liquida, adiectis iride, hyſſopo, marrubio tenuiſſimè tritis terebinthina & cera exceptis confecta, toti thoraci & lateribus
imponenda, Ætij & Pauli conſilio: vel cataplaſmata ex rad. alth. & malum contuſis, cremore ſem. lin. alth. & fœnigr. puluere iridis & hyſſopi,
butyro, æſypo liquida, oleo chamæ. rutaceo & hydromelite compoſita, quibus pectus & latera contegantur. Hæc de propoſito affectu ſummatim dicta ſint.*

Conſultabat Frambeſarius cum D. Meſtreo,
Medico Regio, pro milite in obſidione Lauduni laborante, anno 1594.

TITRE IIII.

DV CRACHEMENT DE SANG.
LOIX,
Pour diſcerner d'où il prouient.

I.

Comment les
Grecs nommēt
le crachement
de ſang.
Et ceux qui en
ſont trauaillez.

LEs Grecs appellent le crachement de ſang αἱμόπτοις, autrement αἱμόπτυσις quaſi αἵματος πτύσις, & ceux qui iettent du
ſang par la bouche, αἱμοπτοϊκοὶ, ἢ αἱμοπτυσικοὶ, ἢ ἀναφορικοὶ, quaſi
ἄνω φέροντες.

II.

Comment on
cognoiſt de quel
endroit procede
le ſang.

Si le ſang qui ſort par la bouche vient de l'œſophage ou de l'e-
ſtomach, il eſt ietté hors par vomiſſement; ſi des genciues, de
la langue, du palais & du gauion, par crachement ſimple; ſi de
la trachee artere, du poulmon & de la poictrine, par la toux. Et
celuy qu'on rend en touſſant, s'il eſt ſubtil, vermeil & eſcu-
meux, & porté hors ſans douleur, il procede du poulmon: mais
s'il eſt gros, grumeleux, & noiraſtre, & qu'on ait mal en quelque endroit de la poictrine, il eſt iſſu du thorax. Or en tous crachemens ſanglans, faut-il diligemment prendre garde, ſi le ſang
ne couloit point auparauant par le nez. Car de là il retombe

fouuent en la gorge, & quelquesfois sur les poulmons, ou dans
l'estomach; mais incontinent apres, il deuient grumeleux &
caillé.

III.

Quand le sang est issu de l'œsophage, il sort auec violence par
vomissement en petite quantité, pour ce que ses veines sont deliees, & sent-on vne acrimonie en auallant. Quand il vient de
l'estomach, la nausee precede le vomissement sanglant, & iette-on du sang caillé par bas. L'on a eu quelque coup, ou cheute auparauant, ou prins quelques drogues corrosiues; & sent-
on douleur en la partie offensee. Mais si le sang qu'on vomit, a
esté apporté du foye ou de la rate dans l'estomach, il y aura en
l'vn ou l'autre hypochondre tumeur & douleur, & le sang qui
sera grumeleux & noir, principalement s'il prend son origine
de la rate. Quand le mal procede de l'aspre artere, en toussant
tout doucement on met hors vn peu de sang rouge & chaud,
& quelquefois meslé parmy du pus, & sent-on douleur en quelque endroit de l'artere. Quand il tire son origine du poulmon,
en toussant fort on rend tout à coup beaucoup de sang subtil,
vermeil, bouïllant & escumeux, sans sentir douleur. Mais quãd
il a esté premierement attiré du thorax au poulmon, comme en
la Pleuresie, il n'y en sort guiere à la fois, & si est espais, noir &
grumeleux, & tiré hors auec douleur, & vne toux encore plus
vehemente. Quand il n'est deriué que du gauion, du palais, de
la langue & des genciues, il n'y en sort qu'vn bien peu en crachant; & voit-on à l'œil solution de continuité dans la bouche.
Vray est que du chef il coule quelquefois dans la gorge en plus
grande quantité, soüillant & chatoüillant la langue & le palais, & laissant des grumeaux aux narines. Ce qui prouient de
quelque coup, de trop boire, de chaleur, de froideur, ou de plenitude de la teste, recogneuë à sa pesanteur & douleur, au tinte-
ment d'oreilles, & aux veines du front. Si d'auenture il en descend quelque partie dans la trachee artere, il prouoque vne petite toux, & est aisément arresté par gargarismes astringens.

IIII.

Le crachement sanglant se fait par rupture, ouuerture, ou
erosion de quelque veine ou artere, en la partie d'où le sang est
issu. S'il y a quelque vaisseau rompu, il y sort à coup grande
quantité de sang, auec impetuosité. Ce qui prouient quelquefois de cause externe & manifeste, comme d'auoir tombé de
haut en bas, ou d'auoir esté nauré, battu ou foulé, ou d'auoir
sauté, ou crié haut: quelquefois de cause interne & occulte,
comme de plenitude, produit de la nourriture trop abondante, ou de la suppression du sang superflu, qui de soy-mesme,

*Marques pour
discerner si le
sang sort de
l'œsophage.
De l'estomach.*

*Du foye & de
la rate.*

*De l'aspre arte-
re.*

Du poulmon.

Du thorax;

*Du gauion, du
palais, de la
langue & des
genciues.
Du chef.*

*Comment on
cognoist si le
crachement de
sang est fait par
rupture.*

ou auec vn esprit flatueux vient estendre & rompre en fin les vaisseaux aux poulmons, ou aux autres parties : Qui ouure pareillement les orifices des veines, quand on a commis quelque excés, soit en la maniere de viure, ou en l'exercice du corps, ou en l'vsage des bains chauds, durant les chaleurs d'Esté, & en lieu chaud. S'il arriue que les vaisseaux soient rongez, l'on iette le sang, non à coup, ains petit à petit, & souuent, quelquesfois il y sort des morceaux de chairs, & des raclures de vaisseaux parmy. Ce qui procede d'vne humeur acre enuoyee de la teste en bas, ou engendree du mauuais regime de viure, & aucunesfois d'auoir trop ieusné.

V.

Les crachemens de sang arriuent volontiers aux ieunes gens, non pas à raison de l'aage, mais pour ce qu'ils sont le plus du temps batus, ou foulez, ou qu'ils sautent, ou qu'ils crient trop fort, ou qu'ils se morfondent à se coucher par terre, ou qu'ils font des excés en la maniere de viure.

LOIX,
Pour iuger l'issuë du crachement de sang.

I.

SI le sang, quel qu'il soit, sort par enhaut, c'est mauuais signe. Car le sang qu'on iette par la bouche donne terreur, pour ce que ceste partie-là n'est pas dedice pour cela. Vray est que l'excretion du sang par la bouche, qui arriue naturellement en vn iour de crise à ceux qui sont trauaillez de fieure aiguë, n'est pas si dangereuse. Et si le crachemēt sanglant est loüable en la pleuresie, quand la matiere peccante est chassee hors par la force de nature, auec liberté des conduits.

II.

L'hemoptysie est la plus dangereuse, non seulement entre les autres excretions de sang, mais aussi entre les autres dispositions contre nature : pour ce qu'elle est le plus du temps cause des rebelles & longues maladies, comme aduertit Trallian.

III.

Ceux qui vomissent du sang, s'ils sont sans fieure, pourront recuperer leur santé, mais s'ils ont fieure, c'est mauuais signe. Car il est certain, n'y ayant point de fieure, qu'il n'y a point d'inflammation au lieu d'où sort le sang. Tellement que le vomissemēt sanglant prouient, ou de l'ouuerture de l'orifice de quelque vaisseau, ou bien d'vlceration simple. Or est-il que les vlceres sans inflammation, sont aisément guaries par l'vsage des astringens.

astringens. Et au contraire celles qui sont compliquees auec inflammation & fieure, tant s'en faut qu'elles reçoiuent guarison
par ce moyen-là, qu'elles en deuiennent plustost plus grandes
& plus malignes.

IIII.

Si en toussant on iette du sang des poulmons, encore qu'il n'y
ait point de fieure, il y a danger que le mal ne puisse receuoir
guarison, & s'il dure quelque temps, qu'en fin la fieure ne suruienne, comme asseure Galien.

Gal. sur l'aph.
37. du 7. liu.

Comme l'ex
cretion de sang
des poulmons
est dangereuse.

V.

Quand les menstruës sortent abondamment à vne femme qui
vomit du sang, c'est sa guarison; d'autant qu'il ne se fait pas seulement reuulsion, mais aussi euacuation du sang qui tend en
haut.

Γυναικὶ αἷμα
ἐμέον τ̄ κα-
ταμίωίων ῥα-
γέον, λύσις.
Hipp. aph. 32.
5. 5.

Que le flux
menstruel arri-
uāt à vne fem-
me qui vomit
du sang est pro-
fitable.

VI.

Apres auoir craché du sang, si on vient à cracher du pus, c'est
mauuais signe. Car le crachement de pus, ne suit pas le crachement de sang, s'il n'est maling, comme est tousiours celuy qui
procede du poulmon. Ioint que le crachat purulent qui vient
apres le sanglant est indice d'vne playe degeneree en vne vlcere
qui n'est pas aisee à guarir.

Ἐπὶ αἷματος
πτύσει, πύε
πτύσις, κακὸν.
Hipp. aph. 15.
5. 7.

Que le crache-
ment de pus qui
suruient au sā-
glant, est mau-
uais.

VII.

Si le crachement de sang est prouenu d'erosion, il est incurable, selon Galien.

au liu. 5. de la
meth.

Que le crache-
ment de sang
causé d'erosion
est incurable.

VIII.

Quand le sang qu'on crache est issu de la poictrine, il n'y a pas
tant de peril, que quand il tire son origine du poulmon, comme
tesmoigne Galien.

li. 4. des lieux
aff.

Qu'il n'est pas
si perilleux, ve-
nāt du thorax,
que du poulmō.

IX.

Si l'euacuation du sang est exorbitante, comme à ceux qui
sont esgorgez, elle cause promptement la mort. Et si d'auenture cest accident dure quelque temps, il se tourne en phthisie,
comme maintient Æginete.

Que l'euacua-
tion excessiue
du sang est tres-
dangereuse.

X.

Quand quelque grande veine est ouuerte ou rompuë, il y a
danger que le cœur ne soit estouffé de l'abondance du sang qui
en sort, ou que les forces n'en soient totalement abbatuës.

Pourquoy l'ou-
uerture ou rup-
ture d'vn grād
uaisseau est dā-
gereuse.

XI.

Quand le sang coule de la bouche, des genciues & du gosier,
il n'y a point de danger, le flux de sang venant du chef est fort
aisé à guarir. Nous ne tenons pas que celuy de l'estomach & du
ventre soit guarissable. Celuy qui prouient d'vlceration est iugé difficile à guarir, au regard de celuy qui est fait par rupture.
Mais le plus difficile & plus fascheux à penser de tous, c'est ce-

selon Celsus.

Les flux de sāg
sans danger, les
dangereux, les
faciles & diffi-
ciles à guarir.

luy qui procede du poulmon, pour le perpetuel office de la refpiration. Car les poulmons eſtans vlcerez, ne peuuent eſtre
conſolidez qu'auec difficulté, à raiſon de leur continuel mouuement. C'eſt pourquoy il y a moins de peril quand le ſang eſt
iſſu du goſier & des amygdales, d'auantage ſortant de la trachee
artere, & encore plus du poulmon. Car de là s'enſuit l'empyeme, & la phthiſie.

XII.

Que le ſang
caillé aux en-
trailles eſt dan-
gereux.

Si le ſang vient à ſe cailler aux entrailles, il eſt dangereux. Car
tout ſang grumeleux eſt venimeux. Auſſi Themiſte mourut-il
d'auoir beu du ſang de taureau, qui eſt grumeleux, comme dit
Ariſtote.

XIII.

Que la phthiſie
ſuccede volon-
tiers à l'hemo-
ptyſie.

La phthiſie ſuit ordinairement le crachement de ſang, comme proteſte Galien.

Ταῖς τοῦ αἵμα-
τος πτύσεσιν
ἕπονται φθί-
σεις.
Gal. in aph. 29.
li. 3.

L O I X,
Pour bien penſer le crachement de ſang.

I.

La maniere de
penſer le cra-
chement de
ſang.

EN la cure du crachement de ſang, il faut conſiderer deuant
toutes choſes, ſi la cauſe qui fait la rupture ou l'ouuerture
eſt ceſſee, ou ſi elle perſeuere encore. Car ſi elle eſt ceſſee, il eſt
expedient en premier lieu d'eſtancher le ſang, en le deſtournant
& tranſportant ailleurs: en apres de guarir le vaiſſeau rompu,
ou ouuert, en le conſolidant ou reſſerrant. Et ſi la cauſe efficiente perſiſte, à ſçauoir l'abondance, on la doit premierement euacuer, attendu que tant qu'elle demeurera, le vaiſſeau ſe rom-
pra, ou ouurira encore d'auantage: conſequemment arreſter le
ſang, & incontinent apres penſer l'vlcere, ou l'ouuerture du
vaiſſeau. C'eſt pourquoy il eſt beſoin de prendre garde, s'il
tombe quelque acre & cruelle defluxion ſur le poulmon, d'où
prouienne l'eroſion; car il la faudroit preallablement arreſter:
ou bien ſi pour le vice & la debilité du poulmon, il s'y amaſſe
quelque excrement, pour ce qu'il le conuiendroit nettoyer auparauant.

II.

De quoy il ſe
faut garder icy.

D'autant qu'on doit touſiours craindre que l'euacuation du
ſang ne ſoit exceſſiue, il faut deffendre au patient de reſpirer
trop fort, & luy enioindre de parler peu, & garder le plus du
temps ſilence, & de demeurer continuellemeut en repos, ſans
s'eſmouuoir à choſe quelconque.

III.

Les medicamens glutinatifs qui deſſechent ſans mordication, *Quels ſont les* ſont propres aux vaiſſeaux rompus ; les ſtyptics à ceux qui ſont *medicaments* ouuerts ; & les ſarcotics, auec alimens de bon ſuc, à ceux qui *propres à la ru-* ſont corrodez. *pture, ouuertu-*
re & eroſion des
vaiſſeaux.

IIII.

L'on peut bien quelquefois meſler des narcotics parmy d'au- *Pourquoy il eſt* tres medicamens conuenables, pour ce qu'ils eſtanchent le ſang *permis d'vſer* par leur froideur, & font dormir, & par ce moyen adouciſſent la *icy dè narcotics.* toux. Si ne ſe faut-il pas pourtant iamais ſeruir de ceux qui ſont *De quels.* nouuellement preparez, mais conuient attendre pour le moins ſix mois apres. Et ſi n'en faut point vſer tout incontinent ; ains *Et quand.* apres auoir eſſayé les autres remedes plus legers, & quand na‑ ture eſt robuſte.

V.

Si le crachat ſanglant procede d'eroſion, il eſt expedient pour *Comme il faut* faire reuulſion, de ſaigner auec petite ouuerture, de purger, *penſer l'hemo-* de diuertir le catarrhe, & de fortifier le cerueau & les poul- *ptyſie qui pro-* mons. *cede d'eroſion.*

VI.

Et ſi le crachat prouient de rupture, ou ouuerture des vaiſ- *De rupture, ou* ſeaux, il eſt beſoin de tirer d'auantage de ſang, tout en vn coup, *ouuerture des* ou à pluſieurs fois : puis de donner des remedes qui ayent vertu *vaiſſeaux.* de reſtraindre.

VII.

Il ne faut point appliquer par dehors d'aſtringens, ny de refri- *Aduertiſſemēt* gerans trop forts, ny deuant auoir vſé de reuulſifs, de peur de *en l'vſage des* repouſſer le ſang en dedans vers les poulmons. *topics.*

VIII.

En detergeant la multitude d'humeurs contenuë en la poictri- *En l'vſage des* ne, il faut donner ordre que la matiere ne ſoit point ſupprimee, *deterſifs.* ny le ſang prouoqué. Et ſi le crachat d'auenture eſtoit ſuppri- mé, il faudroit reïterer l'vſage des lenitifs.

IX.

L'oxymel & le vinaigre ſont ſuſpects, ſi le patient eſt delicat, *Deterſifs ſuſ-* ou maigre, ou debile des nerfs, ou fort ieune, ou vieil, ou ſi la *pects, & quand.* toux eſt trop rude, ou le crachat trop eſpais, ou trop clair.

Il eſt temps de venir à l'execution de ces loix.

CONSVLTATIO,
De Hæmoptyſi.

Q Vi expuitur ſanguis, non ex ventriculo, non ex faucibus, non ex aſ- pera arteria, non ex thorace, ſed ex pulmonibus profunditur, qui a nec *vomitione, nec screatu, nec tußicula, sed tußi vehementi reijcitur sine dolore, tenuis, floridus ac spumosus, non crassus, grumosus ac nigricans. Atque hinc rupta, non exesa aut aperta vena educitur. Nec enim cruenta anagoge per venarum diabrosim ex acribus contigit humoribus, siue à capite in pulmonem delabentibus, siue in ipso pulmone generatis. Nec præ sanguinis copia venarum ora per anastomosim reserante, sed per rexim à causa externa & manifesta, nempè delapsu ex alto, at magna inde concußione, grauique contusione, & distensione accidit. Quod ad prognosim attinet, periculosißimus profectò hic affectus. Grauißimorum quippè morborum sæpè*

Prædictio.

causa est, vt peripneumonia, si sanguis ex vena ruptura in pulmonum substantiam effusus inflammetur: phthiseos, si putrescens pulmones tandem labefactet: atque empyematis, si quando purulentus euadat. Periculum est etiam, ne concrescat in pulmone sanguis. Omnis enim sanguis grumosus, venenosus. Vnde Themistius epoto sanguine taurino grumoso interiit, vt ait Aristoteles: Néve copia sanguinis intùs cohibiti cor præfocetur, vel si vberiùs foràs erumpat, ne tandem nimia profusione homo exanimetur. Quamobrem summa diligentia maturè illi epitulandum. In curatione tres proponuntur scopi, primus vt qui per ruptum vas effluit sanguis auertatur, atque aliorsum transferatur: secundus vt soluta vasis continuitas vniatur: tertius vt symptomata corrigantur. Ad priorem scopum consequendum sanguis ex interna brachij vena angusto vulnere, modica quantitate bis aut ter per diem detrahendus. Inijcienda vincula coxis & brachiis ad articulos, & in eisdem locis adhibenda frictio. Cucurbitulæ hypochondrii, ilibus atque inguinibus affigenda. Sanguisugæ etiam consilio Hollerij in pectore apponendæ sunt. Ad alterum curandi scopum, glutinantia adstringentiáque conferunt. Itaque victus initio quidem tenuis, sed incrassans & adstringens instituendus, qui & sanguinem ad fluxum reddat ineptiorem, & vlcus ipsum vniat. Qualis erit ptisanæ cremor, cui inspersa sint malorum punicorum grana, lac amygdalinum, lac coctum cum amylo, aut farina hordei, panis azymus, pisces glutinosi, vt anguilla, tinca, animalium extremitates, aliæque partes neruosæ, cartilaginosæ, pingues, caseus recens, non salsus (nam vetus calet) & alia id genus esculenta quæ sanguinem incrassant, & vasorum diuisionem illitu suo obturant. Lentes quoque, lac acidum, milium, panicum, oryza, quatenus siccant, & adstringunt erunt idonea: necnon & quæ refrigerant, vt lactuca, plantago, cucurbita, portulaca etiam trita & ore retenta: Aqua ferrata, aut chalybata per se, aut cum iulepo rosato data. Interim vini & Veneris abstinentia, leuis respiratio, silentium, quies tum animi tum corporis imperanda sunt. Medicamenta dein exhibenda, si restitet aluus, quæ adstringendo purgant, vt rhabarbarum in substantia, & myrobalani cum aqua plantaginis. Mox quæ vulnus glutinant & fluxum adstringunt, vt zulapia ex syrupis rosarum siccarum, cydoniorum, myrtillorum, granatorum, ribes cum aqua plantaginis, portulaca, centinodiæ, additis puluoribus cornicerui vsti, coralli albi vsti, lapidis hæmatitis, masti-

Curatio.

ches, boli Armenæ, terra sigillat. sanguinis draconis, vel trochisc. de berbe-
ris, de spodio, de bolo, de carabe. Eclegmata paulatim velut lambendo de-
glutienda ex sacchari rosar. tragacanth. ana ℥ j. gummi Arabic. boli Ar-
men. corn. cerui, balaustij ana ℨ j. cum syrupo violato Lupinares trochisci,
ineunte præsertim somno ore continendi, ex gummi tragacanth. & Ara-
bici in aqua rosarum dissoluti ana ℨ j. amyli ℨ. ij. boli Armen. terra sigillat.
ana ℈ iiij. mastich. ℨ j. cum syrupo myrtillorum, aut aqua plantaginis for-
mati. Opiata ex conservæ rosarum veteris ℥ ij. conservæ symphyti ℥ j. dia-
tragac. frigid. ℨ j. corall. rub. rasuræ ebor. corn. cerui vsti, lapidis hæmati-
tis ana ℈ j. boli Armen. terra sigillat. electri ana ℈ ß. cum syrupo myr-
tino parata, in horas danda ad crassioris fabæ magnitudinem. Extrin-
secùs autem thorax illinendus oleis quidem rosarum, myrtillorum ac
cydoniorum, vinóque adstringente, sed oleis chamæmel. & amygda-
larum dulcium admixtis, ne illa vehementiùs adstringendo sangui-
nem intrò compellant, & sputum sanguinis redintegrent. Inter sympto-
mata, sanguinis in pulmone concretio imprimis prohibenda, vel si quæ
intùs latitet, protinùs dissoluenda & ad expuitionem paranda, exhi-
bito ægrotanti oxycrato tepido, vel oxymelite simplici, composito, scyl-
litico ad ℥ ij. cum aqua oxalydis: vel datis theriaces ℈ iiij. cum aqua sca-
biosæ: vel diacurcumæ ℨ ij. vel coaguli leporis vel cerui vel hædi ℨ ß.
cum aqua hyssopi: vel thymo vel serpyllo vel cymbra cum aceto. Sitis se-
danda, somnúsque accersendus syrupo violato, papauerino, semine
papaueris albi, cortice radicum mandragoræ, Philonio Romano, cum suc-
co polygoni. Vires si collabantur, instauranda iusculis carnium, expres-
sis, diarrhodo Abbatis, aromatico rosato. Hæc sunt quæ ad hunc hæmoptoï-
cum curandum mihi videntur pertinere remedia.

Hæc consulebat Frambésarius Hedini, pro
nuo milite, 1592.

TITRE V.

DE LA PHTHISIE.

L O I X,
Pour la discerner.

I.

Que c'est que Phthisie.

LA maladie proprement appellee des Latins *Tabes*, des
Grecs φθίσις & d'aucuns φθόη, est vne exulceration du poulmon, accompagnee d'vne fieure lente, qui consume peu à
peu tout le corps.

I I.

La phthisie n'est pas pluftoft commencee, qu'on eft à tout
propos importuné de la toux, par l'effort de laquelle, on crache
premierement du fang, fans fentir douleur; puis de l'ordure.
Auffi eft-on trauaillé fans ceffe d'vne petite fieure, qu'on apperçoit auec le temps renforcee incontinent apres le repas, à la
mode des fieures hectiques. L'vlcere gaignant de plus en plus,
& venant de iour en iour plus fordide, l'on crache du pus quelquefois tout pur, lequel eftant ietté dans l'eau, ne nage point
comme de l'autre, ains defcend & refide au fond. Neantmoins
toutes & quantesfois qu'il arriue ou par trauail, ou par courroux, ou par l'impetuofité de la toux, que l'vlcere purulente fe
renouuelle, auffi toft le crachat reuient fanglant. Et quand le

mal eft confirmé & defia vieil, par fois il y fort quelque piece
du poulmon pourrie, & fi le crachat mis fur les charbons fent
mauuais & offenfe fouuent de fon odeur ceux qui ne s'en donnent point de garde. Le plus du temps le flux de ventre furuient, pour la foibleffe de la faculté. Les cheueux tombent,
faute d'aliment. Les ioües font ternes, à caufe des vapeurs
noirs qui montent à la face; les ongles és doigts des mains
courbes, & les extremitez des coftes retirees en haut, pour l'extreme fechereffe: Tant qu'on voit en fin le corps defcharné deuenir en chartre & tout fec, & la chaleur naturelle s'efteindre
par la confomption de l'humeur radicale.

I I I.

L'on remarque deux caufes de phthifie, l'humeur corrofiue,
& l'indifpofition du poulmon, laquelle ne prouient pas de fon
intemperature, ains de fa fubftance mollaffe, tendrette & dif-
pofee à corruption. Ainfi maints dés leur naiffance apportent-
ils de leurs parens vn vice caché aux poulmons, qui les fait en
fin deuenir tous phthifics, encore qu'ils ne foient point ou guere fubiets aux defluxions du cerueau. Ceux qui font iffus d'vne
race tabide, prefque de droit hereditaire tombent neceffairement tous en chartre. Et femble que gens de mefme famille
foient fouuent tous attaquez de ce mal-là, les vns apres les autres. Ceux auffi qui ont naturellement la poictrine eftroite &
abbaiffee, & les efpaules efleuees, font bien plus enclins à la
phthifie: Non pas pour-ce que leurs poulmons font ferrez (car
cela les conduit feulement à l'Afthme) mais pour-ce qu'ils font
le plus fouuent fi languides & debiles, qu'auec le temps ils fe
fleftriffent petit à petit, & fe corrompent d'eux-mefmes. L'au-

tre caufe de phthifie eft la defluxion acre du cerueau, ou la fluxion d'vne humeur mordicante, faite du cœur dans les poulmons, telle qu'eft celle qui s'amaffe principalement en Au-

tomne: ou la suppression du sang sorty hors de quelque vaisseau
rompu, ouuert ou corrodé aux poulmons, la playe n'estant ny
consolidée, ny cicatrizee; ou la retention du pus des empics,
pleuritics & peripneumonics. Car ces causes-là peu à peu & sans
douleur vlcerent mesme les plus forts poulmons.

IIII.

L'on appelle tabide, non seulement celuy qui est desia saisi
de phthisie, mais aussi celuy qui y est naturellement enclin,
comme est celuy qui a le thorax si estroit & serré, que les omoplates saillent hors par derriere, comme des ailes. D'où vient
qu'il est aussi nommé des Grecs πτερυγώδης, c'est à dire ailé. Et pareillement cestuy qui a le chef debile, & pour ceste occasion est
fort suject aux defluxions sur les poulmons.

Cestuy qui est
appellé tabi-
de.

LOIX,
Pour iuger l'issuë de la Phthisie.

I.

APres le crachement du pus vient la Phthisie, auec flux, &
quand le crachat est retenu, on meurt, selon la sentence
du Prince des Medecins; qui appelle icy phthisie (comme dit
son fidele interprete) vne extenuation de tout le corps, auec vne
fieure lente, procedante des vlceres irremediables du poulmon.
Et entend par flux, ou le cours du ventre, ou la cheute des cheueux. Car l'vn & l'autre coustumierement arriue, quand les tabides sont paruenus à l'extremité du mal, cestuy-là pour la foiblesse de la faculté, & ceste-cy pour la secheresse. Au surplus il
monstre de quelle façon meurent les phtisics. Car ils viuent
tant qu'ils peuuent purger leur poulmon par crachement. Et
lors qu'ils ne crachent plus pour la debilité de la vertu expultrice, ils sont suffoquez de l'abondance du pus amassé au poulmon, qui estoupe le passage de l'air, du vent, de l'esprit.

Επὶ πτω-
σει φθίσις κỳ
ρύσις. ἐπὴν δ
τὸ πύελον
ἴσχηται, ἀπο-
θνήσκουσιν.
Hipp. aph.
16. l. 7.

Comment on
meurt de la
phtisie.

II.

Si aux Phthisics le crachat qui sort en toussant, mis dessus les
charbons ardens, sent mauuais, & que les cheueux leur tombent
de la teste, c'est signe mortel. Car le crachat puant issu des poulmons vlcerez, monstre vne extreme putrefaction des humeurs
qui y sont; & la cheute des cheueux, le defaut d'aliment.

Τοῖσιν ὑπὸ τ
φθισίου ἐπο-
χλυμβώσιν,
ἢν τὸ πνεῦμα
ὅπερ αν ἀπο-
θνήσκωσι βαρὺ ὄζη ἐπὶ τοὺς ανθρακας ἐπιχεόμμυον, κỳ τεῖχας ἀπὸ τ κεφαλῆς ῥέωσι, θανάσι-
μον. Hip. aph. 11. l. 5.

Comme le cra-
chat quât auec
la cheute des
cheueux est
mortel en la
Phthisie.

III.

Quand aux Phthisics les cheueux tombent de la teste, & qu'ils

Ὁκόσοισιν αν

Comme le suiue

de ventre, auec la cheute des cheueux est aussi mortel.

leur suruient encore vn flux de ventre, il faut croire que leur mort approche; d'autant que le flux de ventre est vn mauuais signe, & vne mauuaise cause ensemble. Car il prouient de la debilité des forces, & si les rend encore plus debiles.

IIII.

Voire tout seul.

Le flux de ventre suruenant à vn Phthisic, tout seul presage la mort, mais non pas si proche, que quand la cheute des cheueux est coniointe auec.

φθινώδην αἱ τρίχες ἀπὸ τ κεφαλῆς ῥέωσιν, ὔτοι διάρροίης ἐπιγινομένης ἀποθνήσκειν. *Hip. aph.* 12. *l.* 5.

V.

Comme l'Automne est mauuais aux Phthisics.

L'Automne est mauuais aux tabides; pour ce qu'estant froid & sec, & inconstant, il empesche les poulmons d'estre purgez par crachemens. De sorte que le vulgaire mesme denonce ordinairement leur mort, quand les fueilles des arbres tombent.

Ὑπὸ φθίσιος ἐχομένω διάρροια ἐπιγινομένη, θανατῶδες. *Hip. aph.* 14. *l.* 5.

VI.

Quel mal inueteré n'est pas aysé à guarir.

Il est necessaire d'obuier dés le commencement, & sans delay à ce mal icy. Car on n'en vient pas aisément à bout, quand il est enuieilly.

Τὸ φθινόμενον τοῖσι φθίνουσι κακόν. *Hip. aph.* 10. *l.* 3. *Celsus.*

VII.

Pourquoy les vlceres des poulmons sont difficiles à guarir.

1. Raison.
2.
3.

4.

Les vlceres des poulmons pour plusieurs raisons sont tres-difficiles à guarir, premierement pour-ce qu'elles ne peuuent estre mondifiees sans la toux, par laquelle toutefois elles sont de plus en plus dilecerées. En apres pour-ce que le chemin est si long iusques aux poulmons, que les remedes n'y peuuent paruenir auec leurs forces entieres. Puis pour-ce que les medicamens ont besoin de repos, pour faire leur operation, & que les poulmons à cause de la respiration sont en continuel mouuement. Finalement pour-ce que la fieure perpetuelle compaigne des Phthisics demande des choses raffraichissantes & humectantes; & les vlceres du poulmon au contraire, des choses dessiccatiues & chaudes, afin qu'elles puissent estre portees iusques-là.

VIII.

Comme vn vaisseau rompu au poulmon ne peut receuoir guarison, s'il n'est promptement consolidé.

Quand il y a quelque vaisseau rompu au poulmon, il est certain, s'il n'est tout incontinent consolidé, deuant qu'il y suruienne inflammation, qu'il ne se pourra guarir par apres. Et s'il se guarit quelquefois, il y demeure neantmoins ie ne sçay quelle callosité, qui coustumierement s'emporte par laps de temps, pour vne legere occasion. De là vient quand on aura mesme cicatrizé les vlceres du poulmon, qu'elles se renouuellent aysément, à cause des durillons raboteux qui y sont restez.

Gal. au 5. de la meth. & au 4. des liu. aff.

LOIX,
Pour bien penfer la Phthifie.

I.

IL faut au commencement deterger & deffecher. Et quand
on a affez detergé, & qu'il n'y fort plus de fanie, confolider.
Mais pendant qu'on fait cela, il eft befoin de reftaurer le corps
extremement attenué, auec des remedes Analeptics. Toutefois fi la caufe antecedente perfifte, & donne accroiffement au
mal, elle doit eftre premierement oftee, fçauoir eft la plenitude
par faignee ; moyennant que les forces foient baftantes ; & la
cacochymie par purgation. Si le catarrhe eft autheur de la maladie, il le conuient arrefter incontinent par vacuatifs, reuul-
fifs, roboratifs, bref par tous moyens.

Quel moyen il faut tenir, pour tendre à la guarifon de la Phthifie.

II.

Il eft bon de donner du laict aux tabides, qui n'ont point la
fieure trop fort. Car en la Phthifie il y a trois chofes, le pus, l'vlcere & l'extenuation, qui demandent chacune l'vne propre curation. Celle de pus c'eft la deterfion, celle de l'vlcere, la con-
glutination, & celle de l'extenuation, la nourriture. Or eft-il
que le laict a toutes ces vertus là : d'autant que par fa ferofité il
deterge le pus amaffé au poulmõ ; à raifon du fromage, il cõfo-
lide & cicatrize l'vlcere ; à caufe du beurre, il nourrit & remet le
corps amaigry en fon embon-poinct.

Comme le laict eft conuenable aux tabides.

μῦζ῁ τοῖσι νοϊδεσι μὴ ιι πολλῷ ξέασωσι δι- αι γαλα. p.aph. 64.

III.

Le laict d'afneffe & de cheure eft plus refrigeratif & deterfif,
pour-ce qu'il eft plus fereux. Celuy de brebis & de vache eft
plus nutritif & glutinatif, pour-ce qu'il a plus de beurre & de
fromage. Celuy de femme fait toutes ces chofes-la enfemble
par excellence.

La vertu du laict en parti- culier.

IIII.

Le frequent vfage de fuccre rofat eft merueilleufement
proffitable aux tabides. Car il deterge, conglutine, nourrit &
refraichit. Le recent eft plus deterfif, pour-ce qu'il eft participant d'acrimonie. Mais le vieil eft plus glutinatif.

Dequoy fert aux Phthifics le fuccre rofat.

V.

L'hydromel eft fort recommandé pour deterger, & le bol
d'Armenie, la terre feellee, & le poulmon de renard reduit en
poudre, pour conglutiner l'vlcere du poulmon.

L'hydromel, le bol, & autres pareils reme- des.

VI.

Le vin blanc, aqueux & vn peu doux, leur fert de viande, de

Le vin blanc.

breuuage & de medecine. Car il nourrit, eſtanche la ſoif, & deterge.　Et ſi eſt ſoudainement conuerty en la ſubſtance des eſprits.　La Ptiſane d'orge pareillement leur eſt ſalubre, pour-ce
qu'elle nourrit, raffraichit & deterge.

La Ptiſane.

V I I.

Quand la ſai-
gnee eſt inutile,
& où elle a
lieu.

La ſaignee ne conuient pas à l'vlcere qui eſt faite, ſi ce n'eſt
qu'il ſoit ſuruenu vn nouueau crachement du ſang, ou qu'on
craigne vne fraiche ouuerture de quelque vaiſſeau, & que les
forces ſoient baſtantes.

V I I I.

Comment les
tabides doiuent
eſtre purgez.

Il faut purger les tabides par bas, & non par en haut, à cauſe
de la debilité des inſtrumens deſtinez à la reſpiration.　On doit
entendre icy par le nom de tabides, tant ceux qui ſont deſia per-
ſecutés de Phthiſie, que ceux qui y ſont naturellement enclins.

Pour la verification de ces Loix, ie propoſeray maintenant l'exemple
d'vn gentil-homme Phthiſic, pour lequel i'ay eſté autrefois appellé en con-
ſultation à Paris, auec Meſſieurs Paulmier, & Akakia Profeſſeur du
Roy.

Τὺς φθινώ
δεας κάτω
φαρμακεύ{ν.
ὑποςελλομέ-
νυς τὰς ἀνω.
Hipp. aph. 8
l. 4.

C O N S V L T A T I O,
De Phthiſi.

Dignotio.

Conſpicua ſunt in hoc iuuene tabis ex vlcere pulmonum profecta indicia. Cruentum quippe ſputum ſine ſenſu doloris iampridem frequenti tuſſi editum, & aliquando etiamnum repeteus, & febris lenta cuius
nulla ſit intermiſſio mox à cibo inualeſcens, illámque ſubſequutus alui
fluor, tantúſque corporis vniuerſi marcor, vt laborans σκέλετος potiùs quā
homo videatur, Phthiſim manifeſtè demonſtrant: hæc autem non è ſola de-
ſtillatione, ſed vitio pulmonum contracta eſt. Nam præterquàm quòd valdè imbecillum caput crebras pulmonibus deſtillationes dimittit, pectus
etiam ita anguſtum adſtrictúmque eſt, vt à tergo operta ſcoptula, alarum
inſtar promineant, adeò vt laborans natura πτερυγώδης, & ad phthiſim
procliuis ab ipſo ortu fuerit, præ vitioſa pulmonum conſtitutione.　Vnde
illos conſtat iamdiu ſpirandi difficultate oppreſſos fuiſſe, & nunc ſic la-
befactatos vt propria illorum ſubſtantia non modò contabeſcat, verumetiā
corrumpatur. Cuius rei argumentum eſt, expuitio nunc purulenta prodiens
fœdi admodum odoris.　Quinetiam putris pulmonis portio non ita pridem
tuſſiendo reiecta, confirmatam eſſe tabem teſtatur.　Quocircà malum iam
factum eſt immedicabile, neque vllus ſpei locus eſt. Producenda tamen eſt
laborantis vita quoad arte licebit, blandis benigniſque ſubſidiis, quæ citrà virium offenſam morbum leniant. Itaque à venæ ſectione deinceps ab-
ſtinendum. Quòd ſi ſanguinem denuò erumpere contingat, is aptiùs ſuppri-
metur ℥ j. rhei electi puluerizati. Aut ſi qua ratione purgandum videbi-

Prædictio.

Curatio.

tur, satis erit, vel caßia fistularis, vel dilutum rhei. Educenda autem accu-
ratè sputa sunt syrupis lenientibus atque detergentibus qui non vehemen-
ter aperiant, quales sunt ex iuiubis sebestem sicubus, paßulis, glycyrrhiza,
polypodio, vngula caballina, pimpinella, hyssopo, in quibus bona sit portio
sacchari, vt sint vice eclegmatis. Conferet & syrupus resumptiuus recenter
dispensatus, & vnguentum resumptiuum, quo corpus vniuersum vesperi
& manè obungetur: Praeterea saccharum rosatum, & conserua rosarum
cum bolo Armen. terra sigillata, succino, corallo, & semine portulacae. Ecleg-
ma è pulmone vulpis, & è pino, conditum symphiti maior. & adianti, &
alia id genus quae glutinandi simul & abstergendi vim obtinent, ex vsu
erunt. Propter alui fluorem à viscerum imbecillitate profectum, vtatur
diarrhodo Abbatis, electuario diatriosantalòn, & aliis id genus quae ven-
triculo, hepati, caterisque visceribus roborandis dicata sunt. Corpus interim
emaciatum iusta & conuenienti victus ratione reficiendum, ex cibis boni
succi & multi alimenti, concoctu facilibus, ac maximè liquidis, vt vias ob
siccitatem contractas faciliùs subeant & penetrent, ob febrem quoque non-
nihil refrigerantibus, & ob vlceris saniem detergentibus, & ob solutionem
continui glutinantibus. Quamobrem imperādum lac asininum arte praepa-
ratum. Hae quippè dotes omnes obtinet, idque mane offerendum, puro sto-
macho, horis saltem quatuor ante cibum. Aut si eius non sit facilis vsus,
hordei cremor ex sacch. rosato, ea ipsa hora atque similiter exhibendus. Sa-
lubria etiam sunt iura multum succulenta ex carnibus caponum, perdicum,
vitulorum, haedorum & similium, cum amygdalis, seminibus frigidis, sac-
charo rosato: sorbitiones ex ptisana & ex oryza lacte adiecto, amygdaloga-
la, oua sorbilia: pisces denique squammati, saxatiles, potißimùm verò can-
cri fluuiatiles: inter fructus vuae paßae, amygdala dulcia, nuces pineae, fi-
cus, palmulae, pistacia. Cibus autem parcior sumatur, sed ex breuioribus in-
teruallis, ne imbecilliorem naturam obruat, & cruditates augeat. Potus sit
vinum album, tenue, non vaporosum. Quandoque etiam aqua mulsa ad
detergendum. Interdum lac in quo chalybs candens fuerit extinctus prae
alui profluuio. Ante pastum suauiter deambulet. A pastu penitùs quiescat.
Exercitia & motus vehementes deuitet. Somno vtatur nocturno dunta-
xat, eóque moderato. Fugiat iram tristitiam, vigilias immodicas, famem,
sitim, coitum, & quicquid corpus exinanire potest. Ac aërem imprimis
siccum, in calore verò & frigore temperamentum inhabitet. Si hac viuendi
lex ad vnguem obseruetur, nihil ad prohibendum mali incrementum, diu-
tiùsque producendam egrotantis vitam fuerit praesentius.

Consultabat Frambesarius Parisiis anno 1586. cum
DD. Palmario & Akakia, pro nobili viro Veromanduo.

TITRE VI.
DE LA PLEVRESIE.

LOIX,
Pour la discerner.

I.

Que c'est que Pleuresie.

PLeuresie est vne inflammation de la membrane qui est estenduë sous les costes, auec fieure aiguë, difficulté de respirer, toux & douleur poignante au costé, qui s'estend quelquefois iusques à la clauicule, quelquefois iusques à l'hypochōdre.

II.

Qu'il y a deux sortes de Pleuresie.
La vraye;
La bastarde.
Comment est causee la vraye;

Il a deux especes de Pleuresie, l'vne vraye & l'autre bastarde. La vraye a son siege en la Pleure, ou du moins aux muscles intercostaux, qui luy sont adherans : Et la bastarde aux muscles qui sont au dessus des costes. La vraye & fine Pleuresie se fait du sang qui court auec impetuosité de la veine caue ascendente, dans celle qui est dite azygos, & de là dans les veines intercostales, & apres les auoir ouuertes ou rompuës s'espanche entre la Pleure & les costes, ou bien sur les muscles intercostaux, & là amassé, y engendre phlegmon.

La bastarde.

Mais la bastarde est causee de l'inflammation du sang respandu sur les muscles qui sont par dessus les costes, par vn rameau de la veine caue, qui apres estre sorty du creux de la poictrine vers l'aisselle, descēd &

Les motifs de la Pleuresie.

vient incontinent gaigner les parties exterieures du thorax. Or la cause motiue de la fluxion & impetuosité du sang, est son excessiue abondance, ou sa subtilité, ou son boüillonnement & agitation, prouenant d'extreme chaleur, d'exercice violent, de l'vsage des bains, de s'estre extremement courroucé, d'auoir receu quelque coup, ou d'auoir beu de l'eau froide, qui pousse çà & là, & fait tirer à l'escart le sang eschauffé & esmeu. Et outre cela la foiblesse du costé, qui toutefois n'est pas cause d'attirer la fluxion, mais bien de la receuoir plus promptement. Auec la froideur de l'air qui nous enuironne. Dont vient que les Pleuresies & Peripneumonies arriuent le plus souuent en hyuer: pour-ce que les instrumens qui seruent à la respiratiō sont alors offensez du froid.

III.

Signes pour discerner la vraye Pleuresie de la bastarde.

Iaçoit que ces marques specifiques, fieure continuë, difficulté d'aleine, toux, & douleur de costé piquante, soient communes aux deux especes de Pleuresie, si sōt-elles toutefois bien differētes l'vne de l'autre. Car en la fine Pleuresie, la fieure est plus

Πλευρῖτις ἐστὶν ἡ τῶν τὰς πλευρὰς ὑπεζωκότος ὑμένος φλεγμονὴ. μετὰ πυρετοῦ ὀξέος καὶ δυσπνοίας καὶ βηχὸς. καὶ κατὰ τῶν πλευρῶν ἀλγήματος νυγματώδυς. ποτὲ μὲν μέχρι κλειδὸς, ποτὲ δὲ μέχρι ὑποχονδρίου ἐκτεινομένου.

De Gal. ch. 1. du 2. li. à Glau. sur l'aph. 12. du 1. liu. aux defin. medic. au liure introd.

aiguë, à cause du voisinage de la partie offensee auec le cœur; la respiration est plus difficile, d'autant que le creux de la poictrine est restrecy par la matiere phlegmoneuse côtenuë en la Pleure; la toux importune d'auantage, & si est seche au commencement: mais incontinent apres humide; la douleur piquante s'estend iusques à la clauicule, quand la Pleure est enflammee en haut, & iusques à l'hypochondre, quand l'inflammation tire vers le bas. Au surplus la douleur n'est point augmêtee en touchant & pressant le costé, le patient sent plus de mal estant couché sur le costé sain, que sur l'autre, d'autant que la matiere amassee entre les costes & la Pleure, penchant vers le costé opposite, fait vne plus grande distension & separation de la membrane. D'auantage le pouls est dur, tendu, aspre & inegal comme vne scie, à raison que la membrane est interessee, laquelle est naturellement dure. Au contraire en la pleuresie externe, la douleur est rengregee, si tost qu'on touche & presse tant soit peu le costé, l'on a plus de peine couché sur le costé malade, que sur le sain, & si le pouls n'est ny dur, ny tendu.

IIII.

Combien que la vraye pleuresie & la bastarde soyent fort differentes en situation, si sont-elles neantmoins tellement communicables par alliance, qu'il y a souuent vn passage de l'vne à l'autre, d'autant que les extremitez des veines internes par où se fait la fluxion sortent dehors, & les orifices des externes entrent dedans.

Comme l'vne se tourne souuent en l'autre.

V.

Comme le sang est different, ainsi produit-il differente inflammation. Car s'il est pur, il engendre vn simple phlegmon; s'il est subtil & choleric, vn erysipelateux; s'il est gros & phlegmatic, vn œdemateux; s'il est atrabilaire, vn skirreux. De là vient que la douleur de costé n'est pas tousiours de mesme façon. Car estant causee de sang bilieux, elle est plus cruelle; & de sang pituiteux, ou pur, plus douce. La pleuresie se fait le plus souuent de sang subtil & bilieux, & rarement de gros sang, pour ce que la membrane qui reuest interieurement les costes, ne peut pour son espaisseur receuoir aysément l'humeur, si elle n'est tenuë & bilieuse.

Comme le mal de costé est diuers, pour la diuersité de la matiere, dont il est causé.

VI.

Ἡ μὲν πλευρῖ-
τις ἅμα τοῖς
ὠχροῖς τε καὶ
ξανθοῖς πτύσ-
μασιν ἀπὸ χο-
λώδων γίνεται
La pleuresie arriuant auec crachats palles & iaunes, est causee d'humeurs bilieuses; auec crachats escumeux & blancs, d'humeurs pituiteuses: comme celle qui aduiêt auec crachats noirs, procede d'humeurs melancholiques; & auec crachats rouges, de sang. La matiere de la pleuresie est encore recognuë par les autres excretions, & par les signes antecedens.

Marques pour distinguer la matiere de la pleuresie.

VII.

Comme sans pleuresie le mal de costé est causé de catharre.

Outre le mal de costé causé d'inflammation, il y en a vn autre qui prouient de catarrhe, & vn autre de ventosité, beaucoup differens de la pleuresie. Le mal de costé qui procede de catarrhe, occupe les parties externes, & tire son origine d'humeur froide, qui tombe de la sommité du chef par le chaignon du col sur les espaules & omoplates, & en fin sur les muscles externes du costé.

Qui induit quelquesfois la vraye pleuresie.

Et bien que ce ne soit point pleuresie, si est-ce que perseuerant elle prouoque quelquefois la vraye pleuresie auec crachat sanglant, ou pour ce qu'en penetrant plus auant, elle vient à gaigner peu à peu les muscles intercostaux & la pleure, ou pour ce que la douleur y excite vne nouuelle fluxion des veines.

Et de ventosité.

Aussi se fait il vn mal de costé fort vehement de ventosité, toutes & quantes fois qu'elle se fourre dans les membranes externes ou internes, & qu'elle les estend & separe des parties voisines, ausquelles elles tiennent.

Comment on discerne le mal de costé produit de ventosité, d'auec celuy qui procede de catarrhe.

On les distingue aysément l'vn de l'autre. Car celuy qui procede de vétosité est presque tousiours vagabond, & n'arreste guiere en vne place, & s'appaise & se resoult le plus souuent par chaleur & fomentation ; & si a prins sa naissance du froid, ou autres causes venteuses & euidentes. Et celuy qui prouient de catarrhe, a sa cause primitiue & manifeste. Il a premierement trauaillé au col ou à l'espaule, en apres est descendu au costé, où en pressant & maniant il r'engrege, & si ne s'en va point par l'vsage des fomentations. Au surplus ces douleurs là ne sont point accompagnees de fieure, si d'auenture elle n'est causee d'ailleurs.

VIII.

Comme la douleur de costé est quelquesfois causee par sympathie.

Par quels signes elle est distinguée de la pleuresie.

Histoire d'vn Gentilhomme trauaillé d'vn mal de costé prouenãt d'inflammation du foye, & non de pleuresie, comme aucuns estimoient.

Par consentement des entrailles vitiez, & principalement du foye enflammé, il suruient assez souuent vn mal au costé, qui contrefait la pleuresie ; mais la douleur n'est pas poignante, la toux demeure tousiours seche, sans rien ietter, la face paroist plus palle, & si l'on ne sent point le pouls dur. L'an 1595. Monsieur de Bois-gaillard, arriué à Reims durant mon absence, au mois de Nouembre, malade d'vn phlegmon au foye, fut tenu & pensé long temps d'aucuns Medecins pour pleuretic, à cause qu'il estoit trauaillé d'vn mal de costé qui s'estendoit depuis la clauicule iusques aux costes nothes, auec fieure aiguë, difficulté d'haleine, & toux seche. Or estant à mon retour des chãps appellé en consultation auec eux, i'apperceu au toucher vne tumeur dure en l'hypochondre dextre, accompagnee de pesanteur & douleur, qui rengregeoit, en pressant dessus, auec mauuaise couleur, degoustement de viande, alteration, langueur, & kakexie ; & au surplus que la toux ne iettoit rien. Ce qui m'induit à opiner que le foye estoit premierement of-

χυμοῖς. ἢ δ᾽
ἅμα τοῖς ἀ-
φρώδεσῖ τε κα-
λευχοῖς. ἐπ᾽
φλεγματικοῖς.
ὥσπερ ᾗ ἡ μέ-
ἅμα τοῖς με-
λαντέροις. ἐπ᾽
τοῖς μελαγχ-
λικοῖς. ἢ δ᾽
ἅμα τοῖς ἐρυ-
θροῖς. ἐπ᾽ αὐτῷ
τῷ αἵματι.
Gal. sur l'aph. 33. du 6. li. & ailleurs.

fensé, & que de son vice dependoient tous ces symptomes. Et pour auerer mon opinion, ie fis apres sa mort ouurir le corps par M. Iean Vvatry Chirurgien tres-expert, le 29. de Ianuier, l'an 1596. où la substance du foye fut trouuee corrompuë, pleine de tubercules & d'apostemes en forme de furoncles, & fort adherante aux muscles de l'epigastre.

LOIX,
Pour iuger l'issuë de la Pleuresie.

I.

Ὁκόσοι πλευ-
ριτικοὶ γινομέ-
νοι ἐκ ἀνακα-
θαίρονται ἐν
τεσσαρεσκαί-
δεκα ἡμέρῃσι.
τουτέοισιν ἐς
ἐμπύημα μα-
θίζεται.
Hip. aph. 8 l.5.

TOVs ceux qui sont saisis de pleuresie, s'ils ne sont purgez par haut en quatorze iours, elle degenere en empyeme. Hippocrates appelle icy ἀνακάθαρσις, purgation par haut, l'enacuation des humeurs morbifiques par crachemens. Or prescrit-il le temps de ceste purgation, dans lequel si elle n'est faite, la pleuresie se conuertit en empyeme, la matiere purulente estant respanduë entre les poulmons & le thorax.

Côme la pleuresie se tourne en empyeme, & quand.

II.

Ἐν πλευριτι-
κοῖσι πτύελον,
ἢν αὐτίκα ἐπι-
φαίνηται ἀρχο-
μένου, βραχύ-
νει. ἢν δ' ὕστερον
ἐπιφαίνηται,
μηκύνει.
Hip. ap.12. l.1.

Si aux Pleuretics le crachat apparoist soudain dés le commencement de la maladie, il denote qu'elle sera briefue, & s'il suruient plus tard, qu'elle sera longue. Pour ce que la maladie est extrememement cruë, lors qu'on ne crache rien du tout. Elle tient le second rang quand ce qu'on crache est cler; & le troisiesme, quand il est plus espais; & le quatriesme, quand il est cuit à perfection. Or c'est signe qu'il y a parfaite coction au crachat, quand il est blanc, vny & egal, & qu'il n'est pas trop liquide, ny trop espais en consistence. Parquoy tant plustost on apperceura coction en la pleuresie, tant plus doit-on esperer le mal court; & tant plus tard elle apparoistra, d'autant le faut-il attédre long.

Par quel signe l'on presage si la pleuresie doit estre courte, ou longue.

III.

L'on tient que la pleuresie est douce & seure, quand les symptomes ne sont pas autrement fascheux, & qu'on iette en toussant quelque matiere loüable. Mais elle est estimee tres-maligne & dangereuse, si la fieure est vehemente, la difficulté de respirer grande; la douleur cruelle, s'estendant iusques à la clanicule & à l'hypochondre; la toux forte & si seche qu'on ne crache rien. Or fait-elle mourir, ou par la violence des symptomes, ou par estouffement, ou par transport de la matiere aux poulmons, dont s'ensuit la phthisie.

Qui est la pleuresie seure.

La dangereuse.

IIII.

Τ πο πλευρίτι-
δος ἢ ... ἀπι-

Si à celuy qui est detenu de pleuresie, ou peripneumonie, suruient flux de ventre, c'est mauuais signe. A vn qui est fort tra-

Côme la diarrhee suruenant à la pleuresie.

uaillé de pleuresie ou peripneumonie, le flux de ventre suruenant est mauuais. Car il signifie que le foye est tellement offensé par consentement des parties destinees à la respiration, qu'il ne peut pour sa foiblesse, attirer à soy l'aliment, ny le conuertir en sang. Mais quand la pleuresie, ou la peripneumonie est douce, le cours de ventre peut profiter à raison de l'euacuation, principalement lors que les signes de coction apparoissent.

V.

La peripneumonie suruenant à la pleuresie, c'est mauuais signe. Quand l'humeur qui cause la pleuresie, ne peut estre toute contenuë entre la pleure & les costes, il s'en renuoye quelque partie au poulmon, d'où vient qu'à la pleuresie suruient la peripneumonie, qui est vn mal beaucoup pire que le premier, attendu qu'il occupe vne partie plus noble.

VI.

Ceux qui sont subiects au rot aigre, ne sont guieres surprins de pleuresie. Bien que la pleuresie procede quelquesfois d'autres humeurs; si est-elle le plus souuent causee de bile. Or le rot aigre prouient-il de pituite & froideur d'estomach. Et pour ceste cause ceux qui sont subiects au rottement aigre, ne prennent guiere la pleuresie, d'autant qu'ils ont abondance de pituite, laquelle estant aucunement salee & acre, prouoque les intestins à deiection. Or est-il que ceux qui ont le ventre naturellement humide, ne sont nullement enclins à la pleuresie, selon Hippocrate.

LOIX,
Pour bien penser la Pleuresie.

I.

LA cure de la pleuresie est contenuë en deux poincts, le premier gist à arrester l'humeur qui fluë encore sur la membrane estenduë au long des costes, l'autre à tirer hors l'humeur desia coulee & assise en la partie offensee. Pour empescher la matiere de fluër, il faut ordonner du commencement vne maniere de viure subtile, & faire quand & quand reuulsion & euacuation par saignee, purgation & autres remedes conuenables. Et pour tirer hors l'humeur desia tombee, il est besoin de solliciter tout incontinent la mondification par haut auec remedes qui prouoquent le crachat, & la resolution auec topics digestifs appliquez par dehors.

Si

II.

Si la douleur de costé monte iufques à la clauicule, il faut ouurir la veine ; & si elle defcend vers l'hypochondre, la purgation doit eftre pluftoft ordonnee, si ce n'eft que la grandeur de
la fieure y repugne. Car il eft expedient alors de preferer la faignee. Mais si la pleurefie eft baftarde, ou vraye, mais tres-dou-
ce, & qu'il n'y ait point de plenitude au corps, l'on fe pourra
bien paffer de ces grands remedes là, fe contentant d'effayer
tout incontinent la refolution du phlegmon par fomentations
chaudes.

III.

Il faut en la pleurefie ouurir la veine bafilique, qui eft vis à vis
du cofté malade. Car celle-là ne fait pas feulement reuulfion
de la partie offenfee, ains euacuation tout auffi toft, comme il
eft requis. Mais celle qui eft au bras oppofite, n'apporte aucun
profit manifefte, ou bien que long temps apres.

IIII.

Il faut ofter du fang iufques à ce qu'il change de couleur, si les
forces font baftantes. Et n'eft pas toufiours expedient de le tirer tout en vn coup. Car quand on doute des forces, il vaut
mieux faire euacuation d'vne partie du commencement, & la
reïterer pour la feconde, & troifiefme fois, moyennant que les
forces le permettent. Et bien que la faignee foit plus conuenable, quand la maladie donne relafche, & que l'accez eft plus leger ; si ne faut-il pas pourtant faire difficulté de tirer du fang, &
fur le vefpre, & à minuict, & à quelque heure que ce foit, lors
que le mal preffe, & que l'occafion fe prefente.

V.

Il faut bailler icy des medicaments qui ne purgent pas auec
violence, ny en referrant, ains en addouciffant ; de peur qu'ils
n'augmentẽt la fieure & l'inflammation, qu'ils ne prouoquent
quelque dangereux flux de ventre.

VI.

Il faut purger dés le premier iour, & ne point outrepaffer le
fecond, quand la matiere eft irritee. Et si l'on apperçoit la pleurefie tellement auancee, que le crachat commence defia à fortir, il n'eft pas bon de bailler medecine laxatiue, de peur d'empefcher le cours du crachement.

VII.

L'vfage des ventoufes eft profitable en la pleurefie, pour diuertir & euacuer.

VIII.

L'vfage des repercuffifs eft fufpect en la pleurefie, à caufe du
voifinage des parties nobles. Et generalement les chofes qui

astringens, & refrigeratifs. & reſerrent, & celles qui refroidiſſent par trop, ſont contraires, pour ce qu'elles empeſchent le crachement.

IX.

Quels doiuent eſtre les topics. Il faut que toutes les choſes qu'on applique au coſté ſoient vnies, molles, & actuellement chaudes; & ſi toſt qu'elles ſont refroidies, les oſter.

X.

Comme il faut penſer la pleureſie qui n'a peu eſtre reſoute. Si la pleureſie ne peut eſtre reſoute, & qu'elle tende à ſuppuration, il faut appliquer des topics qui la haſtent de meurir : & ſi toſt que l'apoſteme ſera percé, bailler des medicamens qui detergent & mondifient la matiere purulente & ſanieuſe. Et apres que la mondification ſera faite, vſer de ceux qui conſolident l'vlcere.

Voila les regles generales qu'il faut diligemment obſeruer pour guerir la pleureſie, dont vous verrez la practique ſur gens qui en ont eſté trauaillez, és conſultations ſuiuantes.

CONSVLTATIO I.

De vera Pleuritide.

Dignotis. Pvnctorius lateris dolor laborantem immaniter excrucians cum ſpirandi difficultate, tuſſi, acutáque febre, proculdubio Pleuritis eſt. Nullum quippe ex pathognomonicis eius ſignis non concurrere videtur. Nec ea quidem notha, ſed vera exquiſitáque exiſtit, cùm pulſus ſit durus & ſerræ modo aſper ac inæqualis, faciliorque in ægrum latus quàm in ſanum decubitus, neque tactu neque preſſu ingraueſcat dolor, adeò vt neque in externis coſtarum muſculis, neque in ſolis meſo pleuriis, ſed ἐν τῇ πλευρὰ ſuccingente coſtas membrana conſiſtat, quam & ſuperiore & inferiore parte inflammatam eſſe indicat dolor ad iugulum & hypochondrium ſimul pertingens. Huius autem cauſa ſanguis eſt bilioſus, ratione temperamenti, ætatis, temporis, victus rationis in corpore exuperans qui præ immodica exercitatione, ingentíque æſtu excalfactus & agitatus, mox ab intempeſtiuo frigidæ potu varie depulſus, atque diſſectus, è vena caua per eam quæ azygos nuncupatur in ſuccingentem membranam repente irruit, illícque collectus phlegmonem parit eryſipelatodem, quam ſputum pallidum vt ſpero breui proditurum tuſſiendo apertiùs declarabit. Hæc morbi *Prædictio.* diagnoſis. Quod ad prognoſim ſpectat, cùm morbus acutus ſit, ſalus profectò non poteſt niſi dubia promitti. Aphoriſtica quippe Hippocratis lege: Acutorum morborum non omninò tuta ſunt prædictiones, neque ſalutis neque mortis : quia (ait Galenus) acuti morbi præterquàm quod celerrimè iudicantur, ſtatim etiam magnitudinem habent. Grauia ſiquidem ſymptomata quibus pleuritis eſt comitata, acerbus lateris dolor ad vtramque

thoracis partem protenſus , magna anhelitus difficultas , valida tuſſis ſine
ſputo , ac febris vehemens vitæ periculum portendunt : Sed vires ægrotantis robuſtæ , ætáſque florida , non exiguam ſalutis ſpem reliquam eſſe pollicentur. Adde quod morbus hic naturæ , habitui , ætati & tempori conſen-
taneus ſit , ac pauci prætereà hac tempeſtate pleuritici perierint. Morbus
porrò breuis erit, quia à bilioſo humore , æſtiuóque tempore ortus eſt , ſum-
máque habet omnia quæ naturam ad celerrimam pugnam inuitant. Præ- Curatio.
dicto morbi euentu, ad curationem tranſeundum eſt. Quoniam morbus à
fluxione excitatur , curatio duobus continetur capitibus , quorum primum
in humore ad membranam coſtas ſuccingentem etiamnum fluente ſiſtendo, alterum in humore parti laboranti iam fluxo & impacto educendo con-
ſiſtit, iuxta illud Hippocratis : ὅσα μὲν νοσήματα ἀπὸ τῶ ῥόων γίνεται, τοὺς ῥόους
παῦϛον καὶ πρῶτον , ἔπειτα τὸ συνερρυηκὸς ἐξάγειν. Quicumque morbi à fluxionibus fiunt, primùm fluxiones ſedare oportet, deinde id quod influxit educere. Morbus quippè omnis curatur ſublata primum antecedente , deinde
continente eius cauſa. Ad inhibendum vehementiorem fluxionis impetum,
auferendámque antecedentem pleuritidis cauſam , inſtituendus initio tenuis & aliquantulùm refrigerans victus , ex ptiſanæ & amygdalarum
cremore, pullorum iuſculis, aliíſ vè leuibus cibis, ac maximè ſorbitionibus,
potúſque ex decocto hordei, glycyrrhizæ , florum violar. iuiub. ſebeſt. vel
ex aqua cum ſaccharo & cinamomi momento cocta. Ac laboranti prorsùs
interdicendum vino , acribus , ſalſis , necnon & acidis , adſtringentibus,
iíſque omnibus quæ vehementiùs refrigerant ; quòd ſputum incrudeſcere
faciant, expectorátúmque prohibeant. Confeſtim item ſanguis in affectam
partem magna vbertate irruens , ac phlegmonem augens , auertendus , ac
vna eadémque opera vacuandus , pro virium robore & morbi magnitudine , ſecta κατ' ἴξιν ſemel atque iterum vena gibberi interna , nempè in eo
brachio quod è directo eſt affecti lateris. Et quoniam dolor ad hypochondrium vſque deſcendit , leui etiam pharmaco , quod bilem ſanguini permi-
ſtam per aluum blandè repurget , atque auertat, mox à phlebotomia , antequàm ſputum prodire incipiat exhibito, vt caſſiæ bolo, aut rhei in aqua hordei diluto, catholico, diapruno ſimplici, ſyrupo violato. Ac prætereà iniecto, quoties adſtrictior aluus videbitur, clyſtere molli , non acriori , ne alui
fluor pleuritidi periculoſus ſuperueniat. Nec alienum erit ad reuulſionem
cucurbitulas inſuper hypochondriis & inguinibus affigere. Ad materiæ
verò coniunctæ eductionem anacatharſis quamprimùm procuranda, remediis ſputum promouentibus & facilitantibus, vt ſyrupis violato, iuiubino,
morbi initio, poſtea ſyrupis glycyrrhizæ , capillorum Veneris , aliàs per ſe
ex cochleari , aliàs ex ptiſana, vel decocto pectorali dilutis, iulepo violato,
ſaccharo albo, cando , violato , diatragacantho frigido , diaireos , penidiis,
pilulis albis ore contentis , eclegmatis de pino , ſano , vel eclegmate ex hiſce
omnibus compoſito. Mox diaphoreſis molienda topicis digerentibus extrinſecùs adhibitis, vt litu ex oleis violato, amygdalino, liliaceo , chamæmelino , vnguento reſumptino, de althæa. Emplaſtro filij Zachariæ ſuper alu-

Bbbb ij

tam extenso, lateri dolenti admoto: fotu ex decocto florum chamæmel. me-
lilot. radicum alth. seminum lini, fœnigr. foliorum malu. violar. hyssop.
aneth. furfuris, in aqua & vino albo: Vesica suilla ex lacte calente, vel hoc
decocto ex parte plena lateri affecto imposita: vel sacculis ex prædictis sim-
plicibus paratis: Et cataplasmatis ex farina aut mucag. seminum lin. fœni-
græc. radicibus & foliis alth. malu. floribus chamæmel. melilot. & oleis
amygdalarum dulcium & liliorum, affecta parti applicatis. Hactenus vi-
deor dignotionem, prædictionem & curationem morbi summatim perstrin-
xisse, vt mea quidem fert opinio.

Consultabat Frambesarius cum medico Marchionis
Varambonij, pro nobili viro Atrebatij laborante, anno 1592. mense April.

CONSVLTATIO II.

De Pleuritide notha.

Diagnosis.   LVce meridiana clarius Dominum Pleuritide correptum non genuina,
sed spuria. *Nec enim valdè acuta febris, nec vehemens dyspnea, nec*
valida tussis. Adde quod lateris algema tactu pressuque excandescat; ca-
taclisis in ægrum latus molesta, in sanum verò facilis sit; pulsusque neque
durus, neque tensus percipiatur, quod non in succingente membrana, sed
in externis costarum musculis consistat. Gignitur à pituitoso sanguine è ve-
na caua per ramum thoracicum in externos costarum musculos effuso. Quod
Prognosis.   *ad Prognosim attinet, morbus nequaquam periculosus, quod nullis comi-*
tetur sæuis symptomatibus; chronicus tamen futurus, quod ptyelon non-
dum apparuerit. Adde quod phlegma glischrotaton sit, ac bradytera red-
dantur ab hyeme nosemata. Vt curationem persequar, secunda protinùs ba-
silica quæ è directo est laborantis lateris, non modo ad fluxionem auerten-
dam, verumetiam ad plenitudinem vacuandam. Deinde pituita sanguini
Curatio.   *permista benigno phlegmagogo repurganda. Tum ad humoris illapsi exago-*
gem, anacarthasis per bechica qui sputum promouent, quamprimum pro-
curanda, atque diaphoresis per digerentia topica extrinsecus adhibita. Vi-
ctus ratio interim non vsque adeò tenuis & refrigerans, atque in exquisita
pleuritide præscribenda. Hæc summa diagnoseos, prognoseos ac therapiæ ca-
pita mihi videntur in præsentia sufficere.

Consultabat Frambesarius Genabi cum DD.
Massaco & Ridardo Medicis Aurelianis,
anno 1600.

TITRE VII.

DE L'EMPYEME.

LOIX,
Pour le discerner.

I.

EMpyeme proprement est vn amas de pus dans le creux de
la poictrine, coulé là d'vn aposteme creué, qui succede
quelquefois à la squinance, ou à la peripneumonie, & le plus
souuent à la pleuresie ; ou bien engendré là de sang espandu de
quelque veine ouuerte, rompuë ou corrodee, qui vient à se
pourrir. Il se fait quelquefois vn Empyeme bastard d'vne humeur pituiteuse & sereuse, qui du cerueau par la canne des poulmons, ou du ventre par conduits secrets, ou d'autres endroits
du corps se rend en la poictrine, laquelle se putrefie, & en fin
degenere en vne matiere semblable au pus.

II.

L'Empyeme est remarqué, tant par ce qui a precedé, que par
ce qui s'est ensuiuy. Ce sont signes antecedens de suppuration,
si le malade a esté auparauant trauaillé de squinance, ou de peripneumonie, ou de pleuresie vehemente, & qu'il n'ait presque
point craché, ou qu'il y soit sorty du sang auec impetuosité : Et
signes consequens, si la pesanteur du poulmon, ou la douleur de
gorge, ou de costé, auec la vehemence de la fieure est cessee tout
à coup ; si le malade estant leué apperçoit vne nouuelle pesanteur au fond de la poictrine vers le diaphragme ; & estant couché, ou en se retournant sur l'vn ou l'autre costé, sent quelque
chose passer outre, & flotter ; Si en toussant il crache du vray
pus, ou s'il tousse fort sans rien ou peu cracher, s'il est tousiours
accompagné d'vne petite fieure lente, non reglee, & vrayement
hectique, d'autant que l'empyeme par succession de temps induit la phthisie.

III.

D'autant que le creux de la poictrine est separé du mediastin
par le milieu, & qu'il n'y a point de communication du costé
droit, auec le gauche, il arriue que l'Empyeme occupe quelquesfois l'vn ou l'autre costé seulement, & quelques-fois tous
les deux ensemble, ce qui doit estre bien consideré. La suppuration qui suruient à la squinance, & à la peripneumonie
coule ordinairement aux deux costez du creux ; & celle qui
succede à la pleuresie, en l'vn ou l'autre costé seulement, à

Bbbb iij

ſçauoir celuy qui a eſté tourmenté de douleur. Il eſt aiſé de cognoiſtre le coſté où le pus eſt enclos, par ce qu'il eſt plus peſant
& plus chaud. Et quand le patient ſe couche ſur le coſté ſain, il
ſent vn fardeau appuyé ſur la poictrine, qui le ſerre & preſſe
fort, & qui irrite la toux; & eſtant couché ſur le coſté malade,
il eſt exempt de tout cela, d'autant que le pus ſe repoſe du long
des coſtes.

IIII.

Commēt l'em-
pyeme baſtard
eſt diſtingué
du vray. L'Empyeme baſtard eſt diſtingué du vray, par ce que les cauſes efficientes de ceſtuy-cy n'ont point precedé, & ſi n'eſt point
accompagné de fieure.

LOIX,
Pour iuger l'iſſuë de l'Empyeme.

I.

Comme la
phthiſie ſucce-
de à l'empyeme,
& quand. TOus ceux à qui l'Empyeme ſuruient apres la Pleureſie, s'ils
ſont purgez par en haut, en dedans quarante iours, à com-
pter du iour que l'apoſteme s'eſt creué, ils ſont garantis; ſinon,
ils tombent en phthiſie. Car comme l'Empyeme ſuccede à la
pleureſie, ſi elle n'eſt purgee par crachats deuant le quatorzieſme iour : ainſi la phthiſie ſuruient-elle à l'Empyeme, ſi au
bout de quarante iours, il n'eſt purgé par crachemens, pour-ce
qu'il eſt neceſſaire que le poulmon ſoit vlceré par l'acrimonie
du pus qui ſe pourrit par ſucceſſion de temps.

Οκόσοι ἐκ
πλευείτιδος
ἔμπυοι γίγον-
ται ἀνακαθαρ-
θῶσιν ἐν τεσ-
σαράκοντα ἡ-
μέρηϲιν ἀφ' ἧς
ἂν ἡ ῥῆξις γέ-
νηται, παύον-
ται, ἢν δὲ μὴ, εἰς
φθίσιν μεθί-
σανται. Hipp.
aph.15.l.5.

II.

Quand il y a
eſperance de
guariſon en
l'empyeme.

Quand il eſt
mortel. Ceux-là ſont principalement deliurez de l'Empyeme, leſquels la fieure quitte le meſme iour que l'abſcés eſt creué, &
que l'appetit des viandes retourne auſſi toſt, & que la ſoif ceſſe,
& que le ventre iette peu d'excremens & liez, & que le pus eſt
blanc, vny, de meſme couleur, & ſans pituite, & qu'il ſe purge
ſans douleur, ny toux vehemente. Mais ceux-là en meurent, leſquels la fieure n'abandonne point, ou quand il ſemble qu'elle
les ait laiſſé, on l'apperçoit de rechef rallumee, & qu'ils ſont
alterez, & qu'ils manquent d'appetit, & qu'ils ont le flux de
ventre, & que le pus qu'ils crachent eſt verd ou liuide, ou pituiteux, & comme de l'eſcume.

III.

Quand il in-
duit preſente-
ment la mort. Ceux-là auſquels la poictrine en reſpirant eſt toute enleuee,
pour la grande abondance du pus amaſſé entre le thorax & le
poulmon, ſont incontinent eſtouffez, pour ce que les forces
laſſees du combat, viennent ſi foibles qu'elles ſuccombent
toutes à coup par la grandeur du mal.

Hipp.2.prog.

IIII.

Quand la pleuresie ou peripneumonie tournee à suppuration se perce en haut, elle est plus dangereuse, pour-ce que, si l'on n'y prend bien garde, l'amas de pus cause incontinent la phthisie, le poulmon venant à s'vlcerer. Mais l'empyeme qui se creue par bas n'est pas si perilleux, d'autant que le pus par conduits secrets coule du creux de la poictrine au ventre, és boyaux, ou en la vessie, de sorte qu'il s'euacuë par le siege, ou les vrines.

Quand il est plus dägereux.

Quand il y a moins de peril.

V.

Les defluxions qui se font dans le ventre d'enhaut sont suppurees en vingt iours. Sous le nom de ventre d'enhaut est icy entendu le thorax, où est contenu le poulmon, sur lequel les catarrhes tombent du chef par l'aspre artere.

καταρροι ἐς τ̅ ꞇω κοιλιλω απ̅υεν̅ο̅ξυν̅ πεφησιν εικοσιν. *Ipp. aph. 2. l. 7.*

En combien de iours les catarrhes sur le poulmon sont suppurez.

LOIX,

Pour bien penser l'empyeme.

I.

QVand la suppuration commence à se faire, il faut tenir la main à la coction du pus, le pus cuit, appliquer remedes pour percer l'aposteme. L'aposteme percé, diligemment prendre garde, par où sort le pus, afin d'aider à le ietter dehors. Car s'il gaigne le ventre, il sera besoin d'vser plustost de remollitifs; s'il se glisse en la vessie, de diuretics; & s'il se purge par la toux, de bechics, qui hastent & facilitent le crachat.

Ce qu'il faut faire en attendant la cure de l'empyeme.

II.

De quelque endroit que vienne à sortir le pus, il est bon de mesler des diuretics, qui prouoquent l'vrine, parmy les viandes.

Qu'il est expedient d'vser icy de diuretics.

III.

Toute l'industrie de penser l'empyeme formé, gist à tirer le pus dehors, le plustost qu'il sera possible, & à nettoyer, & mondifier le creux de la poictrine. Or est-il que ceste mondification doit estre principalement faite par crachemens en toussant.

En quoy consiste la methode de penser l'empyeme formé.

IIII.

Apres auoir essayez tous les autres remedes, s'il n'y a plus d'esperance de guarison, & que les forces le permettent, il faut faire ouuerture au costé malade, auec le cautere actuel ou potentiel, ou le rasoir, entre la cinquiesme & sixiesme costé, pour donner issuë au pus. Mais il faut bien aduiser que l'esprit

Le dernier remede de l'empyeme.

Qu'il doit estre
appliqué auec
beaucoup de
discretion.

vital sortant tout à coup auec le pus, ne cause promptement la mort; ou que par nonchalance, il n'y demeure en fin vne fistule incurable.

Vous verrez ces Loix generales mises en vsage sur vn exemple particulier en la consultation qui s'ensuit.

CONSVLTATIO,

De Empyemate.

Dignotio.

QVicumque pleuritide laborantes in quatuordecim diebus per sputa non repurgantur, ad suppurationem vertuntur, inquit Hippocrates. Cùm igitur Dominus per quatuordecim dies vehementi pleuritide laborans, nihil penè expuerit, ac non ita pridem vrgens cum rigore lateris dolor, simúlque febris vehementia subitò remiserit, phlegmonem ad suppurationem perductam esse constat, ac rupto abscessus purulentam materiam in thoracis capacitatem aceruatim effusam, adeóque pleuritidem in empyema conuersam esse. Nam præter antecedentia signa, grauitatis sensum in imo thoracis ad diaphragma surrectus æger percipit, in alterutrum verò latus se conuoluens, transfluere quiddam & fluctuare audit, ac decumbens in latus sanum onus sentit pectori incumbere, quod & angustia vehementer premit & tussim exasperat. In latus verò ægrum decubitus hæc omnia mitigat, pure nimirùm in costas recumbente. Præterea tussis valida perseuerat, qua iam puris nonnihil reijcitur, febriculáque perpetua, languida, inordinata, hectica naturam redolens.

Prædictio.

Quod ad prognosim spectat, nisi intra quadraginta dies repurgetur æger, metus est ne puris acrimonia exesis tandem pulmonibus, tabidus moriatur, iuxta illud Hippocratis: Quicumque ex pleuritide suppurantur, si in quadraginta diebus repurgantur à die qua sit ruptio, liberantur: sin minùs, ad tabem transeunt.

Curatio.

Quamobrem tota curationis spes in eo sita est, vt purulenta inter membranam succingentem & pulmonem effusio breui expectoretur, euacuetúrque non per deiectiones quidem, sed per expuitiones, quòd sursum non deorsum ruptus sit abscessus, nec ad aluum proreptet puris excretio, verùm ad superiores partes vergat, viámque affectet. Itaque anacatharsis quàmprimùm procuranda remediis sputum promouentibus atque facilitantibus, vt si fieri possit per tussim pus quàm citißimè repurgetur. In eum scopum lenientibus, incidentibus & detergentibus alimentis & medicamentis vtendum, vt cremore ptisanæ, iusculis gallinarum, pullorum gallinaceorum, columbarum, perdicum & similium carnium, hyssopo, thymo, fœniculo, oreoselino, asparago conditis: Amygdalis, nucleis pineis, vua passa & aliis fructibus generis eiusdem: vino tenui ad dulcedinem declinante, vel potiùs aqua hordei, hydromelite, ptisana optimo melle permixta, decocto hysso.
thym.

thym. puleg. marrub. iridis, glycyrrhizæ in aqua mulsa: syrupis violato, adiã-
tino, è glycyrrhiza, è tussilagine, ex hyssopo, è prassio, succo glycyrrhizæ.
Ea insuper quæ vrinam cient, cibis commodè admiscebuntur. Quod si nec
victu, nec pharmacis cõuenientibus, purulenta collectio per sputa repurgari
posse videatur, priusquam fragantur vires, ac puris putredine pulmonum
substantia labefactetur, latus dolens ab experto Chirurgo inter quintam &
sextam costam nouacula aperiendum esse sentio, vel cauterium actuale aut
potentiale (vt vocant) inferendum, quò puris excretioni pateat exitus,
etsi id remedij genus non prorsùs vacat periculo. Quoniam enim & sectione & vstione non pauci suppurati, alioqui deplorati, pristinæ sanitati sunt
restituti, cæteris præsidiis frustrà tentatis, ad Chirurgiam demum confugiendum esse duco. Dubia quippe certa desperatione est potior, vt ait
Celsus. Quod si diuturnior affectus fuerit, lac asininum ægrotanti tandem
exhibendum, Alexandri consilio, ad vlcus abstergendum, glutinandum, ac
totum corpus contabescens vnâ nutriendum. Hæc ad tentandam Empyematis curationem meo iudicio facienda sunt.

Hæc consulebat Frambesarius pro Equite Caroli-
monti laborante, anno 1592.

Cccc

LE CINQVIESME LIVRE
DES LOIX DE LA FRAMBOISIERE.

POVR PROCEDER METHODIQVEMENT A LA GVARISON DES MALADIES du foye, & des parties naturellement subjectes à luy.

Passage aux maladies des organes de la faculté naturelle.
L'ordre gardé en leur description.

NO v s auons expliqué iusques icy les plus signalees maladies des parties animales & vitales: reste à deduire celles des parties naturelles. Pour ce que le foye est le principal organe de la faculté naturelle, nous traicterons premierement de son indisposition; en apres de celle des parties seruantes tant à la nourriture, qu'à la generation, comme de l'estomach, des intestins, de la rate, des reins, de la vessie, des genitoires, & de la matrice.

Les plus remarquables indispositions de chaque partie.

Les plus notables indispositions du foye, sont l'Hydropisie & la iaunisse. La plus violente maladie de l'estomach est celle qu'on appelle *Cholera*. Les principaux symptomes des intestins, sont la Lienterie, la Celiaque, la Diarrhee, la Dysenterie, la Colique, l'Iliaque & les Hemorrhoïdes. Le plus signalé mal de la rate est le Skirrhe. Les plus frequens accidens des reins & de la vessie, sont la Nephritique, l'Ischurie, la Dysurie & la Strangurie: des parties spermatiques, la Gomorrhee; & de la matrice, la purgation Menstrualle exorbitante, les fleurs blanches, la suppression des menstruës & la suffocation Hysterique.

TITRE I.

DE L'HYDROPISIE.

LOIX,
Pour la discerner.

I.

LE mal que les Grecs appellent tantost ὑδέρωπας, tantost ἰδε-ρὼς, & le plus souuent ὕδρωψ, & les Latins *aqua inter cutem*, est vne enfleure de tout le corps, ou du ventre, procedante d'hu-meur, ou de flatuosité.

Que c'est qu'Hydropisie.

II.

Il y a trois sortes d'Hydropisie, la premiere est appellée ἀνά-σαρκα, autrement λευκοφλεγματίας : la seconde ἀσκίτης, & l'autre τυμπανίτης. Anasarca est vn accroissement contre nature de la masse du corps. Qui a esté ainsi appellee, pour-ce qu'elle pro-uient d'humeur aqueuse espanduë par tout le corps entre cuir & chair. Elle est autrement dite *Leucophegmatias*, pour-ce que tout le corps est plein d'vn sang pituiteux & blanchastre: Aski-tes est vne enfleure de ventre, causee d'humeur aqueuse & se-reuse y contenuë. Laquelle est ainsi dite, pour-ce qu'il semble que le peritoine soit remply d'eau, en maniere d'vne peau de bouc, que les Grecs appellent ἀσκός. Tympanites est vne enfleu-re du ventre procedante de force vents enclos en sa capacité, non toutesfois sans meslange d'humeur. Elle est ainsi nommée, pour-ce qu'en frappant le ventre, il sonne comme vn tabourin, dict en Grec τύμπανον. Hippocrate l'appelle Hydropisie seche.

Combien il y en a d'especes.
Que c'est qu'A-nasarque.
Pourquoy elle a esté ainsi ap-pellee.
Pourquoy elle y est encore nom-mee leuco-phlegmatias.
Que c'est qu'Askites.
Pourquoy elle dite ainsi.
Que c'est que Tympanites.
Pourquoy elle est ainsi nom-mee.

III.

En l'Anasarque le corps, contre son naturel, est esgalement enflé par tout, bouffi, mol, lasche, blasse & semblable à vn mort, & en poussant le doigt bien auant dans la chair, y laisse la mar-que imprimee, & est si deffait & debilité, qu'apres auoir tant soit peu trauaillé, il s'abbat incontinêt. Mesme toutes ses actiós sont langoureuses & grossieres. Au surplus les vrines apparois-sent blanches, claires, & du tout cruës. Mais en l'Askites le ven-tre seul est enflé outre mesure, le reste du corps amaigry & fon-du; la tumeur venant à presser le diaphragme, rend la respira-tion difficile : Si l'on vient à rouler le corps sur vn costé ou sur l'autre, ou à secoüer le ventre, l'on entend l'eau flotter dedans, comme si c'estoit vn vaisseau demy plein; Il y sort bien peu

Marques pour cognoistre l'A-nasarque.
Pour discerner l'Askites.

d’vrine, le plus souuent espaisse & rouge; l’humeur sereuse est quelquefois toute enclose dans le ventre; entre le peritoine & les boyaux. Quelquefois vne portion d’icelle se coule tout doucement par des conduits secrets, tantost sur les cuisses & les pieds, principalement quand on s’est promené, tantost dans la bourse. Elle regorge aussi quelquefois en la capacité de la poictrine, & cause les mesmes accidens qui suruiennent à l’empyeme. La masse n’est pas si grande, ny si pesante, en la Tympanites qu’en l’Askites: & n’y oit-on guiere de flottement, mais bien vn bruyement: Et quand on touche le ventre de l’ongle, il tinte & resonne comme vn tabourin, & si a beaucoup d’indices de ventositez. Or tous Hydropics ont fieure & alteration, pour-ce que l’humeur croupissant autour des parties nobles, faute d’estre esuentee deuient pourrie & salee. Vray est que la fieure, quoy que continuë, est lente, & auec petit pouls. Outre plus ils sont tous incõmodez de difficulté de respirer, de pesãteur, & de desgoustement, & teincts de mauuaise couleur. Cela pareillement est commun à toute hydropisie d’auoir les pieds enflez, pour-ce qu’ils sont esloignez de la source de la chaleur naturelle. Mesme l’Anasarque commence par là, en quoy elle est differente des deux autres, ausquelles le ventre s’enfle le premier, puis les parties inferieures.

Pour distinguer la Tympanites d’auec l’Askites.

De quels accidens toute Hydropisie est accompagnee.

IIII.

Toute Hydropisie est engendree d’vn grand refroidissement de foye, soit qu’il ait premierement commencé-là, ou qu’il soit suruenu par la communication du vice des autres parties. Car elle arriue lors que le foye est tellement refroidy, qu’au lieu de sang, il fait de l’eau, de sorte qu’il est frustré de la sanguification. Ce qui luy aduient de soy-mesme, ou par compassion de la rate, de la vessie, du fiel, de l’estomach, des intestins, de la matrice, des reins, des poulmons, ou d’autres parties prochaines. Car souuent le foye vexé de quelque intemperature, obstruction, inflammation, skirrhe ou autre vice propre, est tellement refroidy, & sa chaleur naturelle renduë debile, que la sanguification estant deprauee, s’en ensuit l’Hydropisie. Souuentefois aussi la rate skirrheuse, ou oppilee, ne purifiant pas le sang de sa lie melancholique; ou la vessie du fiel bouchee, ne nettoyant point la superfluité cholerique; ou les roignons estoupez ou affoiblis, n’attrayans point la serosité, causent l’Hydropisie; comme font aussi les menstruës, pour quelque indisposition de la matrice, & les hemorrhoïdes, & le ventre, venans à s’arrester, ou à fluer desmesurément. Car par vne euacuation excessiue l’esprit estant espuisé auec le sang, la cha-

Pour quelle cause l’Hydropisie se fait. Comme toute Hydropisie prouient du foye refroidy. Et soy-mesme.

Par sympathie de la rate. De la vessie du fiel. Des reins. De la matrice. Des intestins.

leur vient à s'eſteindre : & par vne ſuppreſſion, les ſuperfluitez
retournans au foye, le ſuffoquent. Quelquesfois le foye eſt of- De l'eſtomach.
fenſé par l'attouchement du chyle trop froid, comme par la
boiſſon d'eau fraiche, apres la chaleur & l'exercice. Ainſi par
l'intemperature du poulmon communiquee au foye, maintes Du poulmon, &c.
tabides & hectics tombent-ils en Hydropiſie, s'ils ne meurent
par flux de ventre. Semblablement les phthiſics deuiennent aſſez ſouuent hydropics, pour ce que la matiere ſanieuſe & virulente trouuant vn paſſage du poulmon au foye, y coule, & s'at-
tachant à ſa ſubſtance, la gaſte & corrompt. Par meſme moyen
les Aſthmatics, l'eau amaſſee au creux de la poictrine, eſtant en-
fin eſpanduë dans le ventre.

Or l'Aſkites ſelon l'opinion de Fernel, ne procede pas com- Comme l'Aſ-
me l'Anaſarque, du ſeul refroidiſſement des parties nutritiues, kites outre cela
ny d'indigeſtion ſeule, mais principalement de la ſolution de procede de ſolu-
continuité des parties, ou des vaiſſeaux, où ſont couſtumiere- tion de conti-
ment contenuës les humeurs. C'eſt pourquoy elle ſuruient le nuité.
plus du temps à ceux qui ſont ſubiects aux vomiſſemens, ou Raiſon 1.
flux de ſang par bas, pour quelque veine des entrailles rompuë, ou rongee. Car combien que le ſang ſoit eſtanché, l'humeur ſereuſe neantmoins paſſe touſiours à trauers de la fente,
qui eſt demeuree, & tombe par là dans la capacité du ventre.
Elle ſuruient auſſi à ceux qui pour quelque vice des entrailles,
ont long temps la iauniſſe, & auſquels la rate, ou le foye, ou
le meſentere eſt endurcy d'vn vieil ſkirrhe, d'autant que la ſubſtance des entrailles, pour la ſechereſſe, & faute d'humeur,
vient à ſe fendre, & la membrane qui l'enueloppe à ſe rompre,
de ſorte qu'elle ne peut plus retenir la ſeroſité, ains à la maniere des reins, la laiſſe eſchapper, & degouter petit à petit, comme d'vn pot caſſé, dans le creux de l'epigaſtre. Hippocrate en- Authorité
tend parler de ceſte cauſe, quand il dit : Ceux auſquels le foye d'Hippocrate.
plein d'eau ſe creue, le ventre ſe remplit d'eau. Et ſi la ſeule
ſubſtance du foye ſe fend, & que la membrane qui l'enueloppe tout à l'entour demeure entiere, l'eau ne ſort point dehors,
mais il s'y apparoiſt des bubes pleines d'eau, dites en Grec ἱδρῶτι-
τες. Parquoy toutes les cauſes qui deſſechent extrememement le
foye, comme les fieures ardentes, & l'vſage exceſſif des viandes trop chaudes, & principalement du vin pur, induiſent l'hydropiſie. Car le foye par ce moyen-là eſtant tary, s'ouure & ſe
fend, ainſi que la terre par ſechereſſe.

V.

Διὰ τὴν ἀπο- Toute hydropiſie prouient de l'abus commis en l'œuure de Comment ſe fait
τυχίαν τῆς la ſanguification, laquelle ne reſpond pas aux vœux de nature. l'hydropiſie.
αἱματώσεως Ceſte faute eſt imputee au foye, ou aux autres parties prochai-
ἔργη.

Cccc iij

nes mal habituees. Tellement que c'est l'ouurier du sang, qui manque luy mesme en son deuoir, ou quelqu'vn de ses voisins, qui par malice fait gaster sa besoigne en sa boutique. Car il y a deux causes generales d'hydropisie, l'vne est la suppression de l'humeur aqueuse venuë d'ailleurs, & non engendree au corps, l'autre est la perpetuelle generation d'humeur cruë, qui se fait au corps, en deux manieres; l'vne par l'empeschement de la function hepatique, l'autre par l'alienation de la faculté sanguifique. I'entens par suppression, quand on a beu vne grande quantité de mauuaise eau, laquelle n'est point renduë par vomissement, ny par ailleurs, ains s'arreste au ventre, dont se fait l'hydropisie. Ie nomme empeschement de la function hepatique, quand le foye exempt de tout vice, n'a point la matiere propre pour receuoir la sanguification, de sorte qu'il est empesché de son office par sympathie des parties communes & prochaines. I'appelle alienation de la faculté sanguifique, quand le foye est esloigné du temperament chaud & humide; comme quand la chaleur naturelle est si vsee & l'humeur radicale espuisee, qu'il deuient froid & sec: & quand il vient à se tarir du tout & se flestrir, apres auoir esté enflammé & presque tout bruslé.

Combien il y a de causes d'hydropisie.

Comme elle vient par la suppression de l'eau que l'on a beu.

Et pour la perpetuelle generation d'eau au corps, par empeschement de l'office du foye.

Et par changement de la vertu sanguificatiue.

VI.

Quand l'hydropisie procede du foye interessé par sa faute, l'on est importuné d'vne petite toux seche, le foye tirant par sa pesanteur les poulmons en bas; l'on ne va guiere à la selle, & si la matiere est seche, tant pour ce qu'en croupissant aux boyaux, elles'y recuit, principalement quand il y a inflammation, que pour ce que l'humeur aqueuse est attiree autrepart. Nous cognoissons aussi l'hydropisie issuë du vice du foye, par la douleur & tension de la partie, & lors qu'il n'y a precedé aucune maladie ailleurs. Mais quand les autres parties sont premierement malades, on les discerne par leurs propres signes.

Marques pour discerner si l'hydropisie vient du propre vice du foye.

Ou par sympathie des autres parties.

VII.

Ceux qui ont des tranchees au ventre, douleurs autour du nombril, & mal à l'endroit des reins, qu'on ne peut faire cesser, ny par medecines, ny autrement, tombent en hydropisie seche. Car quand d'vn tas de cruditez, il s'amasse force vents au ventre, qui n'ont issuë, ny par haut, ny par bas, vne extreme douleur en est engendree, laquelle ne cessant par medicamens, ny autres aydes, ains s'arrestant autour du nombril, & des reins, cause l'hydropisie seche, autrement dite Tympanites.

Marques de la naissance de l'hydropisie seche.

Ὁκόσοισι σπό-
φοι καὶ περὶ τὸν
ὀμφαλόν πό-
νοι, καὶ ὀσφύος
ἄλγημα μὴ
λυόμενον μήτε
ὑπὸ φαρμα-
κείης, μήτ᾽ ἄλ-
λως, εἰς ὕδρωπα ξηρὸν ἱδρύεται. *Hip. aph. 11. li. 4.*

LOIX,
Pour iuger l'issuë de l'Hydropisie.

I.

L'Hydropisie qui procede d'vne maladie aiguë, est la plus dangereuse de toutes ; celle qui succede à vne maladie longue, n'est pas tant à craindre ; & celle qui vient sans aucune maladie precedente, encore moins.

Comme l'hydropisie consecutiue est plus dangereuse que la primitiue.

II.

L'hydropisie qui prouient d'vn skirrhe confirmé, est incurable ; à grand' peine est-elle guarissable, quand le foye est trop desseché. Car il est impossible de guarir vne maladie, dont on ne peut oster la cause. Or est-il que le skirrhe parfait ne reçoit aucune guarison. Et si le skirrhe qui s'engendre au foye, est encore plus mal-aisé à guarir, qu'autrepart ; pour ce que le foye demande tousiours des medicamens astringens, pour le conforter ; & le skirrhe tout au contraire, des remollitifs, qui relaschent le foye, & le rendent plus capable d'eau & de ventositez.

Cöme elle est incurable, quand elle prouient d'vn skirrhe.

Pourquoy le skirrhe du foye ne reçoit point de guarison.

III.

L'hydropisie qui prouient de l'indisposition du foye, est pire que celle qui se fait par sympathie de la rate, ou des autres parties.

Que l'hydropisie idiopathique est pire que la sympathique.

IIII.

Celsus.

Aëtius.

Du commencement la cure n'est pas si difficile. Mais si le mal est vne fois enuieilly, l'on ne le peut faire en aller qu'auec grad' peine. C'est pourquoy toute vieille hydropisie qui corrompt desia l'habitude du corps, est dangereuse.

Que la recente est plus aisee à guarir que celle qui est inueteree.

V.

Ὑπὸ ὑδρωπος ἐχομένῳ ϟ κỳ τὰς φλέβας ἐς ϟ κοιλίlω ὕδατος ῥυέντος, λύσις. Hipp. aph. 14. li. 6.

Si à vn hydropic l'eau des veines vient à s'escouler par le ventre, c'est sa guarison, dit Hippocrate. Mais cela n'arriue pas tousiours. Car maintes à qui le ventre naturellement, ou artificiellement a esté lasché, bien qu'il y ait sorty force aquositez par bas, n'ont pas esté quittes du mal pourtant. Au contraire si les parties nobles sont corrompuës & gastees, l'eau venant à se vuider, l'on en meurt encore plustost. Nous en auons remarqué plusieurs, qui pour vn temps se sont bien porté du flux de ventre ; mais d'autant que la cause estoit demeuree, la maladie retournant vn peu apres, les a emporté.

Qu'vn flux de ventre suruenant à l'hydropisie, la guarit quelquesfois ; mais non pas tousiours.

VI.

Ἢν ὑπὸ λευκῦ φλέγματος ἐχομένῳ δϊάρ-

Vn grand flux de ventre suruenant à vn qui est trauaillé de Leucophlegmatie, la guarit ; moyennant qu'il n'arriue point pour la debilité de la faculté retentrice.

Qu'vn grand flux de ventre guarit l'Anasarque.

VII.

Quand la toux prend vn hydropic, il n'y a plus d'esperance. Si elle arriue pour l'abondance d'eau, qui occupe desia les arteres des poulmons. Car le patient lors est à toute heure en danger de suffocation. Mais la toux luy suruenant pour vne autre occasion, n'est pas vn signe mortel.

VIII.

Ceux ausquels le foye plein d'eau desborde dans l'epiploon, leur ventre se remplit d'eau, & meurent. Le foye est subiect à engendrer en sa membrane exterieure des vessies pleine d'eau, dites en Grec ὑδατίδες. Car quelquefois on en voit grande quantité autour du foye des animaux esgorgez. S'il arriue donc que ces vessies-la se rompent, l'eau s'espand dans la capacité du ventre; d'où procede l'hydropisie, qui est le plus du temps mortelle; pour ce que ces bubes-la sont indices de solution de continuité en la substance du foye, laquelle ne peut estre reünie que auec difficulté. Neantmoins elle se guarit quelquesfois par medicamens qui purgent les humiditez superfluës, par diuretics, & par epithemes resolutifs, comme tesmoigne Galien.

IX.

Les vlceres qui suruiennent au corps, ne se guarissent pas aysément aux hydropics; pour ce que les vlceres ne sont iamais cicatrizees, auant qu'estre du tout dessechees. Ce qui n'est pas aisé à faire aux hydropics, pour l'abondance d'humidité.

X.

De toutes les hydropisies *Anasarca* est la moins dangereuse, & la plus aysée à guarir, pour ce qu'il n'y a rien de rongé, ny rompu ou fendu au foye, & que nature a la puissance d'enuoyer à toute l'habitude du corps ce qui luy est nuisible. Askites est beaucoup plus dangereuse & plus difficile à guarir. Les Medecins Grecs tiennent, que Tympanites est la plus dangereuse de toutes, d'autant (comme il est à presumer) qu'elle est engendree d'vne plus grande secheresse de foye. Mais Auicenne maintient qu'Askites est plus dangereuse que Tympanites. Or y a-il apparance de preferer l'aduis d'Auicenne à l'authorité des Grecs. Premierement pour ce qu'Askites procede d'vne plus grande froideur, que Tympanites, & qu'elle arriue le plus souuent d'vne intemperature froide du foye, succedant à vne chaude : Secondement, pour ce que l'eau dont Askites tire sa naissance, est plus espaisse que la vapeur qui cause Tympanites, & ne peut pas si aysément sortir dehors, partant est plus difficile à resoudre. Tiercement, pour ce que l'eau croupissant longuement sous le peritoine, se pourrit en fin, & par la pourriture

riture

riture gaste les parties nutritiues. Et au surplus qu'elle vient à
gaigner la poictrine, dont prouient la toux, messagere de la
mort. Ioint aussi que la face du patient est bien plus esloignee
de la naturelle, qu'en l'hydropisie seche.

XI.

Tout hydropic ne se guarit point par la vuidange de l'eau contenuë au ventre; mais celuy-là seulement qui est deuenu hydropic par la simple suppression de l'eau qu'il a beu. Et si l'hydropisie n'est pas guarissable, quand il y a quelque corruption en
la substance du foye, pour ce qu'elle ne peut estre reparee; ains
celle-là seule reçoit guarison, où les entrailles demeurent en
leur entier. Aussi est-elle incurable lors que pour l'extinction
de la chaleur naturelle, & la consumption de l'humeur radicale, le foye deuient tout sec & froid.

LOIX,
Pour bien penser l'Hydropisie.

I.

POur tenter la cure, il faut premierement ordonner vn regime de viure chaud & sec, afin d'empescher l'accroissement
du mal, en apres vuider l'eau contenuë au ventre, par l'vsage des
hydragogues, diuretics, sudorifics; & si la necessité contraint,
par vesicatoires ou Parakentese; & resoudre le reste, en appliquant des diaphoretics par dehors: puis fortifier le foye que
l'intemperature ou autre vice a rendu debile.

II.

Quand la sanguification est frustree par vne intemperature
chaude, il faut combattre auec alimens & medicamens moins
chauds, que quand elle est abolie par causes froides.

III.

S'il y a fieure plus vehemente que l'ordinaire coniointe auec
l'hydropisie, il faut que la cure soit meslee, ou en obuiant au
mal qui presse d'auantage, sans laisser toutesfois la cure de l'autre du tout en arriere; ou en remediant égalemēt à tous les deux.

IIII.

En l'hydropisie prouenant de cause chaude, les breuuages
purgatifs sont plus conuenables que les pilules, pour ce qu'ils
sont plustost descendus & distribuez par tout: mais les pilules
qui font leur operation plus tard, en demeurant longuement
au corps, l'eschauffent trop.

V.

Si l'hydropisie vient du foye trauaillé par sympathie, il faut prouuoir à la partie premierement offensee.

VI.

faire en l'hy-dropisie sympa-thique.

Qu'il faut pre-mieremët oster sa cause pour la guarir.

L'hydropisie ne se peut guarir, que la maladie qui en est cau-se ne soit guarie au preallable. Il faut donc bien considerer la cause qui l'a precedé, & sçauoir si c'estoit vne intemperature, ou obstruction, ou quelque tumeur contre nature. Si c'estoit vne intemperature chaude, procedante d'vne fieure aiguë, ou de longue main imprimee au foye, & augmentee par mauuais regime de viure, il n'est pas possible qu'elle ait duré si longue-ment, sans auoir fait vn grand amas de cholere. C'est pourquoy deuant toutes choses, il la faut euacuer auec la serosité, & la ti-rer par bas, aussi tost que les passages seront ouuerts.

VII.

Comme la sai-gnee a lieu en l'Anasarque. Et pourquoy.

Quäd & com-ment le sang doit estre tiré. Et de quelle veine.

La saignee conuient à l'Anasarque (principalement quand el-le tire son origine de la suppression des menstruës, ou des he-morrhoïdes, & que rien n'y contredit) pour euacuer l'abon-dance du sang aqueux, contenuë aux veines, qui accable natu-re, & oste la liberté de respirer. Mais on doit tirer du sang au commencement de la maladie, non pas tout à vne fois, ny en grande quantité, ains auec mesure, & par interualles, de la vei-ne basilique, ou de la saphene.

VIII.

Remedes pro-pres à l'Ana-sarque.

A la Tympa-nie.

Les remedes sudorifics, specialement sont profitables à l'A-nasarque: mais les carminatifs prins, appliquez & iettez par bas, sont singulierement propres à l'hydropisie seche.

IX.

Le dernier re-mede de l'As-kites.

Quand la Pa-rakentese doit estre practi-quee.

En l'Askites, quand on n'a rien profité par les autres remedes, on vient à la Parakentese, qui est le dernier de tous. Or la faut-il faire deuant que la maladie soit tournee en Cachexie, pendant que les forces sont bastantes, si la personne est ieune, si l'hu-meur atrabilaire n'a point induit l'hydropisie, s'il n'y a point de skirre au foye, ny autre-part, si l'estomach est robuste, & si le malade n'a point de fieure aiguë. On doit aduiser à toutes ces circonstances, auparauant que se resoudre à la Parakentese, au-trement ce seroit vne entreprinse temeraire. Et encore que tout cela soit, si est-il expedient toutesfois d'aduertir les amis du patient, que le remede qu'on veut essayer est accompagné de grand danger.

Que c'est que parakentese.

D'où est deriué ce mot.

Les Grecs appellent παρακέντησις, la picqueure qu'on fait à costé de l'om-bilic, auec la pointe de la lancette, en ouurant le ventre des hydropics. Aussi ce mot est-il deriué du verbe παρακεντέω. i. à latere pungo, c. piquer à costé, lequel est composé de παρά, & du simple κεντέω, i. pungo, stimulo, picquer, esguillonner. ibid.

Ie ne m'arresteray point d'auantage à la theorique de ces loix, pour le deſir que i'ay d'en monſtrer tout à ceſte heure la practique, ſur autant de gens hydropics, que i'ay diſtingué de ſortes d'hydropiſie.

CONSVLTATIO I.

De Leucophlegmatia.

TVmor œdematoſus in facie, manibus ac toto corporis habitu conſpi- cuus, in quo prementis digiti manet impreſſum veſtigium, non modò cachexiæ, ſed veri hydropis eiúſque ſarcitus, qui & anaſarca & leuco-phlegmatias dicitur, ſpeciem exhibet, cùm præſertim corporea moles tota præter naturam auctaſit, corpúſque non (vt antea) promptum & alacre, ſed graue ac iners, non robuſtum viribúſque pollens, ſed diſſolutum & quaſi eneruatum, non firmum & compactum, ſed molle & laxum, non vi-uido colore floreſcens, ſed ſubalbido & pallido ſqualidum videatur, pedéſ-que veſperi & ab exercitatione maximè intumeſcant, manè verò & per quietem ferè turgida inflatio euaneſcat, febríſque lenta aſſiduo fatiget cum pulſu paruo, crebro & inæquali, ac vrinæ alba, tenues & omninò crudæ conſpiciantur. Huius autem mali cauſa eſt immodica hepatis refrigeratio, tum ex immoderato aquæ frigidæ potu, & intempeſtiuo crudorum olerum fructuúmque eſu, à chronico antecedente morbo, tum ex diuturna menſium ſuppreſſione, & ad iecur palindrome, calorem natiuum ſtrangulante & obruente contracta. Vnde διὰ τὼ ἀποτυχίαν τῶ τῆς αἱματώσεως ἔργυ, pro laudabili ſanguine aquoſus & pituitoſus humor gignitur, qui per venas in omne corpus effuſus, cùm agglutinari & aſſimilari perfectè nequeat, œde- matoſum ſub cute tumorem parit. Quod ad prognoſim ſpectat, etſi hydrops omnis ſolutu contumax atque periculoſus, nequaquàm tamen deplorata vi-detur ſalus, modò laborans accuratè pareat obſequatúrque medicorum con-ſilius, cum nec à cauſa calida, nec ab acuto morbo, nec ab immodica eua-cuatione anaſarca nataſit, nec vllus in hepate cæteríſque viſceribus perci-piatur ſcirrhus. Adde quod leucophlegmatias aſcite & tympanite hydrope ſecurior & curatu facilior exiſtat. Ad curationem conſequendam aquoſi humoris generatio imprimis prohibenda, deinde eius in vniuerſo corpore congeries exhaurienda, diſcutienda, exiccanda, tum frigida hepatis intem-peries corrigenda, relictáque ab intemperie imbecillitas corroboranda, ne nouum denuò ſerum procreet quod in vacuati locum ſuccedat. Quocircà vi-ctus ratio calida & ſicca ſtudioſè obſeruanda, quæ aquam frigidam humi-dam, continentem mali cauſam augeri prohibeat, frigidámque iecoris in-temperiem illius genitricem pariter emendet. Ac pauco raróque cibo vten-dum, non modò ob coctricis & ſanguificæ facultatis imbecillitatem, ve-rumetiam propter excrementitiam carnis humiditatem modis omnibus ab-

Dddd ij

sumendam, exsiccandámque, iuxta illud Hippocratis, Τοῖσι σώμασι τοῖσιν ὑγρὰς τὰς σάρκας ἔχουσι, δεῖ λιμὸν ἐμποιέειν. λιμὸς γὰρ ξηραίνει τὰ σώματα, *corporibus carnes humidas habentibus famem adhibere conuenit. Fames enim corpora siccat. Vescendum autem pane bis cocto, carnibus boni succi, concoctu facilibus, assis, non elixis, vitellis ouorum recentium. A sorbitionibus abstinendum & ab humidis omnibus. Vtendum vino tenui, sed pauco. Quàm parcissimè enim bibendum, vt in potus penuria siccatæ partes ipsíque renes redundantem aquarum illuuiem sensim exhauriant, ac ipsa viscerum substantia alienorum occursu minimè impedita sese expurget, emendet & corroboret. Fugiendus aër frigidus & humidus, qualis pluuius & nebulosus, necnon & longior somnus. Exercitatio subeunda, frictióque adhibenda, vt sudor euoccetur. Hæc viuendi lex sancienda, ne serosus humor symptomatis auctor etiamnum succrescat. Vt autem aquosi sanguinis in corpore fluctuantis plenitudo vacuetur, naturáque eo quo velut sarcina premitur exonerata alacrior euadat, secanda quamprimùm vena cubiti interna, cùm præsertim ætas virésque permittant, vitiúmque maximè ex suppressis mensibus ducat originem. Purgatio deinde ex interuallis decernenda, modò potionibus, modo catapotiis ex hiera, ex rhabarbaro, ex agarico, nonnunquam ex succo vel decocto radicum ebuli & sambuci, aliisve hydragogis mitioribus, ac postea etiam valentioribus, vt serosi excrementi per vniuersum corpus redundantis copia sensim paulatimque educatur, ipso tamen priùs humore præparato, viisque reseratis per ea medicamenta quæ extenuandi, incidendi ac meatus aperiendi vim habent, cuiusmodi sunt syrupi de absynthio, de 5. radicibus, bizantinus, adiantinus, oxymel simplex & scylliticum, cum decocto absynthij, eupatorij, marrubij, radicum apij, petrosel. fœnicul. rusci, asparagi, graminis & similium. Quæ à purgatione etiam ex vsu erunt ad humoris reliquias è iecore per vrinam expurgandas. Potus insuper hidroticus ex decocto ligni sancti, vel radicum Chynæ & sarsa parillæ per aliquot dies manè & vesperi sumptus erit apprimè vtilis ad superuacaneam carnis humiditatem ex toto corporis habitu per sudores proliciendam & exsiccandam. Diebus interiectis, quibus nulla vacuatione ægrotans sollicitabitur, exhibenda quæ iecori robur addunt, simúlque intemperiem frigidam imbecillitatis effectricem oppugnant, cuius generis sunt electuaria trionsantalôn diarrhodôn abbatis, aromaticum rosatum, dialacca, diacurcuma, trochisci de eupatorio, de rhabarbaro, theriaca, &c. Extrinsecùs verò adhibenda quæ humorum reliquias resoluendi & exiccandi vim possident, vt sacculi calidi ex furfure, milio, sale & sulphure: vel ex arena vel cineribus calfactis. Thermæ siccæ. Balnea (cum naturalia hic desint) arte comparata ex aqua; sale, sulphure: quibus etiam incoqui possunt anethum, chamæmelum, pulegium, calamintha, maiorana, ruta, satureia, hyssopus, fœniculus, stœchas, folia & baccæ lauri, iuniperi, radices cucumeris asinini, bryoniæ, ireos, & alia id genus. Ac demum litus ex vnguen-*

to. Agrippa, oleáque anethino. Hæc præcipua huius instituendæ curationis capita esse duco.

Consultabat Frambesarius cum D. Cellario, pro matrona Ambianensi, anno 1592. mense Ianuar.

CONSVLTATIO II.

De Hydrope Ascite.

Hydrops abdomen tantopere distendens, Ascites citra controuersiam est, ex subdito humore aquoso contractus. Nam simulac venter impellitur, aut corpus in alterutrum latus prouoluitur, sonus obauditur fluctuantis aquæ sub peritoneo velut ἀπνῷ conclusa, qua venter supra modum intumescit, corpus reliquum macrescit ac liquescit, alimentarij sanguinis penuria, lentáque confectum febre ex seroso humore sub peritonæo putrente profecta: vrgétque situs inexhausta, quia serum putredine salsedinem acquirit. Tumor presso diaphragmate ex aqua in abdomine stagnantis distensione, spiritum difficilem reddit. Ac vrina admodum pauca redditur, eáque rubicunda, ob imbecillitatem facultatis hepatis coquendo secernentis. Faciésque magis à naturali habitu quàm in tympanite recedit, decolórque apparet. Prægressa autem febris ardens ab exuperanti bilis illuuie accensa, huic malo dedit originem. Inde enim natiuus calor plurimùm obtritus est, propriáque hepatis substantia labefactata, non tantùm à calore febrili, sed & à superuacaneo humore hepati altiùs infarcto tandem crassescente, siccescente & obdurescente. Accessit immoderatus frigidiorque potus ac intempestiuus fructuum esus, qui cruditatem multam peperit. Vnde non modò frigida intemperies in iecore contracta est, verumetiam obstructio ac renitens durities iam scirrho proxima. A quibus tandem vitiis ita frustratur hæmatosis, vt hepar sanguinis laudabilis vice, aquam nunc generare videatur, quæ sensim per angustos cæcosque poros, ac fortassis etiã per fissam præ siccitate iecoris substantiam in abdominis capacitatem illabens, ascitem parit hydropem. Qui profectò (quod ad prognosim attinet) adeò periculosus est, vt si non prorsùs deplorata videatur salus, ipsa tamen non possit, nisi dubia promitti, nec vlla vnquam speranda sit perfecta curatio, cùm præsertim ex acuto morbo, & à causa calida obortus sit, vixque possit emendari insita iecoris temperies tantopere immutata, vt id iam exaruerit & obduruerit, ac fortassis etiam siccitate dehiscat, sua continuitate solutum: nec innati calidi, humidique primigenij exhausti iactura resarciri: nec substantia hepaticæ corruptela, qua totum corpus atrophia laborat summóque marcore liquescit, instaurari. Metuendum insuper ne aqua putris diutius in ventre stabulans, omnes vicinas partes in consensum trahat, ac prorsùs contaminet, faciátque metastasim ad thoracem, vnde exitiosa tussis tandem superueniat. Vt autem qualiscumque sperari potest curatio tentetur, instituenda

Dignotio.

Prædictio.

Curatio.

imprimis victus ratio, quæ cùm cætera iecoris vitia, tum aquam intercutem
augeri prohibeat, deinde præmissa præparatione biliosus humor hepati im-
pactus, ac serosus quo venter distenditur euacuandus, discutiendúsque est:
tum hepar ab intemperie cæterísque præter naturam affectibus redditum
imbecillius corroborandum confirmandúmque. Et quoniam non à frigida
duntaxat, verumetiam à calida causa hæmatosis est abolita, minùs calidis
tum alimentis tum medicamentis pugnandum est. Victus igitur moderatè
calidus & siccus sit, atque tenuis. Cibus esto è carnibus euchymis & concoctu facilibus, assis potiùs quàm elixis. Potus vinum album, non meracum,
sed aqua graminis dilutum. Fructus omnes exceptis passulis, sorbitiones ac
iuscula interdicantur, ac potus omnis immoderatus circumcidatur, exer-
citatióque imperetur, prout vires ferent. Ad materiam peccantem præparandam obstructásque vias reserandas, præscribendum apozema ex decocto quinque radicum aperientium in aceto maceratarum, cichory totius,
endiuiæ, capillarium omnium, eupatory, absynthy, brassicæ marinæ, seminum apy, petroselini, anisi, endiuiæ, citruli, melouum, cucumeris, alkekengi,
carthami, florum sambuci & genistæ, passularum, ac syrupo de cichorio,
& acetoso composito, pro pluribus dosibus. A cuius vsu molienda vacuatio, modò catharticis per interualla exhibitis, vt potionibus ex diluto
rhei & agarici trochiscati, in aqua prassy vel fœniculi, addito cichory syrupo; interdum ex succo ebuli, iridis vel brassicæ marinæ (quàm solda-
nellam vulgò vocant) & sero lactis caprini: Catapotiis ex rheo, ex hiera, ex
agarico, ex sagapeno: aliquandò pilulis Altomarinis ex mesereo ritè corre-
cto: Clysteribus ex decocto betæ, mercurialis, agarici, aut turpeti, succo ebuli, sambuci, ireos, vel cucumeris agrestis, hierapicra & similibus hydragogis. Modò diureticis inter purgatoria sumptis, oxymelite diuretico, syrupo
bizantino, adiantino, de quinque radicibus, cum aqua aut decocto absynthy fœnicul. prassy, cassutæ. Ad corroborandum hepar tabellæ trionsanta-
lòn & diarrhodon abbatis, ac trochisci è rhabarbaro ex vsu erunt. Ex quibus etiam, additis rasura eboris & cornu cerui, margaritis electis, seminibus, oxalydis & plantaginis cum saccharo in aqua absynthy aut eupatory
dissoluto comparari poterit electuarium per lozeng. pondere ʒ ij. vel adiectis conseruis rosarum & capilli Veneris conditum, quo vtatur diebus
interiectis, cùm nulla vacuatione sollicitabitur, manè & dimidia hora ante cœnam. Topica insuper ad resoluendas aquosi humoris reliquias, robúrque hepati conciliandum, extrinsecùs admouenda, vt sacculi arena, sale, alumine & sulphure pleni: litus ex oleis liliaceo, anethino, rutaceo,
vnguento de artanita: fotus ventris ex decocto sambuci, ebuli & radicis
ircos: cataplasmata ex decocti magmate, additis stercore bubulo, caprino
aut columbino sicco, sulphure, farina lupinorum, erui, & prædictis oleis.
Cochlea præterea trita & ventri admota multùm commendantur. Perseuerante malo phœnigmi ex radice scrophulariæ & ranunculorum, vel ex
cantharidibus, fermento & aceto fortissimo, ventri erunt adhibendi, vt
excitatis illic vesiculis, aqua foras proliciatur, sensimque educatur. Si his

nibil proficitur remediis, extremum est paracentesis. Sed hæc periculi plena est, inueterato præsertim malo, infirmísque viribus. Itaque non nisi summa vrgente necessitate erit vsurpanda. Dixi.

Consultabat Frambesarius cum alio medico San-
nicolai, pro honesto viro anno 1587. mense Sept.

CONSVLTATIO II.

De Tympanite.

QVi proponitur hydrops tympaniæ speciem gerit. Percussus enim ven- *Dignotio.*
ser, tympani sonitum edit. Quo fit vt ex concluso in illius capacita-
te flatu multò, humore pauco admixto contractus esse videatur. Moles siquidem quàm in ascite minor & minùs grauis, parum fluctuans, sed ru-
gitu obmurmurans, multáque flatus indicia existunt. Is autem flatus in
ventriculo ex imbecilla concoctione & cruditate genitus, per cæcos tenués-
que ductus in abdominis spatium penetrauit. Aqua verò illi permista,
vel ex ipso flatu spissiore affecto, illic aucto frigore concreuit, vel è venis
veluti per diapedesim in eam capacitatem exudauit. Quod ad prognosim *Prædictio.*
attinet, etsi tympanites omnium periculosissimus hydrops à Græcis medicis
perhibetur, quòd, vt arbitror, maior iecinoris siccitans eam pariat, minùs
tamen periculosus est quam ascites ex Auicenna sententia, Græcorum au-
thoritati meo iudicio præferenda, tum quòd minor in tympanite caloris mutatio videatur, vt quià minori frigore oriatur, nec ab intemperie hepatis
frigida quæ superuenerit calidæ. Faciésque minùs à naturali habitu rece-
dat, nec adeò crassa sit materia ex qua gignitur, nec ita solutu difficilis, nec
tantoperè quas obsidet partes labefactet. Cum igitur non omninò deplorata *Curatio.*
videatur salus, tentanda quamprimum curatio victus ratione calida &
sicca, flatus resoluente, & flatulentorum omnium fuga, perferenda siti,
exercitationéque subeunda. Deinde medicamentis flatuosam aquosámque
materiam vacuantibus ac dissipantibus, ac præterea ventriculum iecur-
que corroborantibus. Frequens igitur purgatio offerenda ex biera & agarico. Clysteres carminantes ex decocto rutæ, salu. origan. puleg. calaminthes,
ebuli, florum chamæmel. melilot. aneth. seminum anis. fœnicul. dauci, smyrnÿ petrosel. cumin. & biera picra, benedict. laxat. confectione è baccis lauri, oleis rutaceo & anethino per interualla infundendi. Glandes etiam ex
prædictorum puluere misto cum melle cocto nonnunquam indendæ. Præscribendus puluis flatus discutiens ex aniso condito, caruo cumino, cortice
citri condito, cinamomo, galanga & saccharo rosato, quo vtatur ex cochleari
statim à pastu. Vtendum etiam diagalanga, dianiso, diacumino, confectione è baccis lauri, vel antidoto ex hisce omnibus comparata, additis seminibus anis, fœnicul. apÿ, dauci, smyrnÿ, & saccharo in stillatitiis liquoribus apÿ & fœniculi dissoluto. Venter quotidie fouendus sacculis ex milio,

panico, sale, surfure, foliis rutæ, pulegii, floribus chamæmel. melilot. seminibus anis. fœnigr. dauci, cumini paratis. Venter, aspero etiam linteo calente
interdum perfricandus, vt apertis poris tenuati flatus exhalent. Emplastrum de baccis lauri, ventri apponendum. Ampla insuper cucurbitula cum
multa flamma, sine scarificatu vmbilico sæpiùs imponenda, ad flatus discutiendos. Illinenda ventriculi regio oleis de absynthio, mastichino, & nardino: ac ceratum stomachicum postea superponendum. Dixi.

Hæc consulebat Frambesarius Longostij, anno
1592. pro ciue Luxemburgensi.

TITRE II.

DE L'ICTERE.

LOIX,
Pour le discerner.

I.

Que c'est qu'I-
ctere.

ICtere est vn desbordement de la bile par tout le corps. Les
Latins l'appellent *Aurigo, & arquatus, regiúsque morbus.*

II.

Combien il y en
a de sortes.

Il y a trois sortes d'Ictere, nous en appellons l'vne proprement iaunisse, laquelle est causee de bile iaune, par le vice du
foye, ou de la bourse du fiel: l'autre est noirastre, engendree de
bile noire, pour l'indisposition de la rate : la derniere tire sur le
verd, prouenant du meslange de l'vne & de l'autre humeur ; laquelle est ordinaire aux filles qui ont palle couleur.

III.

Les marques de
iaunisse;

En la iaunisse, le blanc des yeux, & quelquefois tout le cuir est
teinct d'vne couleur iaune & saffranee, ou citrine, le corps ne
suë guiere, mais le plus du temps, il est espoinçonné de demangeaison, & comme appesanty sous le faix s'engourdit, l'entendement & les seus deuiennent hebetez, & inquietez de diuerses imaginations. En l'Ictere noir, la naïfue couleur se perd, à

D'Ictere noir.

cause de l'humeur atrabilaire espanduë sous le cuir ; au lieu d'e-
stre viue, elle paroist premierement brune, puis plumbee & basanee, sans occasion manifeste : Le corps n'est pas si appesanty
qu'en l'autre, mais l'entendement est plus trouble d'imaginations de choses effroyables & tristes.

IIII.

Les causes de
iaunisse.

La iaunisse est le plus du temps causee d'obstruction de la
vessie du fiel, quelquefois d'intemperature ou inflammation

du

du foye. Car quand la veſſie du fiel eſt eſtouppee, la cholere ne *Comme elle*
trouuant point de conduit pour s'euacuer, regorge au foye & *prouient d'ob-*
dedans les veines, tellement que meſlee parmy le ſang, elle *ſtruction de la*
donne teinture à tout le corps. De là vient ceſte couleur iaune *veſſie du fiel;*
& ſaffranee ſur la peau. Et quand en vn foye trop chaud, il s'en *D'intempera-*
gendre plus de cholere, que la veſſie n'en peut tenir ny purger, *ture du foye;*
en deſbordant elle s'eſpand de tous coſtez, & vient auec le
ſang, ou ſa ſeroſité, iaunir toute la ſuperficie du cuir. La iau- *D'inflamma-*
niſſe procede auſſi d'inflammation du foye, dont la force & ar- *tion du foye;*
deur fait tourner la plus grande part du ſang en cholere, laquelle eſt quant & quant eſpanduë par toute l'habitude du
corps. La iauniſſe ſe fait encore autrement, par la criſe des fie- *Critiquement.*
ures bilieuſes, quand nature pouſſe la matiere nuiſible du fond
du corps à la ſuperficie & au dehors. Au ſurplus la iauniſſe eſt *Depoiſons.*
quelquefois arriuee de poiſons, ou de medicamens prins & non
rendus par bas, leſquels ont tellement corrompu le ſang,
qu'ayant perdu ſa pureté naturelle, il s'eſt entierement changé
en humeur bilieuſe, laquelle paſſant par tout, eſt venuë infecter & gaſter le cuir. Mais l'Ictere noir eſt immediate- *La cauſe pro-*
ment cauſé d'humeur melancholique eſparſe auec le ſang par *chaine d'Ictere*
tout le corps; ou pour-ce qu'elle eſt trop abondante parmy le *noir.*
ſang & au foye, & qu'elle ne peut pas eſtre toute attiree & re-
purgee par la rate : ou pour-ce que la rate, qui en eſt deſia ſi *Comme il ſe*
remplie & enflee, qu'elle n'en peut receuoir d'auantage, r'en- *fait par le vice*
uoye le reſte dans les veines : ou bien pour l'oppilation du ra- *de la rate;*
meau de la veine porte, qui va droit à la rate, par lequel eſt con- *ou de la veine*
duite & purgee la lie du ſang. *ſplenique.*

V.

Si le conduit qui porte la cholere aux inteſtins eſt eſtouppé, *Signes pour*
les ſelles ſont blanchaſtres, les vrines deuiennent eſpaiſſes & *diſcerner ſi la*
fort chargees de bile, l'on ſent vne peſanteur au flanc droit, *iauniſſe vient*
ſans apparence de tumeur ny de fieure. Si la iauniſſe prouient *de l'obſtruction*
d'intemperature chaude du foye, l'on n'eſt point, ou bien peu *de la bourſe du*
trauaillé de fieure, & ſi les vrines ſont troubles, eſpaiſſes & iau- *fiel.*
nes comme ſaffran, mais les ſelles ne ſont pas blanchaſtres, *D'intempera-*
pour-ce que la bile deſgorge en abondance de ſa veſſie, & du *ture chaude du*
foye, dans le ventre. Si elle procede d'inflammation, il y a fieure *foye.*
vehemente & ardente, l'on ſent vne peſanteur & douleur au *D'inflamma-*
flanc droit, les ſelles & les vrines qu'on rend ſont bilieuſes, & *tion.*
les ſignes du foye enflammé tous apparens. Or ſi la iauniſſe *Par criſe.*
eſt critique, elle vient tout à coup, elle fait ceſſer la fieure, & ne
quitte pas pourtant auec la fieure, ains dure quelquefois bien
plus longuement; les vrines & les ſelles ſont naturelles. Si elle
tire ſa naiſſance de poiſon, ou de morſure de beſte venimeuſe, *De poiſon.*

Eeee

comme de vipere, outre les causes euidentes qui ont precedé, l'on void soudain la couleur changer, & si toutefois il n'y a *Par le vice de* fieure quelconque. Si l'Ictere se fait par le vice de la rate, les *la rate.* vrines & les selles sont le plus du temps tannees, & le ventre constipé pour la secheresse de ses excremens, l'on sent vne pesanteur en l'hypochondre gauche, & y apperçoit-on quelquefois vne tumeur assez dure, l'on a mine triste, & la couleur brune & plombee.

LOIX,
Pour iuger l'issuë de la Iaunisse.

I.

Comme la iaunisse est messagere de l'hydropisie.

QVand la cholere cause de la Iaunisse s'amasse au foye, elle eslargit sa substance & l'esleue en tumeur apparente au toucher; puis venant par succession de temps à s'espaissir & s'endurcir, engendre non seulement vne oppilation, ains aussi vn skirrhe au foye, accompagné de renitence & de grande dureté, auquel succede souuent l'hydropisie. C'est pourquoy la iaunisse durant longuement, menace de l'hydropisie.

Ἢν τοῖσιν ἰκτε-
ρικοῖσι τὸ ἧπαρ
σκληρὸν γέ-
νηται, πονηρόν.
Hipp. aph. 42. l. 6.

II.

Que la dureté de foye est vn mauuais presage en la iaunisse.

Quand le foye deuient dur, aux icterics, c'est mauuais signe. Car ceste dureté monstre qu'il y a skirrhe ou phlegmon au foye. Et si l'vn & l'autre est pernicieux.

III.

Que la iaunisse suruenant aux fieures deuant le septiesme iour, est mauuaise.

Aux fieures, où la iaunisse suruient deuant le septiesme iour, c'est mauuais signe : pour-ce qu'elle denote que le foye est trauaillé d'inflammation, ou d'obstruction ; d'autant que celle qui vient par crise, sans vice du foye, ne se peut faire deuant le septiesme iour.

Ὁκόσοισιν ἐν
τοῖσι πυρετοῖ-
σιν ἴκτεροι ἐ-
πιγίνονται πρὸ
ἑπτὰ ἡμερῶν,
κακόν.
Hipp. aph. 62. l. 4.

IIII.

Comme la iaunisse suruenant aux fieures en vn iour Critic, est salubre; quand il n'y a point de dureté au foye.

Aux fieures où la iaunisse suruient le septiesme iour, ou le neufiesme, ou l'onziesme, ou le quatorziesme, c'est bon signe : si ce n'est que l'hypochondre dextre soit dur. Pour-ce que nature par la crise pousse au cuir la cholere, d'où la fieure est engendree, afin de la resoudre par les pores. Dont vient que la santé est incontinent renduë, pourueu qu'il n'y ait point de skirrhe, ny d'inflammation, ny d'oppilation au foye.

Ὁκόσοισιν ἐν
τοῖσι πυρετοῖσι
τῇ ἑβδόμῃ, ἢ
τῇ ἐνάτῃ, ἢ
τῇ ἑνδεκάτῃ, ἢ
τεσσαρεσκαι-
δεκάτῃ ἴκτε-
ροι ἐπιγίνονται,
ἀγαθὸν, ἢν μὴ
τὸ δεξιὸν ὑπο-
χόνδριον σκλη-
ρὸν ἦ.

V.

Qu'il vaut mieux que la iaunisse suruienne à la fieure, que la fieure à la iaunisse.

Si la iaunisse vient apres la fieure, elle sera fort profitable à la guarison : mais si la fieure arriue apres la iaunisse, elle causera la mort ; comme maintient Celsus suyuant Diocles.

Hipp. aph. 64. l. 4.

VI.

L'Ictere qui procede du vice de la rate, est ordinairement plus long, que celuy qui tire son origine de l'indisposition du foye.

Que l'ictere noir dure plus longuemēt que la iaunisse.

LOIX,
Pour bien penser la iaunisse.

I.

COmme les causes de la iaunisse sont diuerses, ainsi la cure en est-elle differente. Si la iaunisse procede d'oppilation de la vessie du fiel, il faut deuant toutes choses preparer comme il appartient l'humeur qui oppile; en aprés l'euacuer, diuertir, & resoudre; & effacer en fin la laide couleur du cuir.

Comme la iaunisse, prouenāt d'oppilation de la bourse du fiel, doit estre pensee.

II.

Pour euacuer l'humeur qui oppile, deux grands remedes sont requis, la saignee & la purgation. A ceux donc où le sang auec la cholere abonde extremement par tout le corps, & qui sentent vne pesanteur ou douleur tensiue autour du foye, ou de la rate, il faut ouurir la basilique dextre, si le foye est mal dispo-sé, ou la senestre, si la rate est interessee : Et tirer du sang par interualles, de peur d'abbatre les forces du patient, en faisant l'euacuation toute en vne fois.

Par quels moyens il faut euacuer l'humeur qui oppile.
A qui on doit tirer du sang; De quelle veine; Et comment.

III.

Il se faut ressouuenir de n'vser iamais de purgations, quand le foye est fort oppilé, sans auoir preallablement desbouché le passage par remedes aperitifs & detersifs. Et se doit-on seruir premierement des plus legers, en aprés des plus forts ; non pas continuellement, ains par interualles. Car l'vsage continuel des aperitifs est fort nuisible.

Quand on doit vser de purgations.
Par quels moyens il faut preparer le passage à la purgation.

IIII.

Si la premiere region du corps est pleine d'ordures, il est besoin de la nettoyer par quelque leger laxatif, auparauant que bailler les medicamens preparatifs, de peur que l'infection des excremens emportee par la force des aperitifs aux veines du foye, n'augmente l'obstruction.

Quand les eccoprotics doiuēt deuancer les aperitifs.

V.

Si l'intemperature, ou l'inflammation, ou le skirrhe, ou autre indisposition du foye, est cause de la iaunisse, il la faut guarir premierement, & effacer aprés la laide couleur. Car on ne doit iamais venir à la couleur gastee, si on n'a osté la cause, & guary la partie indisposee.

Comment il faut penser la iaunisse causee d'intemperature, inflammation, ou autre vice du foye.

VI.

Par crise.

La iauniſſe critique n'a beſoin d'autres remedes, que de bains, & d'embrochations d'huiles reſolutifs, & de bon regime de viure.

VII.

De venenoſité.
L'ictere noir.

Si la cauſe de la iauniſſe, eſt venimeuſe, il la faut combatre par Alexipharmacs. L'ictere noir doit eſtre penſé auec des remedes dediez & appropriez tant à la melancholie, qu'à la rate.

Comme ie paſſois par Doüay auec Monſeignenr de Vaudemont, l'an 1592. vn Gentilhomme d'Artois, Icteric, m'ayant communiqué ſon mal, en demanda mon aduis, la copie duquel ſeruira de confirmation à ces Loix.

CONSVLTATIO,

De Icterio.

Diagnoſis.

AVreus color, quo album oculorum, cuiſque tota ſuffunditur, icterus eſt, à bile flaua in vniuerſum corporis habitum effuſa, præ folliculi fellis obſtructione contractus. Licet enim turbida, craſſa & crocea ſint vrinæ, fæces tamen albicant, tardéque deſcendunt, quòd obturato meatu χοληδόχῳ flaua bilis, quâ velut clyſtere naturali excretrix ad officium irritatur, aluum non ſubeat, ſed in iecur & venas remeet. Vnde illius portio per renes expulſa, vrinas aureas, ſpiſſas impuráſque reddit. Dextro inſuper hypochondrio grauitatis ſenſus ineſt, ſine conſpicuo tumore, ſine feruore, ſine febre.

Prognoſis.

Quod ad prognoſim attinet, hic affectus nequaquam contemnendus eſt. Nam præterquàm quòd ſumma cutis, inficitur ac deturpatur, corpúſque prurigine tentatur, & quaſi ſuſcepto onere ingraueſcens torpeſcit, atque mens ſenſúſque hebeſcunt, & varijs laceſſuntur imaginibus, periculum eſt ne ſuppreſſabilis præ copia tenues iecoris venas impleat & infarciat, moxque in omnem viſceris ſubſtantiam redundans, illam in tumorem attollat, ac dein craſſeſcens atque obdureſcens, non modò obſtructionem, verumetiam iecoris ſcirrhum ingeneret, cui ferè ſuccedit hydrops. Metus præterea ſubeſt ne obſtructo cyſtis vtroque ductu, bilis proprio conceptaculo diutiùs coërcita, nec tempeſtiuè vacuata, nec noua influxu renouata, adeò obdureſcat, vt in calculum tandem concreſcat.

Curatio.

Ad moliendam curationem humor obſtructionis author ad euacuationem rite præparandus eſt, deinde vacuandus, auertendus, diſcutiendus, ac fœdus demum cutis color obliterandus. Sed ne excrementitia materia aperientium vſurpandorum vi in venas feratur, obſtructionémque augeat, prima corporis regio caſſia, vel catapotiis elephanginis, vel aliis id genus eccoproticis pharmacis antè repurganda, vel ſaltem præſcribendus clyſter ex decocto quatuor remollientium, eupatorij, marrubij, abſynth. orig. intyb. florum chamæmel.

melilot. furfuris macri, hordei integ. seminum anis. fœnic. lin. carbolico,
hiera, diaphœnico, melle rosato, saccharo rubro, oleo violat. & anethino constans, quo per interualla vti oportebit, vbi diutius venter restiterit, reuulsionis ergo. Mox detrahendus erit sanguis è basilica dextra, cùm is præsertim
vnà cum bile in vniuerso corpore abundet, virésque ferant. Postea incidentibus, detergentibus & aperientibus medicamentis apparanda obstruens
materia, liberandáque obstructio, vt syrupis de cichorio, de granatis, de limonibus, de 5. radicibus, bizantino, adiantino, cum duplo aquarum cichorij, asparag. lupul. fœnicul. apij, cassutæ, eupatorij, vel decocto cicerum rubrorum, vel 5. radicum aperient. additis trochiscis de rhabarbaro, vel de eupatorio, & cornu cerui, vel lumbricorum puluere, vel apozemate ex decocto
radicum gram. apij, fœnic. oxylapath. cichor. totius polypod. quern. scolopēd.
chamædryos, chamæpytios, agrimon. cuscut. summitatum absynth. lupul. &
asparag. iiij. seminum frigid. maior. seminis cartham. hordei integ. iij. florum
cardiacorum, passul. mund. glycyrriz. prun. damasc. cum syrupis de cichor.
capillorum Veneris, & oxymelite simplici, comparato, quo vtatur bis in die
tribus horis antè cibum. Extenuatis & præparatis humoribus, reseratísque
meatibus, exhibenda frequens purgatio ex diluto rhei & agarici in aqua
endiuiæ & vino albo, cum pauco cinamomo macerati, addito cichorij syrupo, aliquando ex diapruno solut. vel elect. de succo rosarum & diaphœnico,
in decocto hepatico aperiente solutis, vel in sero lactis. Purgato vt decet corpore, ad humorem cuti subiectum discutiendum, fœdúmque colorem delen-
dum, præter commemorata iam diuretica, imperandum balneum aquæ dulcis, in qua radices oxylapathi, oxalyd. althæ, liliorum & enulæ campanæ,
folia violar. malu. bismalu. bugloss. parietar. fumar. agrimon. flores melilot.
aneth. lupina, furfur. & alia id genus resoluentia & detergentia fuerint
decocta. A balneo perfricandum corpus linteis asperis, inungendúmque
relaxante & discutiente litu ex oleo anethino aut chamæmelino. Oculi autem & facies, aqua hordei, aqua stillatitia peponum, succo granatorum, citri vel acetosæ, aceto albo, iisque tepidis fouenda, & contingenda. Errhina
item ex succo cyclaminis, nigella, beta & anagallidis, ad bilem per nares
deriuandam, ex vsu erunt. Victu interim regio vtatur. Cibis vescatur euchymis & εὐπέπτοις, extenuantibus & aperientibus. Bibat vinum album
tenue, aqua graminis dilutum. Hæc mihi facienda videntur ad perfectam
curationem consequendam.

Hæc consulebat Frambesarius Duaci, pro nobili viro Artesio, an. 1591.

TITRE III.

DE LA MALADIE, QVE LES
GRECS APPELLENT χολέρα.

LOIX,
Pour la discerner.

I.

Que c'est que Cholera. CHolera est vn extreme desuoyement d'estomach par bas & par haut, prouenant d'vne continuelle indigestion des viandes. Ceste indigestion est quelquesfois causee de la grande malignité des alimens, quelquefois de la superfluité des humeurs vicieuses.

Η χολέρα τῆς γαςρὸς ἐϛὶν ἄμετρος ἐκτάραξις, κάτωθέν τε ἢ δἰ ἐμέτων γινομένη, διὰ προσε-χῆ τῶ σιτίων ἀπεψίαν. ἀπὸ πᾶσι ἢ ποτὲ μ διὰ πολλἰὺ μοχθηείαν Τροφῶν ποτὲ ϑ διὰ μοχθηρῶν χυμῶν ἀρικσίαν. Paul.l.3.c.39.

II.

D'où est deriué son nom. Ceste maladie est dite χολέρα en Grec, ἀπὸ τ χολῆς, à cause de la cholere, qui sort violemment en icelle par haut & par bas, selon Galien & Celse : ou bien ἀπὸτ χολάδων, selon Trallian, pour ce que la matiere qui descend au ventre, est à veuë d'œil iettee hors des intestins, qui estoient anciennement appellez χολάδες, comme tesmoigne Homere en ces vers:

——— πᾶσαι Χυῦτο χαμαὶ χολάδες; *Au 4.l. de l'Iliade.*

Tous ses boyaux furent là respandus par terre ; parlant de Diore Amaryncide, qui auoit receu vn coup de lance au nombril, par vn Pirus Duc de Thrace.

III.

Signes pour la remarquer. Les cruelles douleurs de ventre, trenchees, nausees, vomissemens auec deiections de cholere, ou autres humeurs vicieuses, perseuerans quelques heures, sont signes certains de la passion cholerique.

IIII.

A qui elle arriue. La passion cholerique aduient aussi tost aux ieunes gens, qu'à ceux qui sont au declin de leur aage, prenant le subiect de son origine de la cholere.

Αἱ χολέραι τοῖς νεανίσκοις ὐδὲν ἦτ7ον, ἢ τοῖς παρακμάζουσι γίνον9, ἢ ὑποθέσιν τ γενέσεως ἐκ τ ὠχρᾶς χολῆς λαμβάνουσι. Gal.sur l'aph. 30.du li.3.

LOIX,
Pour iuger l'issuë de la maladie cholerique.

I.

Comme elle est tres-dãgereuse. CHolera est vne maladie tres-aiguë, le plus du temps sans fieure, qui en vn iour ou deux emporte assez souuent son homme, apres auoir dissipé la substance du corps, tant par continuels vomiſſemens, que par flux de ventre.

II.

La maladie Cholerique donne terreur, quand outre les vomiſ-
femens & deiections bilieuſes tres-frequentes, il y arriue des
faillances de cœur, des petites ſueurs & des gouttes crampes
aux muſcles des bras & des iambes.

Signes mortels en icelle.

III.

Il n'y a maladie qui ait beſoin de plus prompt ſecours, que
celle qui eſt appellee *Cholera*, pour ce qu'elle eſt extrememement
ſoudaine.

Comme elle eſt ſoudaine.

IIII.

Ce mal icy quelquesfois ſe tourne en ardeur d'vrine, par le
tranſport qui ſe fait de ſa matiere à la veſſie.

Qu'elle induit quelquefois ardeur d'vrine.

LOIX,
Pour bien penſer la paſſion Cholerique.

I.

IL faut tenter la cure de la maladie Cholerique, premieremēt
par remedes qui oſtent la matiere peccante; puis par ceux qui
fortifient l'eſtomach; ſans obmettre ceux qui peuuent empeſcher les accidens dangereux.

Par quels moyens il faut tendre à ſa gueriſon.

II.

Au commencement de la maladie Cholerique, il faut vſer de
vomitoires, mais legers, non mordicans, de peur qu'ils n'augmentent la fluxion; ny oleagineux, craignant qu'ils ne relaſ-
chent l'eſtomach.

Comme il faut icy vſer de vo-mitoires. Quels ils doi-uent eſtre.

III.

Les clyſteres doiuent eſtre ſouuent reïterez en la paſſion Cholerique, à fin que l'humeur prenne entierement ſon cours par
bas. Au commencement ils doiuent eſtre lenitifs pour addoucir l'acrimonie de la matiere; puis vn peu plus forts.

Pourquoy il faut vſer ſou-uët de clyſteres. Quels ils doi-uent eſtre.

IIII.

En la paſſion Cholerique l'on ne ſe doit point ayder de remedes aſtringens, que premierement les humeurs peccantes ne
ſoient pour la plus part ſorties, ou par vomiſſemens ou par bas;
ſi ce n'eſt qu'il y ait danger eminent de ſyncope, ou de conuulſion. Et faut donner ordre d'arreſter au preallable le vomiſſement, & laiſſer couler le ventre encore quelque temps apres,
mais moderément, afin que peu à peu, ſans affoiblir les forces,
les humeurs malignes puiſſent eſtre entierement euacuees par
bas.

Quand il eſt temps d'vſer d'aſtringens.

Pour verifier ces loix, ie produiray l'exemple du Seigneur de Baſſompiere.

tourmenté autresfois de ceste cruelle maladie, au pays de Haynaut, qui en fut guary par l'vsage des remedes que ie luy ordonnay.

CONSVLTATIO,

De Cholerica affectione.

Dignotio. CVm pungens atque erodens dolor, tormina & nausea repentè Dominum Bassompetræ inuaserint, hisque proximè successerint vomitus & deiectio simul, iam per plures horas perseuerantes, illum Cholera morbo affici luce meridiana clarius est. Χολερα quippè est immoderata perturbatio ventriculi, magno impetu quod sibi molestum est, supernè & infernè excernentis. Hanc excitarunt partim alimenta praua, facilè putrescentia, concoctu difficilia, ac tardè permeantia acribus permista, acetaria videlicet, lucanicæ ex carnibus porcinis sale & gingibere conditis confectæ, intestina suilla, sanguine, cæpis, pipere & pinguedine infarcta, capo senior minutatim concisus, sinapi, sale & pipere conditus, caseus Parmezantinus, quibus hesterno die à longa equitatione esuriens vberrimè vsus est: Partim humores vitiosi tum biliosi in corpore redundantes rationis calidioris & siccioris temperamenti, floridæque ætatis, viníque generosi anteà liberaliùs ingesti, tum pituitosi exuperantes propter hyemem præcedentem ac pomacium pyraciúmque quibus non ita pridem in exercitu Normaniæ propè Rothomagum immodicè & intempestiuè nobis inuitis, ad hepar calidius refrigerandum, (vt contendebat) vsus est. Ab his enim eduliis crudis in ventriculo remanentibus, ac propter humiditatem acrimoniæ iunctam putrescentibus, cùm neruosæ partes vellicarentur, fluxiones acrium humorum ex toto corpore in ventriculum & intestina irruentium proritatæ sunt, stomachum, pylorum & orificia vasorum quæ ad ventrem pertinent mordicantes, vnde vomitus, & deiectio & tormina. *Prædictio.* Quod ad prognosim attinet, cholera profectò morbus est acutissimus, qui licet sine febre sit, sæpè tamen vel vno die vel altero, vel certè paucis diebus hominem rapit, substantiâ corporis effusâ partim assiduis vomitionibus, partim deiectionibus. Adde quòd præter vomitus & deiectiones bilis frequentissimas, vnde contrarij duo motus sequuntur naturæ admodum infensi, deliquia animi, pulsus vermiculantes, sudores exiguos, ructus nidorosos, sitim, vigilias, in musculis manuum ac pedum maximè vero surarum contractiones, quas vulgò gouttes crampes nominant, & alia id genus symptomata periculosa, si paulò diutiùs duret, inducat. Quamobrem accurata opera danda est, vt confestim & sine mora Domino grauiter laboranti succurratur. Neque enim vlli morbo (vt ait Celsus) minori momento succurritur. *Curatio.* Curatio tribus remediorum generibus tentanda est, materiam noxiam dementibus, ventriculum roborantibus, & imminentia symptomata arcentibus. Materia verò noxia demenda primùm vacuatione, deinde reuulsione.

reuulſione. Quæ enim ſuprà infràque erumpunt ſuperuacanea, natura admodum infenſa cùm ſint, non cohibenda ſed euacuanda ſunt. Alioqui malum quod procreant ſummoueri haud poteſt. Quocircà vomitus non eſt
quamprimùm ſiſtendus, imò potiùs quia grauiſſimum naturæ negotium
faceſſit, ſtatim in principio iuuandus, digito aut penna ori indita, vel vo-
mitorio, ex decoƈti hordei ℔. ſſ. & ſyrupi acetoſi ſimpl. ʒ ij. tepidè dato,
quod nec materiam nouam attrahet, nec repertam fouebit, ſed temperabit
& vacuabit. Nec enim hîc aquamulſa conuenit, quòd mordacitatem ope-
retur, ac proinde torſiones augeat, fluxionéſque proritet, nec oleum vllum,
quòd ventriculum & inteſtina relaxet. Mox opitulandum naturæ deorſum
reptantem materiam per aluum non ſine moleſtia deturbanti, tum enematis ex ijs quæ humorum acrimoniam retundunt, vt ex laƈte, oleo violato,
ſaccharo & vitellis ouorum comparatis, ſæpè iteratis, vt materia noxia quæ
ad ſtomachum vſque etiam fertur, ad aluum tota reuocetur & auertatur,
vt motus denique omnis deorſum ducatur, quia longè conuenientior locus
eſt expurgandæ materiæ noxiæ: tum Catharticis blandè materiam peccantem deieƈtione ſubducentibus, vt potione aluum nequaquàm lubricante, ex
doſi decoƈtionis corticum myrobalan. citr. & granorum berberis an. ʒ ij.
ſeminum acetoſ. portulac. ana ʒ j. in qua infundatur rhei el. ʒ j. cum pauco
cinamomo, in expreſſ. diſſoluatur eiuſd. rhei puluerati ʒ ſſ. ſyrupi roſat. ʒ j.
vel pilulis ex rheo, aloe, maſtiche, myrobalanis: vel bolo ex caſſia ʒ vj. &
rhei ʒ j. ad acrimoniam humorum vnà demulcendam. Vbi materia maiori ex parte fuerit euacuata, tum auertenda erit ligaturis doloriſicis coxarum & cubitorum, friƈtionibus validis earumdem partium, cucurbitulis
magnis dorſo, ſcapulis, regionique media inter vmbilicum & ſtomachum
affixis, nonnunquam etiam ſplenis iecoriſque regioni applicatis. Balneo
etiam dulcis aquæ calentis ad cutim trahente, cùm diſcuſſa cruditas fuerit. Poſtea roborando ventriculo, ac ſupprimendæ choleræ omninò inten-
dendum, adſtringentibus tum ſumptis, tum admotis, tum inieƈtis. Sumptis, vt ſyrupis roſarum ſiccarum, cydoniorum, myrtillorum, de granatis,
de limonibus, de mentha, de abſynthio, per ſe ex cochleari exhibitis, nec in
aqua diſſolutis, metu relaxationis ventriculi à nimia humiditate, quem
tum adſtringere oportebit: Iulepo roſato ſucci granatorum portioni dimi-
diæ permiſto, breuibus interuallis ex cochleari dato. Vino generoſo, odorifero non mero, ſed diluto aqua aurata, argentea vel chalybeata. Nam
Trallianus ſola vini potione multos præter ſpem euaſiſſe ſcribit. Item opiata quam hîc in promptu habemus, ex conſeruis roſarum, menthæ, abſynthij,
bugloſſi, oxyacantha condita, corticibus citri conditi, myua cydoniorum,
ſaccharo roſato, eleƈtuario trionſantalòn, cinamomo, caryophyll. nuce moſchat. corall. rub. corn. ceru. margarit. præpar. fragmentis lapid. pretioſ. cum
ſyrupis menthæ, cydoniorum, & limonum, ex præſcriptione mea, pro Domino meo Vaudemontano parata, ad quantitatem craſſioris fabæ data.
Necnon & trochiſcis Rhaſis, ex maſtiches, boli Arm. thuris an. ʒ ij. ſſ.
carabe, cardamomi an. Э ij. caphura, gallia moſchat. caryophyll. an. Gr.

F f f f

v. cum succo granatorum factis, quorum vnus pond. Ʒ iiĳ. datur, super-
bibendo ℥ j succi granatorum, vel syrupi cydoniorum, vel similis. Exterius
admotis, vt epithematis ex santalorum, rosarum rub. an Ʒ ĳ. cinamomi Ʒ j.
galliæ moschatæ Ʒ ß. caphur. Gr. vj. cum aqua stillat. rosarum ℥ iiĳ. succi
menth. & absynth. an. ℥ j. vini austeri odoriferi & aceti an. ℥ ß. in quibus panniculi mersi & expressi toti ventriculo applicentur. Oleis rosarum,
cydoniorum, myrtillorum, & nucis moschatæ circa regionem ventriculi illitis. Scuto ex mastiche, carne cydoniorum & cerato Gal. stomachico, oleo
myrthino exceptis, regioni ventriculi admoto. Dropace ex quatuor partibus
picis & olei cydoniorum vnà simul liquatis, & extensis in aluta, ventri
imposito. Nam consensus est veterum medicorum (inquit Hollerius) dro-
pacismum ventri impositum, singulare esse remedium assiduè vomentibus.
Iniectis, vt clysteribus ex decocto capitum papaueris, seminum lactuc. intyb. addito amylo, qui præterquàm quòd humorum motum sistunt, somnum quoque accersunt. Prouidendum denique symptomatibus sæuißimis
ingruentibus, atque imprimis syncope ex inanitione impendenti occurren-
dum aspersione faciei cum aqua frigida, aqua rosarum, adiecto vini odoriferi modico & moschi momento: odoratu mali granati, & aceti rosacei: suctu medulla panis vino imbuta. Atque omninò consulendum viribus col-
labentibus, partim odoribus, partim alimentis, partim medicamentis, vt
pane assato, vino immerso, & caryophyllorum puluere asperso, primùm
odorato, deinde manducato, carne perdicularum, pullorum gallinaceorum,
& columbinorum, montanarum auicularum, baculis myrti, rubi, cinamomi, aut caryophyllis confixa, assa, atque succo arantĳ, vel omphacio,
aqua rosarum, vino austero odorifero conspersa, primùm quidem calida &
fumo plena, ægri naribus admota, dein succo inde tortiuo prælo expresso ad
sorbendum dato. Gelatina cum succo granatorum destillata. Hordeato cum
aqua rosarum & saccharo, ouis sorbilibus: malis cotoneis, mespylis, sorbis,
vino austero aqua chalybeata diluto. Condito foliis auri obducto, ex carnis
cydon. ℥ ĳ. conseru. ros. ℥ j. myrobal. condit. n. ĳ. corall. rub. Ʒ ĳ. margarit.
præpar. Ʒ ß. fragmentorum lapid. pretios. an. Ʒ j. boli Armen. Ʒ j. sacchari
rosat. tabul. q. s. quo breuibus interuallis vtatur ex cochleari. Si ex inanitione spasmus accidit, oleo anethino, aut irino, cui adiectum sit aliquid castorei, spina, musculi conuulsi & articuli illinendi, atque iisdem oleis imbuta linamenta partibus contractis circumponenda. Si vigiliæ torquent,
somnus conciliandus decocto seminum lactuc. intybi, cucumeris, cucurbitæ, cum syrupo cydoniorum vel rosato, & illitionibus soporiferis circa
frontem adhibitis. Si vrget sitis, semina cucumeris in aqua, Hollerĳ consilio, maceranda erunt, donec intumeant, tum exteriori cortice detracto de-
coquenda: aqua vbi refrixeris propinanda. Hæc igitur præsidia sunt, quorum administratione perfectam morbi curationem futuram spero.

Hæc consulebat Frambesarius pro Clariss. Domino.
Bassompetræ apud Hansurosam in agro Namur-
censi, mense April. ann. 1592. laborante.

TITRE IIII.

DES FLVX DE VENTRE.

LOIX,

Pour les discerner.

I.

Lienterie, Celiaque, Diarrhee & Dysenterie, sont flux de ventre immoderez, autant differens de nature & de causes, que de noms.

II.

Lienterie est vn flux de ventre, où les choses qu'on a beu & mangé sortent incontinent par bas, toutes telles qu'elles ont esté auallees. Si tu veux vne definition plus courte, σήρνσις πέψεως ὁξὶ, ὅτε κỳ χορίαν σύςασιν, ἢ ὀσμὴν, ἢ ὅλως ὑντιναοῦ ποιότητα ἠλιοιδήνε ἐν τῆ γας-ρὶ μεταβολῆς τ σιτίων; c'est quand la coction manque tellement, qu'il ne se fait aucun changement des viandes dans l'estomach, ny en consistence, ny en couleur, ny en odeur, ny en qualité quelconque. Il y a donc deux propres signes, par lesquels la Lienterie est distinguee des autres cours de ventres, l'vn que les viandes sont renduës par bas bien tost apres qu'elles ont esté prises, l'autre qu'elles n'ont receu aucun changement par la coction.

III.

Il y a deux especes de Lienterie, l'vne procede de debilité de la vertu retentrice, quand l'estomach est relasché par l'vsage immoderé des choses grasses, ou offensé d'intemperature, soit simple, pour auoir prins trop de viandes ou de breuuages refrigeratifs, soit auec matiere froide, grosse & gluante, qui vient à remplir tellement tous les plis & rides du ventre, que pour la polissure qui s'y est faite, la viande coule incontinent hors. De là vient qu'elle a esté nommee des Grecs λειεντερία, quasi λειότης τῶν ἐντέρων, c'est à dire polissure des intestins.

L'autre prouient d'irritation de l'excretrice, pour l'abondance ou acrimonie de la matiere, ou pour quelque escorcheure.

Quand la Lienterie aduient pour la debilité de la retentrice, les selles se font sans aucun sentiment de douleur. Mais si elle

F fff ij

arriue pour ce que l'excretrice est irritee, l'on sent vne douleur cuisante & mordicante, en allant à la garderobbe. Au surplus, l'on void les deiections sanglantes, lors que le mal est causé d'excoriation.

IIII.

La Celiaque est vn flux de ventre, où les excremens ne sortent pas tous cruds incontinent apres qu'on a prins la viande, ains coulent hors à demy cuicts, vnis & égaux, presque en forme de chyle, ou de cresme. Elle n'est pas causee de crudité, ny faute de coction de l'estomach; mais d'imparfaicte distribution du chyle, prouenante d'obstruction du mesentere, de la rate, ou du foye; ou de foiblesse de la faculté attractrice, ou de trop grande abondance d'alimens, & principalement de fruictage, & de breuuage. Car vne extreme quantité de nourriture ne peut estre entierement distribuee, à raison de quoy la plus grande part s'arreste au ventre.

V.

En practiquant la medecine, si tost que la maladie est recogneuë, il faut soigneusement prendre garde à trois choses, à sçauoir, s'il y a obstruction és veines meseraïques, si l'humeur est acre ou pituiteuse, & si elle descend du cerueau. La pesanteur des hypochondres, les excremens retirans au chyle, & les vrines claires, sont indices d'obstruction. Quand il y a acrimonie & vlceration, l'on sent quelque mordication. S'il y a debilité, les selles se font sans douleur. Hippocrate conclud que l'humeur coule de la teste, par les excremens escumeux. Es flux de ventre (dit-il) où les excremens sont couuerts d'escume, il y distille du phlegme de la teste. Mais il faut encore adiouster d'autres signes, prins des choses qui apparoissent autour de la teste, comme pesanteur, abondance de crachat, que le matin & la nuict l'humeur fluë plus fort, que le malade est endormy, & qu'il ressent quelque incommodité, la pituite tombant dans l'estomach, & autres semblables. Les rots aigres du commencement monstrent qu'il y a de la pituite au ventricule, ou intemperature froide.

VI.

Bien que tout flux de ventre puisse estre appellé Diarrhee; si est-ce qu'elle denote proprement celuy, où les humeurs pures ou meslangees, s'escoulent sans grand sentiment de douleur. Car quelquesfois l'on apperçoit la pituite à part, ou la bile iaune, ou noire pure. Quelquefois les humeurs meslees toutes ensemble, sortent auec violence par bas.

VII.

Dysenterie proprement, est vn flux de ventre sanguinolent,

prouenant d'vlceration des intestins, auec douleur & trenchee. *dysenterie pro-*
De là vient que les Latins l'ont nommé *Tormina.* Mais prenant *prement dite.*
le nom de Dysenterie largement, il y en a deux autres especes, *Qu'il y a deux*
où le sang coule par bas sans douleur, non des intestins enta- *especes de flux*
mez, mais par les intestins entiers, l'vne est surnommee des *dysenteries ge-*
Grecs αιματιες, quand le sang superflu sort par fois. Ce qui ad- *neralemēt prin.*
uient volontiers à ceux qui ont quelque membre coupé, ou *L'hæmatic,*
qui ont fait banqueroute à l'exercice: & l'autre ηπατιες, quand *&*
le sang presque semblable à l'eau, en laquelle on a laué de la *L'hepatic.*
chair, pour la debilité du foye, eschape par le ventre. Galien *Comme Galien*
met encore vne espece de dejection sanglante, où le sang me- *y adiouste en*
lancholic & luisant vient à issir hors. Mais si elle se fait par les *vain vne troi-*
veines meseraiques, ie tiens qu'elle est comprise sous l'hema- *siesme diffe-*
tere; & si le sang se desgorge par les hæmorrhoïdales inserees *rence.*
au fondement, il n'y a point d'apparence de l'appeller dysente-
rie, attendu qu'elle ne procede ny des intestins, ny par les inte- *Comme on dis-*
stins. En la dysenterie generalement dite, il y sort beaucoup de *cerne la vraye*
sang tout à coup: mais en celle qui est proprement ainsi nom- *dysenterie d'a-*
mee, l'excretion du sang se fait coustumierement petit à petit, *uec celle qui est*
& par briefs interualles. *generalement*
dite.

VIII.

L'on distingue trois degrez en la Dysenterie, qui denotent *Comme on di-*
la grandeur de l'vlcere; le premier, quand auec des trenchees *stingue trois*
l'on rend des excremens mordicans, ou bilieux, ou noirs, ou re- *degrez en la*
tirans à la morue, ou de diuerse façon, remplis de graisse, ou *dysenterie.*
sans graisse quelconque, aucunement rouges, ou non encore *Le 1.*
teints de sang. Le second, quand on iette par bas des raclures de
boyaux, en forme de petites peaux, auec du sang, ou de la sanie. *Le 2.*
Le troisiesme, quand l'vlcere venant à profonder plus auant, la *Le 3.*
substance charneuse des intestins tombe pourrie, ou corrodee.

IX.

Si le sang auec les raclures des boyaux, est exactement meslé *Signes pour*
parmy la matiere fecale, & qu'on n'y apperçoiue point de *discerner si la*
graisse, & qu'il ne soit pas ietté si-tost apres la douleur, l'vlcera- *dysenterie est*
tion est aux menus intestins. Mais s'il nage pur par dessus les *aux intestins*
autres excremens, & ne sont point bien meslez tous ensemble, *d'enhaut,*
& qu'on y apperçoiue force graisse parmy, & qu'ils viennent à *ou*
sortir incontinent apres les trenchées, & que le malade sente la *d'embas.*
douleur au dessous du nombril, & ait tousiours enuie d'aller à
la selle, sans doute les gros intestins sont vlcerez.

X.

La dysenterie peut estre engendree de toute humeur acre & *Comment on*
mordicante, qui fluë d'autre part aux intestins, ou y a prins *cognoistra de*
naissance, comme de bile iaune ou noire, ou de pituite salee. *quelle humeur*
est causee la
dysenterie.

Tu distingueras laquelle en sera cause, tant par la complexion,
l'aage, la saison, & la maniere de viure precedente ; que par la
qualité des excremens.

XI.

Comment les begues sont subiects à la diarrhee.

Les begues sont volontiers saisis de longue diarrhee. Car il
arriue ordinairement à ceux qui sont besgues de nature, d'a-
uoir le cerueau humide, ou la langue, ou tous les deux. Or est-il
probable que du cerueau ainsi humide, il descend beaucoup
de superfluitez dans l'estomach, d'où procedent les longs flux
de ventre. Et quand la langue est fort humide de nature, il y a
apparence que le ventricule le soit aussi, attendu qu'il a vne de
ses tuniques commune auec la langue : Et qu'estant rendu debile par humidité, il soit subiect aux longues diarrhees.

Τραυλοὶ ὑπὸ διαρροίης μά-
λιστα ἁλίσκονται μακρῆς.
*Hip. en l'ap.
32. du 6. liu.*

XII.

Côme la Diarrhee & la Lienterie arriuent volontiers au declin de l'âge.

Les longues Diarrhees, & les Lienteries arriuent volontiers
à ceux qui sont au declin de leur aage. Les longues Diarrhees
leur suruiennent à raison que l'aliment n'est point distribué.
Car l'aage qui commence desia à decliner, n'a pas besoin de si
grande nourriture pour sustenter le corps ; d'autant qu'il se resout alors fort peu de sa substance, attendu qu'il n'est plus si
chaud qu'auparauant, & qu'il ne s'employe plus rien pour la
croissance. Si bien que ce n'est pas que la vertu retentrice soit
fort debile comme aux vieillards, qu'il coule plus d'humeurs
hors du corps. Mais pour-ce que les flux de ventre aduiennent
faute de coction ou de distribution de l'aliment, ou pour l'acrimonie de la bile qui prouoque les intestins à excretion. Or
d'autant que tout cela se trouue en ceux qui sont au declin de
leur aage, il ne se faut point esmerueiller, si les Diarrhees leur
durent, long temps. Ny pareillement s'ils sont subiects aux
Lienteries, veu qu'elles prouiennent d'intemperature soit simple, ou auec pituite, qui rend la faculté retentrice de l'estomach
debile, ou d'vlceration : Et que l'vne & l'autre cause arriue plustost au declin de l'aage.

Τοῖς μάλιστα μάζυσι διάρ-
ροιαι χρόνιαι, καὶ λεντερίαι.
*Hipp. en l'ap.
30. du 3. liu.*

XIII.

Comme la Dysenterie suruient aux ieunes gens, comme aux plus aagez.

Les Dysenteries arriuent aussi bien aux ieunes gens, qu'à
ceux qui commencent desia à decliner, prenans l'occasion de
leur naissance de la cholere.

*Gal. sur l'aph.
30. du 3. liu.*

XIIII.

Pourquoy la Diarrhee sur- uient aux en- fans, quand leurs dents veu- lent sortir.

Les Diarrhees suruiennent aux enfans, lors que leurs dents
veulent sortir, pour-ce que la nourriture n'est pas bien digeree,
ny distribuee, à cause des fieures, des inflammations, des conuulsions, des veilles & des douleurs qu'ils ont, quand les dents
viennent à percer les genciues.

Αἱ διάρροιαι συμβαίνουσι
τοῖς παιδίοις ὀδοντοφυεῦσιν
ἤδη, διὰ τὸ μὴ
πέπτεσθαι καλῶς τὴν τροφὴν, μηδὲ ἀναδίδοσθαι.   *Hipp. & Gal. en l'aph. 25. du 3. liu.*

XV.

Si l'Hiuer est sec, & Boreal, & le Printemps pluuieux & Au-stral, il s'engendrera de necessité des dysenteries en Esté, princi-palement aux femmes, & aux hommes de nature humides. Si les humeurs superfluës du corps, qui se pourrissent à cause de la chaleur & de l'humidité, viennent à s'euacuer par le ventre.

Comment & à qui les Dy-senteries ad-uiennent en Esté;

Ἢν ὁ χειμὼν αὐχμηρὸς ἠ βόρειος ᾖ, τὸ δ᾽ ἔαρ ἐπομ-βρον καὶ νότιον, ἀνάγκη τοῦ θέρεος δυσεντερίας γίνεσθαι, μάλιστα ἢ τῇσι γυναιξί, καὶ ἀνδράσι τοῖσιν ὑγρὰς ἔχουσι τὰς φύσιας. **Hipp. en l'aph. 11. du 3. liu.**

XVI.

Si l'Hyuer est Austral, pluuieux & doux, & le Printemps sec & Aquilonien, il s'y engendre des Dysenteries; τοῖς φλεγματώδεσι καὶ τῇσι γυναιξί, φλέγματος ἀπὸ τῆς κεφαλῆς εἰς τὴν γαστέρα καταρρέοντος, aux personnes phlegmatiques & aux femmes, quand la pituite vient à distiller du chef dans le ventricule.

Au Printemps.

τὸ δ᾽ ἔαρ αὐχ-μηρὸν καὶ βόρειον δυσεντερίαι γίνονται. **Hip. en l'aph. 12. du 3. liu.**

XVII.

Durant les pluyes il y suruient des flux de ventre; τοῦ ἐν τοῖς χυμοῖς πλεονασίας ἐκκαθαιρομένης διὰ τῆς γαστρὸς; quand la superfluité des hu-meurs vient à se purger par le ventre.

Comme les Diarrhees se font en temps pluuieux.

Ἐν τῇσιν ἐ-πομβρίησι κοι-λίης ῥύσιες γί-νονται. **Hip. en l'aph.**

XVIII.

Les Diarrhees arriuent en Esté, τῆς χολῆς κατωτοχωρεούσης, quand la bile prend son cours en bas.

Et en Esté.

16. du 3. liu. Τοῦ θέρεος διάρροιαι. **Hip. en l'ap. 21. du 3. l. Gal. au comm.**

XIX.

Les Lienteries & les Dysenteries arriuent volontiers en Au-tomne. D'autant qu'en ceste saison, il y a force humeurs mor-dicantes au corps, lesquelles venans escorcher le ventricule, ou les intestins, causent des Lienteries, ou des Dysenteries.

Comme les Lienteries & Dysenteries se font en Au-tomne.

Τοῦ φθινοπώρου λειεντερίαι, καὶ δυσεντερίαι. **Hipp. en l'aph. 22. du 3. liu.**

XX.

Les flux de ventre sont symptomatics ou critics. Quand on va souuent à la selle, & que la matiere est claire comme de l'eau, & qu'on en iette peu à la fois, & auec bruit, & grande douleur, le flux est symptomatic: D'autant que nature ne purge point de son propre mouuement, ains est prouoquee à ce faire par quelque esguillonnement. Et tant s'en faut qu'vne telle euacu-ation soit proffitable, qu'au contraire elle denote vne mau-uaise disposition, comme a bien remarqué Galien. Et principa-lement quand elle arriue au commencement, auant qu'il y ait coction, & auec fieures. Mais si l'humeur vient à sortir par as-sez longues interualles, en abondance, sans bruit, & auec peu ou point de douleur, & que les signes de coction ayent pre-cedé, & que la deiection soit correspondante à la disposition du corps, & que le malade la supporte aysément, & en soit sou-lagé; & que les forces en deuiennent plus robustes, c'est si-

Signes pour discerner si les flux de ventre sont sympto-matics, ou cri-tics.

gne que l'euacuation est bonne. Pour-ce que nature de soy-
mesme purge & iette hors les humeurs superfluës, nuisibles au
corps.

LOIX,
Pour iuger l'issuë des flux de ventre.

I.

Quand les flux de ventre sont proffitables, & quand ils sont nuisibles.

AVx desuoyemens de ventre & aux vomissemens qui Ἐν τῇσι παρα-
viennent d'euxmesmes, si les choses qu'il faut purger sont χῇσι τ κοιλίης
putgees, il en reussit du proffit aux patiens, & si le supportent κỳ τοῖς ἐμέτοισι
fort bien; sinon, tout au contraire.
                                                                    τοῖσιν αὐτομά-
τως γινομῄοισιν, lὼ ἢ ἕια δῖ καθαίρεος καθαίρωτ), ξυμφέρει τ κỳ εὐφόρως φέρωτιν. lὼ ἢ μὴ
τ ἐναντίον. *Hip. en l'aph. 2. du 1. li.*

II.

Que le changement d'excremens est vtile és cours du ventre.

Es flux de ventre les mutations d'excremens sont proffita- Ἐν τῇσι τ κοι-
bles, si ce n'est quand ils changent en pires. D'autant que la di- λίης ῥύσιοσιν αἱ
uersité d'excremens euacuant beaucoup de sortes d'humeurs, μεταβαλαὶ τ
purge le corps plus exactement.
                                                                    διαχωρημά-
                                                                    των ὠφελέυσιν,

III.

Que l'oxyregmie suruenant à la Lienterie est vn bon augure.

Si aux longues Lienteries, il suruient vn rot aigre, qui n'estoit lὼ μὴ ἐς τὰ
point arriué auparauant, c'est bon signe. Car d'autant que le πονηρὰ μετα-
rot aigre est causé pour quelque coction imparfaite, prouenan- βάλλη.
te d'intemperature froide, ou d'abondance de pituite dans l'e- *Hip. en l'aph.*
stomach, il monstre que les forces ne sont pas encore du tout 14. *du 2. liu.*
abbatuës, attendu que les viãdes sont retenuës quelque temps, Ἐν τῇσι χρονί-
& qu'il se fait quelque commencement de coction. Par ainsi il ῃσι λειεντερίη-
presage quelque chose de bon.
                                                                    σιν ὀξυρεγμίη
                                                                    ἐπιγινοχεμύη,

IIII.

Comme la Liēterie est biē tost guarie, autrement qu'elle se tourne en Dysenterie.

La Lienterie causee d'escorcheure du ventricule & des μὴ προτερον
boyaux, par vne acrimonie d'humeurs, leur malice venant à γινομῄη ση-
cesser, est incontinent guarie, par l'vsage d'alimens qui ont ver- μεῖον ἀγαθόν.
tu de restraindre. Mais si elle dure trop long temps, elle se tour- *Hip. en l'aph.*
ne en Dysenterie.
                                                                    1. *du 6. liu.*

V.

Et quelquefois en Phthisie.

La Lienterie coniointe auec difficulté d'haleine, & pointu- Λειεντερικὰ
re de costé, se termine en Phthisie.
                                                                    μ΄ δυσπνοίης,

VI.

Comme la longue Celiaque est suyuie d'a-maigrissement. Que denote la quantité de la deiection.

Si la Celiaque dure trop longuement, il s'en ensuyura ne- κỳ πλευρῦ τῇ
cessairement atrophie, pour la diminution de la nourriture por- κινήσει ἐς φθί-
tee par tout le corps.
                                                                    σιν ἀποτελευ-
                                                                    τᾷ. *Hip. en*

VII.

Tant plus l'excretion est grande, tant plus la digestion man- *ses Coaques.*
que. Et si la coction se fait bien dans l'estomach, la deiection
                                                                    en est

en est moindre, pour ce que la plus grande part de ce qu'on a
prins, est distribuée au foye, & qu'il en descend d'auantage en la
vessie, qu'au ventre.

VIII.

Le plus souuent il est bon pour la santé, d'auoir le flux de
ventre vn iour, voire plusieurs, moyennant qu'il n'y ait point
de fieure, & qu'il s'arreste en dedans le septiesme iour. Car le
corps par ce moyen là est purgé, & ce qui eust peu offenser dedans, commodément ietté hors. Mais la longueur du temps est
dangereuse, pour ce qu'elle cause quelquefois des trenchées, &
des petites fieures, & si consomme les forces.

IX.

S'il suruient vn grand flux de ventre à vne femme grosse, il y
a danger, qu'elle n'accouche auant terme.

X.

La cure du flux de ventre auec fieure, est bien plus difficile,
pour la repugnance des indications. Car voulant quelquefois
arrester le cours de ventre, l'on augmente la fieure.

XI.

Le vomissement suruenant de soy-mesme à vn qui est detenu d'vne longue Diarrhee, le deliure du mal, ἡ ὠφέλεια τῷ αὐτομάτως λόγῳ; Or le proffit en reüssit-il à cause de la reuulsion.

XII.

La Dysenterie, où l'humeur mordicant ne fait que passer du
long des boyaux sans rien emporter autre chose que de la graiս-
se, peut estre aysément guarie, en ostant sa cause.

XIII.

Si quelcun tourmenté de Dysenterie, vient à ietter par bas,
comme des lopins de chairs, c'est vn signe mortel. Car vne telle
vlcere ne peut estre remplie de chair, ny cicatrizee.

XIIII.

La Dysenterie où il y a des raclures de boyaux apparentes,
ne peut pas si aysément, ny si tost receuoir guarison, que quand
il n'y sort rien que de la graisse; & si n'est pas du tout incurable,
comme quand on iette par bas des pieces de chair.

XV.

La Dysenterie assise au boyau droit, ou au Colon, se guarit
facilement: mais celle qui est aux menus intestins, & principalement au Ieiunum, reçoit difficilement guarison.

XVI.

Es longues Dysenteries, le degoustement des viandes, est vn
mauuais signe, & encore pire, s'il y a fieure auec. Pour-ce
qu'il y a quelque pourriture autour des vlceres, ou grande inflammation.

XVII.

Si la Dyſenterie prend ſon origine de la bile noire, elle eſt mortelle. Car la Dyſenterie cauſee de bile noire eſt du tout incurable, pour-ce qu'elle n'eſt en rien differente d'vn chancre vlceré. Or ſi vn tel chancre eſtant en la ſuperficie du corps ne reçoit que difficilement, ou point du tout guariſon, encore qu'il ayt touſiours le remede qu'on luy a appliqué, il eſt à preſumer qu'ayant occupé les inteſtins, il ne guarira iamais, non ſeulement, pour ce qu'il ne peut continuellement auoir le medicament adherant, mais auſſi, qu'il eſt perpetuellement irrité par l'attouchement des excremens.

XVIII.

Quand la Dyſenterie vient apres vne pure deiection, c'eſt mauuais ſigne. Hippocrate appelle pure deiection, celle où il n'y a point d'humidité aqueuſe meſlee parmy.

XIX.

Quand la Dyſenterie prend ſa naiſſance d'vne pituite ſalee, qui pique & ratiſſe long temps les boyaux, elle eſt tres-cruelle. Partant plus dangereuſe, que ſi elle eſtoit cauſee d'humeur bilieuſe. Car la bile tourmente ſeulement en paſſant, & ſi n'arreſte guiere à paſſer. Mais la pituite, d'autant qu'elle eſt viſqueuſe, eſt tardiue, & par ſa longue demeure eſcorche d'auantage. Toutefois la Dyſenterie qu'elle engendre, n'eſt pas ſi pernicieuſe, que celle qui prouient de bile noire.

LOIX,
Pour bien penſer les Flux de ventre.

I.

POur guarir le flux de ventre, il faut euacuer la matiere qui fluë, auant que reſerrer le ventre par remedes qui r'eſtraignent. Car les aſtringens mis au commencemens en vſage, empeſchent que la matiere peccante ne coule hors, & eſtant arreſtee regorge ſur les parties d'enhaut. De là vient que la fieure en eſt renduë plus violente, & qu'il ſe fait des inflammatiõs, conuulſions & epilepſies. Ioint que les ſtyptics rengregent les vlceres des inteſtins. Mais il eſt temps d'en vſer, quand la matiere peccante eſt deſia toute euacuee, ou la plus grande part d'icelle, & lors qu'on apperçoit le bon ſus ſortir hors auec le mauuais, à raiſon dequoy l'on craint qu'il ne vienne faute des forces. Or entre les reſtraintifs, les plus legers ſont les meilleurs, vray eſt qu'il eſt permis de proceder apres aux plus forts.

II.

Quand le flux de ventre perseuere si long-temps, qu'il abbat les forces, & amaigrit le corps, il y faut remedier par astringens, qui doiuent estre prins par la bouche, donnez par bas, & appliquez par dehors. Car lors que l'euacuation est excessiue, il est besoin de reserrer le ventre.

Comme il faut vser d'astringens en toutes manieres, quād le cours de ventre dure trop longuement.

III.

Si le flux de ventre est critic, il ne le faut aucunement arrester, de peur que la matiere retournant sur quelque autre partie, n'engendre d'autres maladies dangereuses, comme Phrenesie, Lethargie, ou Parotide : ains est besoin d'aider au mouuement de nature, principalement si elle est tardiue en l'euacuation, & que la crise semble imparfaite.

Qu'il ne faut point arrester le cours de ventre critic.

IIII.

Quand le flux de ventre prouient de ce que nature ne purge pas le corps de son motif, ains irritee d'ailleurs, ou que les humeurs superfluës pour leur abondance ne peuuent estre contenuës dans les vaisseaux, tellement que tout ce qui sort est à raison du symptome, & qu'il n'en reuient aucun proffit au corps, voire qu'vne telle euacuation est indice d'vne mauuaise disposition, principalement si elle est compliquee auec fieure, soit qu'elle fust venuë auec elle, soit qu'elle l'ait precedé ou suiuy, il ne faut point alors laisser faire toute la besoigne à nature, ny seulement l'ayder. Au contraire il est necessaire d'arrester le cours de ventre, suyuant le precepte d'Hippocrate : En purgeāt il faut auoir ceste consideration de tirer hors du corps choses semblables à celles qu'on aura recogneu luy faire du bien, sortans naturellement : & empescher le cours de celles qui sortans font le contraire. Car nous ne deuons pas en cela imiter nature, attēdu que ceste euacuatiō-la n'aporte aucune vtilité au corps. C'est pourquoy quand les forces & l'aage le permettent, l'on doit ouurir hardiment la veine, pour arrester le cours de ventre, en destournant les humeurs qui y coulent d'ailleurs en abondāce : d'autant qu'elles tendent où il ne faut point ; suyuant l'aduis du mesme Hippocrate, qui ordonne au 6. des Epid. ainsi ἀπὸ τῶν μὴ ἦ δέῃ ποτε de diuertir les humeurs quand elles tournent, où il n'est pas expedient. Et si les humeurs fluent de tout le corps, il est besoin d'ouurir la mediane ; Si du foye, la basilique dextre ; Si de la rate, la senestre ; Si de la teste, la cephalique. Mais il ne faut pas vuider vne quantité de sang si grande que requiert la maladie. Car il vaut bien mieux reiterer la saignee, si la necessité contraint, que d'en tant tirer tout en vn coup. Et si d'auenture quelcun vient obiecter, que Galien est de contraire opinion, ayant expressément defendu la saignee par ces mots : Ne tirez

Comme il faut arrester le flux de ventre symptomatic.

Έν τῇσι φαρμακείῃσι τοιαῦτα ἄγειν ἐκ τῶ σώματος ὁκοῖα καὶ αὐτόματα ἰόντα, χρήσιμα τὰ δ' ἐναντίας ἰόντα, παύειν. Aph. 2. du 4. liu.

Comme il faut tirer du sang, pour l'arrester.

Et de quelle veine.
Et comment.

Encore qu'il semble que Galien ayt defendu la sai-

point de sang durant que le ventre flüe. Car si le flux perseuere apres la saignee, il dissipe les forces. Nous respondrons que les paroles de Galien sont veritables, quand le flux de ventre est critic, & non pas symptomatic. Car nous maintenons qu'il ne defend pas la saignee, lors que le ventre flüe symptomatiquement. Combien qu'il parle encore là, & de la saignee excessiue, & du flux de ventre immoderé, où la coction & distribution cessent, comme il appert par ces mots. Car si le flux perseuere apres la saignee, il dissout les forces. Or en tel cas, nous ne conseillerions pas aussi vne telle saignee. Ainsi faut il entendre encore les paroles de Galien à Glaucon: Tous ceux qui au flux de ventre auec fieure, ont essayé de saigner ou de purger, ont precipité les malades en plus grãd peril. Car pendant que le ventre flüe, il se faut bien garder de tirer du sang, si l'excretion est naturelle, & proffitable au corps: & lors que le flux de ventre est si violent, qu'il abbat les forces. Car à ceste heure-la les forces empeschent de ce faire. Mais dés le commencement du flux de ventre, principalement quãd il est compliqué auec fieure, apres auoir bien recogneu que nature par la qualité ou quantité de la matiere, est esguillonnee ou forcee à faire excretion par bas, de laquelle il ne reüssit aucun proffit à la personne, l'on ouurira la veine, se faisant fort, tant des authoritez d'Hippocrate cy dessus alleguees, que de celle de Galien, parlant ainsi: Quand quelque maladie ne fait encore que commencer, il n'y sort rien qui soit par l'instinct de nature, mais toutes les excretiõs qui se font alors, sont symptomes des mauuaises dispositions du corps. Car au tẽps, où nature est greuee des causes morbifiques, & qu'il y a indigestion d'humeurs, il est impossible qu'il y suruienne vuidange quelconque au proffit du malade: d'autant qu'il faut que la coction precede, & que la separation suyue apres, puis l'euacuation, afin que la crise soit bonne. Ce qui n'est pas seulement confirmé par raison & authorité, mais approuué encore par experience. Car ayant esté employé à penser les malades depuis vingt cinq ans en ça, & m'estant souuentefois tombé és mains des pareils flux de ventre, i'ay tousiours apperceu les malades apres les auoir fait saigner, s'en porter tresbien; & si ne leur en est iamais arriué mal quelconque.

V.

Quand l'humeur peccante flüe encore ou de tout le corps, ou de quelque partie d'iceluy aux intestins, & les escorche, auant que remedier à l'vlcere, il faut diuertir la fluxion, iaçoit que ce diuertissemẽt ne soit pas la propre cure de l'vlcere, selon la doctrine de Galien. Pour ceste cause de telle humeur que puisse estre engendree la Dysenterie, moyennant que l'excretiõ ne soit point critique,) & que les forces & autres choses le permettent, il est expedient d'ouurir la veine du bras, dés le commencemét de la maladie. Et s'il y a fieure & plenitude au corps, l'on tirera du sang encore plus hardiement, suiuant l'aduis de Trallian. Mais la saignee doit estre faite petit à petit (comme il conseille) se gardant bien de tirer beaucoup de sang tout en vn coup: de peur que les forces du malade n'en soient renduës plus debiles. Aëtius pareillement, ordonne d'ouurir la veine en la Dysenterie, si les forces ne repugnent point, quand l'impetuosité du sang presse fort, ou qu'il y a tres-grande inflammation, principalement aux personnes fort sanguines, & ausquelles l'euacuation de sang coustumierement est supprimee. Toutesfois l'ouuerture doit estre petite, d'autant qu'on ouure la veine, non pas pour euacuer l'abondance du sang, mais afin que la matiere soit presque transportee par des ruisseaux. Or vn peu de sang, quoy que tiré en beaucoup de temps, appaise l'inflammation, & destourne le cours de celuy qui fluë aux intestins, & en r'affraichissant petit à petit la chaleur naturelle, induit plustost le sommeil que faillance de cœur. Car le dormir est vn tres-bon remede aux Dysenteries. D'auantage quand on est tourmenté d'vne extreme douleur, à cause de l'actimonie des humeurs corrosiues qui coulent de tout le corps, ou de quelque partie d'iceluy aux intestins, dont la generation d'vn phlegmon, ou le defaut des forces est à craindre, qui est-ce qui pourroit trouuer mauuais d'ouurir la veine ? Veu que Galien n'a point recogneu de plus souuerain remede aux plus griefues douleurs, que de saigner ou purger iusques à cœur failly. Houlier est aussi de cest aduis là. Quand le corps est bien charnu (dit-il) qu'il y a grande fieure & inflammation, qu'il y a quelque solennelle euacuation supprimee, comme l'hemorrhoïdale, ou la menstruelle, & qu'il sort beaucoup de sang parmy les excremens, & que l'aage & les forces y consentent, l'on peut ouurir la veine. Mais Rondelet, Monteux & la plus part des Medecins Barbares soustiennent le contraire. Et alleguent pour fondement de leur opinion, premierement que la saignee dissout les forces, comme tesmoigne Galien. Mais en la loy precedente, l'on a respondu aux passages de Galien. Secondement, que la cacochymie qui cause la Dysenterie, n'est pas guarie par saignee, ains par purgation conuenable. Mais il a esté monstré que la phlebotomie est faite pour la reuulsion, & non pas pour l'euacuation. Tiercement, que la malice des humeurs mordicantes qui produisent la Dysenterie, est augmentee par la saignee, comme Galien & Aëtius aduertissent. Mais cela se doit entendre d'vne grande euacuation de sang faite toute à coup, & non pas d'vne

Au ch.6. & 7. du 8.liu.

Au chap.45.du 9.liu.

sur l'aph.25.du liu.1. Ch.43.du l.1. de la cur. des mal.

Que pour destourner la fluxion, il faut ouurir la veine.

Quand & comment la saignee doit estre faite.

Comme ceux qui reprouuent la saignee en la dysenterie, s'appuyent sur des raisős friuoles.

petite quantité d’iceluy tiree à plusieurs fois, pour la reuulsion.
Finalement que la saignee ne retire point la bile qui fluë de sa
veſſie. Comme ſi la fluxion de la bile qui eſcorche les boyaux,
procedoit touſiours de la petite veſſie du fiel, & non pas auſſi
des autres parties du corps.

VI.

Il eſt impoſſible de guarir les vlceres des inteſtins, tant que la
cauſe de leur naiſſance, ou accroiſſance demeure. C’eſt pourquoy les mauuaiſes humeurs engendrans encore, ou augmen-
tans la Dyſenterie, doiuent eſtre purgees, non pas toutes en vn
coup, mais par epicraſe, ny auec des plus violens medicamens,
ains des plus doux, & qui au ſurplus ayent quelque legere aſtriction, & n’apportent point de nuiſance à l’vlcere. Car il ne faut
point irriter le ventre qui eſt laſche, par choſes qui laſchēt trop
fort, de peur qu’on ne puiſſe par apres arreſter le cours impetueux de la matiere.

VII.

Si les gros boyaux ſont vlcerez, ils ont plus grand beſoin de
remedes donnez par bas : & quand les vlceres ſont aux menus
inteſtins, elles reçoiuent pluſtoſt ſecours par medicamens prins
par la bouche.

VIII.

Il ne ſe faut point ſeruir icy de medicamens compoſez d’o-
pium, de iuſquiame, de pauot noir, ou de mandragore, ſi la neceſſité ne nous y cōtraint. Car iaçoit qu’en prouoquant le ſommeil, ils appaiſent aucunement la douleur, & par ce moyen arreſtent pour quelque temps le cours de ventre, ſi eſt-ce que les
humeurs amaſſees toutes enſemble, ſont de là en auant ſans ceſſe iettees hors en abondance; & apres auoir induit peſanteur de
teſte, debilité des forces, & vn plus grand deſgouſtement de
viande, mettent le ventre en pire eſtat qu’auparauant.

*Voila les loix requiſes pour la guariſon des flux de ventre, leſquelles vous
verrez toutes incontinent reduites en practique, és conſultations ſuiuantes, ſur autant de perſonnes malades, que nous auons remarqué de differences entre ces maladies-la.*

CONSVLTATIO I.

De Cœliaca affectione

HIc alui fluer non humoralis, non cruentũs, non alimentarius, ſed
chyloſus omninò conficitur. Quare nec diarrhœa, nec dyſenteria,

---

nec lienteria, sed cœliaca affectio censeri debet. Excrementa quippè neque sanguine neque humore ulla perfusa, neque cruda statim post cibi assumptionem egeruntur, sed lævia & æqualia suíque similia quasi chyli aut cremoris specie profluunt. Huius causa non imbecilla ventriculi concoctio, sed chyli imperfecta maláque distributio, quam partim mesentery ac iecoris obstructio, ex magna in hypochödriis grauitate ac tenuibus vrinis cöspicua, partim trahentis facultatis imbecillitas, ex deiectione nullü dolorë efficiente manifesta, partim alimentorum maximeque fluctuum fugacium & potus immoderata copia peperit. Hæc enim distribui tota nequit, sed maxima ex parte in abdomine subsistit. Quod ad prognosim attinet, quia frequentes *Prædictio.* animi defectiones obrepunt, deiectuxo præsertim ægrotanti adestque cibi fastidium, pulsus frequens ac celer, tanquam febris affligeret, vitiatúsque color, periculo prorsùs non vacat, quoque tardiùs eo difficilius curabitur affectus. Itaque quamprimùm illi succurrëdum remediis partim obstructionem soluentibus, partim imbecillum iecur roborantibus, partim tenuiori ratione viuendi. Vtendum ergò medicamentis aperientibus ad soluendam obstructionem, admixtis tamen ad hepatis robur adstringentibus. Cùm enim duæ indicationes ex aduerso pugnant, committëndum non est, vt dum alteri nimiùm sis intentus, alterius omninò obliuiscaris, sed vtriúsque memor, vtramque misceas, vt præcipit Galenus. Quocircà ad ℥ j. syrupi de cichorio compositi cum rheo addendi ℈ ij. rhei in substantia, ad sistendum fluorem & obstructiones simul tollendas, eadémque opera iecux roborandum. Cornu cerui vstum, ac pudendum cerui, interiorque tunica ventriculi gallinæ in furno siccata, puluerata & cum vino data creduntur cœliacis conferre proprietate. Victus etiam tenuior esse debet, euchymus nec corruptu facilis. Contrarius quippè non modò affectum genuit, sed etiam genitum augeret. Hæc breuiter de dignotione, prænotione & curatione propositi affectus dicta sint.

Consultabat Frambesarius cum medico Comitis
Mansfeldij apud Montem Hannoniæ, pro
generoso viro, an. 1592.

CONSVLTATIO II.

De Lienteria, ab imbecillitate retentricis orta.

Qvæ laborantem infestat alui fluxio, Lienteria est: quia alimenta ce- *Dignotio.* leriter, postquam sumpta sunt, per aluum redduntur, nec vllam ferè mutationem coctione adepta sunt. Λειντερία quippè ex Galeno, ὅτι τεχ εῖα διέξοδος τ̄ ἐδηδομένων τε καὶ πινομένων, τοιούτων ἀπο χωρουμένων ὁποῖα κατεπόθη, est velox exitus eorum quæ comeduntur et bibuntur, quæ talia deijciuntur, qualia deuorata fuêre. Huius autem causa non exulceratio intestinorum cibum permeando vellicantem à se propellentium, quia nulla dyssente-

ria argumenta extant: non bilis è iecore profusa vel alius humor acer ventriculum proritans, ac crudos cibos necdum planè coctos in aluum præci-
pitans, quia nullus subest erosionis sensus, nullus mordicans dolor: sed pri-
mæ concoctionis retentionísque imbecillitas, ob quam cibus crudus nihíl-
que mutatus statim delabitur, partim quòd ventriculus ab immoderato
frigidæ potu cùm corpus exæstuat, & ab intempestiuo cucumerum, melonum & fructuum esu refrigeratus, & ab immodico olei, butyri & similium rerum pinguium vsu emollitus, & inde imbecilior, laxiorque redditus, nec cibum proprio robore dissoluto conficiat, nec arctè contineat, dum in-
tegrè coquatur: partim propter frigidam, crassam & lentam pituitam, quæ
non modò refrigerat & emollit, sed etiam replet rugosas & sinuosas partes,
vnde districta asperitate, inductáque læuitate cibus celeriter effluit. Hinc
enim λειεντειία quasi λιότης τ̃ ἐντέρων, læuitas intestinorum nuncupata est.
Hæc diagnosis. Quod ad prognosim attinet, omnis quidem lienteria periculosa, quia virtutem prosternit, ac atrophiam inducit, nonnunquam in tabem desinit. Sed hæc desperata non videtur, quia nec cum spirandi difficultate & lateris punctura est complicata, nec longis intestinorum torminibus successit, habétque comitem oxyregmiam. Acidus quippè ructus
quia ob quandam ex frigida intemperie vel pituita in ventriculo abun-
dantia imperfectam coctionem excitatur, nondum prostratas penitùs esse
vires, sed aliquo tempore cibos retineri & velut initium quoddam coctionis fieri demonstrat, ac boni proinde aliquid portendit, lege Hippocratis,
ἐν τῆσι χρονίησι λειεντερίησιν ὀξυρεγμίη ἐπιγινομένη μὴ πρότερον γινομένη, ση-
μεῖον ἀγαθόν. In longis læuitatibus intestinorum, si ructus acidus fiat,
qui priùs non erat, signum bonum. Superest curatio, quæ tribus capitibus
continetur, primo vt pituita acida ventriculo & intestinis adhærescens,
qua resoluitur facultas retentrix præparetur: secundo vt apparata vacuetur: tertio vt ventriculus roboretur. Itaque materia pituitosa oxymelite
potissimum & victus ratione incidente, tenuante, tergente, vt salsis,
amaris, acribus & aliis similibus imprimis præparanda. Deinde purgatio, vel potione ex myrobalanorum, cepularum ʒ ij. & agaric. trochiscati
Э ij. in decocto agrimoniæ, betonicæ, melissophylli, & absynthij infusis,
diaphœnici ʒ iij. & syrupi rosati ℥ j. dissolutis: vel pilulis ex hiera, vel
mastichinis, elephanginis, stomachicis molienda. Tum ventriculus necnon & intestina roboranda stypticis, tum sumendis, vt syrupo de absynthio, de mentha, corticibus citri conditis, gingibere condito, myrobalanis
cepulis conditis, nuce moschata condita, diacydonio cum saccharo & aromatibus, aromatico rosata. Mastiches Gran. ij. vel iij. in puluerem redactis,
& ouo sorbili exceptis, per interualla deuoratis. Puluere subtili ex coriandri præparati Э iiij. coralli rubri, rosarum rubrarum, rasuræ eboris, cornu ceruini, ossis è corde ceruiana Э j. cinamomi ʒ ij. sacchari rosati ℥ ij. parato, in panem tostum insperso. Vino, & aqua ferrata in qua cinamomum,
& mastiche coxerint: tum admouendis, vt oleis menthæ, absynthij, nucis
moschatæ,

Prædictio.

Curatio.

moschatæ, maſtichino, nardino illitis : cerato Galeni ſtomachico : vnguen-
tis tum ex his, tum ex puluceratis, abſynthio, mentha, maſtiche, ſchœnanth.
cypero, galanga, balauſtiis, malicorio, cinamomo, caryophyllis, calamo aro-
matico : ac denique fotu cum ſpongia ex vino nigro, auſtero, cui prædicta
fuerint incocta. Hæc de morbi diagnoſi, prognoſi atque iaſ dicenda eſſe mi-
hi viſa ſunt.

Conſultabat Frambeſarius cum medico Principis
Aſculani pro Belga apud Remos laborante, anno 1591.

CONSVLTATIO III.

De Lienteria ob irritationem expultricis ab acri humore nata.

Qvæ celeriter excernuntur alimenta neque conſiſtentia, neque colore, Dignotio.
neque odore, neque alia qualitate immutata, ſed ſubalbida, maximè
aquoſa & liquida, nulla commixta bile aut ſanguine, lienteriam manifeſ-
tè arguunt. Et cùm duplex ſit lienteria ſpecies, vna quæ ob imbecillitatem
retentricis ab intemperie naſcitur : altera quæ ſit ob irritationem excretri-
eis, à materia multitudine vel acrimonia : hanc non à retentricis infirmi-
tate gigni, ſed ab acri & mordaci humore, vtpote pituita ſalſa vim expul-
tricem irritante, vt abijciat cibum priuſquàm confectus ſit, exquiſitus do-
loris ſenſus ægrotantem excrucians ſatis demonſtrat. Quocircà periculum Prædictio.
eſt, ſi longiori tempore perſeueret, ne exulceratis tandem humoris acrimo-
nia inteſtinis in dyſenteriam incurabilem transmutetur. Ad hanc igitur Curatio.
impendentem arcendam materia acris infarcta tunicis ventriculi & inte-
ſtinorum quamprimùm vacuanda eſt : deinde roborandus ventriculus.
Itaque purgatione vtendum ex ʒ ij. rhei infuſi in decocto abſynthij, & ʒ
vj ſyrupi de abſynthio, vel de mentha : vel ex ʒ ij. hiera in ſero caprino,
vel decocto cicerum rubrorum, vel abſynthij, & ℥ j. oxyſacchara ſimpli-
cis, aut ʒ vj. ſyrupi de abſynthio. Vacuata cacochymia, adſtringentibus
ad ventriculi & inteſtinorum robur vtendum, ſed modicè. His enim ve-
næ obſtruuntur & humores tenaciùs adhæreſcunt. Quocircà ℞. oxyſac-
charæ ſimplic. ℥ j. ſyrupi de mentha ℥ ſſ. vtatur ex cochleari per interual-
la : vel ℞. oxyſacchara ſimplicis, ſyrupi cydoniorum ana ʒ vj. cum iulepi
roſati ℥ j. fiat doſis. Ex cerati ſantalin. ʒ ij. malaxatis cum oleo cydonio-
rum vel roſarum, vel maſtichino, deinde extenſis in aluta fiat cataplaſ-
ma exteriùs admouendum circa regionem ventriculi. Præterea ingenti cu-
curbitula ventri affixa, vt contineatur cibus, procurandum eſt. Hæc mihi
facienda videntur ad propoſiti affectus curationem.

Conſultabat Frambeſarius Spernaci, cum alio medico, pro ciue Spernacenſi, an. 1588.

Hhhh

CONSVLTATIO IIII.

De Diarrhœa biliosa.

Dignotio.   NEminem *veſtrum latet (Medici percelebres) honeſtum hunc iuue-*
nem qui ad priſtinam ſanitatem ſibi reſtituendam hîc nos conuoca-
uit , alui profluuio laborare. Cùm autem quadruplex ſit alui fluor , vt cauſa
ita & curatione inter ſe diſcrepans , lienteria , cœliaca affectio , diarrhœa
& dyſenteria , quo fluxus genere vexetur internoſcere imprimis expedit:
Porrò moleſtus illi fluxus nec lientericus eſt , quòd talia nunquàm celeriter
excerni per aluum viſa ſint , qualia prius aſſumpta ſunt alimenta : Nec cœ-
liacus , quòd excrementa chyli formam nequaquam referant : Nec dyſen-
tericus , quia deiectio nec dolorifica , nec vllo modo cruenta apparet. Re-
linquitur igitur vt diarrhœa laboret , qua id alui profluuium propriè deſi-
gnat , quo ſynceriores humores defluunt ſine vehementi ſenſu doloris. Eſt
autem diarrhœa triplex , bilioſa , melancholica & pituitoſa. Sed hæc pro-
culdubio bilioſa eſt , quia bilis flaua ratione temperamenti calidi & ſicci ,
ætatis floridæ , æſtiui temporis , frequentis vini generoſi vſus , in corpore
redundans , natura tandem moleſta , in inteſtina profunditur , ſine magna
ventris torſione , quòd liberè per laxas patentéſque vias defluat. Hæc au-
tem diarrhœa , critica nequaquam eſt , quia nulli morbo ſucceſſit , ſed
Prædictio.   *ſymptomatica , vt quæ ſit cauſa morbificæ vi excitata. Quod ad prognoſim*
attinet , id alui profluuium , niſi diutiùs perſeueret , pro valetudine eſt.
Purgatur enim corpus , & quod intùs læſurum erat , vtiliter effunditur.
Prouidendum tamen vt intra ſeptimum diem conquieſcat , ne tormina tan-
Curatio.   *dem febrémve excitet , viréſque proſternat. Quò citiùs igitur tutiúſque ſi-*
ſtatur , adiuuandus imprimis naturæ motus , ad ea quæ in corpore ſuperua-
canea ſunt expellenda. Euacuatis verò noxiis humoribus , quæ adſtringunt
& roborant , tum ſumenda , tum iniycienda , tum extrinſecùs admouenda
erunt remedia , ad alui fluorem non ampliùs ſuperuacanea expellentem ,
ſed habitum corporis veluti colliquantem , viréſque conſumentem penitùs
compeſcendum. Curatio igitur à benigno cholagoga ineunda , vt rheo &
myrobalanis citrinis in aqua plantag. & cichory dilutis , admixto roſarum
ſiccarum ſyrupo : aut caſſia fiſtulari in bolum concinnata. Clyſteres etiam
ex decocto hordeo , diacaſſia , ſaccharo rubro , oleo roſaceo , ouorum luteis
& ſimilibus paratos ſæpiùs iniycere expedit , ad bilem in inteſtinis coacer-
uatam blandè educendam. Erit & lac bubulum aut caprinum tepidum , re-
cens mulctum exhibendum , aut ſanè ad ignem decoctum , aſſiduéque agi-
tatum dônec ad tertias ſit reductum : Vel id in quo ferri aut chalybis la-
mina igni candefacta fuerint extincta. Exhibenda etiam oriza cum lacte
cocta , potus ſit aqua chalybeata. Poſtea intrinſecùs etiam exhibenda erunt
ſerapia roſarum ſiccarum , granatorum , myrtillorum , myua cydoniorum ,

rob de Ribes, saccharum rosatum, electuarium diatrionsantalon, conserua rosarum, vt & curallum, cornu cerui, pastilli è spodio, & è berberis & similia pultibus permista. Enemata item inijcienda ex succis aut decocto arnoglossi, plantaginis, centinodiæ, portulacæ, melle rosato, & oleo myrthino. Parandi etiam fotus è rosis rubris, balaustiis, corticibus mali granati, seminibus myrthi, in aceto & aqua decoctis, quibus venter & anus soueantur. Et litus ex oleo myrthino, melino, aliisque adstringentibus pro regione ventris inferioris. Hæc breuiter de propositi affectus dignotione, prænotione, & curatione dicta sint.

> Consultabat Frambesarius cum DD. Dambraneo, Bleucorteo, & Viscotio, pro ciue Remensi, an. 1590.

CONSVLTATIO V.

De Diarrhœa melancholica.

Hanc diarrhœam melancholicam esse non modò deiectiones nigræ, *Dignotio.* sed etiam temperamentum ægrotantu frigidum & siccum, ætas inclinans, autumnale tempus, crassiórque victus ratio antegressa manifestè demonstrant. Etsi autem nigra alui excrementa sine febre vltrò procedunt, *Prædictio.* natura vberiorem melancholiam qua opprimitur è liene in aluum excutiente & exturbante: pessima tamen initio habentur, quia magnam visceris læsionem ostendunt, qua amplius superflua in se continere nequit, teste Hippocrate, aphor. 21. l. 4. ἀποχωρήματα μέλανα, ὁκοῖον αἷμα μέλαν, ἀφ᾽ αὐτομάτου ἰόντα ἢ ξὺν πυρετῷ ἢ ἄνευ πυρετοῦ, κάκιστα. deiectiones nigræ sanguini atro similes, spontè procedentes, siue cum febre, siue sine febre, pessima, præsertim in principio. Nam quicquid tum excernitur, cùm nulla adhuc apparent coctionis signa, certum est id morbi vi fieri & humoris malitia, à quo natura vehementer irritata cessit. Quo enim tempore à causis morbificis natura grauatur, & adest cruditas humorum, tunc aliquid vtiliter euacuari est impossibile. Siquidem oportet coctionem præire, subsequi verò discretionem, & postea euacuationem, quò bona sit crisis, vt rectè Galenus docet. Hæc de affectus diagnosi & prognosi. Ad curationem verò arte ineundam succus melancholicus imprimis præparandus, *Curatio.* syrupis de fumaria, de lupulis, de epithymo, de corticibus citri, cum aquis melissophilli, lupulorum, buglossi, & oxalydis. Deinde expurgandus ex decocto sennæ, epithymi, myrobalanorum Indarum, polypodij, cum syrupo rosarum pallidarum, catholico, confectione hamech. Item pilulis de fumaria, enematis ex hordei decocto, oleo anethino, melle rosaceo, &c. A purgatione si alui profluuium perseuerauerit vires consumens ac habitum colliquans, tunc sanè resistere ei oportebit, tum per ea quæ per eos sumuntur, tum quæ per anum infunduntur, tum quæ extrinsecùs imponuntur. Intrinsecùs ergd exhibenda erunt ſerapia roſarum ſiccarum, cydoniorum, myrthinum, è ribes, è berberis, ex agreſta, diacydonium ante cibum inſtar caſtaneæ ſumptum. Trochiſci è berberis, è bolo, è ſpodio cum ſemine acetoſæ. Opiata ex commemoratis parata. Item hordeum, oriza, milium, panicum, medulla lentis, mora rubi, pyracotonea, mala punica, poma auſtera, acerba, meſpyla, ſorba, corna, pruna ſylueſtria, palmulæ & vuæ paſſæ auſtera. Carnes perdicis, turturis, alaudæ, turdi aſſæ, atque ſucco arantiorum intincta. Vinum rubrum & auſterum aqua chalybeata dilutũ. Inijcienda etiam enemata aſtringentia. Extrinſecùſque applicanda fomenta, vnguenta, emplaſtra ex ſtypticis comparata. Hæc ſunt quæ huic ſymptomati depellendo videntur mihi conuenire.

> Hæc Frambeſarius conſulebat, pro homine quadragenario apud Montemcornutum laborante, anno 1591. menſ. Nouemb.

CONSVLTATIO VI.

De Diarrhœa pituitoſa.

Dignotio.

Diarrhœa quæ hanc mulierem exercet à pituita tenui & ſpumoſa è cerebro in ventriculum, indéque propter retentricis imbecillitatem in aluum deſtuente excitatur. Nam frigida & humida temperies, ætas, ſexus & anni tempus, pituitam cùm in toto corpore tum potiſſimum in cerebro natura imbecillo redundare indicant, præter grauantem capitis dolorem antegreſſum. Hæc verò pituitoſa excrementa repentè in ventriculum decubuiſſe oſtendunt antecedentes nauſea, vomitionéſque pituitoſæ. Indéque in aluum prorupiſſe egeſtiones ſpumoſæ iamdiu conſpicua teſtantur.

Prædictio.

Quod ad prognoſim attinet, cùm natura expurgandum humorem excrementitium morbos exitioſos alioqui excitaturum per loca conferentia citra moleſtiam expurget, hæc diarrhœa ægrotanti multùm profutura eſt, tum ad præcautionem imminentium malorum quibus antehac erat obnoxia, tum ad curationem ſymptomatum de quibus non ità pridem conquerebatur. Nam vt præclarè ſcriptum reliquit Hipp. ἐν τῇσι ταραχῇσι τ κοιλίης ἢ τοῖς ἐμέτοισι τοῖσιν αὐτομάτως γινομένοισιν, ἢν ὁῖα δεῖ καθαίρεσθαι καθαίρεται, ξυμφέρει τε ἢ εὐφόρως φέρουσι. In perturbationibus ventris & vomitibus ſpontaneis, ſi talia purgentur, qualia purgari oportet, confert & leniter ferunt. Enixè tamen danda eſt opera, ne diutius perſeueret fluor. Vires enim iam imbecillas omninò proſterneret: dyſenteriámque vel alium affectum periculoſum induceret. Quocirca quamprimùm aggrediendæ eius curatio eſt, partim victu, partim medicamentis. Inſtituatur igitur victus

Curatio.

ratio excalfaciens & exiccans, morbiſico humori contraria, & initio leniter adſtringens ad partium imbecillarũ robur. Vtatur ergo carnibus pullorū, columbarū, perdicū, caponum affis, & cinnamomo, caryophyllis & mantha conditis: pane bis cocto: oriza torrefacta: vino rubro, crasso, austero, chalybeato. Abstineat à iusculis pinguibus, acribus. Praescribantur medicamenta primùm phlegmagoga ad pituitam è cerebro scaturientem repurgandam, vt catapotia coccia, aurea, de agarico cum mastiche, vel potius ex agarico & diaphaenico: Enemata ex bene & mediocri axialis decocto, diaphaenico, bened. laxat, melle rosat. oleo chamaemel. & anetho. Deinde styptica, ad alui fluxionem compescendam, cerebrumque ac ventriculum roborandum, tum sumenda, vt syrupus de absynthio, de mentha, de corticibus citri, aromaticum rosatum, conserua anthos, betonic. rosarum, cydoniatum cum speciebus calidis, theriaca, mithridatium, puluis & trocisci cancrorum singulis diebus bis sumptus, trochisci è succino cum vino austero sumpti: tum extrinsecus admouenda, vt sacculus ex florum staechad. anth. ana ℥. ij. furfuris P. j. frixis in sartagine, irrorato vino generoso, capiti applicatus: folium ex oleo absynthij, mentha, mastichino, nardino, circa ventriculi & ventris inferioris regionem: Sacculis ex absynthio, mentha, cinnamomo, malicorio, acacia & hypocystide, vino odorato irroratus, calidus ventri admotus: Emplastrum è baccis lauri circà ventrem applicatum.

Hæc consulebat Frambesarius pro muliere apud
Guisiam, laborante, an. 1591 mens. Decemb.

CONSVLTATIO VII.

De Dysenteria biliosa.

AD bene medendum, imprimis quisnam sit affectus internoscere expedit, deinde qualis futurus sit praesagire, tum aggredi illum curare, vt praeclarè Galenus praecipit. Vt igitur methodo progrediar, de affectus quo laborans torquetur diagnosi, primo loco: de prognosi, secundo: de therapia tertio, quid ipse sentiam, paucis aperiam. Constat imprimis affectum qui aegrotantem exercet, dysenteriam esse, si modo cruenta deiectio omnis ab intestinis procedens dysenteria sit nuncupanda, vt placet Hippocrati. Est autem dysenteria duplex, propriè & impropriè dicta, quae rursus duplex, hepatera & haematera. Sed dysenteria quae aegrotantem excruciat hepatera non est. Haec enim propter imbecillam malè affecti iecoris vim retentricem aquosus sanguis loturae carnium recèns mactatarum similis per aluum elabitur, qualis nunquam ab aegrotante est excretus. Nec haematera, hac enim bonus sanguis in toto corpore auctus, & tandem prae copia naturae molestus statis periodis per venas mesaraicas reseratas in intestina magna vbertate effunditur, & inde per aluum excernitur, acciditque potissimùm ijs quibus aliquod membrum excisum est, aut intermissa exercitatio: quod aegrotanti nec natura haematica, nec vllis partibus trunca-

Dignotio.

Hhhh iij

to, nec vllo tempore otiofo contingere nequaquàm poteft. Adhæc in vtráque
impropriè dicta dyfenteria deiectio fit fanguinis per illæfa inteftina manē-
tis: in hac autem cruor à læfis inteftinis deiicitur. Reliquū eft igitur vt vera & propriè nuncupata dyfēteria, quæ ἕλκωσις δή τ' ἐντέρων, inteftinorum
exulceratio eft, authore Galeno, ægrotantem infeftet. Tres autem huius di-
ftinguuntur gradus qui vlceris magnitudinem defignant, primus cum biliofa vel atra vel mucofa vel varia omnino mordacia corpora, eáque vel
adipofa vel nullo adipe confperfa, vel fuberuenta vel nondum cruore perfu-
fa, cum torminibus excernuntur. Secundus cùm inteftinorum ramenta
quædam, abrafa eorum fuperficie interiore membranofa cum fanguine, vel
fanie deyciuntur. Tertius cùm altius penetrante ac depafcente vlcere, ipfamet carnofa inteftinorum fubftantia putris vel exefa procidit. At hæc
dyfenteria iam fecundum magnitudinis gradum attigit, cùm biliofa primùm non fine ventris torfione per dies aliquot fecefferint, & adeps intùs
inteftinis adhærefcens exiguo cruore perfufus, deinde pellicula & fibræ
cruentis deiectionibus permifta apparuerint. In craffioribus autem inteftinis illam confiftere vel ex eo conftat, quòd & cruor & ramenta reliquis
excrementis pura fuperuatent, nec vniuerfa mifceantur vniuerfis, multáque pinguedine confperfa videantur, eademque ftatim à dolore excernantur, quódque infra vmbilicum dolor fentiatur, affiduáque defidendi cupiditas infeftet. Cùm autem dyfenteria ab omni humore acri & mordaci
fiue à toto corpore, fiue ab aliqua eius parte ad inteftina confluente, fiue in
ipfis genito excitari poffit: hæc à bile flaua, quam calida & ficca ægrotantis temperies, ætáfque florida, æftas feruentiffima, & ficciffima cœli con-
ftitutio, victus calidior, præfertimque immodicus meri generofi vfus, im-
probus labor, curæ & vigiliæ vberrimam in corpore pepererunt, proculdu-
biò procreata eft, vt ipfamet biliofa per aluum excretio tandiu laborantem
extrucians, manifefte demonftrat. Adde quòd ab initio deiecta fuerit
ægrotantis appetentia, male affecto per ςυμπαθειαν ftomacho, propter de-
fluentes ab hepate tenues, biliofófque humores à quibus inteftina abradun-
tur, quorum portio fupernatans ad os vfque ventriculi effertur. Hæc dia-

gnofis. Quod ad prognofim fpectat, dyfenteria hæc etfi curatu difficilis,
quòd non pinguia duntaxat corpora, fed & ramenta quædam inteftinorum, membranofa eorum fuperficie interiore abrafa excernantur, nondum
tamen prorsùs videtur defperata, cùm carnofam inteftinorum fubftantiam
nondum depafcat ac labefactet: quódque in craffioribus inteftinis confiftat,
in quibus longè facilius curatur dyfenteria, quàm quæ in tenuioribus inteftinis fita eft. Et quòd à flaua bile orta fit, quæ mitior effe confueuit, quàm
quæ ab atra bile aut falfa pituita eft procreata, quoniam biliofus humor
tranfeundo tantùm affligit, ac cæteris longè celerius tranfit. Præterè à quòd
non multum fit inueterata, ægrotánfque iuuenis fit, qui facilius quàm fi fe-
nex aut puer effet, curari poteft. Hactenus de diagnofi & prognofi, fupereft

curatio. Hæc vt exacta methodo perficiatur, ad tres fcopos curantis animus
omninò dirigi debet. Primus eft vt immodicus acris humoris inteftina

exulcerantis fluxus cohibeatur. Secundus vt intestinorum vlcera ad cicatricem perducantur. Postremus verò est vt cruenta excretio sistatur, excrucians dolor demulceatur, febris extinguatur, & alia id genus symptomata dysenteriam consequentia emendentur. Ad fluxionem verò dysenteriæ procreatricem arcendam, acer humor imprimis præparandus, eiúsque
feruor contemperandus, & impetus infringendus, retusa acrimonia, deinde
purgandus, & reuellendus, omninóque vacuandus, omnibúsque modis im-
minuendus, tum partes per quas defluit ab eius decubitu laxiores, indéque ad retinendum imbecilliores reddita, adstringenda omninóque roborandæ sunt. Ad vlcera verò cicatricem inducendam, pus & sanies &
quicquid omninò interioribus intestinorum tunicis sordidum adhærescit
est detergendum, deinde vlcus glutinandum & carne implendum, tum
cicatrice obducendum, omninóque desiccandum. Quibus peractis, nisi
vnà cum morbo disparuerint omninò symptomata, singulis ordine propria curatione succurrendum. Scopi autem qui suprà comprehensi sunt
omnes simul vnaeadémque opera tribus hisce remediorum generibus, victus ratione, chirurgia & pharmacis conuenientibus perficientur. Victus
igitur ægrotanti instituendus refrigerans & adstringens, qui biliosi humoris feruorem contemperet, ferociam compescat, generationem accretioném-
ve prohibeat, partésque affectas laxiores vnà adstringat & roboret, vlce-
rísque curationem adiuuet, & manantem ab eo cruorem arceat, cruciatús-
que ingentes leniat & demulceat. Isque paucus, vt partes largiori alimento destitutæ, contumacius quem habent humorem retineant, neque ita
promptè intestinis dolore vlceroso trahentibus permittant & euchymus
& coctu facilis ob imbecillam ventriculi coctricem & retentricem facultatem. Vtatur igitur pultibus ex pane siligineo, ouorum luteis & lacte paratis, addito semine plantaginis, aut lentibus excorticatis. Vtatur iusculis
pullorum, gallinarum, caponum, perdicum & aliarum carniū generis eiusdem, lactuca, portulaca, oxalyde, omphacio, arnoglosso, polygono, sumacho
alteratis. Vtatur oriza super tegulam ignitam assata cum lacte. Vtatur
acetariis ex arantiis, citreis, limonibus, cum saccharo & aquarosacea paratis. In pastu vinum bibat stypticum aqua chalybata dilutum. Extra pastum aquam pluuiam, in qua chalybs ignitus extinctus sit, admixtúsque syrupus rosarum siccarum, acetosus, granatorum, myrtillorum, vel cydoniorum, vel decoctum seminis coriandri, vel baccharum rhois, vel oxyacantha
per se, vel addito saccharo rosato, vel syrupo rosato per se. Lac quoque acidum lapidibus aut ferramentis ignitis ter quatér ve vstulatum, epotum plurimùm confert. Vtatur ouis sorbilibus quibus puluis boli Armen. terræ sigillat. lapidis hæmatitis, picis naualis, corallis rub. margarit. elect. corn.
ceru. vsti, & loti in aqua plantag. sit admistus: vel si mauis mastiches grana
aliquot, loco picis naualis. Quod ad chirurgiam attinet, phlebotomia è basilica dextra administranda est, tum ad feruidam sanguinem dysenteriæ authorem contemperandum, tum ad humorem ad intestina fluentem reuellendum, ac proinde ad dysenteriam non per se quidem, sed sublata eius cau-

sa curandam, & ad deiectionem cruentam, ingentes dolores, febrem & reliqua omnino symptomata summouenda, ac inducendum somnum, singulare dysenterici remedium. At quod ad medicamenta spectat, prescribenda primùm quæ bilis acrimoniam retundunt, & ferociam compescunt, cuiusmodi sunt syrupi de limonibus, de granatis, de ribes, acetosus. Iulepi ex aqua plantag. & rosarum, cum syrupis commemoratis parati. Clysteres lenientes ex decocti rosarum rub. hord. mund. & seminis plantag. lb. j. olei rosat. ℥ ij. & vitellis ouorum ij. vel ex decocto foliorum lactuc. acetos. portulac. hyoscyami, florum rosar. violar. & nenuph. & cassiæ fistularis ℥ j. olei rosati & nenuph. ana ℥ j. ß. Deinde cholagoga ad bilem in corpore luxuriantem repurgandam, cuius generis erit hic potus: ℞. tamarindorum ℥ j. cortic. myrobalanorum citrin. ℥ ij. fiat decoctio in aqua plantaginis & cichor. q. s. pro dosi, in qua infunde rhei el. ∋ iij. cinamomi ∋ j. dissol. syrupi rosarum siccarum ℥ j. fiat potus. Tum ryptica, sarcotica & styptica, ad vlcus detergendum, carne implendum, consolidandum, & affectas partes roborandas. Enemata itaque detergentia, inijcienda erunt, ex decocto foliorum plantag. apij ana M. j. florum chamæmel. rosarum. rub. hordei integr. ana P. j. cum mellis rosat. & syrupi de absynth. an. ℥ j. ß. & vitellis ouorum ij. Mox consolidantia ex succo plantag. centinod. & portulac. an. ℥ ij. boli Armenæ, sanguinis dracon. amyli ana ℥ j. seui hircini dissoluti ℥ iij. Postremò adstringentia ex decocto caudæ equinæ, plantag. polygon. in lacte vstulato ad quart. iij. cum boli Armenæ, terra sigillat. sanguin. dracon. ana ℥ ij. & albuminibus ouorum ij. vel ex succorum arnogloss. tapsi barbat. centinod. portulac. depuratorum lb. j. cum boli Armen. terra sigill. sanguin. drac. ana ℥ j. olei myrtini & rosat. ana ℥ j. ß. Hic autem enematum vsus frequens esse debet, quia crassiorum intestinorum vlcus per sedem iniectis, vt tenuiorum sumptis per os, remediis commodiùs curatur. Per os tamen sumantur & trochisci de spodio, & de berberia, syrupi rosarum siccarum, cydoniorum, myrtillorum, cum aquis plantag. rosarum, centinodia. Opiatæ adstringentes, ex consoruis rosarum, & symphiti maior. myua cydoniorum syrupis & trochiscis commemoratis, corn. ceru. & vnicornis, corall. rub. & margaritis puluerati. Admoueantur etiam ventri fotus adstringentes ex plantag. centinod. tapso barbat. bursa pastoris, rosis siccis, balaustiis, malicorio, in lacte decoctis parati. Litus ex oleo rosarum, cydon. myrtill. Emplastrum ex carne cydoniorum, & mastiche. Hæc habui, doctores sapientissimi, de affectu proposito quæ dicerem.

Consultabat Frambesarius cum pluribus medicis aulicis, pro generoso iuuene, in exercitu Regio apud Laudunum, anno 1594. mense Augusto, laborante.

CONSVL.

CONSVLTATIO VIII.

De Dysenteria atrabilaria.

Ethodus medendi tribus constat partibus, diagnostice, prognosti-Dignotio.
ce & therapeutice. Vt à diagnosi incipiam, affectus qui ægrotantem
excruciat dysentericus est vt ex cruentis deiectionibus constat. Dysenteria
verò triplex, hepatera, hæmatera, & quæ propriè dysenteria dicitur, ab
intestinorum exulceratione profecta. Quæ autem laborantem immaniter
torquet, nec hepatera, nec hæmatera est. In vtráque enim sanguis repentè
& affatim & sine magno dolore per illæsa intestina copiosè deijcitur: in
hac verò minutim, & breuibus interuallis & cum terminibus parum cruo-
ris ab intestinis læsis excernitur. Ergò vera propriéque dicta dysenteria est
nec ea quidem leuis, sed iam ad extremum magnitudinis gradum perducta videtur, cum non cruenta modo, sed & ramentosa deiectio sit, imò &
ipsamet carnosa intestinorum substantia exesa per aluum secedat. In tenuioribus autem intestinis consistere vel ex eo dignoscere est, quod & cruor
& ramenta fæcibus alui exquisitè permisceantur, nec vllo adipe consperso
cernantur, nec statim à dolore reijciantur, & quod ingens supra vmbilicum
dolor ad animi deliquium vsque laborantem excruciet. Hanc porro ab atra
bile excitatam esse, præter deiectiones nigras vel à morbi initio apparentes,
ægri etiam temperamentum siccum, & à principio quidem calidum, ex permutatione verò frigidũ, ætas inclinans, vigens autumnus, & antecedês victus ratio frigidior & crassior indicant. Hæc diagnosis. Quod ad prognosĩm Prædictio.
attinet, dysenteria hæc prorsus deplorata est, cùm præsertim carnosa intestinorum substantia exesa iam ac labefactata per aluum excernatur. Ex
Hippocrate autem ἰωὶ ὑπὸ δυσεντερίης ἐχομένῳ ὁκοῖαι αἱ σάρκες ἀποχωρήσωσι,
θανάσιμον, si dysenteria laboranti veluti carunculæ deijciantur, lethale.
Quando enim per dysenteriam intestinorum partes adeò magnæ excernuntur, vt ipsæ carnis appellationem mereantur, tum perniciosum, inquit, morbum esse, cùm neque caro regigni, neque cicatrix obduci in tanta exulceratione possit, authore Galeno. Adhæc quòd diuturniorem moram iam contraxerit, habeátque deiectam appetentiam ac febrem sibi adiunctam. Ex
Hippocrate autem, ἐν τῇσι μακρῇσι δυσεντερίῃσιν αἱ ἀποσιτίαι κακὸν, in longis
dysenteriis cibi fastidium malum, quia tum ventriculus per consensum af-
ficitur, ᾗ ξὺν πυρετῷ κάκιον, & cum febre peius, quia vel aliqua circà vlcera putredo, vel magna inflammatio adest. Tum quòd in intestinis tenuioribus maximéque in ieiuno cõsistat, quæ longè difficiliùs curatur, quàm
quæ in crassioribus & magis carnosis. Postremò quòd ab atrabile orta sit.
Lege verò Hippocratis, δυσεντερίη, ἢν ἀπὸ χολῆς μελαίνης ἄρξηται, θανάσιμον, dysenteria si ab atrabile incipiat, lethalis. Nam (vt inquit Galenus)
dysenteria ab atra bile facta incurabilis planè est, quòd nihil ab exulcerato

Iiii

cancro differat. Si enim in corporis superficie consistens eiusmodi cancer vix curatur, aut etiam omninò curationem non recipit, licet impositum sibi remedium semper habere queat, cum profectò qui occupauit intestina non solùm quia medicamentum continenter adhærestens habere non potest, sed quòd alimenti præterea excrementorum contactu perpetuò irritetur, insanabilem prorsùs remansurum rationi est consentaneum.

Curatio.

Si quæ profectò curationis spes reliqua esse videretur, tentanda esset primo victu & medicamentis atram bilem intestina erodentem præparantibus, deinde melanogogis illam apparatam purgantibus, tum stypticis fluorem humoris acris sistentibus, & partes à fluore laxiores & indè imbecilliores adstringentibus, roborantibúsque, postremo glutinantibus, sarcoticis & epuloticis vlcus ad cicatricem perducentibus. Sed quia morbus ita deploratus est, vt nulla ope sanari posse videatur, longè satiùs est manum curationi non admouere, quia in quo desperata omnino salus est, imprudentis consilij fuerit apud vulgum infamare præsidia quæ multis fuere saluti, vt rectè monet Galenus. Hæc habui de proposito affectu dicere.

Id opinabatur Frambesarius de milite in exercitu Ducis Guisiani, apud Pon-Sanvincentium laborante, an.1587. mense Septemb.

CONSVLTATIO IX.

De Dysenteria pituitosa.

Dignotio.

CRuenta deiectio, tenesmus & ingens circa ventrem dolor, quibus iamdiu honesta hæc mulier torquetur, dysenteriam adesse demōstrant. Hæc autem nec à flaua bile, nec ab atra, sed à pituita salsa est excitata: vt dignoscere est è phlegmatis procreatrice ægrotantis temperie frigida & humida, ætate senecta, hyeme præcedente, humida cœli constitutione antegressa, consueta victus ratione frigidiore & humidiore, maximéq; è phlegmaticis excrementis diu per aluum ante cruorem deiectis. Adde quod quæcumque nunc in vulgus grassantur dysenteriæ ab eadem causa procreentur, propter inuersam præcedentis hyemis humida & calida, & vigentis Veris frigidi & sicci catastasim. Nam vt Hippocrates diligenter adnotauit, ὁπόσοις ὁ χειμὼν ᾖ ἔπομβρος ᾖ εὔδιος γίνωνται, τὸ δ' ἔαρ αὐχμηρὸν ᾖ βόρειον, δυσεντερίαι γίνονται. Si australis hyems & pluuiosa & tepens fuerit, Ver vero siccum & aquilonium, dysenteriæ fiunt, τοῖς φλεγματώδεσι ᾗ τῇ γυναικί, φλέγματος ἀπὸ τῆς κεφαλῆς εἰς τὴν γαστέρα καταρρέοντος, pituitosis & mulieribus, pituita nimirùm à capite in ventrem defluente, inquit Galenus. Hunc siquidem humorem dicto cœli statu cumulari par est, repleto scilicet per hyemem, & circa veris initium repentè refrigerato capite, quandoquidem cerebrum facilè pituitosa generat excrementa, quum refrigeratum subigendo non est, & perdomando alimenta. Sed & hoc pituitæ generationi accedit,

vt quæ à vehementi frigiditate sit, acida euadat, & quæ à calore caput re-
plente, salsa: sicut & quæ propter exiguam sit frigiditatem, nullam ad gu-
stum manifestam qualitatem, aut certè paucam dulcedinem præ se ferat.
Quæ itaque ob præsentem aëris statum pituita sit, propter hyemis calorem
salsa euadet: qua occasione maximè dysenterias generabit, quum mordens
diutiùs & radens, intestina labefactauerit & malè affecerit. Nam quum
propter lentorem in transitu per intestina hæreat & cesset, sempérque sua
qualitate aliquid abradat deterátque, dysenteriam merito efficit. Hæc ex
Galeno, ad morbi diagnosim afferenda esse visa sunt. Quod ad prognosim at-   Prædictio.
tinet, hæc dysenteria quæ ex pituita salsa gignitur, longè periculosior pu-
tanda est, quam si ex bilioso humore fiat, quia hic transeundo duntaxat affli-
git, pituita autem cùm sit lenta moram trahit, & sua cunctatione ampliùs
exulcerat. Eadem de causa longè etiam diuturnior futura est. Ad therapiam   Curatio:
autem arte perficiendam summouenda imprimis causa morbifica. Causa
autem triplex est, præ incipiens nempè improba victus ratio cacochymiæ
pituitosæ procreatrix: antecedens, pituita videlicet salsa è toto corpore in
intestina irruens, eáque exulcerans, ac vias per quas fluit relaxans: & con-
iuncta, sordes scilicet intestinis adhærescens vlcúsque fouens. Mutata igi-
tur imprimis victu ratione, pituita morbifica ad purgationem præparanda
erit syrupis de absynthio, de mentha, de bizantiis & rosis siccis, cum deco-
cto absynthy, vel aqua plantag. aut oxalydis: apozematísque in eum finem
comparatis. Deinde ex agarico & myrobalanis chebulis purganda. Tum
medicamenta adstringentia ad laxiores vias per quas fluit humor coar-
ctandas & roborandas, sumenda, vt saccharum rosatum corallo rubro mi-
stum, cydoniatum, syrupus cydoniorum, trochisci è spodio cum semine oxa-
lydis. Et admouenda ventri, vt oleum cydoniorum, myrthinum, mastichi-
num, insperso puluere coralli, rosarum, mastiches, boli Armenæ, sanguinis
draconis. Interim vt sordes intestinis adhærescens detergeatur, enematis
vtendum detergentibus, quæ comparabuntur ex aqua hordei, sero lactis
cum melle, aut saccharo rosato, hydromelite, decocto cicerum rubrorum, pa-
rietar. furfuris, absynth. centaury, lupinorum ficuum pinguium. His pera-
ctis ad vlceris curationem transeundum, glutinantibus, sarcoticis & epu-
loticis. Itaque clysteribus admiscebuntur ʒ ij. pulueris gentian. enulæ, thu-
ris, tetrapharmaci ʒ j. vel mellis, terebinthinæ & butyr. an. ʒ vj. vel terræ
sigill. boli Armen. sanguinis draconis aut similium ʒ ij. decocto adstrin-
gentiü. Hac ratione morbus, & vnà cum morbo symptomata remouebütur.

Pro muliere Remensi, prouectæ ætatis, ineunte
Vere grauiter laborante, anno 1589.

Si ie n'auois produit autant d'exemples qu'il y a de sortes de flux de ven-
tre, i'eusse icy redigé par escrit l'aduis que i'ay autresfois donné, consultant
par quatre ou cinq fois auec Messieurs Marescot, Liebaut, Le Feure, &
Ponson, pour Monsieur de Marueil, Conseiller du Roy en sa Cour de Par-
lement à Paris, extremement tourmenté d'vne Dysenterie, auec fieure ai-
guë, l'an 1595. au mois de Iuin.

Iiii ij

TITRE V.

DE LA CHOLIQVE.

LOIX,
Pour la discerner.

I.

Comment est causee la Cholique.
Pourquoy elle est ainsi appellee.

IL s'engendre souuent vne grande douleur au boyau nommé colon, de quelque matiere peccante retenuë là, pour l'obstruction des excremens du ventre desseichez & endurcis, ou autres occasions, laquelle est appellee Colique, à raison du lieu où elle est assise.

II.

Combien il y en a de sortes.

Il y a deux sortes de Colique, l'vne venteuse, l'autre humorale. Celle-cy est le plus du téps causee d'humeur phlegmatique, grosse & visqueuse; aucunesfois d'humeur acre & mordicante, & vrayement cholerique, qui induit aussi quelquesfois inflammation.

III.

Signes pour recognoistre si elle est causee de ventosité.

D'humeur pituiteuse & grossiere.

La Cholique venteuse est vagabonde, & ne s'arreste point en vn lieu, ains tournoye en diuers endroits. Le vent qui l'engendre estend violemment l'intestin, & l'oit-on le plus du temps bruire & murmurer dans le ventre, où il est si estroittement enfermé qu'il ne peut sortir, ny par haut, ny par bas. Aussi les motifs de ventosité ont-ils precedé ceste douleur. Mais la Cholique causee de pituite vitree, grosse & visqueuse, qui n'adhere pas seulement au *colon*, ains le racle, deschire & perce en maniere d'vn foret, est ordinairement fixe, & tourmente profondement, & prouoque nausee & vomissement pituiteux, & ne s'accoise point, ny par les rots, ny par les vents qu'on met hors. Et si a tiré son origine de trop boire & manger, d'oisiueté, ou d'autres causes productiues de crudité & d'humeur grossiere.

D'humeur acre, ou d'inflammation.

La Cholique prouenant d'humeur acre & corrosiue, ou bien d'inflammation, se fait pareillement sentir en vn endroit; mais elle est accompagnee d'vne petite fieure, d'ardeur, d'alteration, & de veilles. Elle rengrege, quand on vse d'alimés trop chauds, desquels elle a pris aussi son estre.

IIII.

De ventosité & d'humeur ensemble.

Quand la Cholique ne procede pas d'vn esprit flatueux seulement, ains aussi de quelque humeur qui est auec, la douleur cesse soudainement pour vn temps, mais elle retourne, ou la nuict ſuyuante, ou le lendemain, ou le troiſieſme iour, tout ainſi qu'auparauant , & principalement lors qu'on a commis quelque faute en ſon viure, ou qu'on a eſchauffé les parties mal à propos.

LOIX,
Pour iuger l'iſſuë de la Colique.

I.

LA Colique extremement vehemente , procedant d'vne cauſe tres-violente, n'eſt pas ſans danger.

Colique dangereuſe.

II.

La Colique n'eſt pas ſi dangereuſe, quand elle ne ſe fait pas ſentir en vn meſme endroit, & que le ventre n'eſt point du tout conſtipé, ains qu'ayant prins des clyſteres, on rend quelque excrement parmy, ou qu'il y ſort quelque vent, dont le malade en apperçoit du ſoulagement. Si le contraire arriue, il y a plus de peril.

La moins dangereuſe.

III.

Entre toutes les ſortes de colique, celle qui tire ſon origine d'inflammation , eſt tres-perilleuſe, pour-ce qu'il eſt à craindre qu'elle ne ſe change en Iliaque.

La plus dangereuſe de toutes.

IIII.

La Colique ſe tourne quelquefois en Paralyſie, Epilepſie melancholie, ou douleur Arthritique, quelquefois en Hydropiſie, & le plus ſouuent en Iliaque paſſion.

En quelle maladie elle ſe tourne volontiers.

LOIX,
Pour bien penſer la Colique.

I.

LA Colique doit eſtre diligemment penſee, de peur qu'elle n'abbate les forces , pour ſa vehemence. Or ſe guarit-elle par remedes qui arrachent ſa racine. Car auſſi toſt que la cauſe eſt emportee, la douleur quitte. Elle ceſſe outre cela en diminuant ou oſtant le ſentiment par anodyns, & narcotics.

Par quels remedes ſe guarit la Colique.

II.

Pour oſter la cauſe de la Colique, il faut laſcher le ventre conſtipé, oſter l'obſtruction, reſoudre les ventoſitez, meſnuiſer, mondifier & cuire la matiere groſſe , viſqueuſe & cruë, adoucir, lauer & raffraichir celle qui eſt acre, corroſiue & chaude, purger, deſtourner & digerer l'vne & l'autre, ſi toſt qu'elle

Ce qu'il faut faire pour la penſer Methodiquement.

fera bien preparee ; & au partir de là corriger l'intemperature
demeuree, & fortifier les parties offenfees. Et fi la douleur preffe trop fort, l'appaifer auec remedes anodyns, laiffant là pédant
ce temps la caufe du mal.　Et pour ofter la caufe & accoifer la
douleur tout enfëble, mefler des narcotics parmy les cathartics.

III.

Il faut icy fuir du tout les medicamens qui efchauffent trop
fort ; pour-ce qu'ils font diffoudre & tourner en vents toutes
les humeurs froides & efpaiffes, lefquelles venans à eftendre
les boyaux, rengregent les douleurs. C'eft pourquoy il eft expedient de les menuifer & cuire, fans extreme chaleur, par l'vfage
des chofes qui n'enflent aucunement. Les narcotics ne doiuent
pas auffi eftre mis en vfage, quand la matiere eft froide, fi la neceffité n'y contraint, & fans y bien aduifer au preallable.　Car
jaçoit qu'ayant induit vn engourdiffement au membre, on ne
fente point le mal pour vn temps, fi eft-ce qu'il tourmente par
apres plus fort : d'autant que l'humeur deuenant plus efpaiffe,
eft renduë mal propre au mouuement, & plus rebelle à l'ex-

pulfion, & fi l'obftruction en eft augmentee.　Mais en matiere
chaude, ils font tres-profitables, non feulement pour-ce qu'ils
affopiffent le fentiment, mais auffi pour-ce qu'ils repriment
l'acrimonie des humeurs mordicantes, & efteindent la chaleur
exceffiue.　Ce fera toutefois encore le plus feur de les mefler
premierement parmy les medicamens qu'on donne par le fie-

ge, & s'ils ne font fuffifans en cefte façon, les faire apres aualler par la bouche. Mais il n'en faut point bailler aux vieilles gës,
ny aux enfans, ny aux femmes groffes, ny à ceux qui ont la chaleur & les forces debiles.

IIII.

Les maux qui font affis aux gros boyaux, ont plus befoin des
remedes iettez dedans par le fiege, que prins par la bouche.

V.

Vne groffe ventoufe fimple appliquee auec grande flamme fur le ventre, eft vn fingulier remede, pour deliurer
foudain ceux qui font tourmentez de la Colique venteufe.
Car on la voit faire merueille, comme fi c'eftoit quelque en-
chantement.

VI.

La faignee pareillement a lieu icy, s'il y a fieure, ou inflammation, ou fi l'vne ou l'autre eft preft de furuenir, comme quäd
la douleur tourmente extremement, & que par la force de la
douleur les humeurs viennent à s'allumer, de forte que la
violence de la caufe coniointe, prouoque l'antecedente,

 moyennant que l'aage & les forces s'y accordent. Il faut ouurir

lors la basilique, & faire le pertuis petit. Et si l'vrine est telle- *on doit ouurir.*
ment supprimee qu'on craigne qu'elle ne remonte vers les
parties nobles, ou qu'il y ait quelque autre peril eminent, l'on
tirera du sang de la saphene, tant pour euacuer la matiere peccante, que pour faire retourner l'vrine en bas.

VII.

Il ne faut point vser de purgations trop fortes, si ce n'est que *Qui sont les purgatifs suspects icy.*
le mal soit extremement rebelle. Quand il y a inflammation,
les purgatifs qui attirent les humeurs à la partie offensee sont à
craindre. La Rheubarbe & les Myrabolans, ne sont point conuenables, pour leur astriction: ny le senné, la casse, la manne, les
pruneaux, ny aucunes choses douces, pour-ce qu'elles causent
des ventositez. L'on fait icy cas des medecines qui ne purgent
pas seulement l'humeur nuisible, ains assopissent aussi la douleur.

VIII.

Le boyau d'vn loup desseiché, la fiente de poulle, & autres *Amulets bon à negliger.*
pareils amulets approuuez des Medecins Grecs & Arabes, se-
ront aussi mis en vsage.

*Pour confirmer ces Loix, ie proposeray icy autant d'exemples, quai ay
distingué d'especes de Colique. Le premier sera de Madamoyselle du Car-
reau, gouuernante des filles d'honneur de Madame la Duchesse de Guise,
que i'ay traicté malade à Mouzon, d'vne Colique venteuse, pendant que feu
Monseigneur le Duc de Guise, faisoit la guerre, autour de Sedan. Le second
d'vn Marchand du Pont-à-Mousson, trauaillé d'vne Colique pituiteuse, &
l'autre d'vn ieune Gentil-homme surprins à Nancy d'vne Colique bilieuse,
pour lesquels i'ay esté autrefois appellé en consultation auec Monsieur Toi-
gnart Medecin de son Altesse de Lorraine, durant que i'estois au seruice de
Monseigneur de Vandemont.*

CONSVLTATIO I.

De Colico dolore flatulento.

Qvi laborantem immaniter excruciat dolor, colicus est, isque flatulen- *Dignotio.*
*tus. Nam præterquàm quòd effectrices flatus causa præcesserunt,
nempe olerum fructuúmque crudorum esus, ac frigidæ potus liberalior, sta-
tus inde progenitus, præ ventriculi præsertim naturâ frigidioris cruditate,
in colo intestino sæpiùs rugire & murmurare obauditur, tàm arctè in eo
conclusus vt nec ab ore nec ab aluo ructu crepitúque erumpere queat, propter obstructionem à duris resiccatísque fæcibus. Vnde ventrem tanta vi
distendit atque diuellit, vt abdomen inflari videatur, sicque ventriculum
premit, vt nauseam vomitúmque prouidet. Adhæc dolor repente suboritus*

est, nec vlla parte fixus, sed vagus & instabilis existit, in variásque ventris
sedes se contorquet, modò in dextrum, modo in sinistrum hypochondrium
insiliens, solutaque enematis aluo, demulcetur atque mitescit, ac quicquid
excrementi per aluum deijcitur, flatus plenum est. Hæc igitur manifesta
sunt doloris ex flatibus in colo intestino coarctatis oborti argumenta. Ex
quibus constat hunc dolorem à crasso, lento ac pituitoso humore intestinis
impacto minimè contractum, multóque minùs nephriticum esse, cùm vterque fixus sit, nec ita clysteribus mitescat, emißisque flatibus demulceatur,
ac nephriticus præterea sensim ingrauescat, sub eóque liberior sit aluus, meiendi difficultas, vrinaque tenuis & aquosa primum cernatur, deinde spissa,
cum sedimento ferè rubro & arenulis. Hìc autem vrinæ tum consistentia,
tum colore contentísque laudabiles sine arenulis, sine pituita luculenter cõ-
mõstrant, neque ad renes neque ad vreteres doloris causam pertinere. Quòd

ad prognosim attinet, vt hoc malum licet atrocißimum ex leui occasione
subitò excitatum est, ita nec diuturno tempore duraturum, sed breui finem
habiturum esse iudica. Non enim adeò contumax & solutu difficile, ac si ex
grauiori causa, vt potè pituita vitrea, crassa & lenta iamdudum in intestinis congesta, illísque tenaciùs adhærescente contractum sit. Nec ita profectò periculosus hic tensiuus dolor existit, quoniam vndique in omnes coli
partes euagatur, vagúsque transcurrit, ac si in vnica parte fixus maneret.

Ne tamen ob vehementiam vires prosternat, quamprimùm curandus venit, remediis causam auferentibus. Ablata quippè causa, simul disparebit.
Præmißis igitur auxiliis ad obduratas in intestinis fæces emolliendas ido-
neis, vt doloris causa summoueatur, malumque radiciùs extirpetur, flatus
modis omnibus discutiendi sunt, frigidiórque ventriculi & intestinorum
intemperies emendanda, ac pars vtraque imbecillior corroboranda, sumptis, admotis ac maximè iniectis remediis, quia quicumque affectus cras-
siora obsident intestina infusis per sedem præsidiis magis iuuantur. Clysteres igitur carminantes frequenter indendi, qui constent ex decocto abro-
ton. origan. puleg. calaminthæ, rutæ, menthæ, mentastri, florum chamæmel.
melilot. aneth. seminum anis. fœnic. carui, cumini, smyrnij, dauci, baccarum lauri, ex hiera picra, benedicta laxat. confectione è baccis lauri, melle
anthosat. oleis anethino, rutaceo, laurino vel nucum. Postea iniectiones ex
vsu erunt ex ℔.j. vini cuiusdam generosi rubri, meracioris, & tepentis, olei
nucum ʒ iij. aquæ vitæ ʒ j. additis interdum olei iuniperi vel rutacei arte
chymica extracti ʒ iij. nonnunquam castorei ʒ ij. Extrinsecùs etiam abdomen iis quæ flatus dißipant fauendum & irrigandum. Ex commemorato
igitur discutientium decocto fotus & insessus parentur: vesica bubula eodem semiplena ventri admoueatur. Ex iisdem oleis, aqua vitæ addita, venter illinatur: Ex clysteris magmate, adiectis oleis, cataplasmata formentur,
hypogastrio superponenda. Sacculi ex milio, sale & seminibus anis. & fœniculi torrefactis similiter adhibeantur. Ampla insuper cucurbitula cum
copiosa flamma toti abdomini affigatur. Flatus enim incantamenti modo discutit, authore Galeno. Castorei vel confectionis è baccis lauri

ʒß. cum

ʒß. cum vino aut hydromelite interdum propinetur. Vinum mulsum (quod claretum vulgus vocat) sæpiùs sumatur. Si perseueret malum , quæ proprietate occulta huic creduntur opitulari , vsurpentur , vt intestinum lupi siccatum , stercus gallinæ , & alia id genus apud Galenum & alios probatos authores commendata. Detur ergò pondus ʒ j. cum vino mulso , aut hydromelite. Ægrotans interim à frigida potu , lactis , fructuum crudorum & aliorum refrigerantium , ac flatuosos spiritus gignentium alimentorum vsu sibi caueat. Vinique meracioris potu , ac reliqua victus ratione calfaciente ac incidente vtatur.

Hæc consulebat Frambesarius , pro nobili matrona D. Carrella , Mozoni laborante anno 1587. mense April.

CONSVLTATIO II.

De Colico dolore à crassa lentaque pituita orto.

Dolor per totum abdomen altè excrucians, dira iugitre termina, ructus, nausea, pituitæ vomitio, alui adstrictio, nullumque à ructibus & flatibus emissis leuamen, nullo in vrinis apparête vitio, indubitata sunt colicæ affectionis signa, quam non simplex flatus excitauit, verumetiam crassa, lenta vitreáque pituita, à frequenti frigidorū ciborum vsu, improbóque victu, satietate, crapula, otio & aliis id genus cruditatem procreantibus causis, in colo intestino sensim copiosior congesta, quæ ipsum corradit, dilacerat, atque in id perforantis terebelli more se insigit. Quod ad prognosim spectat, hic dolor profectò non prorsùs vacat periculo, cùm longè sit grauissimus & à grauissima causa subortus, ac in parte fixus sentiatur, aluúsque ita suppressa sit, vt nihil ferè transmittatur, ac si quandò flatus aut ructus erumpant, nihil inde lenetur æger. Nec idem sane solutu facilis est, nec breui tempore potest extirpari, quòd à crasso viscidóque humore intestinis tenaciùs adhærescente contractus sit. Quamuis enim tensiuus quádoque dolor oboriri etiam videatur ex flatu in intestinis concluso atque coarctato, ipse tamen flatus illîc peculiarem atque fouentem causam habet, crassam lentámque pituitam firmiùs impactam. Ad curationem via & ratione moliendam, crassa, lenta, crudáque intestinorum pituita colici doloris materia, incidenda, detergenda, concoquenda, protinúsque, quia malum vrget, expurganda, euellenda, & discutienda, ac relicta tandem intemperies corrigenda, eadémque opera doloris vehementia lenienda, affectáque pars corroboranda, sumptis, admotis ac maximè iniectis remediis, quæ citrà vehementem calorem hæc præstent, quòd à vehementer calfacientibus diffundantur & in flatus vertantur omnes frigidi & crassi humores, qui intestina distendendo dolores vehementiores efficiunt. Clysteres igitur frequenter iniiciendi, ad attenuandam vnáque extirpandam

Dignotio.

Prædictio.

Curatio.

Kkkk

materiam , ex decocto malu.alth.mercur. florum chamæm.melilot.aneth.
puleg.origan.calamintha, rutæ, absynthij, centaurij minor. seminum car-
tham.anis.fœnic.smyrnij,cumin.baccarum lauri, hiera simplici & interdum diacolocynthidos, vel benedicta laxat.melle rosato & anthosato, oleis.
chamæmelino , anethino , rutaceo. Ac si quandò præ vehementia doloris,
enemata non retinuerit, indendæ glandes erunt,digitos sex longæ, ex melle
sale,colocynthide, & hiera picra confectæ. Et cùm iam satis expurgata pu-
tabuntur intestina, vt quæ multo tempore contracta est in eis vitiosa qualitas tollatur, robúrque accedat, clysmi sæpius infundendi ex sesquilibra vini
cuiusdam generosi, leuiter adstringentis, eiúsque meracioris & tepentis, in
quo interdum castorei ʒ ij.dissolutæ sint.Extrinsecùs verò ad materiæ concoctionem ac discussionem, dolorísque mitigationem, adhibendi fotus &
insessus ex decocto malu.alth.violar.puleg.fœnicul.origan.rutæ,seminum
lin.fœnigræc.florum chamæm.melilot.anethi,similiúmque rerum calfaciendi, incidendi , attenuandi , digerendi ac relaxandi facultate prædita-
rum. Deinde litus circà ventris regionem ex oleis eadem virtute pollenti-
bus, vt chamæmelino,anethino,liliaceo,irino, κeirino, rutaceo , & butyro
recenti, additis seminibus apij & petrosel.galanga & aqua vitæ. Ex decocti magmate, add ijsdem oleis formata cataplasmata, statim à fotu & litu toti abdomini admouenda. Vel sacculi ex discutientibus parati eodem
modo applicandi.Hæc inijcienda admouendáque remedia sunt. Sumenda
item ad præparandam concoquendámque materiam serapia sunt de ʒ.radi-
cibus, de stœchade, de artemisia, aliáque generis eiusdem sine aceto parata,
incidendíque, attenuandi ac detergendi facultate prædita, cum decocto
chamæmeli,origan.thym.hyssop.prassij,absinth.menthæ,galanga,cinamo-
mi,&c. in vino tenui odorifero. Dein ad eandem purgandam pilulis vtendum de hiera, elephanginis, ac similibus phlegmagogis,quæ nec myrobala-
nos , nec adstringentia vlla recipiant pharmaca. Proderit etiam per initia
vomitum facilitare, & naturæ impetum iuuare, hausto raphani & asari
decocto. Tum ad discutiendas noxij humoris reliquias, frigidámque ventriculi & intestinorum intemperiem emendandam,aluúmque roborãdam,
vinum absynthites, aromaticum rosatum, diagalanga, diacyminum , diamoschum,& alia id genus ex vsu erunt, necnon & quæ occulta proprietate
affectioni colicæ creduntur opitulari, vt intestinum lupi, cornu ceruini, &c.
Quòd si dolor non conquieuerit,castoreum etiam ad ʒj.ex aqua mulsa per
vices erit propinandum. Ac si cruciatus vehementior vrgeat , ad narcotica
tandem confugiendum erit , quibus tamen magna cum cautione vtendum
est. Interim in tàm sæuo dolore expugnando, non minorem vim obtinet vitæ,quàm medicamentorum ratio: quandoquidem ea non pauca absumit superuacanea,quæ vix sint medicamentis cessura.Itaque instituendus illi victus euchymus, concoctu facilis ac minimè flatulentus, isque attenuans ac
tenuis.Carnibus vescatur gallinaceorum, columbarum, turturum, perdicum,auicularum,lepusculorum & similium, elixis potiùs quàm assis, ius-
culísque thymum, hyssopus, satureia, maioran. asparagus, fœnicul.necnon

& allia, cepæ, porra & similia olera quæ calfaciūt, incidunt & extenuant, incoquantur. Condimenta insuper addantur, quæ præsertim nucem moscha-tam gingiber & piperis momentum recipiant. Vinum bibat generosum, sed modicè, frigidorum autem alimentorum vsum, satietatem, & quicquid cruditatem parit, cane peius & angue vitet. Hac victus ratione ad vnguem obseruata, commemoratísque præsidiis tempestiuè vsurpatis, spero atrocis huius doloris causam omnem sublatum iri.

Hæc consulebat Frambesarius Pontimussi, pro mercatore Lotharingo, an. 1592.

CONSVLTATIO III.

De Colica affectione ab acri biliosóque humore orta.

MAximus in imo ventre cruciatus, ardorísque sensus, febricula, sitis, vigilia, nausea & vomitiones bilis, quæ malum nihil leuant, vrinæ & stercoris retentio, & alia id genus sæua symptomata, quæ hunc iuuenem picrocholum delicatè antea mollitérque viuentem torquent, manifesta sunt argumenta colici doloris non à flatu, nec à frigido, crasso lentóque humore orti, sed à calida, acri, veréque biliosa materia, inflammationem in colo in-testino, nisi arceatur, breui excitatura, cùm præsertim hic dolor acutißimus, quasi palus illic fixus, videatur, assumptísque esculentis & potulentis cali-dioribus irritetur, ac remediis calfacientibus adhibitis exacerbetur. Inter colicas autem affectiones hæc longè acerbißima & periculosißima est, vt quæ in Ileum transitionem minetur. Itaque illius curationi diligenter in-cumbendum. Ad imminentem inflammationem prohibēdam, vena quam-primùm in gibbero aperienda est. Ac si ex vrinæ suppreßione periculum impendeat, ex malleolo quoque sanguis detrahendus erit. Enemata fre-quenter infundenda, quæ humores acres & erodentes leniendi, eluendi, at-que citrà mordacitatem purgandi vim habeant, qualia comparabuntur ex decocto malu. alth. violar. cichor. lactuc. chamæmel. seminum psyllij, cy-don. alth. lini, fœnigr. hordei integri, diacaßia, hiera picra, vel catholico, saccharo aut melle violato, oleis violar. rosar. amygdalarum dulcium, buty-ro recenti, adipe anseris, gallinæ, anatis, & vitellis ouorum, adiecto inte-rim capite papaueris. Nonnunquam ex liquidiore duntaxat hordeato, aut lacte amygdalarum dulcium, in quibus facchari vel mellis violat. ℥ j. ac butyr. recent. ℥ ij. dissolutæ sint. Quòd si hæc non sufficiant, vt mordax hu-mor vacuetur, purgans pharmacum etiam per os exhibendum erit, ex hiera picra vel catholico, vel caßia. Ad contemperandum feruorem, sedandúm-que dolorem, ex prædicto clysteris decocto, abdominis regio extrinsecùs etiam fouenda & irriganda erit. Mox ex oleo violato, chamæmel. & buty-ro recenti illinenda. Adhæc balneis ex aqua dulci vtendum. Ea enim mi-

Dignotio.

Curatio.

Prædictio.

Kkkk ij

tigare & somnum conciliare possunt. In quem etiam vsum exhibenda sera-
pia violaceum & rosaceum, aliáque eiusmodi quæ contemperare ac vim
mordacium humorum obtundere valent. Si autem dolor nihil remiserit, sed
vehementiùs subinde sæuierit, ad narcoticorum vsum confugere oportebit.
In hoc enim malo, non solùm quod sensum stupefaciant, sed & quia humo-
rum erodentium acrimoniam obtundunt, calorémque immodicum extin-
gunt, opitulantur. Itaque ex catapotiorum de cynoglosso ʒ j. conficiantur
vj. pilulæ, vnáque ante cubitum quotidie deuoxetur. Laudantur purgatio-
nes quibus narcotica fuerint admixta, quia præterquàm quòd materiam
detrahunt, etiam dolorem stupefaciunt, cuiusmodi sunt pilulæ ex pulu. hie-
ra Ꝺ iiij. opij & croci an. gr. j. aut ij. cum vino formata. Aliis etiam cathar-
ticis Philonij Ꝺ j. commisceri potest. Victus ratio insuper refrigerans &
humectans instituenda. Cibo vtendum sorbili, vt ptisana cremore, piscibus
saxatilibus. Ac pro potu, aqua hordei, abstinendum vino, acribúsque omni-
bus. Dixi.

> Consultabat Frambesatius cum D. Tognartio,
> pro nobili iuuene, Comitis Vaudemontani à
> cubiculo, Nancei laborante, an. 1592. mens.
> Maio.

TITRE VI.

DE L'ILIAQVE.

LOIX,

Pour la discerner.

I.

<table>
<tr><td>

Que c'est qu'Iliaque passion.

</td><td>

L'E mal que les Grecs appellent εἰλεὸς, les Latins *voluulus*, le vulgaire, Iliaque passion, est vne obstruction des intestins gresles, qui ferme tellement le passage des excremens, qu'ils ne peuuent nullement sortir par bas. Qui est cause que ceux qui de necessité en doiuent mourir miserablement, les rendent en

</td></tr>
<tr><td>

Pourquoy elle est nommee χορδαψός.

</td><td>

fin par la bouche, en vomissant. Il est nommé autrement χορδα-ψός, pour ce qu'en mettant la main sur le lieu doulotreux, ἢ χορ-δῆς ἅπτεσθαι, il semble qu'on touche vne chorde, tant la partie offensee est tenduë.

</td></tr>
<tr><td>

Pourquoy εἰλεὸς.

</td><td>

Pour ce que ce mal aduient quelquefois par entorse de boyaux, il a esté appellé des Grecs εἰλεὸς, id est voluulus, mot descendu du verbe εἰλέω, id est voluo, verto, d'où est aussi deriué le nom de l'intestin εἰλεόν, où le mal est assis, que quelques vns traduisent l'entortillé, pour ce qu'il fait plus de tour-

</td></tr>
</table>

moyement dedans le ventre que par vn des autres boyaux. Au demeurant ceste maladie est vne torture si extreme, qu'elle est vulgairement appellee, Miserere-mei, comme si le nom estoit deduit d'ιλάω, id est propitius sum, ou d'ιλέωι, misereor .c. auoir pitié.

II.

L'Iliaque est souuent causee d'vne hergne, quand le boyau descendu dans la bourse, ne peut estre remis en sa place : Quelquefois aussi d'vne tumeur contre nature engendree en l'intestin, comme d'vne inflammation si fort accreüe, qu'elle emplit le conduit, & estoupe le passage : Quelquefois de la matiere fecale deseichee & endurcie, pour auoir croupy long temps aux intestins, faute d'aiguillon, d'autant que la bile qui en passant les prouoque à excretion, est arrestee : ou bien du mauuais regime de viure. Elle ne procede guiere d'autres causes.

De quelles causes elle prouiēt.

III.

En l'Iliaque la viande ne descend point du tout en bas, & les clysteres qui ne l'ostent point en haut. Au commencement on oyt du bruit dans les intestins, on sent douleur extreme à l'entour, on a quelque rot vain, & nausee, & si l'estomach est extremement humide. Il y arriue apres vomissement de pituite & de bile; tout ce qu'on boit & mange, combien qu'il soit deuallé aux intestins, si est-ce qu'il en retourne apres infecté de l'odeur de la matiere fecale. Et en fin la matiere mesme (chose horrible à voir) est rendüe par vomissement, quand on est prest de mourir, estant le corps desia froid, & la sueur froide suruenuë.

Signes pour la recognoistre.

IIII.

L'Iliaque arriue volontiers en Automne, pour le mouuement des humeurs qui se fait lors aux parties interieures, à raison de la froideur & inegalité du temps. Car les humeurs subtiles que l'Esté a produit, se retirant durant l'Automne au fond du corps, causent aysément inflammation en quelque endroit des intestins, dont prouient la suppression des excremens au ventre.

En quelle saison elle arriue coustumierement.

LOIX,
Pour iuger l'issuë de l'Iliaque.

I.

LE vomissement, le hoquet, la resuerie, ou la conuulsion suruenant à l'Iliaque, c'est mauuais signe. Car combien que ce soit le propre de l'Iliaque passion, de n'y rien descendre en bas, si est-ce que le vomissement n'aduient pas tousiours, ains

Signes mortels en l'Iliaque.

Ἐμετός, ἢ λὺγξ, ἢ σπασμός, ἢ παραφροσύνη, κακόν.
Hip. apt o. lib. 7.

seulement quand la maladie est mortelle. Si la matiere fecale gaigne le haut, le hocquet arriue, pour-ce que l'estomach ne pouuant souffrir ceste infection, s'efforce (quoy qu'en vain) de la reietter arriere de soy. La resuerie & la conuulsion suruiennent par compassion du cerueau, auec l'estomach.

II.

L'issuë de l'I-liaque.

Ceux qui sont accablez de la passion Iliaque, perissent en fin d'vne mort miserable, rendans la matiere fecale par la bouche. **Paul.**

III.

Que l'Iliaque est moins dan-gereuse aux en-fans, qu'aux vieilles gens.

Ce mal icy est familier aux enfans, toutefois ils en eschap-pent par le benefice de l'humidité naturelle. Il n'est pas si cou-stumier aux vieilles gens, mais quand ils en sont atteints, ils n'en releuent guiere. **Aëtius.**

LOIX,
Pour bien penser l'Iliaque.

I.

Par quel moyë on doit tendre à sa guarison.

POur têter la cure de l'Iliaque, il faut tascher par tous moyës, d'oster la cause du mal, de r'amollir & pousser hors les ex-cremens du ventre endurcis & retenus, de resoudre les vento-sitez; si l'intestin est deuallé dans la bourse, de le reduire en son lieu; s'il y a inflammation, de l'esteindre, & de repercuter, eua-cuer, destourner & dissiper sa matiere, & d'appaiser la cruelle douleur par remedes prins par en haut, iettez dedans par en bas, & appliquez dessus par dehors.

II.

Les medicamës plus propres icy.

Les medicamens donnez par la bouche, sont plus conuena-bles en l'Iliaque, qu'en la Colique, prenant indication de la si-tuation du mal.

Apres la description des preceptes, il faut venir aux exemples. I'en reciteray icy deux tout differens : le premier d'vn habitant de Reims extremement trauaillé d'vne Iliaque prouenuë d'vne rompure, l'an 1589. L'autre d'vn soldat de la compagnie du Seigneur de Ballagny, cruellement tourmenté à Cambray, d'vne Iliaque causee d'inflammation, l'an 1592.

CONSVLTATIO I.

De Iliaca paßione, ab enterocele profecta.

*M*Orbi ſpecies, cauſáque neminem latent. Miſerabilis quippe Ileus ab **Dignotio.**
enterocele præduro in ſcroto tumore conſpicua genitus, ægrotántem
ſæuiter excruciat. Quo fit vt nihil omninò fæcis aluum præter labi queat,
necnon & quicquid eſtur, bibiturque tametſi in inteſtina prouoluitur, hinc **Prædictio.**
tamen poſteà remeet inquinatum ſtercoris nidore. Vtinàm diagnoſi haud
difficilior curatio futura certò præſagiri poßit : Sed quoniam inteſtinum
ynà cum obdurato ſtercore in ſcrotum iamdiu delapſum eſt, eóque quaſi vinculo coarctatum, non facilè hinc retrudi poteſt, nec expeditè ob-
ſtructio liberari. Quod tamen niſi propediem contingat, acerbißima
morte laborans pereat neceſſe eſt, horrendum viſu ſtercus per os reii-
ciens. Quamuis autem exigua ſalutis ſpes reliqua eſſe videatur, curationem nihilominus experiri iuuabit, & nihil eorum prætermittere
quæ arte & cum ratione opitulari queant. Itaque omni conatu enitendum, **Curatio.**
vt obduratæ fæces imprimis remolliantur, malacticis & humectantibus
remediis, partim ſumptis, vt iuſculis pinguibus pullorum, gallinarum, ac maximè veteris galli cum anetho, polipodio & ſalis momento
perfectè cocti. partim iniectis, vt clyſteribus lenientibus, ex malu. alth.
violar. mercurial. cham. fœnogræco & ſimilibus in prædicto iure decoctis,
additis oleis amygdalarum dulcium, chamæmelino, anethino, butyro recenti, adipe anſeris, melle roſac. & ſale. partim adhibitis extrinſecùs topicis, vt chalaſticis linimentis, cataplaſmatis, irrigationibus, fomentis, balneis ex aqua & oleo, in quibus malua, althæa & alia generis eiuſdem decocta ſint. Mox tentandum eſt vt decubitu ſurſum verſus vergente adorna-
ta, delapſum inteſtinum ad inguinum partes retrudatur, atque leniter
citrà compreßionem ligatura faſciáve adhibita contineatur. Summoperè
interim cauendum ne violentiùs inteſtinum impellatur, inflammationis
metu.

Id opinabatur Frambeſarius cum D. Dambraneo
aliiſque medicis Remenſibus, anno 1589.

CONSVLTATIO II.

De Ileo ab inflammatione orto.

*V*Ehementißimus circa vmbilicum dolor, tumor in ſublimioribus **Dignotio.**
inteſtinorum partibus, apparens, chordæ conuolutæ inſtar, inteſtinorum murmur, ructus inanis, nauſea, vomitio frequens, perfectáque ſterco-

ris & flatuum cohibitio, cum febre, ardore, siti ac vigiliis, argumenta sunt Ilei à tenuioris intestini phlegmone orti, quæ iam eousque increuit, vt illius ductum viámque penitùs impleat, adeò vt nihil facis in aluum delabi sinat. Quocirca longè periculosissimus hic affectus est, & à quo pauci admodum liberantur. Ad tentandam tamen curationem, secanda imprimis interna cubiti dextri vena. Deinde cucurbitula inflammatis partibus per ambitum scarificatis affigenda. Mox blandiores purgationes, ex cassia, syrupo rosarum pallidarum, catholico exhibendæ. Ac lenientes clysteres, ex decocto malu. violar. fænigr. seminis lini cum oleo & butyro frequenter iniiciendi. Extrinsecùs quoque ea quæ inflammationibus conducunt, & dolorem leniunt apponenda. Victus ratio insuper tenuissima & refrigerans instituenda.

Prædictio.

Curatio.

Hæc consulebat Frambesarius pro milite D. Ballagniani, anno 1592. Cameraci laborante.

TITRE VII.

DES HEMORRHOIDES.

LOIX,
Pour les discerner.

I.

Que c'est que Hemorrhoïdes. Leurs differences.

LEs Hemorrhoïdes sont tumeurs des veines qui aboutissent au siege, causees par fluxion de sang limoneux & melancholic. Il y en a de diuerses sortes. Car les vnes sont internes & cachees, les autres externes & apparantes, qui saillent hors. Aucunes sont fermees, qui ne iettent point ou bien peu de sang: les autres ouuertes, qui par certains temps en rendent abondamment. De là vient qu'elles sont accompagnees de l'vn ou l'autre de ces accidens, suppression, ou flux de sang, duquel est deduit le nom d'Hemorrhoïde: combien que les veines mesmes qui sont dilatees autour du fondement, & qui espandent le sang, soient appellees aussi Hemorrhoïdes. Au surplus il y arriue coustumierement inflammation, & le plus du temps douleur aux hemorrhoïdes, principalement quand le ventre est dur.

II.

D'où & comment sont causees les Hemorrhoïdes internes.

Externes.

Les Hemorrhoïdes internes où il n'y a point d'enflure apparante, se font d'vn sang melancholic & sereux, qu'vn rameau de la veine porte desgorge presque sans douleur, en allant à la selle, combien qu'il ne soit pas meslé parmy la matiere fecale, ains rendu à part. Mais les Hemorrhoïdes externes prouiennent

uiennent d'vn sang melancholic & grossier, espandu de la veine caue par le rameau Hypogastric autour du fondement, où il
s'amasse en vn monceau, le remplit, & l'estend en forme d'vne
figue, ne pouuant encore sortir hors, pour la durté du lieu. Celles qui sont fermees affligent bien d'auantage, & sont plus enflees, que celles qui sont ouuertes. Les Hemorrhoïdes donc, *Par quels signes*
sont ayfément cogneuës ; les internes à la pesanteur qui est au- *sont cogneuës*
tour du siege, à la difficulté qu'on a d'aller à ses affaires, au sang *les Hemorrhoï-*
qui n'est point meslé auec les autres excremens, & à la purga- *des internes.*
tion qui se fait coustumierement : Et les externes, à la tumeur, *Externes.*
aux bouts des veines qui saillent hors, comme des petites testes
esleuees, semblables aux grains de raisin, ou à vne meure, ou à
vne verruë, ou bien à vne figue grasse entr'ouuerte, monstrant
sa semence, qu'on appelle en Latin *Marisca* : Et celles qui sont *Fermees.*
fermees, à la douleur vehemente ; & celles qui sont ouuertes, *Ouuertes.*
au flux de sang. Et si elles sont auec inflammation, à la douleur *Auec inflam-*
bruslante, à la rougeur, à la tension, à la renitence & à la fieure. *mation.*

III.

La cause continente du flux hemorrhoïdal immoderé, doit *Cause du flux*
estre attribué, ou au sang, qui pour son abondance, subtilité, *de sang excessif.*
ou acrimonie, sort hors auec impetuosité & violence ; ou aux
veines qui sont ouuertes, ou corrodees, ou rompuës. Mais la *De la suppres-*
suppression se fait de causes contraires. *sion.*

IIII.

Τοῖς παρακμά- Les Hemorrhoïdes aduiennent volontiers à ceux qui sont au *Ceux qui sont*
ζουν αἱμορροΐ- declin de leur aage ; pour ce qu'elles se font d'humeur atrabi- *subiects aux*
δες. laire, tombee toute à coup sur les veines qui enuironnent le *Hemorrhoïdes.*
Hip.ap.30.l.3. siege.

V.

Les Hemorrhoïdes sont tenuës pour vn mal hereditaire. Car *Quel mal c'est.*
elles sont coustumieres à certaines familles.

Ce mot αἱμορροΐς i. sanguinis profluuium c. *flux de sang, vient du* *D'où est deriué*
verbe αἱμορροέω, i. sanguinem effundo, sanguinis profluuio laboro, *ce mot, Hemor-*
lequel est composé du nom αἷμα i. sanguis, c. *sang, & du verbe simple* *rhois.*
ῥέω, i. fluo, fundo, c. couler, verser.

L O I X,

Pour iuger l'issuë des Hemorrhoïdes.

I.

Κίνδυνος καὶ **D**Eux choses sont à craindre és Hemorrhoïdes, l'vne qu'il *Ce qu'il faut*
λαύρη ἡ αἱ- n'y suruienne vn flux de sang excessif, l'autre que le sang *craindre és He-*
morrhoïdes.

ne soit du tout supprimé. C'est pourquoy la cure en est difficile. μορραγίας γι-
νομένης, ὥσπερ ἂν κỳ τᾶ αἵματος εἰς τὸ παντελὲς ὀπιχεθέντος. Ὁπι ἐργώδης ἡ θεραπεία, Paulus.

II.

Si l'euacuation du sang qui se fait par les Hemorrhoïdes est αἱμορροΐδων,
noire, elle est bonne, quand la nature du personnage amasse ἀγαδὸν, ὅταν
beaucoup de telle humeur. Autrement ne se faut-il pas accou- ἀκανοῖ τὰ μέ-
stumer à l'euacuation hemorrhoïdale, d'autant que l'vn & l'au- λανα, τυτέςιν
tre excez est dangereux, soit que le sang sorte outre mesure, ou ὅταν ἡ φύσις τᾶ
qu'il soit du tout supprimé. αὶ θρώπε πολ-
λὺ τὸν τοιᾶτον ἀθροίζει χυμον. Gal. sur l'aph. 25. du l. 4. d'Hipp.

III.

Les Hemorrhoïdes suruenans à ceux qui sont affligez de la Τοῖσι μελαρ-
maladie Melancholique, ou de la Nephritique, c'est bon signe. χολικοῖσι κỳ
Car comme la purgation menstruelle est propre aux femmes, τοῖσι νεφριτι-
ainsi l'hemorrhoïdale est-elle profitable aux Melācholics, d'au- κοῖσι αἱμορροΐ-
tant que la rate chargee d'humeur melancholique, s'en deschar- δες ὀπιγινομέ-
ge par les Hemorrhoïdes.   Les reins pareillement vexez de la ναι, ἀγαδόν. Hip. aph. 11.
Nephritique prouenante d'humeur grosse & terrestre, sentent l. 6.
vn grand soulagement, si tost que les Hemorrhoïdes viennent à
fluer.

IIII.

Ceux qui ont les Hemorrhoïdes, ne sont point surprins de Οἱ αἱμορροΐδας
Pleuresie, ny de Peripneumonie, ny d'vlcere rongeante, ny de ἔχοντες, ὔτε
furoncles, ny de therminthes, ny pareillement de lepre, ny de πλευείτιδι, ὔτε
taches blanches ou noires. Au surplus les Hemorrhoïdes exem- περιπνευμο-
ptent la personne de la quarte, de la squinance, & de plusieurs νίη, ὔτε φερε-
autres grādes maladies. Aussi sont-elles profitables aux varices, δαίνη, ὔτε δο-
à la dureté de rate, à la goutte, à l'Epilepsie, & aux indispositions θιῆσιν, ὔτε τερ-
de la matrice, de la vessie & des parties honteuses. μίνθοσιν, ἴσως
ἢ ὑδὲ λεπρηοῖν, ἴσως ἢ ὑδὲ ἄλφοισιν ἁλίσκονται. Hip. en la 3. sect. du 6. des Epid.

V.

Celuy qui apres auoir esté long temps trauaillé des Hemor- Αἱμορροΐδας
rhoïdes, en est tellement guary, qu'il n'y en a pas demeuré vne ἐκδέτη χρονίας
ouuerte, est en danger de deuenir hydropic, ou tabide.   Car les ἱῷ μὴ μίας φυ-
Hemorrhoïdes se font par l'abondance & grosseur du sang, λαχθῆ, κίν-
qui ouure les orifices des veines autour du siege, où le foye or- δυνος ὑδρω-
nairement enuoye la melancholie. Si quelqu'vn donc luy vient πα ὀπιγινέσαι,
à fermer ce passage là, ne laissant pas vne des Hemorrhoïdes ou- ἢ φθίσιν. Hip.
uerte, il est à craindre que l'hydropisie, ou la Phthisie ne s'en en- aph. 12. liu. 6.
siuiue. A cause que ce sang gros & limōneux qui fluoit coustumierement par les Hemorrhoïdes, regorge par tout le corps.
Or s'il se iette sur le foye, & qu'il le surmonte, il esteindra la
chaleur naturelle, par ce moyen la sanguification perira, dont
prouiendra l'hydropisie. S'il se ruë aux poulmons, apres y auoir

rompu quelque vaiſſeau, il y fera vne playe, à laquelle ſuccede-
ra la Phtiſie. Parquoy ce n'eſt pas en vain qu'Hippocrate conſeille de garder pour le moins vne Hemorrhoïde ouuerte, afin
d'euacuer par icelle la matiere limoneuſe & vicieuſe du foye,
principalemēt à ceux auſquels elle a, dés y a long temps, accouſtumé de ſortir par ces veines-la.

VI.

Comme les Hemorrhoïdes fluans moderément, guariſſent
force maladies, & arreſtent celles qui ſont toutes preſtes à venir : ainſi iettans par trop de ſang, engendrent-elles Cachexie,
Hydropiſie & autres grandes maladies.

Comme elles engendrent des grandes mala-dies, quand el-les fluent outre meſure,

LOIX,
Pour bien penſer les Hemorrhoïdes.

I.

IL y a pluſieurs buts à quoy on doit viſer en la cure des Hemorrhoïdes. Car il faut ouurir celles qui ſont enflees, arreſter
celles qui fluent trop, appaiſer la douleur, & eſteindre l'inflammation.

Buts auſquels on doit tendre en la cure des Hemorrhoïdes.

II.

L'on peut hardiment prouoquer les hemorrhoïdes à ceux qui
ſont couſtumiers de les auoir, & qui ſont trauaillez de faſcheu-
ſes maladies; ou bien qui y ſont ſubiects. Autrement n'en doit-
on point faire couſtume. C'eſt pourquoy il ne les faut point ouurir, ſi elles n'ont iamais flué, & ſi elles ne ſont enflees.

Ceux à qui il les faut prouo-quer.
Quand on ne les doit point ouurir.

III.

Si les Hemorrhoïdes fluent deſmeſurément, on les peut arreſter. Mais il ne les faut point reſſerrer tout à coup, ny ſans auoir
au preallable euacué le corps, comme il appartient. Car maints
qui en ont eſté guaris mal à propos, ſont quand & quand tom-
bez extremement malades, comme teſmoigne Hippocrate. Or
ceux-la en ſont guaris mal à propos, qui n'ont point eſté par
fois ſaignez, ny purgez par medicamens laxatifs, ny euacuez par
exercice, & quand on n'en a pas laiſſé ſeulement vne, ains qu'on
les a toutes oſtees. Il faut entendre qu'en laiſſer vne (ſelon Hippocrate) n'eſt autre choſe, que ne la point bruſler, ny couper,
ny coudre, ny putrefier, ny ſecher. Car il y a vn liure des Hemorrhoïdes, où il les bruſle, coupe, coud, putrefie & ſeche toutes. Et pour les bruſler, il n'applique pas le fer ſur la veine, ains
l'approche ſeulement, afin qu'elle ſe roſtiſſe & deſſeche.

Quãd & com-ment il les faut arreſter.

Ἰητρευθέντες
γδ ἀκαίρως ου-
χνοὶ τοῖσι τοι-
τέοισι ἢ βεϼ-
δέως ἤλωσαν,
κỳ ὀλέθρια
ἴτω.
*Hi. ſect. 3. du
3. l. des Epid.*
Ἀκαίρως ἢ θι-
ϼαπεύονται
ταῖς αἱμορροΐ-
δας οἱ μήτε
φλεβοτομύ-
μενοι κτ'
αὐτῶν κρ᾽ν

πεῖοδας, μήτε δὶ ὑπηλάτων, ἢ γυμναςίων κενύμνοι, μήτε κατακλιπόντες ἑξ
μίαν, ἀλλὰ πάσας ἀθρόως ἑξαιρουῦτες. *Gal. au com.*

IIII.

Il faut premierement donner ordre, ſi la douleur importune
fort, de l'appaiſer: Secondement ſi les Hemorrhoïdes ſont ſupprimees, & qu'il en puiſſe reüſſir quelque mal dangereux, de les
ouurir: Tiercement ſi elles fluent outre meſure, de les arreſter.
Car entre les euacuations, celle-la ſeule eſt reputee bonne, qui
ſans affoiblir le corps, ny diſſiper les forces, met hors ce qui eſt
peſant & nuiſible, comme vne charge incommode.

V.

L'on eſt le plus du temps trauaillé des Hemorrhoïdes, pour
l'excez des choſes retenuës, ou iettees hors, qui eſt ordinairement accompagné de douleur vehemente: C'eſt pourquoy la
vraye cure giſt en l'euacuation de ce qui eſt retenu contre nature, & en la reſtriction de ce qui eſt ietté hors contre nature. Et ſi
la douleur preſſe d'auantage, il y faut preallablement remedier,
pour le grand danger qui en peut arriuer.

VI.

Il faut oſter la plenitude, ou la cacochymie du corps, par remedes vniuerſels, deuant venir à l'vſage des topics.

VII.

Ayant eſgard à la partie offenſee, l'on ſe doit abſtenir de toutes choſes acres & mordiçantes. Car il ſe faut bien donner garde d'vn chancre, ou d'vne fiſtule, leſquels ſont ayſément cau-
ſez par l'vſage des medicamens trop forts.

VIII.

Il faut aduiſer de ne point trop reſtraindre ou refroidir le fondement. Car de là s'en enſuit la Paralyſie, ou la cheute du ſiege.

IX.

Quand les medicamens n'ont point lieu, il eſt beſoin de venir
à l'operation manuelle, en liant, bruſlant & mortifiant les veines. Mais à la verité, és longues Hemorrhoïdes la ſection eſt
fort dangereuſe. Car les patiens en meurent, ou tombent en
quelque mal pire que le premier.

*Pour la ratification de ces loix, i'allegueray icy l'hiſtoire d'vn Gentil-
homme Vermandois, ſubiect aux Hemorrhoïdes, qui m'appella en conſultation, au ſiege de Laon, auec Meſſieurs Bertrand, & le Maiſtre, Medecins
du Roy, l'an 1594.*

CONSVLTATIO,

De Hæmorrhoïdibus.

AFfectus qui Dominum laborantem immaniter excruciat, notus est. *Dignotio.*
Conspicuæ enim sunt in ano hemorrhoides, non aperta sed cæca, valdè tumentes, cum inflammatione & atrocißimo dolore, quæ iam à multis annis illi consueuerunt statis periodis erumpere. Oriuntur à copia sanguinis melancholici, ratione temperamenti initio calidi, iam verò frigidi & sicci, ætatis παραχμαζικῆς, craßioris victus, mæroris, cura, autumno præsertim in corpore luxuriantis, quem iecur ad venas sedis deponit. Quod ad pro- *Prædictio.* gnosim attinet, affectus hic longè periculosißimus, eiusque difficillima curatio. Periculum enim ne melancholia, epilepsia, angina, peripneumonia, pleuritis, nephritis, arthritis, quartana febris, aliive grauiores morbi quibus æger est opportunus, ob morbifica materiæ anadromen breui excitentur, nisi hæmorrhoides iamdiu suppreßæ aperiantur. Contrà verò metus est, si apertæ nimium sanguinem profundant, ne refrigerato præter modum hepate cachexiam, hydropem, aliosve lethales affectus pariant. Verumenimuerò si id tantum quod natura graue infensúmque est, velut onus inutile citra corporis infirmitatem & virium iacturam excernant, ægrotantem non modò ab ingentibus cruciatibus quibus in præsentia torquetur liberabunt, sed etiam ab imminentibus morbis priùs commemoratis vindicabunt, nec quos deinceps recensui præter naturam affectus accersent. Quocircà, vt ad *Curatio.* curationem transeant, immanis dolor, ne fluxionem morbificam ingeminet, imprimis leniendus atque placandus est, triplici anodynon genere, primo materiam dolorificam dementibus, secundo topicis inflammationem extinguentibus, postremo paregoricis natiuo calori analogis. Si his remediis dolor non mitigetur, nec tumor discutiatur, aperiendæ hæmorrhoides, cùm præsertim iampridem aperiri consueuerint. Si tandem immodicè fluant, tum erunt cohibendæ. Ad materiam morbificam demendam incidenda primùm basilica dextra ad reuulsionem causæ antecedentis: deinde malleoli vena ad causæ coniuncta amotionem. Cacochymia mox repurganda ex decocto foliculorū sennæ, diluto rhei, diaphœnico, syrupo de fumaria. Aluus item cassia sæpè mollienda, ac mollibus lenibúsque enematis frequenter subducenda, ne arida stercora dum excernuntur, hæmorrhoidas exasperando cruciatus augeant. Mox linimentum ex mucaginis sem. psyllij ʒ iij. vng. popul. ʒij. olei violac. ʒ j. cum ouo integro subactis, goßipio exceptum, parti dolenti admouendum, ad ardorem extinguendum. Violaria etiam in lacte cocta, ad pultis consistentiam, cum tantillo olei rosacei applicanda. Si dolor vrens vrgeat, mucilago seminis hyoscyami in aqua plantag. extracta, vel folia hyoscyami in lacte cocta, cataplasmatis instar, vel Philonium, opium & alia id genus

narcotica in lacte dissoluta erunt adhibenda, vt refrigerando & obstupefaciendo doloris sensum tollant. Sublata inflammatione παρηγορικῶ calore
temperata & natiuo nostro quàm simillima erunt vsurpanda, vt demulceant deliniántque partem affectam quodammodo exasperatam, dulcíque
sensu quem mouent, eius veluti tristitiam, molestiumque sensum aboleant,
suáque tenuitate pariter euacuent, digerant, rarefaciant, extenuent, emolliant, concoquant, & æquabile reddant quicquid crassi & lenti humoris
est particula dolenti impactum. Adhibendi ergò fotus ex foliis althea, floribus chamæmel. melilot. aneth. seminibus lini, fœnigr. in lacte decoctis.
Deinde litus ex oleo amygdalarum dulcium, liliorum, mucagine seminum
lini, fœnigr. althea. Tum mica panis albißimi cum ouorum vitellis in lacte
decocta, addito croci momento, emplastri modo admouenda. Vel cataplasma ex carnis pomorum dulcium sub prunis coctorum ℥ iiij. butyri recent.
℥ ij. adypis anatis & gallina, olei violat. & amygdalarum dulcium an.
℥ ß. lactis muliebris ℥ ij. luteis ouorum ij. addita lini & fabarum farina,
parti tumenti apponendum. Si hæc præsidia malo victa fuerint, aperienda
erunt hemorrhoïdes, val scalpello, vel adhibitis hirundinibus, vel admoto
cataplasmate ex capa sub cineribus cocta cum felle bubulo trita, aut aliis id
genus anastomoticis, non tamen valentioribus, ne cancri, fistula, aliique
difficiles affectus postea superueniant. Si temporis spatio per se non sistan-
tur, sed immodicè ac iusto longiùs sanguinem fundant, sic vt æger paulatim
contabescat, corporísque robur deijciatur, confestim supprimenda erunt,
metu cachexiæ atque hydropis ab immodica vacuatione impendentis. Vt
autem cohibeantur, auertendus sanguis, secta cubiti dextri vena, si vires ferant: sin minùs affixis hypochondrio dextro atque sinistro cucurbitulis.
Necnon & vinculis ac frictionibus asperis manibus ac brachiis iterum atque iterum adhibitis. Quibus peractis, fortis expreßio ʒ ij. rhei electi, vel
myrobalan. in aqua cichory & plantag. infus. cum ℥ j. syrupi rosarum siccarum propinanda, ad vitiosum succum redundantem purgandũ, ac insuper
adstringendum. Catapotia quoque de bdellio ij. vel iij. quotidie vna hora ante
cœnam in eundem finem deglutienda. Exhibendi præterea adstringentes
syrupi rosarum siccarum, myrtillorum, cydoniorum, è ribes, cum aqua stillatitia, plantag. aut oxalydis, aut nymphæa, additis trochiscis de berberis,
de spodio, de bolo, de terra sigillata. Extrinsecùs quoque ea adhibenda sunt
quæ sanguinem reprimere valent, vt encathisma ex decocto plantag. polygoni, verbasci, rosarum rubrarum, rubi, malicorij, balaust. gallarum, glandium baccarum myrthi, sumach, & similium adstringentium, addito vino
styptico. Quòd si ægrotans in eo desidere nequeat, anus cum spongia in prædicto decocto madefacta fouendus, dein illinendus vnguento ex succorum
plantag. sanguinaria & solani an: ʒ ij. aloes, corticis thuris, terra Lemn.
an. ʒ ij. ß. olei myrthini, mastichini & rosacei an. ʒ j. albuminibus ouorum ij. ac cera q. s. confecto. Tum cataplasma ex aloe, thure, bolo Armena,
sanguine draconis, balaustiis, cum albuminibus ouorum subactis compositum, vasis sanguinem fundentibus imponendum. Quod ad victus rationem

spectat, vtendum cibis boni succi ac minimè excrementitiis, refrigeranti-
bus, ac initio quidem morbi laxantibus, vt aluus lubrica reddatur, quò mi-
nor sit in egerendo conatus, sed initio sistendæ profusionis consilio, modicè
adstringentibus, vt hordeatis, prunis cum saccharo coctis, brassica decocto,
iusculis pinguibus, intrybo, cichoris, lactuca, acetosa, portulaca alteratis, car-
nibus omphacio & succo arantiorum intinctis. pro potu, aqua hordei aut
glycyrrhiza. postea verò oriza cum lacte cocta, carne cydoniorum initio
pastus sumpta, vino rubro, austero, styptico, aqua chalybeata perfuso. Sed
iam de proposito affectu satis dictum habeo.

Consultabat Frambesarius, Lauduni, cum medicis Re-
giis, anno 1594. pro nobili viro Veromanduo.

TITRE VIII.

DV MAL DE RATE.

LOIX,
Pour le discerner.

I.

BIen que tous ceux qui sont trauaillez de la rate, puissent *Ceux qui sont*
estre generalement nommez splenics, c'est à dire rateleux; *proprement ap-*
si est ce qu'on appelle ainsi specialement ceux qui ont la rate *pellez splenics.*
enflee contre nature, & encore plus proprement, ceux qui l'ont
endurcie de longue main, de sorte qu'on y apperçoit desia vne
tumeur skirrheuse.

Comme les Grecs appellent proprement σπληνικοὶ καὶ σπληνώδεις & les
Latins, Lienosi, ceux qui sont trauaillez du mal de rate: ainsi les pouuons-
nous bien appeller en nostre langue rateleux.

II.

Les splenics sentent vne pesanteur en l'hypochondre sene- *Marques pour*
stre, & y apperçoit-on vne tumeur dure & renitente, comme *discerner le mal*
s'il y a tension à la rate sans skirrhe, il y apparoist vne tumeur *de rate.*
lasche, & qui cede au toucher; il y a difficulté d'haleine, pour-
ce que le diaphragme, est oppressé par la rate qui est au dessous;
on a plus de peine estant couché sur le costé droit, pour ce que
la partie malade est pendante: la douleur s'estend iusques à la
clauicule gauche, la couleur est plombee, le iour on est importuné de la soif: & incommodé la nuict d'vne sueur qui sort en
abondance: souuent on vient à saigner, les parties honteuses
sont grosses: sur le soir les pieds s'enflent; les veines qui tirent

vers la rate, font noiraſtres : le cuir eſt ord & craſſeux, il y ſuruient des vlceres aux iambes, on a les genciues rongees, & la
bouche puante. La matiere de la tumeur eſt le plus du temps
encloſe dans la rate ſeule, auſſi retient-elle la ſituation & figure de la rate : Quelquefois elle remplit tout l'hypochondre:
Quelquefois elle eſt eſpanduë dans l'omentum, & lors la tumeur paroiſt ſous l'ombilic.

III.

<table>
<tr><td>Siege de la ma-
tiere du mal.</td><td>

Le plus du temps on deuient rateleux, pour l'abondance
d'humeur melancholique, qui remplit la rate. Car ceſte hu-
meur terreſtre qui eſt la lie du ſang, eſtant amaſſee en grande
quantité à la rate, (ou pour-ce qu'il y en auoit beaucoup parmy
le ſang, ou pour-ce que l'euacuation naturelle qu'en fait cou-
ſtumierement la rate dans l'eſtomach, ou par le ventre, eſt ſup-
primee) elle y engendre au commencement vne tumeur laſche.
</td></tr>
</table>

*De quelle cau-
ſe, comment &
quand le mal
de rate aduiët.*

En apres venant à s'eſpaiſſir & endurcir petit à petit, à meſure
que ſa ſubtile partie s'euapore par la force de la chaleur, elle
cauſe non ſeulement vne obſtruction, mais auſſi vn vray skirrhe à la rate. Ce qui arriue volontiers, lors que la tumeur eſt
negligee, ou mal penſee, auec des forts reſolutifs appliquez dés
le commencement. Quelquefois l'inflammation de la rate, n'e-
ſtant ny ſuppuree, ny reſoute, degenere en skirrhe: mais cela eſt
rare, pour-ce que le ſang pur ne paſſe guiere ſouuent iuſques à
la rate, pour y exciter inflammation. Quelquefois auſſi vne humeur aqueuſe & pituiteuſe coulant à la rate, y induit vne tumeur contre nature, principalement à ceux qui demeurent és
lieux mareſcageux & humides, & qui boiuent force eau, & ſe
nourriſſent d'herbages & de fruictages: meſme à ceux qui ſont
ſortis hors de maladies froides, humides & longues.

LOIX,
Pour iuger l'iſſuë du mal de rate.

I.

*Quand la dy-
ſenterie eſt pro-
fitable aux
ſplenies.*

LA dyſenterie ſuruenant aux rateleux, c'eſt bon ſigne; quand
elle ne dure guiere, pour-ce qu'elle fait euacuation de l'humeur peccante.

II.

*Quand elle eſt
dangereuſe.*

Les ſplenics qui ſont ſaiſis de dyſenterie, ſi elle dure trop
longuement, l'hydropiſie ou la lienterie leur ſuruient, & en
meurent, comme teſmoigne Hippocrate. Car iaçoit que la dyſenterie ſuruenant à raiſon de la vuidange des humeurs melancholiques inſerees à la rate, ſoit profitable aux ſplenics: toutefois pour-ce que ceſte euacuation eſt le plus ſouuët deſmeſu-
ree,

Τοῖσι σπλ[...]
δοσι δυσε[...]
είη ἐπιγιν[...]
νη. ἀγαθόν[...]
Hip.aph.48.
l.6.
Ὁκόσοι σπλη[...]
νώδεες ὑπὸ δυ-
σεντερίης ἁλ-
σκον).τὰ τέσσι[...]

οτι ἐπιχρονιω-
νης μακρῆς.
ᾗ δυσεντερίης
ὄρξαν ἐπιχ-
νὲ᾽). ἢ λειεντε-
ρίη. καὶ ἀπό-
λωνται.
Hip. aph. 43.
l. 6.

ree, & nuiſible aux patiens, il nous monſtre tres-bien quelle
eſt l'iſſuë de la longue dyſenterie. D'autant que les boyaux
eſtans offenſez du paſſage des mauuaiſes humeurs, leur faculté
eſt intereſſee, & la temperature de la chaleur naturelle abolie.
Pour ceſte cauſe la lienterie arriue, par le propre vice des inteſtins, & l'hydropiſie, par ſympathie du foye, qui eſt affoibly &
refroidy de l'euacuation exceſſiue. Voyla pourquoy la dyſenterie qui dure trop long-temps, eſt mortelle : quoy que celle qui
quitte bien toſt, ſoit ſalutaire.

III.

Quand le skirrhe de la rate, eſt parfait, il eſt du tout incurable, ſelon Galien.

Quand le mal
de rate eſt in-
curable.

IIII.

Si pour le vice de la rate, la melancholie n'eſt point ſeparee
du ſang, elle regorge quelquefois dans les veines meſeraïques,
dont viennent les hemorroïdes, par leſquelles les perſonnes
ſont exemptees d'vne infinité de maux : quelquefois au foye,
d'où le skirrhe, l'hydropiſie, & autres vices ſemblables prouiennent : quelquefois aux poulmons, dont s'enſuit la phthiſie :
ou au coſté, dont procede la pleureſie : & ſouuent au cerueau,
d'où la maladie melancholique prend ſa naiſſance, quelquefois
croupiſſant aux veines, elle ſe pourrit, & par le moyen d'vn eſprit flatueux paſſant de là dans la grande artere, induit la palpitation de cœur.

Comme diuers
maux procedēt
du vice de la
rate.

LOIX,
Pour bien penſer le mal de rate.

I.

POur tenter la cure, il faut premierement attenuer & deterger l'humeur groſſe & viſqueuſe, qui eſt cauſe de la tumeur,
& deſboucher les conduits eſtoupez : en apres purger par fois, &
reſoudre la matiere peccante, amollir la durté, & fortifier tout
enſemble la partie malade. Mais afin que les medicamens puiſſent auoir entree libre à la rate, on doit deuant toutes choſes
vuider la premiere region du corps, & incontinent apres oſter
la plenitude du ſuc melancholic abondant aux veines, par le
moyen de la ſaignee.

Par quelle ma-
niere il faut
proceder à la
guariſon du
mal de rate.

II.

D'autant que l'humeur melancholique ne peut eſtre deſracinee qu'auec grande difficulté, il faut vſer icy de medicamens

De quels medi-
camens on doit
vſer icy.

forts, & les reïterer souuent, mesme les rechanger de fois à autre, de peur que nature ne s'accoustume en fin à cestuy-cy, ou à
cestuy-là.

III.

Il faut fuir icy les medicamens qui eschauffent & deffechent
outre mesure : & se seruir seulement des remollitifs, qui sans
fort eschauffer, ny deffecher dissoudent & digerent petit à petit ce qui est endurcy ; meslant quelque astringent parmy, pour
conforter la partie.

Vous verrez maintenant ces Loix mises en execution sur vn Rateleux,
qui m'a autrefois appellé en consultation, auec Monsieur de Membel Mede-
cin de la Royne Loyse.

CONSVLTATIO,

De Scirrhoso lienis tumore.

Manifesta in hypochondrio sinistro grauitas, reniténsque durities
cum obtuso dolore ac spirandi difficultate, molestior in latus dex-
trum decubitus, turbulentus somnus, subniger ac sublividus corporis color,
squalida cutis, maligna vlcera quæ in tibijs erumpere consueuerunt, &
alia id genus molesta symptomata, splenicum esse laborantem apertè de-
monstrant, vt cui lien tumore præter naturam eoque scirrhoso iamdiu ob-
sessus esse videatur. Hic autem scirrhus ex contumaci & inueterata ob-
structione traxit originem, quam melancholia in liene copiosior congesta,
nec tempestiuè expurgata tempore crassescens induxit. Is quippè humor
per se crassus & lentus præ copia non venas modò, sed & omnem visceris
substantiam raram & laxam implens ac infarciens, vniuersum lienem in
amplam molem distendit, ac demùm tenui parte caloris vi dissipata magis-
que atque siccescens, adeò tandem obduruit, vt inde scirrhus lienis emer-

Prædictio.

serit. Quod ad prognosin attinet, his scirrhus vt exquisitus nequaquam est,
cum grauis etiamnum sentiatur dolor, ita nec prorsùs videtur immedica-
bilis. quoniam tamen pertinax affectus est, ex contumaci & inueterata
causa subortus, in impuro atque iam malè habito corpore, non nisi difficil-
limè & longo tempore curationem admissurus est. Periculum insuper ne
per hepatis sympathiam hydropem accersat, calore natiuo tandem præ
melancholici succi in iecur restluentis copia obruto & suffocato, vel longa
superueniente dysenteria refrigerato & extincto. Nec minùs metuendum
ne facta melancholia vberioris in maiores venas anadrome, tota sanguinis
massa labefactetur, vnde alij exitiales excitentur morbi, vel corpus atro-
phia sensim exarescat & absumatur, vel dysenteria succedente maligni hu-
moris transitu vlcera in intestinis incurabilia relinquantur, virésque

Curatio.

adeò prosternantur, vt inde mors breui consequatur. Ad tentandam

curationem, craſſus lentúſque humor obſtructionis author antè incidendus
& detergendus eſt obſtructíque meatus aperiendi, deinde materia accuratè purganda diſcutiendáque, durities remollienda, paritérque affecta pars
corroboranda. Sed vt ſplenica medicamenta ad lienem aditum habeant,
prima corporis regio, caſſia vel catholico vel ſaltem clyſtere imprimis repurganda. Deinde ſucci melancholici in toto corpore luxuriantis pleonexia
ſectione vena interna cubiti ſiniſtri demenda eſt. Mox materia morbifica
erit præparanda tum inlepis ex ſyrupo de fumaria, de epithymo, de pomis
redolentibus, bizantino, adiantino, acetoſo, oxymelite, cum duplo aquæ borraginis, lupuli, fumariæ vel ſcolopendrij comparatis : tum apozematis ex
decocto corticum rad. capparum, thamaricis, polypodij querni, apij, oxylapathi, cichorij totius, foliorum ſcolopendrij ceterach, adiant. polythric. chamædryos, chamæpitios, puleg. marrubij, fumar. bugloſſ. borrag. lupul. thymi, epithymi, cuſcut. glycyrr. raſa, paſſul. mund. ſeminum aniſ. fœni. agni,
rutæ rubiæ, ij. florum cardiacorum, geniſtę, & ſyrupis prædictis, vel oxymelite ſimplici vel ſcyllitico compoſitis, quibus per multos dies vtendum
erit, quia humor peruicax, apparatuque difficilis. Apparato humore, reſe-
ratíſque meatibus, frequens exhibenda purgatio, eáque valida, modò potionibus ex ſenna, epithymo, agarico trochiſcato, catholico, hiera diacolocynthidos, vel confectione hamech, aliquæ ex prædictis ſyrupis & decocto
ſplenico inſtitutis: modò pilulis de fumaria, de agarico, fœtidis, Indis, de lapide lazuli. Subinde enim aliis atque aliis vtendum eſt medicamentis, ne
vni tandem natura aſſueſcat. Vt autem reliquus humor diſcutiatur, ac durus tumor emolliatur, affectumque viſcus pariter corroboretur, foris adhibendus fotus ex radicibus capparum & cyclamini, foliis malu. biſmalu.
violæ, parietar. ſcolopend. abſynth. centaurij minoris, betonic. vrtica, rutæ,
ſummitaribus lupul. aneth. ſeminibus lini, fœnigr. alth. floribus geniſtæ,
chamæmel. melilot. roſis rubris, decoctis in aqua, aceti quadrante addito.
Atque illitus ex oleis de capparibus, rutaceo, amygdalino, liliaceo, lotis aceto ſcyllitico, cum adipe anſeris, gallinæ, ſtruthiocameli, medulla ceruj, mucagine ſeminum lini & fœnigræci, & pauca cera. Admonendum poſtea emplaſtrum ex iiſdem concinnatum, additis pulueribus iridis, aſari & cyclamini, cum bdellio & ammoniaco forti aceto ſolutis, vel emplaſtrum de meliloto, de mucilaginibus, diachylon ireatum. Ad viſceris robur conciliandum, opiata inſuper parari poterit ex conſeruis roſarum, anthos, adianti,
& bugloſſi, mithridatio veteri, aromatico roſat. elect. Galeni lætificante,
confectione alkermes, ſyrupo adiantino exceptis, qua vtatur ad craſſitiem
faba, ſub horam ſomni, & in exitu lecti. Quod ad victus rationem ſpectat,
cibis vtendum, qui concoctu ſint faciles & bonum ſuccum tennémque ge-
nerent, & condimentis quæ aperiendi, extenuandi, detergendi, obſtructio-
néſque eximendi vim habeant, acida verò maximè conueniunt. Frequens
capparum eſus imprimis commendatur. Fugienda dulcia omnia, vt lac &
muſtum, necnon & dyſpepta, glutinoſa, craſſíque ſucci alimenta, cuiuſmodi ſunt carnes bubulæ, ſuilla, leporinæ, ceruinæ, legumina, vt piſa, fabæ,

castanea & similia. Bibendum vinum tenue aqua dilutum, in qua ferrum candens sapiùs extinctum sit. Ante pastum moderata exercitatio subeunda. Si qua sit curationis spes reliqua, hac methodo molienda mihi videtur.

Consultabat Frambesarius cum D. Mombello medico Reginæo pro ciue Remensi, an. 1595.

L'an 1608. au mois de Mars ie consultay à Paris auec Monsieur de la Violette, & du depuis auec Messieurs Martin & Durer, pour Madame d'Auenay, trauaillee de cruels symptomes prouenans d'obstruction de la rate.

TITRE IX.

DV CALCVL.

LOIX,
Pour le discerner.

I.

Que la Nephritique est propremēt prise, pour le Calcul des reins.
Que la Lithiase est specialement entenduë du Calcul de la vessie.
Etymologie de l'vn & l'autre mot.

BIen que ce nom νεφρίτις soit commun à tous maux de reins, si est-il toutefois ordinairement approprié à la pierre des reins; pour-ce qu'elle cause des plus cruelles douleurs que tous les autres vices des roignons. De mesme ce nom λιθίασις, iaçoit qu'il signifie generalement toute maladie de la pierre, il est neantmoins le plus du temps specialement prins pour celle qui est en la vessie. Vray est qu'il y en a aucuns qui prennent la Nephritique pour l'inflammation des reins, & la Lithiase pour le calcul qui s'engendre és roignons, ou en la vessie.

Ce nom νεφρίτις est descendu de νεφρος qui signifie le rein. Pareillement ce mot λιθίασις de λιθος, c'est à dire *pierre*.

II.

La matiere du Calcul.
Sa cause efficiente.

La cause materielle du Calcul, est vne humeur grosse & visqueuse, qui court auec le sang & sa serosité aux reins, procedant le plus souuent de cruditez. La cause efficiente est la chaleur excessiue des reins, qui bruslant, dessechant & endurcissant ceste humeur, la transforme en vne pierre. Assez souuent aussi la disposition naturelle des reins à engendrer de la grauelle & des pierres, prouenant des parens. Car ce mal la sur tous est hereditaire. Si bien qu'à maintes le Calcul prend sa naissance aussi tost que les reins. Entre les causes adiuuantes, les excez, l'oysiueté, le long dormir, & le coucher sur le dos, sont les principales.

III.

Le calcul de la veſſie le plus du temps a prins ſon commencement & ſon origine des reins. Car lors qu'ils ſont tourmentez
de douleurs, venant à tomber par les vaiſſeaux vrinaires en la
veſſie, il s'arreſte ſouuent là, pour ſa grandeur & aſperité, &
par l'attachement des ordures qui y ſont appottez, il ſe conglutine, tant qu'il ſoit deuenu vne vraye & parfaite pierre.
Quelquesfois auſſi il eſt premierement engendré en la veſſie,
d'vn ſuc gros & crud porté par les veines auec l'vrine en ſa capacité, lequel reſidant au fond, ainſi que la lie, à force d'e-
ſtre deſſeché par la chaleur du lieu, ſe tourne petit à petit en
pierre.

D'où & com-
ment le calcul
de la veſſie preñd
ſa naiſſance.

IIII.

En la Nephritique l'on ſent vne douleur peſante aux reins,
ſans apparence de tumeur au dehors, tant que le calcul eſt arreſté dans les roignons, & n'en bouge: mais elle eſt poignante
& cruelle, quand la pierre eſbranlee des roignons, ſe prepare vn paſſage par l'vretaire, qui eſt eſtroit, & merueilleuſement
ſenſible; principalement ſi elle eſt quelque peu groſſe inegale, & raboteuſe. La douleur r'engrege toutes & quantesfois
que les reins ſont comprimez, ou de ventoſité, ou de matiere
fecale retenuë au ventre; où quand on ſe couche ſur le coſté oppoſite; ou quand on fait quelque exercice violent; ou quand
on plie l'eſpine du dos. Au ſurplus la douleur eſt fixe & arreſtee
à l'endroit du rein, droit ou gauche, horſmis qu'elle s'eſtend
quelquesfois du long de l'vretaire, iuſques à la gauche, ou au
teſticule qui eſt vis à vis. Mais elle ne vague pas çà & là, en
bruyant au milieu ou autour du ventre, comme fait la Colique;
& ſi ne s'appaiſe pas touſiours, apres auoir laſché le ventre, &
diſſipé les ventoſitez. Le vomiſſement ſuruient, qui allege le
plus ſouuent la douleur. Du commencement il eſt pituiteux,
pour ce que l'eſtomach engendre ordinairement force phlegmes d'vn tas de viandes groſſieres: en apres bilieux & erugineux, le ſang eſtant corrompu par les douleurs & les veilles.
Quand le mal commence à venir, l'vrine eſt claire comme de
l'eau, & ſi on n'en rend guiere, & quelquesfois point du tout.
Puis elle ſort en abondance, eſpaiſſe & pleine de ſable, & ſi on
eſt contraint, pour quelque ardeur qu'on ſent, d'vriner plus
ſouuent que de couſtume. Quand on a trauaillé, & fait quelque
rude caualcade, l'on piſſe du ſang, à cauſe que la pierre alors
pour ſa peſanteur & attrition, foule le roignon, & le deſchire &
eſcorche le plus ſouuent ſans le ſentir. Aucuns ſont encore incommodez d'vn engourdiſſement à la cuiſſe, qui reſpond droit
au rein offenſé, pour la compreſſion des nerfs.

Signes de la
Nephritique.

Ἐς νεφρὸν ὀδύ-
νη βαρεῖα, ὅταν
πληρῶνται σί-
τα, ἐμέεσί τε
φλέγμα. ὅταν
ᾖ πλεονάζωσιν
αἰσθήσιαι, ἰώ-
δεα, καὶ ῥᾴ ες
μῦ γίγονται.
λύονται ᾖ ὅταν
σίτων κενωθῶ-
σιν, ψάμμια τε
πυῤῥὰ ὑφίστα-
ται, αἱματώ-
δες τε ἀρέεσι,
ναρκη μηρῦ τῶ
κατ' ἴξιν.
Hippo. au 6. des
Epid.

V.

Quand il y a calcul en la veſſie, s'il eſt encore petit, l'on ſent
çà & là autour du penil & du perineum vn chatoüillement &
vne demangeaiſon, & quand il deuient gros, vne peſanteur,
qui eſt cauſe qu'on ne peut cheminer par les lieux mal-vnis,
qu'auec peine & douleur, ny encore moins ſauter. L'on eſt
contraint de piſſer fort ſouuent, pour ce qu'on ne peut retenir l'vrine, qu'à grand peine. Et en piſſant le flux de l'vrine tout
à coup eſt interrompu, par le calcul qui ſe preſente au paſſage. Par ainſi la mixtion n'eſt pas faite toute d'vne ſuite, ains eſt
entrecoupee. Et lors on eſt tourmenté d'vne douleur poignante, quelquesfois par tout le conduit de la verge, quelquesfois
au balanus ſeulement, quand le calcul eſmeu par le cours de
l'vrine, preſſe violemment le ſphincter, pour ſortir dehors.
L'enuie d'aſſeler accompagne celle d'vriner, pour ce que la
pierre pour ſa groſſeur, du perineum où elle eſt, picque auſſi
bien l'inteſtin droit, que le col de la veſſie. Quand vne groſſe
pierre a demeuré long temps en la veſſie, l'vrine qu'on rend eſt
blanche, eſpaiſſe & trouble, & ſa reſidence, comme du pus, ou
du morueau. En fin mettant le doigt dans le fondement, ou
pluſtoſt la ſonde dans la veſſie, l'on cognoiſtra aſſeurément au
toucher, ce qui eſtoit doubteux, incertain & fondé ſur la coniecture.

VI.

La Nephritique aduient pluſtoſt aux gens aagez, qu'aux enfans : au contraire les enfans ſont plus ſouuent trauaillez de la
pierre en la veſſie, que les gens de grand aage : & ce pour la diuerſité de la chaleur, qui aſſemble & eſpaiſſit aux grands les
groſſes humeurs, & aux petits les fond & diſſout.

LOIX,

Pour iuger l'iſſuë du Calcul.

I.

LEs pierres qui ſont petites, rondes & douces, paſſent ayſément : mais les grandes, longuettes & rudes, ne peuuent
ſortir hors qu'auec grande violence & extreme tourment.

II.

A ceux qui ſont de long temps accouſtumez à la Nephritique,
les vretaires quelquefois s'eſlargiſſent ſi fort qu'il y tombe des

moyennes pierres par dedans, sans peine, qui autresfois n'y eust plus ou
eussent pas passé qu'auec douleur extreme. Mais ceux qui n'ont moins ayfee.
point encore, ou guere souuent fait essay de la Nephritique,
pour vn bien petit calcul, sont merueilleusement tourmentez.

III.

Si le calcul arresté long temps au passage, vient vne fois à Comme le Cal-
deschirer l'vretaire, il y a danger que les forces ne s'abbatent à cul s'arrestant
la longue, par les veilles & les cruelles douleurs qui s'en ensui- longuement au
uent. passage est dan-
gereux.

IIII.

La douleur des reins prouoquant vne fluxion par les veines Comme la Ne-
emulgentes cause quelquesfois vne inflammation, qui se phritique en-
tourne aucunesfois en abscez : dont prouient l'vlcere des gendre des ma-
reins. Mais l'vlcere se fait encore plus souuent par la pierre ladies fascheu-
enfermee dedans le roignon, laquelle pour sa pesanteur le ses.
froisse, ou à force de frotter le brise & ronge.

V.

Le Calcul tombé du rein, par l'vretaire dans la vessie, Comme apres
s'y arreste le plus souuent, & par vne continuelle affluen- la Nephritique
ce de matiere collee ensemble, se faict en fin la pierre en la le Calcul en la
vessie. vessie est à
cvaindre.

VI.

Le Calcul de la vessie est plus mal-aysé à guarir, que celuy Pourquoy le
des reins, à raison que les medicamens, pour la longueur du Calcul de la
chemin, ne paruiennent pas iusques là, auec leurs forces en- vessie est plus
tieres ; & que la pierre de la vessie est plus dure, que celle des difficile à gua-
reins. rir que celuy
des reins.

VII.

Τὰ νεφρετικὰ Les maux des reins & de la vessie, ne se guarissent pas ay- A qui les maux
καὶ ὁκόσα κτ̄ τ̄ sément aux vieilles gens. Car ils sont fascheux à guarir à des reins & de
κύστιν ἀλγήμα- toutes personnes, tant pour ce que l'action des reins & de la vessie sont
τα, ἐργωδῶς la vessie ne cesse iamais ; & que la guarison demande le re- fascheux à
ἰμάζεται τοῖσι pos : que pour ce que l'excrement acre, qui passe tousiours guarir.
πρεσβύτησι. à trauers, r'engrege l'vlcere, ou l'inflammation, ou quelque
Hip. aph. 6.l.6. autre mal que ce soit : & principalement aux vieilles gens,
pour ce que leurs forces naturelles, sont debiles.

L O I X,
Pour bien penser le Calcul.

I.

Ce qui est requis de faire pour la guarison de la pierre.

VOulant remedier au Calcul, on doit viser à deux buts, l'vn est curatif, l'autre preseruatif. Pour se bien comporter en la cure de la Nephritique, il faut addoucir la cruelle douleur, de peur que les forces ne s'abbatent, & afin de ietter le Calcul dehors, le menuiser, briser & attirer, eslargir, & relascher & rendre glissant le passage de l'vretaire, prouoquer l'vrine, empescher l'inflammation, la fieure & autres symptomes prests à venir. Et à ceste fin ietter par bas, appliquer par dehors & donner par la bouche des remedes lenitifs, & qui ostent la cause de la douleur, & s'ils n'en peuuent venir à bout, vser de Narcotics.

Pour la precaution du Calcul.

Mais pour la preseruation, il est besoin de temperer l'excessiue chaleur des reins, productiue de la pierre, & empescher la generation de l'humeur espaisse & visqueuse, qui fournit de matiere au Calcul, par vn regime de viure refrigeratif, humectatif, attenuatif & detersif. Or si par inaduertance quelque mauuaise humeur s'est engendree au corps, craignant qu'elle ne coule aux roignons, il est necessaire de la destourner & euacuer par bas, auec des purgatifs benings.

Et si d'auanture il s'en est ruë desia quelque quantité sur les reins, de peur qu'elle ne s'arreste & attache là, il est expedient de la secoüer & chasser hors quand & quand par l'vsage des diuretics.

II.

Quand la saignee a lieu en la Nephritique.

En la Nephritique, s'il y a plenitude, si la douleur est insupportable, si pour la grande douleur on craint l'inflammation & la fieure, ou si l'vne & l'autre sont desia presentes, il faut tirer du sang de la veine, qui respond directement au rein offensé.

Quelle veine il faut ouurir.

On ouurira pour la reuulsion, la basilique, par l'aduis d'Aëtius, & pour l'euacuation & deriuation, celle du iarret, par l'aduis d'Hippocrate; ou du moins la saphene, comme conseille Galien.

III.

Quand la purgation a lieu. Quelle elle doit estre.

Quand il y a quelque mauuaise humeur abondante au corps, la purgation est requise, mais elle doit estre legere. Il faut plus vser de clysteres que de medicamens prins par la bouche, prin-

Pourquoy il faut vser principalement de clysteres.

cipalement durant l'accez. Car ils addoucissent plustost la douleur, attendu qu'ils soulagent promptement les intestins & les reins d'vne charge inutile, & qu'ils paruiennent presque iusques

ques

ques aux reins auec leurs forces entieres. Mais il faut bien prendre garde, qu'ils ne soient point trop forts, craignãt qu'ils n'attirent d'ailleurs beaucoup d'humeurs aux intestins, & que les
vretaires n'en soient pressez & tourmentez. Pareillement qu'ils
ne soient point donnez en grande quãtité, de peur que les reins
n'en soient chargez.

Aduertissemẽt sur l'vsage des clysteres.

I I I I.

En la Nephritique il ne faut point vser par trop long temps de
bouillons remollitifs, de peur que les reins n'en soient rendus
lasches & debiles, & par consequent plus enclins à receuoir fluxion, & à engendrer des pierres.

Pourquoy il faut euiter le trop frequent vsage des bouillons remollitifs.

V.

La vehemence de la douleur doit estre mitigee, & les immondices du corps purgees deuant que mettre les diuretics & casse-
pierres en vsage. Autrement ils augmenteroient le mal, en attirant les ordures & les humeurs superfluës de tout le corps, à la
partie malade.

Pourquoy les Anodyns & purgatifs doiuent preceder les diuretics & saxifrages.

V I.

Pour bien vser des diuretics, il faut considerer l'habitude, la
complexion, & la maniere de viure des patiens. Car les diuretics & attenuatifs sont profitables à ceux qui sont gras & pituiteux, & qui font force excez de la bouche: & contraires à ceux
qui sont extremement maigres, secs, bilieux & sobres.

Ce qui est à considerer en l'vsage des diuretics.

V I I.

Les diuretics fort chauds, endurcissent d'auantage la pierre:
mais les tiedes la brisent petit à petit, en l'amolissant; d'autant
que ce qui est tiede est contraire à l'extreme chaleur, qui produit la pierre. Or quand il n'y a point encore de pierre, ou qu'elle n'est guiere grande, neantmoins qu'il y a du grauier auec des
humeurs grosses & visqueuses qui causent obstruction, l'on
peut hardiment bailler alors des diuretics chauds, pour desoppiler les roignons. C'est donc autre chose de considerer la grauelle, autre chose de la pierre qui se fait, ou qui est faite. Pour
ietter hors la grauelle & desboucher les roignons, les diuretics & les detersifs aucunement acres sont profitables: & pour
le calcul qui se fait encore, les remedes qui empescheront son
accroissement, qui detergeront le sable amassé, & attaché ensemble, & qui inciseront, & dissoudront la colle, de quoy il est
conioint: Et pour celuy qui est desia fait, ceux qui amolliront,
& qui auront quelque vertu tiede, pour bien destremper la chaleur acre & mordicante, qui a formé & parfaictement cuit la
pierre.

Les diuretics nuisibles, & ceux qui sont profitables à la pierre.

Quand les diuretics chauds sont conuena-bles.

Remedes propres pour vui-der la grauelle.

Pour le calcul qui se fait.

Pour celuy qui est fait.

V I I I.

Tous les remedes qui prouoquent l'vrine à bon escient, net-

Les diuretics

requis pour faire sortir le sable des roignons.

Ceux qui brisent les pierres solides.

toyent les reins & les vaisseaux vrinaires, en detergeant & incisant, & par mesme moyen iettent hors le sable, & dissoudent & emportent les pierres nouuellement conglutinees. Mais ceux qu'on tient auoir proprement vertu de rompre les vrais calculs, durs & massifs, attenuent & incisent, sans chaleur, ny secheresse notable. Car vne trop grande chaleur cuit & endurcit d'auantage la pierre formee, & en passant emmene auec soy aux reins toutes les superfluitez qui se t'encontrent aux chemins. De là vient que l'vrine est quelquesfois supprimee, & quelquesfois renduë claire & luisante. Entre ces casse-pierres, le ius de limons, la racine d'ozeille, d'asperge, de gramen, de bardane, la betoine, le ceterach, & les cheueux de Venus, tiennent le premier rang. Il y en a d'autres qui par leur aspreté detergent la superficie du calcul, & à force de frotter le mettent en pieces, comme le verre bruslé, les coquilles d'œufs, & le lithospermon. Et si s'en trouue encore d'autres qui font cela par proprieté, comme la pierre Iudaïque.

IX.

Comme l'vsage des diuretics froids est plus seur que des chauds.

Soit pour se depestrer ou se garantir du calcul, il ne faut pas vser de diuretics chauds, sans grande consideration, pour ce qu'en eschauffant les reins, ils augmentent l'intemperature procreatrice de la pierre. Il semble à voir qu'ils font presentement du bien, pour ce qu'ils vuident force sables: mais il en reüssit apres vn dommage, d'autant que la cause du mal en demeure plus grande. C'est pourquoy l'vsage des diuretics froids est plus seur.

X.

Comme il faut penser la pierre en la vessie.

Il faut penser la pierre qui est en la vessie, comme celle des reins: mais auec des remedes plus forts, pour ce qu'elle est plus dure, & plus esloignee de la bouche, par où les medicamens sont prins. Si toutesfois elle est grande & fort dure, il est besoin, pour la tirer hors de la vessie, de faire tailler le patient par vn operateur expert.

Pour preuue de ces loix, i'allegueray icy l'exemple d'vn Gentil-homme Vvallon, extremement tourmenté de la Nephritique, pour lequel ie fus appellé en côsultation auec le Medecin de son Altesse de Parme, l'an 1592. à Neuf-Chastel en Normandie, pendant le siege de Roüen.

CONSVLTATIO,

De Nephritide.

ACerbißimus cruciatus quo laborans diſtorquetur, Nephritis eſt, à
calculo in dextro rene concreto exitum per vreterem affectante orta.
Dolor enim grauis in renis dextri ſitu iampridem fixus, interdum ad coxendicem vſque vel ad teſtem qui è directo iacet, vreteris tractu protenſus, ſpina dorſi difficilis inflexio, decubitus in aduerſam partem magis
quàm in ægram moleſtus, femoris quod è directo eſt ſtupor, vrina principio tenuis & aquoſa, deinde craſſa & arenoſa, nonnunquam cruenta,
quandóque ardoris quodam ſenſu ad crebriùs meiendum proritans, pituita biliſque vomitio, & alia id genus antegreſſa ſymptomata, certißima
ſunt calculi in rene geniti indicia, qui craſsiuſculus, inæquabilis ac ſcaber
dum per anguſtum vreterem iam denoluitur, viámque ſibi patefacit, hunc
magna vi dilatans atque dilacerans perquàm immaniter excruciat. Huius
porrò materia craſſus eſt, & viſcoſus humor in renem pariter cum ſanguine eiuſque ſero excurrens, qui ex cruditate proceßit, efficiens verò cauſa immoderatus eſt renum calor, qui humorem adaſſans, ſiccans & obdu-
rans eum cogit in lapidem, non inſita renum arenoſa calculoſáque conſti-
tutio à parentibus contracta, cùm hi nephritide nunquam tentati ſint, nec
vitium proinde hæreditarium ſit. Adiuuans autem cauſa eſt otium, ſom-
núſque diuturnus decubitu ſupino. Hæc morbi diagnoſis. Quod ad prog- Prædictio.
noſim attinet, calculus hic grandiuſculus, ſalebroſus, & aſper haud facilè
poteſt exturbari, cùm nullus adhuc lapis excluſus ſit, qui anguſtam vreteris viam dilatarit. Itaque metuendum ne vel in via diutiùs hæreat, vel
in renis cauum remeet. Si enim diutiùs illic permaneat, magis magiſque
vreterem dilacerabit, tantáque tormenta inferet, vt vires præ doloris ſæ-
uitia & vigiliis tandem proſternantur, in hac præſertim prouecta ætate.
Sin autem in renis capacitatem remigret, cruciatus acerbitas ad tempus
quidem conquieſcet, verùm nephriticus dolor deinceps vel acerbior ex interuallis rediturus eſt, quoties videlicet calculus aßiduo arenularum appulſu auctus, denuò proſiliet, ſeque inferet in vreteris caput. Metus præterea ſubeſt ne accerſita per emulgentes venas fluxione, inflammatio excitetur, attritúque lapidis vlcus immedicabile in rene tandem inducatur.
Ac licet quidem lapis tempore in veſicam prolabatur, verendum tamen
adhuc ne illic ſubſiſtat, & aßiduo materia appulſu, in veſica calculum
coagmentetur. Nec ſi veſica ceruicem obſtruat, minus impendet ex vrina
ſuppreßione periculum. Adeò vt calculus, vt & quilibet renum & veſica
morbus, in ſene præſertim, nec ſit à periculo tutus, nec facilè curationem

Curatio.

admittat, vel ipso Hippocratis testimonio. Hactenus de morbi dignotione
& præsagitione : superest vt quid agendum esse videatur ad moliendam
curationem aperiam paucis. Multi in ea proponuntur scopi, dolor quippè
intolerabilis vel è vestigio leniendus & demulcendus est, ne vires dey-
ciantur : lapis vt deturbetur comminuendus, deterendus & attrahendus:
vreteris via dilatanda, relaxanda, lubricanda, vrina cienda, inflammatio, febris reliquáque imminentia symptomata prohibenda: ac magna
tandem curatio adhibenda, ne nouus in posterum calculus gignatur in re-
nibus indéque nephriticus dolor repetat. Quos medendi scopos conseque-
mur inyciendis, adhibendis, exhibendisque remediis paregoricis, cau-
sámque doloris auferentibus. Ad nephriticum ergò dolorem mitigandum,
calculique in vretere subsistentis facilitandam adiuuandámque excretionem, clysteres frequenter infundendi, qui excrementa in intestinis deten-
ta renes comprimentia euacuent, alumnque emolliant, ac vreteris viam
relaxent, renésque iuuent, ex decocto mal. alth. violar. mercur. parietar.
berula, florum chamæmel. melilot. anech. ficuum pinguium, sem. anis. fœnic. carui, seminum iiij. frigid. maior. cassia fistulari, melle violato, terebinthina, butyro recenti, oleis amygdalarum dulcium, violae. chamæmel. anethin. è scorpionibus aliísve generis eiusdem comparati. Nonnunquam ex solo oleo communi, vel amygdalarum dulcium, lini & chamæmelino ad leniendum duntaxat dolorem indendi erunt clysmi. Alua
subducta, protinùs secanda, Hippocratis consilio, vena poplitis, aut malleoli, vt monet Galenus, vel ex Aëtij sententia, cubiti interna è directo
renis laborantis, vt, dempta plenitudine renes premente, leuetur dolor, simúlque fluxio, inflammatio febris ex acerbo dolore ingruens arceatur.
Fotus quoque & insessus tum ad compescendum dolorem nephriticum,
tum ad comminuendum calculum parandi, ex radicibus althæa, raphani, petroselin. Macedonici, fœnicul. eryngij & bardana, cum malua, parietaria, berula, pimpinella, betonica, nasturtio, chamæmelo,
origano, lauro & iunipero. Ex quorum deinde magmate addito pol-
line seminum althæa, lini & fœnigræci, seseleos & dauci, cum axungia cuniculi & anseris, oleóque scorpionum, cataplasma concinnandum
est, parti dolenti admouendum. Vel ex parietaria, berula & similibus cum butyro, aut oleo scorpionum & amygdalarum dulcium frixis cataplasma minori apparatu applicandum. Illitus præterea ex oleo liliaceo, amygdalino, chamæmelino, violaceo, è scorpionibus, circa lumborum pubísque regionem, ad meatus laxandos ac facilitandum calculi
descensum conueniet. Affigenda insuper cucurbitulæ sine scarificatu,
à dolenti loco ad inguen oblique descendendo secundum vreteris situm,
vt lapis in vesicam attrahatur, frictiones item exilientes calidis deorsum adhibendæ. Vtque magis acceleretur calculi descensus, dura equitatio, validáque exercitatio subeunda. Præter hæc inyicienda adhiben-
dáque subsidia, blanda etiam pharmaca sæpiùs exhibenda, vt cassia cum
saccharo violato, ad aluum blaniter subducendam & lubricandam viam.

Et terebinthina Veneta in aqua halicacabi lota, vt molliat, angustos meatus aperiat, vrinámque cieat. Oleum item amygdalarum dulcium recens citrá ignem extractum, ad ʒ ij. vel iij. cum vino albo & aqua parietaria, ad molliendam & lubricandam viam assumendum. Anodyna quoque nostro calori analoga, vt lac asininum & caprinum, decoctum florum chamameli, in quo syrupus de althæa dissoluatur, & alia id genus ad doloris sedationem porrigenda. Quibus victis narcotica quæ refrigerando & obstupefaciendo doloris sensum tollunt, ex vsu erunt, vt Philonij ʒ j. vel decoctum seminum iiij. frigid. maior. cum seminis papaueris ʒ ij. addito syrupo papauerino. Instituenda insuper iuscula ante pastum, quæ constent ex decocto malu. bismalu. violar. brassicæ rubræ, herniariæ, pimpinella, & saxifragiæ, radicum petrosel. fœnicul. asparag. oxalyd. lappæ maioris, cicerum rubrorum, seminis althææ, cum oleo aut butyro multo, & cæteris, quibus non modò molliendi & vias dilatandi, verumetiam calculum frangendi vis inest. Præscribenda item apozemata, electuaria, pulueres & opiata, ex iis quæ propriè calculum solidiorem comminuere traduntur, cuius generis sunt quæ attenuant, incidúntque nullo calore, nulláque siccitate insigni, vt radices oxalydis, rubi, asparagi, graminis & personatæ, betonica, adiantum, asplenū, quatuor semina frigida maiora & minora, fructus halicacabi, succus limonum. Et quæ asperitate sua calculi summam faciem abstergunt & attritu comminuunt, vt vitrum combustum, ouorum testa, milium solis. Quæque occulta proprietate sunt saxifraga, vt lapis Iudaicus. Hic autem summaperè vitanda sunt diuretica valdè calida. Præ nimio enim calore concretum calculum magis excoquunt & obdurant, obitérque quacumque mediis viis obhærescunt, superuacanea in renes deducunt, vnde vrina vel supprimitur, vel tenuis præterfluit. Quæ verò emolliunt & tepidam quandam vim habent, vt maximè attemperetur calor acer, mordax, squalidior, qui est opifex calculi, compactor & excoctor, apprimè vtilia sunt. Hæc ad ægrum paroxysmo liberandum. Ne autem nephriticus dolor postea recurrat, prohibenda noui calculi generatio. Ad hanc prohibendam, victus ratio obseruari debet, quæ refrigeret & humectet, simulque detergat & extenuet citrá manifestum calorem, vt immoderatior rerum calor calculi genitor contemperetur, nec crassus viscidúsque succus in corpore procreetur, qui gignendo calculo materiam subministret, ac vtraque adeò mali causa remoueatur. Itaque pullorum gallinaceorum, columbarum, vituli, aliorumve animalium iuuenum carnes, ex lactuca, malua, althæa, aut ex hordeo mundato elixa, vel assæ edantur in succo limonum vel oxalydis, vel omphacio vel aceto macerata vel intincta. Vinum album tenue & abundè dilutum bibatur. Bellaria quoque parentur ex capparibus, asparagis, lupulo. Item acetaria ex pimpinella, saxifragia, coronopo hortensi, cæterísque similibus oleo & aceto probo maceratis. Vitentur autem cibi omnes crassi & obstruentes, vt carnes suilla, bubula, & ferina, præsertim sale condita. Item pisces squammosi & aquis lutulentis innutriti, leguminúmque omne genus tum recens tum siccum, panis pravè coctus, caseus, omnésque fructus

crudi, vinum crassum & nigrum, asperum vel dulce, aqua lutulenta, cere-
uisia. Abstinendum etiam ab alliis, cepis, porris, sinapi, piperatis, acribus,
ac rebus denique omnibus præter modum calfacientibus. Exercitio medio-
cri indulgeat, nec interdiu dormiat, nec noctu in renes decumbat. Quòd si
vel exacta viuendi lege obseruata vitiosus humor ob prauam viscerum dia-
thesim in corpore gigni videatur, ne ad renes fluat, frequenti pilularum ele-
phanginarum, cassiæ, terebinthinæ & similium lenientium catharticorum
vsu accuratè per aluum auertendus & euacuandus est. Ac si fortè eius
nonnihil ad renes irruerit, ne illic subsistat impingaturque, confestim excu-
tiendus diureticis frigidis, ac maximè vino alkekengi. Ad arenulas tamen
si quæ postea succrescant deturbandas, obstructionémque liberandam, diu-
retica calida, & quæ acriuscula sunt, vt ρυπτικὰ, securè vsurpari poterunt.
Ad calculi autem præcautionem nullum efficacius præsentiusque reme-
dium, tempestiuo aquarum Spadensium vsu, cùm vtramque calculi cau-
sam, calidam renum hepatisque intemperiem, & crassos viscidosque humo-
res ex quibus gignitur adimant. Hac methodo nephritidis curatio & præ-
cautio mihi videtur instituenda.

Consultabat Frambesarius cum medico Ducis
Parmensis pro generoso Belga, apud No-
uum-castellum Normaniæ, anno 1592.
mense Februar. laborante.

Titre X.

DE L'ISCHVRIE, DYSVRIE
ET STRANGVRIE.

LOIX,
Pour les discerner.

I.

Que c'est qu'Is-
churie.
De quoy elle est
causée.

ISchurie est vne entiere suppression d'vrine, causée d'astriction ou d'obstruction du col de la vessie, ou des deux vretaires. Car si le passage d'vn vretaire seulement est bouché, l'v-
rine n'est point arrestee, pour-ce qu'elle coule par l'autre. Mais
quand tous les deux sont estoupez, ou restrecis, elle est du tout
supprimee.

　　Ce mot ἰσχουρία est composé du verbe ἴσχω. Sisto. c. arrester, & du
nom οὖρον. vrina. c. vrine.

II.

Marques pour

Quand le col de la vessie estoupé retient l'vrine, vne continuelle enuie de pisser, contraint de faire vn extreme effort, qui *discerner si elle* ne profite de rien ; il y a tension & douleur au penil, pour l'a- *prouient d'ob-* bondance d'vrine amassee en la vessie, & ayant mis la sonde de- *struction du col* dans, on rend quantité d'eau, dont le patient est allegé. Mais si *de la vessie.* la suppression d'vrine procede d'obstruction des vretaires, le *ou* malade a esté auparauãt fort tourmenté de la douleur des reins, *des vretaires.* & sent ordinairement vne pesanteur aux lombes, il n'a pas grãde enuie de pisser, le penil ne luy fait point mal, quoy qu'on le presse, & n'y apperçoit-on point de tumeur ; la vessie est vui- de, de sorte qu'en mettant la sonde dedans, il n'y sort point du tout d'vrine.

III.

L'obstruction se fait le plus du temps au col de la vessie, ou *De quelle cause* par vne pierre, qui s'est fourree dedans ; ou par vn tubercule *se fait l'obstru-* charneux ou calleux, qui y est suruenu, apres vne chaude-pisse. *ction au col de* Elle n'est pas si souuent causee de grosse humeur, ou de pus, ou *la vessie.* de sang caillé. Car ces choses-là n'arrestent pas long temps au chemin, ains sont aisément poussees hors, par le cours & impe- tuosité de l'vrine. Aussi l'obstruction se fait-elle souuent aux *Aux vretaires.* vretaires par des calculs grandelets entassez dedans : Et pro- uient rarement de grosse humeur, ou de grumeau de sang : & en- core plus rarement d'inflammation ou de pus.

IIII.

Dysurie est vne difficulté de pisser, qui aduient quand l'v- *Qu'est-ce que* rine est renduë à grand' peine, & auec extreme tourment & *dysurie.* douleur. La cause est en l'vrine, ou au col de la vessie : en l'vrine, *De quelle cause* lors qu'elle est deuenuë trop acre, ou par vne maniere de viure *elle prouient.* trop chaude, ou à cause de la bile qui est meslee parmy, ou pour l'acrimonie du pus, prouenant d'vn abscés creué. Au col de la vessie, lors qu'il est escorché, ou enflammé, de sorte que l'vrine en passant le pique trop fort.

Ce mot δυσουρία est composé de la particule δύς, qui signifie *ægrè, difficulter, c.* à grand' peine, difficilement, & du verbe οὐρῶ, *vrinam reddo, mejo. c.* pisser.

V.

Quand l'vrine est renduë goutte à goutte, on l'appelle Stran- *Qu'est-ce que* gurie, laquelle se fait aucunefois auec quelque effort, mais *strangurie.* sans douleur, aucunefois auec extreme douleur & espoin- *Comment elle* çonnement. Celle qui se fait sans douleur, procede de mes- *se fait.* mes causes que l'Ischurie, hors-mis qu'elles sont plus legeres, *De quelles* pour-cé qu'elle est comme vne ischurie imparfaite. Mais *causes elle* celle qui est accompagnee de douleur poignante a les causes *prouient.* d'ischurie, & de dysurie meslees ensemble. Car entant qu'elle distille goutte à goutte, elle tient de l'Ischurie: & entant qu'elle bruste & pique, elle retire à la dysurie.

Ce mot σραγγυεια est composé du nom σὰγξ, γγος i. *gutta, stilla,* c. goutte, & d'ἔερν, i. *vrina.* c. vrine. C'est pourquoy il est interpreté en Latin *stillicidium vrinæ,* c. distillement ou degoutement d'vrine.

VI.

A quel aage elle arriue;   La strangurie & dysurie arriuent volontiers aux vieilles gens. Car d'autant que les forces sont debiles, ils ont les reins le plus du temps oppilez de pierres, qui s'y engendrent, lors que les superfluitez grosses & visqueuses arrestees là, deuiennent dures & calleuses. Τοῖσι πρεσβυ-τῇσι σραγγυ-είαι. δυσυείαι. *Hip. aph.* 31. *l.* 3.

VII.

En quel temps;   La strangurie se fait ordinairemēt durant les secheresses, pource qu'il s'y engendre lors force humeurs bilieuses au corps, qui rendent l'vrine plus acre. Εν τοῖσιν αυχ-μοῖσι, σραγγυ-είαι. *Hip. aph.* 16. *l.* 3.

VIII.

En quelle saison de l'année.   La strangurie aduient coustumierement en Automne, pour l'acrimonie de l'vrine, procedant des mauuaises humeurs, qui estoient auparauant exhalees & euacuees par les sueurs, & lors pour le soudain changement qui se fait de la chaleur en froideur, retournent auec l'vrine à la vessie. Τῦ φθινοπώρε σραγγυρίαι. *Hip. aph.* 22. *l.* 3.

IX.

A quelles maladies elle suruient.   La strangurie suruient à l'inflammation de l'intestin droit, & de la matrice, pour la sympathie de la vessie auec ces deux parties voisines; & à la suppuration des reins, pour l'acrimonie du pus qui descend en la vessie. Επὶ αρχῳ φλεγμαίνοντι. καὶ επὶ υστέρη φλεγμαινύση. καὶ επὶ νεφρι-σιν εμπύοισι. σραγγυρίη επι-γίνεται. *Hip. aph.* 58. *l.* 5.

LOIX,
Pour iuger l'issuë de la retention & acrimonie d'vrine.

I.

Combien l'on peut viure, lors que l'vrine est du tout supprimee.   Qvand la vessie est pleine d'vrine, le patient ne peut viure plus de quatre ou cinq iours, si elle n'est vuidee: d'autant que l'vrine qui est vne fois tombee dans la vessie, ne peut remonter, à cause que le pertuis est de bihay. Car tant plus la vessie est estenduë pour la plenitude, d'autant le passage est-il rendu plus estroit. Mais quand les deux vretaires sont tellement bouschez, qu'il n'y descend rien dans la vessie, la vie peut bien estre

estre prolongee iusques au douziesme iour, pour-ce que la serosité retourne en haut dans les veines.

II.

La suppression d'vrine prouenuë de sang caillé, est pernicieuse. Car il s'en ensuit coustumierement flestrissure & pourriture aux parties interessees.

III.

L'acrimonie d'vrine perseuerant longuement, menace vlceration des conduits vrinaires.

LOIX,
Pour bien penser la suppreßion, la difficulté & le distillement d'vrine.

I.

POur guarir la suppression d'vrine, il faut oster la cause de l'obstructió, auec des medicamens prins par haut, iettez dedans par bas, & appliquez par dehors.

II.

En l'ischurie, il se faut du tout abstenir des remedes qui prouoquent l'vrine, de peur que la vessie ne soit trop estenduë par son abondance.

III.

En la difficulté & distillement d'vrine, il faut addoucir l'acrimonie du mauuais suc, r'affraichir l'ardeur, & purger promptement la cacochymie, auec des benings laxatifs, comme la casse & le syrop de roses palles, & des clysteres lenitifs.

IIII.

Quand l'vrine est trop acre, si le corps est bien charnu, & qu'on se doute d'inflammation, il faut ouurir la basilique.

Pour approbation de ces Loix, ie reciteray icy l'histoire d'vn Chanoine de Sainct Quentin en Vermandois, extremement tourmenté de strangurie, pour lequel i'ay esté appellé en consultation auec le sieur Herbin Medecin du lieu, l'an 1588.

CONSVLTATIO,

De Stranguria.

Dignotio.   STranguria hæc summo dolore excrucians, à calculo vesicæ cervici inserto ac hærente, exitum quærente oritur. Vnde obstructo ferè ductu, vrina præ bilis permistione acrior non nisi guttatim, & magno cruciatu reddi potest. Incumbentis siquidem grauitatis pondus quod in perinæo percipitur incedenti valdè molestum, assidua meiendi ac desidendi cupiditas, emictio non continuata, sed intercisa, vrina alba, crassa & turbida, cum mucoso sedimento antehac emissa, dolorque nephriticus quo laborans fuit aliquandò distortus, certa sunt calculi in vesica consistentis indicia. Calidior item iecoris & renum intemperies non modò calculi, verumetiam bilis prouentum faciens, acriores vrinæ causa est, notaque manifesta.

Prædictio.   Quod ad prognosim attinet, metus est, ne obuiam magis impulso calculo, meatu prorsus obstructo, vrina tandem omninò supprimatur, ac ne in vesicæ collo penisque ductu exulceratio, tum à contundente lapillo,

Curatio.   cum ab vrina acriore fiat, quam atrox ille dolor portendit. Quamobrem curationi diligenter incumbendum. Ad hanc moliendam meatus vrinarius relaxandus & dilatandus, emictionisque dolor pariter leniendus insessu, ac fotu partium obscœnarum ex remollientibus comparato, aut anodynis, vt ex lacte tepido. Lubricanda item via oleo amygdalarum dulcium sumpto & iniecto. Litu ex oleo Scorpionum, & suctu penis lapillus attrahendus. Admouenda pubi parietaria frixa oleo scorpionum permista, ad sopitam expultricem facultatem excitandam. Vrina acrimonia demulcenda syrupo violato, althææ, limonum vel alio refrigerante, & emulsione seminum frigidorum maiorum. Iniectione item ex mucagine seminum psyllij & cydoniorum in aqua plantaginis extracta. Quòd si lapillus per penis ductum extrahi nullo modo possit, cubanti supino succussatis cruribus, immissove cathetere, in vesicam regerendus, vbi in calculum insignem possit grandescere. vixque postea in pudendi meatum incidet. Ac si molestus illic fuerit, ad sectionem confugiendum erit. Lapide autem hac vel illa ratione exerto, instituenda viuendi lex, quæ prohibeat ne alter subinde renascatur. Dixi.

Consultabat Frambesarius Samarobrinæ, cum D. Herbino, pro Canonico Sanquintiniano, anno 1588.

TITRE XI.

DE LA GONORRHEE.

LOIX,
Pour la difcerner.

I.

GOnorrhee eſt vn flux de ſemence qui ſe fait petit à petit, contre la volonté, ſans l'vſage de Venus, ſans ſonges charnels, ſans tenſion de la verge, auec peu ou point de deleĉtation, ou chatoüillement. La debilité des parties ſpermatiques en eſt cauſe. De là vient que la ſemence ne peut eſtre retenuë, iuſques à tant qu'elle ayt acquis coĉtion, eſpaiſſeur & blancheur; aïns eſtant encore cruë & claire comme de l'eau, s'eſcoule continuellement contre la volonté. C'eſt pourquoy la Gonorrhée ſuruient couſtumierement à ceux, qui deuãt auoir attaint l'aage parfait, ſe ſont trop addonnez au plaiſir Venerien. Car les parties genitales en deuiennent ſi foibles, que par longue accouſtumance les humeurs du corps y decoulent de toutes parts en abondance. Combien que le nom de Gonorrhée ſignifie generalement tout flux de ſemence, ſoit qu'il ſe face auec plaiſir, chatoüillement, & tenſion de la verge, pour la grande quantité ou acrimonie de la matiere ſemenciere, ſoit qu'il aduienne ſans enuie de copulation, ny demengeaiſon, ny tenſion de la verge, par reſolution de la vertu retentiue des vaiſſeaux ſpermatics, pour auoir ioüy trop ſouuent, ou hors temps & heure de la compagnie des femmes.

Ce mot γονόῤῥοια eſt compoſé du nom γονός, *i. genitura*, c. ſemence & du verbe ῥέω I. *fluo*, c. couler: de ſorte qu'il ſignifie *genitura profluuium*, c. flux de ſemence.

II.

Quand en ſongeant au plaiſir charnel la ſemence ſort hors abondamment, non cruë comme de l'eau, mais cuite & elaboree, ny inſenſiblement, ains auec grande deleĉtation, cela eſt vulgairement appellé pollution noĉturne, en Grec ὀνειρωγμός. L'abondance ou la chaleur & acrimonie prouocant nature, ou la grande force des parties ſpermatiques, en eſt cauſe : attendu qu'elle ſe fait touſiours auec volupté, & qu'elle aduient ſouuent aux gens chaſtes & continens.

Du nom ὄνειρος i. somnium. c. songe, est deriué le verbe ὀνειρώττω i.
somnio propiè res venereas. c. songer à luxure, d'où est deduit ὀνει-
ρωγμὸς i. libidinis imaginatio, & genituræ per somnium emissio.
c. dardement de semence en songeant.

III.

L'on appelle Gonorrhée virulente, autrement chaude-
pisse, quand il sort insensiblement des vaisseaux spermatics, aussi bien en veillant qu'en dormant, vne sanie blanchatre, iaunatre, ou verdoyante, laquelle venant auec le temps à se pourrir,
acquiert vne telle acrimonie, qu'elle ronge & escorche le conduit de la verge en passant, & y cause vne ardeur & douleur poignante, quand on rend l'vrine, & fait erection de la verge, d'autant que l'inflammation la tend si fort, que le patient sent comme vne chorde qui luy tire le membre contre bas. Elle prend

sa naissance d'vne copulation impudique, quand il s'en esleue
quelque maligne vapeur aux parties spermatiques, & principalement aux prostates, glandes molles & lasches, situées au col
de la vessie, où les vaisseaux seminaires finissent : lesquelles
estans vuidees & eschauffées par l'acte Venerien, en sont tellement infectées & soüillées, voire enflammées & vlcerees, que
la matiere de la semence n'est pas plutost paruenuë là, qu'elle
s'eschauffe, se pourrit, & corrompt & se tourne en vne sanie virulente, qui est incontinent apres iettée hors, non seulement pour
la debilité de la vertu retentrice des parties genitales, prouenant de la côpagnie de quelque femme gastée, mais aussi pour
ce que la faculté expultrice est éguillonnée sans cesse par l'acrimonie & vilaine pourriture de la matiere.

IIII.

La matiere virulente qui aborde aux glandes prostates situées à la racine de la verge, y engendre volontiers vlcere, auec
inflammation.   Le pus sanieux qu'on iette continuellement,
est vn signe demonstratif d'vlcere : & l'erection de la verge,
auec l'extreme difficulté de pisser, & ardeur d'vrine, vn argument tres-certain d'inflammation.

V.

La Gonorrhée trauaille aussi bien les femmes que les hommes, voire encore plus souuent, pour ce que leur semence
est plus crüe, plus claire, & plus coulante. Elle s'escoule sans
chatoüillement quelconque, non pas continuellement, ny
tous les iours, comme au flux vterin, ains par interualles. Et si
ne vient pas du creux de la matrice, mais des vaisseaux spermatics au col de la matrice : au surplus elle est blanche, sereuse &
exempte de mauuaise odeur & d'acrimonie, & en petite quanti-

té. La Gonorrhee virulente leur arriue beaucoup plus souuent, que la simple, pour auoir habité auec vn homme gasté. Ce qui en sort, coule sans cesse, comme au flux vterin : toutesfois il est plus espaix, & paroist tantost blanc, tantost iaune ou verdoyant, & sent mauuais, & si est acre & corrosif. C'est pourquoy l'on ne l'apperçoit guiere sans vlcere aux parties honteuses. Encore par ces marques-la ne pourroit-on pas bonnement discerner la Chaude-pisse d'auec le flux de l'amarry : mais bien par celles-cy : Sçauoir est, qu'elle ne procede pas de la matrice, comme il fait, ains des vaisseaux spermatics, & qu'à l'arriuee des menstruës elle ne cesse point, ains auec icelles & incontinent apres perseuere tousiours de mesme, au contraire du flux muliebre, qui quitte à la venuë des mois, & quelque temps apres. D'auantage que les signes de verolle se manifestent, & qu'on ne voit aucuns indices du flux de matrice.

Signes pour
discerner la
Chaude-pisse
d'auec le flux
vterin.

LOIX,
Pour iuger l'issuë de la Gonorrhee.

I.

VN trop grand escoulement de semence, sans cohabitation, & sans imaginations charnelles, par succession de temps, consomme tellement la personne, qu'elle tombe toute en chartre. Car d'autant que la semence est deriuee de toutes les parties, & principalement des nobles, son flux continuel affoiblit, amaigrit & desseche entierement tout le corps, les esprits estans en fin espuisez auec le sang.

Comme la Gonorrhee fait
venir la personne tabide.

II.

La Chaude-pisse negligee est cause de la verolle, le seminaire de la contagion venant à gaigner le foye & les autres parties nobles. Car les exhalaisons putrides, malignes & virulentes, esleuees des parties genitales en haut par les veines, arteres & nerfs, souïllent & infectent de leur venimeuse contagion les parties nobles du corps, & incontinent apres toutes les autres. Au surplus elle engendre vne vlcere en la verge, qui est coustumierement longue, & qui ne se guarit presque iamais d'elle mesme. Et quand elle est contemnee, il y bourgeonne quelque tubercule charneux en maniere de verruë, où l'ordure amassee au dessus deuient dure & calleuse, estoupant le coduit du membre viril. D'où vient la suppression d'vrine, laquelle arriue assez souuent aussi sans carnosité ny callosité, pour l'enflure & inflammation du col de la vessie, & des prostates.

Côme la Chaude-pisse par nõchalance engẽdre la verolle,

Vlcere en la verge.
Carnosité.

Callosité.
Retention d'vrine.

III.

Quand le flux virulent eft fupprimé contre nature, il s'y engendre le plus du temps vn abfcés au dedans, quelquefois autour du tefticule, en l'epididyme; quelquefois au perineum, lequel eftant percé, iette de la matiere.

LOIX,
Pour bien penfer la Gonorrhee.

I.

SI la Gonorrhee prouient de la debilité des parties fpermatiques, il faut conforter & referrer : Si elle procede d'abondance de matiere femenciere, euacuer par faignee, ieufne, exercice, & s'abftenir de vin, de viandes fort nourriffantes & flatueufes, & de toutes chofes qui augmentent la femence: Si elle arriue pour fon acrimonie, purger & addoucir : S'il y a ardeur & inflammation, raffraichir & temperer l'embrafement. Au furplus, s'il y a vlcere côiointe, deterger & confolider: Et fi la douleur contraint, affopir & endormir le patient.

II.

Si la Gonorrhee eft virulente, il ne la faut point arrefter temerairement, de peur qu'elle n'engendre la verolle, ou vn abfcés, ou quelqu'autre mal.

III.

En la cure de la Chaude-piffe, l'on fe doit propofer plufieurs buts. Car il faut euacuer, deftourner, deterger & refoudre la matiere virulente; corriger la malice; chaffer la pourriture; efteindre l'ardeur; adoucir l'acrimonie de la douleur; corroborer les vaiffeaux fpermatics; arrefter le flux, quand il dure trop longuement; & empefcher les fymptomes prefts d'arriuer.

IIII.

Il faut fuir icy les purgatifs trop forts, de peur qu'ils n'augmentent l'acrimonie de la matiere, & qu'ils ne rengregent l'inflammation & l'vlcere.

Afin d'efclaircir ces loix, ie raconteray icy trois hiftoires remarquables; la premiere d'vn ieune Caualier Neapolitain, trauaillé de Gonorrhee, pour lequel i'ay efté autresfois appellé en confultation auec le Docteur Gonzales Medecin du Prince d'Afcolie: La feconde d'vn Maiftre Moyne, fubiect à la pollution nocturne; qui nous fupplia de luy en donner noftre aduis par efcrit: La troifiefme d'vn ieune Gentil-homme François, tourmenté d'vne Chaude-piffe au fiege de Laon, qui me pria d'en communiquer auec Monfieur d'Alibous, premier Medecin du Roy.

CONSVLTATIO I.

De Gonorrhœa.

Qvi hunc adolescentem exercet præter naturam affectus, gonorrhœa *Dignotio.* est, cùm citra Venerem, citra libidinis insomnia, citra pudendi tentiginem, ac præter voluntatem assiduè semen nullo oblectationis sensu profundat. Huius causa est spermaticorum vasorum imbecillitas ab immodica intempestiuáque Venere contracta, quæ nec concoqui nec retineri semen potest tantisper dum coquatur atque crassescat, sed crudum, aquosum & liquidum effluit. Quod ad prognosin attinet, id malum nequaquam negli- *Prædictio.* gendum est. Cùm enim diutiùs perseuerat, omnes corporis partes emaciat, debilitátque, spiritibus cum sanguine simul abeuntibus, sicque hominem tabe tandem consumit, vt ait Celsus. Curatio roborantibus sumptis & ad- *Curatio.* motis perficienda remediis. Foueantur igitur lumbi & pubes decocto adstringente, calfaciente, & exiccante, ex verbena, mentha, & fœniculi ana .M.j. balaust. malicorij ana ℥ j. seminum agni casti & rutæ ana ʒ ij. in vino styptico. Deinde paretur vnguentum ex olei mastichini, olei de mentha ana ℥ j. ß. olei de castoreo ʒ ß. succorum verbena, menthæ & fœniculi ana ℥ j. seminum viticis, rutæ, fœniculi ana ʒ ij. nucis moschat. caryophyll. castorei an. Ð j. ceræ q.s. pro litu lumborum & rubis, à fotu, quò vasa spermatica roborentur, seminis materia coquatur, reddatúrque ex crudo, tenui & aquoso crassum & elaboratum sperma. Vtatur syrupo ex succis menthæ, verbena & fœniculi, & saccharo confecto: atque optima imprimis victus ratione. Intereà rei Venereæ vsus omninò interdicatur. Hæc videntur mihi in præsentia ad therapiam sufficere.

Consultabat Frambesarius Stratiponti, cum medico Principis Asculani, pro generoso adolescente, anno 1591. mense Decemb.

CONSVLTATIO II.

De Onirogmo, pro quodam Monacho.

Hæc frequens Spermatis per insomnia libidinis, cum voluptate pro- *Dignotio.* fusio, quam Græci ὀνειρωγμὸν vocant, præ sanguinis copia & acrimonia, Venerisque illecebris animo obuersantibus contingit. Nam cum phantasia quæ nobis potissimùm dormientibus fingit somnia, obiecti alicuius, vt formosæ fortassis interdiu visæ aut cogitatæ mulieris specie mouetur, ser-

Prædictio.

uentes humores & spiritus in corpore exuperantes ad pudenda compellit,
ac naturam ad excretionem proritat, quæ animæ magis, quàm corporis sanitati nocumento est, cùm nullam corpori noxam, sed conscientiæ culpam

Curatio.

inurat. Ad curationem igitur moliendam, inuiolato sanctissimo continentiæ perpetuæ iureiurando, demenda sanguinis copia seminis materia, ex-
tinguendus eius feruor, remouenda Veneris illecebra. Ad sanguinis plenitudinem detrahendam vena basilica sæpè secanda, ieiunium frequens
instituendum, laborandum, vigilandum. Vitanda quæ plurimùm nutriunt, vt panis siligineus, omnis caro glutinosa, oua, omniáque inflantia,
vt eruca, bulbi. Ad leniendam sanguinis acrimoniam, extinguendósque
libidinis ardores, exhibenda frequenter cassia in bolos concinnata, rhabarbaro addito. Vtendum iusculis lactuca & portulaca alteratis: Conseruis nymphæa & rosarum, cum seminibus lactucæ & portulacæ, atque syrupo papauerino. Abstinendum vino meraciori, acribus, vt pipere, sinapi.
Cubandum in latus alterutrum super-stratum non valdè molle, euitata
formá decubitus supina, plumeáque culcitra. Lumbi oleo rosato & nym-
phæato, vnguento Galeni refrigerante illinendi. Dein linteum succo solani
& semperuiui vel oxycrato imbutum eidem regioni admouendum. Nec
alienum erit plumbeam laminam lumbis circumdare. Balneum aquæ frigidæ erit etiam ex vsu. Vt remoueantur nocturnæ Veneris imagines, fugienda mulierum consuetudo, imò & illarum effigies à pictoribus expressæ,
lectiones Poëtarum lasciuorum, obscœna verba, colloquia impudica, aliáque id genus lenocinia, quibus animus ad libidinem illicitur. His remediis, seruato castitatis voto, nocturna pollutio compescenda est.

CONSVLTATIO III.

De Gonorrhœa virulenta.

Dignotio.

Conspicua sunt in hoc iuuene indicia virulentæ gonorrhœæ. Sanies
quippè subcitrina, interdum virescens, fœda & grauolens per co-
lem cum dolore & acrimonia continenter effluit, excrucians in meatu præ
penis exulceratione mordicatio, ingensque ardor meiendo sentitur, vrina
cum difficultate redditur, erigitur pudendum at velut fune subtenditur.
Idque malum ab impura Venere contractum est, tetro quodam halitu in
partes spermaticas atque imprimis in prostratas glandulas è concubitu ina-
nitas & excalfactas per cæcos meatus serpente. Quod ad prognosim atti-

Prædictio.

net, hæc fœda illuuies luem Veneream minatur, nisi maturè illi occurra-
tur, vel aliquem præter naturam tumorem per anadromem futurum, si temerè sistatur, vel si diutius per penem feratur, vlcus tam altè excauatum,
vt curare vix possit: ac neglecto vlcere hypersarcosim, ab eáque vrinæ sup-
pressionem. Quæ omnia vt præcaueantur, accuratá diligentiá huius exi-

Curatio.

tiosi symptomatis ineunda curatio est. Ad hanc methodo instituendam,

fœda

fœda materia imprimis vacuanda, deriuanda, detergendáque est, deinde
phlogosis extinguenda, dolorísque acrimonia demulcenda, tum virulen-
tia serpens discutienda & coercenda, luésque Venerea ingruens prohibenda, postea penis vlcera ad cicatricem perducenda, postremò affecta partes
roboranda, perseueransque fluor compescendus. Vt virulenta materia vacuetur ac per aluum sensim deriuetur, cassia, rheo, catholico, vel alio le-
niente cathartico per epicrasim purganda est. Neque enim vehementiora
cathartica hic conueniunt. Mox exhibenda semel atque iterum terebinthina Veneta in aqua plantaginis lota per se, vel ex oleo amygdalarum dulcium recens sine igne extracto, ad malignam saniem detergendam, arcen-
dámque putredinem. Ad vasorum autem spermaticorum phlogosim restin-
guendam, ex vsu erunt emulsiones ex amygdalarum dulcium ℥ j. seminum
iiij. frigid. maior. ana ℥ß. seminum lactuc. portulac. papau. an. ʒ ij. in
mortario marmoreo tritis affusa paulatim aqua decocti hordei ad ℔ j. pro
iij. vel iiij. dosibus, manè & vesperi sumendis, in quibus dissolui poterunt
syrupi de althæa ad leniendum, violatus & nymphæatus ad impensiùs refrigerandum, ac demum myrthinus ad profluuium immoderatius coercen-
dum. Lac etiam bubulum recens mulctum, addito saccharo rosato sumendum, & in penem inijciendum, ad detergendum, refrigerandum, leniendum & mitigandum dolorem. Vrgente dolore in lacte muliebri diacodij
Ð j. vel opij gr. j. vel ij. dissoluenda, pro iniectione: vel, ℞. mucaginis seminum psyllij, cydonior. plantag. lactuc. hyoscyami vel papaueris albi, in
aqua solani, plantag. cucurbita, malu. violar. vel rosarum extracta an.
℥ ß. lactis muliebris ℥ j. trochiscorum alborum Rhasis camphoratorum in
puluerem redactorum ʒ j. misce, pro iniectione. Pudendum etiam in lacte
in quo verbascum decoctum fuerit, immergendum. Ad contemperandum
præterea incendium, regio lumborum, pectinis & perinæi illinenda cerato
Galeni refrigerante, addita camphora, vnguento nutrito, populeo. A litu
lintea oxycrato ex aceto & aquis plantag. solan. semperuiui & rosarum
imbuta lumbis applicanda. Balnea etiam aqua dulcis, in qua flores violarum & nymphæa, semina frigida maiora & minora decocta fuerint, profutura sunt. Ad veneni altiùs radices agentis, magis magísque in dies ser-
pentis seminarium extirpandum & excutiendum, eiúsque cacoëthiam
coërcendam & edomandam, sicque contagiosam luem præcauendam, vtendum per aliquot dies decocto ligni sancti, vel sarsa parilla, admouendúm-
que extrinsecùs emplastrum de Vigo. Ad penis vlcera ad cicatricem perducenda, hypersarcosim & ischuriam alioqui excitatura, priùs detergenda sunt, iniectione ex aqua decocti hordei, vel sero lactis cum modico saccharo, vel ex hydromelitis simplicis ℥ iiij. cum syrupi rosarum siccarum
& de absynthio ana ℥ ß. Deinde consolidanda, iniectione ex lactis muliebris aut caprini vel ouilli ℥ ij. sarcocolla Ð j. amyli, cerusa lota ana Ð ß.
ter aut quater in die repetita. Affectæ tandem partes roborandæ, proflu-
uiúmque sistendum vsu iuleporum ex syrupis & trochiscis stypticis para-
torum, litu ex cerato santalino, vnguento Comitissæ, fotu, insessu & inie-

Pppp

Etione in penem, ex decocto exiccante & adstringente, verbasci, absynth:
mentha, rosarum rubribalaust. nucum cupressi, sumachi, berberis, mali-
corij, & similium in aqua fabrorum. Quod ad victus rationem spectat,
vitanda omnia quæ sanguinem excalfaciunt alimenta. Carnibus vtendum
elixis potiùs quàm assis, coctisque cum oxalyde, lactuca, portulaca, hordeo
mundato, quatuor seminibus frigidis contusis & similibus. Pro condimen-
tis, succo mali citrei, arantij, punici, aut omphacio. Abstinendum vino.
Vice vini aqua hordei, ptisana, aut aqua cum saccharo & cinamomi mo-
mento cocta propinanda. Exhibenda manè hordeata, quibus semina iiij.
frigida maiora, granáque papaueris albi contusa nodulo inclusa fuerint in-
cocta, ad refrigerandum, demulcendum & detergendum. Hæc ad perfi-
ciendam virulentæ huius gonorrhæ curationem necessaria esse arbitror.

Consultabat Frambesarius cum D. Albosio Archiatro
Regio, pro generoso iuuene Bruariæ, prope Laudunum, mense Iulio, anno 1594.

TITRE XII.

DES FLVX EXCESSIFS DE L'AMARRY.

LOIX,
Pour les discerner.

I.

Quelles femmes sont subiectes à trois sortes de flux.

LEs femmes particulierement sont subiectes à trois sortes de flux. L'vn leur arriue tous les mois, quand elles sont bien reglees ; dont vient qu'il est dit Menstrual, des Grecs καταμήνια: L'autre suruient en leur accouchement, que les Grecs nomment λόχια. Le troisiesme est desordonné, lequel faute de nom propre, est communément appellé en Grec ῥοῦς γυναικεῖος, en Latin *fluor muliebris, vel vterinus,* vulgairement fleurs blanches.

Les femmes nomment leur flux menstrual, Mois, pour ce qu'estans saines elles ont ceste euacuation tous les mois. Les autres l'appellent leur temps, pour ce qu'il retourne ordinairement en certain temps. D'autres leur Sep-maine, à cause qu'il continüe le plus souuent l'espace de sept iours. Autres leurs purgations, à raison que tout le corps se purge par ce moyen-là. Au-tres leurs fleurs, d'autant qu'elles precedent la conception, comme les fleurs des plantes sont leur fruict.

II.

Quand la pur-

La purgation menstrualle outrepasse les bornes de nature &

de santé, quand il s'y vuide plus de sang que de couſtume; ou gation menſtrualle n'eſt pas naturelle, ny ſalubre. qu'elle dure plus long temps, ou qu'elle eſt plus frequente, ou qu'elle ne retourne pas à iour prefix.

III.

Quand les menſtruës fluent deſmeſurément, la couleur de- Signes pour cognoiſtre ſi la purgation menſtrualle outre-paſſe la meſure. uient laide, les pieds s'enflent, les forces du corps s'abbatent, l'appetit ſe perd, la coction des viandes en eſt intereſſee, & apperçoit-on en fin tous les accidens, qui ſuiuent ordinairement le flux de ſang exceſſif.

IIII.

La cauſe du flux menſtrual exceſſif, doit eſtre imputee au La cauſe du flux menſtrual exceſſif. La maniere de cognoiſtre s'il eſt fait par ouuerture, ou rupture, ou eroſiõ des vaiſſeaux. ſang qui peche en quantité ou qualité, ou aux vaiſſeaux qui ſont ouuerts, rompus ou rongez. Quand les vaiſſeaux ſont ouuerts ou rompus, le ſang ſort tout à coup auec impetuoſité & eſmotion. Mais s'ils ſont rongez, il s'eſcoule peu à peu, auec grande douleur. Ils s'ouurent le plus du temps pour la plenitude & ſubtilité du ſang, principalement en Eſté, en païs chaud, & quand la femme eſt accouſtumee à vne maniere de viure chaude, & qu'elle a vſé beaucoup de fois de bains chauds. Ils ſe rompent le plus ſouuent en vn faſcheux & difficile accouchement, quand l'enfant ou trop grand, ou tourné de trauers, eſt pouſſé hors auec trop grand effort, ou nay auant terme : ou bien pour quelque autre violent mouuement. Ils ſe rongent par l'acrimonie du ſang bilieux, ſereux ou ſalé. Or cognoiſt-on la Cacochymie à ſes propres marques, mais ſur toutes à la couleur du ſang, en regardant les linges qui en ſont ſouïllez. Car ſi l'on les void teinĉts de couleur palle, blanche, ou noire, on tire de là argument de la Cacochymie bilieuſe, pituiteuſe, ou melancholique.

V.

Les purgations que les Grecs appellent λόχια, ſont bien aiſees Comment les purgations de l'accouchᵉᵐᵉⁿᵗ ſont di... à diſtinguer d'auec les autres flux de l'amarry, attendu qu'elles ne viennent qu'apres l'enfantement : & qu'elles comprennent toutes les vuidanges qui ſe font depuis la naiſſance de l'enfant, & la deliurance de l'arriere-faix, iuſques à la fin de la geſine.

VI.

Le flux ſpecialement appellé Feminin eſt different du Men- En quoy le flux Feminin eſt different du Menſtrual. ſtrual, d'autant que ce n'eſt pas le ſang pur, ains quelque humeur corrompuë qui ſort, non à iour prefix, mais continuellement, ou ſans ordre, ny limitation de temps. Laquelle eſt tantoſt claire & blanchatre, comme du petit laiĉt, ou du coulis d'orge mondé; tantoſt iaune ou palle; tantoſt verdoyante; & le plus ſouuent ſi cuiſante & bruſlante, qu'elle eſcorche preſque toutes les parties qu'elle touche. Au surplus elle fent quelquefois mauuais, & quelquefois n'a point de fafcheufe odeur. Tellement que la fubftance, la couleur & l'odeur des chofes qui fortent, monftrent l'efpece du flux. La caufe qui engendre inceffamment l'humeur corrompuë, confifte quelquefois en la matrice, quelquesfois aux parties nobles. Car quand les entrailles refroidis, ou oppilez, ou fkirrheux ont fait venir les femmes enflees & bouffies, & remplit leur corps de crudidez ; l'humeur corrompuë efparfe en diuers endroits, tombe fouuent dans la matrice, & prenant fon cours par là, purge le corps. Et fi ce mal la n'attaque pas feulement les femmes aagees, mais auffi les pucelles qui ont les palles couleurs. L'autre caufe dependant de la matrice, n'eft pas fi frequente, qui eft ou vne intemperature, le plus du temps froide : ou vne debilité prouenant de groffeffe, ou de trauail d'enfant, ou de contufion : ou vne vlcere demeuree apres vne inflammation, ou apofteme. Car la matrice offenfee pour ces occafions-la, ne digerant pas bien fon aliment, engendre beaucoup de fuperfluitez, qui efchappent & fortent hors. Or eft-il aifé de recognoiftre où gift la caufe. Car fi elle a fon fiege en la matrice, le flux eft moindre, & apperçoit-on les indices de fon vice : mais fi elle tire fon origine des parties nobles, ou de tout le corps, le flux eft abondant, & fi les marques de leur indifpofition ne manquent point.

Le fiege de fa caufe.

Comme le flux muliebre procede de l'indifpofition des parties nobles.

Et du propre vice de la matrice.

Comment on recognoift où gift la caufe.

VII.

Les fleurs blanches & fanieufes, procedent de pituite : les palles, iaunes & cuifantes, de cholere : & celles qui font noires, efpaiffes & en petite quantité, de melancholie.

De quoy chaque efpece de fleurs eft caufee.

VIII.

Les fleurs blanches arriuent volontiers aux femmes aagees ; les rouges, aux plus ieunes ; & les fauues, aux vnes & aux autres.

A qui elle furuient pluftoft.

IX.

En tout flux feminin l'orifice de la matrice s'ouure, & fe relafche, mefmes à d'aucunes la matrice cheoit à l'entree du conduit.

Côme au flux feminin la matrice eft intereffee.

LOIX,
Pour iuger l'issuë des excessifs flux de la matrice.

I.

L'Excessif flux des mois, de quelque cause qu'il prouienne, menace la patiente d'esuanouïssement, de pasmoison, d'hydropisie, & en fin de la mort, comme toute autre desmesuree effusion de sang.

Que presage l'excessif flux des mois.

II.

Quand les fleurs sont prouoquees, par le fruict qui vient à naistre auant terme, elles precipitent assez souuent la patiente au peril de sa vie.

Quãd les purgatiõs des femmes sont fort à craindre.

III.

Les purgations qui viennent apres que le fruict est parfaict, ne sont pas si dangereuses. Car le plus du temps elles cessent naturellement.

Quand elles sont moins perilleuses.

IIII.

Επὶ ῥόῳ γυναικείῳ σπασ-μὸς καὶ λει-ποθυμίη ἢν ἐπιγῦνται, κακόν.
Hip. aph. 56. li. 5.

Si au flux des femmes il suruient conuulsion & esuanouïsse-ment, c'est mauuais signe. Car la conuulsion (qui arriue à cause que la partie qui souffre est nerueuse) prouenant de vuidange & secheresse, est le plus du temps mortelle. Et l'éuanoüissement qui monstre vne grande debilité des forces.

Signes mortels au flux des femmes.

V.

La cure du flux feminin est longue & difficile, d'autant que la matrice estant debile, est fort subiecte à receuoir la defluxion des autres parties, laquelle par succession de temps y cause vlcere, ou quelque autre fascheux mal. Dont vient que la femme en est renduë sterile.

Pourquoy la cure du flux muliebre est fascheuse.

LOIX,
Pour bien penser les excessifs flux des femmes.

I.

Γυναικὶ τὰ καταμήνια λῶ Ἐϋλη ἐπιχεῖν, σικύην ὡς με-γίσην πρὸς τὸν πρ τοὺ προςβαλλε. Hip. aph. 50. li. 5.

SI tu veux arrester les menstruës à vne femme, applique luy vne grande ventouse sous les mammelles. Car en ce faisant tu retireras le sang en haut, par reuulsion. Pour-ce que les rameaux de la veine epigastrique viennent à rencontrer en cest endroit-la ceux de la veine mammillaire, par le moyen desquels les mammelles ont societé & communication auec la matrice.

Prompt remede pour arrester le flux mẽstrual.

II.

Les menstruës qui n'ont point leur couleur naturelle, & qui ne fluënt pas au temps accoustumé, signifient que la femme a besoin d'estre purgée. Car si le sang menstrual qui est naturellement rouge, paroist iaunastre, noirastre, ou blanchastre, il monstre qu'il y a superfluité d'humeur cholerique, ou melancholique, ou pituiteuse, au corps, laquelle doit estre euacuee par purgatifs propres.

Quand la purgation y est requise.

III.

Il ne faut pas reserrer incontinent le flux des femmes par topics, de peur que la cacochymie estant tout à coup supprimee, ne cause hydropisie, ou fieure, ou aposteme, ou quelque mal dangereux au cerueau, ou vn chancre en la matrice. Ains conuient preallablement purger & destourner arriere de la matrice, la matiere peccante, soit pituiteuse, sereuse ou bilieuse, qui abonde par tout le corps.

Comme au flux muliebre les remedes vniuersels doiuent preceder les topics astringens.

IIII.

Le flux feminin qui est le plus du temps pituiteux & sereux, se guarit par remedes qui purgent la cacochymie, & qui prouoquent les sueurs & les vrines.

Par quels moyës on guarit le flux muliebre.

Si vous desirez tirer du profit de ces Loix, voyez les reduites en practique és consultations suyuantes.

CONSVLTATIO I.

De immoderata mensium purgatione.

Dignotio.

IMmodicam Mensium purgationem non modò sanguis copiosior atque diutiùs quàm pro consuetudine profluens indicat, verumetiam fœdus faciei color, œdematosus pedum tumor, virium prostratio, appetentia deiecta, cruditas, & alia id genus symptomata, hypercatharsim manifestè demonstrant. Cuius causa biliosi sanguinis plenitudini accepta referri debet. Hic enim ratione temperamenti calidi & sicci, ætatis ἀκμαστικῆς, victus calidioris, æstiui temporis, calidæ regionis, ac diuturna mensium suppressionis, in corpore auctus & exuperans, ac propter ingentem æstum, vini generosi vsum, ac vehementiorem exercitationem excalfactus, extenuatus, atque exagitatus, magno ad hysterica vasa impetu ruens, illorum ora repentè sic reserauit, vt magnâ inde copiâ confertim erumpat, séque pallido colore, quem linteo exceptus relinquit, apertè prodit. Quod ad prognosim attinet, hæc menstrui sanguinis largior profusio iampridem perseuerans, haudquaquam spernenda est. Minatur enim syncopem breui futuram, vel hydropem, adeoque mortem, nisi quamprimùm sistatur. Quamobrem

Prædictio.

danda est enixè opera, vt manu, victu & medicamentis quàm celerrimè
cohibeatur. Ad reuulsionem secta imprimis angusto foramine interna
brachij dextri vena, detrahendus sanguis est, sed exigua admodum quantitate, quòd vires imbecillimæ existant, totáque plenitudo iam depleta sit. Curatio.
Mox cucurbitula satis ample cum multa flamma sub mammis, consilio
Hippocratis affigenda. vinculisque brachiorum, frictionibus manuum &
calfactionibus vtendum. Deinde bilis sanguini perfusa benigno cholagogo
quod adstrictionem relinquat, repurganda, vt potu ex myrobalan. citrin.
ʒ ij. in aqua plantag. & rosarum decoctis, rhei electi puluerati ʒ j. & syrupi rosarum siccarum ℥ j. in expressa colatura dissolutis, vel pilulis ex hiera picra. Ac quicquid sanguinem incendit & concitat, vt Venus, labor,
omnísque motus vehementior, feruidus aer, ira, cane peius & angue vitandum est. Tum alimenta & medicamenta calidiorem tenuiorémque sanguinem refrigerantia & incrassantia, ac venas arteriásque reseratas adstringentia, & emplastica vi obturantia ex vsu erunt, vt hordeata, oriza
in lacte cocta, pultes ex farina triticea, hordeacea, amylo, aut mica panis si-
milaginei, ouis & lacte chalybeato confecta. Carnes animalium assæ, omphacio, aceto, succo arantiorum vel simili intincta, vel elixa cum lactuca,
portulaca, acetosa, omphacio, sumacho, rubo, polygono, plantagine, bursa pastoris, berberis, &c. pedes veruecini, vitulini. Acetaria ex arantiis, limonibus, citreis malis, in minutas partes concisis, cum saccharo & aqua rosarum parata. Mala cotonea, mespyla, myrobalani condita, grana berberis
condita. In pastu propter virium imbecillitatem vinum erit concedendum,
sed imbecillum, crassum, stypticum, & aqua chalybeata dilutum. Propinanda extra pastum aqua cocta chalybeata, cui syrupus rosarum siccarum,
myrtillorum, cydoniorum, granatorum, berberorum, vel alius generis eiufdem fuerit admistus. Idem syrupi cum aquis stillatitiis plantag. rosarum,
nymphææ, oxalydis, portulac. additis trochiscis de bolo, de spodio, de electro,
de berberis, cornu cerui vsto, lapide hæmatite, corallo, bolo Armena, terra
sigillata, sanguine draconis, iulepi formâ erunt exhibendi. Iulepus etiam ex
scoria ferri cremata & in aceto extincta, deinde puluerata, lapidis hæmatitis triti ana Ə ij. syrupi myrtillorum & rosarum siccarum ana ℥ ß.
aqua plantag. ℥ ij. plurimùm iuuabit: quemadmodum & apiata ex conseru. rosarum, violar. nenuphar. & symphiti ana ℥ ß. seminum portulac.
& plantag. corall. rubri ana ʒ ß. boli Armenæ, rasura ebor. & cornu cerui vsti ana Ə j. cum syrupo myrtillorum parata, ad castaneæ magnitudinem, serà & manè ante cibum data. Posthæc topica ex stypticis comparata
magni erunt ad immodicum fluorem supprimendum momenti, vt litus ex
oleo rosarum, cydoniorum, myrtillorum, vnguento Comitissa, circà ventris
imi regionem: fotus, infessus, suffitus & iniectiones in vterum per metren-
chytas, ex decocto plantaginis, symphyti, equiseti, verbasci, polygoni, rubi,
rosarum rubrarum, balaustiorum, nucum cupressi, calicum glandium
querc. gallarum immatur. malicorij, sumachi, berberis, aluminis, in vino
rubro, aut aqua fabrorum. Emplastra item contra rupturam, ex mastiche,

ex carne cydoniorum, ex vnguento Comitissæ, ex cerato santalino super alutam extensa lumbis, pubi, imo ventri admota. Pessaria ex foliis plantaginis,
polygoni, & radice symphyti contusis, additis pulueribus stypticis, linteo
tenui in rosaceum intincto inuolutis: vel pessula ex lana succo adstringente
vt plantaginis imbuta, & genitalibus indita: vel ex gossipio in vnguentum Comitissæ demersa, linamenti forma in vterum imposita. Hæc sistendis
mensibus præter modum fluentibus videntur mihi sufficere.

Consultabat Frambesarius Spernaci, cum alio medico,
pro muliere Aïxensi, an. 1588.

CONSVLTATIO II.

De fluore Muliebri.

Dignotio.

Hic fluor albus iam per plures mēses cotinenter non citrà tædium perseuerans, sensim vires infringens, appetentiam deijciens, cruditatem
ac spirandi difficultatem inducens, subtumidum ac decolor corpus reddens,
à pituitosorum humorum in corpore redundantium, & vndique in vterum
confluentium colluuie oritur, quorum laborans magnum facit prouentum,
non ab frigidiorem modò ventriculi, hepatisque temperiem, verumetiam
propter otiosam ac sedentariam quam degit vitam, victúsque rationem frigidiorem, humidiorem ac pleniorem, qua vti consueuit, in hac præsertim
prouecta ætate, atque hoc hyemali tempore, pluuiosoque cœlo. Quod ad prognosim attinet, huius symptomatis curatio longa ac difficilis futura est, tam

Prædictio.

quòd refrigerata viscera cachexiam ac leucophlegmatiam inuexerint, tum
quòd imbecillior vterus iampridem totius corporis recrementa recipere as-

Curatio.

sueuerit. In curatione autem duo proponuntur scopi, primus vt cacochymia
in corpore luxurians repurgetur, deriuetur, auertatur, omninoque per aluum, vrinas, & sudores euacuetur: secundus, vt partes præter naturam
affectæ ad pristinam constitutionem reducantur, ac roborētur, profluuiúm-
que sistatur. Cacochymia autem pituitosa per epicrasim repurganda, ac
paulatim per aluum deriuanda, modò phlegmagogis potionibus ex agarico
myrobalanis cæpulis, diacarthamo, syrupo de absynthio: modò catapotiis
fœtidis, vel de hiera, de assaieret, de bdellio, addito rhabarbaro. Alternis
vicibus oxymel diureticum, syrupi de quinque radicibus, de bizantiis, de
artemisia, acetosus compositus erunt ex vsu ad crassum lentúmque phlegma extenuandum, incidendum, detergendum, ac subinde apparatum per
vrinas educendum. Ad vitiosi autem succi reliquias per sudores discutiendas, exiccandúmque œdematosum corporis habitum, nullum præ-
stantius remedium exhiberi potest, ligni sancti decocto, per aliquot
dies mane hausto. Auxiliis quoque chirurgicis reuulsioni studendum. Postea vtendum electuariis diarrhod. trion sant. serap. aromatico, absynthite,

re, gingibere condito, cortice citri conditi, cinamomo, nuce moschat. theria-
ca, mithridatio, conseruis rosarum, symphyti magni, absynthij, mentha,
trochiscis de electro, de spodio, cornu ceruino, corallo, aut opiata ex iis om-
nibus concinnata, ad ventriculum & iecur pristinæ temperiei restituen-
dum, roborandumque, ac fluorem penitùs arcendum. Vterus præterea ro-
borandus, ne deinceps aliarum partium excrementa tam facilè recipiat, in-
iectionibus, incessibus, suffitibus, linimentis, emplastris, & aliis id genus
topicis adstringentibus. ♃. (igitur) foliorum absynthij, eupatorij, centino-
diæ, plantag. bursa pastoris an. M. ß. fiat decoctio, in qua dissolue mellis
rosat. ℥ ij. aloes, myrrhæ, salis nitri an. ʒ j. fiat iniectio in vterum per
metrenchytem. ♃ lixiuij ex cineribus sarmentorum, vel quercus, vel pyri
syluestris, vel corni vel alterius arboris adstringentis. q. s. in quo decoque
radicum bistortæ & oxylapathi ana ℔. ij. plantag. cubi an. M. ij. malicorij,
nucum cupressi, gallarum an. ℔. j. rosarum rubr. balaust. an. P. ij. dissol.
salis communis ℔. ij. alumin. ℔. j. chalcitidis ℔. ß. fiat encathisma. ♃. la-
dani, styracis, benioini, xiloaloes, santal. omnium an. ʒ j. nucis moschat, &
caryoph. an. Ð ij. galliæ moschata, vel aliptæ moschata ʒ ij. mucaginis
gummi tragacanthi q. s. fiant trochisci, pro suffitu muliebrium. ♃. olei ma-
stichin. myrthini, vnguenti Comitissæ an. ℥ ß. misce, pro litu regionis vteri.
♃. emplastri pro matrice ℥ ij. radic. bistort. ʒ ij. malaxentur cum oleo
mastichino, & super alutam extensa regioni vteri applicentur. Quòd ad
vitæ rationem spectat, victus euchymus, adstringens, exiccans ac tenuissi-
mus esse debet, quòd affectus sit humidus, iuxta legem Hippocratis: Corpo-
ribus carnes humidas habentibus famem adhibere conuenit. Fames enim
corpora siccat.

Consultabat Frambesarius cum D. Dambraneo,
aliisque medicis, pro matrona Remensi, an.
1590.

TITRE XIII.

DE LA SVPPRESSION DES MOIS.

LOIX,
Pour en recognoistre la cause.

I.

LA suppression des Mois en vn aage meur, sans estre grosse, *Quand la re-*
ny nourrice, est reputee du tout contre nature. Elle arriue *tention des*
quand la matrice est mal disposee, ou de soy-mesme, ou par *Mois est contre*
compassion. *nature.*

Comment elle
arriue.

II.

Pour quelles causes les Mois sont supprimez.

Les Mois s'arreſtent pour le defaut, ou pour l'abondance ou le vice du ſang. Car il y en a aucuns à qui les menſtruës ne coulent point, pour eſtre de complexion trop chaudes, ou trop graſſes, ou trop attenuees de maladie, ou par trop ieuſner & viure ſobrement; ou par trop trauailler & faire des violens exercices; ou pour auoir trop de ſoing & d'ennuys; ou pour quelque grande euacuation, principalement de ſang, faite par le nez, ou par les hemorrhoïdes, ou par la phlebotomie; ou pour quelque autre cauſe qui conſume tout ce qui eſt ſuperflu en elles, & vuide & deſſeche le corps. A d'autres les purgations menſtruales ſont ſupprimees pour la plenitude ou eſpaiſſeur & viſcoſité du ſang, le plus du temps pituiteux, cauſant intemperature froide, ou obſtruction, ou tumeur en la matrice, lequel abonde aſſez ſouuent au corps, pour auoir longuement vſé de viandes groſſes & gluantes, & beu force eau froide, & demeuré long temps oiſiues. Quelquefois auſſi elles ſont empeſchees, pour le renuerſement de la matrice, ou pour quelque membrane nee autour de ſon col, ou pour vne calloſité demeuree apres vne vlcere, ou pour quelque autre cauſe qui bouche ſon orifice par dedans.

III.

Comment on cognoiſt qu'ils ſont retenus pour la repletiő.

Quand les Mois ſont retenus pour la repletion, pluſieurs faſcheux ſymptomes s'en enſuyuent, comme enuie de vomir, deſgouſtement de viandes, peſanteur & douleur tenſiue aux cuiſſes, aux lombes, à la teſte, & par tout le corps; & ſi les vrines ſont eſpaiſſes, troubles, rouges & le plus ſouuent noiraſtres.

L O I X,
Pour iuger l'iſſuë des Fleurs arreſtees.

I.

Quelles maladies ils produiſent.

Les Fleurs retenuës contré nature, ont accouſtumé d'induire ſuffocation de matrice, goutte, hydropiſie, difficulté d'haleine, phthiſie, ſyncope, palpitation de cœur, vertige, epilepſie, melancholie, paralyſie, ou autre pernicieuſe maladie, pour-ce qu'elles n'engendrent pas ſeulement abondance, mais auſſi corruption d'humeurs apparante, qui eſt tranſportee au foye, au cœur, aux poulmons, au cerueau, & en fin par tout le corps.

II.

Quand leur

Celles à qui les cicatrices des vlceres ont tellement bouché les orifices des vaisseaux en la matrice, que les menstruës en font retenuës, n'en guariront iamais. Les pucelles pareillement qui ont à l'entree du col de la matrice, vne membrane appellee des anciens Hymen, ne peuuent auoir leur temps, si elle n'est percee ou coupee.

suppression est incurable.

III.

Si les Mois sont trop longuement arrestez, les vaisseaux par lesquels le sang menstrual est porté, se reserrent & endurcissent si fort par succession de temps, qu'assez souuent le passage est fermé pour tousiours.

Pourquoy durant trop longuemēt elle resoit difficilement guarison.

LOIX,

Pour se bien gouuerner en la retention des Menstruës.

I.

LEs menstruës ne doiuent iamais estre prouoquees deuant quatorze ans, ny apres quarante cinq ans, ny aux femmes grosses, ny aux autres où elles sont naturellement arrestees: Ny pareillement à celles qui sont de complexion extremement chaude, & qui trauaillent fort, ou qui sont amaigries de soing, de tristesse & d'abstinence, ou attenuees de longue maladie, ou amplement euacuees par hemorrhagie, flux de ventre, ou autre vuidange excessiue : ny à celles qui ne sentent incommodité quelconque de la suppression. Car d'autant qu'aux grandes veines il ny a point plus de sang, qu'il n'en faut pour nourrir le corps, il ne peut estre vuidé par la matrice, sans faire tort à chacune partie.

Quand il ne faut prouoquer les Fleurs.

II.

Pour prouoquer les Mois supprimez par repletion, il faut oster la cause de la suppression, euacuer l'abondance du sang, attenüer & deterger l'humeur grosse & gluante, desboucher les orifices des vaisseaux qui aboutissent à la matrice, & deliurer entierement l'obstruction, corriger l'intemperature froide, esneiller la faculté expultrice de l'amarry, qui est presque assopie, conforter sa debilité, & solliciter par ce moyen sa purgation naturelle.

Les moyens de prouoquer le flux mēstrual.

III.

Se voulant efforcer par art de faire venir les Mois aux femmes, il faut choisir le tēps auquel ils ont de coustume de couler pour auoir nature fauorable. S'ils n'ont point encore flué, on doit considerer, si elles sont ieunes ou vieilles, afin d'ordonner les remedes conuenables à celles-la au decours de la Lune, & à celles-cy quand la Lune est pleine. Suyuant le prouerbe Latin,

En quel temps il le faut prouoquer.

Luna vetus veteres, innenes noua Luna repurgat.

Qqqq ij

IIII.

Le parfum fait des drogues aromatiques prouoque les menstruës aux femmes: & souuentesfois seroit bon à autres choses, n'estoit qu'il cause pesanteur de teste. Quand donc les purgations menstrualles seront supprimees, pour l'espesseur du sang ou l'obstruction des conduits, on les prouoquera par suffumigation de casse odorante, de costus, d'amomum, de canelle, & autres semblables drogues aromatiques, la vapeur desquelles receuë dans la matrice, ouure les orifices des vaisseaux estoupez, en attenuant & incisant par sa chaleur & subtilité les humeurs grosses & gluantes, afin de les rendre coulantes. Combien qu'elle emporte quand & soy & esleue en haut la mauuaise qualité des matieres arrestees autour de la matrice, dont s'ensuit pesanteur de teste. Mais les femmes qui n'ont point ordinairement leur temps, pour l'inflammation, ou renuersement de la matrice, ou pour quelque autre pareille occasion, ne peuuent estre autrement guaries, qu'en ostant le mal de l'amarry qui est cause de la retention des Mois.

Encore faut-il adiouster icy vne consultation conforme à ces Loix.

CONSVLTATIO,
De Mensium suppressione.

Nausea, cibi fastidium, lumborum, capitis, totiúsque corporis grauitas & dolor quasi tensiua lassitudinis, lipothymia, dyspnœa, cæteráque symptomata, de quibus hæc honesta mulier conqueritur, ex vna mensium præter naturam suppressione prodeunt. Hæc autem propter vteri adynamiam, à frigida intemperie, ingentique obstructione, ex copia sanguinis pituitosi, crassi & lenti venas hystericas obturantis, præ longo crassorum viscosorumque alimentorum vsu, frigida multa potione ac otio diuturno contracta est. Quòd ad prognosim attinet, si menses diutius subsistant,

periculum est ne hystericam suffocationem, vel arthritidem, vel hydropem, vel cordis palpitationem, vel phthisim, vel epilepsiam, vel melancholiam, vel paralysim, vel aliud exitiosum morbi genus tandem inducant. Quocirca illis confestim prouocandis omni studio incumbendum. Ad curationem

verò arte moliendam, sanguinis superuacanei plenitudo demenda, humoris crassities ac tenacitas extenuanda & detergenda, ora vasorum hystericorum occlusa aperienda, obstructióque liberanda, intemperies frigidior corrigenda, & indè quasi sopita atque sepulta vteri virtus excitanda, imbecillitásque corroboranda, vt ritè possit omnis vteri illuuies tandem expurgari. Ad demendam plethoram, vnáque promouendam menstrui sanguinis purgationem, secanda Galeni consilio, malleoli vtriusque vena, aluo remolliente clystere soluta, nisi cubiti vena priùs videatur aperienda, vt monet Aetius, ne sanguis maiori impetu irruat ad verum, vel vt reuellatur sanguis qui copiâ suâ obstructionem fouet. Tum reliqua materia ad faciliorem euocationem incidentibus, abstergentibus, & aperientibus remediis apparanda, vt syrupis de quinque radicibus, de bisantiis, capillorum Veneris de hyssopo, de artemisia, cum aquis apij, petrosel. fœnic. nepeta, sub iulepi formam datis, vel apozemate ex decocto radicum 5. aperientium, acori rubiæ tinctorum, sabina, calamintha, artemisia, mentha, agrimon. absynth. hyssop. origan. puleg. seminum apij, petrosel. fœnic. anis. dauci, florum antb. bugloss. sambuci, genistæ, cicerum rubrorum, & oxymelite composito, vel prædictis syrupis, & cinamomo. Præparata verò pilulis de hiera, de agarico, fœtidis, potione ex diluto agarici in commemorato decocto, diaphœnico, & syrupo rosarum pallidarum, aliove cathartico, idoneo vacuanda, vt omninò liberetur obstructio. Ad frigidam deinceps intemperiem emendandam, indéque sopitam vteri vim suscitandam, mensésque adeò prouocandos, exhibenda sesquidrachma trochiscorum de myrrha, vel castorei ʒ j. mentastri in puluerem redacti ʒ ß. cum vini albi ℥ iiij. Extrinsecùs verò fotus, insessus, & balnea, ex chamæmelo, pulegio, origano, calamintha, nepeta, artemis. matricaria, marrubio, centaurio, mentastro & similibus in aqua decoctis parata, erunt adhibenda. Posthac inunctiones circa imi ventris regionem, ex oleis liliorum, amygdalarum dulcium, ruta, butyro recenti, &c. frictiones item partium infernarum. Cucurbitulæ insuper coxis internis vel ad venam poplitis affigenda. Suffitus prætereà ex vsu erunt ex styrace, galbano, bdellio, thure, radice aristolochia, artemisia, cassia lignea, caryophyllis, cinamomo & similibus aromatibus. Vapor etiam decocti antea commemorati per muliebria excipiendus. Metrenchytis quoque vtendum ex succo mercurialis, vel decocto rubia tinctorum, eryngij, vel radicum 5. aperientium, saluia, matricaria, nepeta, & puluere melanthij. Pessi item ex mercuriali per se trita, vel additis hiera simplici, mithridatio & moscho, vel ex lana eiusdem succo imbuta, & linteo inuoluta in sinum pudoris immittendi. Victus interim calfaciens & attenuans instituendus, vinique albi, tenuis, odorati vsus, frequentes deambulationes, omniáque valentiora exercitia imprimis imperanda. Dixi.

Hæc consulebat Frambesarius apud Castellum Portianum pro matrona Castellana, an. 1591.

T i t r e XIIII.

DE LA SVFFOCATION DE MATRICE.

L O I X,
Pour la difcerner.
I.

Que c'eft que Suffocation de matrice.

SVffocation de matrice eft vne priuation de refpirer libre-ment, procedant de l'vterus enflé d'vne matiere pourrie, & d'vne vapeur maligne efleuee de là en haut, dont l'eftomach & le diaphragme font tellement preffez, qu'ils ne fe peuuent eftendre.

Pourquoy ainfi appellee.

Pour ce qu'en cefte maladie la matrice fe mouuant vers les parties fupe-rieures, ennoyant des malignes vapeurs, eftrangle la femme, luy empef-chant la refpiration, la parole & la voix, on la nomme fuffocation de ma-trice. Le vulgaire l'appelle, le mal de mere.

II.

Signes pour la recognoiftre.

Quand l'accez approche, la patiente deuient palle, ftupide, morne, lafche, & ne fe pouuant tenir debout, fe laiffe tomber par terre, comme fi elle eftoit morte, pour ce que le courage & les iambes luy faillent. Au partir de là elle eft faifie d'vn grand affopiffement & eftonnement, demeurant fourde & muette, d'autant que les organes des fens font furprins & empefchez; quelquefois elle entend bien, mais elle ne peut parler; vne au-trefois elle refue, & dit merueilles; affez fouuent les bras & les iambes fe retirent: Le pouls eft debile, & le plus du temps fi pe-tit, qu'on ne le fent aucunement. Aucunefois l'on n'apperçoit point auffi la refpiration, bien que la tranfpiration demeure toufiours. Quand le mal eft au declin, les ioües commencent à rougir, & les yeux à s'ouurir; & y fort des parties honteufes quelque humidité apparante au toucher; les boyaux bruyent, & la matiere qui fe relafche peu à peu; par ce moyen l'entende-ment, le fentiment & le mouuement luy reuiennent.

III.

Pourquoy elle retourne par fois.

Ce mal retourne par interualles, tout ainfi que l'Epilepfie, à fçauoir, quand la matrice eft remplie de femence ou de fang menftrual, ou d'autre matiere, qui vient à fe pourrir, & fe refou-dre en vapeurs. Car montans de là en haut, tant par les veines & arteres, que par conduits fecrets, elles caufent l'accez; & font fi malignes & venimeufes, qu'elles font par leur pernicieux nua-ge, eclipfer les facultez des parties qu'elles touchent, empef-

chans leurs functions de reluire. Mais si elles sont issuës de semence pourrie en la matrice, elles engendrent des accidens
bien plus grands & plus cruels, que si elles procedent seulement de sang menstrual retenu, pour ce que tant plus vne chose est excellente, gardant sa constitution naturelle, d'autant de-
uient-elle plus maligne, lors qu'elle se corrompt, & degenere
en vne contraire.

Comment on cognoist si elle procede de la retention du sperme, ou du sãg menstrual.

IIII.

Ce mal aduient en tout temps, mais principalement en Hyuer & en Automne, & sur toutes aux pucelles, & ieunes vesues
qui sont fort amoureuses, & aux femmes steriles.

Quand & à qui elle aduient volontiers.

LOIX,
Pour iuger l'issuë de la suffocation de matrice.
I.

SI ce mal dure long temps, à la maniere de l'epilepsie, & s'accoustume à retourner souuent, bien qu'il semble sans danger, si est-ce qu'à chacs accez il fait courir fortune de la vie. Car
encore que plusieurs en releuent & reuiennent à elles, aucunes
neantmoins meurent soudainement aux paroxysmes, ou incontinent apres, à sçauoir celles ausquelles le pouls frequent vient
par fois à s'arrester, puis à faillir du tout ; & la respiration auparauant languide à cesser entierement ; & la sueur froide aussi
tost à arrouser la face.

Quand il y a du peril.

II.

Là Suffocation de matrice qui tire son origine du sperme retenu, est bien plus dangereuse & plus fascheuse, que celle qui
prouient des menstruës supprimees, attendu qu'elle tourmente
d'auantage le corps, en causant des plus grands accidens.

Quelle est la plus dãgereuse.

III.

Si la femme tourmentee d'estranglement de matrice, ou d'vn
fascheux trauail d'enfant, vient à esternuer, c'est bon signe. Car
cela monstre que nature qui auparauant estoit assopie & acca-
blee, ayant maintenant r'allié ses forces, est esueillee & resoluë
de faire vn effort pour emporter la victoire. C'est pourquoy l'e-
sternuëment est vn bon signe, & cause aussi d'aider à la guarison, pour ce que par vne violente secousse, il excite nature, & sfi
pousse hors les choses contre nature qui tiennent fermes aux
parties du corps.

γυναικὶ ὑπὸ
ἱστερικῶν ἐνο-
χλουμένη, ἢ δυ-
σοκιούσῃπταρμὸς
ἐπιγινόμενος,
ἀγαθόν.
Hip.ap.35.li.5.

Comme l'ester-nüement sur-uenant à vne femme Hysteri-que, est vn bon presage.

LOIX,
Pour bien penser la Suffocation de matrice.

I.

Que la cure est double.

L'On procede à la cure de la Suffocation de matrice, en deux manieres, en faisant ce qui est requis durant l'accez, & en employant les remedes conuenables au têps de l'intermission.

II.

Ce qu'il faut faire durant l'accez.

Il faut durant l'accez, retirer en bas la matrice, qui est emportee en haut par vn mouuement forcé & comme conuulsif, * se- couër la matiere pourrie, qui y est enclose, & l'attirer & allicher par son col; destourner par embas les vapeurs malignes qui montent de là en haut; & par tous moyens resueiller & r'appeller l'esprit tant vital, qu'animal, qui est comme assopy & abbatu, pour donner la chasse à l'humeur corrompuë, & aux venimeuses fumees qui s'en esleuent, en faisant des frictions & ligatures serrees aux parties inferieures; en appliquant des ventouses aux aynes & aux cuisses, en mettant des choses puantes au nez, & des bonnes senteurs aux parties genitales, & en vsant de pessaires attractifs, de suppositoires acres, de forts clysteres, de sternutatoires, & autres semblables remedes.

** A cause que ses vaisseaux sont trop pleins.*

III.

Apres l'accez.

Quand l'accez sera cessé, il faudra oster la cause antecedente du mal. S'il n'est point permis d'auoir compagnie d'homme, empescher la generation de la semence, prouoquer les menstruës supprimees, & purger l'humeur corrompuë, croupissant en l'vterus, qui est cause des vapeurs malignes.

IIII.

Pourquoy la saignee est icy suspecte.

La saignee est icy suspecte, si ce n'est quand les mois sont retenus. Car il est à craindre qu'en saignant en la Suffocation de matrice, causee de sperme corrompu, il ne soit attiré és veines.

Il ne reste plus, qu'à illustrer ces loix d'vn exemple notable.

CONSVLTATIO,

De Hysterica suffocatione.

Dignotio.

COnspicua sunt in hac maturæ ætatis virgine, vteri suffocationis indicia, quæ à retenti non modò menstrui sanguinis, verumetiam seminis putredine ac corruptela gignitur. Vnde malignus venenatúsque vapor suscitatur, qui in superiores partes elatus varia pro varius partibus quas affligit solet edere symptomata. Nam cùm in ventriculû transmittitur, nauseã,

cibi

cibi fastidium & cardialgiam excitat: in diaphragma thoracísque partes
respirationem breuem, crebrámque, tamquam compresso pectore, facit, cor-
dísque palpitationem, & animi defectionem inducit. Vbi verò altiùs in
fauces inuadit, eas quasi vinculo constringere, aut manu præcludere videtur, prorsúsque spiritum vocémque intercipere, magno suffocationis metu.
Si præterea cerebri meningas obsideat, conuulsiones adfert. Si verò in mentis sedem irrepat, aliàs furorem vterinum mouet, aut alia desipientiæ genera, metus, terrorísque plena aliàs quasi soporem quemdam, ac veternum infert, quo ægra corruens velut attonita iacet, sine motu, sine sensu vllo, respi-
ratione adeò parua & rara, vt interdum nulla esse credatur, pulsúque ita
obscuro paruóque, vt ne percipi quidem possit, tanquam ipsa iam mortua
extinctáque sit. At sub accessionis finem, humor quidam ex muliebribus
locis excurrit, vterúsque paulatim laxatur, intestina obmurmurant, deinde oculi attolluntur & aperiuntur, malæ rubescunt, intellectus, sensus ac
motus restituuntur, corpúsque firmari incipit. Quod ad prognosim attinet, *Prædictio*
bystericus hic affectus longè periculosissimus existit, ob paroxysmorum crebrò repetentium vehementiam, qui non à suppressu mensibus duntaxat, sed
à detento etiam spermate putrefacto atque corrupto, venenatámque mali-
gnitatem adepto excitantur. Curatio autem duplex, prior accessionis, altera *Curatio.*
intermissionis tempore instituenda. Vrgens quippè paroxysmus primùm
tollendus, posteà ne recurrat, prouidendum. Ad paroxysmi depulsionem,
vterus præ vasorum plenitudine distentus, ad superiora retractus, per infe-
riora auertendus est, putrísque materia in eo conclusa, concutienda & per
illius collum subducenda & prolicienda, tetérque vapor inde sursum ascen-
dens, deorsum reuellendus, spiritúsque vitalis & animalis, præ venenata
vaporis qualitate veluti sopitus atque prostratus, omnibus modis excitandus & reuocandus, vt noxium humorem propellat. In eum finem frictiones
& ligaturæ dolorificæ infernis partibus adhibendæ. Cucurbitulæ inguinibus, coxísque affigendæ, fœtida naribus admouenda, vt funiculus lucernæ
nuper extinctus, pluma præsertim perdicum combusta, alliorum aut capa-
rum cortices, capilli cremati, ruta viridis, castoreum, galbanum & sagape-
num ex aceto trita, &c. Odorata verò pudendis supponenda, vt suffimenta
ex styrace, benioino, xiloaloë, cinamomo, caryophyllis, gallia moschata, &
similibus aromatibus. Fomenta & sacculi calefacti imo ventri & pectini
imponendi, ex artemisia, absynthio, chamæmel. puleg. origan. calaminth. &
similibus parati. Sternutamentum etiam prouocandum, ex castoreo, pipere,
euphorbio, elleboro, &c. pulueratis in nares inditis. Vellicandæ nares, aures, sed maximè pili qui pudendis adnascuntur. Glandes item ex ruta, cumino, agarico, sale gemma, hiera & melle in sedem immittendæ, necnon &
clysteres acres ex vterinis comparati, inyciendi: magnísque vociferationi-
bus ægrotans excitanda. Obstetrix prætereà oleo nardino vel liliaceo vel
muscellino, in quo Zibeti, moschi aut ambræ aliquid dissoluatur intinctum
digitum immittat in sinum pudoris, vteríque ceruicem leniter diuque
confricet atque titillet, vt materia noxia hinc prouocetur, excernatúrque,

*simúlque vterus deorsum descendat. Hæc ad ægram paroxysmo liberan-
dam. Cùm autem desierit accessio, symptomatis causæ opitulandum. Menses incisa imprimis saphena prouocandi sunt: deinde purgationibus per interualla repetitis, ex hiera, agarico trochiscato, pilulis fœtidis: præterea castorei ʒ j. cum aqua mulsa, aut artemisiæ decocto quotidie exhibenda, modico aniso adiecto. Admonendum interim vmbilico emplastrum ex galbano cum pauco moscho, ad vterum calfaciendum, emolliendum, discutiendum, & corroborandum. Seminis item generatio prohibenda, cùm præsertim ob continentiæ perpetuæ votum nubere virgo nequeat. Itaque vena sæpè secanda, interdicendusque vsus vini, carnium, ouorum, & alimentorum
quæ multum nutriunt, ac sanguinem spermatis materiam augent. Decernenda verò valida exercitia, ieiunium, vsus seminum agni, rutæ, dauci, cumini, radicis nympheæ, & similium semen gigni prohibentium, & genitum absumentium. Hac via & ratione grauissimi huius symptomatis curatio molienda mihi videtur.*

Consultabat Frambesarius cum D. Dambraneo,
aliisque medicis Remensibus, pro religiosa virgine, ann. 1588.

LE
SIXIESME LIVRE
DES LOIX DE LA
FRAMBOISIERE.

POVR PROCEDER METHODIQVE-
MENT A LA GVARISON DES
maladies des Iointures.

LOIX,
Pour difcerner les Gouttes.

I.

L A Goutte eſt vn mal de joinctures, cauſé d'v-
ne humeur ſuperfluë, qui, pour leur debilité, vient
à tomber dedans. Aucuns definiſſent la Goutte
vne inflammation des jointures. Mais ils ſe trompent, pour-ce qu'il y a quelquefois plus d'œde-
me, ou d'autre tumeur, que de phlegmon; ſelon la diuerſité de
l'humeur dont procede la Goutte. Ioint auſſi qu'elle ne vient
iamais à ſuppuration. Autres voyans cela, ayment mieux la de-
finir vne tumeur des iointures. Mais ils tombent encore en
meſme erreur : d'autant qu'il n'y apparoiſt aucunefois tumeur
quelconque en la partie malade. Autres diſent que c'eſt vne
douleur de jointures : Mais laiſſans en arriere ſes cauſes eſſen-
tielles, ils n'expriment pas la propre definition de la Goutte.
Car toutes douleurs de jointures, ne peuuent eſtre proprement nommees Gouttes, ains ſeulement celle que la fluxion
qui ſe ruë ſur les jointures debiles a engendré. Il appert par là
(comme a remarqué Galien) qu'Hippocrate a abuſé du nom
de Goutte, quand il eſcrit qu'elle ſe fait durant les ſechereſſes.
Car la douleur qui prouient par fois de la difficulté du mouuement, quand l'humidité des jointures eſt conſommee par vn
temps ſec, ne peut eſtre proprement appellee Goutte, attendu

Definition de
la Goutte.
Refutation de
celle de Galien.

Des Des gorris.

De Fernel.

En l'aph. 16.
du liu. 3.

Hippocrate eſt
taxé.

Rrrr ij

qu'elle arriue sans fluxion d'humeur. Parquoy Hippocrate ne peut estre excusé, si ce n'est qu'on interprete ce lieu-la de la goutte bilieuse, qui aduient durant vne constitution chaude & seche, à ceux ausquels l'humeur cholerique fluë sur les jointures debiles. La douleur des iointures, est vulgairement appellee goutte, pour-ce que l'humeur qui la prouoque, distille goutte

à goutte aux iointures. Pour la diuersité de la partie qu'elle attaque, elle a obtenu diuers noms en Grec. Car si elle tient aux mains, elle est nommee χείραγρα; aux pieds ποδάγρα; aux genoux γόναγρα. Quand elle vient à la hanche, ἰσχιάς; Quand elle occupe plusieurs iointures ensemble, elle est communément appellee ἀρθρῖτις. Combien que plusieurs peu curieux des noms entendent assez souuent par ce mot, l'indisposition d'vne iointure

seule. La Chiragre trauaille ou le carpe, ou la partie externe de la main, ou les iointures & ligamens des doigts. La podagre attaque ou les cheuilles des pieds, ou le pedium, & principalement la iointure du poulce. L'ischiatique est la plus vehemente de toutes. La cruelle douleur n'est pas seulement en la hanche, ains s'estend plus haut, iusques à la sommité de la fesse, par où les nerfs sortans des lombes & de l'os sacré se viennent inserer aux cuisses: & plus bas du long de la cuisse, & au gras de la iambe, voire iusques au bout du pied, & generalement par tout où touche le nerf descendu de la hanche offensee. L'on y apperçoit peu souuent tumeur, & encore moins chaleur, ou rougeur, pour-ce qu'en cest endroit-la le cuir superficiel n'est aucunement tissu de veines.

II.

Il y a deux causes de la goutte, la foiblesse des iointures, & l'humeur superfluë : dont l'vne ne l'autre à part ne peut engendrer la goutte, ains est necessaire qu'elles se rencontrent toutes deux ensemble à sa generation. Car la seule debilité des parties, ne prouoque iamais les douleurs Arthritiques, pour-ce qu'il faudroit que les accez fussent sans intermission, attendu que les iointures sont tousiours debiles. Or est-il que les Goutteux ont quelque temps treue entre les accez, durant laquelle ils ne sont aucunement tourmentez. C'est pourquoy encore qu'il y ait debilité, la goutte neantmoins ne s'engendrera point, si le patient ne commet quelque faute en sa maniere de viure. Car il ne se fera point de fluxion d'humeur, si le corps est du tout exempt de superfluitez. Aussi l'humeur toute seule ne produit-elle point le mal des iointures, d'autant que s'il n'y auoit point de foiblesse en la partie, qu'elle ne receuroit iamais de fluxion. Parquoy l'vne & l'autre cause, sçauoir est l'humeur contre nature, & la foiblesse des parties,

induit la maladie des ioinctures. Car toutes & quantesfois que
la faculté nutritiue des parties, plus foible que de raifon, eft
greuee d'abondancé de viandes, de forte qu'il en prouient des
cruditez, l'humeur fuperfluë venant à fe ietter fur quelque ioincture qui eftoit auparauant debile, en faifant diftenfion des
nerfs ligamenteux, y excite douleur. Car le mal ne trauaille pas
par protopathie les nerfs deftinez au mouuement volontaire,
pour ce qu'il faudroit qu'il occupaft par mefme moyen les entre-deux des ioinctures, comme le milieu des iambes, ou des
bras ; Iaçoit que ces nerfs fouffrent pour la fympathie qu'ils
ont auec les ioinctures. La foibleffe eft quelquefois naturelle, Qu'il y a deux
& nee auec les corps malades, comme on void couftumiere- fortes de foi-
ment aux enfans nez de peres ou de meres goutteux, ou de com- bleſſe.
plexion debile, dont vient la goutte hereditaire : Quelquefois
elle procede de mauuais regime de viure, côme de trop grands
trauaux, ou pour auoir trop enduré de froid, ou pour auoir trop
frequenté la compagnie des femmes, ou pour s'auoir trop bai-
gné, ou d'autres pareils excés, qui relafchent, amolliffent &
defnoüent cefte naturelle liaifon des ioinctures, ou d'accidens
exterieurs, qui fouillent les ioinctures.

<h3 style="text-align:center">I I I.</h3>

Pour auoir vne parfaicte cognoiffance des gouttes, quatre Chofes à confi-
chofes doiuent eftre diligemment confiderees, l'origine de la derer pour par-
fluxion, la matiere qui fluë, le chemin par où elle paffe, & le fie- uenir à la co-
gnoiffance des
ge où elle s'arrefte. Defquelles toutesfois les Medecins anciens gouttes.
& modernes ne font point d'accord entr'eux. Car tous les an- Opinion des
ciens, excepté Aretæus, tiennent que de chacune humeur fu- Anciens fur la
perfluë, la fluxion procreatrice des gouttes, fe fait du foye, par generation des
gouttes.
les veines au creux des ioinctures. L'opinion de tous les mo- Celle de Fernel.
dernes n'eft pas de mefme, Fernel fouftient contre les Anciens,
que toutes gouttes prennent leur naiffance d'vne humeur froide, qui vient de la partie exterieure de la tefte, à couler en bas,
deffous le cuir, par deffus les mufcles du corps, non pas dans la
cauité des ioinctures, ains feulement aux parties d'alentour. Les Et des autres
Modernes.
autres deffendét tant qu'ils peuuent l'aduis des Anceftres, com-
me fi c'eftoit vn article de Foy. Aucuns approuuét l'vne & l'autre doctrine, auec certaines diftinctions. Nous declarerons tantoft ce qu'il nous femble de ces debats & differens-la.

<h3 style="text-align:center">I I I I.</h3>

L'humeur fuperfluë qui s'infinuant aux ioinctures, induit la Que l'humeur
goutte, eft tantoft fanguine, tantoft bilieufe, quelquefois me- qui caufe la
lancholique, & le plus fouuent pituiteufe, prouenant d'abon- goutte eft di-
uerfe, felon l'o-
dance de viandes, de crudité, & d'oifiueté : laquelle du com- pinion des An-
ciens.

Rrr iij

mencement eſt ſubtile, mais par ſucceſſion de temps, deuient
ſi eſpaiſſe & gluante dans les ioinƈtures, qu'elle ſe tourne en
vne calloſité dure comme pierre, que les Grecs appellent πῶ-
ϱος, & les Latins *tophus*. Aucunefois la goutte eſt cauſee de pluſieurs humeurs meſlees.   Diuerſe matiere donc engendre la
goutte. Car le ſãg qui s'eſt coulé tout chaud aux creux des ioinƈtures, venant à eſtendre les ligamens, tendons & membranes,
a de couſtume d'exciter vne douleur vehemente. Semblablement la cholere qui fluë ſouuent entre les nerfs & les ligamens,
en faiſant inflammation & diſtenſion enſemble, induit couſtumierement des cruels tourmens.   Au ſurplus la pituite s'in-
ſinuant en ces endroits-là, cauſe auſſi vne extreme douleur,
tandis qu'auec froideur elle eſtreint & eſtend tout enſemble.
De meſme l'humeur melancholique, tant en refroidiſſant &
en preſſant, qu'en appeſantiſſant, n'engendre pas des legers
accés.   De là vient qu'on fait pluſieurs differences de goutte,
ſelon la diuerſité de l'humeur.   Car l'vne eſt ſanguine, l'autre
bilieuſe, l'autre melancholique, l'autre pituiteuſe, l'autre compliquee de diuerſe ſorte d'humeur. Tellement que la goutte eſt
chaude, ou froide.

Trallian. ch. 1.
li. 11.

Que pour la di-
uerſité de l'hu-
meur, la goutte
eſt differente, ſe-
lon les Anciens.

V.

Voila l'arreſt des Anciens ſur la diuerſité de la matiere & les
differences des gouttes: mais Fernel s'y oppoſe formellement,
eſcriuant ainſi: L'humeur, cauſe continente de la goutte, n'eſt
pas ſi diuerſe, qu'on dit: Car elle n'eſt iamais ſanguine, ny bilieuſe, ny melancholique, ains touſiours pituiteuſe ou ſereuſe.
C'eſt pourquoy de la diuerſité d'humeur, on fait faulſement
differences des gouttes, pour en diſtinguer vne chaude, & l'autre froide, attendu que toutes gouttes ſont froides, pour eſtre
engendrees d'vne humeur froide.   Et ſi on y apperçoit quelquesfois rougeur ou chaleur, comme en la Chiragre, ou Podagre, elle ne vient pas de l'eſſence de la maladie, mais de la vehemence de la douleur, qui prouoque la rougeur & la chaleur,
& aucunefois la fieure: leſquelles arriuent principalement à
ceux qui ſont de complexion fort chaude, & de conſtitution
Plethorique, & qui pour legeres occaſions tombent en fieure.
Ceſte humeur donc froide & ſubtile, venant à remplir, eſtendre, & ferir les ligamens des ioinƈtures, les membranes, & tendons, cauſe la douleur: Et la douleur, ſi le corps y eſt deſia preparé, induit la rougeur, la chaleur & la fieure, qui ſont accidens
de l'humeur eſtendant ou bleſſant. Ceſt aduis de la cauſe continente des gouttes, eſt approué par raiſon & experience.

Fernel main-
tiẽt que la ſeule
humeur froi-
de, eſt cauſe des
gouttes, contre
l'arreſt des An-
ciens.

Au ch. 18. du l.
6. de ſa Path.

Ces raiſons de Fernel ſont trop legeres & friuoles, pour nous
faire quitter la vraye doƈtrine des Anciens.   Y a-il apparance

L'opinion de
Fernel eſt refu-
tee par Valet.

d'attribuer la chaleur, la rougeur, & la fieure, qui accompagnent fouuent les gouttes, pluftoft à vne humeur froide & pituiteufe, qu'à vne chaude & bilieufe ? Elles ne viennent pas, direz-vous, de la nature de l'humeur, mais de la diftenfion. Pourquoy donc n'arriuent-elles pas de mefme aux œdemes? Pofez le cas que quelqu'vn d'aage floriffant, au cœur de l'Efté, ayant vfé d'vne maniere de viure chaude & feche, les propres fymptomes de l'humeur cholerique s'y accordans, vienne à eftre faifi de la goutte, ne direz-vous pas, qu'elle eft pluftoft caufee de la bile, que de la pituite, qui n'eft aucunement peccante au corps ? D'auantage; l'experience ordinaire monftre que les mefmes remedes ne font pas toufiours conuenables à la guarifon de la goutte. Cat l'huile rofat eft propre pour appaifer la douleur, quand la goutte eft bilieufe; & nuifible, quand elle eft pituiteufe. Ainfi les doux digeftifs font-ils baftans pour refoudre l'humeur bilieufe, mais non pas la pituiteufe, où il eft befoin d'vfer de medicamens beaucoup plus forts.

C'eft donc chofe fauffe que toutes gouttes foient faites d'hu- *Par Riolan.* meur pituiteufe ou fereufe, attendu qu'il paroift manifeftement par les propres fignes & remedes, que la goutte chaude eft differente de la froide. Car la chaude eft recogneuë à l'ardeur, rougeur, & douleur aiguë; & auffi que le patient reçoit contentement & foulagement des chofes froides, & fe trouue mal des chaudes. Mais la froide eft apperceuë à la tumeur blanchaftre, laxe, molle, fans chaleur, rougeur, ny douleur poignante; & que le malade fent volontiers les chofes chaudes, & que les froides l'offenfent. Et fi d'auenture quelqu'vn obiecte pour Fernel, qu'on ne void rien aux ioinctures que de la pituite, laquelle par fucceffion de temps s'endurcit comme vn cal, d'où vient la goutte noüeufe; ie refpõds que le plus fouuent vne humeur chaude, comme le fang, ou la bile a efté du commencement meflee parmy la pituite, & que l'vne eft fortie hors des veines auec l'autre; mais que la pituite eft demeuree feule, pour la refolution qui s'eft faite des parties plus fubtiles.

<h2 style="text-align:center">VI.</h2>

Fernel tha. 18. du 6. liu. de fa Pathol. Chacun dit bien que la caufe antecedente de la goutte, eft *L'opinion de* vne humeur qui coule, ou coulera d'autre part fur les ioinctu- *Fernel fur l'origine & la voye de la fluxion.* res debiles: mais il femble que perfonne n'ait encore parfaictement defcouuert, d'où, & par quelles voyes elle fluë. A caufe de cefte ignorance, la goutte a efté iufques icy laiffée là pour incurable, & appellee opprobre des Medecins. Certainement ceux-la fe trompent, qui penfent qu'elle vienne des parties plus profondes à entrer dans les ioinctures. Car comment vne humeur pure pourroit-elle eſtre portee des entrailles, & des parties interieures par les veines ? Ou bien vne humeur qui n'aguieres eſtoit meſlee parmy le ſang, pourroit-elle tomber toute pure par les orifices des veines, dans les ioinctures ? ou ſi le ſang ſort auec l'humeur, pourquoy eſtant amaſſé en la ioincture, n'y cauſe-il point vn phlegmon ? Auſſi vne humeur cruë qui n'eſt point portee par autres canaux, que par les veines aux ioinctures, ne fait-elle pas la goutte ? Car en la cachexie la crudité tombant des entrailles ſur les pieds, ſi abondamment qu'ils en deuiennent enflez, n'engendre pas pourtant la Podagre. Il faut donc chercher l'origine des gouttes ailleurs qu'aux parties interieures. Or n'y en a-il point d'autre que la teſte, de laquelle vne humeur pituiteuſe, & claire vient à couler ſur les ioinctures. Et ſi ce n'eſt pas le cerueau, ny ſes ventricules, où l'excrement pituiteux s'amaſſe ordinairement. Car il coule dehors par le nez, ou deſcend par le palais ſur l'aſpre artere & les poulmons, ou dans l'eſtomach, & autres parties interieures. Mais la ſource des gouttes eſt aux parties externes du chef, au deſſus du crane; d'où l'humeur ſuperfluë prend ſon cours en bas, ſous le cuir, par deſſus les muſcles du corps. Car force veines iſſuës des iugulaires externes, deſchargent là leurs ſuperfluitez claires & ſereuſes. Et d'autant que le cuir de la teſte, où croiſſent les cheueux eſt eſpais & ſerré, l'humeur excrementeuſe contenuë deſſous, ne s'exhale pas aiſément, comme elle fait ailleurs, où le cuir eſt plus delié, & rare. C'eſt pourquoy par ſucceſſion de temps, elle s'amaſſe en abondance, principalement és perſonnes, auſquelles les cauſes euidentes de ſa generation conuiennent. Les ſignes de l'humeur deſia amaſſee, ſont peſanteur de teſte, endormiſſement, douleur par dehors, qui rengrege, en touchant deſſus, & en renuerſant ſeulement les cheueux ; tumeur œdemateuſe, comme cire molle, qu'on ſent quelquesfois ſous le cuir, principalement vers la partie occipitale; & la peau eſpaiſſe, & peu adherante au crane. Ceſte lente congeſtion, eſt la ſource des gouttes. Quand la quantité d'humeur eſt exorbitante, pour vne bien legere occaſion, ou du chaud, ou du froid, ou du mouuement, & quelquesfois de ſoy meſme, elle cheoit ſur les parties d'embas. Et ne prend pas ſon cours par la moüelle de l'eſpine, (car la paralyſie s'en enſuiuroit) ny par les nerfs & les muſcles, ains fluë aiſément deſſous le cuir (où les voyes ſont laſches & ſpacieuſes) ſur les dernieres parties du corps, à raiſon qu'elle eſt claire comme de l'eau, & toute ſemblable à cel-

le

le que nous voyons diſtiller du cerueau par le nez, durant la
froidure. Au defaut de la fluxion, pour ſa ſubtilité, elle s'arreſte aux ioinctures ſeules, qui ſont eſtreintes & ſerrees, &
non pas aux eſpaces du mitan, qui ſont amples & laſches. En
fin elle eſt portee au coſté, ſur lequel le corps ſe couche le
plus ſouuent. Tellement que ſi l'on ſe couche ſur le coſté
droit, durant que l'humeur eſt eſmeuë, la douleur aſſaille le
bras droit; ſi ſur le coſté gauche, le bras gauche : ſi l'on ſe couche ſur le dos, elle attaque le col, les eſpaules, les hanches,
ou les iambes. Ceux qui commencent à eſtre trauaillez des
gouttes, couſtumierement pour le premier coup d'eſſay, ont
vne legere Chiragre, ou Podagre; de laquelle à grand' peine
croiroit-on, ſi l'on ne l'auoit experimenté, que l'humeur fuſt
deſcenduë du chef, ou qu'elle puiſſe tomber ſi ſoudainement
de là au bout des pieds, en cachette & ſans la ſentir. Mais pour
ce qu'au commencement elle eſt fort claire, & principalement à ceux qui habitent és pays chauds, la defluxion d'icelle
eſt aiſee & prompte. Auec le temps quand elle eſt deſia deuenuë vn peu plus eſpaiſſe, principalement és regions froides, &
aux vieilles gens, elle ne coule pas à coup aux extremitez, ains
s'arreſte aux eſpaces du milieu, & alors l'extraction & le cours
du mal eſt manifeſte. On ſent alors la douleur peu à peu deualler du col, ou par les eſpaules ſur les couldes & les mains;
ou le long du dos, ſur les hanches, les genoüils & les pieds; &
quelquesfois y ſuruient vn friſſon, qui fait trembler tout le
corps. La douleur deſcend ſouuent des parties d'enhaut, ſur
celles d'embas : mais elle ne monte iamais; & ne va point du
coſté droit au gauche, ny du gauche au droit. Car ſi quelquefois à la douleur du coſté droit, il en ſuccede vne au coſté gauche, ce n'eſt pas le changement du lieu qui l'a engendré; ains
vne nouuelle defluxion. Auſſi toute humeur eſt-elle aucunement claire, quand elle coule en bas; autrement ne couleroit-
elle pas : mais ſi toſt qu'elle eſt entree en la iointure, elle s'eſpaiſſit par la force de la chaleur naturelle, & des medicamens
vehemens, & apres que la ſubtile partie eſt diſſipee & reſoute,
y demeure quelque limon terreſtre, lequel eſtant collé par la
frequente defluxion, s'endurcit en cal & en pierre, qu'on apperçoit manifeſtemët és iointures des doigts. C'eſt ceſte goutte noüeuſe, qui fait ſortir les iointures hors de leur place, & les
rend tortuës, courbees, & ſans mouuement.

VII.

Ceſte opinion de Fernel ſur l'origine & la voye de la fluxion
generatiue des gouttes, bien qu'elle ſemble confirmee par rai-

L'opinion de
Fernel reprou-
uee par Des-
gorris.

fons pertinentes, eſt neantmoins reprouuee de pluſieurs qui
ſuiuent la doctrine des anciens. Car voicy comme Des-gor-
ris reprend Fernel. Il n'a point de ſubiect d'obiecter que le ſang Au liu. 1. déf.
def. Medic.
ne peut eſtre matiere des gouttes, pour ce qu'eſtant amaſſé en
la ioincture, il n'y engendre point de phlegmon, qu'on ait iamais veu paruenir à ſuppuration. Car il n'eſt point neceſſaire que toute fluxion de ſang prouoque phlegmon, ſi elle ne ſe
fait ſur vne partie muſculeuſe ou charneuſe. Ioint que le ſang
reſpandu, ne ſe peut tourner en pus, ſi la ſuppuration n'eſt
aidee par la chaleur du lieu. Ce qui ne peut arriuer en la ioincture, qui eſt membraneuſe, exangue, & froide. C'eſt folie auſſi d'eſtimer que la goutte ne prouienne point de la pituite coulante par les veines aux ioinctures, pour ce qu'en la cachexie l'humeur pituiteuſe tombant deſſus les iambes & les
pieds, ne cauſe ny l'Iſchiatique, ny la Podagre. Car ſi l'humeur ne deſcend dans le creux de la ioincture, quoy qu'elle ſoit
eſpanduë par toute la chair & les parties d'alentour, la goutte
ne ſe fera point. Et ne puis condeſcendre à l'opinion qu'il a,
que l'humeur qui cauſe la goutte procede entierement de la teſte, & qu'elle fluë ſous le cuir, par deſſus les muſcles du corps,
aux dernieres parties. Car qui eſt-ce qui voudroit conſen-
tir que la fluxion fuſt iſſuë du pericrane ſeul, veu que c'eſt vn
axiome digne de foy, & receu des Medecins, que les parties
robuſtes déſchargent leurs excremens ſur les plus foibles?
Or ceſte deſcharge, eſt vne eſpece de fluxion. Et au cas que
nous luy accordions (ce qui eſt tres-veritable) que la plus
grand' part des fluxions deſcend du ceruieau, qu'eſt-il beſoin
d'imaginer vn chemin inuſité, & laiſſer là les vaiſſeaux qui
ſont comme canaux ordinaires, par leſquels le flux & reflux
des humeurs, ont naturellement accouſtumé de ſe faire? Il
me ſemble qu'il eſt bien plus vray ſemblable, que l'humeur
fluë ſur les ioinctures, non ſeulement du long des membranes & des nerfs, mais auſſi par les veines & arteres, par leſquelles l'aliment eſt diſtribué à toutes les parties, attendu qu'elles ne ſont pas moins capables du mauuais ſuc, que du bon, &
qu'elles en ſont le plus ſouuent remplies. De ſorte qu'eſtans
irritees par ſa quantité, ou qualité, il leur eſt fort aiſé de le ietter ſur les ioinctures, qui n'ont point la force de le repouſſer
arriere d'elles. Valet refute auſſi l'aduis de Fernel, en ceſte Par Valet:
façon: Il appert que le pericrane n'eſt pas touſiours la partie
mandante, d'où procede la fluxion, pour ce qu'il s'en trouue
pluſieurs extrememement tourmentez des gouttes, qui n'oht
auparauant ſenty ny peſanteur, ny douleur de teſte quelcon-

que : iaçoit qu'en toute fluxion d'humeurs, la partie mandante foit auffi bien trauaillee que la receuante, & qu'elle fe donne à cognoiftre par fes propres fymptomes. Au furplus quel
chemin y peut-il auoir du pericrane aux ioinctures, par deffous le cuir ? Il eft plus probable que la fluxion fe fait du
cerueau, fur la moüelle de l'efpine. Et qu'eft-ce qui empefche que le fang tel qu'il foit au cerueau, & en fes ventricules, ne puiffe deualler, & retomber en bas par les veines &
arteres, & prouoquer toute forte de fluxion ? Hippocrate en
ſes Epid. fait mention d'vn goutteux, qui eftoit plus en repos,
durant qu'il auoit mal à l'inteftin au flanc droit, & quand il
en fut guary, qu'il fouffroit plus de douleur. Galien efcrit
que cela fe faifoit, pour ce que le cours des humeurs eftoit
changé du colon aux ioinctures. Mais quelle apparence y
a-il que l'humeur tombe ainfi toufiours du pericrane en bas ?
D'auantage plufieurs ont obferué que d'vn flux de ventre ar-
refté mal à propos, la goutte s'en eft quelquesfois enfuiuie.
Ceux qui opiniaftrement tiennent le party de Fernel, penfent apporter de grands artifices à la fortification de fon aduis, en fe vantant d'auoir par aduenture guary la goutte, auec
remedes appliquez à la tefte feule, ayans en vain efprouué tous
autres moyens. Mais cela n'eft pas vray femblable. Con-
cluons donc que l'humeur productiue des gouttes, fort le plus
fouuent de la tefte, du foye, de la rate, & de tout le corps.
I'ay mefme oüy autresfois Monfieur Riolan, fouftenir ainfi le
party des Anciens, contre Fernel : Encore que ie fçache bien,
que les defluxions motiues des gouttes, tirent le plus fouuent
leur origine de la tefte, pour ce que les goutteux y font fort
fubiects : fi eft-ce que ie nie que le cerueau foit toufiours la
fontaine du mal, & que pour guarir les gouttes, il faille toufiours remedier à la tefte, comme à la partie qui enuoye. Car
outre ce que la goutte eft aucunesfois faite par congeftion, il
n'y a point de doute qu'elle ne prenne affez fouuent fa naiffance des menftruës, des hemorrhoïdes, ou d'autres euacuations notables fupprimees, attendu qu'eftans prouoquees par
art, ou furuenans par la force de nature, les douleurs Arthritiques ceffent. Mefme fi la fluxion eft deftournee par la faignee
celebree à propos, pour ce que la plenitude, caufe antecedente de la maladie, par ce moyen eft diminuee, la goutte difpa-
roift incontinent. La fluxion donc ne prouient pas toufiours
d'vne partie, ains quelquesfois de tout le corps. Ce qui eft
encore plus euident, quand vne fieure longue eft terminee
par la goutte, eftant la matiere de cefte fieure iettee par la

Sfff ij

Au 6. li. fect. 4.
Au com.
Par Riolan.

force de l'excretrice fur les ioinctures debiles. Il appert auffi
par authorité, raifon & experience, qu'affez fouuent apres la
Nephritique, on vient à eftre trauaillé des gouttes, ou apres
les gouttes de la Nephritique-, la matiere commune eftant
tranfportee d'vn lieu à l'autre. Pour mefme occafion la goutte fuccede quelquesfois à la Cholique. Et ne faut point doubter que pour le vice & la debilité de l'eftomach, il ne s'engendre des cruditez, qui font enuoyees iufques aux ioinctures. Par
ainfi la fluxion Arthritique ne commence pas toufiours au dehors du cerueau, mais vient quelquesfois de tout le corps, ou
d'autre part comme des reins, du colon, de l'eftomach, de la
matrice. Ie voudroy bien que Fernel dift vn petit pourquoy les
veines iugulaires defchargent pluftoft leurs excremens fur le
crane, que les autres veines, fur les ioinctures debiles. Au furplus plufieurs goutteux par l'aduis de Fernel, fe font fait appliquer des cauteres à la tefte, pour arrefter la fluxion, aucuns defquels s'en font bien trouuez, & les autres n'en ont reffenty profit quelconque. Qui monftre manifeftement que les fluxions
Arthritiques procedent quelquesfois du cerueau, mais non pas
toufiours. Quoy? La neceffité nous contraint-elle de con-
feffer, que l'humeur diftille toufiours du pericrane dans les
ioinctures, par les parties externes; veu qu'il y a plus d'apparence qu'elle fluë du cerueau par les veines & arteres interieures? & que les goutteux mefme la fentent fouuent defcendre
du cerueau par l'efpine? Car il eft probable que la pituite qui
deuoit eftre purgee par le palais ou le nez, vient par les pertuis
de la nuque, à degouter entre les tuniques des tendons.

VIII.

La derniere difpute, eft du lieu où s'arrefte la fluxion; fur *Au mefme ch.*
quoy voicy l'aduis de Fernel: La caufe prochaine & immedia-
te des gouttes, n'eft pas vne fimple intemperature, ains vne
humeur contre nature fixe & adherante, qui fe defcouure affez
fouuent par vne tumeur apparante. Et encore que la douleur
afflige quelquesfois fans enflure notable (comme il arriue à
ceux qui commencent à en faire le premier coup d'effay) fi a il
toutesfois quelque peu d'humeur claire au deffous. Or cefte humeur qui eft caufe continente de la douleur, ne penetre
iamais, ou bien rarement dedans le creux qui eft entre les extremitez de deux os, ains feulement aux ligamens & aux membranes qui lient & enuironnent par dehors les bouts des os, &
aux tendons qui font à l'entour. Et pour preuue de mon dire,
c'eft qu'en la Podagre & Chiragre noüeufe, le cuir eftant percé ou creué, l'humeur endurcie en pierre, eft le plus du temps

tiree hors des iointures des doigts, le ligament demeurant en
son entier, sans estre aucunement offensé. Et en l'Ischiatique,
si l'humeur peccante estoit enferree dans la boëtte de la hanche, pour-ce que le ligament n'a point de sentiment exquis, la
douleur ne seroit pas si violente, & ne s'estendroit pas si loing.
Mais comme Fernel soustenoit par-cy deuant que la goutte La response de Des-Gorris.
n'estoit pas faite d'humeur cruë portee par les veines aux
iointures, à cause que la crudité en la cachexie se ruant des en-
trailles sur les pieds, n'induit point la Podagre: Des-Gorris luy Que la goutte n'aduiet point, si l'humeur n'est assise en la iointure.
a desia respondu que si l'humeur ne descend dans le creux de la
iointure, bien qu'elle fust espanduë par toute la chair, & les
parties d'alentour, la goutte ne s'engendrera point. Il appert
donc (dit-il) tant par là, que par l'etymologie du nom, que la
iointure, que les Grecs appellent ἄρθρον, est l'assiete de la goutte,
laquelle en ceste maladie est premierement & de soy-mesme
interessee. Toutefois par ce mot, ie n'entens pas seulement ceste liaison d'vn os rond dedans le creux de l'autre, dans lequel
il est emboité, mais aussi les ligamens, membranes, tendons, &
tout ce que nature a fait pour la structure & fermeté de ceste
iointure. Car tant s'en faut que telles parties en soient exem-
ptes, que mesme ce mal se desborde iusques aux muscles & à la
peau, tellement que souuent l'on n'oseroit toucher tant soit
peu les malades de la goutte. Ce qui aduient quand la fluxion
est si grande, qu'il n'y a pas place suffisante en la iointure offensee pour la contenir: ou pour-ce que les parties de dehors, sont
plus foibles, que celles de dedans.

Vulet.

Les humeurs donc venans à fluer, n'entrent pas seulement
dans la cauité de la iointure, abbreuuans le ligament d'icelle,
mais outre cela occupent les membranes, les nerfs & les tendons, qui sont par dessus, lesquelles parties, pour leur sentiment
exquis, sont principalement molestees d'intemperature chaude ou froide, & de solution de continuité, faite par la distension, à cause de la repletion. Car le siege des gouttes, est aux Houlier.
iointures, où il y a mouuement manifeste, entre les membranes, tendons & ligamens, qui naissent du perioste, & pourtant
ont vn sentiment exquis. C'est pourquoy il y suruient vne douleur extreme, si tost qu'il y a quelque matiere arrestee là, soit
pour son acrimonie, comme la bile, ou pour sa froideur, comme la pituite, ou par sa rudesse, comme le phlegmon gypseux,
soit pour la distension des membranes & ligamens, ou pour
l'inflammation. Or faut-il qu'elle soit contenuë dedans la
iointure mesme, auant qu'on l'appelle goutte. Car s'il n'y
a qu'vne intemperature simple, ou bien vne humeur esparse

parmy la chair & les parties d'alentour, c'eſt vn autre mal. Encore Galien veut-il que la matiere de la Podagre ſoit ſeulement contenuë és articles & ligamens tendus , & non pas és
nerfs & tendons, qui contribuent à la tenſion des autres : al-
leguant pour preuue, qu'on n'en a iamais veu arriuer cõuulſion.
Car la fluxion de l'humeur eſt premierement receuë en la cauité des jointures , conſequemment és parties qui ſont tout à
l'entour , iuſques au cuir. Toutefois il n'eſt point vray-ſemblable que la matiere qui coule aux jointures, abbreuue les ligamens qui ſont extrememement durs, & non pas les nerfs & tendons, qui ſont plus mols. C'eſt pourquoy Aëtius eſcrit qu'ils ne
ſont point ſeulement eſtendus, mais auſſi tous mouïllez.

<h2 style="text-align:center">IX.</h2>

Reſte à declarer ſuccinctement noſtre aduis, ſur les queſtions
debatuës cy deſſus. Nous recognoiſſons deux fontaines de la
goutte, le cerueau & le foye ; & admettons la voye par où ſe
fait la fluxion du chef ſur les jointures , que Fernel a autant
ſubtilement que vrayement aſſigné ; meſme l'eſpece de l'humeur, qu'il a remarqué : mais nous iugeons conformement auec
Galien & les autres autheurs anciens , que diuerſes humeurs
auſſi viennent à fluer du foye par les veines, dans les jointures,
& non ſeulement aux parties d'alentour.

Car nous tenons que la fluxion tire ſon origine du chef, &
qu'elle deſcend par deſſous le cuir aux extremitez, ſi au preallable le patient a eu peſanteur de teſte , & douleur au dehors, &
endormiſſement, auec friſſon ou tremblement, & tumeur œdemateuſe apparente au cuir qui couure le crane : & qu'elle vient
du foye par les veines , ſi le malade ſans auoir ſenty auparauant

ces accidens-la, a eſté ſoudainement ſaiſi de la goutte, auec tumeur, rougeur, & douleur à la partie, petite fieure , & autres
ſymptomes ſuruenus à coup. D'autant que la fluxion ſe fait ſur
les iointures, ou des ordures du cerueau, ou de la plenitude, &
du regorgement des veines, ne plus ne moins que le deſborde-
ment des riuieres hors du canal, arriue à force de plouuoir. Or
quand vn tas d'humeur ſuperfluë amaſſee entre le pericrane &
le cuir , iſſuë des iugulaires externes, qui deſchargent là leurs
excremens clairs & ſereux, prend ſon cours en bas, le long
du corps , par deſſous le cuir ; la cauſe du mal doit eſtre attribuee à la teſte. Mais quand les grandes veines ſont chargees
d'abondance d'humeurs , qu'elles ne peuuent contenir , ou
ſont irritees de leur qualité vitieuſe, il faut chercher l'origine
de la fluxion au foye. Au ſurplus la fluxion qui prouient des
ſuperfluitez du cerueau, eſt le plus ſouuent pure ; mais il n'ad-

nient guieres que celle des veines soit pure, attendu que toutes
les humeurs y sont contenuës.

Nous estimons que de toute humeur, la goutte peut estre
causee, pour-ce que selon la varieté des humeurs, l'on remarque diuerses sortes de gouttes, distinguees l'vne de l'autre par
leurs propres signes: Les differences desquelles sont manifestement apperceuës, tant à la diuersité de complexion, d'aage, du
temps, du regime de viure, & des autres causes antecedentes,
qui engendrent diuerses humeurs au corps : qu'à la couleur, la
douleur, la tumeur, & autres indices de chaque humeur dominãte, & par l'application des medicamens profitables ou nuisibles.

Pourquoy nous
estimons que la
goutte se fait
de diuerses
humeurs.

X.

Car on iuge que la goutte est sanguine, si le personnage est
de bonne complexion, s'il est en l'aage d'adolescence, s'il est
tombé malade au printemps, s'il auoit accoustumé auparauant de se bien traicter & faire bonne chere, & si les autres
causes qui engendrent abondance de sang au corps, ont precedé : Si la couleur du visage est vermeille, & l'habitude charnuë, s'il y a tumeur & tension és veines, & d'autres marques de
plenitude apparentes : Si l'on apperçoit chaleur vehemente,
rougeur notable, douleur pulsatile, enflure resistante, & autres
pareils signes és parties offensees ; Et si le patient sent volontiers les choses r'affraichissantes, & se trouue mal de celles qui
eschauffent.

Signes pour co-
gnoistre si la
goutte est san-
guine.

L'on recognoist là goutte bilieuse, premierement aux causes
qui amassent quantité de cholere, à sçauoir à la complexion du
malade chaude & seche, à l'aage florissant, à la saison d'Esté, à
la maniere de viure trop chaude & attenuatiue, & à l'exercice
excessif : puis aux signes de la cholere dominante, comme à la
couleur blaffarde du cuir, à l'habitude seche & maigre, au poil
roux, à l'estenduë des veines, à l'inquietude du corps, aux veilles, aux rengregemens qui se font de trois iours en trois iours,
auec fieure, pouls viste & frequent, alteration, vrine iaune, enflammee & sans residence, vomissement & deiection bilieuse,
& autres semblables : Au surplus à la vehemente ardeur, sans
tumeur manifeste en la partie, à sa couleur iaunastre, qui estant
pressee du doigt, disparoist, & incontinent apres retourne ; & à
la douleur aiguë & poignante, laquelle rengrege, quand on y
applique des choses chaudes, & s'appaise, y en mettant des
froides.

Si elle est bi-
lieuse.

L'on remarque la goutte melancholique (jaçoit qu'elle n'arriue guiere) premierement aux causes qui engendrent la bile
noire au corps, comme au temperament sec, qui a esté au

Si elle est me-
lancholique.

commencement chaud, puis est deuenu froid, à l'aage declinãt,
à la saison d'Automne, à la mauuaise nourriture, à la tristesse, au
soing, aux veilles, aux grands trauaux d'esprit, soit aux lettres,
ou aux affaires serieuses, s'y employant sans recreation quelconque : En apres aux signes de melancholie paroissans en la
partie, comme à la couleur liuide, à la froideur qu'on y sent en
touchant, à la douleur profonde, en maniere d'vn coup de lancette; puis aux exacerbations qui se font de quatre iours, en
quatre iours.

Si elle est pitui-
teuse.

Les causes & les signes de la pituite abondante au corps tesmoignent que la goutte est pituiteuse, comme le temperament
froid & humide, la vieillesse, la saison d'Hyuer, les viandes froides & humides, l'yurognerie, la goutmandise, la vie sedentaire,
le dormir excessif, & autres semblables; auec la couleur blanchastre, tumeur œdemateuse, douleur legere, & les exacerbations iournalieres & nocturnes. D'auantage quand les choses
chaudes appliquees sur le mal proffitent, & que les froides nuisent, c'est vn indice de la goutte phlegmatique.

LOIX,
Pour iuger l'issuë des Gouttes.

I.

Ce qu'il faut
preuoir pour la
precaution de
la goutte;
& auant sa
cure.

POur coupper chemin à la goutte, il faut preuoir quand & à
qui elle liure le plus souuent l'assaut, & ceux qu'elle n'attaque guiere ou iamais: & deuant qu'en entreprendre la cure, aduiser si elle est guarissable, ou non; si elle est aysee, ou rebelle au
traictement, si l'on en reschappera ou mourra, & si elle sera
courte ou longue.

II.

Quãd la gout-
te prend.

Les gouttes s'esmeuuent le plus souuent au Printemps &
en Automne: pour-ce que la matiere peccante amassee durant
l'Hyuer au corps, venant par la tiedeur du Printemps à se li-
quefier, est poussee des plus fortes parties de dedans, aux iointures qui sont plus foibles : & que pour l'inegalité de l'Automne,
le mauuais suc que l'Esté a produit au temps des fruicts, tombe aysément sur les parties plus debiles. Quelquefois neantmoins les gouttes viennent au fort de l'Hyuer, pour la grande
froideur, qui blesse les parties nerueuses, & comprime les humeurs, les chassant aux iointures. Aucunefois au cœur de l'E-
sté, pour la grande chaleur, qui fond les humeurs, & eslargit les

Τὰ ποδαγρι-
κὰ τοῦ ἦρος κỷ
φθινοπώρου κι-
νέε) ὡς ἐπὶ τὸ
πολύ.
Hipp. aph.
55. liu. 6.

conduits

conduits & parties nerueuses & membraneufes. Et fi peuuent
arriuer en tout temps, quand ceux qui y font fubiects font la
defbauche, & viuent à leur plaifir, fans regle quelconque. Les
goutteux prefagent ordinairemét les tempeftes, orages, pluyes,
neiges, vents, & tous changemens de temps, tellement qu'ils
portent toufiours vn Almanach auec eux, qui fans eftudier aux
planettes les rend plus fçauans en l'Aftrologie, qu'ils ne vou-
droient. Car la conftitution Auftrale remplit le corps d'humiditez, & efmeut les humeurs au dedans par ce moyen, prouoque fluxion fur les parties debiles, comme font les ioinctures,
tant de leur nature, pour eftre deftituées de chair & de fang, que
par accident, pour auoir efté de long temps affligees, & vexees
de douleurs. Voila pourquoy les goutteux au changement de
temps, & lors qu'il veut pleuuoir, font plus aigrement tourmentez.

III.

Les riches font plus fouuent tourmentez des gouttes, que les
pauures, par ce qu'ils ne trauaillent guiere, & qu'ils mangent
beaucoup, & vfent de diuerfes fortes de viandes, & de fopiquets en leurs repas, & boiuent d'autant, & fans mefure, & au
partir de là, paffent leur temps à ioüer aux Dames rabatuës.
Auffi a-on veu de riches, ayans par hazard perdu leurs biens,
qui en mengeant peu & trauaillant beaucoup ont efté parfaitement guaris des gouttes, defquelles ils eftoient auparauant fort
trauaillez. C'eft pourquoy la goutte eft appellee des Grecs μισό-
πτωχος, c'eft à dire, maladie qui a les pauures en hayne, pour ce
qu'ils la font fuir, en viuant fobrement & aufterement. Monfieur de Monlaurent Gentil-homme Champenois, fubiect autrefois aux gouttes, en eft auiourd'huy exempt, pour auoir efté
durant ces guerres dernieres, vn an en prifon, nourry au pain &
à l'eau, par le Capitaine Gaucher.

IIII.

Les chaftrez viuans fobrement, comme ils faifoient du temps
d'Hippocrate, ne deuiennent point malades des gouttes, ny
les enfans deuant l'vfage Venerien, ny les femmes, fi leurs men-
ftrües ne leur ceffent. Car les chaftrez iadis employez au feruice des Roynes, n'eftans ny oyfeux, ny luxurieux, fe contentans
de peu de viandes, n'auoient iamais la goutte : mais l'on en voit
auiourd'huy plufieurs Podagres, pour ce qu'ils viuent en oyfi-
ueté, & à leur plaifir. De forte qu'il ne fe faut point efmerueil-
ler fi en ce temps-cy, eftans faineans & addonnez à yurongnerie & gourmandife, encore qu'ils n'ayent point l'vfage de Venus, s'ils font trauaillez de la goutte. Ioint qu'aucuns l'ont he-
rité de leurs parens. Auffi les enfans deuant auoir cognoiffance

de femme, ne sçauent ils que c'est de la goutte, si ce n'est d'a-
uanture que pour leur intemperance, la cacochymie prouenuë
d'vn tas de cruditez, se ruë sur les ioinctures naturellement debiles. Mais quand ils sont paruenus à l'aage de puberté, le mouuement de la semence est naturel: d'autant que le corps deuient
moins serré, & plus lasche. Et si en embrassant lors la belle Venus, les ioinctures sont esbranlees & eschauffees. Dont vient
que la matiere fonduë tombe plustost dessus. Par ce moyen ils
sont aysément surprins de la goutte. Il appert donc par l'exemple, tant des chastrez, que des enfans, que l'vsage de Venus peut
beaucoup à la generation des gouttes. Les femmes sobres pareillement, à cause de leur purgation menstruelle, ne sont point
subiectes à la goutte. Car elle ne peut estre engendree de la seule disposició des parties, sans superfluité d'humeurs. De là vient
que du temps d'Hippocrate, il ne se trouuoit point de femmes
goutteuses, pour ce qu'elles viuoient toutes frugalement, comme bonnes mesnageres. Mais en nostre siecle, pour les fautes
commises en la maniere de viure, il y en a plusieurs tourmétees,
des gouttes, auant que leurs mois soient faillis. C'est pourquoy
Seneque en veut aux femmes, qui par leurs excez ont fait Hippocrate menteur.

A qui elle est
guarissable, &
a qui non.

Les ieunes gens peuuent bien estre deliurez de la goutte,
moyennant qu'elle ne soit point inueteree, ny trop enracinee:
mais non pas les vieillards, par ce que leur masse sanguinaire est
tellement alteree, qu'elle ne peut estre rectifiee, non plus
qu'vn vin bas, deuenu aigre. Ny aussi ceux qui ont des nœuds
aux ioinctures, pour ce que la matiere deuenuë dure comme
plastre, ne se peut resoudre, ny suppurer. Car quand l'humeur
criie a croupi trop longuement aux ioinctures, elle n'est pas seulement renduë plus espaisse, ains aussi plus visqueuse, d'où s'engendrent des nodositez, que les Grecs appellent πώροι, & les
Latins tophi. Et apres qu'elles sont produites, il ne faut plus esperer que la ioincture puisse iamais retourner en son premier
estat. C'est pourquoy Ouide ne dit pas sans raison:

Tollere nodosam nescit Medicina Podagram.

Ceux pareillement qui ont la goutte hereditaire, n'en guarissent iamais parfaitement, pour ce qu'elle est née auec eux, &
enracinee aux principes de la vie. Si toutesfois la superfluité des
humeurs peut estre empeschee, le mal ne doit point estre tenu
pour incurable, combien que la disposition y soit dés la naissance, par le moyen de la semence des parens: attendu que des
deux causes de la goutte, l'vne ne peut produire son effect, sans
la concurrence de l'autre. Car auant que quelqu'vn puisse de-

Gal. sur l'aph.
28. du 6. liu.

uenir Podagre, il faut qu'il ait les pieds naturellement debiles.
Il n'est pas toutefois du tout necessaire qu'il soit Podagre, s'il ne
commet point de faute en son viure. Or cognoistrez vous apertement que la debilité naturelle de la partie, n'est pas suffisante
pour engendrer la goutte, par le temps d'intermission, qui est
entre les accez, durant lequel on n'en est aucunement trauaillé,
encore que la foiblesse naturelle soit continuë. L'on voit manifestement és Podagres, que quand il coule quelque humeur superfluë sur les pieds, le mal en est engendré. Si donc ceste humeur n'y couloit iamais, il appert qu'il n'y viendroit iamais de
mal. Or n'y coulera-elle pas, si le corps est tousiours exempt de
superfluitez. Ce qui arriuera, si l'on vse d'exercice mediocre, &
qu'on face bien la digestion de la viande. De là vient que l'oysiueté, & l'yurongnerie y sont merueilleusement nuisibles. Car
l'excés du vin genereux, offense promptement les parties nerueuses, comme fait aussi le coit.

<h3 style="text-align:center">V I.</h3>

rall ch. 1. du
u. 11.

La goutte tire son origine de plusieurs causes diuerses. Dont
vient à mon iugement, que pour la diuersité de sa generation,
elle ne peut estre bien recognuë, ny obtenir parfaite guarison.
C'est pourquoy la maladie a acquis vne fascheuse & triste opinion de soy, sçauoir est, qu'elle ne pouuoit aucunement estre
guarie par l'art de Medecine. Mais ie maintiens quant à moy, si
toutes ses especes & differences estoient bien discernees, & remarquees, qu'elle seroit aisee à guarir aux Medecins.

Pourquoy elle sëble fascheuse à guarir.

Comment elle est aisee à pëser.

elf. ch. 22. du
u. 4.

La douleur des hanches a de coustume d'estre grande, & affoiblit souuent la personne, & ne donne point de relasche à d'aucuns. Et si est ceste sorte de goutte d'autant plus difficile à guarir, qu'apres les longues maladies, la qualité maligne le plus du
temps se tourne là, laquelle cóme elle deliure les autres parties,
ainsi se saisit-elle de celle-cy qui est offensee.

Pourquoy la cure de l'Is-chiatique est tres-difficile.

<h3 style="text-align:center">V I I.</h3>

Si sans raison apparante les gouttes ne retournent au temps,
auquel elles ont accoustumé d'arriuer, il s'en ensuit des maladies tres-cruelles & mortelles. Car si la matiere qui souloit
prendre son cours sur les ioinctures, se ruë sur la substance du
foye, elle y excite inflammation: si elle demeure aux grandes
veines, elle engendre vne fieure continuë: si elle tombe sur la
membrane qui couure les costes, elle induit la Pleuresie: si elle
deualle aux intestins & s'y attache, elle cause la Colique, ou l'L-
liaque passion. En fin produit diuers accidens, selon la códition
de la partie, où elle s'arreste. Ainsi voit-on aucunefois des goutteux deuenir Paralytics, à cause que l'humeur superfluë qui auparauant se iettoit aux ioinctures, s'empare de la substance des

Comme il ar-riue de gran-des maladies, quäd la goutte quitte sans raison.

Comme elle se tourne en Pa-ralysie.

Tttt ij

nerfs, & en bouchant leurs porositez, empesche que l'esprit
animal n'y peut plus reluire. De là vient que le membre où le
nerf est inseré, demeure immobile & perclu.

VIII.

*Que les gouttes
sont extreme-
ment doulou-
reuses.
Pourquoy l'Is-
chiatique est la
plus cruelle de
toutes.*

Il n'y a point de plus grādes, ny plus poignantes douleurs, que
les gouttes. Car elles sont si cruelles, qu'elles font souuent perdre l'entendement, & souhaitter la mort. Or entre les gouttes,
l'Ischiatique tient le premier rang, pour la grandeur du mal, &
la multitude des accidens fascheux, qui arriuent à raison de la
ioincture, qui est plus profonde que les autres; & de l'humeur
pituiteuse, grosse & visqueuse, le plus du temps entassee dedans.
Ioint que l'Ischiatique succede assez souuent à vne longue maladie, par le transport qui se fait en cest endroit de la matiere
maligne, laquelle deliurant les parties d'où elle est venuë, prouoque vne extreme douleur, non seulement à la ioincture de la
hanche, mais encore plus profondement dedans les muscles des
fesses, aux aines, aux genoux, & iusques à l'extremité des orteils,
& quelquefois aux vertebres des lombes: tellement que le malade & le Medecin pensent que ce soit vne Cholique venteuse,
ou pierreuse. La cause de ceste douleur tant esparse & vagabonde, doit estre attribuee à la multitude des nerfs qui descendent
des lombes & de l'os sacré, autour de ceste ioincture. Car ils sont
ensemblement espandus dans les muscles des fesses, de la cuisse,
& de la iambe, iusques au bout des orteils. Voila pourquoy la
douleur s'estend si loing, à sçauoir par tout où touchēt les nerfs
*Cōme elle cause
force sympto-
mes violens.*
issus de la hanche offensee. De là vient qu'elle cause fieure, inquietude & veilles; & perseuerant longuement, induit en fin
luxation incurable, claudication perpetuelle, & amaigrissement
de la cuisse & de la iambe. L'an 1586. au mois d'Aoust, Iacques
*La luxation
prouenant d'u-
ne longue Is-
chiatique, est
declaree incu-
rable, par l'hi-
stoire d'vn ieu-
ne Gentilhom-
me.*
de Braleon, Seigneur de Monceau, vint de Picardie à Paris, au
logis de Madamoiselle d'Aleme sa tante, où il m'appella en consultation, auec quatre fameux Medecins, Messieurs Paulmier,
Marescot, Akakia, & Pietre: & autant de Chirurgiens celebres,
Paré, Des-nœuds, Pineau, & le Bailleu, pour aduiser ensēble, s'il
pourroit receuoir guarison d'vne luxation de la hanche, suruenuë à vne extreme douleur Ischiatique, procedant d'vne blessu-
re qu'il auoit eu en cest endroit-la, long temps auparauant, à
cause de laquelle force humeurs superfluës s'estoient insinuees
dans la boëtte, qui auoient petit à petit poussé l'os de la cuisse
dehors, tellement qu'il en estoit deuenu boiteux, & en auoit
la iambe toute atrophiee. Mais il fut resoult par l'aduis de
tous, qu'il se failloit bien garder de r'amollir le lieu desia dur
& calleux, où l'os s'estoit ietté, ny de froisser la carnosité, prouenuë dans la boëtte, pour essayer à y remettre l'os desboëtté,

par-ce qu'on ne le pouuoit reduire en fa place qu'auec grand'
peine, & qu'eftant reduit, il en fuft auffi toft forty : de forte que
le patient n'euft iamais peu marcher fermement deffus. Ains
fut conclud de l'enuoyer aux bains en Bourbonnois, pour fortifier la partie, afin de cheminer plus à fon aife.

IX.

Apres auoir efté longuement tourmenté de l'Ifchiatique, fi
l'os de la cuiffe vient à fortir hors de fa boëtte, & eftant remis
retombe encore, cela fe fait par le moyen des glaires qui y furuiennent. Car il s'amaffe fouuent és iointures vne humeur
pituiteufe, en forme de glaire, de laquelle les ligamens eftans
mouïllez, font rendus plus lafches. Qui eft caufe que la tefte de
l'os, cheoit aiffément hors de fa cauité. Ce qui arriue volontiers
en la iointure de la hâche, au creux de laquelle vne humeur fuperfluë court fouuentefois auec telle violence & impetuofité,
qu'ayant relafché le ligament interieur & les exterieurs, elle
chaffe l'os de la cuiffe du tout hors de fa boëtte, & s'il y demeure long temps, il ne faut point efperer qu'il puiffe eftre iamais
reduit en fa place, à caufe que l'humeur intronifee en fon lieu,
pendant ce temps s'eft endurcie comme vne pierre, & que les
bords cartilagineux de fa boëtte, fe font eftreffis, & les ligamens relaxez & allongez. Dont s'enfuiuent plufieurs accidens
pernicieux, comme clochement perpetuel, amaigriffement,
non feulement de la cuiffe & de la iambe, mais auffi de tout le
corps, auec vne fieure hectique, qui meine en fin le malade à la
mort. Le clochement vient à caufe que l'humeur a ietté l'os de
la cuiffe hors de fon lieu naturel : & l'amaigriffement, à raifon
que la tefte de los defboëtté, preffe fi fort les mufcles, veines, arteres, & le gros nerf qui defcend le long de la cuiffe iufques à
l'extremité des orteils, que les parties inferieures ne peuuent
receuoir librement l'influence de l'aliment & des efprits. C'eft
pourquoy elles deuiennent tabides. Toutefois il arriue affez
fouuent que plufieurs fans luxation demeurent boiteux, pour-
ce que l'humeur glaireufe qui eft là naturellement enracinee,
& qui y affluë tous les iours, tant pour la nourriture des ioint-
res, que pour les lubrifier & rendre plus faciles à mouuoir, s'endurcit par la chaleur eftrange, & l'oifiueté : & que les autres humeurs fuperfluës qui y font coulees, pareillement s'efpaiffif-
fent & congelent ; de forte que le mouuement en eft em-
pefché.

X.

Les Gouttes prouenâs de matiere chaude, ne quittent pas de-
uât le quatorziefme, ou vingtiefme iour. Encore celles qui font
faites de matiere froide, côme elles ne tourmentent pas fi fort,

auſſi ne reçoiuĕt-elles pas ſi toſt guariſõ. Car l'humeur chaude,
pour ſa ſubtilité eſt plus prõptement reſoute ; & la froide, plus
tard, pour-ce qu'elle eſt groſſe & eſpeſſe. C'eſt pourquoy les
gouttes froides durent le plus ſouuĕt 40.iours. Meſme d'autant
plus que la ſubſtance de la partie malade eſt eſpaiſſe, & ſa faculté
expultrice debile, tant plus le mal eſt-il long à guarir. De là viĕt
que les douleurs aſſiſes au genoüil, au talon, & à la hanche, ſont
plus rebelles, qu'ailleurs. Oyez la ſentence d'Hippocrate ſur ce
poinct : Toutes les maladies podagriques qui arriuent, l'inflammation eſtant ceſſee, en dedans quarante iours, finiſſent.
Voicy ce qu'en dit ſon commentateur : Les phlegmons des Podagres, ſe font quand la fluxion tombe ſur les iointures des
pieds. Or les eſpaces des iointures reçoiuent premierement ceſte fluxion, conſequemment toutes les parties qui ſont aux enuirons, iuſques au cuir. Et pour ce que les iointures ſont remplies, il eſt neceſſaire qu'auec les ligamens, les nerfs & tendons
d'alentour ſoient tendus, à raiſon dequoy ils ſouffrent douleur.
Car il n'eſt pas probable, qu'ils ſoient enflammez, pour-ce que
on n'a iamais veu de podagres endurer conuulſion, laquelle a
de couſtume de ſuruenir ſouuent aux inflammations des nerfs
& des tendons. Le but de leur cure eſt commun à tous ceux qui
ſont trauaillez d'inflammation. Car il faut que ce qui eſt coulé aux pieds, ſe reſoude. Ce qui ſe fait en peu de iours, quand ſa
ſubſtance eſt ſubtile : mais s'il a vne conſiſtence groſſe & gluante, il eſt beſoin d'vne plus longue eſpace de temps. Toutefois
la guariſon ne ſera pas prolongee d'auantage, que la quaran-
taine, ſi le Medecin s'acquitte deüement de ſa charge, & que le
malade luy ſoit obeiſſant. L'inflammation qui occupe les parties charnuës, eſt ſubiecte au terme des maladies aiguës, ſçauoir
eſt au quatorzieſme iour : Mais non pas touſiours celle des iointures, où les ligamens, nerfs & tendons, ſont imbus d'humeurs
ſuperfluës, d'autant que la ſubſtance de ces parties là, eſt molle
& rare, & de celles-cy dure & ſerree. Dont vient que les ligamens, tendons & nerfs commencent plus tard à s'enflammer,
quand ils ſont naurez, & paruiennent plus longuement à l'eſtat
de phlegmon, & ſe guariſſent pareillement plus tard. C'eſt
pourquoy Hippocrate a mis le terme de la ſolution entiere des
inflammations podagriques, non pas au quatorzieſme iour, ains
au quarantieſme, pour-ce qu'il faut que l'euacuation des humeurs impactes és iointures, ſe face en maniere d'exhalaiſon,
par les ligamens qui les enuironnent. Il fait auſſi mention au
Prognoſtic, du quarantieſme iour, comme de celuy, auquel
ſont iugées toutes les maladies, qui ne ſont pas abſoluement
longues, & neantmoins outrepaſſent le terme des aigues.

Ὁκόσα ποδα-
γρικὰ νοσήμα-
τα γίνε), ταῦ-
τα ἀποφλεγ-
μήναντα ἐν
τεσσαράκοντα
ἡμέρῃσιν ἀπο-
καθίσταται.
Hip aph.49.
l.6.
Gal. au Com.

LOIX,
Pour bien penser les Gouttes.

I.

LA cure des Gouttes, & de toutes autres maladies periodi- *Comme la cure* ques, est double: l'vne conuient au temps de l'intermission, *des gouttes est* & l'autre durant l'accez. Celle-la est appellee des Grecs προφυ- *double.* λακὴ, de nous preseruation; & ceste-cy θεραπεία, c'est à dire gua- rison. L'vne & l'autre gist au retranchement des causes de la maladie, & n'y a rien de different, sinon que pour la preserua- tion, il faut retrancher les causes prestes à prouoquer la mala- die; & pour la guarison, celles qui l'engendrent desia. C'est pourquoy on doit empescher la generation du mal aduenir par remedes prophylactics, & chasser la cause de la douleur presen- te, par therapeutics.

II.

D'autant que deux causes concurrent à la generation des *Les buts aus-* gouttes, la superfluité d'humeurs, & la debilité des iointures; *quels il faut* pour y remedier il se faut proposer deux buts, l'euacuation des *viser, pour re-* humeurs peccantes, & la fortification des iointures debiles. *medier aux* Les buts de la precaution sont tous de mesme, que ceux de la *gouttes.* curation, hors mis qu'en celle-là on ne se doit soucier que d'e- uacuer l'humeur abondante par tout le corps: & en ceste-cy, il est besoin d'euacuer encore celle qui est impacte à la partie of- fensee. Tellement que deux euacuations sont necessaires à la guarison des Gouttes, l'vne vniuerselle, & l'autre particuliere. Et pour ce que double abondance d'humeurs par tout le corps, peut estre cause des gouttes, la plethore & la cacochymie; aussi double euacuation vniuerselle, y est-elle profitable, la saignee & la purgation, laquelle derechef selon la difference de l'hu- meur vicieuse est differente. De sorte que pour la diuersité de l'abondance, diuerse euacuation est requise.

III.

Les remedes par lesquels nous paruenons aux buts preten- *Le moyen de* dus, sont ou vniuersels, comme le regime de viure, la saignee *paruenir aux* & les medicamens purgatifs: ou topics, comme repercussifs, re- *buts pretendus.* solutifs, lenitifs, restrintifs. En l'vsage de tous ces remedes, il *Comme les re-* faut auoir esgard aux causes de la goutte, au temperament des *medes doiuent* corps qu'elle afflige, aux parties où elle est assise, & à celles *estre diuersi-* d'où elle vient. Comme ces choses ne sont pas touhours *fiez, selon les* semblables, ainsi vn mesme remede ne peut-il seruir à toutes *causes, les tem-* *peramens, les* *parties, & les* *temps.*

gouttes. Car premierement la goutte qui est causee de matiere
chaude, demande autres remedes, que celle qui est faite de matiere froide. Aussi les mesmes remedes ne sont-ils pas propres à
vn corps bilieux & à vn pituiteux. Et ne les faut pas ordonner
tels à vn hôme delicat, qu'à vn robuste. L'on ne doit point appliquer de pareils topics à l'Ischiatique, qu'à la Podagre. La fluxion Arthritique qui procede du cerueau, reçoit d'autres aides,
que celle qui tire son origine du foye. Au surplus autres remedes conuiennent au commencement de la maladie, autres à
l'accroissement, autres aux autres temps.

IIII.

Quel regime de
viure il faut or-
donner aux
goutteux.

Il faut ordonner vn regime de viure contraire à l'humeur
qui surpasse la symmetrie naturelle. Comme si la bile est excessiue, qui soit froid & humide, & si la pituite surmonte, qui soit
chaud & sec. On doit tousiours choisir les alimens de bon suc,
& aisez à digerer: & fuir la diuersité des viandes, l'vsage des legumes, des fruicts, & tout ce qui est difficile à cuire, & facile à
se corrompre en l'estomach. Les salures, espiceries & autres
choses acres, comme aulx, oignons, moustarde, sont bien nuisibles aux bilieux, mais non pas aux pituiteux, pour-ce qu'elles
aident à la digestion, & consomment les humeurs superfluës.
Ie cognois vn homme de Damery, nommé Gerard le Preux de
complexion phlegmatique, qui apres auoir eu long-temps les
gouttes, en a esté guary à l'aage de soixante ans, en prenant seulement tous les iours au matin, vne gousse d'ail, comme vne
pilule, par l'espace d'vn an entier. Il ne faut point prendre son
repas deuant que la digestion de la viande soit parfaicte en l'e-
stomach, de peur que le foye ne soit contraint d'attirer, ou plustost de receuoir du ventricule par les veines meseraïques l'a-
liment encore crud. Car de là s'ensuit vne deprauation de la
nourriture par tout le corps, d'autant que le vice de la premiere coction, ne peut estre corrigé par la seconde, ny troisiesme. Pour ceste cause on ne se doit iamais mettre à table, si on n'a faim, ny attendre à en sortir qu'on soit saoul.
Si ne faut-il pas toutefois traicter tous les goutteux d'vne mesme façon. Car les bilieux qui abondent en chaleur fort actiue,
doiuent estre plus amplement nourris, & manger plus souuent,
à raison que la faim aiguise la cholere, & pour ceste occasion
irrite les douleurs. Les phlegmatics n'ont pas besoin de beaucoup de viandes humides, pour-ce qu'ils n'ont point la chaleur si vigoureuse, & qu'ils portent quasi leur nourriture auec
eux. De là vient que le boüilly est propre aux cholerics,
& le rosty aux phlegmatics. Les malades, principalement si
la matiere de la goutte est chaude, ne boiront point du tout
de

de vin, ou pour le moins le tremperont autant que leur eſtomach le pourra porter. Ils doiuent par meſme moyen fuir le ieu
des dames rabatuës.   Car il n'y a point de plus ſingulier remede, tant pour la precaution, que pour la curation de la goutte,
que l'abſtinence de Bacchus & de Venus. Car luy par ſa chaleur
& vapeur a puiſſance de prouoquer les fluxions, & de rengreger
les douleurs ; & elle de faire diſſipation des eſprits & de la chaleur naturelle, & augmentation de la chaleur eſtrange.   De ſorte que les parties nerueuſes en ſont extrememement debilitées.
Combien que la plus part des goutteux deſirent extrememẽt le
coït, pendant qu'ils ſont tourmentez de leurs douleurs, pource-
que l'ardeur qu'ils ſentent au dedãs du corps, ne reſout point
la matiere ſpermatique en vent, comme fait la chaleur febrile,
mais la fond, & eſtant fonduë deſcend aux parties genitales, &
les emplit & enfle.   Auſſi pour ſe garentir des Gouttes, faut-il
ſur toutes choſes eſtre diligent à s'exercer, & ne point eſtre pareſſeux à trauailler. Car comme l'oiſiueté cauſant force cruditez
& humeurs ſuperfluës, fournit de matiere aux Gouttes, ainſi
l'exercice reſueillant la chaleur naturelle, aide-il à la digeſtion,
& conſomme les ſuperfluitez, & par ainſi oſte la matiere au
mal.   Il faut pareillement euiter le trop long ſommeil, & le
dormir de iour, enſemble toutes les paſſions de l'eſprit, auec
les profondes & laborieuſes meditations.

V.

Pource que la Goutte a de couſtume de retourner au Printemps & en Automne, il en faut retrancher la matiere, principalement en ces ſaiſons-là, par le moyen de la ſaignée, s'il y a
trop de ſang au corps, ou de la purgation s'il y a quelque autre humeur vicieuſe.   Pareillement pour la guariſon
de la maladie, il eſt beſoin de faire euacuation de l'humeur qui
ſera trouuée peccante, ſi le corps eſt plethoric, par ſaignée, &
s'il eſt cacochyme, par purgation. Et doit-on tout incontinent
celebrer la phlebotomie, non ſeulement aux ſanguins, mais
auſſi aux pituiteux & aux melancholics. Car il y a pareillement
vn ſuc en eux contenu és veines, qui nuit plus pour ſon abondance, que pour ſa qualité. C'eſt pourquoy ſans delay, au premier eſſay de la maladie, il eſt expedient de tenter la ſaignée.
Car ceux qui ont deſia eſté trauaillez ſouuẽtesfois de la fluxion
Arthritique, en reſſentent plus de nuiſance, que de ſoulagement, principalement s'ils ont le corps de nature trop froid, ou
trop debile.   Apres auoir tiré du ſang, ſi ce n'eſt qu'il abonde
tout ſeul, il faudra venir à la purgation. Mais ſi l'humeur qui
fluë aux iointures, apparoiſt bilieuſe, en lieu de faire euacuation du ſang, on vſera de medicamens cholagogues. Toutes-

Vuuu

fois quand la bile qui coule, eſt meſleé parmy le ſang, il ne ſera point hors de raiſon, du commencement deuant la purgation, de tirer vn peu de ſang, pour la reuulſion.

Car on baillera apres les medicamens purgatifs plus aſſeurément. La purgation auſſi bien qu'elle ſoit quelquefois neceſſaire, ſi eſt-ce qu'eſtant trop ſouuent reïterée, elle nuit. Meſme l'vn & l'autre remede couſtumierement n'eſt pas beaucoup
profitable à ceux qui ſont exceſſifs au boire & au manger, &
au ieu d'amour, & qui ont vn tas de cruditez au corps, & dont
les iointures, à force d'auoir eſté longuement affligées de la
maladie, ont acquiſe vne habituelle intemperature & debilité,
de ſorte qu'elles ſont du tout eſloignées de leur conſtitution
naturelle, pour la grande alteration de leur propre ſubſtance.
Car le regime de viure eſt ſouuent plus vtile à ceux-là, que l'aide de la main, ny des medicamens.

V I.

Il faut en la Goutte ouurir la veine, qui eſt vis à vis de la partie malade, pour faire vacuation & reuulſion par meſme moyen.
Comme ſi les parties ſuperieures ſont enflammées, on tirera
du ſang des parties inferieures : au contraire, ſi l'inflammation
eſt aux parties inferieures, on en tirera des ſuperieures, en gardant touſiours la rectitude des filamens. Si donc le bras droit
patit, on ouurira la ſaphene de la jambe droite : & ſi c'eſt la
main ſeneſtre, celle de la iambe ſeneſtre. Quand le mal eſt au
pied ou à la hanche, on doit piquer la veine du bras; & ſi la fluxion vient du chef, prendre la cephalique : ſi du foye, la baſilique, & ſi elle n'apparoiſt point, la mediane. Si le bras droit
& la iambe droite, ſont malades enſemble, la phlebotomie ſe
fera aux parties ſeneſtres. Et ſi la douleur eſt eſparſe par tous
membres, on choiſira celuy qui eſt le moins trauaillé. Apres
auoir fait la ſaignée vniuerſelle, ſi la douleur continuë encore,
il faudra ouurir la veine qui eſt la plus proche du mal. Ainſi pour
appaiſer l'ardante douleur de la hanche, n'y a-il point de plus
prompt remede, que la ſaignée faite au preallable de la baſilique
du coſté malade, pour la reuulſion, puis apres pour l'euacuation de la matiere coniointe, de la veine Iſchiatique, vers la
cheuille externe du pied, quand la douleur de hanche tire plus
en dehors : ou de la ſaphene ſituée aupres de la cheuille interne
du pied, quand les parties de dedans ſont plus douloureuſes.

V I I.

La purgation doit eſtre faite auec medicamēs approupriez à la
cacochimie, qui a beſoin d'eſtre euacuee, comme ſont les

cholagogues, à la billieuse; les phlegmagogues, à la pituiteuse; & les melanogogues, à la melancholique. Mais pour la *Pour la preser-*
precaution de la Goutte, il faut prendre les plus doux, & pour *uation;*
la curation, les plus forts. Car quand on a enuie de s'en garan- *Pour la gua-*
tir, il n'est pas expedient d'vser de medicamens eradicatifs, qui *rison.*
attirent violamment la matiere contenuë és veines, & non pas
és iointures, pour-ce qu'ils chaffent alors les humeurs çà & là,
de forte qu'elles coulent beaucoup plus aifément aux iointures
debiles. Ains conuient pluftoft choifir ceux qui ne font guiere
chauds, ny fubtils, & qui laiffent apres eux quelque aftriction és
parties, comme font entre les fimples, le rheubarbe & les myrabolans : entre les compofitions, les pilules d'eupatoire, celles de hiere auec agaric, le catholicum, & autres femblables mi-
noratifs : Et fur tout fuir les pilules qui reçoiuent larmes & force femences aperitifs, comme les fetides, les arthritiques & celles d'hermodacte. Car elles doiuent eftre feulement données,
quand l'humeur fuperfluë s'eft ruée fur les iointures, & que la
fluxion eft defia arreftée: en autre temps elles la prouoquent &
efmeuuent. C'eft pourquoy l'on void bien fouuent ceux qui
font fubiects aux gouttes, tout foudain en eftre furprins, apres
auoir vfé de ces medicamens-là. Et quand il aduient que le *Pour la deftru-*
corps eft tant chargé d'humeurs groffes, & vifqueufes, que na- *ction de la fie-*
ture en iette vne partie aux iointures, & laiffe l'autre dedans *ure.*
quelque entraille, où elle caufe obftruction & pourriture, dont
s'allume la fieure, intermittante s'il n'y a guiere de matiere, &
qu'elle foit arreftée aux plus petites veines; ou continuë, s'il y
en a beaucoup, & qu'elle foit contenuë és plus grandes veines:
lors pour fe depeftrer de la fieure, il faut premierement lafcher
le ventre, auec quelque doux medicament, & apres auoir tiré
du fang, & ouuert le paffage bouché, purger le patient à bon
efcient. Car il eft neceffaire que la purgation foit forte, pour-ce
qu'eftant trop legere, elle efmouuera bien les humeurs, mais
elle ne les pouffera pas dehors : & eftans efmeuës fe ruëront fur
les iointures affligées, & par ce moyen augmenteront les douleurs Arthritiques.

Æginilli.   Il y en a d'aucuns, qui aux gouttes n'vfent point d'autre pur- *Aduertiffemët*
gation, que d'hermordactes. Mais on y doit bien aduifer, pour- *fur l'vfage des*
ce que les hermodactes trauaillent & moleftent l'eftomach, & *hermodactes.*
prouoquent degouftement de viande. Neantmoins, pour-ce
qu'en peu de temps ils font ceffer la fluxion, de forte que les
malades peuuent incontinent retourner à leur befoigne accou-
ftumée, l'on a refout d'en laiffer vfer à ceux qui font preffez
d'affaire. Mais à caufe qu'ils font mal à l'eftomach, il eft

beſoin de corriger apres leur nuiſance, auec medicamens qui
fortifient ſon orifice par chaleur moderee. Les Grecs & Arabes nous ont laiſſé la deſcription des pilules d'hermodactes,
qu'on tient ordinairement preparees aux boutiques, leſquelles
bien qu'elles ſoient merueilleuſement recommandees, les plus
grandes pour la goutte froide, & les moindres, pour la chaude;
ſont toutefois ſuſpectes, ſi le corps n'eſt robuſte, à raiſon que la
ſubſtance des hermodactes, eſt contraire à l'eſtomach. Ioint
auſſi que nous n'auons point de vrays hermodactes, tellement
qu'en leur lieu on ſuppoſe le colchicum, lequel accommodé
en viande, tuë, ainſi que les potirons ſelon Dioſcoride. Or non
ſeulement la purgation par bas, eſt profitable aux goutteux;

Pourquoy le
vomiſſement
eſt profitable
aux goutteux.
mais auſſi celle qui ſe fait par vomiſſement. Car tous les anciens ont fort approuué le vomiſſement, tant pour la precaution, que pour la guariſon de ceſte maladie, principalement
quand la matiere prouient du cerueau & de l'eſtomach, à cauſe
qu'il fait euacuation & reuulſion des humeurs pituiteuſes, ſereuſes & choleriques, qui decoulent le plus ſouuent aux iointures, & auſſi qu'il deſtache le phlegme gros & viſqueux qui
tient aux tuniques de l'eſtomach. Si faut-il toutesfois prendre
garde que le patient n'ait le thorax & le cerueau debiles. Car

Et quand.
en ce cas, le vomiſſement eſt à craindre. Et pour le regard du
temps plus conuenable, ceux-là doiuent vomir auant le repas, auſquels pour quelque exercice, mouuement, ou autre
occaſion que ce ſoit, les excremens fluent en l'eſtomach.
Au contraire ceux qui de longue main ont amaſſé vne grande quantité d'humeurs pituiteuſes, vomiront apres le repas. Ie louë plus le vomiſſement apres la refection, qu'à
ieun, par-ce qu'il faut faire vn plus grand effort à ietter la
pituite gluante attachee aux parois de l'eſtomach, eſtant
vuide, que lors qu'il eſt plein de viande. Car en vomiſſant par force, il y a danger qu'il ne ſe rompe quelque veine
ou artere, au thorax ou aux poulmons, principalement en hyuer, ſi le malade a la poictrine eſtroite, & le col long, & qu'il
n'y ſoit point accouſtumé. Les vomiſſemens ſoulagent da-

Et ſur tous
ceux qui ſont
trauaillez de
l'Iſchiatique.
uantage ceux qui ſont tourmentez de l'Iſchiatique, que les
deiections, d'autant qu'ils deſtournent l'humeur qui prend
ſon cours bas. Il les faut donc prouoquer au commencement
par le moyen des viandes, qu'on aura priſes: puis apres par l'vſage des medicamens vomitifs, commençant touſiours aux
plus legers. Les clyſteres acres ſont auſſi ſingulierement recommandez en l'Iſchiatique.

VIII.

Outre ces remedes communs, qui doiuent toufiours preceder les topics, il y en a encore d'autres vniuerfels, fouuët requis pour euacuer les humeurs qui peuuent caufer les gouttes, comme font les fudorifics, diuretics, ceux qui prouoquent les menftruës & les hemorrhoïdes, & les cauftics. Apres auoir deuëment purgé les corps pituiteux, on leur prouoquera commodément les fueurs, auec la decoction de gaiac, falfe parille, chyne, ou autres pareils hidrotics; afin d'attenuer & exhaler entierement les humeurs phlegmatiques, dont les ioinctures font imbuës. Car ces fudorifics là fubtilifent & detergent les humeurs phlegmatiques groffes & vifqueufes, & les refoudent en vapeurs, & confument les cruditez & fuperfluitez és endroits où la vertu des autres medicamens ne peut penetrer; tellement qu'ils font tres-proffitables aux pituiteux, trauaillez de l'Ifchiatique, & de toute autre efpece de goutte. Le cours des humeurs fereufes eft en temps & lieu diuerty des ioinctures par les diuretics. L'on fera donc bouillir aux potages des racines d'ozeille, perfil, fenouil, afperge, gramen & leurs femblables, & en baillera-on à humer du bouillon au patient. Car quand il a grand flux d'vrines, & qu'elles font efpaiffes, fes douleurs s'appaifent. Quand la goutte prouient des menftrues ou des hemorrhoïdes fupprimees, toutes les hofes qui ont vertu de prouoquer l'vne ou l'autre euacuation, y font fingulieres. Les vlceres faites auec cauteres potentiels, ont efté profitables à plufieurs. Car par telles ouuertures le virus Arthritic s'efcoule. L'experience le monftre aux verolez. Car ceux à qui la commodité ne permet point de combattre le virus verolic par fon alexitere, qui eft le vif argent, ne trouuent rien qui allege plus leurs douleurs, que les cauteres qu'on leur a appliquez. On les appliquera en diuers endroits, felon la fituation des ioinctures intereffees, à fçauoir au chaignon du col, fi la fluxion fe fait du cerueau fur les ioinctures des clauetes, ou des efpaules: Si elle tombe aux coudes, ou fur les mains, on les mettra au deffous du mufcle epomis: Si elle defcend à la hanche, aux genouils & aux pieds, on les imprimera trois doigts au deffous du genouil, partie interieure, pour ce qu'il fe fera plus grande euacuation en ce lieu-là, à caufe de la faphene qui y eft. Mais fi c'eft vn homme d'affaire, qui ait befoin d'aller fouuent à cheual, il les faudra fituer en la partie exterieure, entre les deux fociles, craignant que l'eftriuiere & la felle du cheual ne luy face mal. Si on ayme faire l'ouuerture auec le cautere actuel, on le choifira de figure triangulaire, tranchant & aigu, afin qu'il face plus promptemët fon operation, & auec moins de douleur.

Marginalia:

Les autres remedes vniuerfels côuenables aux gouttes.

Quand, à qui & pourquoy les fudorifics font profitables.

Dequoy feruent les diuretics aux goutteux.

Quand les motifs des menftruës, & des hemorrhoïdes, font vtiles.

Pourquoy les cauteres donnët allegement aux goutteux.

En quel endroit il les faut appliquer.

Quel doit eftre le cautere actuel.

IX.

Quels topics il faut appliquer aux goutteux, & en quel téps.

En toute goutte horſmis en l'Iſchiatique, apres l'vſage des remedes vniuerſels, il faut appliquer des topics, qui ſoient au commencement repercuſſifs, pour repouſſer en reſerrant l'humeur coulante d'autre part ſur les ioinctures, & conuient en choiſir des froids, ſi elle eſt chaude; & des chauds, ſi elle eſt froide. Apres qu'on s'aura ſerui des repercuſſifs, on viendra aux reſolutifs, pour euacuer en euaporant l'humeur arreſtee en la partie. Car toute fluxion d'humeur aſſiſe en quelque lieu, demande euacuation.

Aduertiſſemēt ſur l'vſage des repercuſſifs & reſolutifs.

Or eſt-il beſoin de ſe gouuerner moderément, & en la repercuſſion, de peur que la matiere ne s'endurciſſe ſi fort qu'elle ne puiſſe plus reſoudre de là en auant; & en la reſolution, craignant que la plus ſubtile partie de l'humeur impacte eſtant digeree, le reſte qui eſt eſpais & limoneux, ne cauſe des nodoſitez.

Pourquoy il faut meſler des remollitifs parmy les reſolutifs.

Et pour ce qu'il s'engendre ſouuentefois des nœuds aux ioinctures; tantoſt pour l'eſpaiſſeur & dureté terreſtre de l'humeur qui fluë deſſus, tantoſt pour l'vſage immoderé des medicamens reſolutifs & deſiccatifs purs, il eſt expedient de meſler des remollitifs parmy, ou bien de s'ayder de ceux qui ont vertu d'amollir & de digerer tout enſemble. En la goutte bilieuſe, ſi la douleur eſt intolerable, on aura recours aux medicamens narcotics.

Où & iuſques à quād on doit vſer de narcotics.

Mais il ne s'en faut ſeruir, que iuſques à tant que la vehemence de la douleur ſoit appaiſee. Car l'vſage exceſſif d'iceux entaſſe tellement l'humeur és ioinctures, qu'elle ſe tourne en cal & durillon, & engourdit ſi fort la partie, qu'elle demeure immobile pour long temps.

Quels ſont les bains profitables, quand, & à qui.

Les bains d'eau douce, où auront eſté bouillies force herbes refrigeratiues, ſont fort profitables trois heures apres le repas, pour appaiſer la douleur arthritique, à ceux qui ſont de complexion bilieuſe, & d'habitude greſle & rare. Mais apres le bain, il faut oindre le corps d'hydryleum, de peur que la chaleur naturelle ne s'exhale, & que le corps ne ſoit trop affoibly.

Pourquoy il faut rechanger ſouuent de remedes.

Or les remedes qu'on applique ſur les parties douloureuſes, doiuent eſtre de fois à autre changez, d'autant qu'en ceſte maladie ce qui a profité auparauant, & qui fait bien encore à preſent, incontinent apres ſera nuiſible.

Pourquoy les aſtringens ſont icy requis.

Pour la precaution de la goutte, il importe beaucoup de fortifier les ioinctures, afin qu'elles puiſſent reſiſter aux humeurs contre nature, qui les viennent attaquer. On doit à ceſte intention y employer toutes ſortes de topics aſtringens, comme fomentations, bains, onctions, frictions, emplaſtres & cataplaſmes.

Et les antidotes.

Et ne faut point negliger auſſi la theriaque, & autres ſemblables antidotes. Car eſtans donnez iuſques à demy dragme, trois heures deuant le repas, outre ce qu'ils corrigent la qualité maligne du virus Arthritic, ils fortifient par meſme

moyen les entrailles. Au surplus en toutes maladies articulai- *Comme en la goutte, on doit aussi bien preu-uoir à la partie mandãte, qu'à la receuante.*
res, il faut aussi bien prendre garde à la partie mandante, qu'à la
receuante. Car quand la fluxion Arthritique tire son origine du
foye, il est besoin de le secourir auec des remedes conuenables,
ayant esgard à l'œconomie de nature. Et quand elle vient du
cerueau, on doit tascher premierement de l'espuiser, comme la
fontaine du mal, par la bouche & le nez, auec masticatoires &
errhines ; puis de le conforter, auec poudres cephaliques, parfums, sachets, & autres remedes locaux appliquez sur la teste.

X.

Il ne faut point appliquer de repercussifs en l'Ischiatique, de *Qui sont les to-pics contraires à l'Ischiatique.*
peur qu'en repoussant l'humeur au dedans, ils n'augmentent les
douleurs. Car d'autant que la ioincture de la hanche est profonde, en mettant des astringens par dehors, le sang des vaisseaux
& des muscles d'alentour, est contraint d'entrer plus auant de- *Ceux qui y sõt conuenables, & quand.*
dans. Partant quand la douleur est arrestee autour de la hanche,
on a besoin au commencement de medicamens lenitifs, qui ne
refroidissent point beaucoup, & qui n'eschauffent point trop
fort, de peur d'irriter la fluxion. Apres l'vsage des mitigatifs, l'on
se seruira de ceux qui ont la force d'attirer & resoudre l'humeur
contenuë au fond de la cauité: moyennant toutefois que les remedes vniuersels ayent precedé. Car si on vsoit de medicamens
forts, autour de la partie interessee, sans auoir au preallable euacué tout le corps, on rendroit le mal presque incurable, pour
l'abondance d'humeur, qui ne se pourroit dissoudre, à cause de
l'espaisseur qu'elle auroit acquise au mesme lieu. Car la matiere
grosse de visqueuse deuient comme rostie par la chaleur & secheresse des medicamés acres. Et si la douleur ne s'appaise pour
ces remedes, on appliquera dessus des ventouses auec grande
flamme, pour attirer l'humeur du fond à la superficie: puis des
vesicatoires, pour donner issuë à la matiere conioincte. Et si on
ne gaigne rien par ces moyens-la, il faudra venir à l'extreme remede, par l'aduis d'Hippocrate, apres auoir esté long temps affligé de l'Ischiatique, si l'os de la cuisse sort de sa boëtte, la iambe deuient tabide, & demeure-on boiteux, si on n'est cauterizé.
Ce qui est confirmé par Celsus, au ch. 22. li. 4. Le dernier (dit-il)
& le plus efficacieux remede qu'on puisse trouuer és vieilles Is-
chiatiques, c'est d'vlcerer la peau en trois ou quatre lieux, dessus
la hanche, auec ferremens bruslans. On imprimera donc trois
ou quatre cauteres actuels, autour de la ioincture de l'ischion,
les faisans profonder en la chair l'espaisseur d'vn doigt, se don- *Pourquoy les cauteres y sont profitables.*
nant garde de toucher les nerfs. Car les cauteres sont icy profi-
tables, pour ce qu'en eschauffant la partie, ils eschauffent & dissoudent les humeurs froides, & subtilient les grosses & visc.

Ὁκόσοισιν ὑπὸ ἰσχιάδος, ἐξο-χλευμένοισι χρονίης τὸ ἰσχίον ἐξίσταται, τετέοισι πηκε-ται τὸ σκέλος, ἢ χωλεῦνται ἢν μὴ καυθῶσι. Hip. ap. 60. l. 6.

queuſes, & les attirent dehors, pour les euacuer auec le pus qui
ſort des vlceres. Ioint que les ligamens relaxez ſe reſſerrent par
les cicatrices, ſi bien que la partie en demeure apres fortifiee.

Apres auoir generalement deſcrit la theorique des loix neceſſaires à la
preſeruation & guariſon des gouttes, il en faut pourſuiure d'oreſnauant la
practique, ſur autant d'exemples particulieres, que nous en auons remarqué
de ſortes, és Conſultations ſuiuantes.

CONSVLTATIO I.

De Arthritide ſanguinea.

Dignotio. MEdici ad ægrum priſtinæ ſanitati reſtituendum vocati, tria diligenter debent animaduertere, morbi diagnoſim, prognoſim, atque therapiam. Quocircà noſtræ partes ſunt (Doctores ſapientiſſimi) de ſingulis in
præſentia breuiter diſſerere, ducto à diagnoſi exordio. Morbus qui laborantem tàm immaniter excruciat, cum omnes peræquè corporis articulos repentè obſederit, nec propriè podagra, nec chiragra, ſed arthritis nomine generis nuncupatur. Quod autem nobis proponitur exemplum, Fernelianam
de articularis morbi origine, cauſa, & geneſi ſententiam conuellit. Etſi enim
Fernelius alioqui doctiſſimus ex pituitoſo, ſeroſóue humore ab externis
partibus capitis, per ſumma corporis ſub cute deorſum in articulos deſluan-
te arthritidem omnem oriri, nullámque omninò calidam eſſe contra veteres
medicos accerrimè contendit : hanc tamen quæ generoſum adoleſcentem
exercet, ab hepate ortum ducere, & ex ſuperuacaneo ſanguine ad articulos imbecilliores per venas affluente gigni, nec proinde frigidam eſſe com-
periemus, vbi diligenter omnia tum antecedentia, tum conſequentia eius
gnoriſmata animo luſtrauerimus. Si quidem laborantis eucraſia, ætas adoleſcens, victus liberalior, neglecta exercitatio, & vernum tempus, ſunt
procreatrices vberioris cauſæ ſanguinis. Quem in corpore dominari confirmant color faciei rubicundus ac floridus, habitus corporis carnoſus, venarum tumor ac tenſio, laſſitudo ſpontanea, pulſus magnus & fortis, reſpira-
tio difficilis, & alia id genus plethoræ ſigna. Nonne igitur redundanti potiùs ſanguini, quàm pituitæ quæ in iſto corpore nullo modo peccat, mali
cauſam adſcribere rationi conſentaneum eſt ? Addo ex Hippocrate, lib. de
nat. hum. quod pars tranſmittens vt & excipiens labores in omni humorum decubitu : At ægrotans nec carebaria, nec ſomnolentia, nec vllo capitis dolore affectus eſt, antequam articulari morbo corriperetur. Quin &
deſtilatio à pericranio ſub cute in articulos irruens, vellicando partes
ſentientes, frigus, horrorem, rigorémve infligit. Ac articulorum dolor
ſine horum ſymptomatum præſentione ægrotantem repentè inuaſit, aſſi-
dułéque ab hinc illum vexauit. Quid? Conſpicua ſunt ſanguinis notæ

phlegmatis

phlegmatis affectis partibus impacti indicia, vehemens calor, insignis rubor, dolor pulsatorius, tumor renitens, non laxus & mollis. Praeterea recreatur & iuuatur frigidis, offenditur calidis. Quare hanc arthritidem calidam esse, nec ex pituita à cerebro per summa corporis deorsum decurrente (vt placet Fernelio) sed ex copiosiori sanguine ab hepate per venas ad imbecilliores articulos affluente procreatam, ex veterum dogmate concludamus. Hac diagnosi, pergamus ad prognosim. Athritis morbus est periodicus, Vere & Autumno ferè exacerbans, nisi conuenientibus auxiliis *Praedictio.* praeuertatur paroxysmus. Cui terminum integrae solutionis, quadragesimum diem statuit Hippocrates, aph. 49. l. 6. Licet enim quae carnosas partes occupat phlegmone, acutorum morborum termino subiecta diebus quatuordecim finiatur, quoniam carnis substantia mollis est atque rara: quae tamen circa ligamenta, tendones ac neruos gignitur inflammatio, vt tardiùs & incipit, & ad vigorem peruenit, ita & diutiùs sanatur, quia ad moliendam curationem quicquid superuacanei humoris articulationibus, vinculis, caeterisque particulis naturâ duris ac densis impactum est, atmoidôs euacuari oportet, quod non nisi longo tempore perfici potest. Verum quae à calida materia est, multò citiùs curatur, quàm quae à frigida ortum habet. Nam quod in articulos influxit, si tenuem habuerint systasin, breuiori tempore discutitur, quàm si crassam, atque lentam.

Sed de arthritidis subiecta diagnosi, ac prognosi quidem satis: nunc ad therapiam transeamus. Cum morbus ex sanguinis copia, & articulorum *Curatio.* imbecillitate nascatur, duplex nobis proponitur curationis scopus, redundantis succi vacuatio, ac debilitatarum partium corroboratio. Ad vacuandam sanguinis pleonexiam, secanda protinùs basilica, quia fluxio fit ab hepate. Eligenda autem interna cubiti vena quae è directo est pedis magis dolentis, vt non modò morbificae materiae prohibeatur generatio, verùmetiam fluentis fiat reuulsio. Nec semel duntaxat, sed iterum atque iterum pro viribus aegrotantis mittendus erit sanguis, detractione paulatim repetita. Postea ad vacuationem simul & corroborationem adhibenda parti dolenti topica sunt, initio quidem repellentia & anodyna quae reprimant & dolorem leniant, qualia sunt oxyrrhodinum; oxycratum ex aqua plantaginis vel solani, & aceto; mucago seminum psyllij & cydoniorum in aqua rosarum extracta; vnguentum populeum; cataplasma ex medulla panis siliginei in aqua rosarum priùs macerata, deinde in lacte vaccino, cocta, additis oleo rosaceo, vitellis ouorum, ac croci momento. Quod etiam parari poterit ex foliis hyoscyami in lacte bubulo coctis: necnon & ex verbasci foliis ac floribus, lenticula palustri, nymphaea, violaria, portulaca, & similibus per se vel cum rosaceo tritis. A quibus leuiter digerentia ex vsu erunt, vt ceratum ex oleo chamaemelino, anethino, liliaceo & similibus; vnguentum ex mucagine seminum lini & foenigr. in aquâ chamaemel. extracta, adipe anatis & gallin. cum pauca cera; cataplasma ex radic. & foliis althaeae, absynthio, maior. floribus chamaem. & melilot. rosis rubris, farina lini & foen. additis discutientibus oleis; emplastrum Vigonium. Interim victu parciore ac te-

niore vtatur. Cibis vescatur parum nutrientibus, & aliquántulum refrigerantibus, vt oleribus boni succi. Vinum penitus circuncidatur, cui calore & vapore suo noxia vis est proritandi fluxiones, & dolores exasperandi.
Vice vini aqua detur saccharata, vel cereuisia tenuis, vel alius potus qui
citra offensionem palato arrideat. Salsa omnia, & aromatica, & quæcunque sanguinem excalfaciunt, caputque tentant, vt allium, cæpam, sinapi,
nasturtium vites. Vt iam incipiente, ita & deinceps vigente accessione
quiescat, cum verò inclinauerit, exercitationem subeat mediocrem. Somnus longior ac diurnus, venúsque imprimis fugiatur. Aluus quoties pigrior
fuerit, leni clystere sollicitetur. Hæ sunt præsidia, quibus articulares cruciatus profligari debent. Ne verò posthac malum redeat, quotannis Galeni
consilio ineunte Vere & Autumno sanguis largè detrahatur, ad consuetum
inuasionis tempus interuertendum. Nec protinùs æger ad intemperatiorem
viuendi formam redeat, sed moderatiorem victum deinceps obseruet. Hoc-
que saluberrimum Hippocratis præceptum secum reputet, ἄσκησις ὑγίης, ἀκο-
εῖν τροφῆς, ἀόκνως πόνων, sanitatis studium est, non satiari cibo, & impigrum
esse ad labores. Et quoniam Arthritis Bacchi ac Veneris filia perhibetur,
ab vtriusque vsu præsertim immoderatiori ac intempestiuo sibi caueat; benéque monenti Poëta pareat,

> Nec Veneris, nec tu vini capiaris amore,
> Vno namque modo vina Venúsque nocent,
> Vt Venus eneruat vires, sic copia Bacchi
> Et tentat gressus, debilitátque pedes.

Sal manuum in oleo tritus, manè & vesperi per totum vitæ curriculum
inbecillioribus articulis affrictus, ad illos firmandos & exiccandos pluri-
mum commendatur. Dixi.

Consultabat Frambesarius cum D. Marescotio &
Riolano Medicis Parisiensibus, pro generoso
adolescente Veromanduo Luteriæ laborante
an. 1595. mense Maio.

CONSVLTATIO II.

De Chiragra biliosa.

Dignotio.

CVm varia sit arthritidis curatio instituenda, pro varietate causæ &
originis, (Med. clariss.) Chiragræ huius causa & origo accuratè nobis peruestiganda, Vos (vt audio) à frigida cerebri destillatione profectam
esse censetis, Fernelij fortassis authoritate ducti, qui omnis arthritidis materiam pituitosam esse, & à pericranio sub cute deorsum decurrere contra
omnem antiquitatem acerrimè decertat. Sed vestra sententia nequaquam
mihi arridet, vt quæ nullis rationum momentis fulta videatur. Siquidem
hunc articularem propositum dolorem ex bilioso humore non à cerebro, sed

ab hepate per venas in carpum, digitorúmque articulos influente ortum esse
constat, tum ex caussis flauæ bilis copiam exaggerantibus, nempè è temperamento ægrotantiu calido & sicco, ætate florida, æstiuo tempore, sicca cæli constitutione, consueta victus ratione calidiore & tenuiore, ac immoderatis
exercitationibus: tum signis flauæ bilis in corpore dominantis, vt subflauo
cutis colore, habitu sicco & macilento, pilis subflauis, venis amplis, magna
corporis inquietudine, vigiliis, exacerbationibus tertianis, cum febre, pulsu
veloci & frequenti, siti, vrina flaua, flammea & sine sedimento, vomitione
deiectionéque biliosa, & aliis id genus. Id præterea apertißimè comproba-
tur erysipelate externam manus partem ardore vehementi infestante, nec
tumore manifesto extuberante, nec partem attollente aut distendente, &
colore ex rubro flauescente qui preßu subterfugit, moxque redit, & dolore
acri & mordicante, qui & calfacientibus adhibitis excandescit, & refrigerantibus remittitur, cæterísque biliosi humoris affecta parte contenti notis.
Hæc subiecta chiragræ diagnosis. Quod ad prognosim spectat, vt acerbum   *Prædictio.*
malum est, ita nec diuturnum mihi videtur futurum, quia à bilioso excitatur humore, qui facilè præ tenuitate discutitur, æstuóque præhendit tempore, quòd corporis partium spiracula reserando, via morbifica materiæ at-
moidòs euacuandæ patefacta morbi curationem accelerabit. Quinetiam laborans semel pristinæ sanitati restitutus, perpetuò ab hac affectione (vt spero) vindicabitur, si nostris pareat consiliis, cum illa præsertim nec hæredi-
taria sit, nec nodosa, nec aliis iam defixa radicibus. Curatio molienda reme-   *Curatio.*
diis morbificã materiam vacuantibus & refrigerãtibus. Aluo leni clystere
subducta, secanda quamprimùm brachij oppositi vena, ad bilis cum sanguine affluentis reuulsionem. Sed sanguis, cum bilis frenum perhibeatur, parca
manu detrahendus erit. Deinde blanda purgatio è cassia, manna, catholico,
rheo, myrobalanis citrinis, saccharo violato, syrupo rosarum pallidarum,
aut alio simili cholagogo pharmaco, nedum semel, sed sæpius (si opus sit) ex
interuallis decernenda, ad exuperantem materiam non repentè vniuersam,
sed paulatim per vices subtrahendam. Ac si quando nauseabundus sit æger,
adiuuandum naturæ motum prouocandus erit vomitus, exhibita aqua tre-
pida exiguo aceto, syrupóue acetoso permixta. Nec prætereunda tandem ea
quæ vtinam cient, quæ bilem per lotium euacuare consueuerunt. Quod reliquum est, sudoribus excludendum, adhibitis corporis frictionibus, sed inta-
cta parte affecta, vt monet Aëtius. Ad retundendam bilis acrimoniam
contemperandúmque feruorem, vtatur syrupis rosato, violato, nymphæato,
de cichorio, & aliis id genus, alias perse ex cochleari, nonnunquam conuenienti liquore solutis, iulepi forma datis. Quin & syrupo papauerino aqua
lactucæ diluto, somnus plerúmque conciliandus. Posthæc ad topica veniendum, quæ ardorem extinguant, doloris acerbitatem mitigent, affectámque
partem corroborent, qualia erunt linimenta ex rosaceo, vitellis ouorum, &
aceti momento parata, vel ex mucagine seminum psyllij & cydoniorum in
aqua solani extracta, vel ex æquis partibus populei & nutriti vnguenti:
Cataplasmata ex sempernino, solano, polygono, plantagine, rosis, violis, &

Xxxx ij

aliis id genus herbis viridibus, refrigerandi & adstringendi facultate præditis, per se contusis, vel additis farina hordeacea, & oleo rosato confecta.
Ac si doloris vehementia vrgeat, narcoticis vtendum erit medicamentis, vt
cataplasmate ex hyoscyami, papaueris, mandragoræ, vel cicutæ foliis viridibus per se contusis, vel cum ouorum luteis & rosaceo permistis apparato:
vel ex medulla panis in lacte cocta, additis ouorum vitellis, & opy drach-
ma, cum croci scrupulo. Simulac sedatus fuerit cruciatus, thymi, origani, calamintha, satureia, saluia & similium calfacientium decocto in æquis partibus aquæ & vini, pars affecta refouenda erit, ne insertus humor stupefa-
cientium vsu in tophaceam duritiem occalescat, ac manus præ contraria
intemperie imbecillior reddita, perpetuo fluori sit obnoxia, & ad motum
prorsus inepta. Victus ratio insuper illi instituatur refrigerans & humectans. Vitet omnia calfacientia, & quæ flaua bilis prouentum faciunt.
Vtatur hordei cremore. Ex oleribus, lactuca, & intybo, ex fructibus, pyris,
pomis adstringentibus, mespylis. Viuat frugaliter. Sed famem minimè toleret, quia bilem reddit acriorem. A vino prorsùs abstineat. Potus sit ptisana, vel aqua hordei. Veneris vsu interdicatur. Si laborans non à præsenti
modò dolore liberari, verumetiam ab arthritide perpetuo immunis esse cupiat, à præscripta viuendi norma nunquam desciscat, ac bis in anno, Vere
& Autumno purgatione paroxysmum anteuertat. Dixi.

Consultabat Frambesarius Niuernis, pro nobili
viro Borbonensi, cum pluribus celeberrimis
Medicis ad aquas Poganas congressis, an. 1595.

CONSVLTATIO III.

De Podagra melancholica.

VT quilibet alius morbus, D. M. ita & podagra curari non potest, nisi
sublata eius causa. Hæc verò auferri nequit, nisi penitùs dignoscatur.
Quocirca huius diagnosi consequendæ diligenter incumbendum. Duplex
statuitur arthriditis causa, articulorum asthenia, & humoris pleonexia.
Atram verò bilem in corpore exuperare indicant tum procreatrices eius
causæ, nempè temperamentum tuum siccum & calidum quidem à principio, per metaptosim autem frigidum, ætas inclinans, autumnus ingruens,
praua victus ratio antegressa, vitæ conditió tristis, multis curis, vigiliis,
literarum studiis implicita, nulla interposita animi hilaritate: tum propriæ
eius notæ, color plumbeus, frigoris sensus, dolor profundus scalpelli perforantis instar, ac exacerbationes quartanæ. Quod ad prognosim spectat, morbus hic nequaquam lethalis, sed quoniam ab humore gignitur melancholico, omnium crassissimo ac viscosissimo, solutu difficilimus est, nec nisi largo tempore curationem admissurus. Ad hanc moliendam, materia

reuellenda, vacuanda, repellenda, discutienda, parsque affecta corroboranda. Ad sanguinis atrabile perfusi affluentis reuulsionem secanda, meo iudicio, basilica è directo pedis laborantis. Ad vacuationem atrabilarius humor præparandus syrupis de pomis redolentibus, de fumaria, de cortice citri, violato in aquis stillatitijs melissophylli, lupuli, buglossi dilutis, iulepi formâ exhibitis. Rite verò præparatus, melangogis pharmacis, vt senna, epithymo, myrobalanis Indis, cassia fistulari, catholico, confectione hamec, semel atque iterum purgandus est. Præterea topicis vtendum, initio apocrusticis ad repellendam irruentem materiam, tum diaphoreticis ad eam quæ influxit discutiendam, admixtis perpetuò stypticis, ad imbecillioré partem corroborandam. Ad tophaccam duritiem, laudo emplastra ex gummi ammoniaco, opopanace, bdellio, cum mucaginibus seminum althææ, lini & fœnigræci extractis in aqua vitæ, adiectis medullis, adipibus, pulueribus saluiæ, cyperi, ireos, hermodactylorum, cera & oleo sufficienti. Sed præfatis remedijs addenda victus ratio, quæ meliorem deinceps succum generet, ac hilara imprimis vita, quæ tristitiam deponat ex animo, circumcisa omni negotiosa cogitatione, & actione. Summa diagnoscôs, prognoscôs ac therapiæ capita tantum tetigi, nec animus fuit singula latiùs persequi, ne κλαύθη εἰς ἀθύρας mittere videar. Siquidem dictum sapienti sat est. Tu interim Medice cura teipsum. Sed suspicor in mentem tibi venire illud Charini ad Birriam apud Terentium : Facilè cum valemus, recta consilia ægrotis damus, tu si hic sis, aliter sentias.

Hæc obiter consulebat Frambesarius pro D. Mercerio, cum eodem, & D. Pignio Medicis Bituricensibus, 10. Calend. Sept. anno 1595.

CONSVLTATIO IIII.

De Gonagra pituitosa.

PRæclarè Hippocrates libro de locis in homine scriptu reliquit: quòis τῆς σώματος ἀρχὴ τῆς ἐν Ἰατρικῇ λόγου. Natura corporis principium est considerationis Medicæ. Cognita quippè corporis natura, quis in eo humor exuperet ; facile est dignoscere. Quo percepto, morbi causa & species haud difficulter internoscuntur. Quibus intellectus, idopea remedia protinus occurrunt. Egrotam naturâ frigidam ac pituitosam esse indicat, tum corporis moles ampla & chasa, (Nam ex Gal. 2. de temp. crassi & pingues frigidi pituitosique sunt, quia pinguedo ex habitus refrigeratione perpetuò gignitur ;) tum venarum angustia. Quibuscumque enim latiores venæ sunt, hi calidiores naturâ sunt, quibus angustiores contra, frigidiores quia caloris opus est has dilatare atque inflare : vt frigoris denstare ac constringere. Quod cum ita sit, constat phlegmaticum humonem *in corpore potißimum redundare. Id quod etiam confirmant causæ reliquæ, pituitæ prouentum facientes, ætas senilis, antecedens tempus hybernum, prægressa cæli constitutio humida, victus plenior & liberalior, vita sedentaria, & in otio deses, ac somnus longior. Adhæc color albidus, tumor œdematosus, dolor exiguus, & quotidianæ exacerbationes, pituitæ dominantis indicia sunt. Quocirca nemini dubium esse potest, quin proposita Gonagra à pituita superuacanea partem affectam occupante, sit orta.*

Prædictio.

Vnde (quod ad prognosim attinet) affectio chronica existit, ac solum difficilis. Curatio ab humoris pituitosi vacuatione ineunda. Quoniam ve-

Curatio.

rò venæ omnes delitescunt, sanguis nequaquam mitti potest. Reliquum est igitur vt corpus per epicrasim modò potionibus, modò catapotijs phlegmagogis repurgetur. In morbo articulari peculiariter laudatur purgatio ex hermodactylis, quæ tamen Paulo, Matthiolo, Altomario, & alijs nonnullis suspecta est, quod stomacho negotium facesset, quodque veris careamus hermodactylis: Adeò vt illis authoribus, nec pilulis ex hermodactylis, vt nec arthriticis, nec fœtidis, quod hermodactylos recipiant, vtendum sit, sed agarico, myrobalanis cepulis, diaphœnico, catapotijs ex agarico, coccys & similibus. Quibus præmittendum apozema, ex aperientibus, incidentibus & attenuantibus constans, ad humoris pituitosi præparationem. In quem finem, oxymeli simplex, & scyllinum, vt & hydromeli vinosum, mihi videtur profuturum. Paulus & Alexander theriacam mithridatium, & alia id genus antidota à catharticis exhibenda censent. Diæta ægrotanti instituenda calida & sicca, eadémque tenuissima, quia ex Hippocrate, corporibus carnes humidas habentibus famem adhibere conuenit. Fames enim corpora siccæt. Quod ad topica spectat, adhibendi fotus ex saluia, maiorana, origano, serpyllo, calamintha, mentha, ruta, floribus chamæmeli, meliloti, anethi, rosis rubris, & alijs id genus calfacientibus, discutientibus & roborantibus in vino decoctis: deinde litus ex oleo irino, nardino, samsucino, vel rutaceo: tum emplastrum diachylum ireatum, vel è meliloto, vel ex sola pice nauali, vel ceratum ex castoreo, thure, medulla ceruina, & adipe anserino, oleo anethino & nardino, bdellio & Galbano in aceto dissolutis, farina seminis lin. & fœnig. & cera. Hæc mea est de proposti affectus diagnosi, prognosi, ac curatione sententia.

Consultabat Frambesarius cum DD. Dambraneo,
Bleucorteo & Viscotio, pro D. Andra, anno
1594. Non. Mart. Rhemis apud sanctum Petrum laborante.

CONSVLTATIO V.

De Ischiade.

ATrox coxendicis dolor qui laborantem excruciat, ad summam natem,   *Dignotio.*
lumbosque pertingens, ac in femur, suram, extremumque pedem ex-
porrectus, Græcis ac Latinis Ischias dicitur, Barbaris sciatica, quæ arthritidis species est omnium vehementißima. Gignitur à pituitosis humoribus
ratione humidioris temperamenti, senilis ætatis, pluuiosi cæli, plenioris vi-
Ctus rationis, ac neglecti exercitij, in corpore redundantibus, & in imbecilliorem coxendicem decumbentibus: Quod ad Prognosim attinet, id ma-   *Prædictio.*
lum curatu difficile ac polychronion, quod autumnali tempore, à frigida
causa, in cacochymum corpus, iam senio confectum inciderit. Curatio in
causarum aphæresi consistit. Sunt autem duæ ischiadis causæ, humoris pleonexia, & coxendicis asthenia. Quocircà summus curandi scopus eò dirigi   *Curatio.*
debet, vt humoris redundantia dematur, ac debilior pars roboretur. Ad de-
mendum humorem morbificum, reuellentia, vacuantia & deriuantia ex
vsu erunt. Ad reuulsionem aperienda quamprimùm basilica è directo partis dolentis, cum præsertim corpus pituitoso scateat sanguine. Vomitus Galeno authore ischiadicis saluberrimus, quod summam reuellendi vim habeat. Quocircà prouocandus erit oxymelitis vnc. duabus in decocto drach.
ij. seminis raphani dilutus, tepidè exhibitus. Quinetiam aluus frequenter
acribus proritanda clysteribus, ex pulegij, origani, calaminthæ, centaurij
minoris, verbasculi, chamæpytios, saluiæ, rutæ, stœchados, seminum anisi
& fœniculi, & similium decocto, in quo hiera diacolocynth. vel benedicta
laxat. mel mercuriale, vel anthosatum, oleum anethinum, vel rutaceum
cum sale dissoluta sint. Ad pituitosæ materiæ vacuationem purgatio phlegmagoga per epicrasim decernenda, modò per potionem ex diluto agarici &
myrobalanorum cepularum, addito diacarthamo, cum syrupo de stœchade:
modò per catapotia fœtida, vel de hermodactylis. Deinde diæta tenuis &
exiccans instituenda, cum decocto palmæ sanctæ, vt humor in corpore redundans per sudores euocetur, malisque scaturigo exhausta exiccetur. Ad
deriuationem secanda malleoli exterioris vena, è regione ischij laborantis.
Cucurbitulæ parti dolenti affligenda. Postea sinapismus ex semine sinapis,
pulpa caricarum, fermento, & stercore columbino confectus, vel phœnig-
mus è cantharidibus apponendus, vt excitatis vesicis, humor è profundo
ischio foras attrahatur. Perseuerante malo pyroticum extremo suræ quæ
dolenti coxæ respondet admouendum censeo. Ad corroborandum imbecilliorem articulum paretur fotus, ex saluia, ruta, calamintha, chamæpyti,
verbasculo, ebulo, floribus chamæmeli, meliloti, & aliis neruualibus in vino
decoctis. A fotu fiat litus ex vnguento Martiato, Arragonio, Agrippino,
de althæa, ex oleo rutaceo, vulpino, nardino, de castoreo aut petroleo & si-

milibus, quæ partem non modò roborabunt, verumetiam impactum illi
humorem potentißimè discutient. Posthac emplastrum ex pice naüali adhibeatur, ad natiuum calorem cohibendum & augendum, vnáque humorem impactum foras strenuè attrahendum. Præterea ægrotantem in vina-
cea mittendum esse duco, quia hæc maximam calfaciendi, discutiendi ac
roborandi vim obtinent. Hæc mea est de proposti doloris diagnost, prognost
& curatione sententia.

Consultabat Frambesarius cum D D. Dambraneo
& Herueto, pro D. Burgeo Argentario Domi-
næ D. Petri, anno 1588. 8. Id. Octobris.

CONSVLTATIO VI.

De Arthritide à frigida cerebri destillatione orta.

Dignotio.

ETsi non omnes artrithides à cerebro ducunt originem, vt placet Fernelio: nonnullas tamen à frigida capitis destillatione ortas, nedum ratio,
verumetiam quotidiana docet experientia. Cuius quidem generis est, quæ
iam D. laborantem discruciat. Cum enim somnolentus primùm fuerit, ac
capitis grauitatem externúmque dolorem, contactu, vel inuersis duntaxat
capillis exacerbantem senserit, cutémque densam, œdematoso ad occipi-
tium tumore vt cera molli distentam, nec calua propiùs adhærentem depre-
henderit, ac deinceps frigido aquæ instar deorsum decurrente subter cutem
humore, sentientes partes vellicante horrorem perceperit: nemini dubium
esse potest quin articularis hic morbus ex superuacanea pituita tenui, ab
externis partibus capitis, per summa corporis sub cute in articulos imbecilliores influente genitus sit. Adde quod in pedum, genuum, manuum ac cubitorum articulis tumor conspiciatur magnus, laxus ac mollis, præmenti digito cedens, nec insignis calor, nec rubor, sed albidus color insit, ac medio-

Prædictio.

cris dolor. Hæc morbi diagnosis, iam ad prognosim venio. Quamuis hæreditarium vitium sit, audeam tamen non solùm perfectam paroxysmi huius
curationem, sed perpetuam deinceps arthritici doloris immunitatem polliceri, si præscripta nostra laborans ad vnguem exequatur. Quoniam enim

Curatio.

duæ arthritidis causæ existunt, humoris in corpore redundantia, & articulorum imbecillitas, quarum néutra seorsum arthritim facit, sed necessarius ambarum concursus: etiamsi arthrôn asthenia ex imbecillo parentum
semine contracta emendari nullo modo possit, (quod negamus) nunquàm
excitabitur τὸ πάϑος nisi vt inquit Galenus ὁ περιτϑὸς χυμὸς influat: Non
influet autem si semper ἀπέριϑϑον corpus extiterit. At possumus arte nostra
aperitton corpus reddere, superuacanei humoris vacuationem moliendo,
nouámque eius generationem prohibendo; necnon & articulos natura im-
becillos corroborare adstringendo, ne fluxionibus suscipiendis adeo sint óp-
portuni. Age igitur, quibus remediis id præstari possit, nunc explicare ag-
gredior.

gredior. Imprimis confueti cibi & potus dimidium circuncidendum, vi-
ctúfque tenuior & purior inftituendus, quo corporis & humoris moles immodica concidat. Vino interdicendum, quod fluxiones proritet. Danda pro
potu aqua faccharo & cinamomo condita, vel in qua anif vel coriandri
femen fuerit decoctum, vel quidpiam quod citra noxam palato arrideat.
Sorbitionibus & iufculis parciffimè vtendum, & affis potiùs quàm elixis, vt omni ratione corpus ficcefcat, & fuperuacuorum humorum non
exigua portio abfumatur. Vefcendum euchymis carnibus. Abfti-
nendum à pifcibus, à cafeo, pifis & fabis, à fructibus omnibus, maximè horariis. Nullum alimentum nifi priore concocto affumendum.
Exercitatio mediocris imperanda. Somnus longior ac diurnus omnino
fugiendus. Hæc præcipua funt viuendi præcepta, accuratiffimè obfer-
uanda. Quoniam autem fola victus ratione nequit tam atrox malum
omninò profligari: accedant & hæc remedia quibus folemus breui dolorem finire. Aluo remolliente clyftere foluta, corpus exquifitè purgetur
medicamento cui non infirmior vis fit, ne fortè humores exagitet potiùs quàm vacuet, hincque fluxionem geminet: Sed valido fatis, &
quod à fummis extremifque partibus exuperantes humores proliceat;
Vt potione ex diluto fcrup. iiij. agarici recenter trochifcati. & fcrup.
ij. rhei el. cum cinam. fcrup. j. in quo diffolutæ fint elect. diacarthami drachmæ ij. ac fyrupi capill. ven. vnc. j. Electuarium quippè diacarthami ob hermodactylos ac turpetum, arthritidi eft accommodatum,
quamuis nonnulli reclament. Nulla huic purgationi præmittenda erit
præparatio, quod initio profluens humor tenuis fit & aquofus, faciléque
obfequatur trahenti medicamento. Si fortè purgatione vna fatis detra-
ctum non videatur, doloréfque iidem perfeuerent, aut noua concitata fluxione exafperentur, fecundò haud abfimili pharmaco purgandum, atque etiam tertiò fi res expoftulet: fed interpofita quiete, vt viribus
prouideatur. Dolores verò ipfo ftatim initio leniendi funt, hoc inducto præfidio, quod etiam blandè refrigerando fluxionem arcet, nec tamen
humorem in auriculum impingit: ♃. aquarum ftillatit. folani & plantag. vnc. iij. in quibus macera feminis althææ & cidonij an. vnc. ſ. fiat mucilago, quæ tepida inducatur locis dolentibus, obducatúrque ftuppa canna-
bina, vel linteis mundis. Cum arefcere incipiet, alia imponatur, vt pars
fæpè madeat, dum calor quantulufcumque fuerit, cruciatúfque omnis fu-
blatus fit. Quicquid doloris reliquum fuerit, exigetur hoc illitu: ♃. muci-
laginis feminis lini & fœnigræci extracta in aqua faluiæ vnc. iij. oleorum
lumbricorum, chamæmel. & lilior. an. vnc. j. axungiæ vulpis & anfer. an.
vn. ſ. hermodactylorum tenuiter puluerifatorum vnc. ij. medullæ cerui
aut vituli, & cera q. f. fiat vnguentum, quo pars dolens & tumida
bis terve in die vngatur, & calidis linteis obuoluatur. Conducet & parti
affecta mox ab illitu hoc emplaftrum inducere: ♃. vnguenti præfcript.
vnc. v. radic. ariftolochiæ rotundæ, thuris, myrrhæ, galbani, opopanacis an.
vnc. ſ. terebinthinæ drach. ij. ceræ quod fatis eft, fiat emplaftrum per mag-

*dalias. Si tenacior doloris materia fuerit, quà vt hisce remediis molliri poßit
aut euelli, hoc tandē imponatur emplastrū. ℞. gummi pini vn. j. picis nigræ
vnc. ij. ß. ceræ vnc. j. ß. axungiæ veteris vnc. ß. hermodactylorum pulueri-
zatorum, sulphuris viui an. drach. vj. fiat emplastrum, quotidie renouan-
dum & continuandum dum tumor omnis sublatus videatur, & dum articuli sit liberior motus. Hæc sunt præsidia quibus podagra, & cæteri articulorum dolores abigi debent. Cum verò sedatis doloribus, firmatísque partibus æger iam sibi restitutus erit, mense vno aut altero antequàm consueti
dolores redeant, tentanda sunt remedia, quibus hi precaueri poßint. In id
autem si impurum corpus, & superuacuis humoribus confectum fuerit, parciore victu vtendum, eóque sicco & attenuante. Vino si per vires & ventriculi imbecillitatem licet interdicendum, efficiendumque omninò, vt ab-
sumpta humorum noxiorum portione corpus gracilescat. Cum verò vna
victus ratio non satis id præstare poterit, adhibendæ quoque purgationes
erunt septimo vel octano quoque die, modò per potionem ex diluto agarici, & diaphœnico: modò per catapotia coccia & de agarico. Diebus interiectis, clysteribus quoque aluus sollicitabitur, si pigrior adstrictiorve
fuerit. A secunda tertiave purgatione, si corpus satis exinanitum erit, sudores tempestiuè mouebuntur gajaco, vel aliis quibuslibet calorificis, vt humores quibus præter naturam tum nerui, tum articuli imbuti sunt attenua-
ti prorsùs dißipentur. Tum temporis adhibenda quoque erunt capiti sua
remedia, quæ ipsum totius mali fontem exhauriant. Detersis ergò sudoribus quotidie ante cœnam, attonso capiti inducantur ij pulueres quàm calidißimi, vt humores discutiant, tum caput siccatum firment atque corroborent: ℞. fol. salu. maioran. stœchad. an. M. s. semin. anis. fœnicul. & cumin.
an. vnc. ij. baccarum lauri contusarum vnc. s. milij lib. j. sal. comm. lib. s.
torrefiant omnia in sartagine, reponantur in sacculis, qui calidißimi adhibeantur capiti & ceruici, dum sponte refrigescant. Caput deinde muniatur
tegumentis quæ vaporentur hoc suffitu: ℞. nigellæ Rom. styracis calamitæ,
benjoini, carabes, masticis an. vnc. s. caryophyllorum drach. ij. fiat puluis
crassus, pro suffimento capitis. Et quoniam conspicuus est in occipite tumor
à pituitoso humore sub cute capitis delitescente natus, sæpiùs lauandum &
fouendum erit caput lexiuio, in quo cephalicæ herbæ incoxerint. Aut si ne-
id quidem humores capitis superuacuos absorbeat, caput radetur, eíque emplastrum hoc imponetur, cui eximia vix discutiendi est. ℞. pulparum ficuum, fermenti veteris an. vnc. ij. seminis sinapi contusi vnc. iij. emplastri
de mucilaginibus vnc. iiij. malaxentur, & incorporentur addendo terebinthinæ parum, si opus sit. Hoc emplastro caput integatur, contineaturque
dum omnem euacuauerit humorem superuacuum. Valentiora emplastra
non æquè tutò adhiberi possunt. In eo ergo subsistendum est. Exhausto mali
fonte cum iam caput excrementis prorsus vacabit, & confirmatum erit,
postrema curationis parte, artus omnes & articuli laxiores adstringentur,
& firmabuntur balneo eiusmodi: ℞. fol. myrthi, balaustiorum, rosarum ru-
bearum, plantaginis, verbasci, lauri, origani, calamenti, pulegij, thymi, sal-*

niæ, florum rorifmarini an. M.ij. baccar. juniperi vnc. ij. aluminis rochæ lib. iiij. bulliant omnia in aqua fufficienti pro Balneo. In hoc diutiùs immorandum ad duas tref ve horas, neque fudores mouendi funt, vt artus melius fiementur. Continuetur autem triduum, aut quatriduum, manè, ieiuno ventriculo. Hæc certa & minimè fallax curatio vtramque arthritidis caufam, tum eam quæ excrementum facit, tum ipfam articulorum imbecillitatem ita radicitus euellit, vt exin laborans ab ea immunis & tutus euadat. At nihilominus nec fic quidem ei confidendum, vt protinùs ad intemperatiorem viuendi formam redire liceat. Sed moderatiore victu deinceps obferuato, quotannis, Vere & Autumno purgatio decernenda, quæ confuetum inuafionis tempus interuertat. Poftridie capus præfcripto lixiuio lauandum, atque etiam tertio quartoque die, ac balneum poftea imperandum. Hæc curandi ratio à Fernelio olim pro Marchione Brandemburgenfi inftituta, mihi videtur ad propofitum arthritidis genus accommodatiffima.

Confultabat Frambefarius cum DD. Maffaco,
Mallado & Plotio pro nobili viro Aureliis,
anno 1595. menfe Octob.

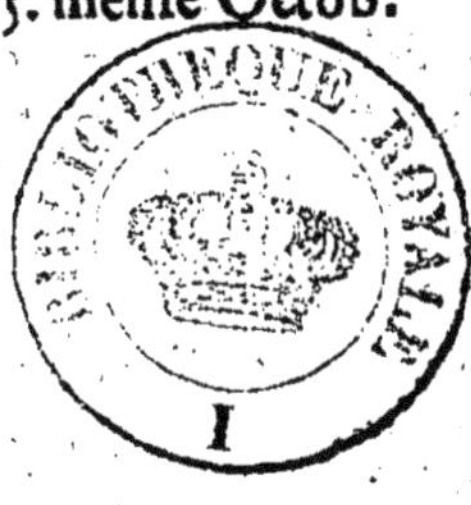

Yyyy ij

MEDICAMENTA
AD ARTHRITIDEM A VETE-
RIBVS AC RECENTIORIBVS
COMMENDATA.

VLTA à veteribus ac recentioribus medicamenta Arthritidi peculiariter conferre traduntur, quorum alia morbi materiam detrahunt, vel aluidieiectione, vel vomitu, vel vrinis, vel sudoribus, vel menstruis, vel alio vacuationis genere: alia ardorem extinguunt, & fluxionem arcent: alia dolorem qui citra inflammationem fuerit compescunt: alia dolore sedato impactum humorem attenuant, & digerunt, ne tempore obdurescens in tophum concrescat; articulúmque imbecilliorem confirmant & corroborant. Ego singula ordine breuiter enarraturus, ducam à Kenoticis exordium.

Agaricus trium obolorum pondere ex oxymelite potus, ad articulorum & coxendicum dolores facit. Diosc. *Pituitam quippe crassam & lentam, ac bilem flauam & atram purgat Galeno, à iuncturis, cerebro, hepate, cæterísque partibus superuacaneum humorem ad articulos mittentibus. Vrinam quoque mouet.* Mesue.

Hermodactylus pituitam crassam ex articulis trahit & expurgat; propterea podagræ, ac cæteris arthritidis differentiis confert, non sumptus modo, sed etiam in cataplasmate admotus. Mesue, & Fernel. *Animaduerte tamen quæ prodita sunt can.7.diff.3.app.*

Elleborus niger purgat ventrem, detrahit bilem, pituitámque; hinc prodest articulariis doloribus. Diosc. *Sed solis robustis & animosis dandus, arte castigatus.* Mesue.

Ius è vetere gallinaceo aluum deiicit, crudos humores crassósque, atram bilem & strigmenta elicit, ideo prodest articulariis morbis. Diosc.

Ricinus deiectione ac vomitione serosos articulorum humores expurgat, simúlque crassam pituitam ac bilem. Dantur eius grana in iure galli antiqui cocta, ad podagram & ischiadem. Mesue. Fernel.

Asarum purgat vomitu & deiectione & vrinis bilem, sed pituitam manifestiùs, etiam ex coxendice & aliis articulis; ob id arthriticos & ischiadicos dolores mitigat infusum vel aliter exhibitum. Diosc. Mesue.

Spartum genista appellatum, secunda classe calidorum & siccorum, perturbat, prouocat, incidit, attenuat. Eius flores cum melicrato poti per superiora vehementer purgant ellebori vice, idque citra periculum. Hinc ischiadicis & podagricis prosunt, si postquã illos sumpserint, subinde frequéter euomant. Semen epotum pituitam valentißimè vomitu & deiectione

etiam purgat & ab articulis trahit, vrinámque efficacissimè ducit. Quinetiam succus ex ramis in aqua maceratis mox tusis extractus, ischiadicis
auxiliatur, si cyathi modum ieiuni bibant. Quidam marina aqua macerare
malunt, & infundere ischiadicis clystere; strigmenta autem elicit, atque
cruenta. Ex Diosc. Mesue.

Colocynthis clystere infusa coxendicum doloribus prodest, vt quæ bilem,
pituitam & strigmenta, interdum etiam cruorem eliciat. Diosc.

Cucumer agrestis purgat potenter pituitam vomitu & deiectione, ac interdum bilem, serosúmque excremëtum etiam euulsu contumax à iuncturis
mirificè trahit, succo & radice; hinc articulorum dolores sanat; ischiadem
etiam iuuat cataplasmate impositus, vel clystere iniectus. Diosc. &
Mesue.

Iridis succus ex radice recenti expressus, in coxendicum dolore, vtiliter
clysteribus infunditur. Pituitam siquidem crassam, & mistam illi bilem, ac
præter hæc aquas serosas purgat, idque clementer. Mesue.

Centaurij minoris decocti ius clystere sępè infusum ischiadicis mirificum
auxilium præstat: humorem quippè morbificum elicit, dolorémque leuat.
Diosc. Mesue.

Ebuli semen ex decocto chamępytios podagricis & ischiadicis datur vtiliter drachmę pondere. Nam deiectoria vi eorum dolores eximiè mulcet,
quod ruëtes in partes affectas humores cū reuocet, tū excludat. Matthiol.

Ascyri semen in hydromelitis sextario potum, valet ad ischiadicos. Nam
biliosa excrementa amplissimè detrahit. Diosc.

Androsęmi semen tritum drachmis duabus potum, biliosa alui excrementa pellit; quocirca ischiadicis maximè medetur. Dios.

Hyperici semen cum diureticum sit, quadraginta diebus haustum, ischiadicis auxiliatur. Diosc.

Smyrnij semen excalfactoriam vim habet, sudores ciet, menses ducit; propterea commodè datur ischiadicis in vino. Diosc.

Abrotoni semen ex aqua potum ischiadicis opitulatur. Siquidem vrinam
mouet, & suppressos menses prouocat. Diosc.

Cardamomum excalfactoriam vim habet, vrinæ difficultati medetur, facit ad ischiadicos ex aqua potum. Diosc.

Capparis fructus in coxarum doloribus vtilissimè bibitur. Etenim vrinam cruentúmque excrementum emittit, ac menses ciet. Diosc.

Ruta calfacit, vrinam mouet, menstrua ducit; hinc facit ad coxendicum,
articulorúmque cruciatus ex vino pota. Diosc.

Betonica vrinam cit, aluum subducit; propterea ischiadicis vtiliter ex
aqua datur. Dios.

Chamæpytios folia quadraginta diebus ex hydromelite pota ischiadicos
sanant. Diosc. Eiusdem puluis terebinthinæ semuncia exceptus frequenter deuoratus ad omne genus arthritidis efficacissimus. Matthiol.

Siquidem effectu purgat chamæpytis, abstergitque viscera plus quam calfacit, vrinas mouet, menses ducit. Gal.

Yyyy iij

Thymi aridi semuncia cum oxymelitis cyatho data ieiunis, articulari morbo laborantibus opitulatur. Bilem enim reliquósque humores atque acrem saniem vacuat. Aëtius.

Erythrodani radix vrinam ciet; qua de causa ischiadicis opitulatur pota cum aqua mulsa. Diosc.

Polemoniæ radix eadem de causa bibitur ex aqua aduersus coxendicum cruciatus. Diosc.

Asparagi radix cum ficis aut ciceribus sumpta, coxendicum cruciatus lenat, quia mouet vrinas. Diosc.

Altheæ radicis decoctum cum vino potum, vt vrinæ difficultati & calculosorum eruditati, ita & ischiadicis succurrit. Diosc. *emolliendo, laxando, leniendo, digerendo.* Frambes.

Populi albæ cortex potus vnciæ vnius pondere, ischiadicis prodest, vt & vrinæ stillicidio. Diosc. *Siquidem populus alba mistæ quodammodo temperaturæ, abstergentis facultatis est particeps.* Gal.

Ligni guaiaci, radicis Chynæ & Zarzæ parillæ decoctum diebus quadraginta potum, ad diuturnos articulorum dolores vtilißimum, quia morbi materiam per sudores educit. Matthi.

Oxymeli ischiadicis & podagricis prodesse creditur, quia extenuando & detergendo crassos & lentos qui ad articulorum compagines defluxerunt humores extrahit. Diosc.

2. Classis.

Propositis vniuersalibus, ad topica veniendum. Cum chiragra aut podagra initio dolor, ardórque articulos obsidet, ex calidi humoris fluxione, hæc ex vsu erunt:

Rosarum, plantaginis & solani aqua stillatitia cum aceti quadrante, fotu calido inflammationes arthriticas sedat, reprimítq; fluxiones. Ex Fernel.

Psyllij & cydoniorum semen in aqua plantaginis vel solani maceratum, mucaginem edit ad omnes inflammationes, sed proprie ad calidos articulorum dolores imprimis salutarem. Ex Diosc. Fernel. &c.

Helxine refrigerandi spissandíque naturam habet, qua ex causa sanat illitu inflammationes, imponitur podagris cum hircino adipe. Diosc. *Apuleius aduersus podagram decoquit in aqua parietariam, & ea partes affectas fouet, herbámque ipsã cum axungia tusã cataplasmatis modo imponit.*

Lenticula palustris frigida & humida ordine secundo podagris, omnibúsque collectionibus calidis commode illinitur cum polenta. Fernel.

Intybus per se, aut cum polenta podagris vtiliter illinitur. Diosc.

Sunt qui oxalide efficaciter vtantur cum polenta aduersus calidas podagras. Mizald.

Hyoscyami & semperuiui folia recentia per se, aut cum polenta calidas, acrésque fluxiones sistunt, omnésque dolores mitigant, propterea podagris vtilißime adhibentur. Eadem vis cicutæ & mandragoræ. Ex Diosc. Fernel. &c.

Cucurbitæ crudæ ramenta illita podagras refrigerant. Diosc.

Opium cum lacte muliebri & croco adhibitum, podagris proficit. Diosc.

Nam sensus corpore inducto in calidis praesertim affectibus dolorem sedat atque consopit.

Cochlea cruda cum tegumentis imposita, podagricas inflammationes leniunt. Diosc.

Limacum testâ carentium aqua per septem vel octo dies illita ischiadicos dolores sedasse, cum nullis aliis remediis cessissent, multorum experimentis compertum est.

Cape limaces rubros quinquaginta aut sexaginta, pone in olla cuprea & sale communi conspurge, illicque contine per diem integrum, mox per cilicium exprime, in expressa colatura lintea demerge, imbutáque illo liquore dolenti loco impone saepius renouanda. Caeterum si magna subest inflammatio, incoquendi erunt limaces in aceto & aqua rosarum. Par. *Alij ex limacibus rubris, cum sale & lauendula in stillatorium vas coniectis aquam eliciunt, hac imbuta lintea articulis dolentibus admouent.* Frambes.

Amurca (expressae oliuae recrementum) decocta in cupreo vase ad mellis crassitudinem adstringit. Cruda & recens podagricos & arthriticos dolores fotu iuuat. Dios.

Oliuae fructus immaturus magis tum adstringit, tum refrigerat; vbi autem ad vnguem maturuit, moderatè calidus est. Gal.

Dolores verò quacúque ex causa ortos demulcent anodyna quae sequútur. 3. Classis.

Lac vaccinum acres fluxiones, partiúmque omnium inflammationes fotu mitigat, quod & polenta forma permistus paregoricis euidentiùs praestat. Fernel.

Stercus vaccinum cum praesertim depascuntur herbas impositum emollit & resoluit, ardores dolorésque mitigat, & addito aceto tumores digerit. Fernel.

Oesypus calfacit & emollit, paulúmque digerit, dolores quacumque ex causa compescit: quod & lana succida eo imbuta praestat. Diosc. Fernel.

Thus calidum ordine secundo, siccum primo, anodynum quoque est, & ex oui candido subactum impositúmque omnem dolorem lenit. Fernel.

Dolorum autem humorúmque reliquias hac imposita digerunt & euocant, debiliorésque articulos corroborant. 4. Classis.

Verbasculum quod officinis primula Veris dicitur, calidum & siccum, manifestè adstringit atque digerit: foliáque tusa vtiliter imponuntur articulorum doloribus. Fernel.

Chamaepytis quae iua arthritica, citra insignem calorem aut acrimoniam latentes in alto & in flaccidis partibus humores imposita absorbet & exsiccat, partésque firmando roborat. Fernel.

Sambuci & ebuli folia recentia exiccandi ac digerendi vim habent, podagricis cum seuo taurino, aut hircino prosunt illita. Diosc. Plin.

Melissophylli folia cum sale illita, articularios dolores sedant. Diosc. *vt quae calfaciendi & exiccandi vim habeant.* Frambes.

Salicis folia & cortex exiccant & adstringunt, eorum decocto podagrae foueri optimum. Dios.

Populi nigra folia cum aceto illita, magna vtilitate podagricis doloribus illinuntur. Diosc. Calida enim sunt primo gradu, & aliquantulum sicca. Verum & subtiliorum potiùs quam crassiorum sunt partium. Gal.

Pentaphyllon vehementer desiccat & adstringit. Gal. Impositum articulis vtilissimum. Plin. Quin & radicis decocta ius arthriticis & ischiadicis auxiliatur potum. Diosc.

Amomum vim habet calfaciendi, adstringendi, exiccandi; ex ocimo illitum podagricis confert. Diosc.

Bellis calida & sicca, laudatur ad podagram & ischiadem. Fuchs.

Brassica exiccandi, abstergendi ac digerendi vi praedita, cum foenigraeci farina & aceto vtiliter podagris, & aliorum articulorum vitiis illinitur. Diosc.

Calamintha ischiadicis imponitur vt ex alto humores euocet, summam cutem exurens. Diosc.

Scordium vim excalfactoriam habet, cum aceto acri, aut aqua podagris conuenienter illinitur. Diosc.

Pulegium calfacit, extenuat, coquit, podagris per se subuenit impositum vsque dum rubescat, locus. Diosc.

Thymus cum vino & polenta impositus ischiadicis subuenit. Diosc.

Rosmarinus podagris cum loliacea farina & aceto tritus, vtiliter illinitur. Diosc.

Iberis quam alij lepidium vocant, acris & exulcerantis facultatis particeps, ad coxendicum dolores, emplastri modo imposita, à Dioscoride, Democrate & Galeno celebratur. Framb.

Nasturtij quemadmodum & vrtica semen adurentis particeps est facultatis, & idcirco fixos peruicacésque coxendis dolores euellit. Fernel.

Sinapi cum ficis admistum, donec rubescat locus, ad coxendicum cruciatus impositum, & omne genus doloris confert, cum permutandae valetudinis causa ex alto vitia extrahenda sunt. Diosc.

Tapsia succus in diuturnis articulorum doloribus vtiliter illinitur. Vim quippe habet extractoriam ex alto, vbi ex imo aliquid euocandũ est. Diosc.

Iuniperus calida & sicca tertij ordinis. Gal. Paratur ex iunipero ligno balneum admirabilis facultatis ad podagricos, hoc modo: Sumito ligni iuniperini concisi lib. xij. coquito in aqua in cortina magna, quoúsque tertia tantum pars supersit. Deinde decoctum vnà cum ligno in labrum proijcito. In hoc vbi descenderit aeger antè perpurgatus, sedeat vmbilico tenus, & membra languida foueat. Hoc balneo nonnullos podagricos in Boëmia vidimus in lectulo iacentes, perpetuóque dolore vexatos, qui adeo reualuerunt, vt expeditiores facti, ad negotia redierint, quoquolibet ambulãtes. Mathiol.

Ciclamini decocto podagras foueri congruum est. Diosc. quia attabit & digerit. Gal.

Bryonia cum caprino stercore cataplasmatis addita, ad arthritidem efficacissima, ob amaritudinem ac mediocrem adstrictionem quã possidet. Ex Matthiol.

Helenij

Helenii radix calfaciendi, exiccandique vi quam in vniuerfum habet, fri-
gidos diuturnófque coxendicum dolores, & articulos humore nimio luxa-
tos fanat. Eiufdem folia ex vino cocta vtiliter ifchiadicis illinuntur. Ex
Diof. Gal. Fernel.

Cannabis fylueftris radix decocta, illitu inflammationes mulcet, tumores
difcutit, tophos articulorum diffipat. Diof. *quia Calfacit & exiccat.* Frāb.

Leucoii lutei radix cum aceto illita podagricos iuuat. Diofc. *Vniuerfus*
Leucoii frutex prę amaritudine extergentem facultatē poffidet, ac tenuium
partium eft. Gal.

Bulbi omnes acrimoniam habent, excalfaciunt, articulorum doloribus ef-
ficaciter illinuntur. Diofc.

Narciffi radix diuturnis articulorum doloribus trita ex melle, & impo-
fita fubuenit. Diof. *Exiccandi quippè facultate pollet, habet, & quiddam*
abftersorium & attractorium. Gal.

Rapi radicis decocto podagrę fouentur, contritóque rapo atque impofito
iuuantur. Diof.

Ari radix ex fimo bubulo podagris illinitur. Diofc. *Habet enim calfa-*
ciendi & exiccandi vim. Gal.

Lolium decoctum ex aqua mulfa, vtiliffimè ifchiadicis illinitur. Diof.
quia deficcat & excalfacit efficaciter, vt propinquum fit acribus. Gal.

Lupinorum farina inflammationes cum polenta & aqua mitigat, coxen-
dicum cruciatus ex aceto lenit. Diof. *quia fine mordicatione digerit.* Gal.

Adeps hircinus, podagricis auxiliatur cum fimo caprę & croco impofitus,
vt qui validiffimè difcutiat. Huic proportione refpondet ouillus. Diofc.

Opopanax, bdellium, ammoniacum, fagapenum & galbanum, excalfa-
ciendi, emolliendi & digerendi vi, ifchiadicis & podagricis opitulantur,
articulorum tophos diffoluunt, neruorúmque nodulos ac duritias difcu-
tiunt. Ex Gal.& Fernel.

Caftoriū calidū, tenuiúmque partiū, neruis accōmadatum, omnibus fcir-
rhofis & contumacibus eorū affectibus prodeft potū illitū ve. Ex Fernel.

Euphorbium omnium calidiffimum, cauftica facultatis, tenuium partiū,
craffos & lentos humores quocumque fint loco, incidendo digerit, coxen-
dicos & paralyticos iuuat. Fernel.

Sulphur podagricis cum aqua & nitro illitum, conducit. Diof. *Eft enim*
tēperamenti calidi, atque effentia tenuis, vnde trahendi vim poffidet. Gal.

Sal quilibet vim habet vehementer ficcam & adftringentem, vnde quic-
quid in corporibus humidum eft, id omne depafcit, reliquum adftrictione
leuiter contrahit. Paul. *Hinc podagricis imponitur cum aceto.* Diof.

Ex his varia in rem praefentem medicamenta componuntur, vt apoze-
mata, fomenta, linimenta, cataplafmata, cerata: Multae etiam compofitiones
extant, aliae purgantes, vt pilula de agarico, de hermodactilis, arthritica,
foetida, electuarium diacarthamum, benedicta laxatiua: aliae refrigerantes,
vt oleum rofatum, vnguentum populeum, diacalcitteos: aliae anodynae, vt
oleum chamaemelinum, anethinum, liliorum, lumbricorum, vulpinum, kei-

Zzzz

rinum: alia valentiùs discutientes, vt oleum irinum, è castoreo, ex euphorbio; vnguentum Martiatum, aregon, emplastrum è mucilaginibus, è meliloto, oxycroceum. Præfatis autem medicamentis non vtendum, nisi adhibitis diorismis supra comprehensis.

FINIS.

ΤΕΤΡΑΣΤΙΚΟΝ.

Τ' ἄλλα μὲν ἐκκρύσας κακὰ Φραμβησάριος ἴση,
Ἔμμενε δ' ἀφθεῖπε κέντρον ἔχουσα μίνη.
Τήνδ' ἀϊδὶ περίαψε, λέγων, σὺ δ' ἐνείπτο τ' ἄλλοις,
Ἥλιε ἢ φάος λεῖπεν ἐμῦ βιβλίοις.

I. Gauterius R.

IDEM.

Cætera Pæoniis mala Frambesarius armis
Fuderat, Arthritis, castra tenebat adhuc.
Hanc perimens, alias, inquit, comitabere pestes:
Orcum habeas, nostris ærà cede libris.

Eiusdem.

Arthritidis conquestus.

Heu me; quæ cunctos ridebam sola medentes
Arthritis, venit nunc mihi summa dies.
Frambesarius in Medicûm Coryphæus acerbus
Depulit è castris, proh dolor! arte meis.
Amphitryoniades sic quondam contudit Hydram
Ferro, sed peior sors mea sorte sua:
Spumosam tantum cognouerat illa paludem,
Me Venus & Bacchus continuere sinu.

H. Bollanus Rethel.

Complainte de la Goutte.

Moy Reyne des douleurs, Deesse qui possede
L'Empire souuerain des maux plus enragez:
Que Bacchus & Venus d'Amour encouragez
Engendrerent, afin qu'à leurs biens ie succede:
    Las il faut, ô malheur! il faut donc que ie cede
Les membres que ie tiens fermement assiegez:
Puis que de tous les lieux sous mes forces rangez
La FRAMBOISIERE seul en fin me depossede.
    On dit que Iupiter à Phœbus irrité
Le priua pour vn temps de sa diuinité,
Qui luy fut aussi tost entierement renduë.
    Mais puis qu'aux doux rayons de son docte sçauoir,
La FRAMBOISIERE esteint ma rage & mon pouuoir,
Ie tiens pour tout iamais ma Deité perduë.

N. Bergier.

N. AB. FRAMBESARII
in suas Consultationes singulis legum Medicinalium titulis subnexas Peroratio.

AD ORNATISSIMVM PRÆSVLEM,
D. Ioannem Regivm, Dominvm Damassanctæum, Abbatem Spernacensem, Regisque in supremo Senatu Consiliarium.

B E N B (*Antistes dignißime*) *Græcorum illo prouerbio præcipitur,* Ἔρδοι τις ἣν ἕκαςτος ἐιδ̀ιη τέχνlω, *Quam quisque norit artem, in hac se exerceat. Itaque cùm in Medicinæ studium diu incubuissem, clarißimámque medendi methodum catholicis canonibus ex Archiatrôn decretis constitutam literis mandassem: opera pretium me facturum esse duxi, si ad eam modis omnibus exercendam totum me conferrem, quò publicæ mortalium omnium saluti consulerem. Quamobrem in eo enixè operam dedi, vt non modo de morbis quibusque medendis consultationes pro ijs omnibus, qui meam sententiam precibus efflagitarunt ex artis legibus instituerem, sed & singulas (vbi otium fuit) accuratiùs politiúsque exaratas, & ordine suo digestas, singulis legum Medicinalium Gallicè promulgatarum titulis subnecterem, vt nec præsentibus modo hominibus, sed & absentibus ac posteris, similibus morbis laborantibus consuluisse videar: nec viuus tátùm, verumetiam vita functus, apud omnes Medicus haberi poßim, de philiatris in perpetuum benè meritus. Eóque ardentiùs hic elaborandum esse mihi proposui, quod paucißimi hactenus Medici methodicas consultationes monumentis tradiderint, quanuis vt præclarè scriptum*

reliquit Argenterius, Medicus hac nostra tempestate longè ingeniosissimus ac doctissimus, nihil recta consultandi
ratione aptius in nostra facultate queat inueniri ad hono-
rem comparandum, cùm quisque in consultationibus possit
ostendere, quantum literarum studio profecerit, quidque
medendi vsu sit consequutus. Quo fit vt sæpiùs videamus
inscitiam multorum, qui pro doctis diu sunt habiti, astu-
tiámque pro virtute, simulata eruditione, ignaris vendita-
runt, in consultationibus perinde detectam, vt postea famam omnem, quam immeritò sibi parauerant, amiserint:
aliorum verò virtutem, quæ antea suis studiis contentá,
multis haud quaquam perspecta fuerat, aut fauore vel in-
uidia alioru obruta delituerat, statim emersisse, ac dignas
suas laudes recepisse. Neque id quidem mirum, cùm Medici ingenium, doctrina, prudentia, modestia, aliæque vir-
tutes quæ beneuolentiam hominibus conciliare solent, in
consultando maximè eluceant. Lucubrationes hasce meas
multò quàm antehac illustriores & ad communem vsum
aptiores tibi offero (Præsul ornatissime) ad meum pro tua
singulari in me beneuolentia animum testatiorem apud te
relinquendum. Quocircà ego te non minùs virtute quàm
genere præclarum, indéque ad dignitates euectum pro tua
in Apollinis cultores propensa voluntate, vt hoc munusculum meæ perpetuæ in te obseruantiæ testimonium, hilari
fronte accipias supplex rogo. Vale.

LES LOIX
DE CHIRVRGIE,
POVR PROCEDER
METHODIQVEMENT A
la guarison des maladies
externes.

PAR LE SIEVR DE LA
FRAMBOISIERE.

RENATI CARTONIS
REMI CARMEN.
AD LECTOREM.

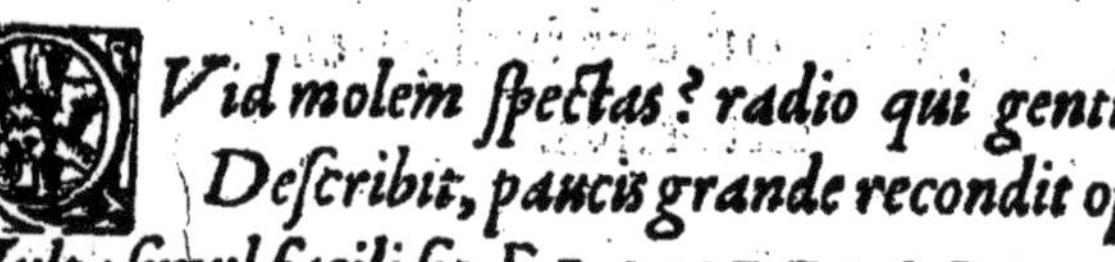

Qvid molem spectas? radio qui gentibus orbem
  Describit, paucis grande recondit opus:
Multa simul facili sic FRAMBESARIVS arte
  Contrahit, exiguis conspicienda libris.
Quippe Machaonia mysteria totius artis
  Antiquis longè splendidiora refert.
Ergo suum Coüs cesset iactare medentem,
  Cesset Arabs, nostri gloria maior erit.

A TRES-REVEREND

PERE EN DIEV, MESSIRE AN-
THOINE FOVRNIER, DOCTEVR
EN THEOLOGIE, EVESQVE DE BASILLTAN, PRIMCIER
de Mets, Vice-Legat en Lorraine.

MONSIEVR,

Apres auoir monſtré la methode de bien
practiquer la Medecine, tant par preceptes
que par exemples, il m'a ſemblé expedient
pour la perfection de mon œuure, de pourſuyure tout d'vn
train la deſcription des Loix requiſes pour practiquer methodiquement la Chirurgie, d'autant qu'elle fait partie de
la Medecine. Si bien que comme vn corps ne ſeroit tenu
pour entier, qui auroit faute d'vn membre; ainſi ne pourroit-on dire que la Medecine ne fuſt defectueuſe, ſi la Chirurgie luy manquoit. Or eſt-il que pour practiquer la Chirurgie par methode, il faut (auſſi bien que pour practiquer
la Medecine) premierement cognoiſtre & conſiderer la
maladie preſente, quelle elle eſt, de quoy elle eſt cauſee, & où
elle eſt aſſiſe: ſecondement preuoir & preſager s'il y a du
peril ou non, & ſi elle pourra toſt ou tard receuoir guariſon, afin s'il y a du danger, d'en aduertir de bonne heure les
amis du patiẽt, & ſi elle eſt incurrable, de ne la point entreprendre: tiercement proceder comme il appartient à la cure, ſi elle eſt curable. A raiſon de quoy i'ay enſeigné en premier lieu les Canons Diagnoſtics neceſſaires aux Chirurgiens pour cognoiſtre la maladie preſẽte: en apres les Prog-

nostics pour iuger de l'issue d'icelle : Puis les Therapeutics pour sçauoir la maniere de la bien penser. I'ay nouuellement illustré ces Regles des leçons que i'ay faites par cy
deuant aux estudians en Chirurgie, pour les bien fonder en
la Theorique. Mesme pour les guider & conduire en la
Practique, i'ay adiousté aux preceptes force cures remarquables que i'ay veu faire dés mon ieune aage à feu mon
pere M. Hector Abraham, homme de grande erudition
& experience, qui à l'imitation d'Hippocrate, a practiqué
auec beaucoup de reputation la Chirurgie auec la Medecine, cinquante ans en Vermandois. Au demeurant i'ay
reduit en trois liures toutes les sortes de maladies externes,
pour lesquelles on a coustumierement recours aux Chirurgiens, traictant en l'vn des Tumeurs contre nature, en l'autre des Playes & Vlceres, & au dernier des Fractures
& luxations. Puis que vous employez vos moyens à faire
fleurir en l'Vniuersité de Reims les estudes en Medecine,
comme celles de Theologie & de Iurisprudence, il estoit
plus que raisonnable de vous offrir les premiers fruicts de
la Lecture publique y establie, qui m'a esté presentee de vostre part. Veritablement ie manquerois en mon deuoir, si ie
ne consacrois à la posterité la memoire d'vn personnage si
pieux & si affectionné à sa patrie, duquel les actions ver-
tueuses meritent vn los eternel. Ie prie Dieu de bon cœur
qu'il vous donne en santé tres-longue & tres-heureuse vie,
pour mettre en execution vos beaux desseins, & accomplir
vos saincts desirs, à l'auancement de sa gloire, au profit
de la Republique, & à l'ornement de nostre Academie,
auec protestation de demeurer pour iamais

MONSIEVR,

Vostre tres-humble
LA FRAMBO...

9 782013 588935